内科护理学

■ 主　编　高小莲　胡　慧

■ 副主编　汪小华　许　燕　王再超　任海蓉

■ 编　委（以姓氏笔画为序）

王再超（湖北中医药大学护理学院）
王　燕（泰州职业技术学院）
孔　慧（湖北省中医院）
白春燕（中南大学湘雅二医院）
任海蓉（湖北中医药大学护理学院）
许　燕（首都医科大学燕京医学院）
汪小华（苏州大学护理学院）
李　林（湖北中医药大学护理学院）
张　丽（武汉大学医学部）
严　莉（武汉亚洲心脏病专科医院）
吴月清（沙市中心医院）
邢　文（武汉市汉阳医院）
陈　俊（湖北中医药大学附属医院）
林腾凤（湖北省中医院）
杨　芬（湖北中医药大学护理学院）
胡　慧（湖北中医药大学护理学院）
郑桃云（湖北中医药大学护理学院）
高小莲（湖北中医药大学护理学院）
秦世菊（湖北省中医院）
秦尊梅（沙市中心医院）
梁海莉（湖北省中医院）
陶军秀（湖北省中医院）
黄慧敏（东莞市人民医院）
董京华（湖北中医药大学护理学院）
蔡俊平（上海中医药大学附属曙光医院）

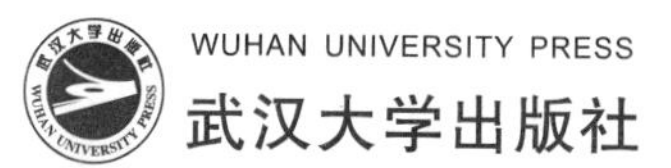

WUHAN UNIVERSITY PRESS
武汉大学出版社

图书在版编目(CIP)数据

内科护理学/高小莲,胡慧主编.—武汉:武汉大学出版社,2013.6
ISBN 978-7-307-10837-0

Ⅰ.内… Ⅱ.①高… ②胡… Ⅲ.内科学—护理学—教材
Ⅳ.R473.5

中国版本图书馆CIP数据核字(2013)第105328号

责任编辑:黄汉平　　责任校对:王　建　　版式设计:韩闻锦

出版发行:**武汉大学出版社**　(430072　武昌　珞珈山)
(电子邮件:cbs22@whu.edu.cn 网址:www.wdp.com.cn)
印刷:湖北民政印刷厂
开本:787×1092　1/16　印张:45　字数:1119千字　插页:1
版次:2013年6月第1版　2013年6月第1次印刷
ISBN 978-7-307-10837-0　定价:70.00元

前　　言

为了满足在校的护理专业学生内科护理学学习与教学的实际需要，适应我国护士资格考试的要求，我们组织内科护理学教学与临床医务人员编写了《内科护理学》一书。本教材编写的基本思路是：顺应医学模式向生物—心理—社会医学模式的转变，贯彻整体护理观，反映医学和护理学的新进展，立足当前高等教育的实际，体现以能力为本的职业教育观念。在教材定位和内容选择上注意知识的更新和疾病谱的变化，紧跟临床实际工作的发展，力求符合高等护理技术应用型人才培养目标的要求。坚持遵循基本理论、基本知识、基本技能的教材编写“三基”原则；突出以护理专业学生必须掌握的当前临床实用内容为重点；强调全书结构体例规范，编写风格一致，内容科学严谨；文字上避繁就简，对各章之间有交叉重叠的部分进行了调整，避免了重复。全书共分 11 章，第一章为绪论，其他各章内容为呼吸、循环、消化、泌尿、血液系统疾病和内分泌代谢性疾病、风湿性疾病、神经系统疾病、传染病及理化因素所致疾病病人的护理。各系统总论中常见症状的护理按护理程序进行编写。各系统疾病护理内容按病因及发病机制、临床表现、辅助检查、诊断要点、治疗要点、护理（护理评估、主要护理诊断/问题、护理措施）和健康教育的顺序介绍。部分疾病以附录的形式进行了简编。部分疾病的护理以护理要点的形式进行了简编。书末附有参考文献。

该书主要供本科、高职高专护理专业的学生使用，同时可供其他层次护理教学及临床护理工作者学习、参考。

本书的各位编写者在写作的过程中，学习、参阅和借鉴了许多文献资料，有些是吸取了公开出版的教材、专著、相关论文的学术成果，有些是借助互联网获得的资讯。尽管书中列举了参考文献与书目，但由于编写人员较多，加上编写时间仓促、篇幅所限，难免挂一漏万，恳请有关作者、专家多多谅解与包涵。在此，也向有关学者、专家致以诚挚的谢意！

本书由高小莲、胡慧任主编，负责编写提纲、修改与统稿工作。汪小华教授等参与了大量编审与协调工作，对他们的辛勤付出，诚表谢意！本书能够成功付梓，得益于各位编者的通力合作，在此向各位编者致以衷心的感谢！

各章编写的作者与顺序见章节后面的附名，作者文责自负。

在编写过程中，虽然我们力求完美，但由于认识水平和知识面有限，书中不当甚至错误恐难避免，恳请学界同仁与读者批评指正，以期今后改进、提高，使之逐步完善。

主　编
2012 年 12 月

目　　录

第一章 绪 论

内科护理学是临床护理学中一门重要的学科，是关于认识、防治疾病，并应用护理程序对病人进行生理、心理、社会的整体护理，以促进康复、增进健康的科学。它建立在基础医学、临床医学和人文社会科学的基础上，因而涉及范围广，整体性强，是临床护理学中的综合性学科。内科护理学所阐述的内容在临床各科护理学的理论和实践中具有普遍意义，是临床各科护理学的基础，故具备良好的内科护理学知识是学好临床各科护理专业课的关键。

一、内科护理学的发展

内科学的知识来源于医疗实践，经过历代医学家的整理和归纳，并加以系统研究，才发展为现在的内科学，由此也衍生出内科护理学。近年来，医用生物化学、医用物理学、计算机技术、基础医学和人文学科理论的快速发展，促进了内科学的发展，对内科护理学提出了更新更高的要求。护士不仅要了解疾病的病因和发病机制，而且要学会观察和评估病情；掌握各项治疗或检查项目的基本目的、方法和操作规范；熟悉各种监测仪的简单原理、操作程序和养护方法。其次，“生物—心理—社会”的现代医学模式导致健康观念的更新，医学保健面向群体进一步扩大，护理工作的场所从医院扩展到社区和家庭，是内科护理的一个重要趋势，护士将成为初级保健和健康教育的主要力量，这就要求护士必须具有健康教育、与他人沟通和合作的能力。另外，循证医学的发展也促进了循证护理学的发展，护士需更新思维方式及工作方法，以提高临床护理实践的科学性和有效性。“中西医并重，促进中西医结合”是我国一贯的国策，近40年来，祖国医学得以科学的整理，中医药因其简、廉、疗效好、副作用少的特点在内科某些疾病治疗中具有独特的优势，护士积极提倡并实践中西医结合护理也是十分必要的。

随着我国护理专业中长期规划纲要的提出，护理教育发展的速度很快，经过专业起始教育和成人教育，护理队伍的学历结构有所改善，整体学历层次正在提高。护理专业学生应努力学习，从思想、知识、素质和能力上，为本学科的发展，为服务于民众健康事业做好准备。

二、内科护理学的内容结构

虽然目前临床分科越来越细，但根据培养全科护理人才的需要，内科护理学涵盖了呼吸、循环、消化、泌尿、血液、内分泌代谢性疾病、风湿性和结缔组织疾病、神经系统疾病、传染病及理化因素致病病人的护理。本教材的基本编写结构为：除第一章绪论外，每一章的第一节均为各系统总论，简要复习该系统的生理结构与功能，并且针对该系统病人的常见症状体征的共性护理内容加以介绍；第二节以后为具体的疾病介绍，每个疾病的编写内容大致包括概念、病因与发病机制、病理或病理生理、临床表现、辅助检查、诊断要点、治疗要点、护理诊断及护理措施、健康教育。

三、内科护理学的教与学

学习内科护理学的目的，是以课程目标为导向，掌握内科护理学的理论知识和实践技能，为未来从事临床护理工作奠定基础。在教学中，教师应重点讲授常见病，紧扣考核知识点，充分利用各种形式和来源的信息资源，结合临床病例进行教学，以利于学用结合。通过本课程的学习，要求学生能够：

①了解内科常见病的流行病学特征、病因与发病机制或病理生理、常用辅助检查及治疗要点。

②通过对各系统疾病的学习，掌握对该类疾病病人实施整体护理的共性特点，能较全面地制定护理措施，包括一般护理、病情观察、对症护理、用药护理（药物知识、用药观察、注意事项）、心理护理、健康教育等。

③通过对各系统某些常见疾病的学习，掌握实施整体护理的个性特点，特别是急诊重症的抢救、特殊治疗的护理。

第二章　呼吸系统疾病

第一节　总　　论

呼吸系统疾病是我国常见病、多发病，多数呈慢性病程，病死率高。自20世纪90年代开始，由于工业化发展所导致的大气污染及吸烟、人口老龄化等因素，使慢性阻塞性肺疾病、肺癌、支气管哮喘的发病率明显增加；肺结核曾经有所控制，但近年又有重新增高趋势；肺部弥漫性间质纤维化及免疫低下性肺部感染等疾病发病率也日渐增多，这些都说明呼吸系统疾病对公众健康危害很大，其预防、诊治及护理任重道远。

一、呼吸系统的结构和功能

【呼吸系统结构】

（一）呼吸道

以环状软骨为界将呼吸道分为上、下呼吸道。

1．上呼吸道

上呼吸道由鼻、咽、喉构成，是上呼吸道中与呼吸治疗最有关的三个部位。

鼻是吸入气体湿化、过滤、温化的关键部位。

咽是呼吸道与消化道的共同通路，吞咽时会厌将喉关闭，防止食物误吸入下呼吸道。咽可分为鼻咽、口咽及喉咽，喉咽部为咽的最深部，周围均为肌肉软组织结构，缺乏骨性支撑，所以在昏迷、麻醉等意识丧失的情况下，可以因为局部肌肉特别是舌肌的松弛而失去必要的张力支撑，因而极易造成舌根后坠，不同程度地堵塞此段咽部气道而出现呼吸困难甚至窒息死亡，因此头的位置对喉咽部气道是否通畅有很大影响。

咽反射是正常人呼吸道的保护性反射之一。病理情况下，如药物过量、麻醉、中枢神经系统病变或昏迷时，咽反射可能消失而造成气道误吸。其次，由于咽反射较喉反射、气管反射及气管隆突反射等其他三个保护性反射损伤早而恢复慢，因此被用来作为评估整个呼吸道保护性反射机制是否完好的指标。

喉是由软骨构成的中空器官，甲状软骨为喉中最大的一块软骨，由两翼在前正中相连，形成“喉结”，甲状软骨的下方借环甲膜与环状软骨相连，在体表上，紧接甲状软骨下缘约指尖宽的间隙即为环甲膜的投影位置。环甲膜间隙有重要的临床意义，环甲膜穿刺和紧急情况下环甲膜切开术均由此处进入气管（图2-1-1）。

喉的开口为声门，在成人，声门为上呼吸道最狭窄的部位，各种原因的声带水肿较易造成声门的明显梗阻甚至窒息，是最为紧要的气道急诊。

喉反射也是呼吸道保护性反射之一，喉反射消失可造成气道误吸甚至窒息。

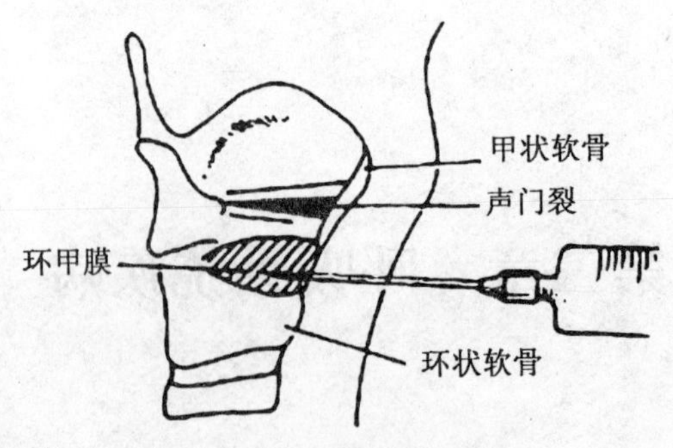

图 2-1-1　环甲膜穿刺示意图

2. 下呼吸道

下呼吸道起自气管，止于终末的呼吸性细支气管末端，气管逐级分支到肺泡共 24 级，构成气管-支气管树状结构（图 2-1-2）。躯体的位置及活动会影响气管的位置和长度，在头颈极度向后仰和俯屈时，气管长度可有 50% 的变化，因此，对气管插管的患者护理时特别要注意防止气管导管因为头颈部位置变动而移位。

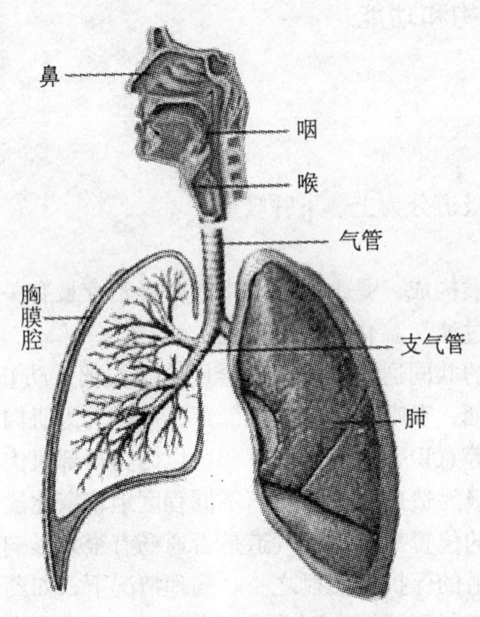

图 2-1-2　呼吸系统结构

气管在隆突处（相当于胸骨角）分为左右主支气管。右主支气管较左主支气管粗、短而陡直，因此异物及吸入性病变如肺脓肿多发生在右侧，同样气管插管过深也易误入右主支气管。

黏液纤毛运载系统和咳嗽反射是下呼吸道的重要防御机制。

（二）肺和肺泡

左右肺位于纵隔两侧，上端为肺尖，下端为肺底，内侧称膈面、外侧为肋面。左肺 2 叶 8 个肺段，右肺 3 叶 10 个肺段。

1．肺泡

肺由数亿个肺泡构成，平时只有1/2的肺泡参与气体交换，因而具有很大的潜能。

2．肺泡上皮细胞

此细胞有两型：Ⅰ型上皮细胞，覆盖肺泡总面积的95%，与邻近的肺毛细血管内皮细胞构成气血屏障（呼吸膜，图2-1-3），是肺泡腔内与毛细血管血液内气体交换的场所。正常时此气血屏障厚度不足0.5μm，在肺水肿和肺纤维化时厚度增加而影响气体交换。Ⅱ型上皮细胞散在于Ⅰ型上皮细胞间，数量较少，它分泌表面活性物质，在肺泡表面形成一薄薄的液膜，降低肺泡表面张力，维持肺泡容量的稳定性，防止肺泡萎陷。肺泡表面活性物质缺乏与急性呼吸窘迫综合征发病有关。

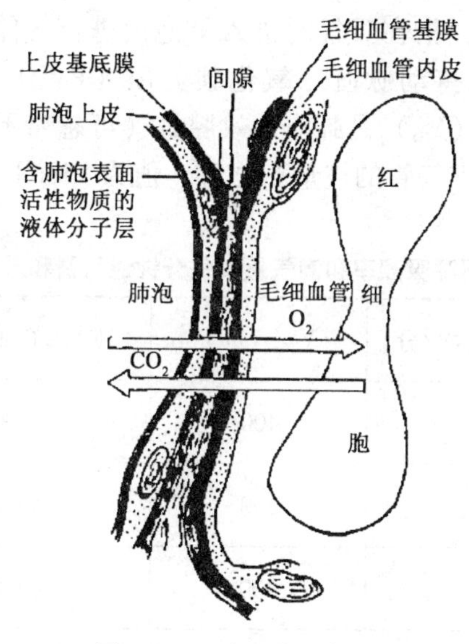

图2-1-3　呼吸膜示意图

3．肺泡巨噬细胞

此细胞来自血液单核细胞，除吞噬进入肺泡的微生物和尘粒外，还可生成和释放多种细胞因子，如白细胞介素1、弹力蛋白酶等，在肺部疾病中起着重要作用。

（三）胸膜和胸膜腔

胸膜腔是由胸膜（脏层和壁层）围成的潜在的密闭腔，内有少量起润滑作用的液体。胸腔内压是指胸膜腔内的压力，生理情况下，胸腔呈负压，使肺维持扩张状态，同时促进静脉血及淋巴液的回流。如胸膜腔内进入气体或液体，胸腔内压将减小甚至为正压，可造成肺萎陷，影响呼吸和循环功能，甚至危及生命。

（四）肺的血液循环

肺有肺循环、支气管循环双重血液供应。肺循环：右心室→肺动脉→肺毛细血管→肺静脉→左心房，执行气体交换功能；支气管循环由胸主动脉分出，入肺后与支气管伴行，至呼吸性细支气管止，形成毛细血管网，营养各级支气管及肺。支气管静脉与支气管动脉伴行，收纳各级支气管的静脉血，最后经上腔静脉回右心房。支气管动脉在支气管扩张等疾病时，增生、扩张，可引起大咯血。

【呼吸系统功能】

（一）肺的通气和换气功能

机体与外环境之间的气体交换称为呼吸，完整的呼吸过程由外呼吸、气体在血液中的运输及内呼吸三个环节组成。一般将外呼吸简称呼吸，包括肺通气与肺换气两个过程。

1. 肺通气

肺通气指肺与外环境之间的气体交换。临床上常用下列指标来衡量肺的通气功能。

（1）潮气量（V_T）：指平静呼吸时，每次吸入或呼出呼吸器官的气量。正常人 V_T 为 400 ~ 500ml。

（2）每分钟通气量（MV 或 V_E）：指静息状态下，每分钟吸入或呼出呼吸器官的总气量。MV＝潮气量（V_T）×呼吸频率（f），正常成人 MV 为 6 ~ 8L。

（3）肺泡通气量（V_A）：指在吸气时进入肺泡内进行气体交换的气量，又称有效通气量。肺泡通气量正常是维持动脉血二氧化碳分压（$PaCO_2$）正常的基本条件。$V_A = (V_T - V_D) \times f$。生理无效腔量（$V_D$）是肺泡无效腔量（可忽略不计）与解剖无效腔量（残留在口、鼻和气管至终末细支气管的气量）之和，值为 150ml。

表 2-1-1　相同肺通气时不同呼吸频率和潮气量对每分钟通气量和肺泡通气量的影响

呼吸方式	呼吸频率 f/（次/分）	V_T/（ml）	MV/（ml/min）	V_A/（ml/min）
正常	16	400	6400	4000
浅快呼吸	32	200	6400	1600
深慢呼吸	8	800	6400	5200

注：浅快呼吸不利于肺泡通气，深慢呼吸可以增加肺泡通气量，但同时也会增加呼吸做功而引起膈肌疲劳。

（4）最大通气量：是以最快的速度和尽可能深的幅度进行呼吸时所测得的每分钟通气量。能反映机体的通气储备能力，其大小取决于胸廓的完整性和呼吸肌的力量、肺的弹性和呼吸道的阻力，其中以呼吸道阻力影响最大。若比预计值降低 20% 以上为不正常。

2. 肺换气

肺换气指肺泡与血液之间的气体交换。气体交换通过呼吸膜以弥散的方式进行。影响气体弥散的因素有呼吸膜两侧的气体分压差、气体溶解度和气体分子量、通气/血流比例、肺泡膜的弥散面积和厚度等。

（二）呼吸系统防御功能

为了防止有害物质侵入呼吸道，呼吸系统有十分完善的防御功能，主要有：鼻的湿化、过滤、温化作用，可以调节和净化吸入的空气；黏液纤毛运载系统可以清除进入呼吸道的有害颗粒；肺泡巨噬细胞的吞噬作用可以清除肺泡、肺间质及细支气管的有害物质；呼吸道分泌的免疫球蛋白、溶菌酶及干扰素等，在抵御呼吸道感染方面也起一定作用；咳嗽反射可将气管和支气管的异物和微生物排出体外。

【呼吸运动的调节】

呼吸调节的目的是为机体维持正常的气体交换而稳定内环境的酸碱度。机体通过中枢神经控制、神经反射（肺牵张反射和呼吸肌本体反射）和化学反射性调节来完成。

呼吸运动的化学调节是指动脉血或脑脊液中 O_2、CO_2和 H^+对呼吸的调节作用。

1. O_2

吸入气 PaO_2降低时，呼吸加深、加快，肺通气增加。一般在动脉 $PaO_2 \leqslant 10.64kPa$（80mmHg）以下时，肺通气才出现可觉察到的增加，可见动脉 PaO_2对正常呼吸的调节作用不大，仅在特殊情况下低 O_2刺激才有重要意义。如：严重肺气肿、肺心病导致低 O_2和 CO_2潴留。长时间 CO_2潴留使中枢化学感受器对 CO_2的刺激作用发生适应，而外周化学感受器对低 O_2的刺激适应很慢，这时低 O_2对外周化学感受器的刺激成为驱动呼吸的主要刺激。在低 O_2时吸入纯 O_2由于解除了外周化学感受器的低 O_2刺激，会引起呼吸暂停，临床上给 O_2治疗时应予注意。

低 O_2对中枢的直接作用是抑制作用。但低 O_2可以通过对外周化学感受器的刺激而兴奋呼吸中枢，这在一定程度上可以对抗低 O_2对中枢的直接抑制作用。不过在严重低 O_2时，外周化学感受器反射已不足以克服低 O_2对中枢的抑制作用，终将导致呼吸障碍。

2. CO_2

CO_2是调节呼吸的最重要的生理性体液因子，一定水平的 $PaCO_2$对维持呼吸和呼吸中枢的兴奋性是必要的。在一定范围内 $PaCO_2$的升高，可以加强对呼吸的刺激作用，但超过一定限度则有压抑和麻醉效应，可发生呼吸困难、头痛、头昏，甚至昏迷。

CO_2刺激呼吸是通过两条途径实现的，一是通过刺激中枢化学感受器再兴奋呼吸中枢；二是刺激外周化学感受器，冲动经窦神经和迷走神经传入延髓呼吸有关核团，反射性地使呼吸加深、加快，增加肺通气。两条途径中前者是主要的，血液中的 CO_2能迅速通过血脑屏障，使脑脊液中的［H^+］升高，从而刺激中枢化学感受器。$PaCO_2$对肺通气的影响不仅与 $PaCO_2$的高低有关，还与升高的速度有关。当 $PaCO_2$急骤升高时，肺通气量明显增加，一直到呼吸中枢抑制点。$PaCO_2$缓慢持续升高时，由于机体的代偿作用（肾脏排酸），脑脊液中 pH 值变化不大，中枢化学感受器对 CO_2刺激已不敏感，甚至处于抑制状态，此时呼吸运动的维持主要依靠缺氧对外周化学感受器的刺激作用，若给患者吸入较高浓度的氧，随缺氧刺激的消除，肺通气量也进一步减少，加重 CO_2潴留。因此，对慢性Ⅱ呼吸衰竭患者应给予持续低浓度氧疗。

3. ［H^+］

动脉血［H^+］增加，呼吸加深加快，肺通气增加；［H^+］降低，呼吸受到抑制。［H^+］对呼吸的调节也是通过外周化学感受器和中枢化学感受器实现的。中枢化学感受器对 H^+的敏感性较外周的高，约为外周的25倍。但是，通过血脑屏障的速度慢，限制了它对中枢化学感受器的作用。脑脊液中的 H^+才是中枢化学感受器的最有效刺激。

二、呼吸系统疾病常见症状及护理

呼吸系统常见症状包括咳嗽与咳痰、肺源性呼吸困难、咯血、胸痛等。在此节仅讨论咳嗽与咳痰、肺源性呼吸困难的护理，咯血见于本章肺结核，胸痛见于本章肺炎。

（一）咳嗽与咳痰

咳嗽是机体的一种保护性反射动作，借助咳嗽反射可以清除呼吸道分泌物和异物，是呼吸系统疾病最常见的症状。如咳嗽时不能将气道内分泌物或异物排出体外，称为无效咳嗽，是引起呼吸系统感染的重要原因。剧烈的咳嗽常可引起呼吸肌疼痛及炎症的扩散。咳嗽无痰或痰量甚少，称为干性咳嗽，有痰则称湿性咳嗽，也称咳痰。正常情况下，呼吸道分泌的黏液在呼吸过程中蒸发或不自觉咽下，无需通过咳嗽排出，因此，有痰便为异常。评估痰液时注意观察痰的性质、量、颜色、气味等。脓性痰是气管、支气管和肺部感染的可靠标志，痰量增减可反映病情的转归，大量痰（24h 痰量超过 100ml）静置分层是支气管扩张急性期、肺脓肿的典型症状。痰液颜色改变有重要临床意义，如粉红色泡沫痰可提示急性肺水肿，血痰应警惕肺癌。痰有恶臭味常见于厌氧菌感染。痰液性质与疾病的关系见表 2-1-2。

表 2-1-2　痰液性质与疾病的关系

	特点	病因提示
正常痰	少量无色或灰白色黏液痰或泡沫样痰	支气管炎、支气管哮喘、大叶性肺炎的初期
	黏液性	
	浆液性（泡沫性）	①粉红色泡沫样：肺水肿、肺淤血 ②白色泡沫样：支气管哮喘、慢性支气管炎
性状	脓性	气管、支气管和肺部感染
	血性	肺结核、肺吸虫、支气管炎、支气管扩张、肺炎、肺脓疡、肺肿瘤、肺外伤、风湿性心脏病二尖瓣狭窄合并肺淤血、肺水肿、肺动脉高压、肺梗塞、肺出血型钩端螺旋体病、大叶性肺炎、流行性出血热并发肺水肿、白血病、成人呼吸窘迫综合征等
	乳白色糊状	可疑白色念珠菌感染
	分层痰	上层为黏液、中层为浆液、下层为脓液，多见于支气管扩张、肺脓疡、肺坏疽、肺结核空洞
颜色	黄色或黄绿色	肺部化脓性感染（脓性痰）
	铁锈色	大叶性肺炎、肺梗塞
	巧克力色	阿米巴肺脓肿、肺淤血
	灰色或黑色	肺尘埃沉着症或长期吸烟
	鲜红色或淡红色	肺结核、支气管扩张、肺癌、出血性疾病
	粉红色泡沫状	急性肺水肿
痰量	增多	炎症或疾病进展期
	大量痰（24h 痰量超过 100ml）	支气管扩张急性期、肺脓肿
	痰量减少	病情好转或支气管发生阻塞
气味	恶臭味	厌氧菌感染
	血腥味	血性痰液时

引起咳嗽、咳痰的常见病因有：①呼吸系统疾病：咳嗽刺激可以是感染性炎症（最常见），如上呼吸道感染、急慢性支气管炎、肺炎等；结核或肿瘤，如肺结核、支气管肺癌；过敏因素，如支气管哮喘；理化因素，如异物、灰尘、烟雾、刺激性气体、过冷过热的空气等。②胸膜疾病：如气胸、胸膜炎等。③循环系统疾病：如肺淤血、肺水肿等。④其他：胃食管反流性疾病、药物（如服用血管紧张素转换酶抑制剂）、精神性咳嗽等。

1. 护理评估

（1）病史：询问患者咳嗽发生与持续的时间、性质、程度、频率、音色；有无明显诱因；咳嗽与体位的关系，有无疲乏、无力、嗜睡或昏迷；有无伴随症状如发热、呼吸困难、胸痛等。有无吸烟史、过敏史、用药史（血管紧张素转换酶抑制剂）；咳嗽是否与职业环境或精神因素有关。痰液的色、质、量、气味。目前有无进行祛痰、止咳治疗，疗效如何。心理反应：患者有无因咳嗽引起的焦虑、抑郁及其程度。

（2）身体评估：评估体温、呼吸类型、皮肤黏膜有无发绀及意识、营养状态、体位；重点为肺部体征，如视诊胸廓外形是否对称及有无桶状胸，触诊两肺呼吸运动是否一致及语颤强弱，肺部叩诊音有无异常，听诊呼吸音有无减弱或消失，有无干湿啰音及其分布。

（3）相关检查：痰液检查、X 线胸片检查，必要时肺功能检查、动脉血气分析及纤维支气管镜检查。

2. 护理诊断

清理呼吸道无效（ineffective airway clearance）指患者不能有效地清理呼吸道中的分泌物和吸入的异物以维持呼吸道通畅。

3. 护理措施

（1）评估相关因素：患者不能维持合适的体位；无效的咳嗽；胸痛或怕痛；痰液黏稠（脱水）；慢性难以缓解的咳嗽；神志不清或昏迷。

（2）消除或减少相关因素：

①不能保持合适体位：患者应经常更换体位，使其保持有利于排痰的位置。在患者身体两侧放置枕头，特别支撑患侧。可配合胸部叩击促进排痰。

②无效咳嗽：指导患者用合适的方法进行有效咳嗽。

③疼痛或害怕疼痛：告诉患者咳嗽练习的重要性。指导患者在咳嗽的时候用手、枕头或两者同时来捂住腹部或胸部伤口。必要时给予止痛药，最好咳嗽发作或咳嗽训练前0.5～1h给药，在患者疼痛得到最大程度缓解时，督促患者进行主动深呼吸及咳嗽练习。

④痰液黏稠：保证患者每日有充分的水摄入，如果患者没有心力衰竭或肾脏疾病，液体入量每天增加到1500ml 以上，有助于稀释痰液。保持吸入空气有足够的湿度。必要时进行雾化治疗。

⑤慢性难以缓解的咳嗽：将空气中的刺激物减少到最低程度，例如灰尘、过敏原。按医嘱给以镇咳药、祛痰药。注意湿性咳嗽患者勿用可待因等强镇咳药。

⑥神志不清或昏迷：进行机械吸引（电动吸痰），每次吸痰时间不超过 15 秒，两次抽吸间隔在 3 分钟以上。在吸痰前后适当提高吸氧浓度，以防止吸痰引起的低氧血症。

（3）常用促进排痰的措施：胸部物理治疗（CPT）是一组促进有效排痰的治疗措施，包括深呼吸和有效咳嗽、胸部叩击、雾化吸入、体位引流和机械吸引等。可根据患者病情依次或综合采取一项或多项 CPT。

①深呼吸和有效咳嗽：适用于神志清楚、一般状况良好、能够配合的患者。每日

4 次，于餐前及就寝前 30 ~ 60 分钟进行，每次 15 分钟，咳嗽排痰后应休息，以缓解呼吸肌疲劳。正确的方法有：其一，患者取舒适体位进行腹式呼吸，深吸气后屏气 3 ~ 5 秒，然后用口缓慢呼气。做第 2 次深呼吸时，仍然深吸气后屏气 3 ~ 5 秒，继之于呼气时张口做 2 次短而有力的咳嗽，将痰液咳出。其二，患者取坐位，两腿上放一枕头。缩唇深呼吸数次（鼻吸气，缩唇呼气）。最后 1 次吸气末身体前倾，同时用枕头顶住腹部，使膈肌上升，呼气时张口用力咳嗽排痰。其三，患者取坐位，衣领解开。先做 5 ~ 6 次深呼吸，使支气管内分泌物自下而上移动。之后，嘱患者腹式深吸气，呼气时张口连续轻咳数次（哈咳），使痰液上移至咽部附近，再用力咳嗽将痰液咳出。其四，患者取坐位，身体前倾，双足着地，护士用手或枕头支撑患者胸部和腹部。指导患者缩唇呼吸，使分泌物上移至支气管、气管，引起咳嗽反射。在患者呼气末或咳嗽时，护士可将手放在患者肋弓下，提供一个有力的、向上的震颤压，协助患者咳嗽排痰。

②胸部叩击：适用于长期卧床，久病体弱，排痰无力的患者，禁用于未经引流的气胸、肋骨骨折，有病理性骨折史、咯血及低血压、肺水肿等患者。操作前准备：做好解释，取得患者配合。监测生命体征并进行肺部听诊，以明确痰鸣音或湿啰音的部位；宜用薄布保护胸廓部位，避免直接叩击引起皮肤发红。叩击方法：两手手指并拢，使掌侧拱成杯状（图 2-1-4），以手腕力量从肺底自下而上、由外向内迅速有节律地叩击胸壁，叩击力要适中，以患者不感到疼痛为度。叩击时发出一种空而深的拍击音则表示手法正确。叩击应在肺野进行，避开心脏和乳房及骨突起部位（如胸骨、肩胛骨及脊柱）。每一肺叶 1 ~ 3分钟，每分钟 120 ~ 180 次。一次叩击时间为 10 分钟左右，应安排在餐前 30 分钟至餐后 2 小时完成，以避免叩击时出现呕吐，边叩击边鼓励患者咳嗽排痰。操作时注意患者反应，操作后询问患者感受，观察咳嗽排痰情况、复查肺部呼吸音及啰音变化。给患者漱口，祛除痰液气味，协助患者以利于痰液引流的体位休息，定时翻身。

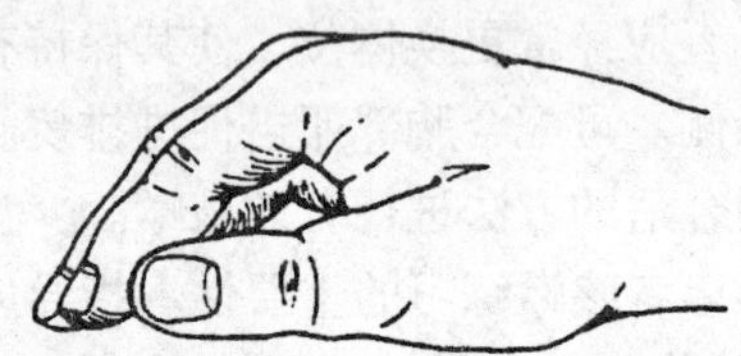

图 2-1-4　胸部叩击手形

③体位引流：利用重力作用使肺、支气管内分泌物排出体外，又称重力引流。适用于痰液量多、呼吸功能尚好的患者如支气管扩张、肺脓肿等。禁用于呼吸功能不全，有明显呼吸困难和发绀者；近 1 ~ 2 周内曾有大咯血史者；严重心血管疾病或年老体弱不能耐受者。

体位选择的原则：使病变部位处于高处，引流支气管开口向下，以利于痰液流入大支气管和气管刺激咳嗽而排出。大致原则是“前仰后俯、上坐下倒、左右卧”。如下叶后基底段支气管扩张患者应采取头低脚高、俯卧位的姿势。

操作前准备：肺部听诊明确湿啰音集中的部位、再结合 X 线胸片显示的病变部位及患者自身的体验（平素何种姿势有利于咳痰）来确定引流体位（图 2-1-5）。

注意事项：引流前应予以雾化吸入，引流同时应辅以胸部叩击等措施。引流通常在餐

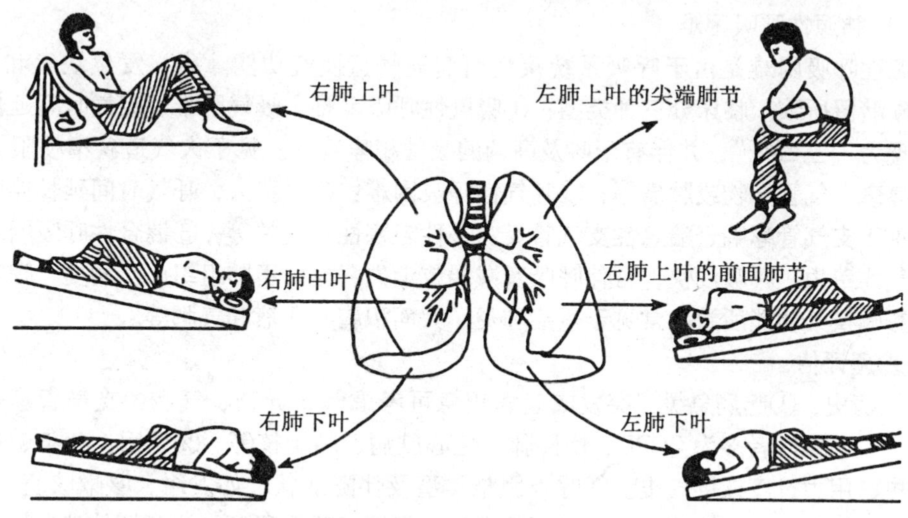

图 2-1-5　体位引流示意图

前进行，每日 2 ~ 3 次，如早晨起床时、晚餐前或睡前各 1 次，每次持续 5 ~ 15 分钟（<30 分钟）。引流期间注意观察患者反应，如有呼吸困难、发绀、心悸、面色苍白等表现，应立即停止进行，恢复体位，给予氧疗。

④雾化吸入疗法：适用于痰液黏稠而致排痰困难的患者。临床常在雾化吸入液中加入祛痰药、抗生素、平喘药，又称气溶液吸入疗法，是应用特制的气溶液装置将水分和药物形成气溶胶的液体微粒或固体颗粒，通过吸入的方式使之沉积于呼吸道，以达到稀释痰液，解痉平喘，消除支气管黏膜炎症、水肿的作用（图 2-1-6）。雾化时间一般以 10 ~ 20 分钟为宜，应控制湿化温度在 35 ~ 37℃，以免温度过高灼伤呼吸道黏膜，温度过低而诱发支气管痉挛，引发哮喘。

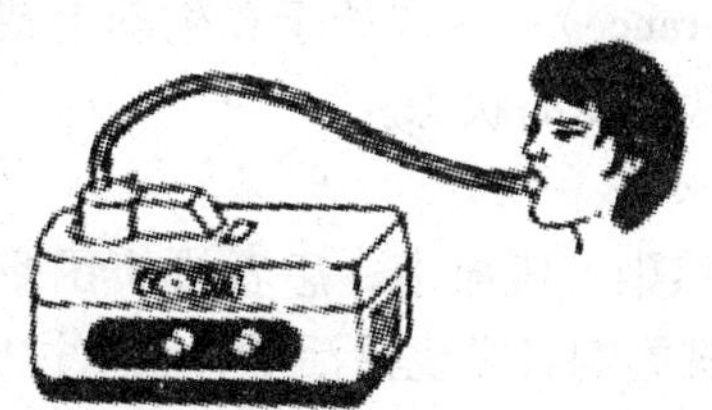
图 2-1-6　雾化吸入疗法示意图

（4）做好痰液标本采集：标本采集方法：①自然咳痰法最为常用；②经环甲膜穿刺气管吸引法或经纤维支气管镜防污染双套管毛刷取标本可防止咽部寄生菌污染。

标本采集注意事项：①以清晨第一口痰为宜，咳痰前先用复方硼砂溶液或清水漱口，深吸气后用力咳出深部痰液。②防止唾液及上呼吸道分泌物污染。③标本及时送检，痰细菌培养时标本应置于无菌容器内，立即送检。

4. 护理评价

（1）患者能否保持呼吸道通畅。

（2）患者能否进行有效咳嗽排痰。

（二）肺源性呼吸困难

肺源性呼吸困难是由于呼吸系统疾病引起通气、换气功能障碍，发生缺氧和（或）二氧化碳潴留所致。临床分三种类型：①吸气性呼吸困难：吸气困难、吸气时间延长，重症可表现为“三凹征”，并伴有干咳及高调的吸气相哮鸣音。见于大气道狭窄梗阻，如喉水肿、痉挛、气管异物或肿瘤等；②呼气性呼吸困难：呼气费力，呼气时间延长伴广泛哮鸣音。见于支气管哮喘、喘息性支气管炎、慢性阻塞性肺气肿等；③混合性呼吸困难：吸气与呼气均费力，呼吸浅快，常伴呼吸音减弱或消失，是由于肺组织广泛病变，呼吸面积减少，影响换气功能所致。常见于重症肺炎、大面积胸腔积液和气胸等。

1. 护理评估

（1）病史：①起病急缓：突发或起病较急可考虑气管异物、气胸、支气管哮喘、肺水肿等。起病缓慢者多为COPD、慢性肺源性心脏病、肺结核等。②诱因：感染、过敏物质接触史、用力过度或屏气史。③呼吸困难类型及伴随症状，如发绀、咳嗽咳痰、咯血、胸痛、发热及纳差、腹胀等。④呼吸困难发生、发展过程及程度，注意评估患者体位。⑤诊疗及用药经过，对治疗的反应。⑥心理反应：有无因呼吸困难而引起的负性情绪，如紧张、恐惧等。

（2）身体评估：重点评估呼吸频率、节律、深度有无异常。有无张口呼吸、端坐呼吸、三点式（呼吸时两手放在双膝上，上身向前倾斜坐着）呼吸及撅嘴呼吸等。口唇、甲床青紫伴鼻翼扇动。神志变化，如烦躁不安、意识模糊、嗜睡甚至昏迷。胸部体征，呼吸音、哮鸣音、湿啰音等。

（3）相关检查：动脉血气分析、肺功能测定、胸部X线检查有助于分析呼吸困难的程度、类型。

2. 护理诊断

气体交换受损（impaired gas exchange）机体处于其肺泡和微血管系统间氧合不足或过多和/或二氧化碳排出不足或过多。

活动无耐力（activity intolerance）：机体处于在生理上或心理上都无足够的能力来耐受或完成必需或希望进行的日常活动的状态。

3. 护理措施

（1）评估相关因素：肺部感染、痰液多，患者排痰困难；不会使用呼吸技术进行有效呼吸；活动量不足或呼吸困难影响日常生活活动；吸入过敏原。

（2）消除或减少相关因素。

①环境、休息与体位：哮喘患者病房内避免湿度过高，杜绝过敏原，如刺激性气体、花粉等，病情严重者置于危重监护病房。视患者病情减少活动量或卧床休息，休息时取半卧位或端坐位，可设置跨床小桌，使患者向前倾伏于桌上，减轻呼吸困难。

②口腔护理：对张口呼吸患者应做好口腔护理，适当补充水分。

③心理护理：当患者因呼吸困难引起烦躁不安、恐惧时，应给予心理支持，避免不良情绪反应加重呼吸困难。

④促进有效排痰：具体措施见本节“咳嗽与咳痰”。

⑤氧疗：是纠正缺氧、缓解呼吸困难最有效的治疗手段。临床上可根据不同疾病、严重程度，选择合理的氧疗以缓解呼吸困难（详见本章呼吸衰竭）。

⑥用药护理：遵医嘱使用支气管扩张剂、抗生素、呼吸兴奋剂等，正确给药，用药过

程中注意疗效和副作用观察。

⑦病情观察：动态观察患者呼吸困难情况及伴随症状，及时发现和处理患者异常情况，结合相关检查了解患者病情是否好转或恶化。

⑧呼吸训练：COPD 患者在病情缓解时，可指导做缩唇呼吸、腹式呼吸等，训练呼吸肌肉，以增加肺活量，从而改善呼吸困难（详见本章慢性阻塞性肺疾病）。

4. 护理评价

（1）患者无发绀或发绀减轻。

（2）呼吸：平稳，节律、幅度趋于正常。

（3）日常活动量：增加，不感到疲劳。

第二节　急性呼吸道感染

一、急性上呼吸道感染

急性上呼吸道感染（acute upper respiratory tract infection）简称上感，为外鼻孔至环状软骨下缘包括鼻腔、咽或喉部急性炎症的概称。其特点是起病急、病情轻、病程短、可自愈，预后好，但发病率高，并具有一定的传染性。本病是呼吸道最常见的一种感染性疾病，发病不分年龄、性别、职业和地区，免疫功能低下者易感。全年皆可发病，以冬春季节多见，多为散发，但在气候突变时可小规模流行。

主要病原体是病毒，少数是细菌。人体对病毒感染后产生的免疫力较弱、短暂，病毒间也无交叉免疫，故可反复发病。

【病因与发病机制】

1. 病因

常见病因为病毒，少数由细菌引起，可单纯发生或继发于病毒感染之后发生。病毒包括鼻病毒、冠状病毒、腺病毒、流感和副流感病毒以及呼吸道合胞病毒、埃可病毒和柯萨奇病毒等。细菌以口腔定植菌溶血性链球菌为多见，其次为流感嗜血杆菌、肺炎链球菌和葡萄球菌等，偶见革兰阴性杆菌。

2. 发病机制

正常情况下健康人的鼻咽部有病毒、细菌存在，一般不会发病。接触病原体后是否发病，取决于传播途径和人群易感性。淋雨、受凉、气候突变、过度劳累等可降低呼吸道局部防御功能，致使原存的病毒或细菌迅速繁殖引起发病。老幼体弱，免疫功能低下或有慢性呼吸道疾病如鼻窦炎、扁桃体炎者更易发病。病原体主要通过飞沫传播，也可由于接触病人污染的手和用具而传染。

【临床表现】

1. 临床类型

（1）普通感冒（common cold）：俗称“伤风”，又称急性鼻炎或上呼吸道卡他。以冠状病毒和鼻病毒为主要致病病毒。起病较急，主要表现为鼻部症状，如打喷嚏、鼻塞、流清水样鼻涕，早期有咽部干痒或烧灼感。2 ~ 3 天后鼻涕变稠，可伴咽痛、流泪、味觉迟钝、呼吸不畅、声嘶、咳嗽等，有时由于咽鼓管炎致听力减退。严重者有发热、轻度畏寒和头痛等。体检可见鼻腔黏膜充血、水肿、有分泌物，咽部可轻度充血。若无并发症，一般经 5 ~7 天痊愈。

（2）急性病毒性咽炎和喉炎：急性病毒性咽炎常由鼻病毒、腺病毒、流感病毒、副流感病毒以及肠病毒、呼吸道合胞病毒等引起。临床表现为咽痒和灼热感，咽痛不明显，但合并链球菌感染时常有咽痛。体检可见咽部明显充血、水肿。急性喉炎多为流感病毒、副流感病毒及腺病毒等引起，临床表现为明显声嘶、讲话困难、可有发热、咽痛或咳嗽，咳嗽时咽喉疼痛加重。体检可见喉部充血、水肿，颌下淋巴结轻度肿大和触痛，有时可闻及喉部的喘息声。

（3）急性疱疹性咽峡炎：多由柯萨奇病毒 A 引起，表现为明显咽痛、发热，病程约为一周。查体可见咽部充血，软腭、腭垂、咽及扁桃体表面有灰白色疱疹及浅表溃疡，周围伴红晕。多发于夏季，儿童多见，成人偶见。

（4）急性咽结膜炎：主要由腺病毒、柯萨奇病毒等引起。表现为发热、咽痛、畏光、流泪、咽及结膜明显充血。病程 4 ~6 天，多发于夏季，由游泳传播，儿童多见。

（5）急性咽扁桃体炎：病原体多为溶血性链球菌，其次为流感嗜血杆菌、肺炎链球菌、葡萄球菌等。起病急，以咽、扁桃体炎症为主，咽痛明显、伴发热、畏寒，体温可达 39℃以上。查体可发现咽部明显充血，扁桃体肿大、充血，表面有黄色脓性分泌物。有时伴有颌下淋巴结肿大、压痛，而肺部查体无异常体征。

2. 并发症

一般预后良好，病程常在 1 周左右。少数患者可并发急性鼻窦炎、中耳炎、气管-支气管炎。以咽炎为表现的上呼吸道感染，部分患者可继发溶血性链球菌引起的风湿热、肾小球肾炎等，少数患者可并发病毒性心肌炎。

【辅助检查】

1. 血液检查

病毒感染者，白细胞计数常正常或偏低，伴淋巴细胞比例升高。细菌感染者可有白细胞计数与中性粒细胞增多和核左移现象。

2. 病原学检查

因病毒类型繁多，一般无需进行此检查。需要时可用免疫荧光法、酶联免疫吸附法、血清学诊断或病毒分离鉴定等方法确定病毒的类型。细菌培养可判断细菌类型并做药物敏感试验以指导临床用药。

【诊断要点】

根据鼻咽部的症状和体征，结合周围血象和阴性胸部 X 线检查可作出临床诊断。一般无需病因诊断，特殊情况下可进行细菌培养和病毒分离，或病毒血清学检查等确定病原体。但须与初期表现为感冒样症状的其他疾病鉴别，如过敏性鼻炎、流行性感冒、急性气管-支气管炎、急性传染病前驱症状等。

【治疗要点】

治疗原则以对症处理为主，以减轻症状，缩短病程和预防并发症。

1. 对症治疗

病情较重或发热者或年老体弱者应卧床休息，忌烟，多饮水，室内保持空气流通。如有发热、头痛，可选用解热镇痛药如复方阿司匹林、去痛片等口服。咽痛可用消炎喉片含服，局部雾化治疗。鼻塞、流鼻涕可用1%麻黄素滴鼻。

2. 抗菌药物治疗

一般不需用抗生素，除非有白细胞升高、咽部脓苔、咯黄痰和流鼻涕等细菌感染证据，可根据当地流行病学史和经验用药，可选口服青霉素、第一代头孢菌素、大环内酯类或喹诺酮类。

3. 抗病毒药物治疗

如无发热，免疫功能正常，发病超过2天一般无需应用。对于免疫缺陷患者，可早期常规使用广谱的抗病毒药，如利巴韦林和奥司他韦，可缩短病程。具有清热解毒和抗病毒作用的中药亦可选用，有助于改善症状，缩短病程。如板蓝根冲剂、银翘解毒片等。

【护理要点】

1. 生活护理

症状轻者适当休息，避免过度疲劳；高热病人或年老体弱者应卧床休息。保持室内空气流通，温湿度适宜，定时空气消毒，进行呼吸道隔离，病人咳嗽或打喷嚏时应避免对着他人，防止交叉感染。饮食应给予高热量、高维生素的流质或半流质，鼓励病人多饮水及漱口，保持口腔湿润和舒适。病人使用的餐具、毛巾等可进行煮沸消毒。

2. 对症护理

高热者遵医嘱物理降温，如头部冷敷，冰袋置于大血管部位，温水或乙醇擦浴，4℃冷盐水灌肠等。注意30分钟后测量体温并记录。必要时遵医嘱药物降温。咽痛者可用淡盐水漱咽部或含服消炎喉片，声嘶者可行雾化疗法。

3. 病情观察

注意观察生命体征，尤其是体温变化及咽痛、咳嗽等症状的变化。警惕并发症，如中耳炎病人可有耳痛、耳鸣、听力减退、外耳道流脓；并发鼻窦炎者会出现发热、头痛加重、伴脓涕，鼻窦有压痛。

4. 用药护理

遵医嘱用药，注意观察药物不良反应。

5. 健康教育

积极体育锻炼，增强机体免疫力。生活饮食规律、改善营养。避免受凉、淋雨、过度疲劳等诱发因素，流行季节避免到公共场所。注意居住、工作环境的通风换气。年老体弱易感者应注意防护，上呼吸道感染流行时应戴口罩。

二、急性气管-支气管炎

急性气管-支气管炎（acute tracheobronchitis）是由生物、物理、化学刺激或过敏等因素引起的气管-支气管黏膜的急性炎症。临床症状主要为咳嗽和咳痰。常发生于寒冷季节或气候突变时，也可继发于上呼吸道感染，或为一些急性呼吸道传染病（麻疹、百日咳等）的一种临床表现。

【病因与发病机制】

1. 感染

病毒或细菌是本病最常见的病因。常见的病毒有呼吸道合胞病毒、副流感病毒、腺病毒等。细菌以肺炎球菌、流感嗜血杆菌、链球菌和葡萄球菌较常见。

2. 理化因素

冷空气、粉尘、刺激性气体或烟雾对气管-支气管黏膜的急性刺激。

3. 过敏反应

花粉、有机粉尘、真菌孢子、动物毛皮及排泄物等的吸入，钩虫、蛔虫的幼虫在肺移行，或对细菌蛋白质的过敏均可引起本病。

感染是最主要的病因，过度劳累、受凉是常见诱因。

【临床表现】

1. 症状

起病较急，通常全身症状较轻，可有发热，体温多于3~5天内恢复正常。大多先有上呼吸道感染症状，以咳嗽为主，初为干咳，以后有痰，黏液或黏液脓性痰，偶伴血痰。气管受累时在深呼吸和咳嗽时感胸骨后疼痛；伴支气管痉挛，可有气急和喘鸣。咳嗽、咳痰可延续2~3周才消失，如迁延不愈，可演变成慢性支气管炎。

2. 体征

体检肺部呼吸音粗，可闻及不固定的散在干、湿啰音，咳嗽后可减少或消失。

【辅助检查】

病毒感染者白细胞正常或偏低，细菌感染者可有白细胞总数和中性粒细胞增高。胸部X线检查多无异常改变或仅有肺纹理增粗。痰涂片或培养可发现致病菌。

【诊断要点】

（1）肺部可闻及散在干、湿性啰音，咳嗽后可减轻。

（2）胸部X线检查无异常改变或仅有肺纹理增粗。

（3）排除流行性感冒及某些传染病早期呼吸道症状，即可作出临床诊断。

（4）痰涂片或培养有助于病因诊断。

【治疗要点】

1. 病因治疗

有细菌感染证据时应及时应用抗生素。可首选青霉素、大环内酯类，亦可选用头孢菌素类或喹诺酮类等药物或根据细菌培养和药敏实验结果选择药物。多数口服抗菌药物即可，症状较重者可肌内注射或静脉滴注给药。

2. 对症治疗

咳嗽剧烈而无痰或少痰可用右美沙芬、喷托维林镇咳。咳嗽痰黏而不易咳出，可口服祛痰剂如复方甘草合剂、盐酸氨溴索或溴已新等，也可行超声雾化吸入。支气管痉挛时可用平喘药，如茶碱类等。

【护理要点】

1. 保持呼吸道通畅

（1）保持室内空气清新，温湿度适宜，减少对支气管黏膜的刺激，以利于排痰。

（2）注意休息，经常变换体位，叩击背部，指导并鼓励患者有效咳嗽，必要时行超声雾化吸入，以湿化呼吸道，利于排痰，促进炎症消散。

（3）遵医嘱使用抗生素、止咳祛痰剂、平喘剂，密切观察用药后的反应。

（4）哮喘性支气管炎的患者，注意观察有无缺氧症状，必要时给予吸氧。

2. 发热的护理

（1）密切观察体温变化，体温超过39℃时采取物理降温或遵医嘱给予药物降温。

（2）保证充足的水分及营养的供给：多饮水，给营养丰富、易于消化的饮食。保持口腔清洁。

3. 健康教育

（1）增强体质，避免劳累，防治感冒。

（2）改善生活卫生环境，防止有害气体污染，避免烟雾刺激。

（3）清除鼻、咽、喉等部位的病灶。

第三节　慢性阻塞性肺疾病

慢性阻塞性肺疾病（chronic obstructive pulmonary disease，COPD）是一组以气流受限为特征的肺部疾病，气流受限不完全可逆，呈进行性发展。COPD是一种慢性气道阻塞性疾病的统称，主要指具有不可逆性气道阻塞的慢性支气管炎和肺气肿两种疾病。患者在急性发作期过后，临床症状虽有所缓解，但其肺功能仍在继续恶化，并且由于自身防御和免疫功能的降低以及外界各种有害因素的影响，经常反复发作，而逐渐产生各种心肺并发症。

COPD是呼吸系统疾病中的常见病和多发病，患病率和病死率均居高不下。因肺功能进行性减退，严重影响患者的劳动力和生活质量，给家庭和社会造成巨大的负担，根据世界银行/世界卫生组织发表的研究，至2020年COPD将成为世界疾病经济负担的第五位。

【病因与发病机制】

确切的病因不清楚，但认为与肺部对香烟烟雾等有害气体或有害颗粒的异常炎症反应有关。这些反应存在个体易感因素和环境因素的互相作用。

1. 吸烟

吸烟为重要的发病因素，吸烟者慢性支气管炎的患病率比不吸烟者高2~8倍，烟龄越长，吸烟量越大，COPD患病率越高。烟草中含焦油、尼古丁和氢氰酸等化学物质，可损伤气道上皮细胞和纤毛运动，促使支气管黏液腺和杯状细胞增生肥大，黏液分泌增多，气道净化能力下降。还可使氧自由基产生增多，诱导中性粒细胞释放蛋白酶，破坏肺弹力纤维，诱发肺气肿形成。

2. 职业粉尘和化学物质

接触职业粉尘及化学物质，如烟雾、变应原、工业废气及室内空气污染等，浓度过高或时间过长时，均可能产生与吸烟类似的COPD。

3. 空气污染

大气中的有害气体如二氧化硫、二氧化氮、氯气等可损伤气道黏膜上皮，使纤毛清除功能下降，黏液分泌增加，为细菌感染增加条件。

4. 感染因素

感染亦是 COPD 发生发展的重要因素之一。病毒感染以流感病毒、鼻病毒、腺病毒和呼吸道合胞病毒为常见。细菌感染常继发于病毒感染，常见病原体为肺炎链球菌、流感嗜血杆菌、卡他莫拉菌和葡萄球菌等。这些感染因素造成气管、支气管黏膜的损伤和慢性炎症。

5. 蛋白酶-抗蛋白酶失衡

蛋白水解酶对组织有损伤、破坏作用；抗蛋白酶对弹性蛋白酶等多种蛋白酶具有抑制功能，其中α-抗胰蛋白酶（at-AT）是活性最强的一种。蛋白酶增多或抗蛋白酶不足均可导致组织结构破坏并产生肺气肿。吸入有害气体、有害物质可以导致蛋白酶产生增多或活性增强，而抗蛋白酶产生减少或灭活加快；同时氧化应激、吸烟等危险因素也可以降低抗蛋白酶的活性。先天性α-抗胰蛋白酶缺乏，多见北欧血统的个体，我国尚未见正式报道。

6. 氧化应激

有许多研究表明 COPD 患者的氧化应激增加。氧化物主要有超氧阴离子（具有很强的氧化性和还原性，过量生成可致组织损伤，在体内主要通过超氧歧化酶清除）、羟根（OH）、次氯酸（HCL^-）和一氧化氮（NO）等。氧化物可直接作用并破坏许多生化大分子如蛋白质、脂质和核酸等，导致细胞功能障碍或细胞死亡，还可以破坏细胞外基质；引起蛋白酶-抗蛋白酶失衡；促进炎症反应，如激活转录因子，参与多种炎症因子的转录，如 IL-8、TNF-α、NO 诱导合成酶和环氧化物诱导酶等。

7. 炎症机制

气道、肺实质及肺血管的慢性炎症是 COPD 的特征性改变，中性粒细胞、巨噬细胞、T 淋巴细胞等炎症细胞均参与了 COPD 发病过程。中性粒细胞的活化和聚集是 COPD 炎症过程的一个重要环节，通过释放中性粒细胞弹性蛋白酶、中性粒细胞组织蛋白酶 G、中性粒细胞蛋白酶 3 和基质金属蛋白酶引起慢性黏液高分泌状态并破坏肺实质。

8. 其他

如自主神经功能失调、营养不良、气温变化等都有可能参与 COPD 的发生、发展。

【临床表现】

（一）症状

起病缓慢、病程较长。主要症状有：

1. 慢性咳嗽

咳嗽时间持续在 3 周以上，随病程发展可终身不愈。常晨间咳嗽明显，夜间有阵咳或排痰。

2. 咳痰

一般为白色黏液或浆液性泡沫性痰，偶可带血丝，清晨排痰较多。急性发作期痰量增多，可有脓性痰。

3. 气短或呼吸困难

早期在劳动时出现，后逐渐加重，以致在日常活动甚至休息时也感到气短，是 COPD

的标志性症状。

4. 喘息和胸闷

部分患者特别是重度患者或急性加重时支气管痉挛而出现喘息。

5. 其他

晚期患者有体重下降，食欲减退等。

（二）体征

早期体征可无异常，随疾病进展出现以下体征：

1. 视诊

胸廓前后径增大，肋间隙增宽，剑突下胸骨下角增宽，称为桶状胸。部分患者呼吸变浅，频率增快，严重者可有缩唇呼吸等。

2. 触诊

双侧语颤减弱。

3. 叩诊

肺部过清音，心浊音界缩小，肺下界和肝浊音界下降。

4. 听诊

两肺呼吸音减弱，呼气延长，部分患者可闻及湿性啰音和(或)干性啰音。

（三）并发症

1. 慢性呼吸衰竭

常在 COPD 急性加重时发生，其症状明显加重，发生低氧血症和(或)高碳酸血症，可具有缺氧和二氧化碳潴留的临床表现。

2. 自发性气胸

如有突然加重的呼吸困难，并伴有明显的发绀，患侧肺部叩诊为鼓音，听诊呼吸音减弱或消失，应考虑并发自发性气胸，通过 X 线检查可以确诊。

3. 慢性肺源性心脏病

由于 COPD 肺病变引起肺血管床减少及缺氧致肺动脉痉挛、血管重塑，导致肺动脉高压、右心室肥厚扩大，最终发生右心功能不全。

【辅助检查】

1. 肺功能检查

这是判断气流受限的主要客观指标，对 COPD 诊断、严重程度评价、疾病进展、预后及治疗反应等有重要意义。吸入支气管舒张药后第一秒用力呼气容积占用力肺活量百分比（FEV_1/FVC）<70% 及 FEV_1<80% 预计值者，可确定为不能完全可逆的气流受限。肺总量(TLC)、功能残气量（FRC）和残气量（RV）增高，肺活量（VC）减低，表明肺过度充气，有参考价值。由于 TLC 增加不及 RV 增高程度明显，故 RV/TLC 增高大于 40% 有临床意义。

2. 胸部影像学检查

X 线胸片改变对 COPD 诊断特异性不高，早期可无变化，以后可出现肺纹理增粗、紊乱等非特异性改变，也可出现肺气肿改变。高分辨胸部 CT 检查对有疑问病例的鉴别诊断有一定意义。

3. 血气检查

对确定发生低氧血症、高碳酸血症、酸碱平衡失调以及判断呼吸衰竭的类型有重要价值。

4. 其他

COPD合并细菌感染时，外周血白细胞增高，核左移。痰培养可能查出病原菌，常见病原菌为肺炎链球菌、流感嗜血杆菌、卡他莫拉菌、肺炎克雷伯杆菌等。

【诊断要点】

1. 诊断依据

主要根据吸烟等高危因素史、临床症状、体征及肺功能检查等综合分析确定诊断。不完全可逆的气流受限是COPD诊断的必备条件。

2. 临床分级

根据FEV_1/FVC、FEV_1%预计值和症状可对COPD的严重程度做出分级（表2-3-1）。

表2-3-1 **COPD的临床严重程度分级**

分 级	临床特征
Ⅰ级（轻度）	• $FEV_1/FVC<70\%$ • $FEV_1 \geqslant 80\%$ 预计值 • 伴或不伴有慢性症状（咳嗽，咳痰）
Ⅱ级（中度）	• $FEV_1/FVC<70\%$ • $50\% \leqslant FEV_1<80\%$ 预计值 • 常伴有慢性症状（咳嗽，咳痰，活动后呼吸困难）
Ⅲ级（重度）	• $FEV_1/FVC<70\%$ • $30\% \leqslant FEV_1<50\%$ 预计值 • 多伴有慢性症状（咳嗽，咳痰，呼吸困难），反复出现急性加重
Ⅳ级（极重度）	• $FEV_1/FVC<70\%$ • $FEV_1<30\%$ 预计值或 $FEV_1<50\%$ 预计值 • 伴慢性呼吸衰竭，可合并肺心病及右心功能不全或衰竭

3. COPD病程分期

①急性加重期：指在慢性阻塞性肺疾病过程中，短期内咳嗽、咳痰、气短和（或）喘息加重，痰量增多，呈脓性或黏液脓性，可伴发热等症状；②稳定期：指患者咳嗽、咳痰、气短等症状稳定或症状较轻。

【治疗要点】

（一）稳定期治疗

1. 祛除病因

教育和劝导患者戒烟；因职业或环境粉尘、刺激性气体所致者，应脱离污染环境。接种流感疫苗和肺炎疫苗可预防流感和呼吸道细菌感染，避免它们引发的急性加重。

2. 药物治疗

主要是支气管舒张药，如 $β_2$ 肾上腺素受体激动剂、抗胆碱能药、茶碱类和祛痰药、糖皮质激素，以平喘、祛痰，改善呼吸困难症状，促进痰液排泄。某些中药具有调理机体状况的作用，可予辨证施治。

3. 非药物治疗

（1）长期家庭氧疗（LTOT）：长期氧疗对 COPD 合并慢性呼吸衰竭患者的血流动力学、呼吸生理、运动耐力和精神状态产生有益影响，可改善患者生活质量，提高生存率。

1）氧疗指征（具有以下任何一项）：①静息时，$PaO_2 \leq 55mmHg$ 或 $SaO_2 < 88\%$，有或无高碳酸血症。②$56mmHg \leq PaO_2 < 60mmHg$，$SaO_2 < 89\%$ 伴下述之一：继发红细胞增多（红细胞压积>55%）；肺动脉高压（平均肺动脉压≥25mmHg）；右心功能不全导致水肿。

2）氧疗方法：一般采用鼻导管吸氧，氧流量为 1.0～2.0L/min，吸氧时间>15h/d，使患者在静息状态下，达到 $PaO_2 \geq 60mmHg$ 和（或）使 SaO_2 升至 90% 以上。

（2）康复治疗：康复治疗适用于中度以上 COPD 患者。其中呼吸生理治疗包括正确咳嗽、排痰方法和缩唇呼吸等；肌肉训练包括全身性运动及呼吸肌锻炼，如步行、踏车、腹式呼吸锻炼等；科学的营养支持与加强健康教育亦为康复治疗的重要方面。

（二）急性加重期治疗

最多见的急性加重原因是细菌或病毒感染。根据病情严重程度决定门诊或住院治疗。治疗原则为抗感染、平喘、祛痰、低流量持续吸氧。

【主要护理诊断/问题】

（1）气体交换受损：与呼吸道阻塞、呼吸面积减少引起通气和换气功能受损有关。

（2）清理呼吸道无效：与呼吸道炎症、阻塞、痰液过多有关。

（3）营养失调：低于机体需要量与长期咳痰、呼吸困难致食欲下降或感染机体代谢加快有关。

（4）焦虑：与日常活动时供氧不足、疲乏有关、经济支持不足有关。

（5）活动无耐力：与疲劳、呼吸困难有关。

【护理措施】

1. 气体交换受损

与呼吸道阻塞、呼吸面积减少引起通气和换气功能受损有关。

（1）休息与体位：保持病室内环境安静、舒适，温度 20～22℃，湿度 50%～60%。卧床休息，协助病人生活需要以减少病人氧耗。明显呼吸困难者摇高床头，协助身体前倾位，以利于辅助呼吸肌参与呼吸（图 2-3-1）。

（2）病情观察：监测病人的血压、呼吸、脉搏、意识状态、血氧饱和度，观察病人咳嗽、咳痰情况，痰液的量、颜色及形状，呼吸困难有无进行性加重等。

（3）有效氧疗：COPD 氧疗一般主张低流量低浓度持续吸氧。对患者加强正确的氧疗指导，避免出现氧浓度过高或过低而影响氧疗效果。氧疗装置定期更换、清洁、消毒。急性加重期发生低氧血症者可鼻导管吸氧，或通过文丘里（Venturi）面罩吸氧。鼻导管给氧时，吸入的氧浓度与给氧流量有关，估算公式为吸入氧浓度（%）= 21+4×氧流量（L/min）。一般吸入氧浓度为 28%～30%，应避免吸入氧浓度过高引起二氧化碳潴留。

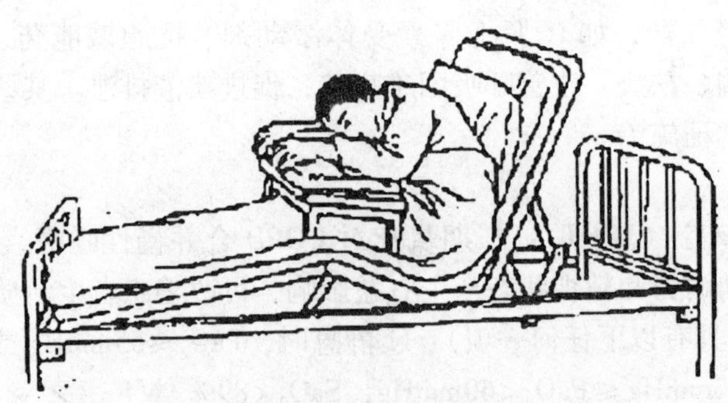

图 2-3-1 呼吸困难时的端坐位示意图

(4) 呼吸功能锻炼：在病情允许的情况下指导病人进行，以加强胸、膈呼吸肌肌力和耐力，改善呼吸功能。

1) 缩唇呼吸（图 2-3-2）：目的是增加气道阻力，防止细支气管由于失去放射牵引和胸内高压引起的塌陷，以利于肺泡通气。方法：患者取端坐位，双手扶膝，舌尖放在下颌牙齿内底部，舌体略弓起靠近上颌硬腭、软腭交界处，以增加呼气时气流阻力，口唇缩成“吹口哨”的嘴形。吸气时闭嘴用鼻吸气，呼气时缩唇，慢慢轻轻呼出气体，吸气与呼气之比为 1∶2，慢慢呼气达到 1∶4。吸气时默数 1、2，呼气时默数 1、2、3、4。缩唇口型大小以能使距嘴唇 15～20cm 处蜡烛火焰随气流倾斜但不熄灭为度。呼气是腹式呼吸组成部分，应配合腹式呼吸锻炼。每天 3～4 次，每次 15～30 分钟。

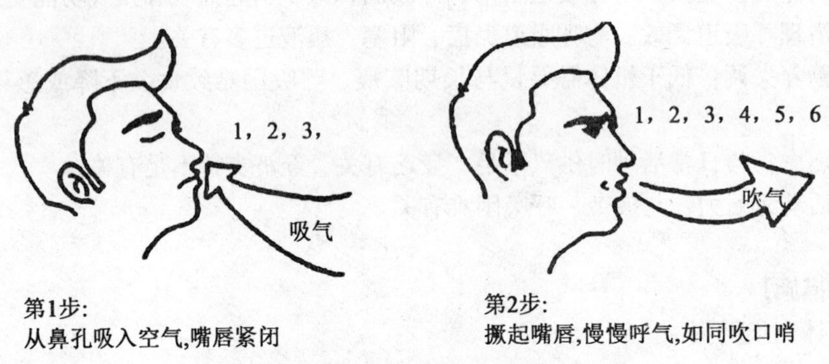

1，2，3，
吸气
1，2，3，4，5，6
吹气
第1步:
从鼻孔吸入空气,嘴唇紧闭
第2步:
撅起嘴唇,慢慢呼气,如同吹口哨

图 2-3-2 缩唇呼吸示意图

2) 腹式呼吸：目的为锻炼膈肌，增加肺活量，提高呼吸耐力。方法：根据病情采取合适体位，初学者以半卧位为宜。

(1) 仰卧位的腹式呼吸：让患者髋关节、膝关节轻度屈曲，全身处于舒适的肢位。患者一手放在腹部上，另一只手放在上胸部，此时治疗师的手与患者的手重叠放置，进行缩唇呼吸。精神集中，让患者在吸气和呼气时感觉手的变化，吸气时治疗师发出指令让患者放置于腹部的手轻轻上抬，治疗师在呼气的结束时，快速地徒手震动并对横膈膜进行伸张，以促进呼吸肌的收缩，此训练是呼吸系统物理治疗的基础，要对患者进行充分的指导，训练的时间每次 5～10 分钟，训练的效果随次数增加显现。训练时注意：①把握患者的呼吸节律：顺应患者的呼吸节律进行呼吸指导可避免加重患者呼吸困难程度。②开始时不要进行深呼吸：腹式呼吸不是腹式深呼吸，在开始时期指导患者进行集中精力的深呼吸，可加重患者的呼吸困难。腹式呼吸的指导应在肺活量 1/3～2/3 通气量的程度上进行练习。应理解腹式深呼吸是充分的腹式呼吸。③应了解横膈的活动：横膈在吸气时向下方运动，腹部上升，了解横膈的运动，易理解腹式呼吸。

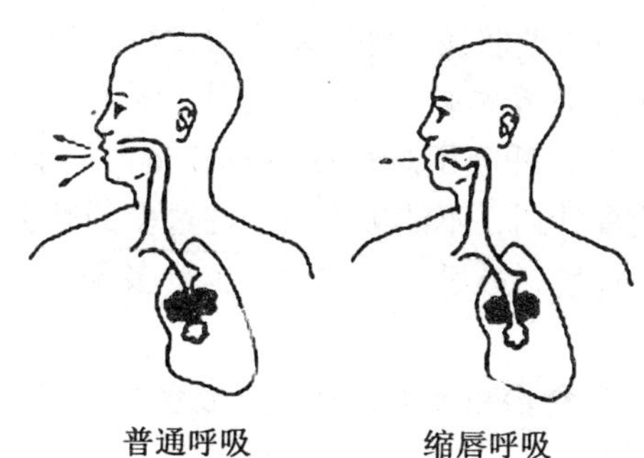

图 2-3-3　普通呼吸与缩唇呼吸的小气道变化

（2）坐位的腹式呼吸：坐位的腹式呼吸的基础是仰卧位的腹式呼吸。患者采用的体位是坐在床上或椅子上足跟着地，让患者的脊柱伸展并保持尽量前倾坐位。患者一手放在膝外侧支撑体重，另一手放在腹部。治疗师一手放在患者的颈部，触及斜角肌的收缩。另一手放在患者的腹部，感受横膈的收缩。这样能够发现患者突然出现的意外和不应出现的胸式呼吸。正确的腹式呼吸是吸气时横膈膜开始收缩，然后斜角肌等呼吸辅助肌使收缩扩大，呼气时吸气肌放松处于迟缓状态。

（3）立位的腹式呼吸：手法：患者用单手扶床栏或扶手支撑体重。上半身取前倾位。治疗师按照坐位的腹式呼吸指导法指导患者训练。

（4）用药护理：按医嘱给予支气管舒张气雾剂、抗生素等药物，并注意用药后的反应。应用氨茶碱后，患者在 21 日出现心率增快的症状，停用氨茶碱加用倍他乐克减慢心率治疗后好转。

2．清理呼吸道无效

与呼吸道炎症、阻塞、痰液过多有关。

（1）减少尘埃与烟雾刺激，避免诱因，注意保暖。

（2）补充水分：饮水（保持每天饮水 1.5～2L 以上）、雾化吸入（每日 2 次，每次 20 分钟）及静脉输液，有利于痰液的稀释便于咳出。

（3）遵医嘱用药，口服及静滴沐舒坦祛痰，静滴氨茶碱扩张支气管。

（4）注意无菌操作，加强口腔护理。

（5）定时巡视病房，加强翻身、叩背、吸痰。指导患者进行深呼吸和有效的咳嗽咳痰，定期（每 2h）进行数次随意的深呼吸（腹式呼吸），吸气末屏气片刻，然后进行咳嗽；嘱患者经常变换体位以利于痰液咳出，保证呼吸道的通畅，防止肺不张等并发症。

3．焦虑

与日常活动时供氧不足、疲乏有关、经济支持不足有关。

（1）入院时给予热情接待，注意保持病室的整洁、安静，为患者创造一个舒适的周围环境。

（2）鼓励家属陪伴，给患者心理上带来慰藉和亲切感，消除患者的焦虑。

（3）随时了解患者的心理状况，多与其沟通，讲解本病有关知识及预后情况，使患者对疾病有一定的了解，说明不良情绪对病情有害无利，积极配合会取得良好的效果。

（4）加强巡视病房，在患者夜间无法入睡时适当给予镇静治疗。

4. 营养失调

营养低于机体需要量，与长期咳痰、呼吸困难致食欲下降或感染机体代谢加快有关。

（1）评估营养状况并了解营养失调原因，宣传饮食治疗的意义和原则。

（2）制定适宜的饮食计划，呼吸困难可使热量和蛋白质消耗增加，因此应制定高热量、高蛋白、高维生素的饮食计划，不能进食或输注过多的糖类，以免产生大量CO_2，加重通气负担。改善病人进食环境，鼓励病人进食。少量多餐，进软食，细嚼慢咽，避免进食易产气食物。

（3）便秘者给予高纤维素食物和水果，有心衰或水肿者应限制水钠的摄入。

（4）必要时静脉补充营养。

5. 健康教育

（1）COPD 的预防主要是避免发病的高危因素、急性加重的诱发因素以及增强机体免疫力。戒烟是预防 COPD 的重要措施，也是最简单易行的措施，在疾病的任何阶段戒烟都有益于防止 COPD 的发生和发展。

（2）控制职业和环境污染，减少有害气体或有害颗粒的吸入，可减轻气道和肺的异常炎症反应。

（3）积极防治婴幼儿和儿童期的呼吸系统感染，可能有助于减少以后 COPD 的发生。流感疫苗、肺炎链球菌疫苗、细菌溶解物、卡介菌多糖核酸等对防止 COPD 患者反复感染可能有益。

（4）指导病人呼吸功能锻炼，防寒保暖，锻炼身体，增强体质，提高机体免疫力。

（5）对于有 COPD 高危因素的人群，应定期进行肺功能监测，以尽可能早期发现 COPD 并及时予以干预。

（任海蓉）

[附1] 慢性支气管炎

慢性支气管炎（chronic bronchitis）是气管、支气管黏膜及其周围组织的慢性非特异性炎症。临床上以咳嗽、咳痰为主要特征，每年发病持续3个月，连续2年或2年以上。病情进展，常常并发肺气肿和慢性肺源性心脏病，是一种严重影响健康的慢性病。

【病因与发病机制】

起病与感冒有密切关系，多在气候变化比较剧烈的季节发病。呼吸道反复病毒感染和继发性细菌感染是导致慢性支气管炎病变发展和疾病加重的重要原因。吸烟与慢性支气管炎的关系也是肯定的，吸烟者比不吸烟者的患病率高2～8倍，吸烟时间愈久，日吸烟量愈大，患病率愈高，戒烟可使病情减轻。此外，长期接触工业粉尘、大气污染和过敏因素也常是引起慢性支气管炎的原因，而机体抵抗力降低，呼吸系统防御功能受损则是发病的内在因素。本病的病因尚不完全清楚，可能是多种因素长期相互作用的结果。

【临床表现】

（一）症状

缓慢起病，病程长，反复急性发作而病情加重。主要症状为咳嗽、咳痰，或伴有喘息。急性加重指咳嗽、咳痰、喘息等症状突然加重。急性加重的主要原因是呼吸道感染，病原体可以是病毒、细菌、支原体和衣原体等。

1. 咳嗽、咳痰

一般晨间咳嗽为主，睡眠时有阵咳或排痰。痰为白色黏液和浆液泡沫性，偶可带血。清晨排痰较多，起床后或体位变动可刺激排痰。

2. 喘息或气急

喘息明显者常称为喘息性支气管炎，部分可能合伴支气管哮喘。若伴肺气肿时可表现为劳动或活动后气急。

（二）体征

早期多无异常体征。急性发作期可在背部或双肺底听到干、湿啰音，咳嗽后可减少或消失。如合并哮喘可闻及广泛哮鸣音并伴呼气相延长。

【辅助检查】

1. X线检查

早期可无异常。反复发作引起支气管壁增厚，细支气管或肺泡间质炎症细胞浸润或纤维化，表现为肺纹理增粗、紊乱，呈网状或条索状、斑点状阴影，以双下肺野明显。

2. 肺功能检查

早期无异常。如有小气道阻塞时，最大呼气流速-容量曲线在75%和50%肺容量时，流量明显降低。

3. 血液检查

细菌感染时偶可出现白细胞总数和/或中性粒细胞增高。

4. 痰液检查

可培养出致病菌。

【诊断要点】

依据咳嗽、咳痰，或伴有喘息，每年发病持续3个月，并连续2年或2年以上，并排除其他慢性气道疾病，可以明确诊断。

【治疗要点】

1. 急性加重期的治疗

以控制感染、镇咳祛痰、解痉平喘治疗为原则。

2. 缓解期治疗

(1) 戒烟，避免有害气体和其他有害颗粒的吸入。

(2) 增强体质，预防感冒，也是防治慢性支气管炎的主要内容之一。

(3) 反复呼吸道感染者，可试用免疫调节剂或中医中药，如细菌溶解产物、卡介菌多糖核酸、胸腺肽等，部分患者可见效。

【护理要点】

1. 一般护理

室内保持空气流通、新鲜，冬季应有取暖设备，避免病人受凉感冒，加重病情。饮食上给予高蛋白、高热量、高维生素、易消化的食物，若食欲欠佳，可给予半流或流质饮食，注意食物的色香味，并鼓励病人多饮水，每日至少饮3000ml。

2. 症状护理

(1) 咳嗽、咳痰：仔细观察咳嗽的性质，出现的时间和节律；观察痰液的性质、颜色、气味和量，并正确留取痰标本送化验室检测。鼓励病人有效地咳嗽、咳痰。痰不易排出时，可使用超声雾化吸入治疗或根据医嘱服用祛痰药物，以稀释痰液，便于咳出。同时，还可采取体位引流等措施排痰。

(2) 喘息或气急：病人主诉喘憋加重，呼吸费力，不能平卧，此时应采取半卧位并给予吸氧，正确调节吸氧流量。

3. 用药护理

此类疾病最主要是控制感染，应按照医嘱针对致病菌的类别和药物敏感性合理应用抗生素，严密观察病人的体温及病情变化，耐心倾听病人的主诉。在药物治疗的同时，应注意营养支持，注意痰液的稀释和引流，这是缓解气道阻塞，有效控制感染的必要条件。

4. 健康教育

指导病人气候变化时注意衣服的增减，避免受凉。加强身体的耐寒锻炼，耐寒锻炼需从夏季开始，先用手按摩面部，后用冷水浸毛巾拧干后擦头面部，渐及四肢。体质好、耐受力强者，可全身大面积冷水摩擦，持续到9月份，以后继续用冷水摩擦面颈部，最低限度冬季也要用冷水洗鼻部，以提高耐寒能力，预防和减少本病的发作。同时，应避免尘埃和煤烟对呼吸道的刺激，有吸烟嗜好应戒除。

（任海蓉）

［附2］阻塞性肺气肿

阻塞性肺气肿（obstructive pulmonary emphysema）系终末细支气管远端部分（包括呼吸性细支气管、肺泡管、肺泡囊和肺泡）膨胀，并伴有气腔壁的破坏。严重的肺气肿可因通气和换气功能障碍导致低氧血症及高碳酸血症，进而发展为肺源性心脏病，最后出现呼吸衰竭和心力衰竭。

【病因与发病机制】

阻塞性肺气肿主要继发于慢性支气管炎。其发病机理尚未完全清楚。一般认为与支气管阻塞以及蛋白酶-抗蛋白酶失衡有关。吸烟、感染和大气污染等引起细支气管炎症所致，管腔狭窄或阻塞。吸气时细支气管管腔扩张，空气进入肺泡；呼气时管腔缩小，空气滞留，肺泡内压不断增高，导致肺泡过度膨胀或破裂。细支气管周围的辐射状牵引力损失，使细支气管收缩，致管腔变狭。肺血管内膜增厚，肺泡壁血供减少，肺泡弹性减弱等，助长膨胀的肺泡破裂。在感染等情况下，体内蛋白酶活性增高，蛋白酶-抗蛋白酶系统失衡。α1 抗胰蛋白酶缺乏者对蛋白酶的抑制能力减弱，故更易发生肺气肿。吸烟对蛋白酶-抗蛋白酶平衡也有不良影响。

【病理分型】

1. 全小叶型

肺气肿病变累及整个肺小叶，即呼吸性细支气管、肺泡管、肺泡囊和肺泡均有扩张。可侵犯全肺，呈弥漫性，但多见于肺脏的前部和下部。

2. 小叶中央型

病变位于二级小叶的中央，即呼吸性细支气管部位，而边缘的肺组织正常。多见于肺上部。

3. 混合型

在同一肺内存在上述两种病理变化。

【临床表现】

可分为两种类型。

1. 支气管炎型

亦称紫绀臃肿型（BB 型）。支气管病变较重，黏膜肿胀，黏液腺增生，肺气肿病变轻微。患者常有多年吸烟史及慢性咳嗽、咳痰史。体检肥胖、紫绀、颈静脉怒张、下肢浮肿，两肺底闻及啰音。胸部 X 线片检查肺充血，肺纹理增粗，未见明显肺气肿征。肺功能检查通气功能明显损害，气体分布不匀，功能残气及肺总量增加，弥散功能正常，动脉血氧分压降低，二氧化碳分压升高，红细胞压积增高，易发展为呼吸衰竭和（或）右心衰竭。

2. 肺气肿型

亦称无绀喘息型（PP型）。肺气肿较严重，但支气管病变不严重。多见于老年，体质消瘦，呼吸困难明显，无紫绀。患者常取特殊的姿态，如两肩高耸、双臂扶床、呼气时两颊鼓起和缩唇。X线胸片两肺透明度增加。通气功能虽有损害，但不如支气管炎型那样严重，气体分布均匀，残气占肺总量比值增大，肺泡通气量正常甚至有通气过度，因此动脉血氧分压降低不明显，二氧化碳分压正常或降低。

【诊断要点】

早期诊断阻塞性肺气肿较困难，应结合病史、体征、胸部X线检查及肺功能检查综合判断。凡有逐渐加重的气急史，肺功能测验示残气及残气/肺总量增加，第一秒用力呼气量/用力肺活量减低，最大通气量降低，气体分布不匀，弥散功能减低；经支气管扩张剂治疗，肺功能无明显改善，诊断即可成立。

【治疗要点】

参见COPD。

【护理要点】

参见COPD。

（高小莲）

第四节　慢性肺源性心脏病

肺源性心脏病是指肺组织或肺动脉及其分支的病变，引起肺循环阻力增加，因而发生肺动脉高压，导致右心室增大伴或不伴有充血性心力衰竭的一组疾病。按病程的缓急，肺源性心脏病可分为急性和慢性两类。在此仅介绍慢性肺源性心脏病。

慢性肺源性心脏病（chronic pulmonary heart disease）简称肺心病，由于肺组织、肺血管或胸廓的慢性病变引起肺组织结构和（或）功能异常，产生肺血管阻力增加、肺动脉压力增高，使右心室扩张和（或）肥厚、伴或不伴右心功能衰竭的心脏病，并排除先天性心脏病和左心病变引起者。肺心病在我国是常见病、多发病，病死率在15%左右。患病年龄多在40岁以上，随年龄增长而患病率增高。寒冷地区、高原地区、农村患病率高。急性发作以冬春季多见，常因呼吸道感染而诱发肺、心功能不全。

【病因与发病机制】

（一）病因

1. 支气管-肺疾病

这是引起肺心病的主要原因，以COPD最多见，占80%～90%，其次为支气管哮喘、支气管扩张、重症肺结核、尘肺等。

2. 胸廓运动障碍性疾病

这类疾病有严重的脊椎后、侧凸；脊椎结核以及类风湿性关节炎、胸膜广泛黏连及胸廓形成术后造成的严重胸廓或脊椎畸形；神经肌肉疾患如脊髓灰质炎。

3. 肺血管疾病

累及肺动脉的过敏性肉芽肿病，广泛或反复发生的多发性肺小动脉栓塞及肺小动脉炎，以及原因不明的原发性肺动脉高压症。

4. 通气驱动失常的疾病

如睡眠呼吸暂停综合征等。

（二）发病机制

肺的功能和结构的改变致肺动脉高压（pulmonary hypertension，PAH）是慢性肺心病的一个重要的病理生理阶段。肺动脉高压早期，如果能及时去除病因，或适当地进行对症治疗，有可能逆转病变或阻断病变的进一步发展。

1. 呼吸功能改变

上述病因中引起肺阻塞性或限制性通气功能障碍，使肺活量、残气量和肺总量降低，进一步发展则通气/血流比例失调而出现换气功能失常，最终导致低氧血症和高碳酸血症。

2. 血流动力学改变

主要改变在肺动脉和右心，表现为肺动脉高压和右室收缩压升高。肺动脉高压形成有以下3方面的因素。

（1）功能性因素：机体缺氧、高碳酸血症及呼吸性酸中毒，使肺小动脉收缩、痉挛引起肺动脉高压，其中缺氧是肺动脉高压形成最重要的因素。原因在于：①缺氧时收缩血管的活性物质如前列腺素、白三烯等明显增多，致使肺小动脉、肺血管阻力增加，产生肺动脉高压；②缺氧使肺血管平滑肌细胞膜对Ca^{2+}的通透性增高，使Ca^{2+}内流增加，肌肉兴奋-收缩偶联效应增强，引起肺血管收缩；③缺氧和高碳酸血症可刺激颈动脉窦和主动脉体化学感受器，反射性兴奋交感神经，使儿茶酚胺分泌增加，收缩肺小动脉。

（2）解剖性因素：肺血管解剖结构的变化，形成肺循环血流动力学障碍。主要原因有：①肺血管炎症：反复发作的慢性阻塞性肺疾病和支气管周围炎可引起邻近小动脉炎症，导致血管壁肥厚、管腔狭窄或纤维化，甚至闭塞，使肺血管阻力增加，产生肺动脉高压。②肺血管受压：肺气肿使肺泡内压增高，肺泡毛细血管受压，造成毛细血管管腔狭窄或闭塞。③肺血管损毁：肺泡壁破坏，造成毛细血管网损毁，肺泡毛细血管网减损超过70%时肺循环阻力增大。④肺血管重塑：慢性缺氧使血管收缩，管壁张力增高可直接刺激血管平滑肌细胞增生，使动脉管腔肥厚狭窄。

（3）血容量增多和血液黏稠度增加：缺氧使肾小动脉收缩，肾血流量减少，肾小球滤过率下降，引起水、钠潴留，继发醛固酮增多，加重水钠潴留，最终循环血容量增多；慢性缺氧产生继发性红细胞增多，血液黏稠度增加，血流阻力随之增高。血容量增多和血液黏稠度增加，使肺动脉压升高。

3. 心脏负荷增加和心功能损害

长期肺循环阻力增高，右心负荷加重，发生右心室代偿性肥厚。随着病情发展，肺动脉压进一步增高，超过右心室的负荷时，右心功能失代偿而致右心衰竭。缺氧、高碳酸血症、酸中毒、肺部感染等因素不仅可引起右心功能损害，也可累及左心，致左心功能不全。

4. 多脏器损害

缺氧和高碳酸血症还可导致重要器官如脑、肝肾、胃肠及内分泌系统、血液系统的病理改变，最终导致多器官功能的衰竭。

【临床表现】

本病病程进展缓慢，可分为代偿期和失代偿期，但两阶段界限并不十分清楚。

（一）肺、心功能代偿期

1. 症状

主要是原发病的表现。患者有慢性咳嗽、咳痰或哮喘病史，逐步出现乏力、呼吸困难、活动耐力下降。

2. 体征

可有不同程度的发绀和肺气肿征。听诊呼吸音低，偶有干、湿啰音，心音遥远，有时只能在剑突下听到。肺动脉瓣区第二心音亢进，三尖瓣区收缩期杂音，剑突下有明显心尖搏动提示 PAH 和右心受累。部分病人因肺气肿使胸腔内压升高，阻碍腔静脉回流，可有颈静脉充盈。

（二）肺、心功能失代偿期

肺组织损害严重引起缺氧、二氧化碳潴留，可导致呼吸和（或）心力衰竭。

1. 呼吸衰竭

多见于急性呼吸道感染之后。缺氧早期主要表现为发绀、心悸、胸闷等。病情进一步发展时发生低氧血症，可出现各种精神神经障碍症状，称为肺性脑病，详见本章“呼吸衰竭”一节。

2. 心力衰竭

以右心衰竭为主，可并发各种心律失常，详见第三章“心力衰竭”一节。

（三）并发症

常可并发肺性脑病、酸碱失衡及电解质紊乱、心律失常、休克、消化道出血、弥散性血管内凝血（DIC）等，其中肺性脑病是肺心病死亡的首要原因。

【辅助检查】

1. X线检查

可作为诊断慢性肺心病的主要依据。除肺、胸基础疾病及急性肺部感染征象外，尚有PAH征，如右下肺动脉干增宽，其横径≥15mm；右下肺动脉干横径与气管横径之比≥1.07；肺动脉段明显突出或其高度≥3mm；中央A扩张，外周血管纤细，“残根”征；右心室增大等。

2. 心电图

右心肥大的改变，如肺性P波、电轴右偏，可作为诊断慢性肺心病的参考条件。

3. 超声心动图

常表现为右心房和右心室增大。通过测定右室内径≥20mm，右室流出道内径≥30mm，右心室前壁厚度≥5mm，左右室内径比值<2mm等指标可诊断慢性肺心病。

4. 血液检查

红细胞及血红蛋白可升高；全血黏度、血浆黏度增加；合并感染时白细胞计数增高、中性粒细胞增加。其他如心力衰竭时肾、肝功能改变，呼吸衰竭不同阶段的电解质紊乱。呼吸衰竭时血气分析值 $PaO_2<60mmHg$、$PaCO_2>50mmHg$。

【诊断要点】

凡有慢性广泛性肺、胸疾病的病人，一旦发现有肺动脉高压、右心室增大而同时排除原发性心脏疾病引起右心室增大可能，即可诊断为本病。肺动脉高压、右心室增大是早期诊断肺心病的关键。

【治疗要点】

肺心病是原发于重症胸、肺基础疾病的晚期并发症，其中80%以上是由COPD等发展而来，故积极防治这类疾病是避免肺心病发生的根本措施。对已发生肺心病的患者，应针对缓解期和急性加重期分别予以干预。

（一）缓解期治疗

缓解期治疗是防止肺心病发展的关键。原则上采用中西结合的综合治疗措施，增强免疫功能、祛除诱发因素、减少或避免急性加重期的发生，使肺心功能得到部分或全部恢复。具体内容可参见本章“慢性阻塞性肺疾病”一节。

（二）急性加重期治疗

1. 控制呼吸道感染

呼吸道感染是发生呼吸衰竭和心力衰竭的常见诱因，要积极控制。根据痰培养及药敏，选择有效抗生素。一般主张联合用药，常用的抗菌药有青霉素类、氨基糖甙类、喹诺酮类、头孢菌素类等。

2. 畅通呼吸道，纠正缺 O_2 和 CO_2 潴留采取综合措施，包括稀释痰液，促进排痰；使用支气管舒张剂解除气道痉挛；给予持续低流量、低浓度氧疗。必要时气管插管或气管切开建立人工气道，维持呼吸。参见“呼吸衰竭”一节。

3. 控制心力衰竭

轻度心力衰竭病人在给氧、积极控制感染、改善呼吸功能后症状一般能得以改善。但对治疗无效的病人可选用利尿剂、强心剂及血管扩张剂。

4. 控制心律失常

心律失常经过控制感染、纠正缺氧后一般可自行消失。如果持续存在可根据心律失常的类型选用药物，但应注意避免普萘洛尔等β受体阻滞剂，以免引起支气管痉挛。

5. 抗凝治疗

应用普通肝素或低分子肝素防止肺微小动脉原位血栓形成。

【主要护理诊断/问题】

(1) 气体交换受损：与通气/血流比例失调有关。

(2) 清理呼吸道无效：与呼吸道感染，痰液黏稠过多有关。

(3) 活动无耐力：与缺氧、心功能减退有关。

(4) 体液过多：与右心衰致水钠潴留有关。

(5) 有皮肤完整性受损的危险：与皮肤水肿、长期卧床有关。

(6) 潜在并发症：肺性脑病。

【护理措施】

1. 急性加重期的护理

1) 休息与活动：绝对卧床休息。呼吸困难者取半卧位；水肿者下肢适当抬高，以促进静脉回流，减轻水肿；对烦躁不安或昏迷者，可使用床栏或约束肢体加以安全保护，必要时专人护理。协助病人定时翻身，更换卧姿。指导患者在床上进行缓慢、重复的肌肉松弛运动，如上下肢的循环运动，腓肠肌的收缩与放松。水肿明显、需长期卧床者应加强皮肤护理，防止压疮发生。病情允许时可动员病人下床适当活动，保证患者活动安全。保持环境安静整洁，空气新鲜，室内温湿度适宜。限制探视，减少交叉感染。

2) 保持呼吸道通畅：神志清楚患者鼓励其深呼吸和有效咳嗽。神志不清者观察喉中痰鸣情况，必要时予以机械吸痰。

3) 氧疗：根据缺氧和CO_2潴留的程度不同，合理给氧。一般予以持续、低流量、低浓度吸氧，氧流量1~2L/min，氧浓度25%~29%。注意监测氧疗效果，若患者在用氧过程中出现烦躁不安或嗜睡、面色潮红、多汗，应警惕患者低氧血症纠正过快而致低氧对外周化学感受器的刺激解除，反导致呼吸受抑，体内CO_2无法排出。此时应及时调低氧浓度，并畅通呼吸道，促进CO_2排出。

4) 用药护理：

(1) 利尿剂：护士应严格遵医嘱采用小量、间歇、短疗程给药方式，一般以呋塞米与螺内酯交替使用为妥。注意观察并记录患者的体重、尿量、电解质及咳痰情况。中草药复方五加皮汤、车前草、金钱草等均有一定的利尿作用。防止利尿过度致低钾、低氯性碱中毒而加重缺氧，痰液黏稠不易咳出，加重呼吸衰竭。过度脱水还可使血液浓缩，增加循环阻力，引发 DIC。

（2）强心剂：慢性肺心病患者因缺氧和感染，肝肾功能差，对洋地黄类药物耐受性低，易发生毒性反应，出现心律失常。洋地黄用量宜小，一般为常规剂量的 1/2 或 2/3，常用作用快、排泄快的强心剂，如毒毛花苷 K、毛花甘丙或地高辛等。用药前注意纠正缺氧，防治低钾血症，用药后注意观察疗效和毒性反应。缺氧和感染均可使心率增快，在衡量洋地黄药物的疗效时，不宜仅以心率为疗效指征，应结合患者缺氧改善和活动耐力增加综合判断。

（3）血管扩张剂：对部分顽固性心衰病人有作用，但可降低体循环血压，反射性引起心率增快、血氧分压降低、CO_2升高等不良反应，应注意观察。

（4）重症患者在烦躁不安时避免使用镇静剂、麻醉药、催眠药，以免抑制呼吸功能和咳嗽反射。

（5）长期应用广谱抗生素时注意观察可能继发的真菌感染。

5）饮食护理：予以高热量、高蛋白、高维生素的清淡饮食。少量多餐，减少用餐时的疲劳。餐前餐后及时漱口，保持口腔清洁，促进食欲。避免含糖高、易产气的食物，以免痰黏难咳和腹胀加重呼吸困难。适量补充含纤维素的食物，防止便秘加重心脏负担。禁烟酒。若患者有明显水肿、少尿应限制水钠摄入，钠盐<3g/d，水<1500ml/d。但限水后应注意患者咳痰情况，遵医嘱及时给予祛痰药。

6）病情观察：观察患者的生命体征、口唇及甲床部位的颜色，注意呼吸的频率、节律、幅度及有无发绀。及时发现肺性脑病的征兆，如失眠、兴奋甚至躁狂；或表情淡漠，神志恍惚、嗜睡等。注意右心衰表现，观察有无体重快速增加、颈静脉怒张、肝肿大、恶心呕吐，下肢或尾骶部浮肿情况。观察皮肤黏膜的完整性，注意有无压疮和口腔真菌感染。

7）心理护理：由于本病是一种慢性病，易反复发作并加重，给患者造成很大的精神压力和经济负担。急性加重期因频繁咳嗽、咳脓痰、喘息，患者会担心照顾者厌恶。护士要理解和关心患者，积极减轻其心理焦虑和压力，促进病人有效应对。

2. 缓解期护理：以健康教育为主，促进病人自我护理。

1）改善环境，避免诱因。劝告患者戒烟，避免烟雾、粉尘和刺激性气体对呼吸道的影响。注意保暖，避免受凉感冒而诱发慢性支气管炎。

2）合理选择食谱，加强营养，摄食低盐易消化饮食，注意口腔卫生。

3）避免劳累，保证充足的睡眠。根据肺、心功能状况进行适当的体育锻炼，如散步、太极拳等。经常以冷水洗面或擦身进行耐寒锻炼，以提高机体的抵抗力。

4）坚持有效咳嗽、缩唇呼吸及腹式呼吸锻炼，以保持呼吸道通畅，提高呼吸肌耐力。

5）指导患者采取正确的姿势，以利于气体交换和节省体力。如站立时，可背靠墙，使膈肌和胸廓松弛，全身放松；坐位时凳高合适，保证两足能平放在地，身体稍向前倾，两手放在双腿上或趴在小桌上，桌上放软枕，使胸椎与腰椎尽可能在一条直线上；卧位时抬高床头，床尾亦稍抬高，使下肢关节轻度屈曲（图 2-4-1）。

6）自我监测病情，定期门诊复查。如患者感到胸闷、心悸加重、咳嗽频繁剧烈、咳痰不畅，或体重增加、尿少、水肿，或家属发现患者神志淡漠、嗜睡或兴奋躁动、口唇发绀加重等，均提示病情加重或变化，应立即就诊。

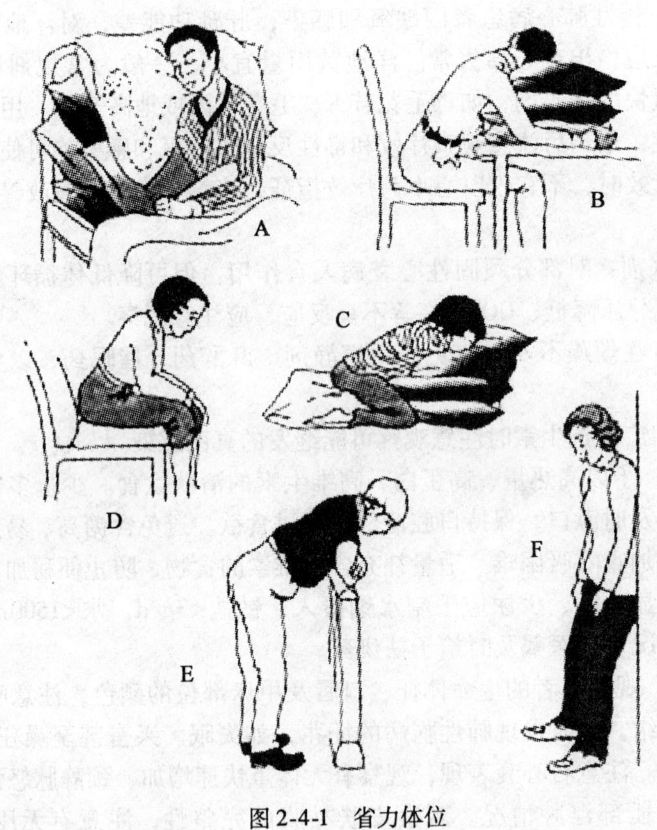

图 2-4-1　省力体位

（高小莲）

第五节　肺　　炎

一、肺炎概述

肺炎（pneumonia）是指终末气道、肺泡和肺间质等在内的肺实质的炎症。常见症状为咳嗽、咳痰或原有呼吸道症状加重，并出现脓性痰或血痰，伴或不伴胸痛。大多数患者有发热，早期肺部体征无明显异常，重症者可有呼吸困难、呼吸窘迫。可由病原微生物、理化因素、免疫损伤、过敏及药物所致，其中以感染因素最多见，是呼吸系统多发病、常见病。肺炎可以是原发病，也可以是其他疾病的并发症。老年人、儿童、伴有基础疾病或免疫功能低下者，如COPD、心力衰竭、肿瘤、应用免疫抑制剂、器官移植、久病体衰、糖尿病、尿毒症、艾滋病等并发肺炎时病死率高。

【分类及特点】

（一）按病因分类

1. 细菌性肺炎

此病最为常见，致病菌包括：①需氧革兰阳性球菌，如肺炎链球菌、金黄色葡萄球菌、甲型溶血性链球菌等；②需氧革兰阴性杆菌，如肺炎克雷伯杆菌、流感嗜血杆菌、铜绿假单胞菌等；③厌氧杆菌，如梭形杆菌、棒状杆菌等。

2. 病毒性肺炎

如冠状病毒、腺病毒、呼吸道合胞病毒、流感病毒、麻疹病毒、巨细胞病毒等。

3. 非典型病原体所致肺炎

如支原体、衣原体、军团菌等。

4. 真菌性肺炎

如白念珠菌、曲霉菌、放线菌等。

5. 其他病原体所致肺炎

如立克次体（如Q热立克次体）、弓形虫、寄生虫（如肺包虫、肺吸虫、肺血吸虫）、原虫等。

6. 理化因素所致的肺炎

如放射性损伤引起的放射性肺炎；胃酸吸入引起的化学性肺炎；吸入刺激性气体、液体等化学物质引起的化学性肺炎等。

（二）按解剖学分类

1. 大叶性（肺泡性）肺炎

病原体先在肺泡引起炎症，经肺泡间孔（Cohn 孔）向其他肺泡扩散，致使部分肺段或整个肺段、肺叶发生炎症改变。典型者表现为肺实质炎症，通常不累及支气管，致病菌以肺炎链球菌最为常见。X 线胸片显示肺叶或肺段的实质阴影。

2. 小叶性（支气管性）肺炎

病变起于支气管或细支气管，继而累及终末细支气管和肺泡。支气管腔内有分泌物，故常可闻及湿啰音，无实变的体征。病原体有肺炎链球菌、葡萄球菌、病毒、肺炎支原体等。X 线显示沿肺纹理分布的不规则斑片阴影，边缘密度浅而模糊，无实变征象。

3. 间质性肺炎

以肺间质炎症为主，累及支气管壁、支气管周围间质组织及肺泡壁。因病变仅在肺间质，故呼吸道症状较轻，异常体征较少。可由细菌、支原体、衣原体、病毒或肺孢子菌等引起。X 线表现为一侧或双侧肺下部的不规则条索状阴影，从肺门向外伸展，可呈网状，其间可有小片肺不张阴影。

（三）按患病环境和宿主状态分类

由于病因学分类在临床上应用及实施较为困难，而在不同环境和不同宿主所发生的肺炎病原体分布及临床表现各有不同特点，目前多按肺炎的获得环境分成两类：

1. 社区获得性肺炎（community acquired pneumonia，CAP）

CAP 也称院外肺炎，是指在医院外罹患的感染性肺实质炎症，包括有明确潜伏期的病原体感染而在入院后平均潜伏期内发病的肺炎。肺炎链球菌是 CAP 最主要的病原体，流感嗜血杆菌和卡他莫拉菌也是 CAP 的重要病原体，特别是合并 COPD 基础病者。非典型病原体所占比例增加，与肺炎链球菌合并存在，尤其多见于肺炎衣原体。

2. 医院获得性肺炎（hospital acquired pneumonia，HAP）

HAP 也称医院内肺炎，是指病人在入院时既不存在、也不处于潜伏期，而是在住院 48h 后在医院内（包括老年护理院、康复院等）发生的肺炎，也包括在医院内发生感染而于出院后 48h 内发生的肺炎。多发生在老年、体弱、慢性病或危重症患者，临床症状常不典型、治疗困难，预后差、死亡率高。常见病原体为革兰阴性杆菌，如铜绿假单胞菌、大肠杆菌肺炎、克雷伯杆菌等。

【发病机制】

正常的呼吸道免疫防御机制（支气管内黏液-纤毛运载系统、肺泡巨噬细胞等细胞防御的完整性等）使气管隆凸以下的呼吸道保持无菌。是否发生肺炎决定于两个因素：病原体和宿主因素。

1. 病原体的侵入

①吸入，即直接吸入或通过人工气道吸入空气中的致病菌；②误吸，包括上呼吸道定植菌及胃肠道的定植菌误吸（胃食管反流）；③血行播散；④邻近感染部位蔓延。

2. 机体的防御功能降低

各种因素使宿主呼吸道局部和全身免疫防御系统损害，即可发生肺炎。这些因素通常称为肺炎的易患因素，包括吸烟、酗酒、年老体弱、长期卧床，长期使用糖皮质激素或免疫抑制剂，接受机械通气及胸腹部大手术的患者。

【诊断要点】

1. 肺炎的诊断

根据症状和体征、胸部 X 线检查、血液和病原学等实验室检查来确定肺炎的诊断，见表 2-5-1。

表 2-5-1　常见肺炎的症状、体征和 X 线特征

病原体	病史、症状和体征	X 线征象
肺炎链球菌	起病急、寒战、高热、咳铁锈色痰、胸痛、肺实变体征	肺叶或肺段实变，无空洞，可伴胸腔积液
金黄色葡萄球菌	起病急、寒战、高热、脓血痰、气急、毒血症症状、休克	肺叶或小叶浸润，早期空洞，脓胸，可见液气囊腔
肺炎克雷伯杆菌	起病急、寒战、高热，全身衰竭、咳砖红色胶冻状痰	肺叶或肺段实变，蜂窝状脓肿，叶间隙下坠
铜绿假单胞菌	毒血症状明显，脓痰，可呈蓝绿色	弥漫性支气管炎，早期肺脓肿
大肠埃希菌	原有慢性病，发热、脓痰、呼吸困难	支气管肺炎，脓胸
流感嗜血杆菌	高热、呼吸困难、呼吸衰竭	支气管肺炎、肺叶实变、无空洞
厌氧菌	吸入病史，高热、腥臭痰、毒血症症状明显	支气管肺炎、脓胸、脓气胸、多发性肺脓肿

续表

病原体	病史、症状和体征	X线征象
军团菌	散发或小流行，有供水系统污染史。缓慢起病，反复寒战、高热，常伴腹痛、呕吐、腹泻	下叶斑片浸润，进展迅速，无空洞
支原体	起病缓，可小流行、乏力、肌痛头痛	下叶间质性支气管肺炎或大片浸润
念珠菌	慢性病史，畏寒、高热、黏液痰	双下肺纹理增多，支气管肺炎或大片浸润，可有空洞
曲霉菌	免疫力严重低下，发热、干咳或棕黄色痰、胸痛、咯血、喘息	两肺中下叶纹理增粗，空洞内可有球影，可随体位移动；胸腔为基地的楔形影，内有空洞；晕轮征和新月体征

2．评估严重程度

评价肺炎病情的严重程度对于决定病人在门诊或入院治疗甚至ICU治疗至关重要。肺炎的严重性决定于三个主要因素：局部炎症程度、肺部炎症的播散和全身炎症反应程度。重症肺炎目前还没有普遍认同的诊断标准，许多国家制定了重症肺炎的诊断标准，虽有所不同，但均注重肺部病变的范围、器官灌注和氧合状态。我国制定的重症肺炎标准为：①意识障碍；②呼吸频率>30次/分钟；③$PaO_2<60mmHg$、$PaO_2/FiO_2<300$，需行机械通气治疗；④血压<90/60mmHg；⑤胸片显示双侧或多肺叶受累，或入院48h内病变扩大≥50%；⑥少尿：尿量<20ml/h，或<80ml/4h或急性肾衰竭需要透析治疗。

3．确定病原体

痰标本作涂片镜检和细菌培养可帮助确定致病菌，必要时可同时做血液和胸腔积液细菌培养，以帮助确定病原菌。

【治疗要点】

抗感染治疗是肺炎治疗的最主要环节。一旦怀疑为肺炎应尽早给予首剂抗菌药物，病情稳定后可从静脉途径转为口服治疗。选用抗生素应遵循抗菌药物治疗原则，针对性用药。可根据本地区肺炎病原体的流行病学资料，按社区获得性肺炎或医院感染肺炎选择抗生素进行经验性治疗，再根据病情演变和病原学检查结果进行调整。肺炎抗菌药物治疗至少为5天，大多数患者需要7～10天或更长疗程。如体温正常48～72h，无肺炎任何一项临床不稳定征象可停用抗菌药物。肺炎临床稳定标准为：①T≤37.8℃；②心率≤100次/分钟；③呼吸频率≤24次/分钟；④血压：收缩压≥90mmHg；⑤呼吸室内空气条件下动脉血氧饱和度≥90%或$PaO_2≥60mmHg$；⑥能够经口进食；⑦精神状态正常。

抗菌药物治疗后48～72h应对病情进行评价，治疗有效表现为体温下降、症状改善、血白细胞逐渐降低或恢复正常，而X线胸片病灶吸收较迟。

【护理评估】

1．病史

（1）患病及治疗经过：询问本病的有关病因，如有无着凉、淋雨、劳累等诱因，有无上呼吸道感染史；有无 COPD、糖尿病等慢性病史；是否使用过抗生素、激素、免疫抑制剂等；是否吸烟，吸烟量多少。

（2）目前病情与一般状况：日常活动与休息、饮食、排便是否规律，如是否有食欲减退、恶心、呕吐、腹泻等表现。

2. 身体评估

（1）一般状态：意识是否清楚，有无烦躁、嗜睡、反复惊厥、表情淡漠等；有无急性病容，鼻翼扇动；有无生命体征异常，如血压下降、体温升高或下降等。

（2）皮肤、淋巴结：有无面颊绯红、口唇发绀、皮肤黏膜出血、浅表淋巴结肿大。

（3）胸部：有无三凹征；有无呼吸频率、节律异常；胸部压痛、有无叩诊实音或浊音；有无肺泡呼吸音减弱或消失、异常支气管呼吸音、干湿啰音、胸膜摩擦音等。

3. 辅助检查

（1）血常规：有无白细胞计数升高、中性粒细胞核左移、淋巴细胞升高。

（2）X 线检查：有无肺纹理增粗、炎性浸润影等。

（3）痰培养：有无细菌生长，药敏试验结果如何。

（4）血气分析：是否有 PaO_2减低和（或）$PaCO_2$升高。

【主要护理诊断/问题】

（1）体温过高：与肺部感染有关。

（2）清理呼吸道无效：与胸痛、气管、支气管分泌物增多、黏稠及疲乏有关。

（3）气体交换受损：与肺实质炎症，呼吸面积减少有关。

（4）疼痛：胸痛：与肺部炎症累及壁层胸膜有关。

（5）潜在并发症：感染性休克、呼吸衰竭、中毒性肠麻痹。

【护理目标】

（1）病人体温降至正常范围。

（2）有效咳嗽、咳痰后呼吸平稳，呼吸音清。

（3）发生休克时能被及时发现和得到处理，减轻其危害。

【护理措施】

1. 体温过高

1）生活护理：发热病人应卧床休息，高热者绝对卧床休息；躁动、惊厥、抽搐者加床栏，必要时使用约束带，以防坠床。为病人提供安静、整洁、舒适的病房，室温 18 ~20℃，湿度 50% ~60%，保持室内空气新鲜，每天通风 2 次，每次 15 ~30min。做好口腔护理，每天两次，鼓励病人经常漱口。

2）饮食护理：提供足够热量、蛋白质和维生素的流质饮食或半流质饮食，以补充高热引起的营养物质消耗，避免油腻、辛辣刺激性食物。轻症且能自行进食者无需静脉补液，鼓励病人多饮水，1 ~2L/d；失水明显，尤其是食欲差或不能进食者可遵医嘱静脉补液，补充因发热而丢失较多的水和盐，加快毒素排泄和热量散发。心脏病或老年人应注意补液速度，避免过快导致急性肺水肿和心力衰竭。

3）对症护理：

（1）高热：可采用酒精擦浴、温水擦浴、冰袋、冰帽等措施物理降温，以逐渐降温为宜，防止虚脱。寒战时注意保暖，适当增加被褥。病人出汗时，应及时补充水分，协助擦汗、更换衣服，避免受凉。有惊厥病史者要预防高热惊厥。慎用阿司匹林或其他解热药，以免大汗脱水和干扰热型的观察。

（2）咳嗽、咳痰：见本章总论“咳嗽、咳痰护理”。

（3）胸痛：可采取病侧卧位，病人胸痛剧烈难以忍受时可遵医嘱使用止痛药。

（4）发绀：有发绀、低氧血症者协助取半卧位或端坐位，并予以氧疗。

（5）口唇疱疹：可涂液体石蜡或抗病毒软膏，防止继发感染。

4）病情观察：

（1）定时测血压、体温、脉搏和呼吸，观察热度及热型，注意咳嗽、咳痰及胸痛的变化。

（2）重症或老年病人密切观察神志、血压及尿量变化，早期发现休克征象。

（3）协助医生做好相关检查，并注意观察检查结果报告，如血常规、血气分析等的变化。

5）用药护理：遵医嘱使用抗生素，观察疗效和不良反应。应用头孢唑啉钠(先锋Ⅴ)可出现发热、皮疹、胃肠道不适等不良反应，偶见白细胞减少和丙氨酸氨基转移酶增高；喹诺酮类药（氧氟沙星、环丙沙星）偶见皮疹、恶心等；氨基糖苷类抗生素有肾、耳毒性，老年人或肾功能减退者，应特别注意观察是否有耳鸣、头晕、唇舌发麻等不良反应的出现。

2．潜在并发症（感染性休克）

1）病情监测：

（1）生命体征：有无心率加快、脉搏细速、血压下降、脉压变小、体温不升或高热、呼吸困难等，必要时进行心电监护。

（2）精神和意识状态：有无精神萎靡、表情淡漠、烦躁不安、神志模糊等。昏迷者观察瞳孔大小、对光反射情况。

（3）皮肤、黏膜：有无发绀、肢端湿冷、体表静脉塌陷及皮肤花斑。

（4）出入量：有无尿量减少，疑有休克应留置导尿管，测量每小时尿量及尿比重。

（5）实验室检查：有无血气分析等指标的异常。

2）实施抢救：

（1）体位：病人取仰卧中凹位，抬高头胸20°、抬高下肢30°，有利于呼吸和静脉血回流。体温不升时注意保暖。避免不必要的搬动，上护栏，防止病人坠床。

（2）吸氧：高流量吸氧，必要时使用面罩吸氧，维持 PaO_2>60mmHg。

（3）保持呼吸道通畅：呼吸困难时，配合医生做好气管插管、气管切开及呼吸机辅助呼吸。

（4）补充血容量：扩容是抗休克最关键的措施，应快速建立两条静脉通道，遵医嘱给予右旋糖酐或平衡液以维持有效血容量，降低血液黏稠度，防止弥散性血管内凝血。

（5）纠正酸中毒：有明显酸中毒者可应用5%碳酸氢钠静滴，因其配伍禁忌较多，宜单独输入。

（6）血管活性药物：在补充血容量和纠正酸中毒后，末梢循环仍无改善时可遵医嘱输入多巴胺、间羟胺（阿拉明）等血管活性药物，但应根据血压调整滴速，以维持收缩压在 90～100mmHg 为宜，保证重要器官的血液供应，改善微循环。输注过程中要防止药液外渗，以免引起局部组织坏死和影响疗效。

（7）控制感染：联合使用抗菌药控制感染时，应注意按时输注药物，保证抗菌药的血药浓度。

（8）密切观察病情：随时监测病人一般情况、血压、尿量、血细胞比容等；监测中心静脉压，作为调整补液速度的指标，中心静脉压达到 10cmH_2O 时输液应慎重，不宜过快，以免诱发急性心力衰竭。下列证据提示血容量已补足：口唇红润、肢端温暖、收缩压>90mmHg，尿量>30ml/h 以上。如血容量已补足，尿量<400ml/d，比重<1.018，应怀疑急性肾衰竭，需及时报告医生。

【护理评价】

（1）病人体温恢复至正常，无胸痛不适，能进行有效咳嗽，痰容易咳出。

（2）发生休克时能被及时发现和得到处理，减轻其危害。

【健康教育】

1．指导预防疾病

向病人及其家属讲解肺炎的病因及诱因。加强体育锻炼，增强体质，减少危险因素如吸烟、酗酒、受凉、淋雨。注意休息，劳逸结合，避免过度疲劳，感冒流行时少去公共场所，尽早防治上呼吸道感染。对年龄大于 65 岁或不足 65 岁，但有心血管、肺疾病、糖尿病、酗酒、肝硬化和免疫抑制者（如 HIV 感染、肾功能衰竭、器官移植受者等）可注射肺炎疫苗。慢性病、长期卧床、年老体弱者，应注意经常改变体位、翻身、拍背，咳出气道痰液。对吸烟病人说明吸烟的危害性，劝其戒烟。

2．疾病知识指导

遵医嘱按时服药，了解药物的作用、用法、疗程和不良反应，定期随访。出现发热、心率增快、咳嗽、咳痰、胸痛等症状时应及时就诊。患病者给予高营养饮食，鼓励多饮水，病情危重高热者可给予清淡易消化半流质饮食。注意保暖，尽可能卧床休息。

二、肺炎链球菌肺炎

肺炎链球菌肺炎（streptoccus pneumonia）或称肺炎球菌肺炎（pneummococcal pneumonia），由肺炎链球菌（肺炎球菌）引起，为临床上最常见的肺炎，约占社区获得性肺炎的半数以上。本病以冬季与初春为高发季节，常与呼吸道病毒感染并行。通常急骤起病，以寒战、高热、咳嗽、血痰及胸痛为特征。因抗菌素的广泛应用，发病多不典型。本病一般预后良好，但年老体弱、有慢性病、病变广泛且有严重并发症如感染性休克者，则预后较差。

【病因与发病机制】

肺炎链球菌是革兰阳性双球菌，有荚膜，其毒力大小与荚膜中的多糖结构及含量有关。它在干燥痰中能存活数月，但阳光直射 1 小时，或加热至 52℃10 分钟即可杀灭，对石碳酸（苯酚）等消毒剂亦甚敏感。肺炎链球菌是上呼吸道的一种正常寄生菌群，机体免疫功能正常时，其带菌率常随年龄、季节及免疫状态的变化而有差异。当机体免疫功能受损时，有毒力的肺炎链球菌入侵下呼吸道而致病。

进入下呼吸道的肺炎链球菌在肺泡内繁殖，首先引起肺泡壁水肿，出现白细胞与红细胞渗出，含菌的渗出液经 Cohn 孔向肺的中央部扩展，甚至累及几个肺段或整个肺叶，因病变开始于肺的外周，故叶间分界清楚。易累及胸膜，引起渗出性胸膜炎。

典型病理改变有充血期、红色肝变期、灰色肝变期及消散期，发展过程为肺组织充血水肿，肺泡内浆液渗出及红、白细胞浸润，白细胞吞噬细菌，继而纤维蛋白渗出溶解、吸收、肺泡重新充气。因早期使用抗菌素治疗，此典型病理分期已很少见。病变后肺组织结构多无损坏，不留纤维瘢痕。极个别患者肺泡内纤维蛋白吸收不完全，甚至有成纤维细胞形成，产生机化性肺炎。

【临床表现】

1. 症状

发病前常有受凉、淋雨、疲劳、醉酒、病毒感染史，多有上呼吸道感染的前驱症状。起病多急骤，高热、寒战，全身肌肉酸痛，体温通常在数小时内升至 39～40℃，高峰在下午或傍晚，或呈稽留热。咳嗽，痰少，可带血丝，典型者呈铁锈色，与肺泡内浆液渗出和红细胞、白细胞渗出有关，现已不多见。可有患侧胸痛，放射到肩部或腹部，咳嗽或深呼吸时加剧，患者常取患侧卧位。还可伴有食欲减退，恶心、呕吐、腹痛或腹泻，特别是腹痛明显时易被误诊为急腹症。

2. 体征

患者呈急性热病容，面颊绯红，鼻翼扇动，皮肤灼热、干燥，口角及鼻周有单纯疱疹，心率增快，有时心律不齐，病变广泛时可出现发绀。早期肺部体征无明显异常，仅有胸廓呼吸运动幅度减少，叩诊稍浊，听诊可有呼吸音减低及胸膜摩擦音。肺实变时叩诊浊音、触觉语颤增强并可闻及支气管呼吸音。消散期可闻及湿啰音。重症患者有肠胀气，上腹部压痛多与炎症累及膈胸膜有关。重症感染时可伴休克、急性呼吸窘迫综合征及神经精神症状，表现为神志模糊、烦躁、呼吸困难、谵妄、嗜睡、昏迷等。累及脑膜时有颈抵抗及出现病理性反射。

本病自然病程大致 1～2 周。发病 5～10 天，体温可自行骤降或逐渐消退。使用有效的抗菌药物后可使体温在 1～3 天内恢复正常，患者的其他症状与体征亦随之逐渐消失。

3. 并发症

近年来已很少见。严重败血症或毒血症患者易发生感染性休克（中毒性肺炎），尤其是老年人，表现为神志模糊、烦躁，血压降低、四肢厥冷、多汗、发绀、心动过速、心律失常等，而高热、胸痛、咳嗽等症状并不突出。其他并发症有胸膜炎、脓胸、心包炎、脑膜炎和关节炎等。

【辅助检查】

1. 血常规

白细胞计数升高，可达（20～30）$\times 10^9$/L，中性粒细胞升高，多在 80% 以上，并有核左移，细胞内可见中毒颗粒。老年体弱、酗酒、免疫功能低下者的白细胞计数可不增高，但中性粒细胞的百分比仍增高。

2. 胸部 X 线检查

早期仅见肺纹理增粗，或受累的肺段稍模糊。典型表现为与肺叶、肺段分布一致的片状均匀致密阴影。

3. 病原学检查

痰涂片、痰培养可找到肺炎球菌。聚合酶链反应（PCR）检测及荧光标记检测可提高病原学诊断率。约10%～20%患者合并菌血症，故重症肺炎可做血培养，血培养应在抗生素治疗前采样。

【治疗要点】

1. 抗菌治疗

一经诊断即用抗生素治疗，不必等待细菌培养结果。抗菌药物标准疗程一般为14天，或在热退后3天停药或由静脉用药改为口服，维持数天。首选青霉素G，用药剂量和途径视病情、有无并发症而定。对青霉素过敏者，或耐青霉素菌株感染者，可用红霉素或克林霉素；重症者可改用头孢菌素类抗生素，如头孢噻肟或头孢曲松等，或喹诺酮类药物；多重耐药菌株感染者可用万古霉素、替考拉宁等。

2. 支持治疗

卧床休息，避免劳累，补充足够蛋白质、热量及维生素，多饮水，鼓励每天饮水1～2L。

3. 对症治疗

剧烈胸痛者，可酌情用少量镇痛药，如可待因。重症患者，$PaO_2<60mmHg$或有发绀，应给氧。有明显麻痹性肠梗阻或胃扩张者，应暂时禁食、禁饮和胃肠减压，直至肠蠕动恢复。烦躁不安、谵妄、失眠者酌情给予小剂量镇静剂，如安定肌注或水合氯醛保留灌肠，禁用抑制呼吸的镇静药。

4. 并发症治疗

高热者在抗生素治疗3天后，若体温持续不降或降而复升时，应考虑肺外感染，如脓胸、心包炎或关节炎等，给予相应治疗；有感染性休克者按抗休克治疗。并发胸腔积液者，若治疗不当，约5%并发脓胸，应积极排脓引流。

三、葡萄球菌肺炎

葡萄球菌肺炎（staphlococcal pneumonia）是由葡萄球菌引起的急性化脓性炎症。在糖尿病、头颅外伤、ICU住院患者中常见，儿童患流感或麻疹时也易罹患。医院获得性肺炎中葡萄球菌感染比例高，耐甲氧西林金葡菌（MRSA）感染的肺炎治疗更困难，病死率甚高。

【病因与发病机制】

葡萄球菌为革兰阳性球菌，其中金黄色葡萄球菌（简称金葡菌）的致病力最强，是化脓感染的主要原因。其致病物质主要是毒素和酶，具有溶血、坏死、杀白细胞及血管痉挛等作用。凝固酶可在菌体外形成保护膜以抗吞噬细胞的杀灭作用，而各种酶的释放可导致肺组织的坏死和脓肿形成。病变侵及或穿透胸膜则可形成脓胸或脓气胸，并可形成支气管胸膜瘘。病变消散时可形成肺气囊。

【临床表现】

1. 症状

急骤起病，寒战、高热，体温多高达39～40℃，胸痛，痰呈脓性或脓血性，量多。毒血症状明显，全身肌肉、关节酸痛，体质衰弱，精神萎靡，病情严重者早期可出现周围循环衰竭。血源性葡萄球菌肺炎常有皮肤伤口、疖痈和中心静脉导管置入等，或静脉吸毒史，咳脓性痰较少见。院内感染者一般起病隐匿，体温逐渐上升，咳少量脓痰。

2. 体征

肺部体征早期不明显，常与严重的中毒症状和呼吸道症状不平行，其后可出现两肺散在性湿啰音。病变较大或融合时可有肺实变征，有脓胸或脓气胸者则有相应体征。血源性葡萄球菌肺炎应注意肺外病灶，静脉吸毒者多有皮肤针口和三尖瓣赘生物，可闻及心脏杂音。

【辅助检查】

1. 血常规

白细胞计数增高，中性粒细胞比例增加并核左移，有中毒颗粒。

2. 胸部X线

显示肺段或肺叶实变，可形成空洞，或呈小叶状浸润，其中有单个或多发的液气囊腔。另一特征是X线阴影的易变性，表现为一处炎性浸润消失而在另一处出现新的病灶，或很小的单一病灶发展为大片阴影。治疗有效时，病变消散，阴影密度逐渐减低，约2～4周后病变完全消失，偶可见遗留少许条索状阴影或肺纹理增多等。

【治疗要点】

治疗原则是早期清除原发病灶，选用敏感的抗菌药物，强有力抗感染治疗，加强支持疗法，预防并发症。本病抗生素治疗总疗程较其他肺炎长，常采取早期、联合、足量、静脉给药，不宜频繁更换抗生素。近年来，金黄色葡萄球菌对青霉素G的耐药率已高达90%左右，因此首选耐药青霉素酶的半合成青霉素或头孢菌素，如苯唑西林钠、头孢呋辛钠、联合氨基糖苷类等，可增强疗效；青霉素过敏者可选用红霉素、林可霉素、氯林可霉素等；MRSA感染宜选用万古霉素或替考拉宁。病人宜卧床休息，饮食补充足够热量、蛋白质，多饮水，有发绀者给予吸氧。对气胸或脓气胸应尽早引流治疗。

四、其他肺炎

（一）革兰阴性杆菌肺炎

革兰阴性杆菌肺炎常见于克雷伯杆菌（又称肺炎杆菌）、铜绿假单胞菌、流感嗜血杆菌、大肠杆菌等感染，是医院内获得性肺炎的常见致病菌，其中克雷伯杆菌是医院内获得性肺炎的主要致病菌，且耐药株不断增加，病情危险、病死率高，成为防治中的难点。革兰阴性杆菌肺炎的共同点是肺实变或病变融合，易形成多发性脓肿，双侧肺下叶均可受累。

1. 肺炎杆菌肺炎

此病多见于中年以上男性，长期酗酒、久病体弱，尤其有慢性呼吸系统疾病、糖尿病、恶性肿瘤、免疫功能低下或全身衰竭的住院病人。起病急骤，有寒战、高热，体温波动在39℃上下，咳嗽、咳痰，典型痰液为黏稠脓性、痰量多、带血，呈砖红色、胶冻状或灰绿色，无臭味。常伴呼吸困难、发绀，早期可出现全身衰竭。胸部常有肺实变体征。

2. 铜绿假单胞菌肺炎

易感人群为有基础疾病或免疫功能低下者，包括COPD、多脏器功能衰竭、白血病、糖尿病、住监护室、接受人工气道或机械通气的病人。中毒症状明显，常有发热、伴有菌血症；咳嗽、咳痰，脓性或绿色；体温波动大，高峰在早晨；心率相对缓慢；有神志模糊等精神症状。病变范围广泛或剧烈炎症反应易导致呼吸衰竭。

3. 流感嗜血杆菌肺炎

本病有两个高发年龄组，6个月~5岁的婴幼儿和有基础疾病的成人组。起病前常有上呼吸道感染症状。婴幼儿组发病多急骤，有寒战、高热、咽痛、咳脓痰、呼吸急促、发绀，迅速出现呼吸衰竭和周围循环衰竭，常并发菌血症，以易并发脑膜炎为特点。发生于慢性肺部疾病者，起病缓慢，有发热、咳嗽加剧、咳脓痰或痰中带血，严重者可出现气急、呼吸衰竭。免疫功能低下者起病，临床表现与肺炎链球肺炎相似。

【治疗要点】

在营养支持、补充水分、痰液引流的基础上，早期合理使用抗生素是治愈的关键。给予有效抗生素治疗，采用剂量大、疗程长的联合用药，静滴为主。常见治疗有：①肺炎杆菌肺炎：常用第二、三或四代头孢菌素联合氨基糖苷类，如头孢曲松钠、阿米卡星静滴；或氨基糖苷类和β-内酰胺类合用；也可使用喹诺酮类。②铜绿假单胞菌肺炎：有效抗菌药物是β-内酰胺类、氨氨基糖苷类和喹诺酮类，或联合使用第3代头孢菌素加阿米卡星。③流感嗜血杆菌肺炎的治疗首选氨苄西林，但耐药菌株较多见，可选择新型大环内酯类抗生素如阿奇霉素、克林霉素等或第2、3、4代头孢菌素。

（二）肺炎支原体肺炎

肺炎支原体肺炎（mycoplasmal penumonia）是由肺炎支原体（*Mycoplasma pneumoniae*）引起的呼吸道和肺部的急性炎症改变，常同时有咽炎、支气管炎和肺炎。是社区获得性肺炎的重要病原体。全年均可发病，多见于秋冬季节。好发于学龄儿童及青少年。婴儿间质性肺炎亦应考虑本病的可能。

【病因与发病机制】

支原体是大小介于细菌和病毒之间，兼性厌氧、能独立生活的最小微生物。主要通过呼吸道传播，患者的口、鼻分泌物具有传染性，发病前2~3天直至病愈数周，皆可在呼吸道分泌物中发现肺炎支原体。其致病性可能是病原体侵入后的直接组织反应或自身免疫介导的过程。

【临床表现】

潜伏期约2~3周，通常起病较缓慢。主要症状为乏力、咽痛、头痛、咳嗽、发热、食欲不振、腹泻、肌痛、耳痛等。咳嗽多呈阵发性刺激性呛咳，夜间为重，咳少量黏液痰。一般为中等发热，可持续2~3周，体温正常后仍有咳嗽，偶伴有胸骨后疼痛。肺外表现更为常见，如皮炎（斑丘疹和多形红斑）等。胸部体检与肺部病变程度不相称，可无明显体征。偶可见到的体征有咽部和鼓膜充血，颈淋巴结肿大。

【辅助检查】

胸部 X 线显示肺部多种形态的浸润影，节段性分布，以肺下野多见。病变可于 3 ~ 4 周后自行消散。血白细胞总数正常或略增高，以中性粒细胞为主。发病 2 周后冷凝集试验多阳性，滴定效价超过 1 : 32，若滴度逐渐升高，更有诊断价值。血清支原体 IgM 抗体的测定可进一步确诊。

【治疗要点】

本病有自限性，多数病例不经治疗可自愈。早期使用适当抗菌药物可减轻症状及缩短病程。因肺炎支原体无细胞壁，青霉素或头孢菌素类等抗菌药物无效。首选药物为大环内酯类抗生素，以阿奇霉素和克拉霉素效果较好。氟喹诺酮类如左氧氟沙星、莫昔沙星等，四环素类如多西环素也用于肺炎支原体肺炎的治疗，但儿童不推荐使用。对剧烈呛咳者，应适当给予镇咳药物。家庭中发病应注意呼吸道隔离，避免密切接触。

（三）肺炎衣原体肺炎

肺炎衣原体肺炎（chlamydia pneumonia）是由肺炎衣原体（*Chlamydia pneumoniae*）引起的急性肺部炎症，常累及上下呼吸道，可引起咽炎、喉炎、扁桃体炎，鼻窦炎、支气管炎和肺炎。在社区获得性肺炎中，肺炎衣原体常与其他病原体混合感染。常在聚居场所的人群中流行，如军队、学校、家庭，通常感染所有的家庭成员，但 3 岁以下的儿童较少患病。

【病因与发病机制】

肺炎衣原体是一种人类致病原，属于人-人传播，可能主要是通过呼吸道的飞沫传染，也可能通过污染物传染。年老体弱、营养不良、COPD、免疫力功能低下者易被感染，感染后免疫力很弱，易于反复。

【临床表现】

起病多隐袭，早期表现为上呼吸道感染症状，如咽痛、声嘶、流涕或咽炎、喉炎、鼻窦炎，其中以咽痛最常见。1 ~ 4 周后出现发热、咳嗽，以干咳为主。病程较长，可出现持续性咳嗽和不适。体检肺部可闻及干湿啰音，随肺炎病变加重湿啰音可变得明显。肺炎期间可以出现其他肺外症状，如心内膜炎、心肌炎、心包炎、脑膜炎、脑炎等。

【辅助检查】

血白细胞正常或稍高，血沉加快。虽然咽拭子分离出肺炎衣原体是诊断的金标准，但肺炎衣原体培养要求高，因此目前用于诊断的为血清学试验，微量免疫荧光试验双份血清效价 4 倍升高有确诊意义。原发感染者，早期可检测血清 IgM。X 线胸片表现以单侧、下叶肺泡渗出为主。可有少到中量的胸腔积液，多在疾病早期出现。肺炎衣原体肺炎常可发展成双侧，表现为肺间质和肺泡渗出混合存在，病变可持续几周。

【治疗要点】

可参照肺炎支原体肺炎。

（四）病毒性肺炎

病毒性肺炎（viral pneumonia）是由病毒侵犯肺实质而造成的肺部炎症。常由上呼吸道病毒感染向下蔓延所致，亦可由体内潜伏病毒或各种原因如输血、器官移植等引起的病毒血症进而导致肺部病毒感染。多发生于冬春季，散发或爆发流行，免疫低下病人全年均可发病。约占社区获得性肺炎的5%～15%。

【病因与发病机制】

引起肺炎的病毒甚多，常见病毒为甲、乙型流感病毒、副流感病毒、腺病毒、呼吸道合胞病毒和冠状病毒等，亦可为肠道病毒，如柯萨奇病毒、埃可病毒等，以流感病毒导致的病毒性肺炎多见。患者可同时受一种以上病毒感染，并常继发细菌感染，免疫抑制宿主还常继发真菌感染。病毒性肺炎为吸入性感染，病毒可通过飞沫和直接接触传播，传播广泛而迅速。

【临床表现】

各种病毒感染起始症状各异。一般起病缓慢，临床症状通常较轻，病程多在2周左右。绝大多数病人先有鼻塞、流涕、咽痛、发热、头痛、全身肌肉酸痛等上呼吸道感染症状，累及肺部时出现咳嗽、少量痰液、胸痛等。少数可急性起病，肺炎进展迅速。小儿、老年人和存在免疫缺陷的病人病情多较重，有持续性高热、剧烈咳嗽、血痰、心悸、气促、神志异常等，可伴休克、心力衰竭、氮质血症。由于肺泡间质和肺泡内水肿，严重者会发生急性呼吸窘迫综合征。体征一般不明显，偶可闻及下肺湿啰音。重症病毒性肺炎可有呼吸频率加快、发绀、肺部干湿啰音、心动过速等。

【辅助检查】

白细胞计数正常、也可稍高或偏低，继发细菌感染时白细胞总数和中性粒细胞均增高。血沉、C反应蛋白多正常。痰涂片见白细胞，以单核细胞为主。痰培养常无致病菌生长。胸部X线见肺纹理增多，小片状或广泛浸润，病情严重者显示双肺弥漫性结节性浸润，病灶多在两肺的中下2/3肺野。不同病毒所致的肺炎X线征象具有不同的特征。

【治疗要点】

以对症治疗为主，鼓励病人卧床休息，注意保暖，保持室内空气流通，注意消毒隔离，预防交叉感染。提供含足量的维生素及蛋白质的软食，少量多餐、多饮水，必要时给予输液和吸氧。保持病人呼吸道通畅，指导其有效咳嗽咳痰。选用已确认较有效的病毒抑制剂，如利巴韦林（病毒唑）、阿昔洛韦（无环鸟苷）、更昔洛韦等。也可辅助具有免疫治疗作用的中医药和生物制剂。对明确继发细菌或真菌感染者，应及时选用敏感抗菌药。

（五）真菌性肺炎

引起原发性真菌性肺炎的大多是皮炎芽生菌、荚膜组织胞浆菌或粗球孢子菌，其次是申克孢子丝菌、隐球菌、曲菌或毛霉菌等菌属。健康人对真菌有高度的抵抗力，真菌性肺炎多为机会性感染，在抵抗力下降时发病，在此以肺念球菌感染为例。

肺念球菌感染常见的危险因素有：新生儿、老年人、长期住ICU的病人和慢性病致抵抗力下降者；免疫功能低下如粒细胞缺乏、糖尿病、艾滋病、肾功能不全等；长期使用抗生素、糖皮质激素、免疫抑制剂、细胞毒药物；手术或创伤性操作，如长期静脉留置导管、机械通气、腹部大手术等。

肺念球菌病感染途径主要是通过血源性感染，大多见于免疫抑制或全身状况极度衰竭者，常出现念球菌败血症或休克。吸入性（原发）感染多因定植于口腔和上呼吸道的念珠菌在机体防御机制减弱时吸入至下呼吸道和肺泡而发病。

【临床表现】

肺念球菌病的症状、体征、X线检查均缺乏特征性表现，临床表现常为无法解释的持续发热、呼吸道症状，而体征轻微。通常肺念球菌病按感染部位和临床表现分为支气管炎型、支气管-肺炎型及肺炎型。支气管炎型全身情况相对较好，症状较轻，一般不发热，主要表现为剧咳，咳少量白色黏痰或脓痰。体检可发现口咽部、支气管黏膜上被覆散在点状白膜。胸部偶闻及干性啰音。支气管-肺炎型及肺炎型则呈急性肺炎或败血症表现，出现畏寒、发热、咳嗽咳白色黏液胶冻状痰或脓痰，常带血丝或坏死组织，呈酵母臭味，甚至咯血、呼吸困难等。可有肺实变体征，听诊闻及湿啰音。

【治疗要点】

临床上凡易感或高危者出现支气管肺部感染，或原有感染经足量抗生素治疗反见恶化，或一度改善但又加重，以及胸部X线或CT检查的结果不能用细菌性肺炎、病毒性肺炎解释者，都应考虑本病的可能。在积极治疗基础疾病或祛除诱发因素基础上，选用抗真菌药物，如两性霉素对多数肺部真菌感染有效，也可用氟康唑、氟胞嘧啶等药物。

【预防】

（1）严格掌握广谱抗生素、皮质类固醇、细胞毒性药物、免疫抑制药及抗代谢药物的使用指征、时间和剂量。

（2）及时发现和治疗局灶性真菌感染。

（3）对可疑病例作详细的体格检查，必要时可作咽拭子、大小便、血液等的真菌培养。

（4）长期输液、静脉插管、输注高营养液、气管插管等均应严格按无菌操作进行。

（5）免疫功能低下者应加强营养支持治疗。

第六节　肺结核

肺结核（pulmonary tuberculosis）是结核分枝杆菌引起的肺部慢性传染性疾病。结核分枝杆菌可侵及全身几乎所有器官，但以肺部最为常见，在本世纪仍然是严重危害人类健康的主要传染病。WHO 于 1993 年宣布结核病处于“全球紧急状态”，动员和要求各国政府大力加强结核病的控制工作，并把每年 3 月 24 日定为“世界结核病防治日”。

在我国，结核病是成年人十大死亡病因之一，属于重点控制的重大疾病之一。2000年统计显示，曾受到结核分枝杆菌感染的人数达到 5.5 亿，城市人群的感染率高于农村；现有结核病患者 500 万，占全球患者的 1/4，其中传染性结核病患者达到 200 万；每年约有 13 万人死于结核病；耐药结核病比例高达 46%。目前，我国将 WHO 制定和启动的全程督导短程化学治疗策略（directory observed treatment short-course，DOTS）作为国家结核病规划的核心内容。

【病原学】

结核分枝杆菌分为人型、牛型、非洲型和鼠型4类，其中引起人类结核病的主要为人型结核分枝杆菌，少数为牛型和非洲型分枝杆菌。结核分枝杆菌的生物学特性有：

1. 多形性

典型的结核分枝杆菌是细长稍弯曲，两端圆形的杆菌，痰标本中的结核分枝杆菌可呈现为T、V、Y字形以及丝状、球状、棒状等多种形态。

2. 抗酸性

结核分枝杆菌耐酸染色、呈红色，可抵抗盐酸酒精的脱色作用，故又称抗酸杆菌。一般细菌无抗酸性，因此，抗酸染色是鉴别分枝杆菌和其他细菌的方法之一。

3. 菌体成分

结核菌菌体成分复杂，主要是类脂质、蛋白质和多糖类。类脂质与结核病的组织坏死、干酪液化、空洞发生以及结核变态反应有关。菌体蛋白诱发皮肤变态反应，多糖类与血清反应等免疫应答有关。

4. 生长缓慢

结核分枝杆菌的增代时间为14～20h，培养时间一般为2～8周。结核分枝杆菌为需氧菌，适宜温度为37℃左右，合适酸碱度为pH 6.8～7.2，5%～10% CO_2的环境能刺激其生长。

5. 抵抗力强

结核分枝杆菌对干燥、酸、碱、冷的抵抗力较强。在干燥环境中存活数月或数年，在室内阴暗潮湿处，结核分枝杆菌能数月不死，低温条件下-40℃仍能存活数年。

6. 耐药性

这是结核菌极为重要的生物学特性，与治疗成败关系极大。目前认为结核菌耐药是药物作用的靶位点突变所致。

【灭菌方法】

结核分枝杆菌对紫外线比较敏感，阳光下曝晒2～7h，病房内10W紫外线灯距照射物0.5～1m，照射30分钟具有明显杀菌作用。湿热对结核分枝杆菌杀伤力强，80℃5min、95℃1min或煮沸100℃5min即可杀死。常用杀菌剂中，70%酒精最佳，接触2min即可杀菌。5%石碳酸（苯酚）或1.5%煤酚皂（来苏儿液）可以杀死痰中结核分枝杆菌，但需时间较长，如5%石碳酸（苯酚）需24h。将痰吐在纸上直接焚烧是最简单的灭菌方法。除污剂或合成洗涤剂对结核分枝杆菌完全不起作用。

【流行病学】

1. 流行过程

（1）传染源：开放性肺结核患者的排菌是结核传播的主要来源。由于结核菌主要是随着痰液排出体外而播散，因而痰里查出结核分枝杆菌的患者具有传染性，才是传染源。传染性的大小取决于痰内菌量的多少。直接涂片法查出结核分枝杆菌者属于大量排菌，直接涂片法检查阴性而仅培养出结核分枝杆菌者属于微量排菌。积极化学治疗是减少结核病传染性的关键。接受化学治疗后，痰内结核分枝杆菌不但数量减少，活力也减弱或丧失。结核病传染源中危害最严重的是那些未发现和未给予治疗管理或治疗不合理的涂片阳性患者

（2）传播途径：以呼吸道传播为主。飞沫传播是肺结核最重要的传播途径。患者通过咳嗽、喷嚏、大笑、大声谈话等方式把含有结核分枝杆菌的微滴排到空气中，形成飞沫，小于10μm的痰滴可以较长时间漂浮于空气中，吸入后可进入肺泡腔；或带菌痰滴飘落于地面或其他物品上，干燥后随尘埃被吸入呼吸道引起感染。次要的传播途径是经消化道感染，如频繁地咽下含菌痰液，或饮用消毒不彻底的牛奶，因牛型结核分枝杆菌污染而发生感染，与病人共餐或食用带菌食物也可引起肠道感染。其他经泌尿生殖系统和皮肤等其他途径传播现已罕见。

（3）易感人群：人群普遍易感。婴幼儿细胞免疫系统不完善，老年人、HIV感染者、免疫抑制剂使用者、慢性疾病患者等免疫力低下，都是结核病的高危人群。

2. 影响传染性的因素

传染性的大小取决于患者排出结核分枝杆菌量的多少、空间含结核分枝杆菌微滴的密度及通风情况、接触的密切程度和时间长短以及个体免疫力的状况。通风换气减少空间微滴的密度是减少肺结核传播的有效措施。当然，减少空间微滴数量最根本的方法是治愈结核病患者。

【发病机制】

在结核病的发病机制中细菌在细胞内的存在和长期存活引发的宿主免疫反应是影响发病、疾病过程和转归的决定性因素。

1. 免疫力

人体对结核菌的免疫力，有非特异性免疫力（先天或自然免疫力）和特异性免疫力（后天获得性免疫力）两种。后者是通过接种卡介苗或感染结核菌后获得的免疫力，其免疫力强于自然免疫。T细胞介导的细胞免疫（cell mediated immunity，CMI）是宿主获得性结核免疫力的最主要免疫反应。它包括巨噬细胞吞噬结核菌以及处理与呈递抗原、T细胞对抗原的特异性识别与结合，然后增殖与分化，释放细胞因子及杀菌等步骤。免疫力对防止结核病的保护作用是相对的。机体免疫力强可防止发病或使病情轻微，而营养不良、婴幼儿、老年人、糖尿病、艾滋病及使用糖皮质激素、免疫抑制剂等使人体免疫功能低下时，容易受结核菌感染而发病，或使原已稳定的病灶重新活动。

2. 迟发性变态反应（delay type hypersensitivity，DTH）

结核菌侵入人体后4~8周，身体组织对结核菌及其代谢产物所发生的敏感反应称为变态反应，为第Ⅳ型（迟发型）变态反应，可通过结核菌素试验来测定。

3. 初感染与再感染

在1890年Koch观察到，将结核菌皮下注射到未感染的豚鼠，10~14日后注射局部红肿、溃烂，形成深的溃疡乃至局部淋巴结肿大，最后豚鼠因结核菌播散到全身而死亡。结核菌素试验呈阴性反应。但对3~6周前受少量结核菌感染、结核菌素试验阳性的豚鼠注射同等量的结核菌，2~3日后局部出现红肿，形成表浅溃烂，继之较快愈合，无淋巴结肿大，无全身散播和死亡。此即Koch现象，解释了机体对结核菌初感染和再感染所表

现的不同反应。前者为初次感染，机体无 DTH 和 CMI。后者由于事先致敏，出现剧烈的局部反应，是 DTH 的表现，而病灶趋于局限化无散播，则是获得 CMI 的证据。

【病理】

结核病的基本病理变化有：①炎性渗出为主的病变，表现为充血、水肿和白细胞浸润；②增生为主的病变，表现为结核结节形成，为结核病的特征性病变；③干酪样坏死，为病变恶化的表现，常发生在渗出或增生性病变的基础上，是一种彻底的组织凝固性坏死，可多年不变，既不吸收也不液化，若局部组织变态反应剧烈，干酪样坏死组织液化，经支气管壁排出即形成空洞，其内壁含有大量代谢活跃、生长旺盛的结核菌，成为支气管播散的来源。上述三种病理变化多同时存在，也可以某一种变化为主，且可相互转化。这主要取决于结核分枝杆菌的感染量、毒力大小以及机体的抵抗力和变态反应状态。

【临床表现】

轻症结核病人可无任何表现而仅在 X 线检查时发现。各型肺结核临床表现不尽相同，但有共同之处。

（一）症状

1. 全身症状

发热最常见，多为长期午后低热，即体温在下午或傍晚开始升高，翌晨降至正常，可伴有乏力、食欲减退、盗汗和体重减轻等，育龄女性可有月经失调或闭经。有的患者表现为体温不稳定，于轻微劳动后体温略见升高，休息半小时以上体温仍难平复。妇女于月经期前体温升高，月经期后体温仍不能迅速恢复正常。若病灶急剧进展播散时，可有高热，呈稽留热或弛张热。患者虽有持续发热但精神状态相对良好，有别于其他感染如败血症发热患者的极度衰弱或萎顿。

2. 呼吸系统症状

（1）咳嗽、咳痰：是肺结核最常见症状。浸润性病灶咳嗽较轻，干咳或少量白色黏液痰。有空洞形成时，痰量增多，若合并其他细菌感染，痰呈脓性；并发厌氧菌感染时有大量脓臭痰；合并支气管结核，则咳嗽剧烈，表现为刺激性呛咳，伴局限性哮鸣或喘鸣。

（2）咯血：约 1/3～1/2 患者有不同程度咯血，多为小量咯血，少数为大咯血。咯血易引起结核播散，特别是中大量咯血时，病人往往出现咯血后持续高热。

（3）胸痛：病变累及壁层胸膜时胸壁有固定性针刺样痛，并随呼吸和咳嗽加重而患侧卧位减轻，为胸膜性胸痛。膈胸膜受累时，疼痛可放射至肩部或上腹部。

（4）呼吸困难：多见于干酪样肺炎和大量胸腔积液患者。

（二）体征

体征取决于病变的性质范围，病变范围较小者多无异常体征；渗出性病变范围较大或干酪样坏死时可有肺实变体征，如触觉语颤增强、叩诊浊音、听诊闻及支气管呼吸音和细湿啰音。当有较大范围的纤维条索形成时，气管向患侧移位，患侧胸廓塌陷、叩诊浊音、听诊呼吸音减弱并可闻及湿啰音。结核性胸膜炎有胸腔积液体征。支气管结核可有局限性哮鸣音。

（三）发病过程和临床类型

1. 原发性肺结核

指初次感染即发病的肺结核病，含原发综合征和支气管淋巴结结核。多见于儿童，或边远山区、农村初进城市的未受感染的成年人。多有结核病密切接触史，结核菌素试验多呈强阳性。

首次入侵呼吸道的结核菌被肺泡巨噬细胞吞噬并在其内繁殖，达到一定数量后结核菌便从中释放出来并在肺泡内繁殖，这部分肺组织即可出现结核性炎症，称为原发病灶。原发病灶中的结核菌沿着肺内引流淋巴管到达肺门淋巴结，引起淋巴结肿大。原发病灶和肿大的气管支气管淋巴结合称为原发综合征，X线胸片表现为哑铃型阴影。若X线仅显示肺门或纵隔淋巴结肿大，则又称为支气管淋巴结结核。此时机体尚未形成特异性免疫力，病菌沿所属淋巴管到肺门淋巴结，进而入血，可形成早期菌血症。4～6周后免疫力形成，上述病变可迅速被控制，原发灶和肺门淋巴结炎症自行吸收消退或仅遗留钙化灶，播散到身体各脏器的病灶也逐渐愈合。大多数原发性肺结核症状多轻微而短暂，类似感冒，如低热、轻咳、食欲减退等，数周好转。病灶好发于通气良好的肺区如肺上叶下部和下叶上部，很少排菌。但少数原发性肺结核体内仍有少量结核菌未被消灭，可长期处于休眠，成为继发性结核的潜在来源。

若原发感染机体不能建立足够的免疫力或变态反应强烈，则发展为原发性肺结核病。少数严重者肺内原发病灶可发展为干酪样肺炎；淋巴结干酪样坏死破入支气管引起支气管结核和沿支气管的播散；早期菌血症或干酪样病变侵及血管可引起血行播散型肺结核。

2. 血行播散型肺结核

该型结核多发生在免疫力极度低下者，特别是营养不良、患传染病和长期应用免疫抑制剂导致抵抗力明显下降时。急性血行播散型肺结核多由原发性肺结核发展而来，以儿童多见，因一次性或短期内大量结核菌侵入血循环，侵犯肺实质，形成典型的粟粒大小的结节（急性粟粒型肺结核）。起病急，全身毒血症状重，如持续高热，盗汗、气急、发绀等。临床表现复杂多变，常并发结核性脑膜炎和其他脏器结核。若人体抵抗力较强，少量结核菌分批经血流进入肺部，则形成亚急性、慢性血行播散型肺结核，病变局限于肺的一部分，临床可无明显中毒症状，病情发展也较缓慢。急性血行播散型肺结核X线胸片显示双肺满布粟粒状阴影，大小、密度和分布均匀，结节直径2mm左右。X线胸片显示双上、中肺野对称性分布，大小不均匀、新旧不等病灶，则为亚急性或慢性血行播散型肺结核。

3. 继发型肺结核

这是由于原发性结核感染后的潜伏病灶内结核菌重新活动、繁殖和释放而发生的结核病（内源性感染），极少数可以是外源性结核菌的再感染（外源性感染）。可发生于原发感染后的任何年龄，多发生在青春期女性、营养不良、抵抗力弱的群体以及免疫功能受损的患者。此时人体对结核菌有一定的免疫力，病灶多局限于肺内，好发于上叶尖后段和下叶背段。结核菌一般不播散至淋巴结，也很少引起血行播散，但肺内局限病灶处炎症反应剧烈，容易发生干酪样坏死及空洞，排菌较多，有传染性，是防治工作的重点。由于免疫和变态反应的相互关系及治疗措施等因素的影响，继发型肺结核病在病理和X线形态上有多形性，分述如下：

（1）浸润性肺结核：在继发型肺结核中最多见。病变多发生在肺尖和锁骨下。X线胸片显示为小片状或斑点状阴影，可融合形成空洞。渗出性病变易吸收，纤维干酪增殖病变吸收很慢，可长期无变化。

（2）空洞性肺结核：空洞形态不一，多呈虫蚀样空洞。空洞型肺结核多有支气管散播病变，临床表现为发热、咳嗽、咳痰和咯血等，患者痰中经常排菌。应用有效的化学治疗后，出现空洞不闭合，但长期多次查痰阴性，空洞壁由纤维组织或上皮细胞覆盖，诊断为“净化空洞”。但有些患者空洞还残留一些干酪组织，长期多次查痰阴性，临床上诊断为“开放菌阴综合征”，仍须随访。

（3）结核球：多由干酪样病变吸收和周边纤维膜包裹或干酪空洞阻塞性愈合而形成。结核球内有钙化灶或液化坏死形成空洞，同时 80% 以上结核球有卫星灶，直径在 2 ~ 4cm 之间，多小于 3cm，可作为诊断和鉴别诊断的参考。

（4）干酪样肺炎：发生在机体免疫力低下、体质衰弱，大量结核分枝杆菌感染的患者，或有淋巴结支气管瘘，淋巴结内大量干酪样物质经支气管进入肺内而发生。大叶性干酪样肺炎症状体征明显，可有高热、盗汗、咳嗽、发绀、气急等。X 线呈大叶性密度均匀的磨玻璃状阴影，逐渐出现溶解区，呈虫蚀样空洞，可有播散病灶，痰中能查出结核菌。小叶性干酪样肺炎的症状和体征都比大叶性干酪样肺炎轻，X 线呈小斑片播散病灶，多发生在双肺中下部。

（5）纤维空洞性肺结核：肺结核未及时发现或治疗不当，使空洞长期不愈，出现空洞壁增厚和广泛纤维化，随机体免疫力的高低，病灶吸收、修复与恶化交替发生，形成纤维空洞。特点是病程长、反复进展恶化，肺组织破坏重，肺功能严重受损，由于肺组织广泛纤维增生，造成肺门抬高，肺纹理呈垂柳样，纵隔向患侧移位，健侧呈代偿性肺气肿。X 线胸片可见一侧或两侧有单个或多个纤维厚壁空洞，多伴有支气管散播病灶和明显的胸膜肥厚。结核菌检查长期阳性且常耐药。常并发慢性支气管炎、肺气肿、支气管扩张，继发肺部感染和肺源性心脏病。若肺组织广泛破坏，纤维组织大量增生，可导致肺叶全肺收缩，称“毁损肺”。初治时给予合理化学治疗，可预防纤维空洞的发生。

（四）其他表现

少数患者可以有类似风湿热样表现，称为结核性风湿症。多见于青少年女性，常累及四肢大关节，在受累关节附近可见结节性红斑或环形红斑，间歇出现。重症或血行播散型肺结核可有贫血、白细胞数减少，甚至三系同时降低，属于骨髓抑制，被称为“骨髓痨”。

【辅助检查】

1. 痰结核菌检查

这是确诊肺结核、制订化学治疗方案和考核治疗效果的主要依据。每一个有肺结核可疑症状或肺部有异常阴影的患者都必须查痰。有痰涂片和痰培养。痰菌阳性肯定属活动性肺结核且病人具有传染性。肺结核患者的排菌具有间断性和不均匀性的特点，所以要多次查痰。通常初诊患者要送 3 份痰标本，包括清晨痰、夜间痰和即时痰，如夜间无痰，宜在留清晨痰后 2 ~ 3 小时再留一份痰标本。复诊患者每次送 2 份痰标本。

2. 影像学检查

（1）胸部 X 线检查：是肺结核的必备检查，可以早期发现肺结核，判断病变的部位、范围、性质、有无空洞或空洞大小、洞壁厚薄等。胸片上表现为边缘模糊不清的斑片状阴影，可有中心溶解和空洞（除净化空洞外），或出现散播病灶均为活动性病灶。胸片表现为钙化、硬结或纤维化，痰检查不排菌，无任何症状，为无活动性肺结核。

（2）肺部CT：可发现微小或隐蔽性病灶，于诊断困难病例有重要参考价值。

3. 结核菌素（简称结素）皮肤试验（tuberculin skin test，TST）

该试验用于检查结核菌感染，不能检出结核病。试验方法是：我国推广国际通用的皮内注射法（Mantoux 法），将纯蛋白衍化物（purified protein derivative，PPD）0.1ml（5IU）PPD原液注入左前臂屈侧上中三分之一交界处，使局部形成皮丘，48～96h（一般为72h）观察和记录结果，手指轻摸硬结边缘，测量皮肤硬结的横径和纵径，得出平均直径=（横径+纵径）/2，而不是测量红晕的直径。硬结是特异性变态反应，红晕是非特异性变态反应。硬结直径≤4mm为阴性，5～9mm为弱阳性，10～19mm为阳性，≥20mm或不足20mm但局部有水疱和淋巴管炎为强阳性。

结核菌素试验反应愈强，对结核病的诊断，特别是对婴幼儿的结核病诊断愈重要。TST阳性仅表示曾有结核菌感染，并不一定是现症病人，但在3岁以下婴幼儿按活动性结核病论，应进行治疗。成人强阳性反应提示活动性肺结核病可能，应进一步检查。如果2年内结核菌素反应从<10mm增加至10mm以上，可认为有新近感染。

阴性反应结果的儿童，一般来说，表明没有受过结核菌的感染，可以除外结核病。阴性还可见于：①结核感染后4～8周以内，处于变态反应前期。②免疫力下降或免疫受抑制，如应用糖皮质激素或免疫抑制剂、淋巴细胞免疫系统缺陷、麻疹、百日咳、严重结核病和危重病人。

4. 其他检查

活动性肺结核可有血沉增快，血常规白细胞计数可在正常范围或轻度增高。急性粟粒型肺结核时白细胞计数降低或出现类白血病反应。严重病例常有继发性贫血。纤维支气管镜检查对支气管结核的诊断有重要价值。对疑有肺结核而痰标本不易获取的儿童或痰涂阴的肺结核病患者可进行抗原抗体检测。

【诊断要点】

根据结核病的症状和体征、肺结核接触史，结核结核菌素试验、影像学检查、痰结核菌检查和纤维支气管镜检，多可作出诊断。凡咳嗽持续2周以上、咯血、午后低热、乏力、盗汗、女性月经不调或闭经，有开放性肺结核密切接触史，或有结核病的诱因尤其是糖尿病、免疫抑制性疾病、长期接受激素或免疫抑制剂治疗者，应考虑肺结核的可能性，需进行痰结核菌和胸部X线检查。如诊断为肺结核，应进一步明确有无活动性，活动性病变必须给予治疗。明确是否排菌，及时给予隔离治疗。

（一）肺结核病分类标准

按2004年我国实施新的结核病分类标准，肺结核病可分为：原发性肺结核病（Ⅰ型）、血行播散型肺结核病（Ⅱ型）、继发型肺结核病（Ⅲ型）、结核性胸膜炎（Ⅳ型）、其他肺外结核病（Ⅴ型）。肺结核对肺功能的损害，与病变的类型有关。原发型肺结核、血行播散型肺结核、浸润性肺结核，经治疗后对肺功能的影响不大；干酪性肺炎、纤维空洞性肺结核则可导致不同程度的肺功能损害。

（二）菌阴肺结核病

菌阴肺结核为3次痰涂片及1次培养阴性的肺结核，诊断标准为：①典型肺结核临床症状和胸部X线表现；②抗结核治疗有效；③临床可排除其他非结核性肺部疾患；④PPD（5IU）强阳性，血清抗结核抗体阳性；⑤痰结核菌PCR和探针检查呈阳性；⑥肺外组织病理证实结核病变；⑦支气管肺泡灌洗液中检出抗酸分枝杆菌；⑧支气管或肺部组织病理证实结核病变。具备①~⑥中3项或⑦~⑧中任何1项可确诊。

（三）肺结核病的记录方式

按结核病分类、病变部位、范围、痰菌情况、化学治疗史程序书写。可在化学治疗史后顺序书写并发症（如支扩）、并存病（如糖尿病）、手术（如肺切除术后）等。

记录举例：纤维空洞性肺结核 双上 涂（+），复治，肺不张 糖尿病 肺切除术后。

有下列情况之一者为初治：①未开始抗结核治疗的病人；②正进行标准化疗治疗方案用药而未满疗程的患者；③不规则化学治疗未满1个月的患者。

有下列情况之一者为复治：①初治失败的患者；②规则用药满疗程后痰菌又复阳的病人；③不规律化学治疗超过1个月的患者；④慢性排菌患者。

【治疗要点】

（一）化学药物治疗

目标是杀菌、防止耐药菌产生，最终灭菌，杜绝复发。

1. 原则

早期、联合、适量、规律和全程。整个治疗方案分强化和巩固两个阶段。

（1）早期：一旦发现和确诊结核后均应立即给予化学治疗。早期化学治疗有利于迅速发挥化学药的杀菌作用，使病变吸收和减少传染性。

（2）联合：根据病情及抗结核药的作用特点，联合使用两种以上抗结核药物，以提高疗效，同时通过交叉杀菌作用减少或防止耐药菌的产生。

（3）适量：严格遵照适当的药物剂量用药，药物剂量过低不能达到有效血浓度，剂量过大易发生药物毒副反应。

（4）规律、全程：用药不规则、未完成疗程是化疗失败的最重要原因之一。病人必须严格遵照医嘱要求规律用药，保证完成规定的治疗期。

2. 常用抗结核病药物

根据抗结核药物抗菌作用的强弱，可分为杀菌剂和抑菌剂。血液中（包括巨噬细胞内）药物浓度在常规剂量下，达到试管内最低抑菌浓度的10倍以上时才能起杀菌作用，否则仅有抑菌作用。

（1）异烟肼（INH）和利福平（RFP）：对巨噬细胞内外代谢活跃、持续繁殖或近乎静止的结核菌均有杀菌作用，称全杀菌剂。INH是肼化的异烟酸，能抑制结核菌叶酸合成，可渗透入全身各组织中，为治疗肺结核的基本药物之一。RFP属于利福霉素的衍生物，通过抑制RNA聚合酶，阻止RNA合成发挥杀菌活性。利福霉素其他衍生物利福喷汀（RFT）、利福布汀（RBT）疗效与RFP相似。

（2）链霉素（SM）和吡嗪酰胺（PZA）：SM对巨噬细胞外碱性环境中结核分枝杆菌作用最强，对细胞内结核分枝杆菌作用较小。PZA能杀灭巨噬细胞内酸性环境中的结核分枝杆菌。因此，链霉素和吡嗪酰胺只能作为半杀菌剂。SM属于氨基糖苷类，通过抑制蛋白质合成来杀菌，目前已少用，仅用于怀疑INH初始耐药者。PZA为类似于INH的烟酸衍生物，为结核短程化疗中不可缺少的主要药物。

（3）乙胺丁醇（EMB）和对氨基水杨酸钠（PAS）：为抑菌剂。

为使治疗规范化，提高病人的依从性，近年来有固定剂量复合剂出现，主要有卫非特

（INH+ RFP+ PZA）和卫非宁（INH+ RFP）。常用抗结核药的剂量和主要不良反应见表2-6-1。

表2-6-1　　常用抗结核药物的成人剂量、不良反应

药名（缩写）	每天剂量/g	间歇疗法一日量/g	主要不良反应
异烟肼（H，INH）	0.3	0.6～0.8	周围神经炎、偶有肝损害
利福平（R，RFP）	0.45～0.6＊	0.6～0.9	肝损害、变态反应
链霉素（S，SM）	0.75～1.0（老年人每次0.75）	0.75～1.0	听力障碍、眩晕、肾损害、口周麻木、过敏性皮疹等
吡嗪酰胺（Z，PZA）	1.5～2.0	2～3	胃肠道不适、肝损害、高尿酸血症、关节痛
乙胺丁醇（E，EMB）	0.75～1.0＊＊	1.5～2.0	视神经炎
对氨基水杨酸钠（P，PAS）	8～12＊＊＊	10～12	胃肠道反应、变态反应、肝损害

注：＊体重<50kg用0.45，>50kg用0.6；S、Z用量亦按体重调节

＊＊前2个月25mg/g，其后减至15mg/kg

＊＊＊每日分2次服用（其他药均为每天1次）

3. 化学治疗的生物机制

（1）作用：结核菌根据其代谢状态分为A、B、C、D四群。A菌群快速繁殖，多位于巨噬细胞外和空洞干酪液化部分，占结核分枝杆菌的绝大部分。由于细菌数量大，易产生耐药变异菌。B菌群处于半静止状态，多位于巨噬细胞内酸性环境中和空洞壁坏死组织中。C菌群处于半静止状态，可有突然间歇性短暂的生长繁殖。D菌群处于休眠状态，不繁殖，数量很少。随着药物治疗作用的发挥和病变变化，各菌群之间也互相变化。通常大多数抗结核药物可以作用于A菌群，异烟肼和利福平具有早期杀菌作用，在治疗48h内迅速杀菌，使菌群数量明显减少，传染性减少或消失，痰菌阴转。B和C菌群由于处于半静止状态，抗结核药物的作用相对较差，有“顽固菌”之称。杀灭B和C菌群可以防止复发。抗结核药物对D菌群无作用，须依赖机体免疫机制加以消除。

（2）耐药性：耐药性分为先天耐药和继发耐药。先天耐药为结核分枝杆菌在自然繁殖中，由于染色体基因突变而出现的极少量天然耐药菌。单用一种药物可杀死大量敏感菌，但天然耐药菌却不受影响，继续生长繁殖，最终菌群中以天然耐药菌为主，使该抗结核药物治疗失败。继发耐药是药物与结核分枝杆菌接触后，有的细菌发生诱导变异，逐渐能适应在含药环境中继续生存，因此，强调在联合用药的条件下，也不能中断治疗，短程疗法最好应用全程督导化疗。

（3）间歇化学治疗：结核分枝杆菌与不同药物接触后产生不同时间的延缓生长期。

如接触异烟肼和利福平24h后分别可有6～9天和2～3天的延缓生长期。在结核分枝杆菌重新生长繁殖前再次投以高剂量药物，可使细菌持续受抑制直至最终被消灭。

（4）顿服：抗结核药物血中高峰浓度的杀菌作用要优于经常性维持较低药物浓度水平的情况。每天剂量1次顿服要比每天2次或3次服用所产生的高峰血药浓度高3倍。

4. 化学治疗方案

在全面考虑到化疗方案的疗效、不良反应、治疗费用、患者接受性和药源供应等条件下，执行全程督导短程化学治疗（directly observed treatment short-course，DOTS）管理，有助于提高病人在治疗过程的依从性，达到最高治愈。肺结核治疗方案见表2-6-2。

表2-6-2　肺结核治疗方案

治疗方案		初治涂阳	复治涂阳	初治涂阴
	每天用药	2HRZE/4HR	2HRZSE/4～6HRE	2HRZ/4HR
	间歇用药	$2H_3R_3Z_3E_3/4H_3R_3$	$2H_3R_3Z_3S_3E_3/4H_3R_3E_3$	$2H_3R_3Z_3S_3E_3/4H_3R_3E_3$

注：缩写前数字代表每疗程用药时间，单位“月”。每个药名右侧的下标“3”表示每周3次。

（二）对症治疗

1. 咯血

咯血是肺结核的常见症状，在活动性和痰涂阳肺结核患者中，咯血症状分别占30%和40%。咯血处置要注意镇静、止血，患侧卧位，预防和抢救因咯血所致的窒息并防止肺结核播散。参见“支气管扩张”一节。

2. 毒性症状

结核病的毒性症状在合理化疗1～2周内可很快减轻或消失，无需特殊处理。结核毒性症状严重者可考虑在有效抗结核药物治疗的情况下加用糖皮质激素。使用剂量依病情而定，一般用泼尼松口服每日20mg，顿服，1～2周，以后每周递减5mg，用药时间为4～8周。

（三）手术治疗

适应证是经合理化学治疗无效，多重耐药的厚壁空洞、大块干酪灶、结核性脓胸、支气管胸膜瘘和大咯血保守治疗无效者。

肺结核经积极治疗可望临床治愈。愈合的方式因病变性质、范围、类型、治疗是否合理及机体免疫功能等差异而不同，可有吸收（消散）、纤维化、钙化、形成纤维干酪灶、空洞愈合。上述各种形式的愈合使病灶稳定，并停止排菌，结核毒性症状可完全消失，但病灶内仍可能有结核分枝杆菌存活，并有再次活跃、繁殖而播散的可能。若病灶彻底消除，包括完全吸收或手术切除，或在上述愈合方式中确定病灶内已无结核分枝杆菌存活则为痊愈。

【主要护理诊断/问题】

（1）体温过高：与结核分枝杆菌感染有关。

（2）疲乏：与结核病毒性症状有关。

（3）焦虑：与呼吸道隔离或不了解疾病的预后有关。

（4）营养失调：低于机体需要量，与机体消耗增加、食欲减退有关。

（5）知识缺乏：缺乏配合结核病药物治疗的知识。

（6）潜在并发症：大咯血、窒息、胸腔积液、气胸。

【护理措施】

1. 休息与活动

结核病毒性症状明显或病灶处于高度活动状态时，或有咯血、大量胸腔积液等，应卧床休息。恢复期可适当增加户外活动，如散步、打太极拳、做保健操等，加强体质锻炼，充分调动人体内在的自身康复能力，增加机体免疫力。轻症病人在坚持化学治疗的同时，可进行正常工作，但应避免劳累和重体力劳动，保证充足的睡眠，做到劳逸结合。

2. 饮食护理

肺结核病是慢性消耗性疾病，需指导病人采取高热量、高蛋白（1.5～2.0g/kg）、富含维生素饮食。病人每天应补充鱼、肉、蛋、牛奶、豆制品等含蛋白质食物，以增加机体的抗病能力及修复能力。每天摄入一定量的新鲜蔬菜和水果，以补充维生素。维生素C有减轻血管渗透性的作用，可以促进渗出病灶的吸收；维生素B对神经系统及胃肠神经有调节作用，可促进食欲。鼓励患者多饮水，以弥补发热、盗汗造成的水分丢失。

3. 用药护理

结核病化疗的成功取决于遵循正确的化疗原则和合理的选用药物。护士应帮助病人及家属系统了解有关抗结核药物治疗的知识，督促病人遵医嘱规律全程服药。不漏服、不随意停药或自行更改方案，以免产生耐药性造成化疗失败。遵医嘱在用药前及用药疗程中定期检查肝功能和听力、视力情况，观察抗结核药物不良反应。不良反应常在治疗初2个月内发生，如出现巩膜黄染、肝区疼痛、胃肠不适、眩晕、耳鸣等不良反应要及时与医生联系，不要自行停药，大部分不良反应经相应处理可以完全消失。

4. 心理护理

肺结核病患者常有自卑、焦虑、悲观等负性心理。护士应加强对患者及家属的心理咨询和卫生宣教，告之肺结核的病因明确，有成熟的预防和治疗手段，只要切实执行，本病大部分可获临床治愈或痊愈。消除患者的负性情绪，使其保持良好心态，积极配合治疗。一般来说，痰涂阴性和经有效抗结核治疗4周以上的病人，没有传染性或只有极低的传染性，应鼓励病人过正常的家庭和社会生活，有助于减轻肺结核病人的社会隔离感和因患病引起的焦虑情绪。

5. 消毒与隔离

①涂阳肺结核病人住院治疗时需进行呼吸道隔离，室内保持良好通风，阳光充足，每天用紫外线消毒。②对病人进行治疗护理时要戴口罩，收集痰液时戴手套，接触痰液后用流水清洗双手。留置于容器中的痰液须经灭菌处理再丢弃。③告诫病人注意个人卫生，严禁随地吐痰，不可面对他人打喷嚏或咳嗽，以防飞沫传播。在咳嗽或打喷嚏时，用双层纸巾遮住口鼻，纸巾焚烧处理。外出时戴口罩。④餐具煮沸消毒或用消毒液浸泡消毒，同桌共餐时使用公筷，以预防传染。⑤被褥、书籍在烈日下暴晒6h以上。

【健康教育】

肺结核病程长、易复发和具有传染性，必须长期随访，掌握病人从发病、治疗到治愈的全过程。早期发现病人并登记管理，及时给予合理化学治疗和良好护理，是预防结核病疫情的关键。

（1）疾病知识指导：应对病人和家属进行结核病知识的宣传和教育。一旦有肺结核可疑征象时及早就医，以早期发现结核病、早治疗。教会病人和家属有关消毒和隔离的知识，使病人养成不随地吐痰的卫生习惯，饮食采取分餐制，避免传染他人。居住环境注意保持通风、干燥，有条件尽可能与家人分室、分床就寝，若无条件可分头睡，单独有一套用物。密切接触者应定期到医院进行有关检查，必要时给予预防性治疗。对受结核分枝杆菌感染易发病的高危人群，如 HIV 感染者、矽肺、糖尿病等，可应用预防性化学治疗。儿童及青少年接种卡介苗（活的无毒力牛型结核分枝杆菌疫苗），使人体产生对结核分枝杆菌的获得性免疫力。卡介苗不能预防感染，但可减轻感染后的发病与病情。

（2）日常生活调理：嘱病人戒烟、戒酒。保证营养的补充。合理安排休息，避免劳累；避免情绪波动及呼吸道感染。以促进身体的康复，增加抵抗疾病的能力。

（3）用药指导：强调坚持规律、全程、合理用药的重要性，取得病人与家属的主动配合，使 DOTS 能得到顺利完成。定期复查胸片、痰结核菌和肝、肾功能，了解治疗效果和病情变化。

（黄慧敏）

第七节　支气管扩张

支气管扩张（bronchiectasis）是指近端中等大小支气管由于管壁的肌肉和弹性成分的破坏，导致其管腔形成异常的、不可逆性扩张、变形。本病多数为获得性，多见于儿童和青年。大多继发于急、慢性呼吸道感染和支气管阻塞后，患者多有童年麻疹、百日咳或支气管肺炎等病史。临床特点为慢性咳嗽、咳大量脓痰和（或）反复咯血。近年来随着卫生条件的改善和营养的加强，抗菌药物的早期应用，以及麻疹、百日咳疫苗预防接种的普及，由于儿童期感染引起的支气管扩张已明显减少。

【病因与发病机制】

1．支气管-肺组织感染和阻塞

婴幼儿百日咳、麻疹、支气管肺炎是支气管-肺组织感染所致支气管扩张最常见的原因。由于儿童支气管管腔较细狭，管壁较薄弱，易阻塞，反复感染可引起支气管壁各层组织，尤其是平滑肌和弹性纤维遭到破坏，削弱了管壁的支撑作用。在咳嗽时管腔内压力增高，呼吸时胸腔内压的牵引，逐渐形成支气管扩张。支气管周围纤维增生、广泛胸膜增厚和肺不张等牵拉管壁，也是引起支气管扩张的重要因素。此外，肿瘤、异物吸入或管外肿大的淋巴结压迫，也可导致远端支气管-肺组织感染而致支气管扩张。总之，感染引起支气管阻塞，阻塞又加重感染，两者互为因果，促使支气管扩张的发生和发展。

2．支气管先天性发育缺损和遗传因素

临床较少见，如 Kartagener 综合征（支气管扩张伴鼻窦炎、内脏转位）、与遗传因素有关的肺囊性纤维化和遗传性 α_1-抗胰蛋白酶缺乏症。

3．机体免疫功能失调

类风湿性关节炎、系统性红斑狼疮、溃疡性结肠炎、Crohn病、支气管哮喘和泛细支气管炎等疾病可伴有支气管扩张，提示支气管扩张可能与机体免疫功能失调有关。

【病理和病理生理】

支气管-肺组织感染引起的支气管扩张多见于两肺下叶，且以左肺下叶和舌叶最为常见。可能是由于左下叶支气管细长、与主支气管夹角大、且受心脏血管压迫，引流不畅。因左舌叶支气管开口接近下叶背段，易受下叶感染累及，故左下叶与舌叶支气管常同时发生扩张。下叶感染时易累及左舌叶。上叶支气管扩张一般以尖、后段常见，多为结核所致，由于引流通畅，一般以咯血多见而少有脓性痰，故也称为“干性支气管扩张”。右肺中叶支气管细长，周围有多簇淋巴结，可因非特异性或结核性淋巴结肿大而压迫支气管，引起右中叶不张，称中叶综合征，也是支气管扩张的好发部位。

支气管扩张依其形状改变可分为柱状和囊状两种，亦常混合存在。显微镜下的改变为支气管管壁增厚、支气管黏膜表面溃疡形成，柱状纤毛上皮鳞状化生或萎缩，杯状细胞和黏液腺增生；受累管壁的结构，包括软骨、肌肉和弹性组织破坏并被纤维组织替代；支气管管腔扩大，内聚稠厚脓性分泌物，其远端的外周气道被分泌物阻塞或被纤维组织闭塞。支气管扩张易发生反复感染，炎症可蔓延到邻近肺实质，引起不同程度的肺炎、小脓肿或肺小叶不张，以及伴有慢性支气管炎的病理改变。炎症可致支气管壁血管增多，或支气管动脉和肺动脉的终末支扩张与吻合，形成血管瘤，可出现反复大量咯血。

支气管扩张的呼吸功能改变取决于病变的范围和性质。病变局限者，肺功能测定可在正常范围。柱状扩张对呼吸功能的影响较轻微，囊状扩张病变范围较大时，可并发阻塞性肺气肿及支气管周围肺纤维化，表现为以阻塞性为主的混合性通气功能障碍，引起低氧血症和高碳酸血症。少数患者病情进一步发展，出现肺动脉高压、并发肺源性心脏病。

【临床表现】

支气管扩张可发生于任何年龄，但以青少年为多见。大多数患者在幼年曾有麻疹、百日咳或支气管肺炎迁延不愈病史，一些支气管扩张患者可能伴有慢性鼻窦炎或家族性免疫缺陷病史。

1. 症状

典型的症状为慢性咳嗽、大量脓痰和（或）反复咯血。其表现轻重与支气管病变及感染程度有关。

（1）慢性咳嗽、大量脓痰：痰量与体位改变有关，晨起或夜间卧床转动体位时咳嗽、咳痰量增加。这是由于支气管扩张部位分泌物积储，改变体位时分泌物刺激支气管黏膜引起咳嗽和排痰。病情严重程度可用痰量估计：每天少于10ml为轻度，每天在10～150ml为中度，每天多于150ml为重度。感染急性发作时，黄绿色脓痰明显增多，每日可达数百毫升。如有厌氧菌感染，痰与呼吸有臭味。感染时痰液静置于玻璃瓶内有分层特征：上层为泡沫，泡沫下为脓性成分，中层为黏液，底层为坏死组织沉淀物。引起感染的常见病原体为铜绿假单胞菌、金黄色葡萄球菌、流感嗜血杆菌、肺炎链球菌和卡他莫拉菌。

（2）反复咯血：半数以上病人有程度不等的反复咯血，可为血痰或大量咯血，咯血量与病情严重程度、病变范围可不一致。发生在上叶的“干性支气管扩张”，反复咯血为唯一症状。

(3) 反复肺部感染：其特点是同一肺段反复发生肺炎并迁延不愈，出现发热、咳嗽加剧、痰量增多、胸闷、胸痛等症状。一旦大量脓痰排出后，全身症状明显改善。反复继发感染可有全身中毒症状，如发热、食欲下降、乏力、消瘦、贫血等，严重时伴气促、发绀。

2. 体征

轻症或干性支气管扩张体征可不明显。病变典型者可于下胸部、背部的病变部位闻及固定、持久的粗湿啰音，呼吸音减低，严重者可伴哮鸣音，部分慢性病人伴有杵状指（趾）。出现肺气肿、肺心病等并发症时有相应体征。

【辅助检查】

1. 影像学检查

①胸部平片：早期轻症患者常无异常，偶见一侧或双侧下肺纹理增多或增粗，典型者可见多个不规则的蜂窝状透亮阴影或沿支气管的卷发状阴影，感染时阴影内可有平面。②CT扫描：高分辨CT（HRCT）诊断的敏感性和特异性均可达到90%以上，现已成为支气管扩张的主要诊断方法。特征性表现为管壁增厚的柱状扩张或成串成簇的囊样改变。③支气管造影：是确诊支气管扩张的主要依据。可确定支气管扩张的部位、性质、范围和病变的程度，为外科决定手术指征和切除范围提供依据。但由于这一技术为创伤性检查，现已被CT取代。

2. 其他检查

纤维支气管镜有助于鉴别管腔内异物，肿瘤或其他阻塞性因素引起的支气管扩张，还可进行活检、局部灌洗等检查。肺功能测定可以证实由弥漫性支气管扩张或相关的阻塞性肺病导致的气流受限。痰涂片及痰培养可指导抗生素治疗。急性感染时血常规白细胞及中性粒细胞增高。血清免疫球蛋白和补体检查有助于发现免疫缺陷病引起呼吸道反复感染所致的支气管扩张。

【诊断要点】

根据反复发作的咳嗽、咳脓性痰、咯血的病史和体征，以及儿童时期诱发支气管扩张的呼吸道感染史，结合X线、CT检查，临床可作出诊断。如要进一步明确病变部位和范围，可作支气管造影。

【治疗要点】

治疗原则是防治呼吸道反复感染，保持呼吸道引流通畅，必要时手术治疗。

1. 清除痰液，畅通呼吸道

包括稀释脓性痰和体位引流，必要时还可经纤维支气管镜吸痰。

(1) 稀释脓性痰：可选用祛痰药或生理盐水20ml加α-糜蛋白酶5mg，超声雾化吸入，使痰液变稀，易于排出。支气管痉挛可影响痰液排出，如无咯血，可选用支气管舒张剂，如口服氨茶碱0.1g，每天3~4次，或其他茶碱类药物。必要时可加用β_2受体激动剂或抗胆碱药物喷雾吸入。

(2) 体位引流：有助于排除积痰，减少继发感染和全身中毒症状。对痰多、黏稠而不易排出者，有时其作用强于抗生素治疗。

（3）纤维支气管镜吸痰：体位引流无效时，可经纤支镜吸痰及用生理盐水冲洗稀释痰液，也可局部滴入抗生素。必要时在支气管内滴入 1/1000 肾上腺素消除黏膜水肿，减轻阻塞，有利痰液排出。

2. 控制感染

控制感染是支气管扩张急性感染期治疗的主要措施。根据痰液细菌培养和药敏试验结果，选用有效抗菌药物。一般轻症者可口服阿莫西林或氨苄西林，或第一、二代头孢菌素，氟喹诺酮类或磺胺类抗菌药。重症者，尤其是假单孢属细菌感染者，常需第三代头孢菌素加氨基糖苷类药联合静脉用药。如有厌氧菌混合感染者加用甲硝唑（灭滴灵）或替硝唑。

3. 咯血的处理

如咯血达中等量（100ml）以上，经内科治疗无效者，可行支气管动脉造影，根据出血小动脉的定位，注入明胶海绵或聚乙烯醇栓，或导入钢圈行栓塞止血。

4. 手术治疗

病灶范围较局限，全身情况较好，经内科治疗后仍有反复大咯血或感染，可根据病变范围做肺段或肺叶切除术，但术前须明确出血部位。如病变范围广泛或伴有严重心、肺功能障碍者不宜手术治疗。

【护理要点】

1. 休息和环境

急性感染或病情严重者应卧床休息。保持室内空气流通，维持适宜的温、湿度，注意保暖。使用防臭、除臭剂，消除室内异味。病情稳定时避免诱因如戒烟，避免到空气污染的公共场所和有烟雾的场所，避免接触呼吸道感染病人等。

2. 饮食护理

提供高热量、高蛋白质、富含维生素饮食，避免冰冷食物诱发咳嗽，少食多餐。因咳大量脓痰，指导病人在咳痰后及进食前用清水或漱口剂漱口，保持口腔清洁，增加食欲。鼓励病人多饮水，每天 1500ml 以上，充足的水分可稀释痰液，有利于排痰。

3. 促进排痰

帮助病人掌握有效咳嗽、雾化吸入、体位引流方法，促进痰液排出。

4. 病情观察

观察咳嗽、痰液的量、颜色和黏稠度，与体位的关系，痰液是否有臭味。观察咯血程度，及发热、消瘦、贫血等全身症状，出现气促、发绀常表示病情严重。

5. 用药护理

按医嘱用抗生素、祛痰剂、支气管舒张药物，指导病人掌握药物的疗效、剂量、用法和副作用。

6. 咯血护理

（1）休息与体位：少量咯血嘱病人静卧休息，少活动。中量咯血应卧床休息，平卧，头偏向一侧或取患侧卧位。大量咯血取患侧向下，头低脚高位卧位，便于血液引流。保持环境安静，大量咯血者床旁备好吸痰、气管插管、气管切开等抢救设备。

（2）心理护理：安慰病人，消除患者恐惧和紧张心理，防止病人屏气或声门痉挛，鼓励病人轻轻咳出积在气管内的痰液或血液，及时帮助病人去除污物，给予口腔护理祛除口腔血腥味。

(3) 止血治疗：垂体后叶素是咯血治疗常用药物。静脉滴注垂体后叶素可使动脉收缩，从而达到止血目的。但其可以引起全身血管的收缩，并可引起子宫收缩，因此使用时注意控制滴速，监测血压。在存在冠心病或高血压时慎用，妊娠者则禁止使用。药物止血失败时可采取支气管动脉栓塞治疗或外科手术治疗。

(4) 饮食护理：少量咯血者进温凉饮食，少量多餐，禁烟及辛辣刺激性食物，适当进食纤维素食物，以保持大便通畅。中量或大量咯血者暂禁食。

(5) 病情观察　定期监测体温、心率、呼吸、血压，观察并记录咯血量、颜色及频率。每日咯血量在 100ml 以内为小量，100 ~ 500ml 为中等量，500ml 以上或一次咯血 300ml 以上为大量。观察咯血先兆，如胸闷、气急、咽痒、咳嗽、心窝部灼热、口感甜或咸等症状。大咯血好发时间多在夜间或清晨，应严格交接班制度，密切观其病情变化，加强夜班巡视，特别注意倾听患者的诉说及情绪变化。咯血时颜色为鲜红色常提示活动性出血，应警惕咯血不畅引起窒息。密切观察病人有无胸闷、烦躁不安、气急、面色苍白、口唇发绀、咯血不畅等窒息前症状。

(6) 大咯血窒息的抢救：抢救的关键是及时解除呼吸道梗阻，畅通呼吸道。出现窒息征象时，如呼吸极度困难、表情恐怖、张口瞪目、两手乱抓、大汗淋漓、一侧或双侧呼吸音消失、甚至神志不清等，应立即：①将病人抱起，取头低脚高俯卧位，使上半身与床沿呈 45 ~ 90 度角，助手轻托患者头部使其后仰，以减少气道的弯曲，利于血液引流。②嘱病人一定要将血咯出，不要屏气，并轻拍健侧背部促进血块排出，迅速挖出或吸出口、咽、喉、鼻部血块。无效时立即气管插管或气管切开，解除呼吸道阻塞。③吸氧：立即高流量吸氧。④迅速建立静脉通路：最好是两条静脉通路，根据需要给予呼吸兴奋剂、止血或扩容升压治疗。⑤呼吸心跳骤停者立即心肺复苏。

【健康教育】

支气管扩张与感染密切相关。因此，应指导病人和家属早期发现和治疗呼吸道感染，以免发展为支气管扩张。戒烟、避免烟雾和灰尘刺激有助于避免疾病的复发，防止病情恶化。各种阻塞性损害和异物应迅速解除。

教会病人掌握有效咳嗽、雾化吸入、体位引流方法，以及抗生素的作用、用法、不良反应等。病人和家属还应学会识别支气管扩张典型的临床表现：痰量增多、血痰、呼吸困难加重、发热、寒战和胸痛等。一旦发现症状加重，应及时就诊。

鼓励病人参加体育锻炼，增强机体免疫力和抗病能力。建立良好的生活习惯，劳逸结合，消除紧张心理，防止病情进一步恶化。

第八节　肺脓肿

肺脓肿 (lung abscess) 是肺部的局限性化脓性病变，早期为化脓性肺炎，继而组织坏死、液化，形成脓肿。主要临床特征为急骤起病的高热、咳嗽、咳大量脓臭痰，X 线显示一个或数个含气液平的空洞。多为混合感染，其中厌氧菌感染占重要地位。多发生于壮年，男多于女。自抗生素广泛应用以来，本病的发生率已大为减少。

【病因与发病机制】

病原体常为上呼吸道、口腔的定植菌，包括需氧、厌氧和兼性厌氧菌。90%肺脓肿患者合并有厌氧菌感染，毒力较强的厌氧菌在部分患者可单独致病。常见的其他病原体包括金黄色葡萄球菌、化脓性链球菌、肺炎克雷伯菌和铜绿假单胞菌。大肠埃希菌和流感嗜血杆菌也可引起坏死性肺炎。根据感染途径，肺脓肿可分为以下类型：

1. 吸入性肺脓肿

这是最常见的一种肺脓肿，又称原发性肺脓肿。因口鼻咽腔寄居菌经口咽吸入致病，是急性肺脓肿的最主要原因。病原体多为厌氧菌。正常情况下，吸入物经气道黏液-纤毛运载系统、咳嗽反射和肺巨噬细胞可迅速清除。但当有意识障碍如麻醉、醉酒、药物过量、癫痫、脑血管意外时，或存在受寒、极度疲劳等诱因，全身免疫力与气道防御清除功能降低，由于扁桃体炎、鼻窦炎、牙槽脓肿等脓性分泌物、口鼻咽部手术后的血块、齿垢或呕吐物等被吸入肺内，造成细支气管阻塞，病原菌在局部繁殖致病。病灶常为单发性，其部位与支气管解剖和体位有关，右肺居多，仰卧位时，好发于上叶后段或下叶背段；坐位时好发于下叶后基底段，右侧卧位时，则好发于右上叶前段或后段。

2. 继发性肺脓肿

多继发于其他肺部疾病。支气管扩张、支气管囊肿、支气管肺癌、空洞型肺结核等继发感染，可导致肺脓肿。肺部邻近器官化脓性病变，如膈下脓肿、肾周围脓肿、脊柱脓肿或食管穿孔等波及到肺也可引起肺脓肿。阿米巴肝脓肿好发于右肝顶部，易穿破膈肌至右肺下叶，形成阿米巴肺脓肿。支气管异物阻塞，也是导致肺脓肿特别是小儿肺脓肿的重要因素。

3. 血源性肺脓肿

皮肤外伤感染、疖痈、中耳炎或骨髓炎、腹腔感染、盆腔感染、右心细菌性心内膜炎等所致的菌血症，菌栓经血行播散到肺，引起小血管栓塞、进而肺组织出现炎症、坏死，形成脓肿。此型病变常为多发性，叶段分布无一定规律，但常为两肺边缘部的多发性中小脓肿。致病菌以金黄色葡萄球菌和链球菌常见。

【病理】

肺脓肿发生的必备条件是有细支气管阻塞及足够量的致病菌。早期吸入部位细支气管阻塞，细菌在局部快速繁殖，肺组织发生炎症，小血管炎性栓塞，肺组织化脓、坏死，约1周后液化成脓肿，脓肿破溃到支气管内，出现咳大量脓痰。若空气进入脓腔，则形成气液平面。炎症病变可向周围肺组织扩展，形成一个至数个脓腔。若脓肿靠近胸膜，可发生局限性纤维蛋白性胸膜炎，发生胸膜黏连；如为张力性脓肿，破溃到胸膜腔，则可形成脓胸、脓气胸或支气管胸膜瘘。在急性期如引流通畅，脓顺利排出，加上药物治疗，病变可完全吸收或仅剩少量纤维瘢痕。若支气管引流不畅，导致大量坏死组织残留在脓腔内，炎症持续存在3个月以上，则转为慢性肺脓肿。此时脓腔周围纤维组织增生，脓腔壁增厚，周围细支气管受累而致变形或扩张。

【临床表现】

1. 症状

急性吸入性肺脓肿以高热、胸痛、咳大量脓臭痰为突出表现。起病急骤，患者畏寒、高热，体温达39～40℃，伴有咳嗽、咳黏液痰或黏液脓性痰。炎症累及胸膜可引起胸痛，且与呼吸有关。病变范围大时可出现气促。此外还有精神不振、全身乏力、食欲减退等全身中毒症状。约10～14天后，咳嗽加剧，脓肿破溃于支气管，咳出大量脓痰，每日可达300～500ml，痰静置后分为3层，由上而下为泡沫、黏液及脓渣。由于病原菌多为厌氧菌，故痰带腥臭味。有时痰中带血或中等量咯血。脓排出后，全身症状好转，体温下降，如能及时应用有效抗生素，则病变可在数周内渐好转，体温趋于正常，痰量减少，一般情况恢复正常。血源性肺脓肿多先有原发病灶引起的畏寒、高热等感染中毒症的表现，数日或数周后才出现咳嗽、咳痰，通常痰量不多，极少咯血。慢性肺脓肿患者有慢性咳嗽、咳脓痰、反复咯血、继发感染和不规则发热等，常有贫血、消瘦等消耗状态。

2. 体征

肺部体征与肺脓肿的大小和部位有关。早期病灶较小或位于肺脏深部，常无异常体征；脓肿形成后病变部位叩诊浊音或实音，听诊呼吸音减低，数天后可闻及支气管呼吸音、湿啰音；随着肺脓肿增大，可出现空瓮音；病变累及胸膜可闻及胸膜摩擦音或呈现胸腔积液体征。血源性肺脓肿肺部多无阳性体征。慢性肺脓肿因肺组织纤维化而收缩，患侧胸廓略塌陷，叩诊浊音，呼吸音减低，常有杵状指（趾）。

【辅助检查】

1. 血常规

急性肺脓肿血白细胞总数可达（20～30）$\times 10^9$/L，中性粒细胞在90%以上。核明显左移，常有中毒颗粒。慢性患者的血白细胞可稍升高或正常，红细胞和血红蛋白减少。

2. 病原学检查

对病情的诊断和治疗极有意义。由于口腔内存在大量厌氧菌，因此普通痰培养的可靠性差，较理想的方法是避开上呼吸道直接在肺脓肿部位或引流支气管内采样。怀疑血源性肺脓肿者血培养可发现病原菌。伴有脓胸或胸腔积液时进行胸腔积液检查可有效确定病原体。

3. 胸部X线检查

早期炎症表现为大片浓密模糊浸润阴影，边缘不清，或为团片状浓密阴影，分布在一个或数个肺段。肺脓肿形成后，大量脓痰经支气管排出，胸片上可见带有含气液平面的圆形空洞，内壁光滑或略有不规则。痊愈后可残留纤维条索影。慢性肺脓肿，空洞壁厚，脓腔不规则，大小不一，可呈蜂窝状，周围有纤维组织增生及邻近胸膜增厚。血源性肺脓肿表现为肺周边有散在小片状阴影，或呈边缘较整齐的球形病灶，其中可见空腔及平面或液化灶。

4. 胸部CT检查

对于临床上不易明确诊断的患者应进一步做此项检查。可用于区别肺脓肿和有气液平的局限性脓胸、发现体积较小的脓肿和葡萄球菌肺炎引起的肺气囊腔。

5. 纤维支气管镜检查

有助于明确病因和病原学诊断，并可用于治疗。如有气道内异物，可取出异物使气道引流通畅。如疑为肿瘤阻塞，则可取病理标本。

【诊断要点】

根据典型临床表现，如起病急骤、恶寒高热、胸痛和咳大量脓臭痰。结合血常规白细胞和中性粒细胞显著增高、胸部 X 线含有液平的空腔以及有相关诱因，如吸入性肺脓肿常有意识障碍史，血源性者易有疖痈、创伤感染史。可确立临床诊断。

【治疗要点】

抗菌药物治疗和脓液引流是主要的治疗原则。

1. 抗菌药物治疗

（1）吸入性肺脓肿：多为厌氧菌感染，治疗可选用青霉素、克林霉素和甲硝唑。青霉素 G 最常用，可根据病情严重程度每天 640 ~ 1000 万 U 静脉滴注，分 4 次给予。有效治疗下体温 3 ~ 10 天可下降至正常，此时可将静脉给药转为口服。如青霉素疗效不佳，可予林可霉素或克林霉素治疗。

（2）血源性肺脓肿：多为葡萄球菌和链球菌感染，可选用青霉素或头孢菌素。如为耐甲氧西林的葡萄球菌，应选用万古霉素、替考拉宁或利奈唑胺。

（3）其他：如为阿米巴原虫感染，则用甲硝唑治疗。如为革兰阴性杆菌，则可选用第二代或第三代头孢菌素、氟喹诺酮类（如莫西沙星），可联用氨基糖苷类抗菌药物。

抗菌药物疗程 8 ~ 12 周，直至 X 线胸片示脓腔和炎症消失，或仅有少量的残留纤维化。

2. 脓液引流

脓液引流为提高疗效的有效措施。患者一般情况较好且热度不高时应采取体位引流排痰。痰液稠不易咳出者可用祛痰药或雾化吸入生理盐水、祛痰药或支气管舒张剂以利痰液引流。但对脓液甚多而身体虚弱者则应慎用体位引流，以免大量脓痰涌出而来不及咳出，造成窒息。有明显痰液阻塞征象时可经纤维支气管镜冲洗及吸引。合并脓胸时尽早胸腔抽液、引流。

3. 手术治疗

广泛应用抗生素后，肺脓肿绝大多数可在内科治愈。手术指征为：肺脓肿病程超过 3 个月，经内科治疗脓腔不缩小，或脓腔过大（5cm 以上）估计不易闭合者。或存在大咯血、恶性肿瘤、脓胸伴支气管胸膜瘘及不愿经胸腔引流者。

【护理要点】

1. 一般护理

急性期高热等毒血症状明显者应安静卧床休息，以减少体力和能力消耗，当毒血症状消退后，可适当下床活动，以利于炎症吸收和组织修复。注意室内温湿度的调节，保持室内空气流通，祛除痰液臭味。做好口腔护理，协助患者使用碳酸氢钠溶液和生理盐水漱口，清洁口腔，减轻口臭。加强营养，提高机体免疫力，宜给予高热量、高蛋白、多维生素饮食，以流质或半流质为主，鼓励患者多饮水。

2. 病情观察

细心观察痰液的颜色、性质、量及气味，准确记录 24h 排痰量并了解痰液静置后有无分层。出现血痰应立即告知医生，若痰中血量增多且新鲜时则提示大咯血即至，要特别加强监护，床旁准备纤维支气管镜，以便气道被血块阻塞时及时进行插管抽吸血液，防止窒息。

3. 促进排痰

鼓励患者有效咳嗽，经常翻身，变换体位，以利于痰液咳出。痰液黏稠者可遵医嘱予以雾化吸入稀释痰液治疗。对支气管通畅，咳痰顺利者，可根据脓肿位置采取适当体位进行脓液引流，但对脓液甚多且身体虚弱者应加强监护，有大咯血、明显呼吸困难、高热和极度衰弱者则不宜进行体位引流，以免造成窒息。

4. 用药护理

早期充分、敏感抗菌药物治疗是肺脓肿痊愈的关键。护士应严格遵医嘱按时按量予以静脉抗菌药物治疗，并观察药物疗效及副作用。告知患者坚持抗菌治疗的重要性，使患者遵从治疗计划，避免病情反复转为慢性肺脓肿。

5. 预防护理

凡因各种病因导致意识障碍，如有神志恍惚或昏迷患者，应防止胃内容物误吸入气管。对口腔和胸腹手术病例，要认真细致做好术前准备，术中注意麻醉深度，及时清除口腔、呼吸道血块和分泌物。加强术后口腔呼吸道护理，如慎用镇静、镇痛止咳药物，重视呼吸道湿化、稀释分泌物、鼓励患者咳嗽，保持呼吸道的引流通畅，从而有效防止呼吸道吸入性感染。

6. 健康教育

向患者及家属讲解本病的发病原因及感染途径，预防疾病的发生。有口腔、上呼吸道感染灶及早治疗，平素注意口腔卫生，以杜绝污染分泌物误吸入下呼吸道的机会。积极治疗皮肤痈疖或肺外化脓性病灶，不挤压痈疖，可以防止血源性肺脓肿的发病。加强营养，养成良好的生活习惯，不酗酒，防止过度疲劳。

（高小莲）

第九节　支气管哮喘

支气管哮喘（bronchial asthma，简称哮喘），是一种由多种炎症细胞（如嗜酸性粒细胞、肥大细胞、T淋巴细胞、中性粒细胞和气道上皮细胞等）和细胞组分参与的气道慢性炎症性疾患。慢性炎症导致气道高反应性的产生，通常出现不同程度的广泛可逆性气流受限，并引起反复发作性的喘息、呼气性呼吸困难、胸闷或咳嗽等，常于夜间和（或）清晨发作、加重，部分病人可自行缓解或经治疗后缓解。哮喘是全球性最常见的慢性病之一，全球约有1.6亿病人。各地患病率为1%～13%，我国患病率为1%～4%。我国五大城市的调查资料显示，13～14岁学生的发病率为3%～5%。调查发现儿童发病率高于成人，城市高于农村，发达国家高于发展中国家，成人男女患病率大致相同，约40%病人有家族史。

【病因与发病机制】

1. 病因

哮喘的病因未完全清楚，目前认为与多基因遗传有关，受遗传和环境因素的双重影响。

常见的环境因素激发因素有：①吸入物：如尘螨、花粉、真菌、动物毛屑、二氧化硫、氨气、被动吸烟、杀虫喷雾剂等各种特异和非特异性吸入物。尘螨是最常见的室内变应原，其次是真菌；花粉是最常见的室外变应原，木本植物（树花粉）常引起春季哮喘，禾本植物（草类花粉）常引起秋季哮喘；②感染：如细菌、病毒、原虫、寄生虫等；③食物：鱼、虾蟹、蛋类、牛奶及调味类食品等；④药物：普萘洛尔（心得安）、阿司匹林等药物；⑤其他：气候变化、运动、妊娠、精神因素等。

2. 发病机制

机制尚未完全阐明。多认为哮喘与变态反应、气道炎症、气道反应性增高和神经因素等有关（图 2-9-1）。

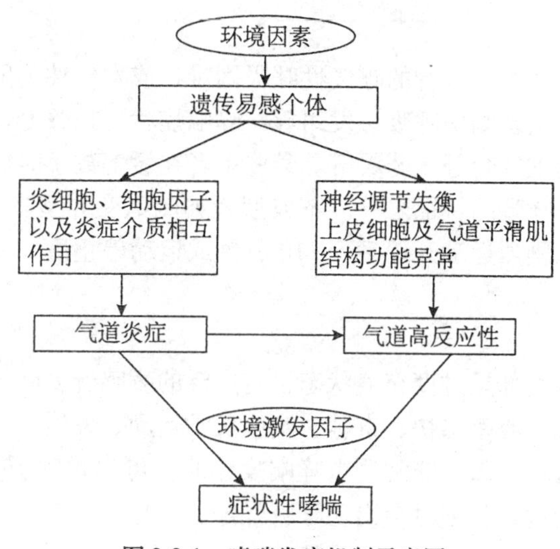

图 2-9-1 哮喘发病机制示意图

（1）变态反应：哮喘主要由接触变应原触发或引起。进入具有特异性体质机体的变应原，可刺激机体通过 T 淋巴细胞的传递，调控 B 淋巴细胞产生大量特异性 IgE，并结合于肥大细胞和嗜碱性粒细胞表面的 IgE 受体。如变应原再次进入体内，可与结合在 IgE 受体上的 IgE 交联，使该细胞合成并释放多种活性介质导致平滑肌收缩、黏液分泌增加、血管通透性增高和炎性细胞浸润等。炎性细胞在介质的作用下又可分泌多种介质，使气道病变加重，炎性浸润增加而出现哮喘的临床症状。

（2）气道炎症：目前认为哮喘的本质是气道慢性炎症。哮喘均表现为肥大细胞、嗜酸性粒细胞和 T 淋巴细胞等多种炎症细胞在气道的浸润和聚集。这些炎症细胞相互作用，可分泌 50 多种炎症介质和 25 种以上的细胞因子。炎症细胞、介质和细胞因子相互作用构成复杂的网络，导致气道反应性增高、气道平滑肌收缩、黏液分泌增多和血管渗出增加。各种细胞因子及环境刺激因素可作用于气道上皮细胞，后者分泌内皮素-1 及基质金属蛋白酶并活化各种生长因子，以上因子共同作用于上皮下成纤维细胞和平滑肌细胞，使之增殖而引起气道重塑。

（3）气道高反应性（AHR）：是指气道对不同刺激的平滑肌收缩反应增高，是哮喘发生发展中的一个重要因素，也可出现在长期吸烟、病毒性上呼吸道感染、接触臭氧、COPD 者等。AHR 受遗传因素的影响，常有家族倾向。一般认为气道炎症是引起气道高反应性的重要机制之一，当变应原或其他因素刺激气道后，由于炎症细胞、介质和细胞因子的参与及相互作用，气道上皮和上皮内神经的损害等可引起气道高反应性。

（4）神经机制：支气管受复杂的自主神经支配，有肾上腺素能神经、胆碱能神经和非肾上腺素能非胆碱能（NANC）神经系统。哮喘的自主神经功能障碍主要表现为迷走神经张力亢进，β肾上腺素受体功能低下，或对α肾上腺素能神经的反应性增加。当NANC释放舒张支气管平滑肌的神经介质（如血管活性肠肽、一氧化氮）和收缩平滑肌的介质（P物质、神经激肽、降钙素基因相关肽等）平衡失调时，可引起支气管平滑肌收缩，促进气道炎症。

【临床表现】

1. 症状

典型表现为发作性伴有喘鸣音的呼气性呼吸困难，或发作性胸闷、咳嗽。干咳或咳大量白色泡沫痰。严重时出现端坐呼吸，发绀等。哮喘症状可在数分钟内发作，经数小时至数天，可自行缓解或用支气管舒张药缓解。某些患者在缓解数小时后可再次发作。在夜间及凌晨发作和加重常是哮喘的特征之一。不典型者如咳嗽变异型哮喘，可仅表现为咳嗽；运动性哮喘可表现为在剧烈运动开始后6～10分钟或运动停止后2～10分钟出现胸闷、咳嗽和呼吸困难。

2. 体征

发作时典型体征为胸部呈过度充气状态，有广泛的哮鸣音，呼气音延长。辅助呼吸肌和胸锁乳突肌收缩加强。心率增快、奇脉、胸腹反常运动、发绀、意识障碍等常出现在严重哮喘患者中，提示病情严重。非常严重哮喘发作时，可出现呼吸音低下，哮鸣音消失，称为寂静胸，预示病情危重，随时会出现呼吸骤停。

哮喘患者如不发作可无任何症状和体征。

3. 分期

根据临床表现，哮喘可分为急性发作期、慢性持续期和缓解期。缓解期是指经治疗或未经治疗症状、体征消失，肺功能恢复到急性发作前水平，并维持4周以上。支气管哮喘病情的评价分为两个部分：

（1）哮喘急性发作时严重程度的评价：哮喘急性发作是指气促、咳嗽、胸闷等症状突然发生，常伴呼吸困难，以呼气流量降低为特征，多为接触变应原等刺激物或治疗不当所致。可在数小时或数天内病情加重，偶见于数分钟内出现生命危险，对病情应作及时、正确评估，给予有效的抢救措施。哮喘急性发作时严重程度评估，见下表（表2-9-1）。

表2-9-1　**哮喘急性发作严重程度的诊断标准**

临床特点	轻度	中度	重度	危重
精神状态	可有焦虑/尚安静	时有焦虑或烦躁	常焦虑、烦躁	嗜睡、意识模糊
体位	可平卧	喜坐位	端坐呼吸	
气促	步行、上楼时	稍事活动	休息时	
讲话方式	连续成句	常有中断	单字	不能讲话

续表

临床特点	轻度	中度	重度	危重
出汗	无	有	大汗淋漓	
呼吸频率	轻度增加	增加	常>30 次/分	
辅助呼吸肌活动及三凹征	常无	可有	常有	胸腹矛盾运动
哮鸣音	散在，呼吸末期	响亮、弥漫	响亮、弥漫	减弱乃至无
脉率	<100 次/分钟	100 ~ 120 次/分钟	>120 次/分钟	>120 次/分钟或脉率变慢或不规则
奇脉（收缩压下降）	无（10mmHg）	可有（10 ~ 25mmHg）	常有（>25mmHg）	
使用支气管舒张剂	能被控制	仅有部分缓解	无效	无效
PaO_2（吸空气）	正常	60 ~ 80mmHg	<60mmHg	<60mmHg
$PaCO_2$	<40mmHg	≤45mmHg	>45mmHg	>45mmHg
SaO_2（吸空气）	>95%	90% ~ 95%	≤90%	<90%
pH			降低	降低

注： 1mmHg = 0. 133kPa

（2）慢性持续期病情的总评价：许多哮喘病人在相当长的时期，即使没有急性发作，总有不同程度和（或）不同频度的症状出现（喘息、咳嗽、胸闷等），故常根据就诊前的临床表现、控制症状的治疗药物、肺功能等进行病情的总评价，见下表（表 2-9-2）。

表 2-9-2　**哮喘慢性持续期病情评价**

病情	临床特点	控制症状所需药物
间歇	间歇出现症状，<每周 1 次短期发作（数小时 ~ 数天），夜间哮喘症状≤每月 2 次，发作间期无症状，肺功能正常，PEF 或 FEV_1 ≥80% 预计值，PEF 变异率<20%	按需间歇使用快速缓解药：如吸入短效 β_2 肾上腺素受体激动剂治疗，用药强度取决于症状的严重程度，可能需要吸入糖皮质激素
轻度	症状≥每周 1 次，但<每天 1 次，发作可能影响活动和睡眠，夜间哮喘症状>每月 2 次，PEF 或 FEV_1 ≥80% 预计值，PEF 变异率 20% ~ 30%	用一种长期预防药物：在用抗炎药物时可以加用一种长效支气管舒张药（尤其用于控制夜间症状）
中度	每日有症状，发作影响活动和睡眠，夜间哮喘症状>每周 1 次，PEF 或 FEV_1 ≥60%，<80% 预计值，PEF 变异率>30%	每日应用长期预防药物：如吸入糖皮质激素，每日吸入短效 β_2 肾上腺素受体激动剂和（或）长效支气管舒张剂（尤其用于控制夜间症状）
严重	症状频繁发作，夜间哮喘频繁发作，严重影响睡眠，体力活动受限，PEF 或 FEV_1 < 60% 预计值，PEF 变异率>30%	每日用多种长期预防药物、大剂量吸入糖皮质激素，长效支气管舒张药和（或）长期口服糖皮质激素

注： 一个病人只要具备某级的一个特点较严重，则可将其列入该级之中。

4. 并发症

发作时可出现自发性气胸、纵隔气肿和肺不张等并发症。长期反复发作和感染可并发慢性支气管炎、肺气肿、支气管扩张、肺纤维化、间质性肺炎和肺源性心脏病。

【辅助检查】

1. 肺功能检查

这是确诊支气管哮喘和评估哮喘控制程度的重要依据之一。

(1) 通气功能测定：在哮喘发作时呈阻塞性通气功能改变，有关呼气流速的指标，如1秒钟用力呼气量（FEV_1）、$FEV_1/FVC\%$、呼气流量峰值（PEF）等全部下降；肺容量指标有用力肺活量（VC）降低，残气量、功能残气量、肺总量增加，残气/肺总量比值增高。缓解期上述指标逐渐恢复。

(2) 支气管激发试验（bronchial provocation test，BPT）：用以测定气道反应性。吸入激发剂后其通气功能下降、气道阻力增加。一般适用于通气功能在正常预计值的70%以上的患者。在设定的激发剂量范围内，如FEV1下降≥20%，可诊断为激发试验阳性。

(3) 支气管舒张试验（bronchial dilation test，BDT）：用以测定气道可逆性。有效的支气管舒张药可使发作时的气道痉挛得到改善，肺功能指标好转。舒张试验阳性诊断标准：①FEV1较用药前增加12%或以上，且其绝对值增加200ml或以上；②PEF较治疗前增加60L/min或增加>20%。

(4) 呼气峰流速（PEF）及其变异率测定：PEF可反映气道通气功能的变化。哮喘发作时PEF下降。此外，由于哮喘有通气功能时间节律变化的特点，常于夜间或凌晨发作或加重，使其通气功能下降。若24小时内PEF或昼夜PEF波动率≥20%，也符合气道可逆性改变的特点。PEF可用呼气峰流速仪反复测定，是一个方法简便的有用指标，适于随时观察病情和预后。

2. 动脉血气分析

严重哮喘发作可有不同程度的低氧血症（PaO_2降低），缺氧引起反射性肺泡通气过度导致低碳酸血症（$PaCO_2$降低）、呼吸性碱中毒。如病情进一步加剧，气道严重阻塞，可有PaO_2降低而$PaCO_2$增高，表现呼吸性酸中毒。如缺氧明显，可合并代谢性酸中毒。

3. 胸部X线检查

哮喘发作时两肺透亮度增加，呈过度充气状态。并发感染时，可见肺纹理增加和炎性浸润阴影。通过该检查还可发现气胸、纵隔气肿和肺不张等并发症。

4. 血液检查

发作时可有嗜酸性粒细胞增高，但多不明显。并发感染者白细胞计数和中性粒细胞比例增高。

5. 痰液检查

涂片可见较多的嗜酸性粒细胞及其退化形成的夏科雷登（Charcort-Ley-den）结晶、黏液栓（Curschmann螺旋体）和透明的哮喘珠（Laennec珠）。合并细菌感染时，痰涂片、痰培养及药物敏感试验有助于病原菌诊断和治疗。

6. 特异性变应原的检测

可通过变应原皮试或血清特异性IgE测定证实哮喘患者的变态反应状态，以帮助了解导致个体哮喘发生和加重的危险因素，也可帮助确定特异性免疫治疗方案。

【诊断要点】

(1) 反复发作喘息、气急、胸闷或咳嗽，多与接触变应原、冷空气、物理、化学性刺激以及病毒性上呼吸道感染、运动等有关。

(2) 发作时在双肺可闻及散在或弥漫性，以呼气相为主的哮鸣音，呼气相延长。

(3) 上述症状和体征可经治疗缓解或自行缓解。

(4) 除外其他疾病所引起的喘息、气急、胸闷和咳嗽。

(5) 临床表现不典型者（如无明显喘息或体征），应至少具备以下 1 项肺功能试验阳性：①支气管激发试验或运动激发试验阳性，②支气管舒张试验阳性，FEV1 增加≥12%，且 FEV1 增加绝对值≥200ml；③呼气流量峰值（PEF）日内（或 2 周）变异率≥20%。

符合 1～4 条或 4、5 条者，可以诊断为哮喘。

【治疗要点】

迄今尚无特效的治疗方法，但长期有计划的防治，可保持疗效和预防复发。治疗原则：长期、规范、持续、个体化治疗；发作期快速缓解症状，预防哮喘致命性后果；缓解期长期抗炎治疗，控制发作，降低气道高反应性，避免激发因素。

（一）脱离变应原

脱离变应原是哮喘治疗最有效的方法。如能找出引起哮喘发作的变应原或其他非特异性刺激因素，立即使病人脱离变应原的接触。

（二）药物治疗

1. 缓解药物

这些药物通过迅速解除支气管痉挛从而缓解哮喘症状。

(1) 支气管舒张药：主要作用为舒张支气管，也具有抗炎等作用。

1) β_2肾上腺素受体激动剂（简称 β_2受体激动剂）：主要通过舒张支气管平滑肌，改善气道阻塞，是控制哮喘急性发作的首选药物。此类药物较多，可分为短效（维持 4～6h）和长效（维持 12h）β_2受体激动剂。后者又可分为速效（数分钟起效）和缓慢起效（30min 起效）2 种，见表 2-9-3。

表 2-9-3　　**常用 β_2 肾上腺素受体激动剂**

起效时间	作用维持时间	
	短效	长效
短效	沙丁胺醇吸入剂 特布他林吸入剂 非诺特罗吸入剂	福莫特罗吸入剂
慢效	沙丁胺醇口服剂 特布他林口服剂	沙美特罗吸入剂

用法：①吸入给药：包括气雾剂、干粉剂和溶液等，是缓解轻至中度急性哮喘症状的首选。②口服给药：适用于轻、中度急性发作期病人。③静脉给药：沙丁胺醇0.5mg静注，适用于严重哮喘，对心血管疾病和甲状腺功能亢进者慎用。

2）茶碱类：为黄嘌呤类生物碱。具有舒张支气管平滑肌及强心、利尿、扩张冠状动脉、兴奋呼吸中枢和呼吸肌等作用。低血浓度茶碱（5～10μg/ml）还具有明显抗炎、免疫调节和降低气道高反应性等作用，是目前治疗哮喘的有效药物。联合应用茶碱、激素和抗胆碱药物具有协同作用。但本品与β_2受体激动剂联合应用时易出现心率增快和心律失常，应慎用并适当减少剂量。

用法：①口服给药：包括氨茶碱和控（缓）释型茶碱。用于轻至中度哮喘发作和维持治疗。②静脉给药：氨茶碱加入葡萄糖溶液中缓慢静脉注射或静脉滴注，适用于重、危重症哮喘。静注首次剂量为4～6mg/kg，维持量为0.8～1.0mg/kg，日注射量一般<l.0g。

3）抗胆碱药：为M胆碱受体阻滞药。异丙托溴铵雾化吸入约5min起效，维持4～6h。吸入后阻断节后迷走神经通路，降低迷走神经兴奋性，阻断因吸入刺激物引起的反射性支气管收缩而致支气管舒张。与β_2受体激动剂联合协同作用，尤其适用于夜间哮喘和痰多者。

（2）控制药物：控制药物指需要长期每天使用的药物。这些药物主要通过抗炎作用使哮喘维持临床控制。

1）糖皮质激素（简称激素）：该药主要通过多环节阻止气道炎症的发展及降低气道高反应性，是最有效的控制气道炎症的药物。可采用吸入、口服和静脉用药，吸入为首选途径。口服给药适用于轻中度哮喘发作、慢性持续哮喘大剂量吸入激素联合治疗无效的患者和作为静脉应用激素治疗后的序贯治疗。一般使用半衰期较短的激素（如泼尼松、泼尼松龙或甲泼尼龙等）。重度或严重哮喘发作时，应及早静脉给药，如琥珀酸氢化可的松（100～400mg/d）、地塞米松（10～30mg/d）或用甲泼尼龙（80～160mg/d），症状缓解后渐减量，并改口服和吸入雾化剂维持。常用的吸入激素有4种，见表2-9-4。

表2-9-4　　常用吸入型糖皮质激素的每天剂量与互换关系（Lg）

药物	低剂量	中剂量	高剂量
二丙酸倍氯米松	200～500	500～1000	＞1000～2000
布地奈德	200～400	400～800	＞800～1600
丙酸氟替卡松	100～250	250～500	＞500～1000
环索奈德	80～160	160～320	＞320～1280

2）色苷酸钠：是一种非糖皮质激素抗炎药。主要通过抑制炎症细胞（尤其是肥大细胞）释放多种炎性介质，能预防变应原引起速发和迟发反应，以及过度通气、运动引起的气道收缩。因口服本药胃肠道不易吸收，宜采用干粉吸入20mg或雾化吸入3.5～7mg,，每日3～4次。孕妇慎用。

2. 其他药物

酮替芬和新一代H_1受体拮抗剂（阿司咪唑、曲尼斯特等），对季节性和轻症哮喘有效，也适用于β_2受体激动剂有副作用者或联合用药。白三烯拮抗剂有5-脂氧酶抑制剂和半胱氨酰白三烯受体拮抗剂。尤其适用于阿司匹林哮喘、运动性哮喘和伴有变应性鼻炎哮喘患者的治疗。

3. 急性发作期的治疗

治疗目的：①尽快缓解气道阻塞；②纠正低氧血症；③恢复肺功能；④预防哮喘进一步加重或再次发作；⑤防止并发症。临床根据哮喘分度进行综合性治疗。

（1）轻度：通过定量雾化（MDI）吸入或干粉剂吸入短效 β_2受体激动剂，如沙丁胺醇、特布他林（200～400μg）后，5～10min 起效，维持 4～6h，可间断吸入。如症状无改善可加服 β_2受体激动剂控释片或小量茶碱控释片（200mg/d），长效 β_2受体激动剂用于夜间哮喘，可吸入沙美特罗或口服班布特罗。每天定时吸入糖皮质激素（200～600μg）或加用抗胆碱药（异丙托溴铵）气雾剂吸入。

（2）中度：规则吸入 β_2受体激动剂或口服其长效药。加用氨茶碱 0.25g（加入 10% 葡萄糖液 40ml）缓慢静注。症状不缓解者可加用抗胆碱药气雾剂吸入，或加服白三烯拮抗剂。同时糖皮质激素吸入剂量增大（>600μg/d）或口服糖皮质激素 60mg/d。

（3）重度至危重度：β_2受体激动剂持续雾化吸入，或沙丁胺醇或氨茶碱静滴。雾化吸入抗胆碱药。口服白三烯拮抗剂。糖皮质激素（琥珀酸氢化可的松）静滴 100～300 mg/d。病情好转，逐渐减量，改为口服。氧疗，控制感染，维持水、电解质、酸碱平衡。如氧疗不能纠正缺氧，可行机械通气。

4. 哮喘非急性发作期的治疗

哮喘经急性发作期治疗症状好转后，其慢性炎症病理生理改变仍存在，必须制定长期的治疗方案，防止哮喘再次急性发作。注意个体差异，以最小量、最简单的联合应用，副作用最小和最佳控制症状为原则，根据病情评价，按不同程度选择合适的治疗方案，见表 2-9-5。

表 2-9-5　**根据哮喘病情控制分级制订治疗方案**

降级		治疗级别	升级	
第 1 级	第 2 级	第 3 级	第 4 级	第 5 级
哮喘教育　环境控制				
按需使用短效 β_2受体激动剂	按需使用短效 β_2受体激动剂			
控制性药物	选用 1 种	选用 1 种	加用 1 种或以上	加用 1 种或 2 种
	低剂量 ICS	低剂量 ICS+LABA	中剂量 ICS+LABA	口服最小剂量糖皮质激素
	白三烯调节剂	中高剂量 ICS	白三烯调节剂	抗 IgE 治疗
		低剂量 ICS+白三烯调节剂	缓释茶碱	
		低剂量 ICS+缓释茶碱		

注： ICS—吸入性糖皮质激素，LABA—长效 β_2受体激动剂

5．免疫疗法

免疫疗法有特异性和非特异性两种，前者又称脱敏疗法（或称减敏疗法）。由于有60%的哮喘发病与特异性变应原有关，采用特异性变应原（如螨、花粉、猫毛等）作定期反复皮下注射，剂量由低至高，以产生免疫耐受性，使患者脱（减）敏。脱敏治疗的局部反应发生率约为5%～30%（皮肤红肿、风团、瘙痒等），全身反应包括荨麻疹、结膜炎/鼻炎，喉头水肿、支气管痉挛以及过敏性休克等，有个别报道死亡者（死亡率1/10万以下），因而脱敏治疗需要在有抢救措施的医院进行。

除常规的脱敏疗法外，季节前免疫法，对于一些季节性发作的哮喘患者（多为花粉致敏），可在发病季节前3～4个月开始治疗，除皮下注射以外，目前已发展了口服或舌下（变应原）免疫疗法，但尚不成熟。

非特异性疗法，如注射卡介苗、转移因子、疫苗等生物制品抑制变应原反应的过程，有一定辅助的疗效。目前采用基因工程制备的人工重组抗IgE单克隆抗体治疗中、重度变异性哮喘，已取得较好效果。

【主要护理诊断/问题】

（1）气体交换受损：与支气管痉挛、气道炎症、黏液分泌增加、气道阻塞有关。

（2）清理呼吸道无效：与气道平滑肌收缩、痰液黏稠、排痰不畅、无效咳嗽、疲乏有关。

（3）有体液失衡的危险：与进食少、出汗多、呼吸快有关。

（4）潜在的并发症：呼吸衰竭、心功能不全。

（5）知识缺乏：缺乏正确使用气雾剂、识别哮喘发作、避免诱因等有关知识。

【护理措施】

1．急性发作期护理

（1）环境和体位：有明确过敏原者，应尽快脱离变应原。根据病情提供舒适体位，被迫端坐呼吸者提供床旁桌以作支撑，减少体力消耗。提供安静、舒适、冷暖适宜的环境，保持空气流通。病室内避免花草、地毯、皮毛、吸烟及尘埃飞扬等。

（2）心理护理：病人急性发作时常出现紧张、烦躁不安、焦虑、恐惧等心理反应，可加重或诱发呼吸困难，医护人员应多陪伴在病人身边，通过语言和非语言沟通，安慰病人，使病人避免紧张，保持情绪稳定。

（3）解除支气管痉挛，改善呼吸因难：首选吸入用药，以提高疗效、减少不良反应。静脉用药时确保平喘药及糖皮质激素准确输入。氨茶碱宜用注射泵控制其速度，使血浆浓度保持在10～20μg/ml才发挥疗效，并观察有无严重的并发症出现。

（4）氧疗：遵医嘱立即经鼻导管或面罩给氧。一般氧流量1～3L/min，氧浓度<40%。

（5）促进排痰：痰液阻塞气道是急症哮喘病情难以缓解的重要原因之一。因此加强排痰，保持气道通畅甚为重要。痰液黏稠者可定时雾化吸入生理盐水，加入硫酸庆大霉素、α-糜蛋白酶、β_2受体激动剂、糖皮质激素等药物，密切观察药物疗效和副作用。指导病人进行有效咳嗽，协助翻身、拍背或体位引流，有利于分泌物的排出。痰鸣音重，无力咳嗽，行经口鼻吸痰，动作要轻柔。

（6）观察病情，补充水分：观察病人神志、面容、出汗、发绀、呼吸困难程度等，监测呼吸音、哮鸣音变化，了解病情和治疗效果。加强对急性发作病人的监护，尤其是夜间和凌晨易发作，及时发现危重症状或并发症。同时因患者出汗较多，张口呼吸，从呼吸道丢失大量水分，应注意观察和记录出入量，做好口腔护理，及时补液以防酸中毒及电解质紊乱。轻中度发作者应鼓励病人每天饮水2500～3000ml，以补充丢失的水分，稀释痰液，防止便秘，改善呼吸功能。重症者应予静脉补液，并调节好滴数，防止肺水肿的发生。

（7）气管插管配合：如患者经处理后症状末改善甚至出现呼吸表浅伴神志不清或昏迷，特别是$PaCO_2$进行性升高伴酸中毒，或因哮喘严重发作曾气管插管者应立即配合医生行气管插管，准备好气管插管所需药物、呼吸机、监护仪，开放有效的静脉通路，及时清理气道，按医嘱及时使用药物。

2. 用药护理

（1）β_2受体激动剂：①指导病人按需用药，不宜长期规律使用，因为长期应用可引起β_2受体功能下调和气道反应性增高，出现耐受性。②指导病人正确使用雾化吸入器，以保证有效地吸入药物治疗剂量。③沙丁胺醇静注时应注意滴速（2～4μg/min），并注意观察心悸、骨骼肌震颤等副作用。

（2）茶碱类：静脉注射浓度不宜过高，速度不宜过快，注射时间应在10min以上，以防中毒症状发生。慎用于妊娠、发热、小儿或老年，心、肝、肾功能障碍或甲状腺功能亢进者。与西咪替丁、大环内酯类、喹诺酮类药物等合用时可影响茶碱代谢而排泄减慢，应减少用量。观察用药后疗效和副作用，如恶心、呕吐等胃肠道症状，心动过速、心律失常、血压下降等心血管症状，偶有兴奋呼吸中枢作用，甚至引起抽搐直至死亡。用药中最好监测氨茶碱血浓度。

（3）糖皮质激素：注意观察和预防副作用：①部分病人吸入后可出现声音嘶哑、口咽部念珠菌感染或呼吸道不适。指导病人喷药后用清水充分漱口，使口咽部无药物残留，以减轻局部反应和胃肠吸收。②如长期吸入剂量>lmg/d可引起骨质疏松等全身副作用，应注意观察；联合使用小剂量糖皮质激素和长效β_2受体激动剂或控释茶碱，可以减少吸入糖皮质激素的副作用。③口服用药宜在饭后服用，以减少对消化道的刺激。长期全身用药应注意肥胖、糖尿病、高血压、骨质疏松、消化性溃疡等副作用；④气雾吸入糖皮质激素可减少其口服量。当用吸入剂替代口服剂时，开始时应在口服剂量的基础上加用吸入剂，在2周内逐步减少口服量。嘱病人勿自行减量或停药。

（4）色苷酸钠：吸入后在体内无积蓄作用，一般在4周内应见效，如8周无效者应弃用。少数病人吸入后有咽喉不适、胸部紧迫感、偶见皮疹，甚至诱发哮喘。必要时可同时吸入β_2受体激动剂，防止哮喘的发生。本药不采用溶液气雾吸入，因在肺内滞留时间短暂，疗效差。

（5）其他：抗胆碱药吸入时，少数病人可有口苦或口干感。酮替芬有镇静、头晕、口干、嗜睡等副作用，持续服药数天可自行减轻，慎用于高空作业人员、驾驶员、操纵精密仪器者。白三烯调节剂的主要副作用是较轻微的胃肠道症状，少数有皮疹、血管性水肿、转氨酶增高，停药后可恢复。在发作或缓解期禁用β肾上腺素受体阻滞剂（普萘手洛尔等），以免引起支气管平滑肌收缩而诱发或加重哮喘。

3. 饮食护理

提供清淡、易消化、足够热量的饮食，避免进食硬、冷、油煎食物。若能找出与哮喘发作相关的食物，如鱼、虾、蟹、蛋类、牛奶等，宜避免食用。戒烟酒。

【健康教育】

尽管哮喘尚不能根治，但通过有效的管理，通常可以实现哮喘控制。对患者进行哮喘教育是最基本的环节，应包括以下内容：

1）疾病知识指导：指导病人增加对哮喘的病因、发病机制、长期治疗方法、控制目的和效果的认识，以提高病人的治疗依从性。

2）避免诱发因素：尽管对已确诊的哮喘患者应用药物干预，对控制症状和改善生活质量非常有效，但仍应尽可能避免或减少接触危险因素，以预防哮喘发病和症状加重。应针对个体情况，指导病人有效控制可诱发哮喘发作的各种因素。

3）自我监测：指导病人坚持记录哮喘日记，内容包括症状评分、应用药物、PEF，哮喘控制测试（ACT）变化等。学会识别哮喘先兆、哮喘发作征象和相应自我处理方法，如何及何时就医。

4）心理指导：帮助病人认识精神心理因素在哮喘发病中的作用，指导病人培养乐观情绪，保持规律生活，积极参加体育锻炼，最大程度保持劳动能力，以有效减少不良心理反应诱发哮喘的频率。

5）药物吸入装置及使用方法：

（1）介绍雾化吸入的器具：根据病人文化层次、理解能力、疾病程度、经济状况等，提供雾化吸入器相关的学习资料。定量雾化吸入器（MDI）的使用需要病人协调呼吸动作，且有50%以上的药液因惯性冲撞而停留在口咽部，仅有10%的药液沉降在肺内局部发挥作用，难以输送较大剂量药物，但是MDI具有药物定量、操作简单、不必定期消毒、无院内交叉感染、便于携带、价格低廉等特点，仍适用于吸入任何药物的所有病人，是目前普遍使用的吸入器。

（2）定量雾化吸入器（图2-9-2）的正确使用方法：①医护人员示教，介绍装置的结

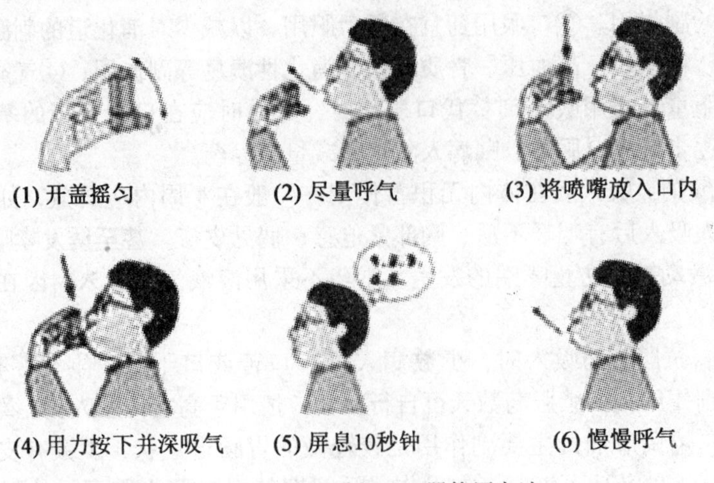
(1) 开盖摇匀
(2) 尽量呼气
(3) 将喷嘴放入口内
(4) 用力按下并深吸气
(5) 屏息10秒钟
(6) 慢慢呼气

图 2-9-2　定量雾化吸入器使用方法

构，每次使用前应摇匀药液，深呼气至不能再呼（残气位）时，张开口腔，将 MDI 喷嘴放于口中，闭口以包住咬口，经口缓慢吸气（0.5L/s），在吸气开始时以手指揿压喷药，至吸气末（肺总量位）屏气 5～10s，使较小的雾粒沉降在气道远端（肺内），然后缓慢呼气，休息 3min 后可再使用一次。②病人反复练习，医护人员评估病人使用情况，指出不足之处和改正方法，直到病人正确掌握。③指导病人雾化吸入药物后漱口，减少口咽部雾滴的刺激。④病人学会清洗、保存和更换吸入器等常规方法。

（3）特殊 MDI 的使用：对不易掌握 MDI 吸入方法的儿童或重症病人，可在 MDI 上加贮雾瓶，使雾化释出的药物在瓶中停留数秒，以便病人能从容吸入，减少雾滴在口咽部沉积引起刺激，增加雾化吸入疗效。但贮雾瓶携带不方便，比单用 MDI 的费用高。

6）峰流速仪的使用方法：峰流速仪（图 2-9-3）是一种能快速、客观反映呼气峰值流速（PEF）的仪器。哮喘病人可以在家中自备峰流速仪，随时监测 PEF 及日变异率，并记录

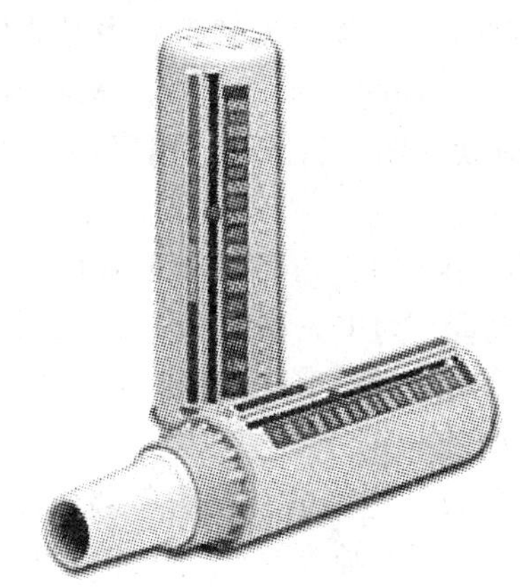

图 2-9-3　峰流速仪

哮喘日记或绘成图表，用以评价与监测哮喘轻重程度。首先要检测仪器是否正常，上下移动峰流速仪，如果游表的指针不动，则表明是正常的，如果游表的指针随着峰流速仪上下移动而“随意活动”，则表明仪器已损坏。用手指轻轻地将游表上的指针置于 0 度上，即可开始测量，测量时病人取站立位或直坐在椅子上，右手水平持峰流速仪，注意手指不要阻挡游表指针移动，尽量深吸一口气，然后快速将峰流速仪的咬口塞进口腔，用口唇紧紧包围住咬口，注意不要将舌头放在吹气口内，然后用最大力气和最快速度将气呼出，最后观察峰流速仪上游表指针停留指向的刻度，可重复测量 3 次，选择最大值作为呼气峰值流速。注意整个呼气动作要连贯，中间不能停止，要做到“一气呵成”。若游表指针停留在黄线区域或红线区域说明病情有变化，应及时就诊。

（王燕）

第十节　原发性支气管肺癌

原发性支气管肺癌（primary bronchogenic carcinoma），简称肺癌，起源于支气管黏膜

或腺体，常有区域性淋巴转移和血行转移。早期以刺激性咳嗽、痰中带血等呼吸道症状多见，癌肿生长速度和转移扩散的情况，与癌瘤的组织学类型、分化程度等生物学特性有一定关系。根据2003年WHO公布的资料显示，肺癌无论是发病率还是死亡率均居于全球癌症首位。本病多在40岁以上发病，发病年龄高峰在60～79岁之间。男女患病率为2.3∶1。

【分类】

1．按解剖学分类

可分为中央型肺癌和周围型肺癌。起源于主支气管、肺叶支气管的肺癌，位置靠近肺门者，称为中央型肺癌，以鳞状上皮细胞癌和小细胞未分化癌多见；起源于肺段支气管以下的肺癌，位置在肺的周围部分者称为周围型肺癌。

2．根据细胞分化程度和形态特征分类

（1）鳞状上皮细胞癌（鳞癌）：在各种类型肺癌中最为常见，约占50%。患病年龄大多在50岁以上，男性居多，与吸烟的关系最密切。大多起源于较大的支气管，常为中央型肺癌，易形成息肉或无蒂肿块而阻塞管腔引起阻塞性肺炎。生长缓慢，病程较长，首先经淋巴转移，血行转移发生较晚。

（2）小细胞未分化癌（小细胞癌）：占各种类型肺癌的20%。患病年龄较轻，无明显性别差异。通常发生于大支气管，为中央型肺癌。呈浸润性生长，可造成管腔狭窄。恶性度最高，生长快，转移早，早期即可出现淋巴和血行广泛转移，在诊断时大多已出现肺外转移，在各型肺癌中预后最差。

（3）腺癌：发病率比鳞癌和未分化癌低，发病年龄较轻，女性相对多见。多数腺癌起源于肺边缘较小的支气管，为周围型肺癌。早期一般没有明显的临床症状，往往在胸部X线检查时被发现。表现为圆形或椭圆形肿块，一般生长较慢，但有时早期即发生血行转移。淋巴转移则发生较晚。

（4）大细胞未分化癌（大细胞癌）：临床相对少见。与鳞癌和腺癌比较，此型缺乏自身特征，由带丰富胞浆的较大的恶性细胞构成，可发生在任何部位，但以周围型多见。生长迅速，恶性度较高，但转移较小细胞癌晚。

从治疗的角度出发，临床又常将肺癌概括为小细胞肺癌（SCLC）和非小细胞肺癌（NSCLC），约80%的肺癌患者属于后者，含鳞癌、腺癌和大细胞癌。

【病因与发病机制】

目前尚未完全明确，研究表明其发生与下列因素有关。

1．吸烟

吸烟，特别是吸纸烟，是肺癌的重要危险因素。与不吸烟者相比，吸烟者肺癌发生的危险性平均高9～10倍。吸烟量越多，吸烟年限越长，肺癌的发生率和死亡率越高。被动吸烟也是肺癌的病因之一。烟雾中主要致癌物质为苯并芘，其他还有一氧化碳、尼古丁、亚硝胺、微量的放射性元素钋等。长期吸烟可引致支气管黏膜上皮细胞增生、鳞状上皮化生、核异形变诱发鳞状上皮癌或未分化小细胞癌。

2．职业因素

从事石棉、砷、烟尘和沥青等职业者肺癌发病率高，从接触到发生肺癌的时间与暴露程度有关，通常超过10年，平均为16～17年。石棉是公认的致癌物质，可能是肺癌中最常见的职业因素。此外，铀镭等放射性物质及其衍化物致癌性碳氢化合物暴露与肺癌发生也密切相关。

3. 大气污染

资料表明环境污染与肺癌有关。如汽车废气、工业废气、公路沥青等物质，甚至烹调时的烟雾、室内用煤、装修材料的污染也是肺癌的危险因素。

4. 饮食与营养

调查资料提示，摄入食物中维生素A含量低或血清维生素A低，患肺癌的危险性高。动物实验证明，维生素A及其衍生物β胡萝卜素能抑制化学致癌物诱发的肿瘤。

5. 其他：遗传因素、结核瘢痕、肺部慢性炎症、土壤中硒和锌含量的降低等对肺癌的发生可能也有一定的作用。

【临床表现】

近5%的患者无症状，仅在胸部X线检查时发现。肺癌的临床表现多种多样，取决于肿瘤发生的部位、大小、类型、发展阶段及有无转移。

1. 原发肿瘤引起的症状及体征

（1）咳嗽：常为肺癌早期症状，因癌肿长在支气管肺组织上，通常会产生呼吸道刺激症状而发生刺激性干咳，可无痰或有少许白色黏液痰；癌肿增大引起支气管狭窄，咳嗽可呈高调金属音，伴有局限性固定性喘鸣。继发阻塞性肺炎或肺脓肿时痰量增多，呈脓性。弥漫性肺癌导致大面积肺泡受累时，患者除咳嗽外还有明显呼吸困难。

（2）咯血：部分患者以咯血为首发症状，多为间断或持续性血痰。如癌肿糜烂侵犯大血管可引起大咯血，但少见。

（3）发热：肿瘤坏死可引起发热，但多数发热是由于肿瘤向腔内生长阻塞支气管后引起的阻塞性肺炎所致。程度不一，轻者仅有低热，重者可有高热。因其用抗生素药物治疗可获暂时缓解，易导致误诊。

（4）体重下降：可表现为进行性体重下降、消瘦，晚期患者极度消瘦呈恶病质。

2. 肿瘤肺外胸内扩展表现

肿瘤向肺外生长进入胸腔、胸壁、纵隔或侵犯附近结构和神经而引起相应症状，约15%患者可见。

（1）胸痛：病变累及胸膜时，可出现胸痛，是肺癌晚期患者经常表现出来的症状，多为钝痛或刺痛，部位较固定，逐渐加剧呈持续性，常伴癌性胸腔积液。

（2）声音嘶哑：控制左侧发音功能的喉返神经由颈部下行至胸部，绕过心脏的大血管返行向上至喉，从而支配发音器官的左侧。因此，若肿瘤侵及纵隔左侧，使喉返神经受到压迫，患者可出现声音嘶哑，但却无咽痛及上呼吸道感染的其他症状。

（3）上腔静脉阻塞综合征：因肿瘤侵及纵隔右侧压迫上腔静脉，致上腔静脉回流受阻。患者表现为头面部和上半身淤血水肿，颈部肿胀、颈静脉怒张、前胸壁静脉曲张，可有头痛、头昏或眩晕。

（4）Horner综合征：肺尖癌压迫或侵犯颈交感神经节时，出现患侧眼球凹陷，上睑下垂、瞳孔缩小、眼裂狭窄、患侧上半胸部皮肤温度升高、无汗等，称为Horner综合征。

肺尖癌压迫或侵犯臂丛神经时，出现该侧肩部及上肢放射状灼热疼痛、上肢无力及感觉障碍。膈神经受侵时可致膈肌麻痹，出现气急、胸闷。纵隔淋巴结肿大压迫食管可致吞咽困难。心包受侵时出现心包积液、气急等。

3. 肿瘤胸外转移表现

以小细胞肺癌居多，其次依次为大细胞癌、腺癌、鳞癌。血行转移常见部位依次是骨、肝、脑等。临床随转移部位不同而有相应的症状、体征。骨转移，常见肋骨、骨盆、脊椎骨等，表现局部疼痛和压痛。肝转移有黄疸、食欲减退、肝大、肝区疼痛、腹水等。脑转移表现头痛、眩晕、呕吐、共济失调、复视、精神状态异常等。体表淋巴结转移可体查到锁骨上及腋下淋巴结肿大。

4. 非转移性胸外表现

非转移性胸外表现也称副癌综合征，指与肺癌有关，但与肿瘤的压迫、转移均无关的一组内分泌、神经肌肉或代谢异常的综合征。临床表现多样且缺乏特异性，近2%的患者可见，以小细胞肺癌最多见。这类表现可出现在癌肿本身所引起的症状之前，而且随着原发灶的演变而变化，因此可作为早期肺癌诊断的线索和监测肿瘤的复发。主要表现在以下方面。

（1）神经肌肉综合征：癌性神经肌肉病变是肺癌最常见的非转移性胸外表现，发生率近15%，主要异常有小脑退行性变、运动神经病变、多神经炎合并运动和感觉障碍、多发性肌炎、肌病、肥大性骨关节病、杵状指（趾）等。

（2）异位内分泌综合征：突出的表现为皮肤色素沉着、血压高、浮肿、多毛和痤疮，但典型库欣综合征的多血质、向心性肥胖和皮肤紫纹则少见。在癌组织和循环血中可测到促肾上腺皮质激素（ACTH）增高，大剂量地塞米松试验不能抑制皮质醇的分泌。

（3）抗利尿激素（ADH）分泌：异位ADH具有同精氨酸加压素相同的生物作用，刺激肾小管回吸收水分，因此患者主要表现为水中毒和稀释性低钠血症、低渗透压的症状，可见倦怠无力、头痛、厌食、恶心呕吐，严重者可出现精神症状，乃至惊厥昏迷。

（4）类癌综合征：典型特征是阵发性皮肤、心血管、胃肠道和呼吸功能的异常。表现为面部或上肢皮肤潮红、水样腹泻、阵发性心动过速、喘息等。这些表现与癌细胞产生的多种血管活性物质，如5-羟色胺、缓激肽、组胺及前列腺素等有关。

还可见异位甲状旁腺激素分泌引起高钙血症、胰岛素样活动而致低血糖、异位促性腺激素分泌而致男性乳房轻度发育等。

【辅助检查】

（1）影像学检查：发现肺癌的重要方法之一，包括透视、X线胸片、胸部CT、磁共振成像（MRI）等检查。X线胸片中央型肺癌多表现为单侧性不规则的肺门肿块；周围型肺癌表现为边界毛糙的结节状或团块状阴影。

（2）痰液脱落细胞检查：是简单有效的早期诊断肺癌的方法之一，但阳性率要受肿瘤的类型、标本是否符合要求及送检次数和病理医生的水平高低等因素影响。为此，送检标本应为深部咳出的新鲜痰，并连续送检3~4次为宜。

（3）纤维支气管镜检查：可直接观察并配合刷检、活检等手段诊断肺癌。

（4）其他检查：尚有肺活检、胸腔积液癌细胞检查、淋巴结活检、肿瘤标记物检查等。

【诊断要点】

早期肺癌诊断与肺癌的治疗效果密切相关。应具有高度警惕性，详细采集病史、体格检查和相关辅助检查进行综合判断，可使80%以上患者得到确诊。对于有下列临床特征，特别是年龄在40岁以上的吸烟者，应立即采取相关检查，以明确病情：无明显诱因的刺激性咳嗽持续2~3周，治疗无效；或原有慢性呼吸道疾病，咳嗽性质改变者；持续或反复在短期内痰中带血而无其他原因可解释者；反复发作的同一部位的肺炎，特别是段性肺炎；原因不明的肺脓肿，无中毒症状及异物吸入史，抗炎治疗效果不显著者；原因不明的四肢关节疼痛及杵状指（趾）；X线胸片表现局限性肺气肿或段、叶性肺不张，孤立性圆形病灶和单侧性肺门阴影增大者，或原有肺结核、病灶已稳定，而形态或性质发生改变者；无中毒症状的胸腔积液，尤其是血性，进行性增加者；尚有一些上述的肺外表现的症状者。

【治疗要点】

肺癌治疗方案主要根据肿瘤的组织学类型、临床分期和患者对治疗的耐受程度决定。化学药物治疗对小细胞未分化癌最敏感，鳞癌次之，腺癌治疗效果最差。通常小细胞肺癌发现时已转移，难以通过手术根除，主要依赖化疗或放化疗综合治疗。非小细胞肺癌可为局限性，对化疗反应较小细胞肺癌差，部分外科手术或放疗可获根治。对可耐受手术的Ⅰa、Ⅰb、Ⅱa、Ⅱb非小细胞肺癌患者首选手术治疗。生物免疫治疗是继手术、放疗、化疗之后第四大新型治疗方法，生物缓解调节剂（BRM）如小剂量干扰素、集落刺激因子和中医药等能增强机体对化疗、放疗的耐受性，提高疗效。其他局部治疗方法，如经支气管动脉灌注加栓塞治疗，经纤维支气管引导腔内置入治疗源做近距离照射，以及经纤维支气管镜电刀切割癌体或行激光治疗等，近期疗效较好，尤其对多血管型明显，对缓解病人的症状和控制肿瘤的发展也有较好疗效。

【护理要点】

1．一般护理

为患者提供舒适、整洁、安静的环境，在放化疗期间定期用紫外线灯照射消毒病室，以避免感染的发生。鼓励患者积极休息，保证充足的睡眠。做好饮食护理，提供高蛋白、高热量、高维生素易消化的营养饮食，少量多餐，调配好食物的色、香、味，以刺激食欲。有恶心、呕吐者饭前给予口腔护理，必要时遵医嘱予以止呕药。不能进食者或吞咽困难者给予鼻饲，必要时静脉输入营养素。肺癌晚期患者营养状况一般较差，极易产生压疮，应做好压疮预防护理。

2．心理护理

对大多数已经知道诊断结论的患者，根据患者的年龄、职业、文化程度及性格及心理承受能力等情况，给予不同的解释安慰，使病人感受到关爱，增强对治疗的信心。对于家属特殊要求隐瞒病情的患者，应加强沟通技巧，采取必要的保护措施，合理隐瞒，打消患者疑虑，使其积极配合治疗。重视家属的心理反应，使家属对患者的病情变化保持镇静，以免负性情绪影响患者，加重病情。晚期患者会有焦虑、恐惧、悲伤等心理，也常出现冷漠、孤独，护士要有高度的同情心和责任心，做好临终关怀护理，努力为患者创造一个温暖和谐的休养环境，及时采取各种支持措施，解除患者的身心痛苦。

3. 疼痛护理

疼痛是晚期肺癌患者的主要症状，对患者的影响很大，需采取恰当的应对措施，尽量降低患者的疼痛感，以提高生活质量。

1）疼痛评估：全面评估疼痛，为止痛药的用药提供依据。内容不仅包括疼痛的强度、部位、特征、影响因素，发作和加重的时间以及对以往治疗的反应等，还应注意患者心理以及家庭、文化背景甚至宗教等因素。评估工具采用数字分级法（NRS），对疼痛导致患者的活动能力、情绪、工作和社交能力以及睡眠的干扰做出量化的评估。

2）药物止痛：癌性疼痛推荐按 WHO 的三阶梯方案用药（表 2-10-1）。三阶梯方案用药总原则为：①按时给药：止痛药在 24 小时内定时给药，一般 3～6h 给药一次，长效制剂 12h 给药一次，而非疼痛时才给药。按时给药可使药物在体内维持一定的血药浓度，有助于预防疼痛的再发。②无创给药：尽量口服、皮肤或直肠给药，避免肌肉、静脉用药。有条件可采用病人自控用药（PCA）即计算机化的注射泵，用微电脑装置调节限时与定量，经皮下、肌肉、静脉或硬膜外留置导管连续性输注止痛药，可以最小有效剂量维持血药浓度，达到持续镇痛的目的。③按阶梯用药：根据患者疼痛程度选择不同阶梯的药物，由弱到强按顺序使用止痛药物。④剂量个体化：癌症患者对疼痛感受因人而异，止痛药剂量应根据患者的需要由小到大，直到患者疼痛明显消失为止，即在剂量上不应作限制。这主要是针对强阿片类止痛药而言，非甾体类抗炎药剂量过大，引起胃肠副作用的危险性相应增大。

（1）正确用药：吗啡控释片（美施康定）等糖衣片服用时勿切开或咬碎；经皮给药如芬太尼贴剂（多瑞吉），可持续 72h 释放药物。粘贴时注意：应在躯干或上臂未受刺激及未受辐射的平整皮肤表面贴用。最好选择无毛发部位，如有毛发，应在使用前剪除（勿用剃须刀剃除）。粘贴前先用清水清洁皮肤，待干燥后，启封贴膜将其平整、牢固地粘贴于皮肤，用手掌按压 2 分钟以确保贴剂与皮肤完全接触，尤其注意使贴膜边缘无皱褶、无气泡。更换下一贴时应另选部位。积极宣教，消除患者对使用阿片类药物会导致成瘾的顾虑；纠正患者认为口服用药效果不佳的偏见，增加患者及其家属治疗的信心。

（2）注意疼痛治疗后的再评估：对于严重疼痛的患者（NRS 7～10 分）应在 24h 内对其疼痛控制情况再次评估，而对于中度（NRS 4～6 分）和轻度疼痛（NRS 3 分以下）的患者，再评估时间点可分别定为 24～48h 和下次随访时。

（3）阿片类药物的不良反应及护理：

便秘：阿片类药物最常见的不良反应。护理：①用药前评估患者排便情况，如有便秘史，在患者开始使用阿片类药物时就遵医嘱同时给予预防便秘的缓泻剂，如润肠丸、酚酞、杜秘克等。②鼓励患者多饮水、多食含纤维素的食物、适当活动和养成规律排便的习惯，以预防便秘的发生。③每天了解患者排便情况，如果患者出现严重的便秘（3d 没有排便），则需遵医嘱使用刺激性泻药（硫酸镁、番泻叶等），必要时灌肠。

恶心、呕吐：大约 1/3 的患者使用阿片类药物（口服或贴剂）后会出现恶心和呕吐，一般发生于用药初期 1 周左右，继续使用则会缓解甚至完全消失。护理见“消化系统疾病总论”。

嗜睡：少数患者在用药后的最初几天可能出现思睡或嗜睡等过度镇静的不良反应，几天后大多会自行消失。护理：①密切观察患者对呼唤的反应，监测呼吸状况，尤其是老年患者、肺功能差者更应加强观察，如果出现持续加重的过度镇静症状，应注意药物过量中毒或呼吸抑制等不良反应的可能性，应及时通知医生，同时面罩高流量给氧，唤醒并鼓励患者做呼吸动作。②若出现严重呼吸抑制（呼吸<8～10 次/min、节律不规则），可遵医嘱给予吗啡拮抗剂，纳洛酮 0.4mg 溶于 10ml 生理盐水，0.5ml/min 缓慢静脉推注，直到呼吸抑制缓解。

表 2-10-1　　**WHO 止痛治疗三阶梯用药**

阶梯	治疗药物
轻度疼痛	非阿片类±辅助用药
中度疼痛	弱阿片类/±非阿片类/±辅助用药
重度疼痛	强阿片类/±非阿片类/±辅助用药

非阿片类：指非甾体类抗炎药（NSAIDs），如阿斯匹林、扑热息痛、布洛芬等。弱阿片类：指可待因、曲马多、强痛定等。强阿片药：指吗啡、哌替啶、美沙酮等。辅助药物：指安定等镇静剂。

3）非药物止痛：物理治疗如按摩、针灸、经皮肤电刺激止痛穴位或局部冷敷等，通过降低疼痛的敏感性，可取得一定的止痛效果。其他注意力转移止痛法、放松止痛法也可根据患者具体情况选用。

4）减少可诱发和加重疼痛的因素：采取舒适的体位，小心搬动病人，防止用力不当引起病变部位疼痛。指导、协助胸痛病人用手或枕头护住胸部，以减轻深呼吸、咳嗽或变换体位所引起的疼痛。

4. 放疗护理

（1）皮肤护理：行放射性治疗的病人注意放射部位皮肤的保护。在皮肤放射部位涂上的标记在照射后切勿擦去，皮肤照射部位忌贴胶布，忌用碘町、红汞涂擦。洗澡时不要肥皂或搓擦，亦不用化妆品涂擦，因其可加重放疗皮肤的反应。病人宜穿宽松柔软衣服，防止摩擦。避免阳光照射或冷热刺激。局部避免搔抓、压迫。如有渗出性皮炎可暴露，局部涂用具有收敛、保护作用的鱼肝油软膏。

（2）放射性食管炎护理：多在放疗剂量达到 20GY 时出现，因放疗而出现吞咽困难的患者可口服氢氧化铝凝胶或利多卡因胶浆，进食流质或半流质饮食，避免刺激性、粗糙食物。

（3）放射性肺炎护理：协助患者进行有效排痰，可给予适量镇咳药，早期给予激素加抗生素治疗。

5. 化疗护理

近年来化疗在肺癌中的作用已不再限于不能手术的晚期肺癌患者，而常作为全身治疗列入肺癌的综合治疗方案。化疗护理参见“急性白血病”节。

6. 病情观察

肺癌晚期病人常有肿瘤远处转移引起的症状，应注意观察并给予相应的护理。如脑转移，可出现突然昏迷、抽搐、视物不清，护理人员应及时发现给予对症处理。腹部转移常发生肠梗阻，应注意观察病人有无腹胀、腹痛等症状。

7. 健康教育

（1）疾病知识宣教：宣传吸烟对健康的危害，提倡戒烟或不吸烟，并注意避免被动吸烟。防止空气污染。对职业性致癌物质接触者和肺癌高发地区人群要定期进行体检普查，早期发现肿瘤，早期治疗。

（2）康复期指导：康复期患者要绝对禁烟，注意环境中的空气新鲜，多到自然环境中进行呼吸功能锻炼或体育运动。防止呼吸道感染。增进营养，少吃刺激性食物及生痰伤肺之物如辣椒、生葱蒜、肥肉等；多吃富含维生素A、β胡萝卜素的食物，如胡萝卜、葡萄、百合、核桃仁、枇杷、梨等。坚持定期复查，如果是部分缓解，则应在医生密切观察下作必要的中西医综合治疗，以争取长期缓解。

（胡慧）

第十一节　胸腔积液

正常人胸膜腔内有3~15ml液体，在呼吸运动时起润滑作用，以避免脏层胸膜和壁层胸膜在呼吸时相互摩擦受损。胸膜腔中的液体不断地由壁层胸膜生成，又不断地以相等速度被脏层胸膜吸收，它的产生与吸收常处于动态平衡。若任何全身或局部病变致使胸膜腔内液体生成过快和（或）吸收过缓时，临床产生胸腔积液（pleural effusion），简称胸水。

【病因与发病机制】

胸膜毛细血管静水压增高、血浆胶体渗透压降低、胸膜腔负压和胸液的胶体渗透压增加，均可引起胸腔积液。胸腔积液通常分为漏出液和渗出液两大类。

1. 漏出液

胸膜毛细血管静水压增高，如充血性心力衰竭、上腔静脉或奇静脉受阻等，胸膜毛细血管内胶体渗透压降低，如低蛋白血症、肝硬化、肾病综合征、急性肾小球肾炎、黏液性水肿等，均可产生胸腔漏出液。

2. 渗出液

胸膜炎症（结核病、肺炎）、肿瘤累及胸膜（恶性肿瘤转移、间皮瘤）、肺栓塞、膈下炎症（膈下脓肿、肝脓肿、急性胰腺炎）、结缔组织病等，可使胸膜毛细血管通透性增加，或淋巴引流受阻，产生胸腔渗出液。

最常见的漏出性胸腔积液病因为心功能不全和肝硬化，90%的渗出性胸膜积液则依次为感染性疾病、恶性肿瘤、肺栓塞和胃肠道疾病。中青年者渗出性胸膜积液以结核病尤为常见。中老年胸腔积液，尤其是血性胸液，很可能为恶性病变。偶因胸导管受阻，形成乳糜胸。

【临床表现】

1. 症状

临床症状的轻重取决于积液量和原发疾病。

（1）胸痛和呼吸困难：最常见。早期纤维素性渗出，呼吸时两层胸膜摩擦引起胸痛，在深吸气、咳嗽时加重，胸腔积液逐渐增多后，胸痛会有所缓解。少量胸腔积液时常无呼吸困难，当胸腔积液量超过500ml时，由于胸腔积液可使胸廓顺应性下降、膈肌受压、纵隔移位和肺容量下降，可出现胸闷和呼吸困难，并随积液量的增多而加重。

（2）伴随症状：结核性胸膜炎多见于青年人，常有发热；中年以上病人可为肺癌所致胸膜转移。炎性积液多为渗出性，常伴有胸痛及发热。由心力衰竭所致胸腔积液为漏出液。肝脓肿所伴右侧胸腔积液可为反应性胸膜炎，亦可为脓胸。积液量少于300ml时症状多不明显；若超过500ml，病人渐感胸闷。大量积液时，邻近肺组织和纵隔脏器受压，病人可有心悸、呼吸困难。

2. 体征：少量积液时，体征不明显或可闻及胸膜摩擦音。范围较小的包裹性胸腔积液以及叶间胸膜积液在体检时也常常难以发现。中等量或以上的胸腔积液可有以下典型体征：视诊：患侧胸廓饱满、肋间隙增宽、呼吸运动受限，心尖搏动向健侧移位。触诊：气管移向健侧，患侧呼吸运动减弱，语音震颤减弱或消失。叩诊：积液区为浊音或实音，左侧胸腔积液时心界叩不出、右侧胸腔积液时，心界向左侧移位。听诊：积液区呼吸音减弱或消失。

【辅助检查】

1. X线检查

胸腔积液量300～500ml时，患侧肋膈角变钝或消失；典型胸腔积液的表现为下胸部见外高内低上缘呈下凹的均匀致密阴影。大量积液时整个患侧全为致密阴影，纵隔推向健侧，患侧膈肌下降。积液时常遮盖肺内原发病灶。CT检查胸膜病变有较高的敏感性与密度分辨率，可以发现隐蔽性病灶，判断渗出液、血性或脓性胸液。

2. B超声检查

灵敏度高，定位准确。可明确有无胸腔积液、积液部位和积液量，协助胸腔穿刺定位。

3. 胸液检查

胸腔穿刺抽液检查有助于确定胸液的性质和病因，对诊断和治疗有重要意义。

（1）外观：漏出液呈淡黄色，透明清亮，静置不凝固，比重<1.016～1.018。渗出液则色较深，呈草黄色，稍混浊，比重>1.018。血性胸液呈程度不等的洗肉水样或静脉血样。

（2）细胞：正常胸液中有少量间皮细胞或淋巴细胞。漏出液细胞数常$<100\times10^6/L$，以淋巴细胞与间皮细胞为主。渗出液的白细胞常$>500\times10^6/L$。中性粒细胞增多时，提示为急性炎症；淋巴细胞为主则多为结核性或恶性。胸液中红细胞$>5\times10^9/L$时，可呈淡红色，多由恶性肿瘤或结核所致。应注意与胸腔穿刺损伤血管引起的血性胸液相鉴别。恶性胸液中约有60%可查到恶性肿瘤细胞。

（3）pH：结核性胸液pH常<7.30；漏出液pH常>7.30，若pH>7.40，应考虑恶性胸液。

（4）蛋白质：渗出液的蛋白含量高于30g/L，胸液/血清比值大于0.5，黏蛋白试验（Rivalta试验）阳性。漏出液蛋白含量较低（< 30g/L），以清蛋白为主，Rivalta试验阴性。若胸液癌胚抗原（CEA）值>10～15μg/L，或胸液/血清CEA>1，铁蛋白含量增高，常提示为恶性胸液。

（5）葡萄糖：漏出液与大多数渗出液的葡萄糖含量正常；结核性、恶性、类风湿关节炎及化脓性胸腔积液中葡萄糖含量可< 3.35mmol/L。若胸膜病变范围较广，如肿瘤广泛浸润，可使葡萄糖含量较低。

（6）酶：胸液乳酸脱氢酶（LDH）含量增高，大于200U/L，且胸液LDH/血清LDH比值大于0.6，提示渗出液。胸液LDH活性可反映胸膜炎症的程度，其值越高，表明炎症越明显。LDH>500U/L常提示为恶性肿瘤或胸液已并发细菌感染。胸液淀粉酶升高可见于胰腺炎、恶性肿瘤等。结核性胸膜炎时，胸液中腺苷脱氨酶（ADA）可高于100U/L。

（7）病原体：胸液涂片查找细菌及培养，有助于病原诊断。

4．胸膜活检

当胸腔积液原因不明时，应考虑做皮胸膜活检。必要时可行胸腔镜活检。恶性肿瘤侵犯胸膜引起的胸腔积液，称为恶性胸液。胸膜活检、胸腔镜检查对恶性胸腔积液的病因诊断率较高。

5．免疫学检查

结核性与恶性胸腔积液时，T淋巴细胞增高；系统性红斑狼疮及类风湿性关节炎引起的胸腔积液中补体C_3、C_4成分降低，免疫复合物的含量增高。

【诊断要点】

根据临床表现和相关辅助检查，可明确有无胸腔积液和积液量的多少。胸液检查大致可确定积液性质。

【治疗要点】

胸腔积液为胸部或全身疾病的一部分，病因治疗尤为重要。漏出液常在纠正病因后可吸收。渗出性胸膜炎的常见病因为结核病、恶性肿瘤和肺炎，为本部分重点介绍内容。

1．结核性胸膜炎

（1）凡有明显全身中毒症状或胸腔积液在中等量以上者应住院治疗，卧床休息，予以营养支持和规范的抗结核药物治疗。

（2）胸腔抽液：不仅是诊断需要，也是治疗结核性胸膜炎的必要手段。胸腔抽液有助于减少纤维蛋白的沉着和胸膜增厚，避免肺功能受损。大量胸液者每周抽液2～3次，直至胸液完全吸收。每次抽液量不应超过1000ml，抽液过多、过快易使胸腔压力骤降，发生肺水肿或循环障碍。一般情况下无须作胸腔内药物注入。伴有结核性脓胸者须反复穿刺抽脓（一般每周抽脓2～3次），或置管冲洗，冲洗液为生理盐水或2%碳酸氢钠，然后注入抗生素。

（3）糖皮质激素治疗：急性结核性渗出性胸膜炎全身毒性症状严重、胸液较多者，在抗结核药物治疗的同时，加用糖皮质激素，可减轻机体的变态反应和炎症反应，使胸液迅速吸收，减少胸膜黏连增厚。通常用泼尼松或泼尼松龙25～30mg/d，分3次口服。待体温正常，全身毒性症状消退、胸液明显减少时，逐渐减量以至停用，疗程约为4～6周。

2．恶性胸腔积液

这是晚期恶性肿瘤的常见并发症，故应积极治疗原发肿瘤。全身化疗对于部分小细胞肺癌所致胸腔积液有一定疗效。纵隔淋巴结有转移者，可行局部放射治疗。因胸腔积液压迫引起严重呼吸困难时，可间断抽液减轻压迫症状。抽液后，胸腔内注入阿霉素、顺铂、氟尿嘧啶等抗肿瘤药物，亦可注入生物免疫调节剂。

3．类肺炎性胸腔积液

肺炎住院病人40%有胸腔积液，大多数为胸膜反应性渗出，液量较少，随肺炎好转而吸收，积液量较多，pH<7.2时应尽早胸腔闭式引流。

【护理要点】

（1）休息与活动：大量胸腔积液致呼吸困难或发热者，应卧床休息。待体温恢复正常及胸液抽吸或吸收后，鼓励病人逐渐下床活动，增加肺活量，以防肺失去功能。胸液消失后继续休养2～3个月，避免疲劳。

（2）胸腔抽液的护理：大量胸腔积液者，应做好抽液准备和病人的护理。护理详见“胸腔穿刺术”。

（3）病情观察：注意观察病人胸痛及呼吸困难的程度、体温的变化。监测血氧饱和度或动脉血气分析值的改变。对胸腔穿刺抽液后病人，应密切观察其呼吸、脉搏、血压的变化，注意穿刺处有无渗血或液体渗出。

（4）胸痛的护理：可嘱病人患侧卧位，必要时用宽胶布固定胸壁，以减少胸部活动幅度，减轻疼痛。或遵医嘱给予止痛药。

（5）呼吸锻炼：胸膜炎病人在恢复期，要经常进行呼吸锻炼以减少胸膜黏连的发生，提高通气量。每天督导病人进行缓慢的腹式呼吸。

（6）保持呼吸道通畅：如有痰液，鼓励病人积极排痰，保持呼吸道通畅。

（王燕）

第十二节　自发性气胸

胸膜腔为脏层胸膜与壁层胸膜之间不含空气的密闭潜在性腔隙。气体进入胸膜腔，造成积气状态，称气胸（pneumothorax）。气胸可为自发性，亦可由疾病、外伤、手术、诊断或治疗性操作不当等引起。在无外伤或人为的因素下，因肺部疾病使肺组织及脏层胸膜突然自发破裂，或因靠近肺表面的肺大疱、细小肺泡自发破裂，肺及支气管内气体进入胸膜腔所致的气胸，称为自发性气胸（spontaneous pneumothorax）。

【病因与发病机制】

自发性气胸以继发于慢性阻塞性肺疾病及肺结核最为常见，其次是特发性气胸。

1. 继发性气胸

继发性气胸为继发于肺部基础疾病，如肺结核、慢性阻塞性肺疾病、肺癌、肺脓肿等，由于形成的肺大疱破裂或病变直接损伤胸膜所致。偶因胸膜上有异位子宫内膜，在经期可以破裂而发生气胸，称为月经性气胸。

2. 特发性气胸

特发性气胸又称原发性气胸。常规X线检查，肺部无显著病变，但在胸膜下（多在肺尖部）可有肺大疱，一旦破裂所形成的气胸称为特发性气胸。多见于瘦高体形的男性青壮年，其肺大疱可能与非特异性炎症瘢痕或先天性弹力纤维发育不良有关。

【分类】

根据胸膜破口的情况及发生气胸后对胸膜腔内压力的影响，自发性气胸分为以下3种类型：

1．闭合性（单纯性）气胸

胸膜破裂口较小，随着肺萎陷及浆液渗出物的作用，胸膜破口自行关闭，空气不再继续进入胸膜腔。胸腔内压视气体量多少可为正压亦可为负压。抽气后，压力下降，不再复升，说明破口已闭合。胸膜腔内残余气体将自行吸收，维持负压，肺随之逐渐复张。

2．交通性（开放性）气胸

胸膜破裂口较大或两层胸膜间有黏连或牵拉，使破口持续开放，吸气与呼气时，空气自由进出胸膜腔。患侧胸膜腔内压测定在0上下波动，抽气后可恢复负压，但数分钟后压力又复升至抽气前水平。

3．张力性（高压性）气胸

胸膜破裂口呈单向活瓣或活塞作用，吸气时胸廓扩大，胸膜腔内压变小而开启，空气进入胸膜腔；呼气时胸膜腔内压升高，压迫活瓣使之关闭，吸入气体不能排出，致使胸膜腔内气体不断积聚，胸膜腔内压持续升高，常>10cmH_2O，甚至高达 20 cmH_2O，抽气后胸膜腔内压可下降，但又迅速复升，肺脏受压，明显萎陷，纵隔向健侧移位，心脏与血管受压，静脉血回流受阻，心脏充盈减慢，回心血量减少，心排出量降低。此型常可造成严重呼吸循环障碍而危及生命，需急救处理。有时胸膜腔内的高压空气被挤入纵隔，扩散至皮下组织，形成颈部、面部、胸部等处皮下气肿。

【临床表现】

气胸对呼吸和循环功能的影响与基础疾病及肺功能、气胸发生速度、胸膜腔内积气量及压力三个因素有关。发病前部分患者有抬举重物用力过猛、潜水作业、剧咳、屏气，用力排便，甚至大笑等诱发因素。但50%～60%病例找不到明确病因，而是在正常活动或安静休息状态下发病。

1．症状

（1）胸痛：患侧胸痛，呈突发性，如刀割样或针刺样，持续时间较短，继之伴胸闷、气促。

（2）咳嗽：可有轻到中度刺激性咳嗽，因气体刺激胸膜所致。

（3）呼吸困难：若气胸发生前肺功能良好，肺萎陷小于20%，病人可无明显呼吸困难。若发生在严重肺气肿病人，虽肺仅被压缩10%，却可引起严重呼吸困难与发绀，病人不能平卧，如果侧卧，则被迫使气胸患侧在上，以减轻呼吸困难。大量气胸，尤其是张力性气胸时，病人可表现出烦躁不安、表情紧张、端坐呼吸、窒息感、发绀、冷汗，脉速、血压下降、心律失常，甚至休克、意识丧失、呼吸衰竭。

2．体征

取决于积气量，少量气胸时体征不明显，气胸量在30%以上者，可见呼吸增快，发绀，气管向健侧移位；患侧胸部膨隆，肋间隙增宽，呼吸运动和语颤减弱：叩诊呈过清音或鼓音；右侧气胸可使肝浊音界下降。并发纵隔气肿时可听到与心脏搏动相一致的嘎吱音或劈啪声。有液气胸时，可闻及胸内振水声。

3．并发症

常见脓气胸、血气胸、纵隔气肿、皮下气肿及呼吸衰竭等。

【辅助检查】

1. X线检查

X线是诊断气胸最可靠的方法。X线胸片可见患侧透光度增强，内无肺纹理，肺被压向肺门，呈高密度影，外缘呈弧形或分叶状，如胸腔有积液或积血，可见液平面。肺被压缩面积的大小可根据气胸侧气带的宽度粗略估计，如气带宽度为该侧胸部宽度的1/4、1/3、1/2，则肺被压缩程度分别为35%、50%、65%。

2. 胸部CT

表现为胸膜腔内出现极低密度的气体影，伴有肺组织不同程度的压缩萎陷改变。

【诊断要点】

根据突发性胸痛、刺激性干咳或伴呼吸困难及相应的临床体征，可初步诊断，经X线检查有气胸征象可确诊。

【治疗要点】

1. 一般治疗

（1）休息：绝对卧床休息，尽量少讲话，使肺活动减少，有利于气体吸收。

（2）吸氧：持续吸入高浓度氧疗法（面罩呼吸，氧流量3L/min）可使气胸患者气体吸收率提高达4.2%，肺完全复张时间缩短至平均5天。

（3）去除诱因。

（4）对症处理：酌情给予镇静、镇痛药物；支气管痉挛者使用氨茶碱等支气管扩张剂；剧烈刺激性干咳可给予可待因。

2. 排气治疗

排气适用于积气量较多，肺压缩>20%，症状明显者，或张力性气胸时，需要进行排气治疗。

（1）紧急排气：张力性气胸病人的病情危急，紧急情况下，可迅速将无菌针头经患侧肋间插入胸膜腔，使胸腔内高压气体得以排出，缓解呼吸困难等症状。亦可在大号针头尾部绑扎一橡皮指套，在指套顶端剪一裂口后将针刺入胸膜腔，高压气体从小裂缝排出，待胸腔内压减至负压时，套囊塌陷，裂缝关闭，外界空气不能进入胸腔。还可用50ml或100ml注射器进行抽气，注射器以胶管与针头相连，以便抽气后钳夹，防止空气进入。穿刺部位常在患侧锁骨中线外侧第2肋间隙处或腋前线第4～5肋间。

（2）人工气胸箱排气：此装置可同时测定胸腔内压和进行抽气。穿刺针刺入胸膜腔后接人工气胸箱，先测压，根据压力变化，判断气胸类型，再抽气。一般1次抽气量不超过1L，以使胸膜腔内压力降至0～2cmH_2O。压力下降后观察5min，如压力无回升可拔针，如有回升应行胸腔闭式引流排气。

（3）胸腔闭式引流：可确保有效持续排气，适用于各类型气胸、液气胸及血气胸。于锁骨中线外侧第2肋间隙处或腋前线第4～5肋间经套管针将引流导管插入胸膜腔或行手术切开后置入引流导管，一般导管外端接单瓶水封瓶引流，使胸膜腔内压力保持在1～2cmH_2O以下。肺复张不满意时可采用负压吸引闭式引流装置，压力维持在-8～-12cmH_2O为宜。目前，一次性使用的胸腔引流调压水封贮液瓶已在临床广泛使用。

3. 胸膜黏连术

适用于气胸反复发生，肺功能欠佳，不宜手术者。可经胸腔镜窥察后作黏连烙断术，促使破口关闭。或选用黏连剂，如50%葡萄糖、无菌精制滑石粉、四环素粉针剂、纤维蛋白原加凝血酶等，注入胸膜腔，通过生物、理化刺激，产生无菌性变态反应性胸膜炎症，使两层胸膜黏连，胸膜腔闭锁，达到防治气胸复发的目的。

4. 外科手术

手术适用于多次复发性气胸、长期排气治疗的肺不张、大量血气胸或双侧自发性气胸、支气管胸膜瘘者，既可以闭合破裂口，又可对原发病灶进行根治。

5. 原发病及并发症处理

积极治疗原发病及诱因，如肺结核应抗结核治疗。同时应注意预防和处理继发细菌感染（如脓气胸）、血气胸、皮下气肿及纵隔气肿。

【护理要点】

1. 低效性呼吸

低效性呼吸与肺扩张能力下降、疼痛、缺氧、焦虑有关。

1）休息：急性自发性气胸病人应绝对卧床休息。如肺被压缩<20%，且为闭合性，症状较轻，PaO_2>70mmHg时，可仅卧床休息，避免用力、屏气、咳嗽等可增加胸腔内压的活动。血压平稳者取半坐位，有利于呼吸、咳嗽排痰及胸腔引流。卧床期间，协助病人每2h翻身一次。如有胸腔引流管，病人翻身时，应注意防止引流管脱落。

2）吸氧：给予鼻导管或鼻塞，必要时面罩吸氧。氧流量控制在2～5L/min。吸氧可加快胸腔内气体的吸收，减少肺活动度，促使胸膜裂口愈合。若有纵隔气肿，可给予高浓度吸氧，增加纵隔内氧浓度，有利于气肿消散。

3）严密观察病情变化：经常巡视病人，及时听取病人的主诉，严密观察呼吸频率、深度及呼吸困难的表现和血氧饱和度变化，必要时监测动脉血气。大量气胸，尤其是张力性气胸时，可迅速出现严重呼吸循环障碍，如病人表现心率加快、血压下降、发绀、冷汗、心律失常、甚至休克，要及时通知医生并配合处理。

4）心理支持：呼叫器放在病人易取之处，听到呼叫立即应答。病人在严重呼吸困难期间护士应尽量在床旁陪伴，允许病人提问和表达恐惧心理。做各项检查、操作前向病人作好解释，告诉病人采取的治疗措施将是有效的，如抽气后呼吸困难可缓解，气胸可治愈；解释疼痛、呼吸困难等不适的原因，从而消除病人对疾病及治疗紧张、担心的心理，帮助病人树立信心，配合治疗。必要时，按医嘱给予镇静剂，减轻焦虑，促进有效通气。

5）排气疗法的护理：协助医生做好胸腔抽气或胸腔闭式引流的准备和配合工作，使肺尽早复张，减轻呼吸困难症状。

（1）术前向病人简要说明排气疗法的目的、意义、过程及注意事项，以取得病人的理解与配合。

（2）如行胸腔闭式引流术，术前需要严格检查引流管是否通畅和整套胸腔闭式引流装置是否密闭。引流瓶内需要注入适量无菌蒸馏水或生理盐水；标记液面水平。将连接胸腔引流管的玻璃管一端置于水面下1.5～2cm，以确保病人的胸腔和引流装置之间为一密封系统。引流瓶塞上的另一短玻璃管为排气管，其下端应距离液面5cm以上。必要时按医嘱连接好负压引流装置，注意保持压力在-8～-12cmH_2O之间，避免过大的负压吸引对肺的损伤。

（3）保证有效的引流：①引流瓶应放在低于病人胸部的地方，其液平面应低于引流管胸腔出口平面60cm，以防瓶内的液体返流进入胸腔。妥善放置引流瓶，防止被踢倒或打破。②保持引流管通畅，密切观察引流管内的水柱是否随呼吸上下波动及有无气体自液面逸出。必要时，可请病人做深呼吸或咳嗽。如有波动，表明引流通畅。若水柱波动不明显，液面无气体逸出，病人无胸闷、呼吸困难，可能病人的肺组织已复张；若病人呼吸困难加重，出现发绀、大汗、胸闷、气管偏向健侧等症状，应立即通知医生紧急处理。③为防止胸腔积液或渗出物堵塞引流管，必要时，应根据病情定期捏挤引流管（由胸腔端向引流瓶端的方向挤压）。④妥善固定引流管于床旁，留出适宜长度的引留管，既要便于病人翻身活动，又要避免过长扭曲受压。

（4）注意观察引流液的量、色、性状和水柱波动范围，并准确记录。

（5）在插管、引流排气和伤口护理时，要严格执行无菌操作，引流瓶上的排气管外端应用1～2层纱布包扎好，避免空气中尘埃或脏物进入引流瓶内。每日更换引流瓶，更换时应注意连接管和接头处的消毒。伤口敷料每1～2日更换1次，如敷料有分泌物渗湿或污染，应及时更换。

（6）搬动病人时需要用两把血管钳将引流管双重夹紧，防止在搬动过程中发生引流管滑脱、漏气或引流液返流等意外情况。更换引流瓶时应先将近心端的引流管用双钳夹住，更换完毕检查无误后再放开，以防止气体进入胸腔。若胸腔引流管不慎滑出胸腔时，应嘱病人呼气，同时迅速用凡士林纱布及胶布封闭引流口，并立即通知医生进行处理。

（7）鼓励病人每2h进行一次深呼吸和咳嗽练习，或吹气球，以促进受压萎陷的肺组织扩张，加速胸腔内气体排出，促进肺尽早复张。应尽量避免用力咳嗽。

（8）引流管无气体逸出1～2天后，再夹闭管1天，病人无气急、呼吸困难，透视或摄片见肺已全部复张时，应做好拔管的准备。拔管后注意观察有无胸闷、呼吸困难、切口处漏气、渗出、出血、皮下气肿等情况，如发现异常应及时处理。

2. 疼痛

胸痛与胸膜腔压力变化、引流管置入有关。

（1）环境与卧位：保持病房安静，保证病人有充足的休息时间。协助病人采取舒适的卧位。半卧位时可在胸腔引流管下方垫一毛巾，减轻病人的不适，同时防止引流管受压。

（2）活动：与病人共同分析胸痛发生的诱因，教会病人床上活动的方法，如体位改变或活动时，用手固定好胸腔引流管，避免其移动而刺激胸膜，引起疼痛。亦可用枕头或手护住胸部及引流管，减少因深呼吸、咳嗽或活动所引起的胸廓扩张，胸膜受牵拉，导致胸痛。

（3）放松疗法：教会病人自我放松技巧，如缓慢深呼吸、全身肌肉放松、听音乐、广播或看书、看报，以分散注意力，减轻疼痛。

（4）用药护理：病人疼痛剧烈时，按医嘱给予止痛药，及时评价止痛效果并观察可能出现的副作用，及时与医生联系并有效地处理。置入胸腔引流管的病人，肺完全复张后可引起胸痛，向病人做好解释，以消除病人紧张心理，必要时使用镇静剂，使病人放松，提高痛阈，增强对疼痛的耐受性。刺激性咳嗽较剧烈时，遵医嘱给予适当的止咳药物，但痰液稠多者或慢性呼吸衰竭伴二氧化碳潴留者，禁用可待因等中枢性镇咳剂，防止咳嗽反射受抑制，排痰不畅，造成感染，甚至呼吸抑制，发生窒息。

（5）预防上呼吸道感染：嘱病人注意保暖，预防受凉而引起上呼吸道感染。

（6）排便护理：保持大便通畅，防止排便用力引起的胸痛或伤口疼痛，并防止气胸复发。

（王燕）

第十三节　呼吸衰竭

呼吸衰竭（respiratory failure），简称呼衰，是指由于各种原因引起的肺通气和（或）换气功能严重障碍，以致在静息状态下不能进行有效的气体交换，引起缺氧和（或）二氧化碳潴留，导致低氧血症伴（或不伴）高碳酸血症，从而出现一系列生理功能和代谢紊乱的临床综合征。它是一种功能障碍状态而不是一种疾病，可因肺部疾病引起也可能是各种疾病的并发症。

呼衰临床表现缺乏特异性，明确诊断常以动脉血气分析为根据，即在海平面、静息状态、呼吸空气情况下，当动脉血氧分压（PaO_2）<60mmHg 和（或）二氧化碳分压（$PaCO_2$）>50mmHg，并排除心内解剖分流和原发于心排出量降低等因素，可诊断为呼吸衰竭。

【分型】

1．按动脉血气

（1）Ⅰ型呼衰：仅有缺氧，不伴有二氧化碳潴留或二氧化碳降低，$PaO_2<60$mmHg，$PaCO_2$降低或正常。

（2）Ⅱ型呼衰：既有缺氧，又伴有二氧化碳潴留。动脉血气分析为 $PaO_2<60$mmHg 和动脉血二氧化碳分压 $PaCO_2>50$mmHg。

2．按发病急缓

（1）急性呼衰：急性呼衰是指呼吸功能原来正常，由于某些突发的致病因素，如严重肺疾患、创伤、休克、电击、急性气道阻塞等，使肺通气和（或）换气功能迅速出现严重障碍，在短时间内引起呼吸衰竭。因机体不能很快代偿，若不及时抢救，会危及患者生命。

（2）慢性呼衰：是在原有慢性呼吸道疾患的基础上，呼吸功能损害逐渐加重，若机体通过代偿适应，仍能从事个人日常生活活动，称为代偿性慢性呼吸衰竭；若因呼吸道感染，或因其他原因增加呼吸生理负担所致代偿失调，出现严重缺氧、二氧化碳潴留和酸中毒等临床表现时，则称为失代偿性慢性呼吸衰竭。

3．按病因

（1）泵衰竭：即由于呼吸驱动力不足（呼吸运动中枢）或呼吸运动受限（周围神经麻痹，呼吸肌疲劳，胸廓畸形）引起呼吸衰竭称泵衰竭。

（2）肺衰竭：由于气道阻塞，肺组织病变和肺血管病变所致的呼吸衰竭称为肺衰竭。

【病因与发病机制】

损害呼吸功能的各种因素都会导致呼衰。临床上常见的病因有如下几个方面。

1. 呼吸道病变

支气管炎症痉挛、上呼吸道肿瘤、异物等阻塞气道，引起通气不足，气体分布不匀导致通气/血流比例失调，发生缺氧和二氧化碳潴留。

2. 肺组织病变

肺炎、重度肺结核、肺气肿、弥散性肺纤维化、肺水肿、急性呼吸窘迫综合征（ARDS）、矽肺等，可引起肺容量、通气量、有效弥散面积减少，通气/血流比例失调导致肺动-静脉样分流，引起缺氧和（或）二氧化碳潴留。

3. 肺血管疾病

肺血管栓塞、肺梗死、肺毛细血管瘤，使部分静脉血流入肺静脉，发生缺氧。

4. 胸廓病变

如胸廓外伤、畸形、手术创伤、气胸和胸腔积液等，影响胸廓活动和肺脏扩张，导致通气减少，吸入气体不匀影响换气功能。

5. 神经肌肉疾病

脑血管疾病、颅脑外伤、脑炎以及镇静催眠剂中毒，可直接或间接抑制呼吸中枢。脊髓颈段或高位胸段损伤（肿瘤或外伤）、脊髓灰质炎、多发性神经炎、重症肌无力、有机磷中毒、破伤风以及严重的钾代谢紊乱，均可累及呼吸肌功能，造成呼吸肌无力、疲劳、麻痹，导致呼吸动力下降而引起肺通气不足。

各种病因通过引起肺泡通气量不足、通气与血流比例失调、肺动-静脉样分流、弥散障碍及氧耗量增加五个主要机制，使通气和（或）换气过程发生障碍，导致呼吸衰竭。临床上单一机制引起的呼吸衰竭很少见，往往是多种机制并存或随着病情的发展先后参与发挥作用。

【病理生理】

呼吸衰竭时发生的低氧血症和高碳酸血症，能够影响全身各系统器官的代谢、功能甚至使组织结构发生变化，可产生致命性临床后果。

1. 对中枢神经的影响

脑组织耗氧量约占全身耗量的1/5～1/4。中枢皮质神经原细胞对缺氧最为敏感，缺O_2的程度和发生的急缓对中枢神经产生不同的影响。如突然中断供O_2，改吸纯氮20秒钟可出现深昏迷和全身抽搐。逐渐降低吸O_2的浓度，症状出现缓慢，轻度缺O_2可引起注意力不集中、智力减退、定向障碍；随缺O_2加重，PaO_2低于50mmHg可致烦躁不安、神志恍惚、谵妄；低于30mmHg时，会使神志丧失，乃至昏迷；低于20mmHg则会发生不可逆转的脑细胞损伤。

CO_2潴留使脑脊液H^+增加，影响脑细胞代谢，降低脑细胞兴奋性，抑制皮质活动；轻度CO_2的增加，对皮质下层刺激加强，间接引起皮质兴奋；若CO_2继续升高，皮质下层受抑制，使中枢神经处于麻醉状态。在出现麻醉前的患者，往往有失眠、精神兴奋、烦躁不安的先兆兴奋症状。

缺O_2和CO_2潴留均会使脑血管扩张，血流阻力减小，血流量增加。严重缺O_2会发生脑细胞内水肿，血管通透性增加，引起脑间质水肿，导致颅内压增高，挤压脑组织，压迫血管，进而加重脑组织缺O_2，形成恶性循环。

2. 对心脏、循环的影响

缺 O_2 可刺激心脏，使心率加快和心搏量增加，血压上升。冠状动脉血流量在缺 O_2 时明显增加，心脏的血流量远超过脑和其他脏器。心肌对缺 O_2 十分敏感，早期轻度缺 O_2 即在心电图上显示出现，急性严重缺 O_2 可导致心室颤动或心脏骤停。缺 O_2 和 CO_2 潴留均能引起肺动脉小血管收缩而增加肺循环阻力，导致肺动脉高压和增加右心负担。

CO_2 浓度增加，可使心率加快，心搏量增加，血压升高。冠状血管舒张，皮下浅表毛细血管和静脉扩张，而使脾和肌肉的血管收缩。

3. 对呼吸影响

缺 O_2 对呼吸的影响远较 CO_2 潴留的影响为小。缺 O_2 主要通过颈动脉窦和主动脉体化学感受器的反射作用刺激通气，如缺 O_2 程度缓慢加重，这种反射迟钝。

CO_2 是强有力的呼吸中枢兴奋剂，吸入 CO_2 浓度增加，通气量成倍增加，急性 CO_2 潴留出现深大快速的呼吸；但当吸入超过 12% CO_2 浓度时，通气量不再增加，呼吸中枢处于被抑制状态。而慢性高碳酸血症，并无通气量相应增加，反而有所下降，这与呼吸中枢反应性迟钝、通过肾脏对碳酸氢盐再吸收和 H^+ 排出，使血 pH 值无明显下降，还与患者通气阻力增加、肺组织损害严重，胸廓运动的通气功能减退有关。

4. 对肝、肾和造血系统的影响

缺 O_2 可直接或间接损害肝脏，但随着缺 O_2 的纠正，肝功能逐渐恢复正常。动脉血氧降低时，肾血流量、肾小球滤过量、尿排出量和钠的排出量均有增加；但当 $PaO_2 <$ 40mmHg 时，肾血流量减少，肾功能受到抑制。

组织低氧分压可增加红细胞生成素促使红细胞增生。肾脏和肝脏产生一种酶，将血液中非活性红细胞生成素的前身物质激活成生成素，刺激骨髓引起继发性红细胞增多。有利于增加血液携氧量，但亦增加血液黏稠度，加重肺循环和右心负担。

轻度 CO_2 潴留会扩张肾血管，增加肾血流量，尿量增加；当 $PaCO_2$ 超过 65mmHg，血 pH 值明显下降，则肾血管痉挛，血流减少，HCO_3^- 和 Na^+ 再吸收增加，尿量减少。

5. 对酸碱平衡和电解质的影响

严重缺 O_2 可抑制细胞能量代谢的中间过程，如三羧酸循环、氧化磷酸化作用和有关酶的活动。这不仅降低产生能量的效率，还因产生乳酸和无机磷引起代谢性酸中毒。由于能量不足，体内离子转运的钠泵遭损害，使细胞内钾离子转移至血液，而 Na^+ 和 H^+ 进入细胞内，造成细胞内酸中毒和高钾血症。代谢性酸中毒产生的固定酸与缓冲系统中碳酸氢盐起作用，产生碳酸，使组织二氧化碳分压增高。

pH 值取决于碳酸氢盐与碳酸的比值，前者靠肾脏调节（1～3 天），而碳酸调节靠肺（数小时）。健康人每天由肺排出碳酸达 15000mmol 之多，故急性呼衰 CO_2 潴留对 pH 值影响十分迅速，往往与代谢性酸中毒同时存在时，因严重酸中毒引起血压下降，心律失常，乃至心脏停搏。而慢性呼衰因 CO_2 潴留发展缓慢，肾减少碳酸氢排出，不致使 pH 值明显降低。因血中主要阴离子 HCO_3^- 和 Cl^- 之和为一常数，当 HCO_3^- 增加，则 Cl^- 相应降低，产生低氯血症。

【临床表现】

除引起呼吸衰竭的原发病的表现外，呼吸衰竭临床表现主要是低氧血症所致的呼吸困难和多脏器功能障碍。

1. 呼吸困难

这是呼吸衰竭最早出现的症状。胸闷、憋气、呼吸费力、喘息是病人最常见的主诉。多数病人有明显的呼吸困难，可表现为频率、节律和幅度的改变，且与原发病有关。如急性肺损伤患者呼吸频率增快（30～40 次/分）、深大呼吸伴鼻翼扇动；COPD 患者则呼吸浅快伴辅助呼吸肌参与的点头或提肩呼吸，发生 CO_2 麻醉时呼吸又变得浅慢；中枢性疾病或中枢神经抑制性药物所致的中枢性呼吸衰竭，表现为呼吸节律改变，呈潮式呼吸、间歇呼吸或抽泣样呼吸。

2. 发绀

发绀是缺氧的典型表现。当动脉 $PaO_2<50mmHg$、血氧饱和度低于 85% 时，可在血流量较大的口唇、指甲出现发绀；但应注意，发绀还受还原型血红蛋白含量、皮肤色素和心血管功能等因素影响。如红细胞增多者发绀更明显，贫血者则发绀不明显或不出现；严重休克末梢循环障碍的病人，即使动脉血氧分压尚正常，也可出现发绀。

3. 精神神经症状

急性呼衰的精神症状较慢性呼衰明显。急性缺氧可出现精神错乱、躁狂、昏迷、抽搐等症状。慢性缺氧多有智力或定向功能障碍。慢性呼衰伴 CO_2 潴留时，随 $PaCO_2$ 升高可表现为先兴奋后抑制现象。兴奋症状包括失眠、烦躁、躁动、夜间失眠而白天嗜睡（昼夜颠倒现象）。但此时切忌用镇静或催眠药，以免加重 CO_2 潴留，发生肺性脑病。肺性脑病表现为神志淡漠、肌肉震颤或扑翼样震颤、间歇抽搐、昏睡，甚至昏迷等。亦可出现腱反射减弱或消失，锥体束征阳性等。此时应与合并脑部病变作鉴别。

4. 循环系统症状

早期多数病人有心动过速，CO_2 潴留使外周体表静脉充盈、皮肤充血、温暖多汗、血压升高、心排出量增多而致脉搏洪大；严重低氧血症、酸中毒可引起心肌损害，出现周围循环衰竭、血压下降、心律失常甚至心搏停止。肺循环血管收缩引起肺动脉高压，可发生右心衰竭而出现体循环瘀血的体征。

5. 消化和泌尿系统症状

严重呼吸衰竭对肝、肾功能都有影响，部分病例可出现丙氨酸氨基转移酶与血浆尿素氮升高；个别病例可出现尿蛋白、红细胞和管型。因胃肠道黏膜屏障功能损伤，导致胃肠道黏膜充血水肿、糜烂渗血或应激性溃疡，引起上消化道出血。

【辅助检查】

1. 动脉血气分析

单纯 $PaO_2<60mmHg$ 为Ⅰ型呼吸衰竭；若伴有 $PaCO_2>50mmHg$，则为Ⅱ型呼吸衰竭。pH 值可反映机体的代偿状况，有助于对急性或慢性呼吸衰竭加以鉴别。当 $PaCO_2$ 升高、pH 值正常时，称为代偿性呼吸性酸中毒；若 $PaCO_2$ 升高、pH<7.35，则称为失代偿性呼吸性酸中毒。

2. 肺功能检测

尽管在某些重症病人肺功能检测受到限制，但肺功能检测有助于判断原发疾病的种类和严重程度。呼吸肌功能测试，能够提示呼吸肌无力的原因和严重程度。

3. 胸部影像学检查

包括普通 X 线胸片、胸部 CT 和放射性核素肺通气/灌注扫描等，有助于分析引起呼吸衰竭的原因。

4. 其他检查

有感染时血白细胞总数及中性粒细胞比例增高。尿常规可见红细胞、蛋白尿及管型尿。肾功能检查可有尿素氮升高。呼吸性酸中毒合并代谢性酸中毒时，常伴有高钾血症。呼吸性酸中毒合并代谢性碱中毒时，常有低钾和低氯血症。

【治疗要点】

呼吸衰竭总的治疗原则：加强呼吸支持，包括保持呼吸道通畅、纠正缺氧和改善通气等；呼吸衰竭病因和诱发因素的治疗；加强一般支持治疗和对其他重要脏器功能的监测与支持。具体措施应结合患者的实际情况而定。

【护理要点】

1. 病情观察

呼吸衰竭往往会累及心肾等重要脏器，因此应及时将重症患者转入ICU，加强对重要脏器功能的监测与支持。

(1) 神志：神志与精神的改变，对发现肺性脑病先兆极为重要。如精神恍惚、白天嗜睡、夜间失眠、多语或躁动为肺性脑病表现。若病人出现昏迷要检查瞳孔大小及对光反射、肌张力、腱反射及病理征，以判断昏迷程度。

(2) 生命体征：定时测量并记录体温、脉搏、呼吸、血压。注意呼吸幅度、频率、节律的变化，辅助呼吸肌参与呼吸运动的情况。若呼吸变浅、减慢、节律不齐或呼吸暂停，为呼吸中枢受抑制的表现。病程早期患者心率加速、血压上升，后期心脏功能失代偿可致心率减慢、血压下降。

(3) 痰：注意痰量、性状及排痰是否通畅。痰量及颜色的改变可直接反映感染的程度及治疗效果。如痰量增多，黄色脓性，表示感染加重；原有大量痰液突然减少，常见于快速利尿，分泌物干结，病情加重，痰栓堵塞小支气管等情况。

(4) 尿量、呕吐物和粪便颜色：尿量多少，反映病人体液平衡和心、肾功能的情况。在呼吸衰竭尤其是合并心力衰竭、肾衰竭、休克病人，应每日记录出入量。呼吸衰竭病人常合并消化道出血，应注意观察呕吐物和粪便颜色，并作隐血试验，以便及早发现。

(5) 皮肤黏膜：缺氧可致口唇、甲床等部位出现紫绀。如发现在输液过程容易发生针头堵塞、注射部位出血或有瘀斑、皮肤黏膜自发出血等，提示呼衰合并弥散性血管内凝血的可能，应及时与医师联系，尽早采取治疗措施。

(6) 动脉血气监测：遵医嘱定时采集动脉血，标本及时送检进行血气分析检查，以了解缺氧或二氧化碳潴留的程度，有无酸碱失衡。

2. 保持呼吸道通畅，改善通气

通畅的呼吸道是进行各种呼吸支持治疗的前提条件。

(1) 清除气道内分泌物及异物：及时清除痰液，清醒病人鼓励用力咳痰，痰液黏稠难以咳出者，可进行雾化，稀释痰液。对于咳嗽无力或昏迷病人，给予定时协助翻身、拍背，促进排痰，必要时可机械吸痰，以保持呼吸道通畅。

(2) 遵医嘱应用支气管扩张剂、祛痰药、呼吸兴奋剂等。呼吸兴奋剂主要适用于以中枢抑制为主、通气量不足引起的呼吸衰竭，对以肺炎、肺水肿、弥漫性肺纤维化等病变引起的以肺换气功能障碍为主所导致的呼吸衰竭患者，一般不使用。尼可刹米是常用的呼吸中枢兴奋剂，可使呼吸加深加快，能增加通气量，还有一定的复苏作用。常规用量为0.375～0.75 静脉缓慢推注，继以 3.0～3.75g 加入 250ml 或 500ml 的液体中以每分钟25～30滴静脉滴注。可根据动脉血气改变而调节尼可刹米用量。多沙普伦除直接兴奋呼吸中枢外，还可通过颈动脉化学感受器反射性兴奋呼吸中枢，作用强，安全范围大。应用呼吸兴奋剂时应注意：①必须保持呼吸道通畅，控制滴速，适当提高吸氧浓度。不可突然停药。②密切观察用药后反应，及时调整药量和给药速度。应用呼吸兴奋剂后，若出现颜面潮红、面部肌肉颤动、烦躁不安等现象，表示过量，应减慢滴速或停用。

（3）加强心理护理，教会病人自我放松等各种缓解焦虑的方法，以缓解呼吸困难，改善通气。

（4）对烦躁不安、失眠Ⅱ型呼吸衰竭病人，禁用对呼吸有抑制的药物，如吗啡等，慎用镇静剂，如地西泮等，以防引起呼吸抑制。

（5）若病人昏迷，应使其处于仰卧位，头后仰，托起下颌并将口打开。病人昏迷逐渐加深，呼吸不规则或出现暂停，呼吸道分泌物增多，咳嗽和吞咽反射明显减弱或消失时，应立即建立人工气道，即气管插管或气管切开，使用机械通气。机械通气的护理参见本章“机械通气”内容。

（6）气道湿化：干燥的气体长期吸入将损伤呼吸道上皮细胞和支气管表面的黏液层，使痰液不宜排出，细菌容易侵入而致呼吸道或肺部感染，因此，无论是经过患者自身气道或人工气道进行氧疗，均必须充分湿化呼吸道黏膜。保证患者足够液体摄入是保持呼吸道湿化最有效的措施。目前已有多种提供气道湿化用的湿化器或雾化器装置，可以直接使用或与呼吸机连接应用。湿化是否充分最好的标志是观察痰液是否容易咳出或吸出。应用湿化装置后应当记录每日湿化器消耗的液体量，以免湿化过量。

（7）氧疗：通过鼻导管或面罩吸氧，以提高 PaO_2 和血氧饱和度，改善组织缺氧。急性呼吸衰竭病人，应立即实施氧疗。慢性呼吸衰竭机体有一定的代偿和适应能力，一般将 PaO_2<60mmHg（6.6kPa）定为氧疗的指征，PaO_2<55mmHg 必须氧疗。对于确定吸氧浓度的原则是保证 PaO_2 提高到 60mmHg 或脉搏容积血氧饱和度（SpO_2）达 90% 以上的前提下，尽量减低吸氧浓度，以免发生氧中毒。

Ⅰ型呼吸衰竭：其主要问题为氧合功能障碍而通气功能基本正常，较高浓度（35%～50%）或高浓度氧（>50%）给氧可以迅速缓解低氧血症而不致引起 CO_2 潴留，当 PaO_2>70mmHg 时应逐渐降低氧浓度。由于肺水肿和肺不张所致的肺内静脉血分流增加性缺氧，由于肺泡内充满液体和肺泡萎陷不张，若分流>30%，即使吸纯氧也难以纠正缺氧，往往需要机械通气治疗。

Ⅱ型呼吸衰竭：如 COPD 引起的慢性呼吸衰竭，应采取低浓度（<30%～35%）持续给氧，这样既能纠正缺氧又能防止 CO_2 潴留的加重。

3. 吸氧装置

（1）鼻导管或鼻塞：主要优点为简单、方便；不影响患者咳痰、进食。缺点为氧浓度不恒定，易受患者呼吸的影响；高流量时对局部黏膜有刺激，氧流量不能大于 7L/min。吸入氧浓度与氧流量的关系：吸入氧浓度（%）= 21+4×氧流量（L/min）。

（2）面罩：主要包括简单面罩、带储气囊无重复呼吸面罩和文丘里（Venturi）面罩，主要优点为吸氧浓度相对稳定，可按需调节，该方法对于鼻黏膜刺激小，缺点为在一定程度上影响患者咳痰、进食。

4. 纠正酸碱平衡失调和电解质紊乱

在呼吸衰竭治疗过程中，以下几种类型的酸碱平衡失调为多见。

（1）呼吸性酸中毒：主要的治疗措施是改善通气，维持有效地通气量，促进 CO_2 排出。失代偿严重者可以给予碱性药，如三羟基氨基甲烷（THAM），碳酸氢钠可暂时纠正pH，但会使通气量减少，加重 CO_2 潴留，应慎用。

（2）代谢性酸中毒：多为低氧血症所致乳酸增多，血容量不足，周围循环衰竭，肾功能障碍影响酸性代谢产物的排出而引起酸中毒，其治疗是通过改善缺氧，并及时治疗引起代谢性酸中毒的因素，若 $pH<7.20$，可给予碱性药。

（3）呼吸性酸中毒合并代谢性碱中毒：主要原因为快速利尿或使用激素而致低血钾、低血氯，补充碱性药过量，机械通气治疗中 $PaCO_2$ 下降过快。因此应注意在使用机械通气时避免 CO_2 排出过快，严格掌握补碱的量，在应用利尿剂时注意补充氯化钾等。若 $pH>7.45$ 而且 $PaCO_2 \leqslant 60mmHg$ 时，也可考虑使用碳酸酐酶抑制剂如乙酰唑胺或精氨酸盐等药物。

（4）呼吸性碱中毒：常因过度通气，$PaCO_2$ 下降过快所致，因此应适当控制通气量。

（5）电解质紊乱：以低钾、低氯、低钠最为常见，应及时纠正。

5. 预防及控制感染

呼吸道感染是呼吸衰竭最常见的诱因，尤其在安置人工呼吸机和免疫功能低下时，感染更易反复发生，且不易控制。

（1）做好基础护理，预防感染，尤其是呼吸道感染的发生。

（2）在加强痰液引流的同时，应选择有效抗生素迅速控制呼吸道感染。药物选择应综合临床表现、痰培养及药敏试验结果全面分析。

6. 营养支持

营养支持对提高呼吸衰竭的抢救成功率及病人生活质量均有重要意义。呼吸衰竭患者由于呼吸增快、发热等因素，导致能量消耗增加，机体代谢处于负平衡。抢救时常规鼻饲高蛋白、高脂肪、低糖类，以及含多种维生素、微量元素的流质饮食，必要时给予静脉营养治疗。一般热量达 14.6kJ（kg·d），病情稳定后，鼓励病人经口进食。

7. 防治并发症

慢性呼吸衰竭常见的合并症是慢性肺源性心脏病、右心衰竭，急性加重时可合并上消化道出血、休克和多器官功能衰竭等，应积极防治。严重呼吸衰竭可因脑水肿、脑疝危及生命，应给予脱水治疗。一般主张以轻、中度脱水为宜，以防止脱水后血液浓缩，痰液不能排出。

8. 病因治疗

协助医生积极进行相关检查，寻找引起呼吸衰竭的不同原发病，积极治疗，如处理药物中毒，脑血管疾病、肌肉疾病等。

（高小莲）

［附］急性呼吸窘迫综合征

急性呼吸窘迫综合征（acute respiratory distress syndrome，ARDS）是指由心源性以外的各种肺内、外致病因素导致的急性、进行性呼吸衰竭。临床表现为呼吸窘迫和顽固性低氧血症，肺部影像学表现为非均一性的渗出性病变。ARDS是急性肺损伤（acute lung injury，ALI）发展到严重阶段的典型表现。随着临床危重疾病的救治水平提高，很多患者不直接死于原发病，从而使ARDS的发生率增加。ARDS起病急骤，发展迅猛，如不及早诊治，病死率较高。目前ARDS总体病死率在30%～70%，与其原发病和严重程度有关。由感染中毒症、合并骨髓移植或条件致病菌引起的肺炎预后极差，因创伤发生ARDS的患者与内科因素所致ARDS的患者相比，前者预后较好。老年患者（年龄超过60岁）预后不佳。存活者大部分能完全恢复，部分遗留肺纤维化，但多不影响生活质量。

【病因与发病机制】

1. 病因

临床上将引起ARDS的危险因素分为肺内因素（直接因素）和肺外因素（间接因素）两大类。肺内因素是指对肺的直接损伤，包括：①化学性因素，如吸入毒气、烟尘、胃内容物及氧中毒等；②物理性因素，如肺挫伤、放射性损伤等；③生物性因素，如各种病原体引起的重症肺炎。肺外因素包括严重休克、败血症、严重非胸部创伤、大面积烧伤、大量输血、急性胰腺炎、代谢性疾病、药物或麻醉品中毒、羊水栓塞等。

在导致直接肺损伤的原因中，国外报道胃内容物吸入占首位，而国内以重症肺炎为主。

2. 发病机制

急性肺损伤的发病机制尚未完全阐明。除有些致病因素对肺泡膜的直接损伤外，更重要的是多种炎症细胞（巨噬细胞、中性粒细胞、血小板）及其释放的炎性介质和细胞因子间接介导的肺炎症反应，最终引起肺泡膜损伤、毛细血管通透性增加和微血栓形成；并可造成肺泡上皮损伤，表面活性物质减少或消失，加重肺水肿和肺不张，从而引起肺的氧合功能障碍，导致顽固性低氧血症。

【病理生理】

ARDS的主要病理改变是肺广泛性充血水肿和肺泡内透明膜形成。病理过程可分为三个阶段：渗出期、增生期和纤维化期，三个阶段常重叠存在。ARDS肺组织的大体表现为肺呈暗红或暗紫红的肝样变，可见水肿、出血，重量明显增加，切面有液体渗出，故有“湿肺”之称。显微镜下可见肺微血管充血、出血、微血栓形成，肺间质和肺泡内有富含蛋白质的水肿液及炎症细胞浸润。约72小时后，由凝结的血浆蛋白、细胞碎片、纤维素及残余的肺表面活性物质混合形成透明膜，伴灶性或大片肺泡萎陷，可见Ⅰ型肺泡上皮受损坏死。经1～3周以后，逐渐过渡到增生期和纤维化期，可见Ⅱ型肺泡上皮、成纤维细胞增生和胶原沉积。部分肺泡的透明膜经吸收消散而修复，亦可有部分形成纤维化。

肺水肿和肺泡萎陷，使功能残气量和有效参与气体交换的肺泡数量减少，因而称ARDS肺为“婴儿肺（baby lung）”或“小肺（small lung）”。其次，肺水肿和肺不张在肺内呈“不均一”分布，即在重力依赖区（dependent regions，仰卧位时靠近背部的肺区）以肺水肿和肺不张为主，通气功能极差，而在非重力依赖区（non-dependent regions，仰卧位时靠近胸前壁的肺区）的肺泡通气功能基本正常。上述病理和肺形态改变可引起严重通气/血流比例失调、肺内分流和弥散障碍，造成顽固性低氧血症和呼吸窘迫。呼吸窘迫的发生机制主要有：①低氧血症刺激颈动脉体和主动脉体化学感受器，反射性刺激呼吸中枢，产生过度通气；②肺充血、水肿刺激肺毛细血管旁感受器（J感受器），反射性使呼吸加深、加快，导致呼吸窘迫。由于呼吸的代偿，$PaCO_2$最初可以表现降低或正常。极端严重者，由于肺通气量减少以及呼吸窘迫加重呼吸肌疲劳，可发生高碳酸血症。

【临床表现】

ARDS多于原发病起病后5天内发生，约半数发生于24h内。除原发病的相应症状和体征外，最早出现的症状是呼吸加快，并呈进行性加重的呼吸困难、发绀，常伴有烦躁、焦虑、出汗等。其呼吸困难的特点是呼吸深快、费力，患者常感到胸廓紧束、严重憋气，即呼吸窘迫，不能用通常的吸氧疗法改善，亦不能用其他原发心肺疾病（如气胸、肺气肿、肺不张、肺炎、心力衰竭）解释。早期体征可无异常，或仅在双肺闻及少量细湿啰音；后期多可闻及水泡音，可有管状呼吸音。

【辅助检查】

1. X线胸片

早期可无异常，或呈轻度间质改变，表现为边缘模糊的肺纹理增多。继之出现斑片状以至融合成大片状的浸润阴影，大片阴影中可见支气管充气征。其演变过程符合肺水肿的特点，快速多变；后期可出现肺间质纤维化的改变。

2. 动脉血气分析

典型的改变为PaO_2降低，$PaCO_2$降低，pH值升高。根据动脉血气分析和吸入氧浓度可计算肺氧合功能指标，目前在临床上以氧合指数（PaO_2/FiO_2）最为常用。其具体计算方法为PaO_2的mmHg值除以吸入氧比例（FiO_2，吸入氧的分数值），如某位患者在吸入40%氧（吸入氧比例为0.4）的条件下，PaO_2为80mmHg，则PaO_2/FiO_2为$80\div0.4=200$。PaO_2/FiO_2降低是诊断ARDS的必要条件。正常值为400～500，在ALI时$\leqslant300$，ARDS时$\leqslant200$。

在早期，由于过度通气而出现呼碱，pH值可高于正常，$PaCO_2$低于正常。在后期，如果出现呼吸肌疲劳或合并代酸，则pH值可低于正常，甚至出现$PaCO_2$高于正常。

3. 床边肺功能监测

ARDS时肺顺应性降低，无效腔通气量比例（V_D/V_T）增加，但无呼气流速受限。顺应性的改变，对严重性评价和疗效判断有一定的意义。

4. 心脏超声和Swan-Ganz导管检查

此检查有助于明确心脏情况和指导治疗。通过置入Swan-Ganz导管可测定肺动脉楔压（PAWP），这是反映左心房压较可靠的指标。PAWP一般<12mmHg，若>18mmHg则支持左心衰竭的诊断。

【诊断要点】

中华医学会呼吸病学分会1999年制定的诊断标准如下：

(1) 有ALI/ARDS的高危因素。

(2) 急性起病、呼吸频数和（或）呼吸窘迫。

(3) 低氧血症：ALI时$PaO_2/FiO_2<300$；ARDS时$PaO_2/FiO_2\leqslant200$。

(4) 胸部X线检查显示两肺浸润阴影。

(5) PAWP≤18mmHg或临床上能除外心源性肺水肿。

同时符合以上5项条件者，可以诊断ALI或ARDS。

【治疗要点】

ARDS是一种急危重病，应在严密监护下治疗。治疗原则与一般急性呼吸衰竭相同。主要治疗措施包括：积极治疗原发病、氧疗、机械通气以及调节液体平衡等。

1. 原发病的治疗

治疗原发病是治疗ALI/ARDS首要原则和基础，应积极寻找原发病灶并予以彻底治疗。感染是导致ALI/ARDS的常见原因，也是ALI/ARDS的首位高危因素；而ALI/ARDS又易并发感染，所以对于所有患者都应怀疑感染的可能，治疗上宜选择广谱抗生素。

2. 纠正缺氧

采取有效措施，尽快提高PaO_2。一般需高浓度给氧，使$PaO_2\geqslant60mmHg$或$SaO_2\geqslant90\%$。轻症者可使用面罩给氧，但多数患者需使用机械通气。

3. 机械通气

多数学者认为一旦诊断为ARDS，应尽早进行机械通气。ALI阶段的患者可试用无创正压通气，无效或病情加重时尽快气管插管或切开行有创机械通气。机械通气的目的是提供充分的通气和氧合，以支持器官功能。如前所述，由于ARDS肺病变具有“不均一性”和“小肺”的特点，ARDS的机械通气推荐采用肺保护性通气策略，既要复张萎陷的肺泡并使其维持在开放状态，以增加肺容积和改善氧合，同时也要避免肺泡随呼吸周期反复开闭所造成的损伤。主要措施如下：

(1) 呼气末正压（PEEP）：适当水平的PEEP可使萎陷的小气道和肺泡再开放，防止肺泡随呼吸周期反复开闭，使呼气末肺容量增加，并可减轻肺损伤和肺泡水肿，从而改善肺泡弥散功能和通气/血流比例，减少肺内分流，达到改善氧合和肺顺应性的目的。但PEEP可增加胸内正压，减少回心血量，从而降低心排出量，并有加重肺损伤的潜在危险。因此在应用PEEP时应注意：①从低水平开始，先用5cmH_2O，逐渐增加至合适的水平，争取维持PaO_2大于60mmHg而FiO_2小于0.6。一般PEEP水平为8～18cmH_2O。②对血容量不足的患者，应补充足够的血容量以代偿回心血量的不足，但不能过量，以免加重肺水肿。

(2) 小潮气量：ARDS发生时有效参与气体交换的肺泡数减少，因此采用小潮气量，即6～8ml/kg，旨在将吸气平台压控制在30～35cmH_2O以下，防止肺泡过度扩张。为保证小潮气量，可允许一定程度的CO_2潴留和呼吸性酸中毒（pH7.25～7.30）。合并代谢性酸中毒时需适当补碱。

(3) 通气模式的选择：对ARDS患者机械通气时如何选择通气模式尚无统一的标准，压力控制通气可以保证气道吸气压不超过预设水平，避免呼吸机相关肺损伤，因而较容量控制通气更常用。其他可选的通气模式包括双相气道正压通气、反比通气、压力释放通气等，并可联用肺复张法、俯卧位通气等以进一步改善氧合。

4. 液体管理

为减轻肺水肿，应合理限制液体入量。在血压稳定和保证组织器官灌注前提下，液体出入量宜轻度负平衡，可使用利尿药促进水肿的消退。关于补液性质尚存在争议，由于毛细血管通透性增加，胶体物质可渗至肺间质，所以在 ARDS 早期，除非有低蛋白血症，不宜输注胶体液。对于创伤出血多者，最好输新鲜血；用库存 1 周以上的血时，应加用微过滤器，以免发生微栓塞而加重 ARDS。

5. 营养支持与监护

ARDS 时机体处于高代谢状态，应补充足够的营养。静脉营养可引起感染和血栓形成等并发症，应提倡全胃肠营养，不仅可避免静脉营养的不足，而且能够保护胃肠黏膜，防止肠道菌群移位。ARDS 患者应入住 ICU，动态监测呼吸、循环、水电解质、酸碱平衡及其他重要脏器的功能，以便及时调整治疗方案。

6. 其他治疗

可试用糖皮质激素、表面活性物质、β 受体激动剂或一氧化氮等，但疗效不确定。

【护理要点】

参见呼吸衰竭。

（高小莲）

第十四节　睡眠呼吸暂停低通气综合征

睡眠呼吸暂停低通气综合征（sleep apnea hypopnea syndrome，SAHS），是指各种原因导致睡眠状态下反复出现呼吸暂停和（或）低通气，引起低氧血症、高碳酸血症，从而使机体发生一系列病理生理改变的临床综合征。呼吸暂停是指睡眠过程中口鼻呼吸气流完全停止 10 秒以上；低通气是指睡眠过程中呼吸气流强度（幅度）较基础水平降低 50% 以上，并伴有动脉血氧饱和度较基础水平下降≥4%。睡眠呼吸暂停低通气指数是指每小时睡眠时间内呼吸暂停加低通气的次数。

【分类】

（1）阻塞性睡眠呼吸暂停（obstructive sleep apnea hyperpnoea syndrome，OSAHS），即在睡眠中因上气道阻塞引起呼吸暂停，表现为口鼻腔气流停止而胸腹呼吸动作尚存在。有家庭集聚性和遗传因素，多数有上呼吸道特别是鼻、咽部位狭窄的病理基础。部分内分泌疾病也可合并该病。OSAHS 在临床最为常见，本节重点讨论。

（2）中枢性睡眠呼吸暂停（central sleep apnea syndrome，CSAS），即口鼻腔气流和胸腹呼吸动作同时停止。主要由于中枢神经系统的呼吸中枢功能障碍或支配呼吸肌的神经或呼吸肌病变，虽然气道可能无堵塞，但呼吸肌不能正常工作导致呼吸停止。

（3）混合性睡眠呼吸暂停（mixed sleep apnea syndrome，MSAS），即上述两者并存，以中枢性呼吸暂停开始，继之表现为阻塞性睡眠呼吸暂停。

【病因与发病机制】

OSAHS 主要是睡眠时上呼吸道的阻塞或狭窄造成的，因此，从前鼻孔到气管上口，任何一个部位的狭窄或阻塞，都可能导致呼吸暂停，常见的有下列疾病：

1. 鼻或鼻咽部疾病

各种原因造成的鼻腔狭窄或阻塞，如急慢性鼻炎、鼻窦炎，鼻中隔偏曲，血肿，脓肿，鼻腔黏连，鼻息肉，鼻腔、鼻旁窦肿瘤及其他占位性病变等。鼻咽部有腺样体肥大，鼻咽部肿瘤，鼻咽腔闭锁，颅底肿瘤等。

2. 口及口咽部疾病

如舌体肥大或巨舌，舌体，舌根，口底的肿瘤，颌下脓肿，先天性小下颌或下颌后缩等。扁桃体肥大，软腭低垂，肥厚，腭垂过长，肥大，咽侧索肥厚，口咽腔瘢痕狭窄，咽旁间隙的肿瘤，脓肿等。下咽部舌根淋巴组织增生，舌根肿瘤，巨大会厌囊肿，脓肿，会厌肿瘤，下咽后壁或侧壁的脓肿，肿瘤等。

3. 其他疾病

病理性肥胖，肢端肥大症，甲状腺功能低下，颈部巨大肿瘤等。

OSAHS 的发病是一个渐进的过程，常常是几种病因共同起作用的结果，特别在肥胖、老年、上呼吸道感染、心脏病、仰卧位睡眠、饮酒及服用安眠药等诱因下病情会明显加重。其发病机制可能与睡眠状态下上气道软组织、肌肉的塌陷性增加、睡眠期间上气道肌肉对低氧和二氧化碳的刺激反应性降低有关，此外，还与神经、体液、内分泌等因素的综合作用有关。

【临床表现】

OSAHS 好发于中老年人群，随年龄增长而增加，尤其是肥胖（体重指数 BMI>28，颈围>40cm）中老年更常见。本病是高血压、冠心病、心律失常、脑卒中等多种疾病的独立危险因素，甚至可发生夜间猝死。症状主要来自上呼吸道狭窄、阻塞和由此造成的血氧饱和度下降。主要临床表现有：

1. 打鼾

睡眠中打鼾是由于空气通过口咽部时使软腭振动引起。打鼾是 OSAHS 的特征性表现，鼾声响亮、不规则，时而间断，常常是鼾声-气流停止-喘气-鼾声交替出现。

2. 睡眠行为异常

表现为反复出现呼吸暂停及觉醒，或呼吸暂停后憋醒、突然坐起，伴心悸、胸闷感，严重者大汗淋漓，有濒死感。患者在睡眠中多动不安，常发生类似拍击样震颤样四肢运动，有时还会出现梦游现象。夜尿增多，部分患者出现遗尿。

3. 白天临床表现

由于夜间睡眠质量不高，患者晨起常感头痛、头晕乏力。注意力不集中、精细操作能力下降、记忆力和判断力下降。有焦虑、烦躁、易激惹等。日间极度嗜睡是最常见表现，患者可立即入睡，而无法控制。严重时吃饭、与人谈话时即可入睡，甚至发生严重的后果，如驾车时打瞌睡导致交通事故。

【并发症】

OSAHS 由于反复发作的低氧血症、高碳酸血症可致神经功能失调，儿茶酚胺、内皮素及肾素-血管紧张素系统失调，内分泌功能紊乱及血液动力学改变，影响全身多器官多系统功能，可出现与全身各脏器损害有关的远期并发症，主要有以下几个方面。

1. 心脑血管

血氧过低可刺激肾脏，分泌红细胞生成素，引起继发性红细胞增多症，导致血黏度增加，血流缓慢，脑血栓的机会增多。另可加速动脉粥样硬化，使心血管疾病发生增加。故 OSAHS 常合并肺动脉高压、高血压病、冠心病、心律失常等。

2. 肾脏

OSAHS 可以合并蛋白尿或肾病综合征，其临床表现为夜尿增多和浮肿，严重者可出现肾功能不全的一系列表现。

3. 神经精神系统

由于缺氧和循环障碍引起的脑损害可造成智力减退、记忆力下降和性格改变等。精神障碍以抑郁、焦虑、疑病等症状为著。老年人可出现痴呆。

4. 内分泌系统

患有阻塞性睡眠呼吸暂停的病儿，由于快速眼动睡眠的减少，生长激素的释放有不同程度减少，影响病儿生长发育。

【辅助检查】

1. 多导睡眠图仪监测

多导睡眠图仪（PSG）监测是诊断 OSAHS 最权威的方法，它不仅可判断其严重程度，还可全面定量评估患者的睡眠结构，睡眠中呼吸紊乱、低血氧情况，以及心电、血压的变化。特别是借助食道压检测，还可与中枢性和混合性睡眠呼吸暂停相鉴别。PSG检查应在睡眠呼吸实验室中进行至少7h的数据监测。PSG检测的项目包括脑电图、眼电图、颏肌电图、胫前肌电图、心电图、胸腹壁呼吸运动、膈肌功能、口鼻气流以及血氧饱和度等。

2. X线头影测量

该测量可间接了解气道以及检查气道阻塞部位，并且对OSAHS作出初步诊断。

3. 鼻咽纤维镜检查

在局麻下，在立位和卧位分别检查患者鼻咽、口咽及下咽和喉的情况，包括软组织情况，气道阻塞部位和程度，排除气道及周围有无肿物和肿块。

另外，除确认睡眠中气道阻塞的存在及阻塞发生的部位以及严重程度，尚需针对全身重要生命器官功能进行相关检查。

【诊断要点】

OSAHS的诊断，应在全面而详细的病史，多学科的全身针对性体检，颅颌面局部的检查，X线头影测量，PSG，鼻咽纤维镜的研究基础上，进行综合分析，作出正确的诊断。诊断标准：患者有典型的夜间打鼾及呼吸不规则、白天过度嗜睡，经PSG监测显示夜间7小时睡眠过程中呼吸暂停及低通气反复发作30次以上或者睡眠呼吸暂停低通气指数（AHI）≥5次/小时。根据AHI和夜间最低动脉血氧饱和度区分病情为轻度、中度或重度。

【治疗要点】

OSAHS除病因治疗外，分为非手术治疗和手术治疗2类。

1. 非手术治疗

（1）呼吸机治疗：经鼻持续气道正压呼吸（nasal continuous positive airway pressure，NCPAP）是目前治疗OSAHS最有效的非手术治疗方法，疗效高达90%～95%。NCPAP犹如一个上气道的空气扩张器，可以防止吸气时软组织的被动塌陷，并刺激颏舌肌的机械感受器，使气道张力增加。可单独作为一种疗法，也可和外科手术配合使用。双水平气道正压通气（BiPAP）多用于治疗中、重度OSAHS患者。自动调压智能（Auto-CPAP）疗效和耐受性高于NCPAP，可提供患者治疗的依从性。

（2）口腔矫治器：睡眠时戴口腔正畸及矫治器可以抬高软腭，牵引舌主动或被动向前，以及下颌前移，达到扩大口咽及下咽部，改善呼吸的目的，可减轻打鼾，但耐受性差，对重症患者无效。

（3）其他治疗：药物治疗疗效不肯定，可试用茶碱、乙酰唑胺、都可喜、黄体酮等呼吸中枢兴奋药。单纯吸氧对OSAHS无明显疗效，原因在于氧疗使缺氧对外周化学感受器的刺激消失，应结合呼吸机进行氧疗。

2. 手术治疗

手术治疗的目的在于减轻和消除气道阻塞，防止气道软组织塌陷。青春期前有扁桃体、腺样体增生所致的儿童患者可进行扁桃体、腺样体切除术。由于鼻中隔弯曲、鼻息肉或鼻甲肥大引起鼻气道阻塞者，可行鼻中隔成形术，鼻息肉或鼻甲切除，以减轻症状。腭垂腭咽成形术（UPPP）对单纯性口咽部阻塞有一定的疗效，但手术后复发较常见。其他手术方式还有激光辅助咽成形术、低温射频消融咽成形术、正颌手术等。

【护理要点】

1. 一般护理

肥胖者应协助患者减肥。应用饮食、运动、心理和行为疗法，纠正患者不良饮食、生活习惯，让患者自觉控制饮食，在规定时间内降低体重的5%～10%。劝其戒除烟酒。睡眠前避免使用镇静剂。教会患者控制睡眠姿势，取右侧卧并抬高床头，避免仰卧位，以缓解症状。做好心理护理，缓解患者不敢入睡或睡眠时易梦魇所致的焦虑情绪。

2. NCPAP 护理

有效的 NCPAP 压力是治疗成功的关键。①向病人及家属讲解治疗的原理、过程和反应，消除疑虑和恐惧心理，取得配合。②应用 NCPAP 改善通气时，要根据病人脸型及胖瘦选择合适的鼻罩型号，以不漏气为宜。鼻罩应严密罩住鼻，用多头带固定好。③病人进行闭嘴用鼻呼吸，与治疗仪作同步呼吸，防止气流从口漏出。④应使管道紧密连接并固定，NCPAP 是一个密封系统，如有漏气会造成压力不稳。⑤做好呼吸管理，保持气道畅通，及时清除口鼻腔及气道分泌物，定时清洁鼻塞、鼻孔。⑥NCPAP 装置设有加温湿化罐，气体加温应在33～35℃，相对湿度60%以上，可保障吸入气的加温及湿化，避免机体失热失水，保护气道黏膜及防御机制，减少机体氧耗量。注意湿化温度不能过高，以免损伤呼吸道黏膜。

3. 病情观察

患者夜间入睡后应加强巡视，特别是凌晨时段。观察患者打鼾及呼吸暂停等症状，若呼吸暂停时间过长，应及时叫醒患者，以免发生因窒息缺氧所致猝死。有条件时应实施血氧饱和度监测仪持续监护，以便观察患者缺氧情况，把握处理时机。警惕心脑血管疾病的发生，睡前、晨起测量血压并记录。重度患者易发生心律失常，应持续心电监护，床旁准备压舌板、舌钳、气管切开包等抢救物品备用。

4. 健康教育

向病人及家属讲解疾病知识，使病人认识治疗的重要性和必要性。在家中长期应用 NCPAP 治疗的病人，应教会其正确放置传感器、电极、佩戴鼻罩和调节治疗压力。嘱病人定期复诊，以早期发现该病导致的心脑血管损害，并根据病情的变化调整 NCPAP 治疗的压力。

（胡慧）

第十五节　肺血栓栓塞症

肺栓塞（pulmonary embolism，PE）是以各种栓子阻塞肺动脉系统为其发病原因的一组疾病或临床综合征的总称，常见的栓子为血栓，少数为脂肪、羊水、空气等。肺血栓栓塞症（pulmonary thromboembolism，PTE）为来自静脉系统或右心的血栓阻塞肺动脉或其分支所致的疾病，主要临床特征为肺循环和呼吸功能障碍。PTE 为 PE 最常见的类型，通常所称的 PE 即指 PTE。

引起 PTE 的血栓主要来源于深静脉血栓形成（deep venotls thrombosis，DVT）。DVT

与 PTE 实质上为一种疾病过程在不同部位、不同阶段的表现，两者合称为静脉血栓栓塞症（venous thromboembolism，VTE）。

国外 PTE 发病率较高，病死率亦高，未经治疗的 PTE 的病死率为 25% ~30%，大面积 PTE1h 内死亡率高达 95%，是仅次于肿瘤和心血管病，威胁人类生命的第三大杀手。PTE-DVT 发病和临床表现隐匿、复杂，对 PTE-DVT 的漏诊率和误诊率普遍较高。虽然我国目前尚无准确的流行病学资料，但随着诊断意识和检查技术的提高，诊断例数已有显著增加。

【病因与发病机制】

1．深静脉血栓形成引起肺栓塞

引起 PTE 的血栓可以来源于下腔静脉径路、上腔静脉径路或右心腔，其中大部分来源于下肢近端的深静脉，即腘静脉、股静脉、髂静脉。腓静脉血栓一般较细小，即使脱落也较少引起 PTE。只有当血栓发展到近端血管并脱落后，才易引起肺栓塞。任何可以导致静脉血液淤滞、静脉系统内皮损伤和血液高凝状态的因素均可引起深静脉血栓形成。深静脉血栓形成的高危因素有：①获得性高危因素：高龄，肥胖，大于 4 天的长期卧床、制动，心脏疾病，如房颤合并心衰、动脉硬化等，手术，特别是膝关节、髋关节、恶性肿瘤手术，妊娠和分娩。②遗传性高危因素：凝血因子 V 因子突变引起的蛋白 C 缺乏、蛋白 S 缺乏和抗凝血酶缺乏等造成血液的高凝状态。患者年龄一般在 40 岁以下，常以无明显诱因反复发生 DVT 和 PTE 为主要临床表现。

2．非深静脉血栓形成引起肺栓塞

全身静脉血回流至肺，故肺血管床极易暴露于各种阻塞和有害因素中，除上述深静脉血栓形成外，其他栓子也可引起肺栓塞，包括：脂肪栓塞，如下肢长骨骨折、羊水栓塞、空气栓塞、寄生虫栓塞、感染病灶、肿瘤的癌栓、毒品引起血管炎或继发血栓形成。

【病理生理】

肺动脉的血栓栓塞既可以是单一部位的，也可以是多部位的。病理检查发现多部位或双侧性的血栓栓塞更为常见。一般认为栓塞更易发生于右侧和下肺叶。发生栓塞后有可能在栓塞局部继发血栓形成，参与发病过程。PTE 所致病情的严重程度取决于栓子的性质及受累血管的大小和肺血管床阻塞的范围；栓子阻塞肺血管后释放的 5-羟色胺、组胺等介质引起的反应及患者原来的心肺功能状态。栓塞部位的肺血流减少，肺泡无效腔量增大，故 PTE 对呼吸的即刻影响是通气/血流比值增大。右心房压升高可引起功能性闭合的卵圆孔开放，产生心内右向左分流；神经体液因素可引起支气管痉挛；毛细血管通透性增高，间质和肺泡内液体增多或出血；栓塞部位肺泡表面活性物质分泌减少，肺泡萎陷，呼吸面积减小；肺顺应性下降，肺体积缩小并可出现肺不张；如累及胸膜，则可出现胸腔积液。以上因素导致通气/血流比例失调，出现低氧血症。

急性 PTE 造成肺动脉较广泛阻塞时，可引起肺动脉高压，出现急性肺源性心脏病，致右心功能不全，回心血量减少，静脉系统淤血；右心扩大致室间隔左移，使左心室功能受损，导致心排出量下降，进而可引起体循环低血压或休克；主动脉内低血压和右心房压升高，使冠状动脉灌注压下降，心肌血流减少，特别是心室内膜下心肌处于低灌注状态，加之 PTE 时心肌耗氧增加，可致心肌缺血，诱发心绞痛。

肺动脉发生栓塞后，若其支配区的肺组织因血流受阻或中断而发生坏死，称为肺梗死（pulmonary infarction，PI）。由于肺组织接受肺动脉、支气管动脉和肺泡内气体弥散等多重氧供，PTE 中仅约不足 15% 发生 PI。

若急性 PTE 后肺动脉内血栓未完全溶解，或反复发生 PTE，则可能形成慢性血栓栓塞性肺动脉高压，继而出现慢性肺源性心脏病，右心代偿性肥厚和右心衰竭。

【临床表现】

（一）PTE 表现

1. 症状

常见症状有：①不明原因的呼吸困难及气促，尤以活动后明显，为 PTE 最多见的症状；②胸痛，包括胸膜炎性胸痛或心绞痛样疼痛；③晕厥，可为 PTE 的唯一或首发症状；④烦躁不安、惊恐甚至濒死感；⑤咯血，常为小量咯血，大咯血少见；⑥咳嗽、心悸等。各病例可出现以上症状的不同组合，具有多样性和非特异性。临床上若同时出现呼吸困难、胸痛及咯血，称为 PTE“三联征”，但仅见于约 20% 的患者。大面积肺栓塞时可发生休克甚至猝死。

2. 体征

（1）呼吸系统：呼吸急促最常见、发绀、肺部有时可闻及哮鸣音和（或）细湿啰音，肺野偶可闻及血管杂音；合并肺不张和胸腔积液时出现相应的体征。

（2）循环系统体征：心率快，肺动脉瓣区第二心音（P2）亢进及收缩期杂音；三尖瓣反流性杂音；心包摩擦音或胸膜心包摩擦音；可有右心衰体征如颈静脉充盈、搏动、肝大伴压痛、肝颈返流征（+）等。血压变化，严重时可出现血压下降甚至休克。

（3）其他可伴发热：多为低热，少数患者有 38℃ 以上的发热。

（二）DVT 表现

主要表现为患肢肿胀、周径增粗、疼痛或压痛、皮肤色素沉着，行走后患肢易疲劳或肿胀加重。但需注意，半数以上的下肢 DVT 患者无自觉症状和明显体征。应测量双侧下肢的周径来评价其差别。进行大、小腿周径的测量点分别为髌骨上缘以上 15cm 处，髌骨下缘以下 10cm 处。双侧相差>1cm 即考虑有临床意义。

最有意义的体征是反映右心负荷增加的颈静脉充盈、搏动及 DVT 所致的肿胀、压痛、僵硬、色素沉着及浅静脉曲张等，一侧大腿或小腿周径较对侧大 1cm 即有诊断价值。

【治疗要点】

1. 急救措施

（1）一般处理：对高度疑诊或确诊 PTE 的患者，应进行重症监护，绝对卧床 1～2 周。剧烈胸痛者给予适当镇静、止痛对症治疗。

（2）呼吸循环支持，防治休克

①氧疗：采用经鼻导管或面罩吸氧，必要时气管插管机械通气，以纠正低氧血症。避免做气管切开，以免溶栓或抗凝治疗引发局部大出血。

②循环支持：对于出现右心功能不全但血压正常者，可使用多巴酚丁胺和多巴胺；若出现血压下降，可增大剂量或使用其他血管加压药物，如去甲肾上腺素等。扩容治疗会加重右室扩大，减低心排出量，不建议使用。液体负荷量控制在 500ml 以内。

2. 溶栓治疗

溶栓指征：大面积 PTE 有明显呼吸困难、胸痛、低氧血症等。对于次大面积 PTE，若无禁忌证可考虑溶栓，但存在争议。对于血压和右心室运动功能均正常的病例，不宜溶栓。溶栓的时间窗一般定为急性肺栓塞发病或复发 14 天以内。症状出现 48h 内溶栓获益最大，溶栓治疗开始越早，治疗效果越好。

绝对禁忌证：有活动性内出血和近期自发性颅内出血。

相对禁忌证：2 周内的大手术、分娩、器官活检或不能压迫止血部位的血管穿刺；2 个月内的缺血性脑卒中；10 天内的胃肠道出血；15 天内的严重创伤；1 个月内的神经外科或眼科手术；难以控制的重度高血压（收缩压>180mmHg，舒张压>110mmHg）；近期曾行心肺复苏；血小板计数<100×10^9/L；妊娠；细菌性心内膜炎；严重肝、肾功能不全；糖尿病出血性视网膜病变等。对于致命性大面积 PTE，上述绝对禁忌证亦应被视为相对禁忌证，文献提示低血压和缺氧即是 PTE 立即溶栓的指征。

常用的溶栓药物：尿激酶（UK）、链激酶（SK）和重组组织型纤溶酶原激活剂（rt-PA）。三者溶栓效果相仿，临床可根据条件选用。

溶栓方案与剂量：

①尿激酶：负荷量 4400IU/kg，静注 10 分钟，随后以 2200IU/（kg·h）持续静滴 12h；快速给药：按 2 万 IU/kg 剂量，持续静滴 2h。

②链激酶：负荷量 25 万 IU，静注 30 分钟，随后以 10 万 IU/h 持续静滴 24h。快速给药：150 万 IU，持续静滴 2h。链激酶具有抗原性，用药前需肌注苯海拉明或地塞米松，以防止过敏反应。链激酶 6 个月内不宜再次使用。

③rt-PA：推荐 rt-PA50mg 持续静注 2h 为国人标准治疗方案。

使用尿激酶、链激酶溶栓时无需同时使用肝素治疗；但以 rt-PA 溶栓，当 rt-PA 注射结束后，应继续使用肝素。

3. 抗凝治疗

抗凝为 PTE 和 DVT 的基本治疗方法，可以有效防止血栓再形成和复发，为机体发挥自身的纤溶机制溶解血栓创造条件。抗凝药物主要有非口服抗凝剂普通肝素（UFH）、低分子肝素（LMWH）、口服抗凝剂华法林。抗血小板药物阿司匹林或氯吡格雷的抗凝作用不能满足 PTE 或 DVT 的抗凝要求，不推荐使用。

临床疑诊 PTE 时，即可开始使用 UFH 或 LMWH 进行有效的抗凝治疗。用尿激酶或链激酶溶栓治疗后，应每 2～4h 测定一次凝血酶原时间（PT）或活化部分凝血活酶时间（APTT），当其水平降至正常值的 2 倍时，即给予抗凝治疗。

UFH 给药时需根据 APTT 调整剂量，尽快使 APTT 达到并维持于正常值的 1.5～2.5 倍。LMWH 具有与 UFH 相同的抗凝效果。可根据体重给药，且无需监测 APTT 和调整剂量。UFH 或 LMWH 一般连用 5～10 天，直到临床情况平稳。使用肝素 1～3 天后加用口服抗凝剂华法林，初始剂量为 3.0～5.0mg。当连续两天测定的国际标准化比率（INR）达到 2.5（2.0～3.0）时，或 PT 延长至正常值的 1.5～2.5 倍时，停止使用肝素，单独口服华法林治疗。根据 INR 或 PT 调节华法林的剂量。一般口服华法林的疗程至少为 3～6 个月。对复发性 VTE、并发肺心病或危险因素长期存在者，抗凝治疗的时间应延长至 12 个月或以上，甚至终生抗凝。

4. 其他治疗

如肺动脉血栓摘除术、肺动脉导管碎解和抽吸血栓，仅适用于经积极的内科治疗无效的紧急情况或存在溶栓和抗凝治疗绝对禁忌证。为防止下肢深静脉大块血栓再次脱落阻塞肺动脉，可考虑放置下腔静脉滤器。若阻塞部位处于手术可及的肺动脉近端，可考虑行肺动脉血栓内膜剥脱术。

【护理要点】

1．一般护理

安置患者于监护室，监测呼吸、心率、血压、静脉压、心电图及动脉血气的变化。患者应绝对卧床休息。避免大幅度的动作及用手按揉下肢深静脉血栓形成处，翻身时动作要轻柔，以防止血栓脱落，栓塞其他部位。做好各项基础护理，预防并发症。进食清淡、易消化的高维生素类食物。保持大便通畅，避免用力，以免促进深静脉血栓脱落。大便干燥时可酌情给予通便药或做结肠灌洗。

2．镇静、止痛、给氧

患者胸痛剧烈时遵医嘱给予镇静、止痛药，以减轻患者的痛苦症状，缓解患者的紧张程度。保持呼吸道通畅，根据血气分析和临床情况合理给氧，改善缺氧症状。床旁备用气管插管用物及呼吸机，便于患者出现呼吸衰竭时立即进行机械通气治疗。

3．病情观察

密切观察患者的神志、血压、呼吸、脉搏、体温、尿量和皮肤色泽等，有无胸痛、晕厥、咯血及休克等现象。正确留取各项标本，观察动脉血气分析和各项实验室检查结果如血小板计数、凝血酶原时间（PT）或活化部分凝血活酶时间（APTT）、血浆纤维蛋白含量、3P 实验等。

4．心理护理

PTE 患者多有紧张、焦虑、悲观的情绪，应减少不必要的刺激，给予相应的护理措施，如护理人员守护在病人床旁，允许家属陪伴，解释病情，满足病人所需等。鼓励病人配合治疗，树立战胜疾病的信心和勇气。

5．溶栓及抗凝护理

用药前：①溶栓前宜留置外周静脉套管针，以方便溶栓中取血监测，避免反复穿刺血管。②测定基础 APTT、PT 及血常规（含血小板计数、血红蛋白）等。③评估是否存在禁忌证，如活动性出血、凝血功能障碍、未予控制的严重高血压等。必要时应配血，做好输血准备。用药期间：（1）注意观察出血倾向：①溶栓治疗的主要并发症为出血，包括皮肤、黏膜及脏器的出血。最严重的是颅内出血，发生率约 1% ~2%。在用药过程中，观察患者有无头痛、呕吐、意识障碍等情况；观察皮肤黏膜有无紫癜及穿刺点有无渗血；观察大小便的颜色，及时留取标本进行潜血检查。②肝素在使用的第 1 周每 1 ~2 天、第 2 周起每 3 ~4 天必须复查血小板计数一次，以发现肝素诱导的血小板减少症。若出现血小板迅速或持续降低达 30% 以上，或血小板计数 $<100\times10^9/L$，应停用 UFH。③华法林在治疗的前几周，有可能引起血管性紫癜，导致皮肤坏死。华法林所致出血可以用维生素 K 拮抗。（2）评估疗效：溶栓及抗凝后，根据医嘱定时采集血标本，对临床及相关辅助检查情况进行动态观察。

6．健康教育

PTE 的预防和早期识别极为重要，应做好本病的有关预防和发病表现的宣教。老年、体弱、久病卧床的患者，应注意加强腿部的活动，经常更换体位，抬高下肢，以减轻下肢血液的淤滞，预防下肢深静脉血栓形成。长途空中旅行、久坐或久站，或孕妇妊娠期内引起的下肢和脚部浮肿、下肢静脉曲张，可采取非药物预防方法，如穿充气加压袜、使用间歇充气加压泵，以促进下肢静脉回流。已经开始抗凝药物治疗的患者应坚持长期应用抗凝药物并告诉病人注意观察出血倾向。当出现不明原因的气急、胸痛、咯血等表现时，应及时到医院诊治。

（胡慧）

第十六节　呼吸系统常见诊疗及支持技术

一、胸腔穿刺术

胸膜腔穿刺术，简称胸穿，是指对有胸腔积液（或气胸）的患者，为了诊断和治疗疾病的需要而通过胸腔穿刺抽取积液或气体的一种技术。

【适应证】

（1）胸腔积液性质不明者，抽取积液检查，协助病因诊断。

（2）胸腔大量积液或气胸者。

（3）脓胸抽脓灌洗治疗或恶性胸腔积液，需胸腔内注入药物者。

【护理】

1. 术前准备

（1）胸腔穿刺前，向病人说明穿刺的目的和术中注意事项，如说明胸液的潴留是引起呼吸困难的主要原因，胸腔抽液是治疗大量胸腔积液的一个重要手段。告诉病人胸腔穿刺时局部注射麻醉药，可避免疼痛；同时嘱病人穿刺时，尽量不要咳嗽或深吸气，术中不要移动体位，以免损伤胸膜，发生气胸等。

（2）抽液时，协助病人反坐于靠背椅上，双手平放椅背上；或仰卧于床上，举起上臂，使肋间隙增宽。排气时，可取半卧位或平卧位。

（3）胸腔积液的穿刺点为叩诊最实部位，或结合X线、超声波检查确定，一般在肩胛下第7～9肋间隙或腋中线第6～7肋间隙。气胸者取患侧锁骨中线第2肋间隙或腋前线第4～5肋间隙进针。

（4）用物准备，包括：常规消毒治疗盘1套；无菌胸腔穿刺包（内有胸腔穿刺针、针座接胶管、5ml和50ml注射器、7号针头、血管钳、孔巾、纱布等）、2%利多卡因针剂、0.1%肾上腺素1支、无菌手套、无菌试管、量杯等。

（5）治疗气胸者准备人工气胸抽气箱；需胸腔闭式引流者准备胸腔闭式引流贮液装置。

2. 操作过程

（1）常规消毒穿刺点皮肤。术者戴手套、铺孔巾，以利多卡因逐层浸润麻醉直达胸膜。

（2）术者左手食指和拇指固定穿刺部位的皮肤及肋间，右手持穿刺针（针座胶管用血管钳夹紧），沿下位肋骨上缘缓慢刺入胸壁直达胸膜，将50ml注射器接至胶管，然后在协助下抽取胸水或气体。注意，当注射器吸满后要先夹紧胶管，再取下注射器排液或排气，防止空气进入胸腔。

（3）每次抽液、抽气时，不宜过快、过多，防止抽液过多过快使胸腔内压骤然下降，发生肺水肿或循环障碍、纵隔移位等意外。首次抽液的排液量不宜超过600ml，以后每次抽液量不应超过1000ml，为诊断目的，抽液50～100ml即可，置入无菌试管送检。如治疗需要，抽液后可注入药物。

（4）术中密切观察病人情况，要注意询问病人有无异常的感觉，如病人有任何不适，应减慢抽吸或立即停止抽液。若病人突感头晕、心悸、冷汗、面色苍白、脉细、四肢发凉，提示病人可能出现"胸膜反应"，应立即停止抽液，使病人平卧，密切观察血压，防止休克。必要时，按医嘱皮下注射0.1%肾上腺素0.5ml。

（5）术毕拔出穿刺针，消毒穿刺点后，覆盖无菌纱布，胶布固定。

3. 术后护理

（1）嘱病人平卧位或半卧位休息，观察呼吸、脉搏等情况。

（2）注意观察穿刺处有无渗血或液体流出。

（3）注入药物者，应嘱病人转动体位，以便药液在胸腔内混匀，并观察病人对注入药物的反应。

（4）记录抽出液体的色、质、量，及时送检标本。

（王燕）

二、纤维支气管镜检查术

【适应证】

（1）胸部X线阴影原因不明、肺不张、阻塞性肺炎、支气管狭窄或阻塞、胸腔积液等。

（2）原因不明的刺激性咳嗽，经3周抗生素治疗不缓解，疑为异物或肿瘤时。

（3）原因不明的咯血，需明确病因及出血部位。

（4）引流呼吸道分泌物、作支气管肺泡灌洗、去除异物、摘除息肉、局部止血及用药、扩张狭窄支气管或激光治疗。

【禁忌证】

（1）严重肝、肾功能不全，极度衰弱者。

（2）严重心、肺功能不全，频发心绞痛，呼吸衰竭者。

（3）主动脉瘤有破裂危险者。

（4）两周内有支气管哮喘发作或大咯血者。

（5）出凝血机制严重障碍者。

（6）麻醉药过敏，而又无其他药物代替者。

【护理】

1. 术前准备

（1）向病人说明检查目的、操作过程及有关配合注意事项，以消除紧张情绪，取得合作。

（2）详细了解病史和体格检查，评估胸片，肝功能及出、凝血时间，血小板等检查结果，对心、肺功能不佳者必要时作心电图和血气分析。

（3）术前4h禁食禁水，术前半小时皮下注射阿托品1mg；精神紧张者，肌注地西泮10mg；年老体弱、病重者或肺功能不全者，给予吸氧。

（4）用物准备：纤维支气管镜；活检钳、细胞刷、冷光源等附件；吸引器；注射器；药物（1%麻黄素、2%利多卡因、阿托品、肾上腺素、生理盐水）；氧气；必要时准备心电监护仪等抢救设备。

2. 术中配合

（1）局部麻醉：先用1%麻黄素喷入鼻腔，继用2%利多卡因溶液喷雾鼻腔及咽喉部作黏膜表面麻醉，每2～3min喷雾1次，共3次。插入纤维支气管镜过程中，根据需要可再注入2～3ml利多卡因，总量不超过250mg。

（2）病人体位：常取仰卧位，不能平卧者，可取坐位或半坐位。

（3）插入途径：一般采取经鼻腔插入，若鼻腔狭小，可通过口腔插入。气管切开病人可经气管切开处插入。

（4）按需配合医生做好吸引、活检、治疗等。

3. 术后护理

（1）禁食2h，以防误吸入气管。2h后，进温凉流质或半流质饮食。

（2）鼓励病人轻咳出痰液及血液。

（3）术后半小时内减少说话，使声带得以充分休息，如有声嘶或咽喉部疼痛，可给雾化吸入。

（4）密切观察病人是否发热、胸痛；观察呼吸道出血情况，若为痰中带血丝，一般不需特殊处理。当出血较多时，应通知医生，发生大咯血时应及时配合抢救。注意有无气急情况，少数病人可并发气胸。

（5）及时留取痰液标本送检。

（6）必要时按医嘱应用抗生素，预防呼吸道感染。

（王燕）

三、采集动脉血与血气分析

动脉血气分析能客观反映呼吸衰竭的性质和程度，是判断病人有无缺O_2和CO_2潴留的可靠方法。对指导氧疗、调节机械通气的各种参数以及纠正酸碱和电解质失衡均有重要的意义。

【适应证】

（1）各种疾病、创伤或外科手术发生呼吸衰竭者。

（2）心肺复苏病人。

（3）急、慢性呼吸衰竭及进行机械通气的病人。

【护理】

1．操作前准备

（1）向病人说明穿刺的目的和配合的注意事项，使病人在平静状态下接受穿刺。

（2）用物准备：2ml 无菌注射器，肝素溶液（1250U/ml），软木塞，静脉穿刺盘。

2．操作过程

（1）先用 2ml 无菌注射器抽吸肝素溶液 0.5ml，来回推动针芯，使肝素溶液涂布针筒内壁，然后针尖朝上，排弃针筒内的空气和多余的肝素溶液。

（2）一般可选股动脉、肱动脉或桡动脉为穿刺点进针。先用手指摸清动脉的搏动、常规消毒穿刺部位的皮肤及操作者的左手食指和中指，然后，左手食指和中指固定动脉，右手持注射器将针头刺入动脉，血液将借助动脉压推动针芯后移，采血 1ml。

（3）拔出针头后，立即用消毒干棉签压迫穿刺处，排出针筒内气泡之后将针头刺入软木塞内，以隔绝空气，并用手转动针筒数次使血液与肝素溶液充分混匀，以防凝血。

3．操作后护理

（1）穿刺处需按压 2～5min，以防局部出血或形成血肿。

（2）详细填写化验单，注明采血时间、吸氧方法及浓度、机械通气参数等。

（3）采血后立即送检，

（王燕）

四、人工气道的建立与管理

在危重症急救治疗工作中维持呼吸道通畅，保持足够的通气和充分的气体交换，以防止呼吸道并发症及呼吸功能不全，是关系到重要器官功能保障和救治能否取得成功的重要环节。

1．建立人工气道的目的

①解除气道梗阻；②及时清除呼吸道内分泌物；③防止误吸；④严重低氧血症和高碳酸血症时施行正压通气治疗。

2．建立人工气道的方法

1）气道紧急处理：紧急情况下，应首先保证患者有足够的通气及氧供，而不是一味地强求气管插管。在某些情况下，一些简单的方法能起到重要作用，甚至可以免除紧急情况下的气管插管，如迅速清除呼吸道、口咽部分泌物和异物，头后仰，托起下颌，放置口咽通气道，用简易呼吸器经面罩加压给氧等。

2）人工气道建立方式的选择：气道的建立分为喉上途径和喉下途径。喉上途径主要是指经口或经鼻气管插管，喉下途径是指环甲膜穿刺或气管切开。

3）插管前的准备：喉镜、简易呼吸器、气管导管、负压吸引等设备。应先向家属交代清楚可能发生的意外，对插管的必要性和危险性取得理解和一致认识。

4）插管操作方法有经口腔和鼻腔的插管术。

（1）经口气管插管的基本程序：检查设备与配件（如喉镜光源、导管球囊与气囊是否漏气、管芯置入气管导管并调整角度）→以水溶性润滑剂润滑导管及气囊→患者取平卧，头后仰→左手持喉镜柄→开口沿口腔右侧插入喉镜片→将喉镜片插至舌根部并推喉镜片至左侧→设法将平直型喉镜片的前端置于会厌下或弯曲型喉镜片的前端置于舌根与会厌之间→上提喉镜柄使喉镜片向前上方移动，以使舌及软组织移位，进而暴露声门→将气管导管在直视下经声门插入气管，导管过声门后拔出管芯并继续插入至所需深度→气囊充气并检查两侧呼吸音是否对称→固定导管→X 线证实气管导管位置。

（2）经鼻气管插管的基本程序：基本同经口气管插管方法。所不同的是导管经鼻腔插入，当通过喉镜经口腔视及导管时，用右手插入 Magill 钳，在直视下用 Magill 钳引导气管导管进入气管。目前应用较多的是经纤维支气管镜引导插管。

5）插管过程监测基础生命征：如呼吸状况、血压、心电图、SpO_2及呼气末二氧化碳（$ETCO_2$），对于确定气管导管是否插入气管有重要价值。

3. 气管插管的并发症

（1）动作粗暴可致牙齿脱落，或损伤口鼻腔和咽喉部黏膜，引起出血，或造成下颌关节脱位。

（2）浅麻醉下进行气管插管，可引起剧烈咳嗽或喉、支气管痉挛。有时由于迷走神经过度兴奋而产生心动过缓、心律失常，甚至心脏骤停。有时也会引起血压剧升。

（3）导管过细使呼吸阻力增加，甚至因压迫、扭曲而使导管堵塞。导管过粗则容易引起喉头水肿。

（4）导管插入过深误入一侧支气管内，可引起另一侧肺不张。

4. 人工气道的管理

1）人工气道妥善固定并标记：固定好导管，防止脱落移位。气管导管可用胶布或专用固定带固定。附有氧化锌的固定带在潮湿环境中具有较好的黏着性能。详细记录并标记插管的日期和时间、导管型号、导管外露的长度、气囊的最佳充气量等，以便在气管导管脱出或插管过深时做出及时判断。

（1）气管插管的护理：①为减轻插管对咽、喉压迫，头部稍后仰并定时稍做左右转动，以变换导管压迫点，防止局部受压时间长而损伤。②随时观察气管插管的深度，及时发现导管潜入一侧支气管或滑出，同时在枕后将系带打结固定好气管插管，防止导管上下移动损伤支气管黏膜。③经口插管要注意选用合适牙垫防止病人将导管咬扁，同时也要注意固定牙垫。④对于神志尚清但较烦躁患者，注意防止患者拔管。

（2）气管切开的护理：①妥善固定气管切开导管，防止脱出，缚带松紧适当，以能容纳一指为度。气管切开套管位置应在正中，并固定牢，防止随呼吸左右摆动而致血管损伤引起大出血。②注意导管与呼吸机连接后适当支撑管道，不要把重力压于导管，以免压迫气管而造成坏死。③定时清洗内套管，每日消毒内套管 2 ~ 3 次，在窦道形成后，每周更换一次外套管。④注意气管切开周围清洁护理。

2）气囊压力管理：①注意观察气囊有无漏气现象。气管毛细血管灌注压约 30cm H_2O，若气囊压力大于此压力则可引起气道黏膜缺血性损伤或组织坏死。目前所用的气管导管均采用低压高容气囊，气囊充气后呈圆柱状，与气管接触面积大，因而压强小，且气囊充气后囊内压多不超过 25 cmH_2O，不易造成气管黏膜损伤。对于低血压或休克患者则应减少气囊压，以保证组织血供。可在导管的充气球囊管上接一个三通管，应用压力计和注射器测量并调节气囊压力。由于多数情况下实时测定气囊压可能难以做到，可采用最小阻塞容量和最小漏气技术将气道损伤危险降至最小。将听诊器膜件尽可能置于颈部气管导管气囊所在的相应部位，给气囊充气，在吸气末漏气声音最初停止时那一点的充气容量为最小阻塞容量，此时达到气管最大直径。给气囊充气直到漏气停止，然后缓慢少量回抽气体直到在吸气末听到轻微的漏气声音即为最小漏气技术。②气囊应定时放气，以免充气时间过长压迫气管壁导致并发症。一般放气间隔时间为4h，每次3~5分钟。在气囊放气前必须先行吸引清除口咽部分泌物，以防止气囊放气后，上呼吸道污染滞留物进入下呼吸道引发感染。

3）气道分泌物的吸引和清除　通过人工气道接受机械通气的患者，其呼吸道与呼吸机的管道回路形成一密闭系统，此与可通过口咽部自动清除气道分泌物的生理状态不同。气道分泌物必须经由气管插管导管吸引清除。过于频繁或不适当的吸痰可损伤气道黏膜，加重低氧血症，引发心律失常，因此应：①按需吸痰，根据临床痰液潴留的表现及时吸痰而不应预先设定吸痰时间。②选择合适的吸痰管，吸痰管最大外径小于气管导管内径的1/2为原则。③吸引负压以不低于100mmHg为宜，高于此负压非但不增加吸引分泌物的效率，反而更易引起气管壁损伤。④每次进行吸痰前给患者预先吸入纯氧1~2分钟并且将吸引时间限制在15秒内，可较好地避免吸引所致的低氧血症。⑤对分泌物多，无力咳嗽或神经肌肉病变患者应警惕发生分泌物阻塞致肺不张或更严重情况之可能，必须加强拍背引流排痰。

通常按以下程序进行吸引：

洗手并准备吸引物品（吸引器、简易呼吸器、吸痰管、无菌手套、注射器、装有无菌水的治疗碗等）→向患者解释正确以使其配合→调节吸引器负压为100mmHg→将无菌水放于治疗碗内→戴无菌手套，对两只手进行“无菌”与“污染”分工，分别用“无菌手”持吸痰管，“污染手”持吸引管→试吸治疗碗内无菌水，检查吸痰管是否通畅→将气管导管与呼吸机接口脱离，必要时5ml无菌生理盐水灌洗，以稀释痰液→用“污染手”连接简易呼吸器，人工呼吸4~5次，并给予纯氧吸入→“无菌手”插入吸痰管，遇阻力后轻微回抽吸痰管→一边用“无菌手”旋转吸痰管，一边以“污染手”进行吸引，并缓慢将吸痰管退出（应限制吸痰时间<15秒）→肺部听诊，以评价吸痰效果。

4）气道湿化：人工气道建立后，上呼吸道的生理湿化功能失效，需进行人工气道湿化。方法主要有两种：利于呼吸机装置的湿化器自动湿化，调节温度以34℃为宜。如无其他湿化措施，可经人工气道口向气管滴入无菌生理盐水，24h不应低于240ml。可间断少量滴入，每次3~5ml。也可确定总量后，严密监视下缓慢持续滴入。湿化标准以气管内吸出的痰为白色清亮卡他样痰，且痰液稀薄易吸出为湿化充分的标准。

5）口腔护理：每日定时口腔护理，以预防由于口腔病原菌而引起的呼吸道感染。经鼻插管或气管切开的清醒病人，每日用3%硼酸或3%双氧水或灭滴灵漱口，每天3~5次。不能合作或经口插管者要更仔细地进行口腔护理，每天3次。口腔护理时要将气囊封闭，以防清洗液进入气管。

（李林　高小莲）

五、机械通气

机械通气是在患者自然通气和（或）氧合功能出现障碍时，运用器械（主要是呼吸机）使患者恢复有效通气并改善氧合的技术方法。机械通气工作原理为吸气时，吸气控制开关打开，通过对气道口（口腔、鼻腔或人工气道）施加正压将气体压入肺内，停止送气后移去外加压力，气道口恢复大气压，胸廓被动回缩，产生呼气。

【适应证】

（1）通气功能障碍为主的疾病，包括阻塞性通气功能障碍（如 COPD 急性加重、哮喘急性发作等）和限制性通气功能障碍（如神经肌肉疾病、间质性肺疾病、胸廓畸形等）。

（2）换气功能障碍为主的疾病，如 ARDS、重症肺炎等。

【禁忌证】

随着机械通气技术的进步，现代机械通气已无绝对禁忌证，相对禁忌证仅为气胸及纵隔气肿未行引流者。

【通气模式】

应用机械通气治疗时，临床上可使用许多不同的方法处理患者与呼吸机之间的关系，这些技术称为机械通气的模式。反映了呼吸机在每一个呼吸周期中气流发生的特点，主要体现在吸气触发方式、吸呼切换方式、潮气量大小和流速波形。通气模式的选择取决于患者的病理生理状态，选择某一模式的原则是能满足患者的通气支持需要并尽可能地减少对生理功能的干扰。常用模式有以下几种。

（一）间歇正压通气（intermittent positive pressure ventilation，IPPV）

IPPV 或称常规机械通气，又分为持续控制通气（continuous mandatory ventilation，CMV）、辅助通气（assist-control ventilation，ACV）和辅助—控制通气（A/C）。

1. 持续控制通气（CMV）

其特点为不管患者自发呼吸如何，呼吸机以一定形式有规律地强制性地向患者送气，患者不能有自主呼吸，必须服从机械通气。目前有容量控制和压力控制两种。适用于：①严重呼吸衰竭的开始阶段，特别是存在呼吸肌疲劳及呼吸驱动缺乏或不稳定时，如神经系统疾病（脑、脊髓病变）继发的窒息、各种中枢抑制药物过量及神经肌肉疾病等；②颅内高压患者进行控制性高通气时；③机械通气初期存在明显人机对抗时；④慢阻肺伴有严重呼吸肌疲劳，为使患者在短期内（24h）得到完全休息；⑤严重的胸外伤在自主呼吸时出现胸壁反常运动时。CMV 调节十分简单，只需将触发灵敏度调高阻止病人触发，呼吸机即可按照设定的参数工作。但因 CMV 时病人的通气完全由呼吸机控制，如发生呼吸机故障或呼吸机管路脱落均可造成窒息，危及患者的生命。因此，报警参数的设置显得尤其重要。

2. 辅助通气（AMV）

辅助通气是由患者自主呼吸触发呼吸机的机械通气。触发形式可以是气道内压力降低（压力触发），也可是气道内气流变化（流量触发）。呼吸频率完全由患者自主呼吸决定。由于有自主呼吸，因此病人要做一部分呼吸功，对于呼吸肌极度疲劳或极度衰竭病人要慎重。为安全起见，绝大多数呼吸机很少单纯应用辅助通气模式，而是采用辅助—控制通气（A/C），把辅助通气与控制通气相结合，以便在患者无自主呼吸时按设定的备用支持频率给患者进行机械通气。预先设定一个可保证机体所需要的通气量、最低频率，该频率起后备作用，如果病人呼吸频率大于或等于该频率则控制部分不工作，此时相当于辅助通气。反之，则呼吸机转为控制通气，以预先设定频率通气，提高了安全性。

（二）间歇指令通气（intermittent mandatory ventilation ，IMV）和同步间歇指令通气（synchronized intermittent mandatory ventilation，SIMV）

这两种通气模式均允许呼吸机指令通气期间存在患者的自主呼吸，分钟通气量由呼吸机指令通气和患者的自主通气两部分组成。IMV 是控制呼吸与自主呼吸相结合的一种通气方式。根据病情预先设定 IMV 的频率、潮气量，在每分钟时间内呼吸机将以固定频率进行规律的控制通气，在机械通气周期允许病人进行完全自主呼吸。而 SIMV 可与患者的自主呼吸同步，避免了自主呼吸与机械呼吸之间可能存在的不协调现象。目前呼吸机上多提供 SIMV 模式。当设定指令通气的频率与患者的自主呼吸频率相同时，SIMV 每次指令通气均由患者自主呼吸触发，SIMV 就变成辅助/控制通气。若在等待触发时期内无自主呼吸则呼吸机自行给予控制通气。当逐渐降低指令通气的频率时，SIMV 就变成以自主呼吸为主的通气方式。SIMV 能减少病人自主呼吸与呼吸机对抗，增加了人机协调性。主要在撤离呼吸机前使用，适当减少机械通气频率，有利于锻炼呼吸肌功能，不发生呼吸机依赖。

（三）压力支持通气（pressure support ventilation，PSV）

病人自主呼吸触发呼吸机后，呼吸机按预设的压力即开始送气，使气道压迅速上升到一定预置压力并维护气道压在一定水平，当自主吸气流速降至最高吸气流速的 25% 时送气停止，病人开始呼气。病人自已控制吸气时间、吸气流速、呼气时间及呼吸频率。随压力支持水平和病人自主呼吸努力程度不同每一次呼吸的潮气量都不相同。PSV 可与 SIMV 联合，支持患者的自主呼吸。也可加用 CPAP/PEEP。PSV 的主要优点是最大限度发挥患者的自主呼吸功能，与呼吸机的同步性好，病人感觉舒适。吸气压力支持通过减轻呼吸肌负荷和克服人工气道阻力，从而降低呼吸功耗。常用 PSV 压力为 5 ~ 30cmH_2O。主要用于：①有自主呼吸能力，但需要通气支持的病人，特别是当呼吸频率超过 20 次/分且分钟通气量需求超过 10L/min 时；②有自主呼吸的 COPD 患者或其他呼吸肌疲劳患者需要长时间机械通气（>48h）治疗，并已经使用 SIMV 或 CPAP 模式进行通气支持时。由于每次通气需患者自动触发，当患者呼吸驱动不稳定（如中枢神经疾患或镇静麻醉药物中毒等）时禁用 PSV 模式。

（四）呼气末正压通气（positive end expiratory pressure, PEEP）和持续气道正压通气（continuous positive airway pressure, CPAP）

PEEP 和 CPAP 是用于辅助自主呼吸的正压模式，可与 IMV/SIMV 联合使用。PEEP 是借助呼气管路中的阻力阀装置使呼气末气道保持高于大气压水平，防止呼气末时小气道或肺泡闭陷，从而改善通气，提高氧合，并可减少间质水肿。主要用于 ARDS 患者。CPAP 是在自主呼吸条件下，整个呼吸周期内（吸气及呼气期间）气道保持正压，患者完成全部的呼吸功，呼吸机并不提供潮气量及吸气流速。CPAP 是 PEEP 在自主呼吸条件下的特殊技术，主要用于阻塞性睡眠呼吸暂停综合征。PEEP 能影响静脉回流降低心排出量，可使颅压升高加重脑水肿，引起肠道及肝脏淤血，同时可增加气道平均压。

（五）双水平气道正压通气（Biphasic positive airway pressure，BiPAP）

BiPAP 通气是一种新的有效的辅助通气方式，临床实践证明呼吸功能不全及早应用 BiPAP 通气，可以收到良好的治疗效果，而免于气管插管或切开。BiPAP 属于定压型通气模式，指给予两种不同水平的气道正压，呼吸机送气时有一个较高吸气压（IPAP）作为压力支持通气，呼气时又能立即以自动调低的呼气压（EPAP）将气体呼出。可增加呼出气量，改善肺泡通气。主要用于阻塞性睡眠呼吸暂停综合征或COPD晚期患者并发呼吸衰竭及康复治疗。

表2-16-1　　成人机械通气时主要的通气参数设置

通气参数	内容
吸氧浓度	一般40%～50%为宜，如吸氧浓度>60%才能维持 PaO_2>60mmHg以上时应考虑应用PEEP。
潮气量	一般8～10ml/kg，需与呼吸频率配合，以保证一定的分钟通气量
呼吸频率	12～20次/分
吸/呼时比	根据病情在1∶1.5～1∶2范围内调节，心功能不全、血压不稳定者以1∶3为宜
吸气峰流速	一般40～60L/min
呼气末正压	一般在5～10cmH_2O
吸气末停顿时间	一般不超过呼吸周期20%
触发灵敏度	压力触发一般为-0.5cmH_2O～-1.5cmH_2O为宜；流速触发为2～5L/min
湿化温度	一般为34～36℃。
报警系统参数	不同呼吸机报警系统参数不同，要参照说明书及上述各项参数和病人临床病情设置适当报警参数。

【呼吸机撤离】

1. 撤机指征

达到以下指标者，可考虑撤除呼吸机：快速呼吸指数（呼吸频率/潮气量，f/V_T）<100/（min·L）；血气指标：在 FiO_2<40%时，血气分析结果理想，PaO_2/FiO_2>250mmHg，自主分钟通气量<10L/min；通气储备：最大吸气压≥-20cmH_2O，潮气量>15ml/kg。心肺状态评价：病人一般情况良好，病情稳定，感染控制，循环稳定，营养状况良好。呼吸功能改善，自主呼吸增强经常发生人机对抗，自己排痰能力增强，吸痰时停机无呼吸困难、紫绀及二氧化碳潴留，循环稳定，降低呼吸机参数自主呼吸能代偿。

2. 撤机方法

按步骤有序撤机：调整呼吸机参数，如逐渐减少进气量、进气压力及吸氧浓度；间断使用呼吸机或调节呼吸机模式，如SIMV、PSV等，锻炼呼吸肌，使自身呼吸肌做功能维持正常肺泡通气的需要。循序渐进，采取停机时间先白天停机，然后晚上停机。先从数分钟开始逐渐延长停机时间。间隔时间由长变短，最后完全停止。撤机：当患者具备完全脱离呼吸机的能力后，按以下4个步骤进行撤机：撤离呼吸机—气囊放气—拔管（气管切开除外）—吸氧。拔管时注意：①拔管应在患者深度麻醉性或在完全清醒状态下进行，以免刺激声带而导致反射性保护性痉挛，引发喉水肿。0.15mg/kg的地塞米松有助于防止喉水肿；②若患者呼吸平稳且咳嗽反射较好，将气囊气体完全放出后，拔除导管。鼓励患者咳嗽和深呼吸，以利于分泌物清除；③若患者咳嗽反射较弱或呼吸效力不理想，拔除气管导管时应将吸痰管伸至出导管远端边拔管边吸引。也可将吸痰管置于咽喉部，拔除导管过程中，持续吸引分泌物。

3. 停机后护理

密切观察病情变化，进行心电、血压、呼吸、血氧饱和度监测，出现下列情况考虑恢复机械通气：自主呼吸频率>10 次/分、心率增快或降低>20 次/分、潮气量<250ml，出现胸腹矛盾呼吸或明显辅助呼吸肌参与呼吸的现象；患者自觉气促明显、表情痛苦、出汗、意识模糊等。

【呼吸机的终末消毒与保养】

呼吸机使用后要按要求进行拆卸，彻底清洁和消毒，然后再按原结构重新安装调试备用。

【机械通气期间的护理】

（一）病情观察

应用机械通气后，患者的神志、紫绀、呼吸困难、脉搏、血压、心率、尿量等均会逐步改善，两侧胸部动度适度并对称。这些生命指征一旦恶化，应及时寻找原因并予以纠正。机械通气患者因感染机会增多，常可并发感染，使体温升高，故要密切观察体温变化，了解有无并发感染。

（二）重要器官功能监护

1. 呼吸系统监护

①监测呼吸的频率、节律、幅度、类型及两侧呼吸运动的对称性。②观察有无自主呼吸，人机协调情况，即自主呼吸是否与呼吸机同步。若患者烦躁不安，皮肤潮红、多汗，多为通气不足，自主呼吸与呼吸机不同步。如患者病情一度好转后突然出现兴奋多语，甚至抽搐应警惕呼吸性碱中毒，多为通气过度。一侧胸廓起伏减弱、呼吸音消失，可能是气管插管过深造成单侧肺通气（通常为右侧）或并发气胸。③呼吸道分泌物：严密观察分泌物的色、质、量及黏稠度，为气道护理和肺部感染的防治提供依据。④动脉血气：使用呼吸机半小时后应做血气分析，2h 再重复一次。血气分析是监测机械通气治疗效果最重要最直观的指标之一。如果血气分析不理想，应寻找原因或调节呼吸参数。⑤呼气末 CO_2 浓度或分压（$P_{ET}CO_2$）：通过在呼气管道中连接一个红外线传感器持续监测呼气末 CO_2 浓度或分压（$P_{ET}CO_2$），可反映肺通气效果。在无明显心肺疾患且 V/Q 比值正常时，$P_{ET}CO_2$ 可反映 $PaCO_2$，正常 $P_{ET}CO_2$ 为 5% 相当于 5KPa（38mmHg）。$P_{ET}CO_2$ 过高为肺泡通气不足，$P_{ET}CO_2$ 过低为肺泡通气过度。⑥血氧饱和度监测，以了解机械通气效果。⑦床旁 X 线胸部检查：可及时发现气压伤、肺部感染、肺不张等机械通气引起的并发症，还可帮助了解气管插管的位置。

2. 循环系统监护

机械通气为正压通气影响静脉回流及心脏收缩功能，因此机械通气会引起左心功能不全和低血压等并发症。在机械通气后应监测病人血压、心率、节律、中心静脉压、肺毛细血管楔压等，了解心脏功能并及时处理。

3. 其他脏器功能监测

机械通气过程中应注意有无应激性溃疡引发的消化道出血、肝肾功能及水电解质酸碱平衡失调情况。采用面罩机械通气的患者，若人机协调欠佳，或通气量过大，使患者吞入过多气体；导管气囊漏气致气体反流入胃内；或长期卧床不动、使用镇静剂或有低钾血症等造成肠蠕动减慢，患者可出现腹胀伴肠鸣音减弱。

（三）呼吸机监测

机械通气时应随时观察呼吸机运转情况及连接是否正常，观察呼吸机各参数是否准确及呼吸机报警系统，同时结合病情及时发现异常及时纠正。

（四）胃管放置和胃肠营养

机械通气时营养支持尤为重要，营养不良对呼吸功能的影响极大，可使呼吸肌储备能力下降，呼吸肌易于疲劳，还影响通气驱动力，降低呼吸中枢对氧的反应。营养不良时，肺泡及支气管上皮修复功能下降，在气管插管或切开压迫部位更易发生溃疡、出血、增加并发症。因此，对机械通气病人应进行正确的营养状态评价并实施合理营养支持。临床进行营养治疗的指征可参考：病人体重减轻10%以上，有明显衰弱表现，有慢性消耗病史；实验室指标血清白蛋白<30g/L、总淋巴计数<1.2×10^9/L、血清转铁蛋白<1.5×10^9/L；当营养摄取不足达5～7天，或预计病程在7天以上伴有营养摄取不足者。营养支持的途径可进行胃肠营养，经鼻胃管或鼻十二指肠管喂食，有利于保护消化道功能，胃肠合适的pH值，减少消化道出血发生。对不能耐受胃肠道营养的患者（如消化道出血）可考虑给全胃肠外营养，当病情许可后尽快恢复胃肠道营养。放置胃管还可以减轻胃肠胀气，并抽取胃液测定pH值、潜血等检查。发生消化道出血可经胃管用药物治疗。放置胃管注意不要误入气管内。

（五）人工气道的护理

参见“人工气道的建立与管理”。

（六）其他护理

包括帮助病人翻身拍背排出痰液，防止肺不张。压疮的护理、眼睛的护理、尿路感染的预防和护理、静脉炎预防等。

（七）机械通气的并发症及其处理

1. 通气不足

主要原因有气囊封闭不严，呼吸机管道（包括湿化瓶及呼吸机气囊）漏气等；呼吸机调节不当或出现故障；病人对通气量需求增加，如发热增加氧耗和CO_2产出；病情变化，出现人机对抗。预防措施：密切观察临床表现，并监测血气，若$PaCO_2$持续不下降或下降不理想，说明机械通气不足，寻找上述原因并处理。病情恢复时出现人机对抗，可间断停机或改用SIMV、PSV等通气方式。如果病情未恢复，可去掉自主呼吸采用控制通气。

2. 通气过度

主要原因有呼吸机参数设置过高，或辅助呼吸时，病情恢复，自主通气量增加。过度通气引起呼吸性碱中毒，可导致心输出量下降、心律失常、脑血管收缩、脑缺氧等。预防措施：应根据病情及二氧化碳分压及病人自身情况设置适宜的呼吸参数。在机械通气早期注意不要操之过急，使二氧化碳分压下降过快。一般使其在2～3天内下降到理想水平为宜。病人自主呼吸增强要及时调节辅助呼吸频率。出现呼吸性碱中毒时可减少潮气量、频率、延长吸/呼比及增加死腔等。呼吸性碱中毒时出现神经症状应用镇静剂，并注意处理电解质紊乱。

3. 机械通气相关肺损伤（VILI）

以气压伤最常见。主要指在高的气道压力下造成的任何形式的肺泡漏气，包括肺间质气肿、气胸、纵隔气肿、皮下气肿等。其原因可能是吸气峰压过高、吸气流速过快、吸气时间过长、PEEP 过大、患者肺组织弹性差、患有肺大疱或肺气肿等。防治措施：根据病情及肺顺应性选择适当潮气量、压力上限、PEEP 等。对原有肺组织弹性差，应尽量采用低压通气。一旦出现气胸，及时采取闭式引流。

4. 呼吸机相关性肺炎（VAP）

这是最常见的医院内感染，随机械通气时间的延长而增加，为机械通气失败的主要原因。主要原因：①人工气道使气管与外界开放，上呼吸道自我防御功能丧失，病原体可直接进入呼吸道。②导管对呼吸道黏膜的机械性刺激和损伤，使病原菌易在呼吸道定植。③吸痰等气道管理污染机会多。④病情严重，抵抗力差，各种抗生素和激素的应用。临床以 G^- 杆菌为多，尤其是绿脓杆菌，不动杆菌、克雷伯杆菌、大肠埃氏菌，也有金色葡萄球菌、厌氧菌、霉菌等感染。VAP 无典型的临床表现，当出现呼吸道分泌物增多并脓性改变时，或新出现的肺部浸润、动脉氧分压下降及热型改变，或无其他原因解释的临床变化，如心肌梗死、肺栓塞等，应考虑发生 VAP。防治措施：①医护人员接触病人前后认真洗手。②进行检查、切开、吸痰及呼吸机操作、雾化治疗等，应注意无菌操作和定期消毒。③呼吸机管道及时更换消毒。④严格掌握抗生素、激素使用指征。⑤定期进行室内室气、地面消毒。⑥气道分泌物定期培养。⑦呼吸道局部应用抗生素预防感染。⑧发生感染，应根据培养及药敏选择有效抗生素积极控制感染。

5. 氧中毒

长时间吸入高浓度氧，使体内氧自由基产生过多，导致组织细胞损伤和功能障碍称为氧中毒。主要以肺损伤为主，表现为频繁咳嗽、胸痛、进行性呼吸困难，PaO_2 持续下降，X 线胸片可出现斑片状模糊浸润影。氧中毒关键在于预防。FiO_2 安全范围为 0.50，当病情严重必须高浓度吸氧时，应避免长时间吸入，尽量使 FiO_2 不超过 0.60。

6. 人工气道有关的并发症

（1）气管导管阻塞：原因：①气道湿化不充分，分泌物结痂阻塞。②导管扭曲、压扁。③气囊充气不匀，气囊阻塞导管口。④气囊太松滑向导管口。⑤体位改变，导管口紧贴气管壁。⑥插入导管太细等原因引起。临床上应加强湿化吸痰，在插管前选择适当型号导管。如果导管阻塞发生窒息，应立即拔管，同时根据病情决定是否再插管。

（2）导管过深误入一侧主支气管内：多由于插管过深或固定不牢，气管插管滑入所致。表现为呼吸困难、紫绀、气道压升高、双侧呼吸音不一样等。针对上述病因处理。

（3）导管脱出：多由于导管固定不牢，病人翻身、呛咳或躁动等使导管脱出。也有病人自己拔出。一旦脱出，如果病人无自主呼吸应立即插管。

（4）气管黏膜溃疡：多由于：①气囊压力过高压迫缺血坏死。②导管固定不牢，上下活动摩擦。③时间长，导管过硬。④吸痰负压过大等原因所致。临床上应针对上述病因处理。

（李林　高小莲）

呼吸系统疾病小结

呼吸系统疾病的常见症状有咳嗽和咳痰、肺源性呼吸困难、胸痛、咯血等。最主要的护理诊断是清理呼吸道无效、气体交换受损。前者的护理措施主要是使用胸部物理疗法（深呼吸和有效咳嗽、胸部叩击、雾化吸入、体位引流）促进排痰，保持呼吸道通畅。后者以合理给氧，指导呼吸功能锻炼（缩唇呼吸、腹式呼吸）为主。

急性上呼吸道感染的主要病原体为病毒，临床有普通感冒、急性病毒性咽炎和喉炎、急性疱疹性咽峡炎、急性咽结膜炎、急性咽扁桃体炎等，根据鼻咽部的症状和体征及流行病学特征，结合血常规及阴性的胸部 X 线检查可作出临床诊断，一般无需病因诊断。治疗以对症治疗和中医治疗为主。护理要点包括注意休息、多饮水、口腔护理及对症护理。教育病人加强锻炼、增强体质，改善营养，避免受凉和过度劳累，有助于降低易感性。

急性上呼吸道感染迁延不愈可致急性气管-支气管炎，但物理、化学因素和过敏反应也可引起气管支气管黏膜的急性损伤。本病起病较急，但全身症状轻微，临床主要表现为咳嗽咳痰，或伴发热。肺部常无明显阳性体征，或两肺有散在干、湿啰音，部位不固定随咳嗽改变。咳嗽咳痰可延续 2～3 周，如迁延不愈，可演变成慢性支气管炎。治疗以对症、抗菌治疗为主。教育病人增强体质，避免劳累，防止感冒；改善生活卫生环境，防止有害气体污染，避免烟雾刺激；清除鼻咽喉等部位的病灶，可预防本病的发生。

慢性阻塞性肺疾病（COPD）是呼吸系统常见的慢性疾病，临床特征主要是气流受限，且不完全可逆，呈进行性发展。吸烟是重要的发病因素，肺部感染促进了 COPD 的发生发展。职业粉尘和化学物质、空气污染、蛋白酶-抗蛋白酶失衡均与 COPD 发病相关。其病理改变主要是慢性支气管炎及慢性阻塞性肺气肿表现。主要症状是慢性咳嗽、咳痰、气促或呼吸困难。痰为白色黏液或浆液状泡沫痰，晨起排痰明显。气促是 COPD 标志性症状。疾病过程可分为稳定期和急性加重期，稳定期患者咳、痰、喘症状较轻；感染是患者急性加重的常见诱因，此时患者咳、痰、喘加重，痰量增加，呈脓性或黏液脓性，可诱发呼吸衰竭。剧烈咳嗽还可能引起自发性气胸。本病最终会影响及心脏，并发慢性肺源性心脏病。因此，COPD 的并发症主要有慢性呼吸衰竭、自发性气胸、慢性肺源性心脏病。肺功能检查是确诊 COPD 的主要依据，不完全可逆的气流受限是 COPD 诊断的必备条件。吸入支气管舒张药后 FEV1/FVC<70% 及 FEV1<80% 预计值可确定为不完全可逆的气流受限。COPD 稳定期治疗为避免烟尘刺激，祛痰、止咳、平喘、氧疗；急性加重期除上述治疗外，加以抗感染。护理要点是促进排痰，保持呼吸道通畅；合理给氧（鼻导管持续低流量给氧，稳定期患者每天吸氧至少 15h）；加强呼吸功能锻炼（缩唇呼吸和腹式呼吸）；饮食营养，但应避免过多摄取糖类或产气食物，以免增加通气负担或影响通气。

COPD 的慢性进展最终可导致肺功能和肺结构的不可逆性改变，使肺血管阻力增加，产生肺动脉高压，加重右心室负荷，使右心室扩张或（肥厚），出现慢性肺源性心脏病。缺氧是肺动脉高压形成最重要的因素。慢性肺源性心脏病发展缓慢，可分为肺心功能代偿期和失代偿期。代偿期除了原发肺部疾病外，肺动脉区第二心音亢进提示肺动脉高压，三尖瓣区可出现收缩期杂音或剑突下心尖搏动，提示右心室肥厚。失代偿期则表现为呼吸衰竭和右心衰竭，此期可并发肺性脑病、酸碱失衡和电解质紊乱、心律失常、休克、消化道出血、DIC。肺性脑病是慢性肺源性心脏病的首要死因，应积极防治。X 线检查和超声心动图检查是诊断肺心病的主要依据。慢性肺心病急性加重多因感染引发，此时应遵循“治肺为主，治心为辅”的原则，积极抗炎、排痰、吸氧，改善呼吸功能，纠正缺氧和 CO_2 潴留。对治疗无效的重症患者，可适当利尿、强心、扩血管、抗心律失常。因缺氧和感染致肺心病患者对洋地黄类强心剂的耐受性降低，易出现中毒反应，用药宜谨慎，剂量宜小，一般为常规剂量的1/2或2/3，且不能仅以心率作为衡量洋地黄的应用和疗效考核指标。肺心病患者急性加重期护理应注意：病情观察、休息与体位、合理用氧、控制输液量和输液速度。对严重 CO_2 潴留，呼吸道分泌物多而稠的患者慎用镇静剂、麻醉药，以免引起呼吸和咳嗽反射抑制，促发肺性脑病。缓解期病人应指定其避免诱因，根据肺、心功能情况进行适当的体育锻炼和呼吸功能锻炼，以提高机体免疫力和肺心功能储备力。休息时指导病人采取正确的姿势，以利于气体交换和节省体力。如病人出现尿少、浮肿或神志淡漠、嗜睡或兴奋躁动，口唇发绀加重，提示心衰或肺性脑病，应立即就诊。

支气管哮喘是一种可逆性气流受限的慢性气道炎症性疾病。常在夜间或清晨发作、加剧，多数患者可自行缓解或使用支气管舒张缓解。病人发作时的典型症状为伴有哮鸣音的呼气性呼吸困难。或发作性胸闷和咳嗽，干咳或大量白色泡沫痰。肺部可闻及广泛的哮鸣音，伴呼气音延长。极度严重发作时哮鸣音可不出现，称为“寂静胸”。非发作期无症状，体检也无异常。支气管哮喘可分为急性发作期、非急性发作期和稳定期。急性发作常因接触变应原等刺激物或治疗不当所致，程度轻重不一，重度或危重度发作可致哮喘持续状态，发生呼吸衰竭，危及生命。哮喘是一种过敏性疾病，发作时痰液中可检测到嗜酸性粒细胞增多。不典型哮喘尚需做支气管激发/舒张试验或运动试验、昼夜PEF变异率。长期规范化治理可使哮喘症状得到控制，减少复发至不发作。脱离变应原是防治哮喘最有效的办法，但不切实际。长期规范化治疗可使哮喘症状得到控制，减少复发至不发作。缓解哮喘发作的主要药物是支气管舒张药，有 β_2 受体激动剂、茶碱类、抗胆碱能药。β_2 受体激动剂能迅速控制哮喘急性发作，常首选短效剂吸入给药。控制或预防哮喘发作最有效的药物是糖皮质激素，首选吸入给药。季节性哮喘也用酮替芬预防，运动性哮喘选色甘酸钠。重度哮喘发作时应联合用抗哮喘药、氧疗、补液、平酸碱、抗炎，必要时气管插管机械通气。哮喘急性发作期护理：休息、吸氧、减轻焦虑情绪、及时给药、病情观察。非急性发作期护理：指导病人用药，正确使用气雾剂；进行哮喘知识教育，避免诱发因素；自我监测病情及发作时自我处理。

肺炎是肺实质的炎症。在各种病因中以感染最常见，其中又以肺链球菌性肺炎为临床最常见的肺炎。按患病环境分类，肺炎可分为社区获得性肺炎（CAP）和医院获得性肺炎（HAP）。解剖学分类把肺炎分为大叶性肺炎、小叶性肺炎及间质性肺炎。肺链球菌性肺炎起病急，以寒战、高热、咳嗽、铁锈色痰和胸痛为特征。早期肺部体征不明显，肺实变时可有语颤增强，叩诊浊音和支气管呼吸音，可伴湿啰音。抗感染治疗是其最主要的治疗环节。选择抗生素应遵循抗菌药物治疗原则，针对性用药。护理内容：病情观察，特别是儿童、老年人和久病体弱者；患者卧床休息，做好口腔护理；饮食以清淡流质或半流质为主，鼓励多饮水；高热者物理降温；抗生素治疗48～72小时进行病情评价并观察不良反应。重症肺炎可出现感染性休克，注意观察患者的精神和意识状态，有无心率加快、脉搏细速、血压下降、脉压变小、体温不升或过高、呼吸困难等。一旦有休克征象宜及时抢救：患者取仰卧中凹位、吸氧、静脉补容、纠酸、升压、改善微循环。预防肺炎在于增强体质，避免诱因，如过劳、受凉、淋雨、上呼吸道感染等。慢性病患者注意经常改变体位，翻身、拍背、咳出气道痰液。

肺脓肿是肺组织坏死形成的脓腔，其临床特征为高热、咳嗽、咳大量脓臭痰，痰液静置后分层。胸部X线检查可见一个或多个含气液平的空洞。可分为吸入性肺脓肿、继发性肺脓肿、血源性肺脓肿三型，吸入性肺脓肿最常见，多为单发，右肺多见。其治疗是合理抗感染加充分痰液引流。护理：急性期患者卧床休息，进行体位引流；予以高蛋白、高热量、高维生素营养饮食；清洁口腔，减轻口臭；高热者做好降温处理；咯血者保持呼吸道通畅，防止大咯血引起窒息。重视口腔护理，积极治疗口腔、上呼吸道慢性感染病灶，防止病灶分泌物误吸入下呼吸道，是预防本病发生的基础。

肺结核是由结核分枝杆菌引起的慢性肺部传染性疾病。以咳嗽、咳痰（干咳或少量黏痰）、午后潮热、盗汗、食欲减退和体重下降为主要特征。痰结核菌阳性的患者是重要传染源，但传染性的大小取决于痰内菌量的多少，以及空气中带菌的密度。飞沫传播是肺结核最重要的传播途径。肺结核分为原发性肺结核、血行播散型肺结核、继发型肺结核、结核性胸膜炎、肺外结核、痰菌阴性肺结核。原发性肺结核多见于儿童，表现为原发综合征。继发型肺结核是成人最常见的结核类型，病程长、易复发。病变呈多态性，可表现为浸润性肺结核、空洞型肺结核、结核球、干酪样肺炎、纤维空洞型肺结核。规范的化疗是有效控制结核病的重要措施，化疗原则是早期、适量、规律、联合、全程。治疗方案分强化和巩固两个阶段。保证杀菌、灭菌，防止耐药菌产生。常用抗结核药物有全杀菌剂（异烟肼、利福平）、半杀菌剂（链霉素、吡嗪酰胺）、抑菌剂（乙胺丁醇、对氨基水杨酸钠）。肺结核病人的护理在于：休息、营养、全程督导化疗；做好消毒隔离，切断传播途径；保护易感人群。

支气管扩张多见于儿童和青年。婴幼儿百日咳、麻疹、支气管肺炎是支气管-肺组织感染所致支气管扩张最常见的原因。临床特点为慢性咳嗽、咳大量脓痰和（或）反复咯血。以左肺下叶和舌叶最为常见。典型者可于病变部位闻及固定、持久的粗湿啰音。高分辨CT（HRCT）为支气管扩张的主要诊断方法，特征性表现为管壁增厚的柱状扩张或成串成簇的囊样改变。治疗原则是防治呼吸道反复感染，保持呼吸道引流通畅，必要时手术治疗。护理重点是帮助病人掌握有效咳嗽、雾化吸入、体位引流方法，促进痰液排出。咯血患者的护理重点是稳定情绪，畅通呼吸，防止窒息的发生。一旦出现窒息应及时排出积血，解除呼吸道梗阻。

原发性支气管肺癌与吸烟最相关。组织病理学分为鳞癌、腺癌、大细胞癌、小细胞癌，以鳞癌最常见，小细胞癌恶性程度最高。肺癌临床表现复杂，与肿瘤的部位、大小、类型、发展的阶段，有无并发症及转移有密切关系。早期最常见的症状是咳嗽，常为刺激性呛咳，无痰或少痰，可持续或间断痰中带血。锁骨上淋巴结是肺癌转移的常见部位。影像学检查是发现肺癌的最重要的方法，X线可发现肺部阴影，周围带毛刺。治疗方法主要根据肿瘤的组织学决定手术、化疗或放疗。护理在于：心理社会、营养支持，控制癌性疼痛，做好放化疗期间的护理。应普及肺癌知识，对40岁以上长期重度吸烟或危险接触史者应定期体检，做到早发现、早治疗。

胸腔积液最常见的症状是胸痛和呼吸困难。胸痛与呼吸有关，在深吸气、咳嗽时加重，胸腔积液逐渐增多后，胸痛有所缓解，但呼吸困难、胸闷明显。少量胸腔积液可体检到胸膜摩擦音。中至大量积液体检可见患侧胸廓饱满，气管、纵隔向健侧移位，呼吸运动减弱，触觉语颤减弱，叩诊胸部呈浊音或实音，听诊呼吸音减弱或消失。胸腔穿刺积液检查对明确积液性质和病因至关重要。X线可显示肋膈角变钝，积液量增多时呈向外、向上的弧形上缘的积液影。胸腔积液为胸部或全身疾病的一部分，病因治疗尤为重要，必要时胸腔抽液、引流或胸腔注药局部治疗。护理重点是对症护理，以减轻胸痛和呼吸困难。做好胸腔抽液和胸腔闭式引流的护理。

气胸是内科常见急症，分为自发性、医源性和外伤性三类。自发性气胸诱发因素有用力过猛、剧咳、屏气甚至大笑等，可分为三种类型：闭合性气胸、交通性气胸、张力性气胸。张力性气胸对呼吸循环功能影响最大，有生命危险，应紧急排气治疗。气胸症状有胸痛、呼吸困难。患侧胸部膨隆，肋间隙增宽，呼吸运动和语颤减弱；听诊患侧呼吸音减弱，叩诊呈鼓音。X线是诊断气胸最可靠的方法。典型X线胸片可见患侧透光度增强，内无肺纹理，肺被压向肺门，呈高密度影，外缘呈弧形或分叶状。治疗要点：休息、吸氧、镇痛、排气治疗。排气疗法的护理是重点。

呼吸衰竭确诊以动脉血气分析为根据。Ⅰ型呼衰：仅有缺氧，不伴有二氧化碳潴留或二氧化碳降低，$PaO_2<60mmHg$，$PaCO_2$降低或正常。Ⅱ型呼衰：既有缺氧，又伴有二氧化碳潴留。动脉血气分析为$PaO_2<60mmHg$和动脉血二氧化碳分压$PaCO_2>50mmHg$。呼吸困难是呼吸衰竭最早出现的症状。发绀是缺氧的典型表现。精神症状是呼衰的常见表现，慢性呼衰以肺性脑病表现为主，可出现神志淡漠、肌肉震颤或扑翼样震颤、间歇抽搐、昏睡，甚至昏迷等。保持呼吸道通畅是有效治疗呼吸衰竭的前提条件。护理应：严密病情观察；保持呼吸道通畅，改善通气；纠正缺氧；纠正酸碱平衡失调和电解质紊乱；预防及控制感染，防治并发症。

睡眠呼吸暂停综合征以阻塞性睡眠呼吸暂停（OSAHS）在临床最为常见。主要临床表现有：打鼾，反复出现呼吸暂停及觉醒，或呼吸暂停后憋醒，日间极度嗜睡。多导睡眠图仪（PSG）监测是诊断OSAHS最权威的方法。经鼻持续气道正压呼吸（NCPAP）是目前治疗OSAHS最有效的非手术治疗方法。护理要点：帮助病人减重，调整睡姿，心理护理，加强夜间病情观察，指导NCPAP使用。

肺血栓栓塞症（PE）主要临床特征为肺循环和呼吸功能障碍。肺栓塞（PTE）为PE最常见的类型，通常所称的PE即指PTE。深静脉血栓形成是PTE的病因，主要表现为患肢肿胀、周径增粗、疼痛或压痛、皮肤色素沉着，行走后患肢易疲劳或肿胀加重。临床上若呼吸困难、胸痛、咯血同时出现，称为PTE“三联征”。PTE急救措施；绝对卧床，镇静、止痛，呼吸循环支持，防治休克，溶栓治疗。抗凝治疗可以有效地防止血栓再形成和复发。护理：安置患者于监护室，监测呼吸、心率、血压、静脉压、心电图及动脉血气的变化。做好各项基础护理，预防并发症。遵医嘱给予镇静、止痛药，缓解患者的紧张程度。保持呼吸道通畅，吸氧。溶栓及抗凝护理。

（高小莲）

第三章　循环系统疾病

第一节　总　　论

心血管病是我国的常见病、多发病，具有高死亡率及高致残率的特点。研究表明，我国人群心血管病尤其是冠心病的发病率及死亡率逐年上升，发病年龄提前。这种上升趋势主要与两个因素有关：一是人群心血管病危险因素水平上升；二是人口老龄化。心血管病的致病（危险）因素已十分明确，其中最重要的是高血压、血脂异常、糖代谢异常、吸烟、缺少运动、肥胖及心理压力过重等。护理人员有义务也有能力关注这些危险因素，展开对心血管病的预防和治疗工作，使患者获得良好结局。

一、循环系统的结构和功能

【循环运动的结构与功能】

循环系统包括心脏、血管和调节血液循环的神经体液。循环系统疾病包括心脏和血管疾病。

（一）心脏

心脏是一个与本人拳头般大小的中空肌性器官，位于胸腔纵隔内，约 2/3 位于正中线左侧，1/3 于右侧，心尖部指向左前下方。

1．心包

心脏的最外层是心包，它是覆盖在心脏和大血管根部外面的一个纤维浆膜囊，分外、内两层，外层为坚韧的纤维层。内层又分壁层和脏层，壁层紧贴纤维层，脏层附着于心脏表面。壁层心包与脏层心包之间的间隙称心包腔，腔内仅含 20ml 左右的浆液，以滑润心脏，减少搏动时的摩擦。

2．心房和心室

心脏由 4 个心腔组成即左心房、左心室、右心房和右心室。左心房、左心室之间的瓣膜为二尖瓣，右心房、右心室之间的为三尖瓣，这些瓣膜均有腱索与心室乳头肌相连。左心室与主动脉之间有主动脉瓣，右心室与肺动脉间有肺动脉瓣。所有瓣膜均为单向瓣膜，使血液不能倒流。心室的肌肉较心房丰富，尤以左心室为甚。心肌的多少与其收缩做功大小呈正相关，心肌收缩做功驱动血液的流动。

3．心脏传导系统

该系统包括窦房结、结间束、房室结、希氏束、左右束支及浦肯野纤维网，它们管理心跳的频率及节律。窦房结位于上腔静脉口与右心房连接处的外膜下，正常情况下自律性最高，是心脏起搏点。冲动在窦房结形成后，经结间束激动心房，同时被传递至房室结，冲动抵达希氏束后传导速度加快，束支及浦肯野纤维网均极为快捷，以保证全部心室肌几乎同时被激动，从而完成一次心动周期。

4. 心脏血液供应

心脏的血液供应源自左、右冠状动脉（图 3-1-1）。左、右冠状动脉分别起源于主动脉根部的左、右主动脉窦，其大分支分布于心肌表面，小分支进入心肌，经毛细血管网汇成心脏静脉，最后形成冠状静脉窦，进入右心房。左冠状动脉主要分为前降支和回旋支，营养心脏前壁、左室侧壁及室间隔的前 2/3；右冠状动脉主要营养右心室、左室下壁、后壁、室间隔后1/3及窦房结。

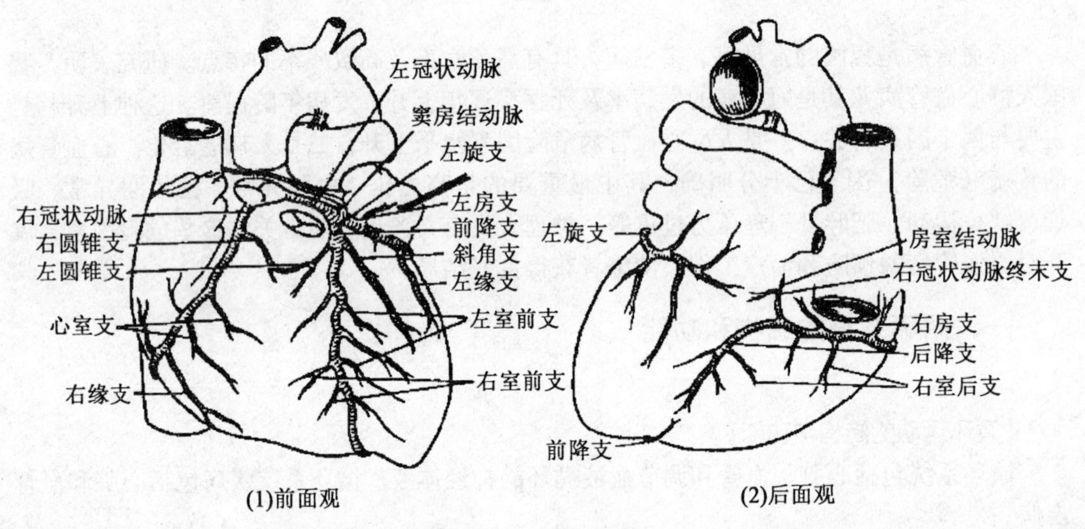

图 3-1-1 冠状动脉解剖

（二）血管

心血管系统是一个“密闭”的管道系统，运输血液的管道就是血管。整个血管系统遍布全身，形成完整的网状结构。根据在血管系统中的部位及其生理功能的不同，可将血管分为以下几类。

1. 动脉

动脉可分为大、中和小动脉，大动脉又称弹性贮器血管，包括主动脉、肺动脉及其发出的最大分支，由于其管壁内富含多层弹性膜和大量弹性纤维，平滑肌较少，顺应性好，可储存一定量的血液，故称弹性贮器血管。中动脉又称分配血管，是指位于弹性贮器血管与小动脉间的动脉管道，含有丰富的平滑肌，通过其收缩与舒张，使血管管径缩小或扩大，来调节身体各组织及器官的血流量。而小动脉的舒缩，能显著地调节器官和组织的血流量，也是血流阻力的主要来源，可维持一定的动脉血压。

2. 毛细血管

毛细血管又称交换血管，其管壁薄，通透性高，总面积大，网内血流缓慢，是体内物质交换的重要场所。

3. 静脉

微静脉又称毛细血管后阻力血管，其管径小，对血流也产生一定的阻力。其舒缩活动可影响毛细血管前阻力和毛细血管后阻力的比值，从而改变毛细血管压以及体液在血管内和组织间隙的分配。大静脉为容量血管，口径较粗，管壁薄，顺应性较好。安静状态下，容纳机体循环血量的60%～70%，故静脉在血管系统中起着血液储存库的作用。

（三）调节循环系统的神经与体液

1. 调节循环系统的神经

心肌和血管平滑肌均接受自主神经系统即交感神经和副交感神经的支配。

（1）心脏的神经支配：心交感神经兴奋可引起心率增快、房室交界处传导加速和心肌收缩力增强。心迷走神经兴奋引起的心脏变化与交感神经相反，主要是心率减慢、房室交界的传导速度减慢以及心房肌收缩力减弱。

（2）血管的神经支配：支配血管的神经主要有交感缩血管神经、交感舒血管神经、副交感舒血管神经。交感缩血管神经兴奋主要引起血管收缩效应。此神经以脑血管分布最少。交感舒血管神经只支配骨骼肌的微动脉，神经兴奋时发挥舒血管效应，主要与机体运动及防御反应有关。副交感舒血管神经在体内少数器官（如脑、唾液腺、外生殖器等）的微动脉分布，主要发挥舒血管效应。

（3）心血管反射：心血管反射包括动脉压力感受器反射、眼-心反射及高尔兹反射等。动脉压力感受器包括颈动脉窦和主动脉弓压力感受器，其适宜刺激是血液对动脉壁的机械牵张。血压在一定的范围（60～180mmHg）内，压力感受器的传入冲动频率与动脉血压、动脉管壁的扩张程度成正比。机体如急性出血，或由于体位变化，心脏水平以上的组织器官血供减少，颈动脉窦内压力降低，交感神经和缩血管神经中枢活动就增强，可避免血压的下降过低。眼-心反射是指用手指压迫眼球，可反射性地引起心率减慢，甚至心跳骤停的现象称为眼-心反射。而用手敲击或挤压腹部出现相应的症状被称为高尔兹反射。

2. 调节循环系统的体液

心血管活动除受神经调节外，还受体液调节，即血液和组织液中的某些化学物质对心血管活动的调节作用。

（1）肾上腺素与去甲肾上腺素作用于心肌、传导系统和窦房结的 β_1 受体，引起心率加快，传导加速，心肌收缩力增强，心输出量增加，临床上常作为强心剂使用。去甲肾上腺素主要激动 α 受体，对 β 受体激动作用很弱，具有很强的血管收缩作用，使全身小动脉与小静脉都收缩（但冠状血管扩张），外周阻力增高，血压上升，故临床上将其用作升压药。

（2）肾素-血管紧张素系统：此系统中，血管紧张素Ⅱ对心血管系统的作用最强，主要作用包括：收缩全身微动脉和静脉；刺激醛固酮和去甲肾上腺素的释放和 Na^+ 和水的重吸收以及兴奋中枢神经系统而使血压升高。

（3）血管活性物质：血管内皮及心肌可合成多种血管活性物质，其中重要的有前列环素、内皮舒张因子、内皮素及脑钠肽等。①前列环素又称前列腺素 I_2，是血管内皮产生的一种舒血管物质，其作用使血管扩张，同时抑制血小板黏附和聚集。②内皮舒张因子是血管内皮细胞合成的一氧化氮，后者可扩张血管。③内皮素是目前所知的最强烈的缩血管物质。④脑钠肽（BNP）主要由心室肌细胞合成，可以促进排钠、排尿，具较强的舒张血管作用。充血性心力衰竭时，BNP的合成与分泌明显增加。

3. 循环系统的自身调节

在没有外来神经和体液因素影响的情况下，各器官组织的血流量仍可通过局部血管的舒缩活动得到适当的调节，这种调节机制是在器官组织或血管的本身，故称“自身调节”。血管平滑肌经常保持一定程度的紧张性收缩，称为“肌源性活动”。局部代谢产物如腺苷等在组织中升高时，能使局部血管舒张。氧分压降低也能使局部血管舒张。反之亦然。

二、循环系统疾病常见症状及护理

循环系统常见症状包括心源性呼吸困难、心源性水肿、胸痛、心源性晕厥及心悸。心源性晕厥及心悸详见本章第三节心律失常，胸痛见本章第五节冠心病。本节着重讨论心源性呼吸困难和水肿的护理。

（一）心源性呼吸困难

心源性呼吸困难是指由于各种心血管疾病导致患者呼吸时感到空气不足、呼吸费力，并伴有呼吸频率、深度和节律异常。最常见于左心衰竭，也可见于右心衰竭、心包积液等。左心衰时的呼吸困难主要是由于肺淤血或肺水肿影响气体弥散功能所致，也与肺泡内张力和肺循环压力增高，反射性兴奋呼吸中枢有关，其呼吸困难的特点为活动或仰卧位时发生或加重，休息或坐位时缓解或减轻。临床表现为：① 劳力性呼吸困难：由于体力活动增加，循环血量增多，左房压力增高，使肺淤血加重。开始多发生于较重体力活动时，休息后缓解。随着病情加重，轻微体力活动如步行、上楼、吃饭、穿衣等即可出现症状。② 夜间阵发性呼吸困难：是左心衰竭的典型表现，也称为心源性哮喘。典型发作多在夜间，即患者入睡后因突然胸闷而憋醒，被迫坐起。轻者数分钟至数十分钟后症状逐渐缓解，重者可伴有咳嗽、气喘、咳白色泡沫痰及肺部哮鸣音等。其发生机制与平卧位时血液重新分布使血流量增加；横膈抬高，肺活量减少；夜间迷走神经兴奋，支气管痉挛等有关。③ 端坐呼吸：患者因平卧位时呼吸困难加重而被迫采取高枕卧位、半卧位或坐位，以减少回心血量及降低横膈，缓解呼吸困难。

1. 护理评估

（1）病史：① 起病急缓：评估呼吸困难发生的急缓、时间、特点及严重程度，何种方法减轻或缓解，是否伴咳嗽、咳痰、乏力等症状。如有痰液，则应评估痰液的性状及量。②诱因：是否存在感染、体力活动增加或情绪波动等诱因。③是否影响睡眠及日常生活，是否存在精神紧张、焦虑和恐惧等心理反应。

（2）身体评估：评估生命体征，注意有无交替脉、低血压；呼吸频率、节律、深度，是否有张口呼吸、端坐呼吸；皮肤黏膜有无发绀；肺部呼吸音、有无湿啰音或哮鸣音，啰音的分布是否可随体位而发生改变；心脏有无扩大，心率、心音及奔马律等情况。

（3）相关检查：动脉血氧饱和度、血气分析，判断患者缺氧严重程度及酸碱平衡情况。胸部X线对肺淤血、肺水肿、肺部炎症、心包积液等有辅助诊断价值。

2. 护理诊断

（1）气体交换受损：与肺淤血、肺水肿或伴肺部感染有关。

（2）活动无耐力：与呼吸困难所致能量消耗增加和机体缺氧有关。

3. 护理措施

（1）气体交换受损：

①休息：劳力性呼吸困难的患者应减少活动量，以不引起症状为度；夜间阵发性呼吸困难者，应加强夜间巡视，帮助抬高床头；呼吸困难明显者应卧床休息；端坐呼吸的患者

需加强生活护理，协助大小便。同时保持病房安静、整洁，适当开窗通风，每次 15～30min，注意不要让风直接对着患者。患者衣着宽大，盖被松软，以减轻憋闷感。

②体位：半卧位和端坐位可使横膈下移，增加肺活量，双腿下垂可减少回心血量，有利于改善呼吸困难。故应根据呼吸困难的程度采取适当的体位，轻度症状患者可适当抬高床头；严重患者应取端坐位，放置床上小桌，让患者扶桌休息，必要时双腿下垂。注意患者体位的舒适与安全，必要时略抬高膝部，避免下滑。骨突受压处垫以软垫，必要时加床栏防止意外坠床。

③氧疗：有低氧血症的患者，应给予中等浓度（2～4L/min）的鼻导管或面罩给氧，必要时采用无创正压通气。

④输液护理：控制输注液体的总量及输液速度，24h 内不超过 1500ml 为宜，滴速在 20～30 滴/min，以免加重心脏负担，诱发急性肺水肿。

⑤心理护理：呼吸困难症状常显著影响患者的睡眠等日常生活，患者常出现焦虑、痛苦及烦躁情绪，应与家属一起给予精神支持，消除其不良情绪，减少交感神经兴奋，减轻呼吸困难。

⑥病情监测：密切监测呼吸困难的症状、体征及实验室检查指标。经常关心与询问患者的主观感受，观察呼吸频率和深度、紫绀的情况，并结合血氧饱和度、血气分析等结果，综合判断患者缺氧的情况。若病情加重或血氧饱和度降低至 93% 以下应报告医生。

（2）活动无耐力：

①评估活动耐力，制订活动计划：了解患者原来活动类型、强度、持续时间和耐受情况。再与患者和家属一起确定活动方式、活动量和持续时间，循序渐进地增加活动量，可遵循卧床休息→床上活动→床边活动→病房内活动→病室外活动→上下楼梯的活动步骤。根据患者身体状况和活动时、活动后的反应，调整活动的持续时间及频度。当患者活动耐力有所增加时，应给予鼓励，以增强患者的信心。

②监测活动中的反应：若患者活动中出现明显呼吸困难、心前区不适、头晕、面色苍白等症状时，应停止活动，就地休息。若症状不缓解，应及时报告医生进行处理。

③协助和指导患者生活自理：患者卧床休息期间应加强生活护理，必要时进行床上肢体的主动和被动活动，以保持肌力，预防深静脉血栓形成。在活动耐力允许的范围内，鼓励患者尽可能生活自理，并教育家属予以理解和支持，以防“照顾过剩”。护士尽可能提供患者方便生活自理的措施，如安放床上小桌让患者自我就餐，抬高床头使患者容易坐起，教会患者使用床栏杆、病室里的扶手等。将患者经常使用的物品放在其容易取放处，教会患者如何保存体力、减少氧耗的技巧，如缓慢匀速活动，坐着进行刷牙、洗脸、洗衣等。

4. 护理评价

（1）患者呼吸困难减轻，夜间能平卧，发绀消失，血气分析恢复正常。

（2）患者能够主诉活动耐力增加，活动时无明显不适，且心率及血压正常。患者能描述活动时节省体力的方法。

（二）心源性水肿

心源性水肿是指液体在组织间隙过多积聚。最常见的病因是右心衰竭，主要由于体循环静脉淤血致毛细血管静脉压增高，液体向组织间隙渗出增多而回吸收减少所致；其次因右心衰致静脉回流减少，有效循环血容量不足，肾血流量减少，继发醛固酮增多引起水钠潴留。该水肿的特点是身体最低垂的部位首先出现，如卧床患者的背骶部、会阴及阴囊部，非卧床患者的足踝部、胫前，呈对称性分布；指压水肿部位有凹陷，称压陷性水肿。重者局部可有水泡，出现胸水、腹水。患者有体重增加。因水肿液积聚使组织间隙扩大，毛细血管受压，致水肿区组织营养不良、抵抗力下降、感觉迟钝，皮肤易发生溃破、压疮及感染。

1. 护理评估

（1）病史：①水肿出现的部位、程度、加重的时间。水肿与饮食、体位及活动的关系，饮水量、摄盐量和尿量，以评估导致水肿的原因。②目前的治疗情况，如用药名称、剂量、时间、方法及其疗效等。目前的休息情况。水肿是否引起焦虑与恐惧情绪等。

（2）身体评估：检查水肿的部位、程度、范围，是否指压凹陷，水肿部位皮肤是否完好。观察生命体征、体重、颈静脉充盈程度及胸腹水征等。

（3）相关检查：有无电解质紊乱及低蛋白血症等。

2. 护理诊断

（1）体液过多：与水钠潴留和低蛋白血症有关。

（2）有皮肤完整性受损的危险：与水肿所致的组织细胞营养不良、局部组织长时间受压有关。

3. 护理措施

（1）体液过多：

①休息与体位：轻度水肿者应限制活动，重度者应卧床休息，伴胸水和腹水者应半卧位。其机制是休息利于增加肾血流量，提高肾小球滤过率，促进水钠排出，减轻水肿。

②维持液体平衡：给予低盐、易消化饮食，血清蛋白低者应高蛋白饮食，少食多餐。说明钠盐与水肿的关系，告诉患者限制钠盐及加强营养的重要性，每天盐控制在 5 克以下，限制含钠和盐多的食物，水肿严重者钠盐控制更应严格。根据病情适当限制液体摄入量，采取“量出为入”的办法，即进液量=前一天尿量+500ml。

③用药护理：应用利尿剂的护理见“慢性心力衰竭”的护理。

④病情监测：体重的增减是判定病人水肿消长的敏感指标，使用利尿剂的前后称量体重还可以了解病人对利尿剂的反应。应每日监测体重，着相同重量的服装、在同一时间、用同一体重计称量，最好于早晨起床排尿后比较适宜。有腹水者每天测腹围。严格记录 24h 出入量，若尿量<30ml/h 或尿量<400ml/d，应报告医生。还应关注患者的主诉，如有无恶心、腹部不适，注意颈静脉的充盈程度、肝脏大小、水肿消退情况等，以判断病情进展及疗效。

（2）有皮肤完整性受损的危险：

①保护皮肤：保持床单用物柔软、干燥、平整。病人衣着宽松、柔软舒适。严重水肿者使用气垫床，膝部及踝部等骨突处垫以软枕。男性患者伴阴囊水肿时加用阴囊托。为了防止压疮，避免皮肤感染，促进水肿消退，应做好“三防五勤”：防擦伤、烫伤、冻伤；勤翻身、擦洗、按摩、整理、更换。

②观察皮肤情况：严密观察水肿部位、受压处及肛周皮肤有无发红、水泡及破溃情况。

4. 护理评价

（1）患者能叙述并执行低盐饮食计划，水肿减轻或消失。

（2）皮肤完整，不发生压疮。

（三）胸痛

各种类型的心绞痛、急性心肌梗塞、肥厚性梗阻性心肌病、急性主动脉夹层、急性心包炎及心血管神经官能症等均可引起胸痛。胸痛护理见相关章节。

（四）心源性晕厥

心源性晕厥系由心排血量骤减、中断或严重低血压而引起脑供血骤然减少或停止而出现的短暂意识丧失，常伴有肢体张力丧失而不能维持一定的体位。近乎晕厥指一过性黑矇，但不伴意识丧失。心脏供血中断3s以上可发生近乎晕厥，5s以上可出现晕厥，>10s可出现阿-斯综合征。其常见疾病包括严重心律失常如病窦综合征、高度房室传导阻滞、室性心动过速等，器质性心脏病如严重主动脉狭窄、急性心肌梗死、急性主动脉夹层、心包填塞等。晕厥先兆常不明显。反复发作的晕厥是病情严重和危险的征兆。心源性晕厥的护理详见相关章节。

（五）心悸

心悸是一种自觉心脏明显跳动的不适感。常见的原因有心率过快如快速性心律失常，搏出量增多性疾病如二尖瓣狭窄和关闭不全及甲亢等，健康人剧烈运动、精神紧张、过量吸烟和饮酒等，以及应用某些药物如肾上腺素、阿托品等。心悸一般无危险性，少数心律失常者可发生猝死，应做好护理评估。

（汪小华）

第二节　心力衰竭

心力衰竭（heart failure）是各种心脏结构或功能性疾病导致心室充盈及（或）射血能力受损而引起的一组临床综合征。大多数情况下是由于心室收缩能力下降，射血功能受损，心排血量不足以维持机体代谢需要，临床上以心排血量不足，器官和组织的血液灌注减少，肺循环和（或）体循环静脉系统淤血为特征，为收缩性心力衰竭。少数由于左室舒张功能障碍，左心室充盈受阻，引起左心室充盈压异常增高，使肺静脉回流受阻，肺循环淤血，为舒张性心力衰竭。

心力衰竭和心功能不全的概念基本上是一致的，但后者的含义更为广泛，包括已有心排血量减少但尚未出现临床症状的这一阶段。伴有临床症状的心功能不全称为心力衰竭。

心力衰竭按其发展速度可分为急性心力衰竭和慢性心力衰竭，以慢性居多；按其发生部位可分为左心、右心和全心衰竭；按发病机理可分为收缩性和舒张性心衰，以收缩性心力衰竭多见。

一、慢性心力衰竭

慢性心力衰竭（chronic heart failure）是大多数心血管疾病的最终归宿，也是最主要的死亡原因。主要表现是呼吸困难、乏力（活动耐力减退）和体液潴留（导致肺水肿和外周性水肿），影响患者的生活质量。由于人口老龄化及其他心血管疾病的高发病率，心力衰竭正成为本世纪最重要的心血管病症。在发达国家，引起心衰的基础疾病以缺血性心肌病为主。随着流行病学的变迁和社会经济的发展，我国导致心衰的基础心脏病构成比中，风湿性心瓣膜病所占比例下降了近50%，而高血压、冠心病的比例呈明显上升趋势。

【病因与诱因】

（一）病因

几乎所有类型的心脏、大血管疾病均可引起心力衰竭。原因主要为原发性心肌损害、心脏容量与压力负荷过重导致心脏功能由代偿发展为失代偿。

1．原发性心肌损害

（1）缺血性心肌损害：冠心病心肌缺血是引起心力衰竭的最常见原因之一。

（2）心肌炎、心肌病：各种类型的心肌炎及心肌病均可导致心力衰竭，以病毒性心肌炎和扩张型心肌病最为常见。代谢性心肌病以糖尿病性心肌病最常见。

2．心脏负荷过重

（1）压力负荷（后负荷）过重：见于高血压、主动脉瓣狭窄、肺动脉高压、肺动脉瓣狭窄及肺栓塞等左右心室收缩期射血阻力增加的疾病。

（2）容量负荷（前负荷）过重：见于心脏瓣膜关闭不全、分流性先天性心血管病。此外，伴有全身血容量增多或循环血量增多的疾病如慢性贫血、甲状腺功能亢进症等。

（二）诱因

有基础心脏病的患者，如存在增加心脏负荷的因素可诱发心力衰竭症状出现。常见的诱因有：

1．感染

最常见最重要的诱因是呼吸系统感染，感染性心内膜炎也不少见。

2．心律失常

各种类型的快速性心律失常和/或严重的缓慢性心律失常均可诱发心力衰竭。房颤是重要的诱因。

3．血容量增加

静脉输液过多、过快；病人摄入钠盐或饮水过多等。

4．过度劳累或情绪激动

如妊娠后期、分娩和暴怒等。

5．治疗不当

如洋地黄类药物过量或不足、某些扩血管药物或抗心律失常药物使用不当、利尿不充分等。

6．原有心脏病变加重或并发其他疾病

如贫血或出血等。

【病理生理】

心力衰竭是一种不断发展的疾病，即使心脏没有新的损害，在各种病理生理因素的作用下，心功能不全仍将不断恶化进展。

（一）代偿机制

1. Frank-Starling 机制

此机制即回心血量增多使心脏的前负荷增加，心室舒张末期容积增加，从而增加心排血量及提高心脏做功量。而在心力衰竭时这一代偿机制的能力降低，心室舒张末期容积增加，舒张末压也增高，相应地心房压和静脉压也随之升高，到一定程度时即出现肺循环淤血或体循环淤血。

2. 心肌肥厚

心脏后负荷增加时的主要代偿机制为心肌肥厚和心肌能源不足。

3. 神经体液的代偿机制

该机制包括交感神经兴奋性增强、肾素-血管紧张素系统的激活。

（二）心力衰竭时各种体液因子的改变

主要有心钠素和脑钠肽（ANP and BNP），它们具有扩血管、利尿、拮抗肾上腺素等作用。心力衰竭时，ANP和BNP尤其是后者分泌增加，其增高程度与心衰的严重程度呈正相关。其二是具有强烈的缩血管作用的内皮素。

（三）舒张功能不全

可分为主动舒张功能障碍，与胞浆中的Ca^{2+}不能及时复位有关。另一种是由于心室肌的顺应性减退而发生充盈障碍，主要见于心室肥厚时。

（四）心肌损害与心室重塑

心力衰竭发生发展的基本机制是心室重塑。原发性心肌损害与心脏负荷过重使心脏功能受损，导致心室肥厚或扩大。

【临床表现】

临床上左心衰竭最为常见，单纯右心衰竭较少见。

（一）左心衰竭

以心输出量降低及肺淤血为主要表现。

1. 症状

（1）呼吸困难：是左心衰最主要的症状。因肺淤血程度有差异，表现形式也不同。可为劳力性呼吸困难、夜间阵发性呼吸困难、端坐呼吸，严重者出现急性肺水肿。

（2）咳嗽、咳痰、咯血：咳嗽和咳痰是肺泡和支气管黏膜淤血所致，开始常于夜间发生，坐位或立位时咳嗽症状可减轻，咳痰主要为白色浆液性泡沫样痰。偶见痰中带血丝。长期慢性肺静脉压力升高，导致肺循环和支气管血液循环之间形成侧支，在支气管黏膜下形成扩张的血管，后者一旦破裂可引起大咯血。

（3）低心排血量症状：由于心输出量不足，器官、组织灌注不足及代偿性心率加快所致。患者可有疲倦、乏力、头昏、心慌等。严重左心衰竭时血液再分配，首先是肾血流量明显减少，患者可出现少尿。长期慢性的肾血流量减少可出现血尿素氮、肌酐升高并可有肾功能不全的相应的症状。

2. 体征

（1）肺部湿性啰音：两侧肺底对称性细湿啰音是左心衰最重要的体征之一，由肺毛细血管压增高，液体渗出到肺泡所致。湿啰音可随体位发生改变，侧卧位时则低位肺叶啰音较多。阵发性夜间呼吸困难或急性肺水肿时可有粗大湿罗音，满布两肺，并伴有哮鸣音。

（2）心脏体征：除基础心脏病的固有体征外，慢性左心衰患者一般均有心脏扩大（单纯舒张性心衰除外）、心率增快、心尖部舒张期奔马律、肺动脉瓣区第二心音亢进，其中心尖部舒张期奔马律最有诊断价值，在患者心率增快或左侧卧位并作深呼气时最容易听到。

（3）其他体征：如交替脉，即脉搏强弱交替；陈-施呼吸（Cheyne-Stoke），见于难治性心力衰竭晚期。

（二）右心衰竭

以体静脉淤血的表现为主。

1. 症状

(1) 消化道症状：胃肠道及肝淤血引起腹胀、食欲不振、恶心、呕吐等，是右心衰最常见的症状。

(2) 劳力性呼吸困难：继发于左心衰的右心衰，呼吸困难已经存在。单纯性右心衰为分流性先天性心脏病或肺疾患所致，也有明显的呼吸困难。

2. 体征

(1) 颈静脉征：颈静脉搏动增强、充盈、怒张，是右心衰早期的主要体征，提示体循环静脉压增高。肝颈静脉返流征阳性则更具特征性。

(2) 肝脏肿大：肝脏因淤血而肿大，常伴压痛，持续慢性右心衰可致心源性肝硬化，晚期可出现黄疸及大量腹水。

(3) 水肿：早期水肿不明显，多在颈静脉充盈和肝大较明显后才出现。先有皮下组织水分聚集，体重增加，到一定程度才出现水肿。其特征为：身体最低垂部位首先出现，呈对称性及压陷性。严重者全身水肿。胸水多见于全心衰时，也是体静脉压力增高所致，以双侧多见；如为单侧则以右侧更为多见，可能与右膈下肝淤血有关。

(4) 发绀：长期严重右心衰时可出现发绀，因血供不足组织摄取血氧相对增多，静脉血氧低下所致，常见于肢体末端或下垂部分。

(4) 心脏体征：除基础心脏病的相应体征之外，右心衰时可因右心室显著扩大而出现三尖瓣关闭不全杂音。

（三）全心衰竭

右心衰常继发于左心衰而形成全心衰。右心衰出现之后，右心输出量减少，因此阵发性呼吸困难等肺淤血症状反而有所减轻。扩张型心肌病等表现为左、右心室同时衰竭者，肺淤血征往往不是很严重。

【辅助检查】

1. X线检查

了解心脏大小及外形，肺淤血的有无及其程度。心衰时可出现左心室或右心室增大或心脏向两侧增大。早期肺静脉压增高时，主要表现为肺门血管影增强。出现间质性肺水肿时可有肺野模糊和Kerley B线，后者为肺野外侧清晰可见的水平线状影，为慢性肺淤血的特征性表现。急性肺泡性肺水肿时，肺门呈蝴蝶状，肺野可见大片融合的阴影。

2. 超声心动图

超声心动图比X线更准确地提供各心腔大小变化及心脏瓣膜结构和功能情况，正常左室射血分数值（LVEF）>50%，心衰患者EF值下降。正常人E/A值不应小于1.2，舒张功能不全时，E峰下降，A峰增高，E/A比值降低。

3. 放射性核素检查

有助于判断心室腔大小，计算EF值和左心室最大充盈速率，以判断是收缩性心衰还是舒张性心衰。

4. 有创性血流动力学检查

此检查用于指导心功能严重损害的危重患者的抢救和治疗。经静脉漂浮导管插管至肺小动脉，测定各部位的压力、心输出量及血液含氧量，计算心脏指数（CI）及肺小动脉楔压(PCWP)，直接反映左心功能。

【诊断要点】

慢性心力衰竭的诊断是综合病因、病史、症状、体征及客观检查而做出的。首先应有明确的器质性心脏病的诊断，心衰的症状是诊断心衰的重要依据。左心衰竭的肺淤血引起不同程度的呼吸困难，右心衰竭的体循环淤血引起的颈静脉怒张、肝大、水肿等是诊断心衰的重要依据。作出诊断同时要对心功能进行分级。

（1）目前通用的是美国纽约心脏病学会（NYHA）提出的分级方案，主要是根据患者自觉的活动能力划分为4级：

Ⅰ级：日常活动无心力衰竭症状。

Ⅱ级：日常活动出现心力衰竭症状（疲乏、心悸、呼吸困难或心绞痛），休息时无自觉症状。

Ⅲ级：低于日常活动即出现心力衰竭症状。

Ⅳ级：休息状态下出现心衰的症状，体力活动后加重，患者不能从事任何体力活动。

这种分级方案的优点是简便易行，为此，几十年来仍被应用。其缺点是仅凭患者的主观陈述，有时症状与客观检查结果有很大差距，同时患者之间的个体差异也较大。

（2）美国心脏病学会及心脏学会（ACC/AHA）推出2001年版《心力衰竭的评估及处理指南》，该指南提出慢性心力衰竭分期的概念，重点锁定在心力衰竭的预防，从源头上减少和延缓心力衰竭的发生。具体如下：

A期：心力衰竭高危期，尚无器质性心脏病或心力衰竭症状，但存在发展为心脏病的高危因素。

B期：已有器质性心脏病变，但无心力衰竭症状。

C期：器质性心脏病，既往或目前有心力衰竭症状。

D期：需要特殊干预治疗的难治性心力衰竭。

（3）6min步行试验：是一项安全、简单易行的评定心力衰竭严重程度的方法，要求患者在平直走廊内尽可能快地行走，测定6min内的步行距离。若<150m为重度心衰；150～425m为中度心衰；426～550m为轻度心衰。本试验除用于评价患者运动耐力以及心脏储备功能外，还可用来评价心衰治疗的效果。

【治疗要点】

（一）治疗目标

心力衰竭的治疗目标不仅仅是改善症状、提高生活质量，更重要的是防止和延缓心肌重构的发展，降低死亡率和住院率。

（二）治疗内容

1. 病因治疗

（1）基本病因治疗：积极控制引起心力衰竭的原发病，如控制高血压、治疗冠心病和瓣膜病，少数病因未明的疾病如原发性心肌病等亦应早期干预。

（2）消除诱因：积极控制感染和心律失常，及时纠正甲状腺功能亢进、贫血等可引起心力衰竭加重的原因。

2. 一般治疗

休息、限盐、氧疗，参见护理措施内容。

3. 药物治疗

(1) 利尿剂：利尿剂是心力衰竭治疗中最常用的药物，通过排钠排水以缓解淤血症状，消除水肿，减轻心脏前负荷，有十分显著的效果。所有伴有或曾有液体潴留的心力衰竭患者，均应给予利尿剂。通常从小剂量开始，逐渐增加剂量直至尿量增加、体重减轻0.5～1.0kg/d。一旦病情控制（水肿消退、肺部啰音消失，体重稳定），然后用最小有效剂量长期维持。每日体重的变化是最可靠的监测利尿剂效果和调整剂量的指标。常用利尿剂的用法及副作用见表3-2-1。

表3-2-1　**常用利尿剂的用法及副作用**

种类	药名	用法	副作用
排钾类	双氢克尿噻	1. 轻度心衰：首选，25mg，1次/d，逐渐加量 2. 较重心衰：75-100mg/d，分2-3次服，同时补钾	1. 低血钾；2. 抑制尿酸排出； 3. 长期应用干扰糖及胆固醇代谢
	呋塞米（速尿）	1. 轻度心衰：20mg，1～2次/d口服 2. 重度心衰：100mg，2次/d口服或静注	低血钾
保钾类	螺内酯	20mg，3次/d口服	高血钾
	氨苯蝶啶	50～100mg，2次/d口服	

合理使用利尿剂是有效控制心力衰竭的基础，但利尿剂可激活神经内分泌系统，特别是RAAS系统，因此不宜单一应用，应与ACEI及β受体阻滞剂联合应用。

(2) RAAS系统抑制剂：见表3-2-2。

表3-2-2　**常用RAAS系统抑制剂的用法及副作用**

种类	药名和用法	副作用
ACEI	1. 卡托普利12.5～25mg，2次/d 2. 贝那普利5～10mg，1次/d 3. 培哚普利2～4mg，1次/d	1. 与AngⅡ抑制有关的不良反应：如低血压、肾功能恶化、钾潴留 2. 与缓激肽积聚有关的不良反应：如咳嗽和血管性水肿
ARB	1. 氯沙坦50mg，1次/d 2. 缬沙坦80mg，1次/d	除干咳外，余同ACEI类
醛固酮拮抗剂	螺内酯20mg，1-2次/d	高血钾、乳腺增生（男性）

①血管紧张素转换酶抑制剂（ACEI）：ACEI的主要作用机制是扩张血管，抑制醛固酮分泌，抑制交感神经兴奋性，改善心室及小血管的重构，作用于激肽酶Ⅱ，抑制缓激肽

的降解，提高缓激肽的水平。目前主张有心血管危险因素的 A 期患者即可开始使用，有助于预防心力衰竭。ACEI 应用的基本原则是从小剂量起始，逐渐递增，直至达到目标剂量或最大耐受剂量，一般每隔 3 ~ 7 天剂量倍增一次。剂量调整的快慢取决于患者的临床状况。长效制剂每日一次可提高患者的服药依从性。血管紧张素Ⅱ受体拮抗剂（ARB）阻断 RAAS 效应与 ACEI 相同，因为血管性水肿或顽固性咳嗽不能耐受 ACEI 者可用 ARB 代替。

②醛固酮受体拮抗剂：长期应用 ACEI 时，常出现“醛固酮逃逸”现象，即醛固酮水平不能保持稳定持续的降低，因此在 ACEI 的基础上加用醛固酮受体拮抗剂，能进一步抑制醛固酮的有害作用。NYHAⅣ级的患者，使用地高辛、利尿剂、ACEI、β 受体阻滞剂后不能症状缓解，可加用小剂量的螺内酯。目前新型选择性醛固酮拮抗剂依普利酮已在临床应用，可减少男性乳腺增生的副作用。

（3）β 受体阻滞剂：β 受体阻滞剂可对抗代偿机制中交感神经兴奋性增强的效应，阻断其不利影响。除非患者有禁忌证或不能耐受，对所有慢性收缩性心衰，NHYAⅡ、Ⅲ级，EF<40%且病情稳定心力衰竭患者均应尽早使用。它治疗的目的并不在于短时间内缓解症状，而是长期应用达到延缓病变进展，减少复发和降低猝死率。用药原则亦是从小剂量起始，逐渐递增，达到目标剂量或最大耐受量后长期维持。临床疗效在用药后 2 ~ 3 个月才出现。常用药物有比索洛尔、卡维地洛和缓慢释放型美托洛尔。禁忌证有支气管哮喘、心动过缓、高度房室传导阻滞。

（4）正性肌力药：通过增加心肌收缩力而增加心排血量，达到改善症状，提高运动耐力的作用。

①洋地黄类药物：为传统的正性肌力药。有增强心肌收缩力、兴奋迷走神经、抑制心脏传导系统的作用。有地高辛、毛花苷丙（西地兰）、毒毛花苷 K，前两种为临床常用。

A. 地高辛：适用于中度心力衰竭维持治疗，应与利尿剂、ACEI 和 β 受体阻滞剂联合应用。目前维持用量 0.25mg/d，连续口服 7 天后血浆浓度可达稳态。对于 70 岁以上或肾功能受损者，地高辛宜用小剂量（0.125mg）每日一次或隔日一次，同时监测血清地高辛浓度以便调整剂量。

B. 西地兰：适用于急性心力衰竭或慢性心衰加重时，特别适用于心衰伴快速心房颤动者。每次 0.2 ~ 0.4mg 稀释后静注，10 分钟起效，1 ~ 2 小时达高峰，24 小时总量0.8 ~ 1.2mg。

C. 毒毛花苷 K：用于急性心力衰竭。每次 0.25mg 稀释后静注，5 分钟起效。

②非洋地黄类正性肌力药为 cAMP 依赖性正性肌力药。包括：

A. 肾上腺能受体兴奋剂：如多巴胺及多巴酚丁胺。小剂量应用可增强心肌收缩力，扩张肾小动脉使尿量增多。对难治性心力衰竭伴有低血压可短期使用。需静脉用药，由小剂量开始逐渐增量，以不引起心率加快及血压升高为度。

B. 磷酸二酯酶抑制剂：如氨力农、米力农，短期的血流动力效应如增加心排血量，降低左室充盈压效果明显。长期应用增高心衰患者病死率和室性心律失常发生率。难治性心力衰竭或心脏抑制前的终末期心力衰竭患者可考虑短期使用。

4. 其他治疗

①心脏再同步化治疗（CRT）：即通过植入双腔起搏器，用同步化方式刺激右室和左室，来纠正慢性心衰患者的心脏失同步化。该治疗不仅可以缓解症状，提高生活质量，而

且可以显著减少心衰死亡率和再住院率。②运动疗法：是一种辅助治疗手段，可减少神经激素系统的激活，减慢心室重塑，对延缓心力衰竭患者的自然进程有利。所有稳定的慢性心力衰竭且能够参加体力活动计划的患者，都应考虑运动疗法。③埋藏式心脏复律除颤器（ICD），中度心衰且 EF<30% 患者在常规治疗基础上加用 ICD，可有效降低猝死率。④心脏移植：是病因无法纠正的不可逆心衰患者至终末状态的唯一出路。

（三）舒张性心力衰竭的治疗

由于心室舒张功能不良使左室舒张末压（LVEDP）升高而致肺淤血，多见于肥厚型心肌病、高血压病和冠心病。治疗原则为寻找和治疗基本病因、降低肺静脉压、改善舒张功能。主要治疗药物有利尿剂、硝酸酯类、β 受体阻滞剂和钙通道阻滞剂。除非有心房颤动的患者，一般应尽量慎用洋地黄类药物。

（四）难治性心力衰竭的治疗

对该类患者的治疗是指经各种治疗，心衰不见好转，甚至还有进展者，但并非指心脏情况已至终末期不可逆转者。对这类患者应努力寻找潜在的原因，并设法纠正；同时短期静脉联合应用强效利尿剂、血管扩张剂（硝酸甘油或硝普钠）及非洋地黄类正性肌力药。对高度顽固水肿也有试用血液超滤者。

【主要护理诊断/问题】

（1）气体交换受损：与左心功能不全致肺循环淤血有关。

（2）焦虑/恐惧：与慢性心衰反复发作、疾病带来的不适感、意识到自己的病情较重及不适应监护室气氛等有关。

（3）体液过多：与右心衰竭导致体循环淤血、水钠潴留、低蛋白血症有关。

（4）活动无耐力：与心衰导致心排血量减少有关。

（5）潜在的并发症：有药物中毒的危险，有皮肤完整性受损的危险。

【护理措施】

（一）病情观察

（1）观察呼吸困难有无改善，发绀是否减轻，听诊肺部湿啰音是否减少，监测血氧饱和度、血气分析结果是否正常等。

（2）观察患者下肢浮肿、颈静脉怒张、肝肿大等情况，尿量、体重等变化，治疗及护理后病情有否好转，有无新的病理征象，并及时与医生联系。准确记录出入量，并将其重要性告诉病人及家属，取得配合。

（3）关注用药效果及药物不良反应，参见本节用药护理内容。

（4）必要时进行心电监护，密切观察血压、脉搏、心电图情况。

（二）休息与活动

（1）血液动力学不稳定、心衰症状严重的患者应绝对卧床休息，以减少心肌耗氧量。病情稳定的患者，可结合心功能分级、超声或左室射血分数（LVEF）值、病人年龄等与病人及家属共同制定个体化活动方案。活动原则如下：

Ⅰ级：不限制一般的体力活动，积极参加体育锻炼，但应避免剧烈运动和重体力劳动。

Ⅱ级：适当限制体力活动，增加午睡时间，强调下午多休息，不影响轻体力工作和简单家务劳动。

Ⅲ级：严格限制一般的体力活动，每天有充分的休息时间，日常活动可以自理或在他人协助下自理。

Ⅳ级：绝对卧床休息，取舒适体位，生活由他人照顾。可在床上做肢体被动运动。

（2）患者活动过程中，应密切观察有无呼吸困难、胸痛、心悸、头晕、疲劳、面色苍白、大汗等，出现以上症状时应立即停止活动，如病人经休息后症状仍不缓解，应及时通知医生。

（3）长期卧床易发生静脉血栓形成甚至肺栓塞，同时也使消化功能减低，肌肉萎缩等。因此，对需要静卧的患者，应帮助患者进行四肢被动活动和腹部按摩。

（三）饮食护理

食物宜清淡、低脂、富纤维素及含钾丰富，少食多餐，避免饱食。

1. 限水、钠和盐

心衰患者应限制钠盐的摄入，轻度心力衰竭的病人，摄入的食盐应限制在5g/d；中度心力衰竭应限制在2.5g/d，重度心力衰竭应限制在1g/d。水肿不十分严重或利尿效果良好时，限盐无需特别严格，以免发生电解质紊乱。除食盐外，其他含钠高的食品有腌制品、发面食品、罐头食品、香肠、味精、啤酒、酱油、各种酱类（辣酱、番茄酱、沙拉酱），以及碳酸饮料等也应限制。水潴留往往继发于钠潴留，在限盐的基础上，将水的摄入量控制在1.5L/d。应注意促进和保证患者的食欲，可变换烹调方法，使用一些调味食物如洋葱、醋、柠檬、大蒜等，从而改善低盐食物的味道，保证营养。

2. 含钾丰富

使用排钾利尿剂期间，鼓励进食含钾丰富的食物（如鲜橙汁、香蕉、枣、马铃薯、菠菜、毛豆、笋、香菇、西瓜、猕猴桃、牛肉等），避免低血钾诱发心律失常或洋地黄中毒。

3. 含纤维素丰富

鼓励适当选食含纤维素丰富的食物（如红薯、芹菜等），以保持大便通畅。避免食用刺激性强的食物。

（四）对症护理

（1）呼吸困难：参见本章总论“心源性呼吸困难”。

（2）体液过多：参见本章总论“心源性水肿”。

（五）用药护理

1. 洋地黄类

（1）观察并告知患者洋地黄中毒的表现：洋地黄类药物使用过量时可导致一系列症状。主要表现在以下几个方面。①胃肠道反应：一般较轻，常见纳差、恶心、呕吐、腹泻、腹痛等。②心律失常：是洋地黄中毒最重要的反应，可见各类心律失常，最常见者为室性期前收缩。室上性心动过速伴房室传导阻滞是洋地黄中毒的特征性表现。③神经系统表现：可有头痛、失眠、忧郁、眩晕；出现黄视、绿视或复视。

（2）预防洋地黄中毒：

①明确影响洋地黄中毒的因素：老年人、心肌缺血缺氧情况下、重度心力衰竭、低钾、低镁血症、肾功能减退等情况对洋地黄较敏感，使用时应注意询问和倾听患者的不适主诉，并能及时发现患者ECG上的异常情况，及时处理。洋地黄与奎尼丁、胺碘酮、维

拉帕米、阿司匹林等药物合用，可增加中毒机会，给药前应询问有无上述药物用药史。

②正确用药：指导患者严格按时间、按剂量服用。服用地高辛时，若上一次药漏服，则下次服药时无需补服，以免剂量增加而致中毒。静脉用药必须稀释后缓慢静注，推注时间不得低于 10 ~15 分钟。同时监测心率、心律及心电图变化。洋地黄发挥效应时心电图最先出现的改变为 ST-T 改变，即特征性的鱼钩状的 ST-T 改变。以Ⅰ、Ⅲ、aVF 及左胸导联最为明显。心率减慢。

③监测脉搏：使用洋地黄类之前，应先测基础脉搏，若脉搏<60 次/min，应禁止给药。服用洋地黄过程中，脉搏突然变化如显著减慢或加速，或由规则转为有特殊规律的不规则，如室性期前收缩二联律或三联律，是判断洋地黄中毒的重要依据，应及时告知医生处理。

④必要时监测地高辛的血药浓度。

(3) 洋地黄中毒的处理：①立即停药，并停用排钾利尿剂。一般停药后胃肠道反应和神经系统反应可随时间延长而逐渐好转。②纠正心律失常：快速心律失常可静脉给予或口服氯化钾。钾可阻止洋地黄与心肌进一步结合，防止中毒继续加深。但同时伴有房室传导阻滞及高钾血症者应慎用。补钾的同时还可以补镁。选用苯妥英钠或利多卡因抗心律失常药物。一般禁用电复律，以免引发室颤。严重缓慢性心律失常，如重度房室传导阻滞、窦性心动过缓可给予阿托品静注或异丙肾上腺素静脉滴注，必要时可予临时心脏起搏治疗。③应用洋地黄特异抗体：它能使强心甙从与 Na+-K+-ATP 酶结合的部位迅速解离出来，并与该抗体结合，起灭活解毒作用。

2. 利尿剂

非紧急情况下，利尿剂的应用时间选择早晨或日间为宜，避免夜间排尿过频影响休息。

(1) 疗效判断：使用利尿剂期间，每日监测体重以检验利尿剂效果。利尿剂足量的情况下，患者表现为水肿消退、肺部啰音消失，体重稳定，说明病情得以控制。有部分患者可出现利尿剂抵抗，配合适当/严格限制钠盐摄入量，能减轻此效应。

(2) 不良反应：

①电解质丢失：CHF 常用利尿剂为袢利尿剂和噻嗪类，如速尿和双氢克尿塞，最主要的不良反应是低钾血症，从而诱发心律失常或洋地黄中毒，应注意监测血钾及有无低钾血症表现，如乏力、腹胀、肠鸣音减弱等。合用 ACEI 或给予保钾利尿剂能一定程度预防钾丢失，但应严格监测血电解质，防止出现高钾血症。补充含钾丰富的食物。必要时补充钾盐，口服补钾宜在饭后或将水剂与果汁同饮，以减轻胃肠道不适；外周静脉补钾时应注意用药浓度。

②低血压和氮质血症：出现低血压和氮质血症而患者已无液体潴留，则可能是利尿过度，血容量减少所致，应告知医生减少利尿剂使用剂量。

3. 血管扩张剂

(1) ACEI 类药物的不良反应包括咳嗽、低血压和头晕、肾损害、高钾血症、血管神经性水肿。用药期间需要检测血压，避免体位的突然改变，检测血钾水平和肾功能。

(2) β 受体阻滞剂的主要不良反应是心衰恶化、疲乏、心动过缓、低血压等，应监测心率和血压，当心率低于 50 次/分时，暂停给药。

（六）心理护理

经常与患者交流，倾听心理感受，给予必要的解释与安慰，加强巡视。鼓励家属安慰患者，酌情增减家属探视时间。急性心衰患者出现焦虑与恐惧时，可适当使用吗啡，但应注意观察患者有无呼吸抑制或心动过缓。观察患者有无缺氧所致的思维紊乱、意识障碍。加强心电监护，迅速开发静脉通道，并做好用药的护理。医护人员应以有条不紊的方式进行工作，尽量多陪伴患者，取得患者的信任，增加其安全感，以消除恐惧不安情绪。

【健康教育】

（1）知识宣教：向患者讲解慢性心衰的病因、诱因及防治知识，遵医嘱规律服药的重要性及常用药物的不良反应。

（2）休息与活动：注意休息，劳逸结合，制订合理的活动计划，防止增加心脏负担。

（3）饮食：参见护理措施内容。

（4）病情监测：教会患者及家属如何检查水肿、每日关注体重变化、自测脉搏和心律、有无乏力和气促。

（5）积极治疗原发病，定期门诊复查等。

二、急性心力衰竭

急性心力衰竭（acute heart failure，AHF）是指急性心脏病变引起心排血量显著、急骤降低，导致组织器官灌注不足和急性肺淤血的一组临床综合征。临床上以急性左心衰较为常见，表现为急性肺水肿或心源性休克等，为内科急危重症，需及时抢救。急性右心衰竭相对少见。

【病因】

心脏解剖或功能的突发异常，使心排血量急剧降低，肺静脉压骤然升高而发生急性左心衰竭。

（1）与冠心病有关的急性广泛前壁心肌梗塞、乳头肌断裂、室间隔破损穿孔等。

（2）感染性心内膜炎引起瓣膜穿孔等所致急性返流。

（3）其他，如高血压心脏病血压急剧升高、在原有心脏病的基础上快速心律失常或严重缓慢性心律失常、输液过多过快等。

【病理生理】

心脏收缩力突然严重减弱，心输出量急剧减少；或左室瓣膜急性返流，使左室舒张末压迅速升高，肺静脉回流受阻而压力快速升高，引起肺毛细血管压升高而使血管内液体渗到肺间质和肺泡内形成急性肺水肿。急性肺水肿早期可因交感神经激活，血压可一过性升高，随着病情进展，血压常下降，严重者可出现心源性休克。

【临床表现】

急性肺水肿为急性左心衰的最常见表现。主要表现为突发严重呼吸困难，呼吸频率常达30～40次/min，频繁咳嗽，咳大量白色或粉红色泡沫状痰。常极度烦躁不安，面色灰白，取坐位，两腿下垂，大汗淋漓，皮肤湿冷，极重者可因脑缺氧而致神志模糊。听诊时两肺满布湿性啰音和哮鸣音，心尖部第一心音减弱，心率增快，同时有舒张早期奔马律，肺动脉瓣第二心音亢进。

AHF 的临床严重程度常用 Killip 分级：

I 级：无 AHF；II 级：AHF，肺部中下肺野湿性啰音，心脏奔马律，胸片见肺淤血；III 级：严重 AHF，严重肺水肿，双肺布满湿啰音；IV：心源性休克。

【诊断要点】

根据患者典型症状与体征，如突发极度呼吸困难、咳粉红色泡沫痰，两肺满布湿性啰音和哮鸣音、心脏舒张期奔马律等一般即可诊断。

【抢救配合】

1. 体位

立即协助患者取坐位，双腿下垂，以减少静脉回流。

2. 吸氧

在保证气道通畅的前提下，高流量（6～8L/min）鼻导管或面罩给氧，应用酒精（一般可用 30～50%）湿化，使肺泡内泡沫的表面张力降低而破裂，有利于改善肺泡通气。对于病情特别严重者应给予无创呼吸机正压通气（NIPPV）加压面罩给氧。上述措施无效时采取气管插管。

3. 药物治疗

迅速建立静脉通路，遵医嘱正确用药。

（1）减少肺血容量，降低肺循环压力。

①吗啡：镇静，可减轻患者焦虑、躁动所带来的额外心脏负担，还可扩张小静脉和小动脉，减轻心脏前后负荷。可用 3～5mg 静注，于 3 分钟内推完，必要时每间隔 15 分钟重复一次。年老体弱者应酌情减量或改为皮下或肌肉注射。同时严密观察生命体征。

②快速利尿：呋塞米 20～40mg 静注，于 2 分钟内推完，4 小时可重复 1 次。本药除利尿作用外，还有扩张静脉作用，有利于缓解肺水肿。

③血管扩张剂：根据病情选择硝普钠、硝酸甘油或酚妥拉明静脉滴注，并监测血压。应用硝普钠或硝酸甘油血管扩张剂时，需每 5～10 分钟监测血压一次，根据血压逐步增加剂量至目标剂量，使收缩压维持在 100mmHg 左右，病情控制后采取逐步减量、停药。不可突然停药，以免引起病情反跳。硝普钠含有氰化物，连续用药时间不宜超过 24 小时。

（2）增加心肌收缩力：

①西地兰：最适用于肺水肿伴有快速心房颤动，并已知有心室扩大伴左心室收缩功能不全者。首剂 0.4～0.8mg，稀释后缓慢静注，2h 后酌情再给 0.2～0.4mg。急性心肌梗塞发病 24h 内病人不宜用洋地黄类药物。

②氨茶碱：具有平喘、强心、扩血管、利尿作用。常用 250mg 稀释后缓慢静注，1～2h 可重复一次。

③多巴胺、多巴酚丁胺：肺水肿伴有低血压，组织器官灌注不足时可选用。

4. 其他治疗

激素可降低肺毛细血管通透性，减少渗出，常用地塞米松。仔细寻找并消除诱因，加强基本病因治疗。对于心源性休克，尤其是急性心梗合并肺水肿者，可采取主动脉内球囊反搏术增加心排血量，改善肺水肿。

（汪小华）

第三节　心律失常

心律失常（cardiac arrhythmia）是指心脏冲动的频率、节律、起源部位、传导速度或激动顺序的异常。

【发生机制】

1. 冲动形成异常

窦房结、房室结等具有自律性的组织本身发生病变，或自主神经系统兴奋性改变均可导致不适当的冲动发放。此外在缺氧、电解质紊乱、儿茶酚胺增多及药物等病理状态下，原无自律性的心肌细胞如心房肌和心室肌细胞出现自律性异常增高，可导致快速性心律失常。

2. 冲动传导异常

折返是快速性心律失常的最常见发病机制。产生折返的基本条件是传导异常，它包括：①心脏两个或多个部位的传导性与不应期各不相同，相互连接成一个闭合环；②其中一条通路发生单向传导阻滞；③另一条通路传导缓慢，使原先发生阻滞的通道有足够时间恢复兴奋性；④原先阻滞的通道再次激动，从而完成一次折返冲动。激动在环内反复循环，产生持续而快速的心律失常（图 3-3-1）。

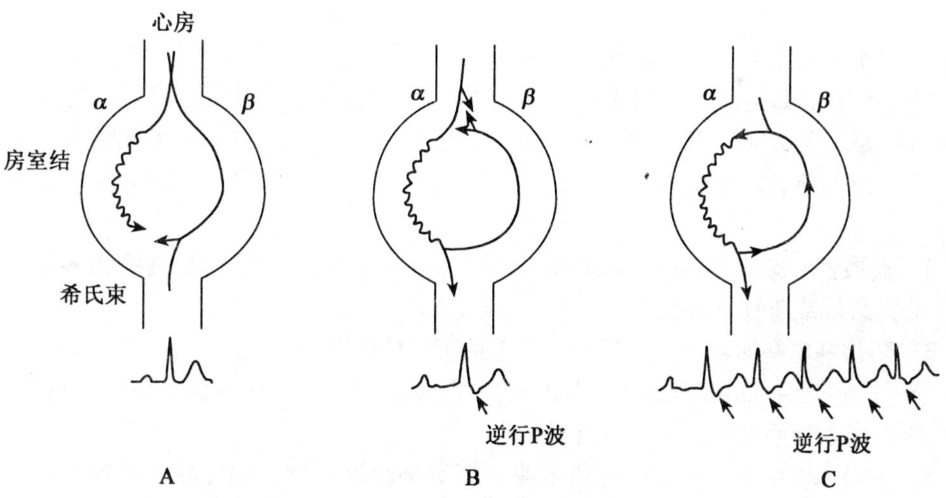

图 3-3-1　房室结内折返示意图

房室结内有 α 与 β 两条通路。α 传导速度慢，不应期短；β 传导速度快，不应期长。A. 窦性心律时，冲动沿 β 路径前传至心室，同时沿 α 路径前传，但遭遇不应期未能抵达希氏束；B. 房性期前收缩受阻于 β 路径，由 α 路径缓慢传导到心室。冲动沿 β 路径逆向传导返回至心房，完成单次折返；C. 心房回波再循 α 路径前传，折返持续，引起折返性心动过速。

【分类】

①按其发生原理可分为激动起源异常及激动传导异常两大类（见图3-3-2）。

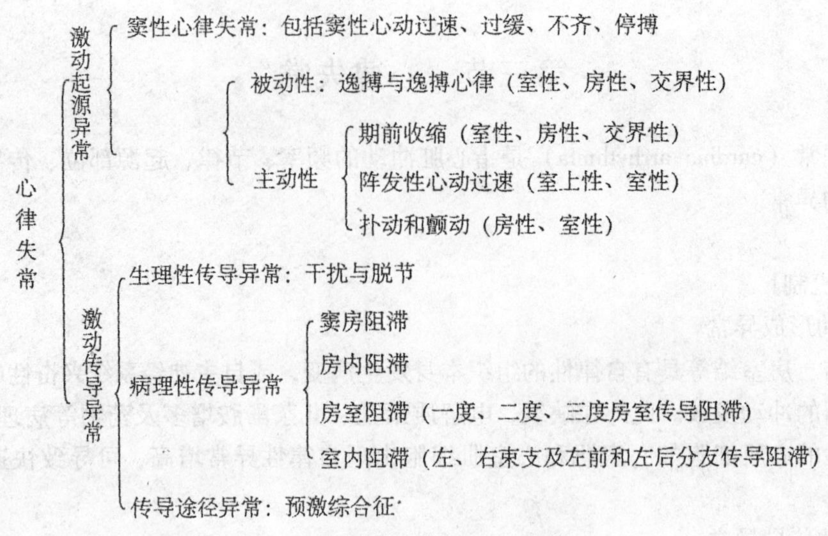

图3-3-2　心律失常按发生机制分类

②按心律失常发生时心率的快慢，可分为快速性心律失常与缓慢性心律失常。前者包括期前收缩、心动过速、扑动或颤动等，后者包括窦性心动过缓、房室传导阻滞等。

【病因】

（1）老化：随着增龄，心脏传导系统有老化现象，起搏细胞和传导细胞的数量减少，导致自律性降低，故老年人易出现窦房结功能低下和各种传导阻滞。其次，老年人β受体数目减少或变性，对β肾上腺素能调节的反应性减弱，心脏对血液中儿茶酚胺敏感性降低，压力感受器和副交感神经对心率或心律的调节功能也减弱，从而易发生各种心律失常。

（2）器质性心脏病：其中以冠心病、心肌病、心肌炎和风湿性心脏病为多见，尤其在发生心力衰竭或急性心肌梗塞时。

（3）药物和电解质紊乱：如洋地黄、奎尼丁、低血钾等。

（4）其他病因：如甲状腺功能亢进或减退，心脏植物神经功能失调，高热，麻醉、低温、胸腔或心脏手术等；部分病因不明。

（5）正常人在劳累、情绪激动或紧张、摄取刺激性食物，如咖啡、浓茶、吸烟、饮酒或辛辣制品，也可发生心律失常，如期前收缩、心动过速。

一、窦性心律失常

源于窦房结的心脏激动为窦性心律。其心电图表现为：①窦性P波在Ⅰ、Ⅱ、aVF导联直立，aVR倒置；②P-R间期0.12～0.20s。同一导联的P-P间期差值<0.12s；③频率为60～100次/分。窦性心律的频率因年龄、性别、体力活动等不同有显著的差异。由于

窦房结冲动形成过快、过慢或不规则或窦房结冲动传导障碍所致的心律失常称为窦性心律失常。

（一）窦性心动过速、窦性心动过缓

【心电图特征】

心电图表现符合窦性心律特征，如成人窦性心律的频率>100 次/分，称为窦性心动过速（图 3-3-3）；心率<60 次/分，称为窦性心动过缓（图 3-3-4），常同时伴窦性心律不齐（不同 PP 间期差异>0. 12s）。

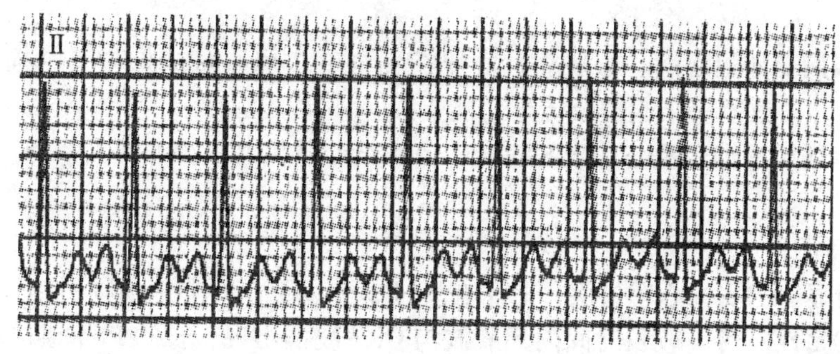

图 3-3-3　窦性心动过速

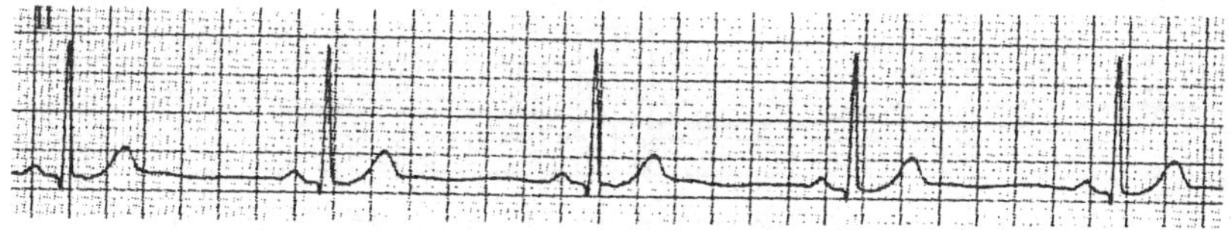

图 3-3-4　窦性心动过缓

【病因】

窦性心动过速可见于健康人吸烟、饮茶或咖啡、饮酒、体力活动及情绪激动时。某些病理状态如发热、贫血、甲状腺功能亢进、休克、心肌缺血、充血性心力衰竭以及应用肾上腺素、阿托品等药物时亦可出现窦性心动过速。窦性心动过缓常见于健康青年人、运动员及睡眠状态。其他原因如颅内出血、甲状腺功能减退、低温、严重缺氧、阻塞性黄疸，以及应用胺碘酮等抗心律失常药物。窦房结病变及急性下壁心肌梗死亦常伴发窦性心动过缓。

【临床表现】

窦性心动过速可无症状或有心悸感。窦性心动过缓一般也无症状，但心率过慢时可出现胸闷、头晕、晕厥等心排血量不足表现。

【治疗】

窦性心动过速应先针对病因治疗，同时去除诱因。如治疗甲状腺功能亢进、充血性心力衰竭等。必要时给予 β 受体阻滞剂或非二氢吡啶类钙通道拮抗剂，以减慢心率。

无症状的窦性心动过缓无需治疗。如因心率过慢出现心排血量不足症状时，可应用阿托品或异丙肾上腺素等药物治疗，但长期应用易产生严重副作用，宜考虑心脏起搏治疗。

（二）病态窦房结综合征

此病简称病窦综合征，是指由于窦房结病变导致其功能减退，产生多种心律失常的综合表现。患者可出现一种以上的心律失常。主要特征为窦性心动过缓，当伴快速性心动过速时称心动过缓-心动过速综合征（简称慢-快综合征）。

【病因】

（1）诸多病变如冠心病、心肌病、心肌淀粉样变、风心病或外科手术损伤等原因均可损害窦房结，导致窦房结起搏及传导功能受损。

（2）窦房结周围神经及心房肌的病变，窦房结动脉供血减少亦是其病因。

【心电图特征】

①持续而显著的窦性心动过缓，心率在 50 次/分以下，并非由药物引起，且用阿托品不易纠正；②窦性停搏（较长时间内无 P 波与 QRS 波群出现，长的 PP 间期与基本的窦性 PP 间期无倍数关系）或窦房传导阻滞；③窦房传导阻滞及房室传导阻滞并存；④慢-快综合征；⑤交界性逸搏心律。（图 3-3-5）

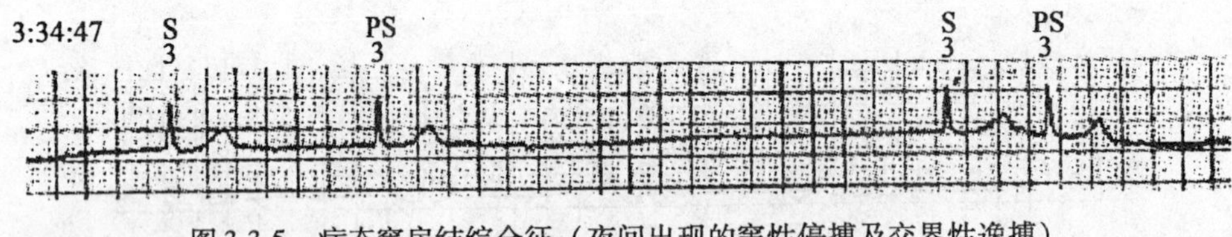

图 3-3-5　病态窦房结综合征（夜间出现的窦性停搏及交界性逸搏）

【临床表现】

患者可出现与心动过缓相关的脑、心、肾等重要脏器供血不足表现，如发作性头晕、黑矇、乏力、胸痛、心悸等，严重者可发生晕厥，甚至发生阿-斯综合征。

【治疗】

治疗原则为：无症状者无需治疗，但要定期随访。对于有症状的病窦综合征患者应行起搏治疗。慢-快综合征心动过速发作者，单独应用抗心律失常药物可能加重心动过缓，应先起搏治疗后再应用抗心律失常药物治疗。

二、房性心律失常

房性心律失常包括房性期前收缩（房早）、房性心动过速（房速）、心房扑动（房扑）、心房颤动（房颤）。房颤是成人最常见的持续性心律失常，在此将主要介绍。房颤是指规律有序的心房电活动丧失，代之以快速且无序的颤动波，是最严重的心房电活动紊乱。患病率随年龄的增长而增多，60 岁以上的人群中，房颤的发生率占 6% 以上，因此，房颤是老年人最常见的心律失常之一。

【病因】

房颤主要见于器质性心脏病患者，如风湿性心瓣膜病、冠心病、高血压性心脏病、甲状腺功能亢进等，正常人情绪激动、运动或大量饮酒时后亦可发生。有不到1/3的患者无明确心脏病依据，称为特发性（孤立性、良性）房颤。

【心电图特征】

①P波消失，代之以小而不规则的f波，频率为350~600次/分，扑动波间的等电位线消失；②心室率极不规则，一般在100~160次/分之间，交感神经兴奋、甲状腺功能亢进等可加快心室率，洋地黄可延长房室结不应期而减慢心室率；③QRS波形态基本正常，伴有室内差异性传导可增宽变形（图3-3-6）。

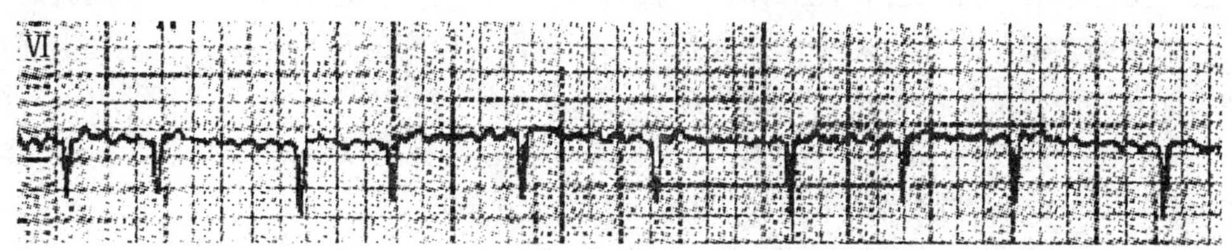

图3-3-6　心房颤动

【临床表现】

临床表现取决于心室率。房颤不伴快心室率时，患者可无症状；伴快心室率（>150次/min）时可诱发心绞痛、心力衰竭。血栓栓塞和心力衰竭是房颤最主要的并发症。房颤时心房丧失收缩功能，血液容易在心房内淤滞而形成血栓，栓子脱落可导致体循环栓塞，其中以脑动脉栓塞发生率最高。二尖瓣狭窄或脱垂伴房颤时脑栓塞的发生率更高。房颤时心房收缩功能丧失和长期心率增快可导致心力衰竭，增加死亡率。

房颤时心脏听诊示第一心音强弱不等，心律极不规则，心室率快时可出现脉搏短绌。一旦房颤患者的心室率变得规则，应考虑以下几种可能：①恢复窦性心律；②转变为房速或房扑；③发生房室交界性心动过速或室性心动过速；④如心室律变得慢而规则（30~60次/ min），提示可能出现完全性房室传导阻滞。

【治疗】

1. 积极治疗原发病

对于某些疾病如甲亢、急性酒精中毒、药物所致的房颤，在祛除病因之后，房颤可能自行消失，也可能持续存在。

2. 恢复窦性心律

这是房颤治疗的最佳结果。只有恢复窦性心律（正常心律），才能达到完全治疗房颤的目的；所以对于任何房颤病人均应该尝试恢复窦性心律的治疗方法。可采取直流电复律或药物复律，常用和证实有效的药物有胺碘酮、伊布利特、多非利特等。射频消融可根治房颤。

3. 控制快速心室率

对于不能恢复窦性心律的房颤病人，可以应用药物减慢较快的心室率。常用药物包括：①β受体阻滞剂：是最有效、最常用的药物，可单独应用；②钙通道拮抗剂：如维拉帕米和地尔硫卓也可有效用于房颤时的心室率控制，尤其对于运动状态下的心室率的控制优于地高辛，和地高辛合用的效果也优于单独使用。尤其多用于无器质性心脏病或左室收缩功能正常以及伴有慢性阻塞性肺疾病的患者；③洋地黄：一直被认为是在紧急情况下控制房颤心室率的一线用药，目前临床上多用于伴有左心衰时的心室率控制；④胺碘酮：在其他药物控制无效或禁忌时、在房颤合并心力衰竭需紧急控制心室率时可首选胺碘酮与洋地黄合用。

4. 抗凝治疗

慢性房颤患者不能恢复窦性心律，有较高的栓塞发生率。过去有栓塞史、瓣膜病、高血压、糖尿病、老年患者、左心房扩大及冠心病者发生栓塞的危险性更大。存在上述任何一种情况者均应接受抗凝治疗。口服华法令使凝血酶原时间国际标准化比率（INR）维持在2.0~3.0，能有效预防脑卒中的发生。不宜用华法令及无以上危险因素者，可用阿司匹林100~300mg/d；抗凝治疗时应严密监测有无出血倾向。

三、房室交界性心律失常

房室交界性心律失常包括房室交界区性期前收缩（交界早）、房室交界区性逸搏与逸搏心律、非阵发性房室交界区性心动过速、与房室交界区相关的折返性心动过速、预激综合征。与房室交界区相关的折返性心动过速或称为阵发性室上性心动过速（PSVT），简称室上速，本节重点阐述。室上速由折返机制引起者多见，以房室结内折返性心动过速最常见。室上速常无器质性心脏病表现，不同性别及年龄均可发病。

【心电图特征】

①心率150~250次/分，节律规则；②QRS波形态与时限正常，如发生室内差异性传导，QRS波时间与形态异常；③P波为逆行性，常埋于QRS波内或位于其终末部分，且两者保持固定关系；④起始突然，通常由一个房性期前收缩触发，其下传的P-R间期显著延长，随之出现心动过速发作（图3-3-7）。

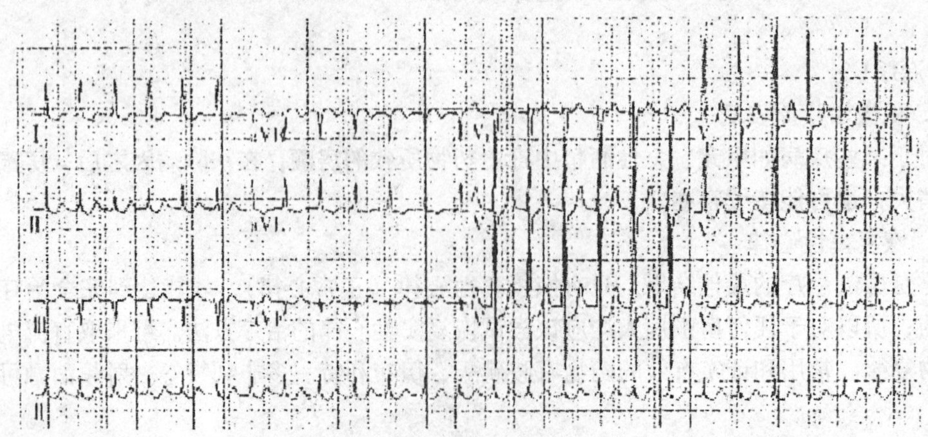

图3-3-7　房室交界区心动过速

【临床表现】

心动过速发作呈突然发生与终止，持续时间长短不一。患者可有心悸、胸闷、焦虑、头晕，少数有晕厥、心绞痛等，症状轻重取决于发作时心室率的快速程度及持续时间，亦与原发病严重程度有关。体检心尖区第一心音强度恒定，心律绝对规则。

【治疗】

1. 急性发作期

根据患者的基础心脏情况，既往发作史，对心动过速耐受程度进行适当处理以终止发作。

（1）刺激迷走神经：如患者心功能正常，可先尝试刺激迷走神经的方法：①诱导恶心、冰水敷面；②Valsalva 动作（深吸气后屏气，再用力呼气的动作）；③按摩一侧颈动脉窦或压迫一侧眼球（青光眼或高度近视者禁用）5～10 秒。可终止心动过速的发作，但停止刺激后有时又恢复原来的心率。

（2）药物治疗：①腺苷及钙通道阻滞剂：首选腺苷 6～12mg 快速静推，起效迅速。无效者可改用维拉帕米治疗，低血压或心力衰竭者不应选用钙拮抗剂。②洋地黄与 β 受体阻滞剂：房室结折返性心动过速伴心功能不全时首选洋地黄，其他病人已少用此药。β 受体阻滞剂也能终止发作，但应注意禁忌证，如避免用于失代偿的心力衰竭、支气管哮喘患者。③其他：可选用普罗帕酮 1～2mg/kg 静脉注射。

（3）非药物治疗：食管心房调搏术亦可有效终止发作。直流电复律可用于患者发作时伴有严重心绞痛、低血压、充血性心力衰竭表现。

2. 预防复发

（1）射频消融术可有效根治心动过速，应优先考虑使用。

（2）药物可选用洋地黄、钙通道阻滞剂及 β 受体阻滞剂。

四、室性心律失常

室性心律失常主要包括室性期前收缩、室性心动过速、心室扑动与颤动。由于室性心律失常易导致心肌收缩不协调等，相对而言对机体所造成的危害更大。

（一）室性期前收缩

室性期前收缩也称室性早搏，简称室早，是最常见的心律失常，为提早出现的、源于窦房结以外心室任何部位的异位心律。

【病因】

正常人与各种心脏病患者均可发生室早。正常人发生室早的机会随年龄增长而增加，心肌缺血缺氧、麻醉、心肌炎等亦可发生室早。洋地黄等中毒发生严重心律失常前，常先有室早出现。另外，电解质紊乱、焦虑、过量烟酒及咖啡可为室早的诱因。

【心电图特征】

①提前发生的宽大畸形的 QRS 波群，时限>0.12s，其前无 P 波，ST-T 波与主波方向相反；②其后有完全性代偿间歇，即包含室性期前收缩在内的、前后两个下传的窦性 RR 间期，等于两个窦性 RR 间期（图 3-3-8）。二联律是指每个窦性搏动后跟随一个室早；三

联律是每两个正常搏动后跟随一个室早。连续两个室早称为成对室早。同一导联内室早形态相同者为单形性室早；形态不同者为多形性或多源性室早。室性期前收缩的 QRS 波群起始部落在前面的 T 波上，称为“RonT”现象。

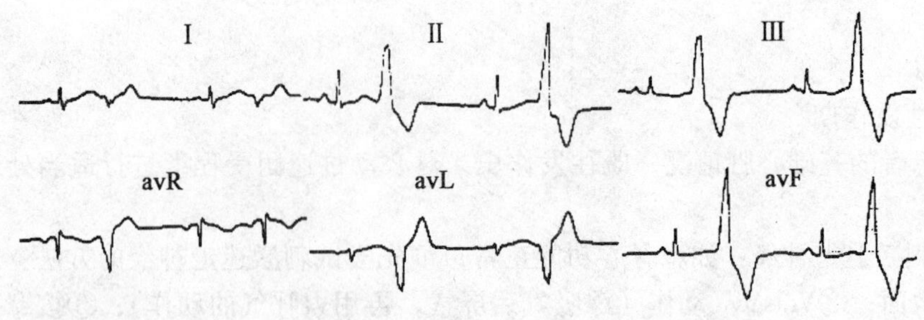

图 3-3-8　室性期前收缩（有二联律）

【临床表现】

患者可无症状，或有心悸、心前区不适和乏力等。听诊时，室早的第二心音减弱或听不到，第一心音后出现较长的停顿。患者是否有症状及症状的严重程度与期前收缩的频发程度常常不直接相关。频发性、成对出现、多源性、RonT 现象的室性期前收缩，因有进一步发展为室速甚至室颤的可能，又称为危险性室性期前收缩，应引起重视。

【治疗】

应考虑有无器质性心脏病，是否影响心排血量以及发展为严重心律失常的可能性来决定治疗原则。

1. 无器质性心脏病

如无明显症状常无需用药治疗。如症状明显，宜做好解释，说明良性预后，消除顾虑；避免诱因如情绪紧张、劳累、吸烟、咖啡等。药物可选用镇静剂、β 受体阻滞剂、普罗帕酮、美西律等。

2. 急性心肌缺血

急性心梗初期一旦出现室早与室性心动过速，应立即静脉使用利多卡因，以防室颤发生；若患者发生窦性心动过速与室早，早期应用 β 受体阻滞剂也可能减少室颤的危险。但室颤与室早之间并无必然联系，无需预防性使用抗心律失常药。

3. 慢性心脏病变

心肌梗死后与心肌病患者常伴室早，若无禁忌证，可用 β 受体阻滞剂或胺碘酮治疗。

（二）室性心动过速

室性心动过速简称室速。

室速常发生于各种器质性心脏病患者，最常见的是冠心病急性心肌梗死。发作时间稍长，则常出现严重血流动力学的改变，心脑器官供血不足明显，因此，临床上都表现较为紧急，是心血管病常见急症之一。

【心电图特征】

①3 个或 3 个以上的室性期前收缩连续出现；②QRS 波群宽大畸形，时限>0.12s，ST-T 波与 QRS 主波方向相反；③心室率通常 100～250 次/min，节律规则或略不规则；④心房波与 QRS 无固定关系，形成房室分离，可有心室夺获和室性融合波；⑤发作通常突然开始（图 3-3-9）。

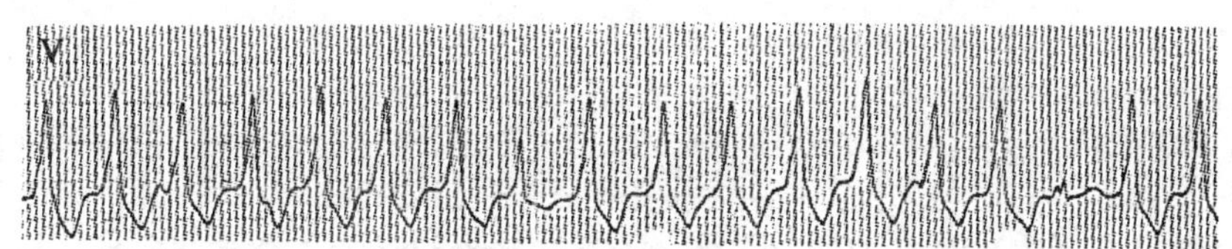

图 3-3-9　室性心动过速（第 8 个 QRS 波为室性融合波；第 16 个 QRS 波为心室夺获）

【临床表现】

临床症状的轻重与室速发作时的心室率、持续时间、基础心脏病变和心功能状况有关。发作时间<30s、能自行终止的非持续性室速的患者常无症状。持续性室速（发作时间>30s，需药物或电复律方能终止）常伴血液动力学障碍和心肌缺血，患者可有血压下降、少尿、晕厥、心绞痛等症状。听诊时心率轻度不规则，第一、二心音分裂。

【治疗】

治疗原则为有器质性心脏病或有明确诱因者首先给予针对性治疗；无器质性心脏病者发生非持续性室速，如无症状或无血液动力学障碍，处理原则同室早。持续性室速发作者，无论有无器质性心脏病，都应给予治疗。兴奋迷走神经的方式大多不能终止室速的发作。

1. 急性发作期的处理

急性发作期的处理原则为终止室速发作

（1）同步直流电复律：已出现低血压、休克、心绞痛、充血性心力衰竭或脑血流灌注不良等症状，应首选迅速施行电复律，但洋地黄中毒引起者不宜用电复律。

（2）药物治疗：血流动力学尚稳定时，可先用抗心律失常药物治疗，无效再行电复律。首选利多卡因，其他药物可选用：普罗帕酮、胺碘酮、普鲁卡因胺等。

2. 预防复发

治疗原则包括治疗基础疾病和消除诱因、抗心律失常药物治疗（如 β 受体阻滞剂、胺碘酮、普罗帕酮等）、外科治疗、射频消融治疗及植入式心脏复律除颤仪（IDC）治疗等。

（三）心室扑动与心室颤动

心室扑动与心室颤动简称室扑与室颤，是致命性的心律失常，如不治疗 3～5 分钟内可致命。室扑是室颤的前奏，室颤是导致心源性猝死的常见心律失常，也是临终前循环衰竭的心律改变。引起室扑与室颤的常见原因是缺血性心脏病，如冠心病、心肌病、瓣膜病；另外，抗心律失常药特别是引起长 QT 间期延长的药物如奎尼丁、严重缺血缺氧、预激综合征合并房颤等亦可引起室扑或室颤。

【心电图特征】

室扑：无正常的QRS-T波群，代之以连续快速的正弦波图形，波幅大而规则，频率为150～300次/min。

室颤：出现波形、振幅及频率均极不规则的低小波（<0.2mv），无法辨别QRS-T波群，频率达200～500次/min（图3-3-10）。

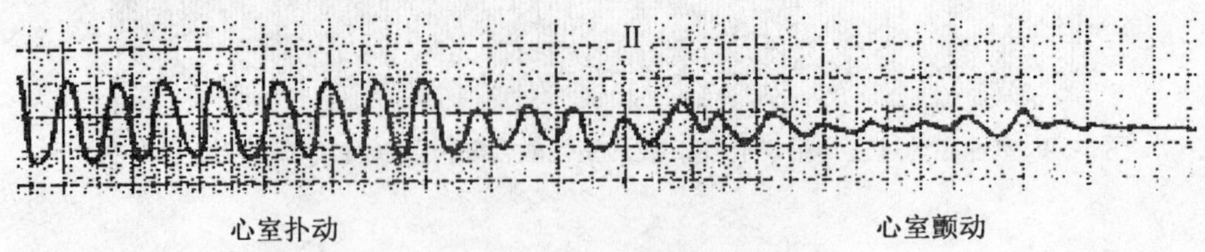

图3-3-10　心室扑动与心室颤动

【临床表现】

包括抽搐、意识丧失、呼吸停顿甚至死亡。听诊心音消失，测不到脉搏及血压。无泵衰竭或心源性休克的急性心肌梗死患者出现的原发性室颤，预后较佳，抢救成功率较高，复发很低。反之，非伴随急性心梗的室颤，一年内复发率高达20%～30%。

【治疗】

应争分夺秒进行抢救，尽快恢复有效心室收缩。抢救应遵循心肺复苏原则进行，参见心脏骤停与心脏性猝死章节。最有效的方法是立即非同步直流电除颤，无条件电除颤的应即刻给予胸外心脏按压。

五、房室传导阻滞

房室传导阻滞是指由于生理或病理的原因，窦房结的冲动经心房传至心室的过程中，房室交界区出现部分或完全的传导阻滞。按阻滞的严重程度可将传导阻滞分三度：一度、二度为不完全性房室传导阻滞。三度为完全性传导阻滞，所有冲动都不能传导至心室。

【病因】

（1）正常人或运动员可发生莫氏Ⅰ型（文氏型）房室阻滞，夜间多见，与迷走神经张力增高有关。

（2）器质性心脏病：是房室传导阻滞最常见的病因，如高血压性心脏病、冠心病、心脏瓣膜病。

（3）其他：心脏手术、电解质紊乱、药物中毒、甲状腺功能低下等都是房室阻滞的病因。

【心电图特征】

1. 一度房室传导阻滞

一度房室传导阻滞仅有房室传导时间的延长，时间>0.20s，无 QRS 波群脱落(图 3-3-11)。

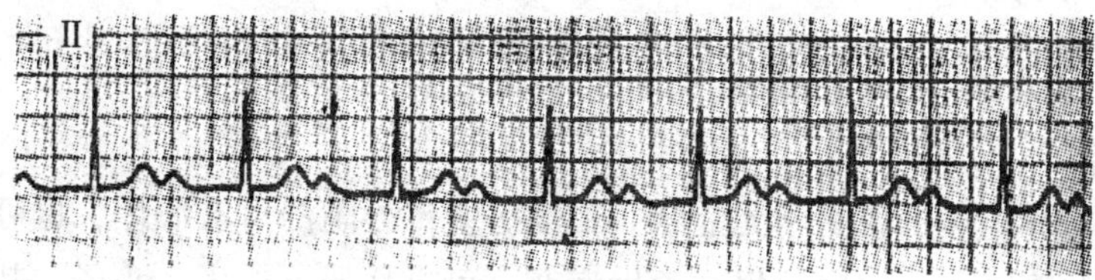

图 3-3-11　一度房室传导阻滞

2. 二度房室传导阻滞

(1) Ⅰ型：又名文氏阻滞，较常见，极少发展为三度房室传导阻滞。心电图表现为(图 3-3-12，上)：①P-R 间期进行性延长，直至一个 P 波受阻不能下传心室；②包含受阻 P 波在内的 R-R 间期小于正常窦性 P-P 间期的两倍。③QRS 波群大多正常。最常见的房室传导比例为 3∶3 或 5∶4。

(2) Ⅱ型：又称莫氏现象，易转变成三度房室传导阻滞。心电图特征为：①下传的搏动中，P-R 间期固定不变，时限可正常亦可延长；②有间歇性 QRS 波群脱落，常呈 2∶1或 3∶1；③QRS 波形态正常，则阻滞可能位于房室结内（图 3-3-12，下）。

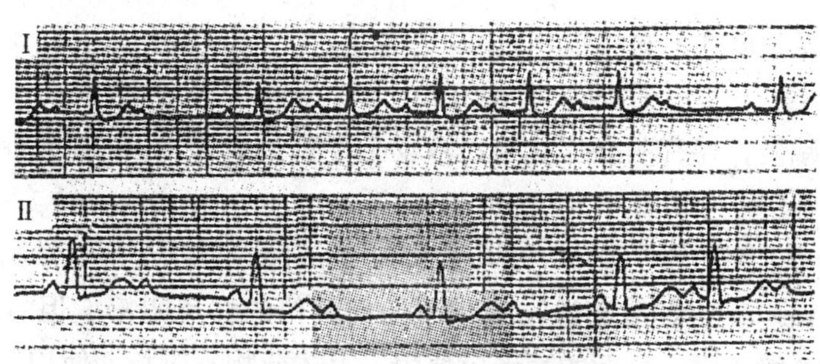

图 3-3-12　二度房室传导阻滞

上条左起第 3 个 P 波始，PR 间期逐渐延长，直至第 8 个 P 波后的 QRS 波脱落，出现长间歇，形成 6∶5 传导，为文氏型传导阻滞。下条为 P 波规律出现，PR 间期固定，P 波与 QRS 波之比为 2∶1 ~ 3∶2，为莫氏 II 型房室传导阻滞。

3. 三度房室传导阻滞

心电图特征为：①心房和心室的激动各自独立，互不相关；②心房率快于心室率，心房冲动来自窦房结或异位心房节律；③心室起搏点通常在阻滞部位以下，如为希氏束及其近邻，则频率 40 ~ 60 次/分，QRS 波正常；如位于室内传导系统的远端，则心室率在 40 次/分以下，QRS 波增宽（图 3-3-13）。

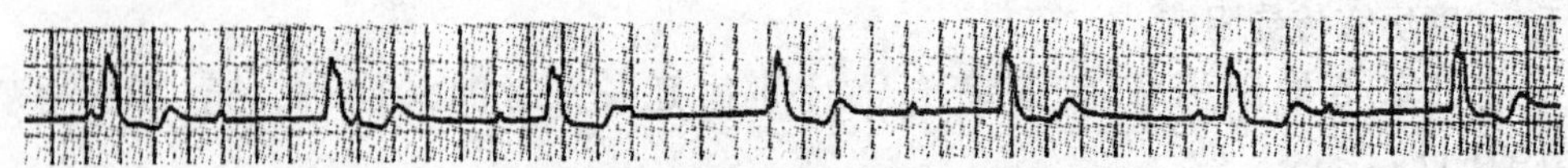

图 3-3-13　三度房室传导阻滞

【临床表现】

一度房室传导阻滞的患者常无症状。二度房室传导阻滞可有心悸，也可无症状。三度房室阻滞的症状取决于心室率快慢与原发病变，可有疲倦、乏力、头晕，甚至晕厥、心肌缺血和心力衰竭的表现。突发的三度房室传导阻滞常因心室率过慢导致急性脑缺血，患者可出现意识丧失、甚至抽搐等症状，称为阿-斯综合征，严重者可发生猝死。

听诊时，一度房室传导阻滞可有第一心音减弱；二度房室传导阻滞文氏型可有第一心音逐渐减弱，并有心搏脱落；莫氏型有间歇性心搏脱落，但第一心音强度恒定。三度房室传导阻滞的第一心音强度经常变化，可闻及大炮音，心率多在 40 ~ 60 次/分，伴有低血压。

【治疗】

针对不同病因、不同阻滞程度及症状轻重进行不同的治疗。

1. 一度与二度Ⅰ型房室阻滞

心室率不太慢，故无需特殊治疗。

2. 二度Ⅱ型与三度房室阻滞

心室率显著减慢，伴有明显症状与血液动力学障碍，甚至出现阿-斯综合征，应及时提高心室率。

（1）药物治疗：阿托品（0.5 ~ 2.0mg，静脉注射），适用于房室结阻滞的患者。异丙肾上腺素（1 ~ 4μg/min，静脉滴注）适用于任何部位的房室阻滞，但急性心肌梗死患者易产生严重室性心律失常，故此类患者应慎用。上述药物不应长期使用。

（2）心脏起搏治疗：心室率低于 40 次/分，症状严重，特别是有阿-斯综合征发作者，应首选临时或埋藏式心脏起搏治疗。

六、心律失常患者的护理

【主要护理诊断/问题】

（1）活动无耐力：与心律失常导致心排血量减少有关。

（2）焦虑/恐惧：与疾病带来的不适感、意识到自己的病情较重及不适应监护室气氛等有关。

（3）潜在的并发症：猝死。

（4）有受伤的危险：与心律失常引起的头晕及晕厥有关。

【护理措施】

（一）病情观察

1. 心电监护

密切监测患者的血压、脉搏及呼吸的变化。应注意有无引起猝死的严重心律失常征兆如频发性、多源性或成对室早、室速，密切监测高度房室传导阻滞、病窦综合征等患者的心室率。发现上述情况应立即汇报医师处理，同时做好抢救准备。

2. 组织灌注不足的征象

倾听患者的主诉，观察患者的神志、面色、四肢末梢循环的变化，同时监测尿量。对行房颤电复律的患者，应注意有无栓塞征象的出现。

（二）休息与活动

功能性或轻度器质性心律失常且血液动力学改变不大的患者，应注意劳逸结合，可维持正常工作和生活，积极参加体育锻炼，以改善自主神经功能。血液动力学不稳定的患者应绝对卧床休息，以减少心肌耗氧量，降低交感神经活性。协助做好生活护理，保持大便通畅，避免和减少不良刺激。

（三）饮食护理

食物宜清淡、低脂、富纤维素及含钾丰富，少食多餐，避免饱食。合并心衰者应限制钠盐的摄入；鼓励进食含钾丰富的食物，避免低血钾诱发心律失常；鼓励多食纤维素丰富的食物，以保持大便通畅；戒烟酒，避免食用刺激性强的食物和咖啡、浓茶等。

（四）对症护理

1. 心悸

各种原因引起的心律失常均可导致心悸。①告诫患者保持情绪稳定，避免不良刺激与诱发因素；②症状明显时尽量避免左侧卧位，因该卧位时患者感觉到心脏搏动而使不适感加重。③伴呼吸困难、发绀时，给予 2～4L/min 氧气吸入，必要时遵医嘱服用 β 受体阻滞剂等药物；④做好基础心脏病的护理工作，因多数严重心悸患者的心律失常均存在基础心脏病。

2. 眩晕、晕厥

该病多为骤发，严重心律失常造成长时间心脏停搏或无有效的心排血量是心源性晕厥的最常见病因。常历时短暂，多在 1～2 分钟内恢复。

（1）避免诱因：嘱患者避免剧烈活动、情绪激动或紧张、快速改变体位以及屏气动作等。

（2）一旦出现眩晕、晕厥症状：①应立即使患者平卧位，保持气道通畅；②检查患者有无呼吸和脉搏，如无，则应立即叩击心前区 1～2 次，作体外心脏按压，并尽早电击除颤；③建立静脉通道；④给予氧气吸入。

3. 阿-斯综合征和猝死

（1）加强心律失常高危患者的评估与监护，如冠心病、心力衰竭、心肌病、心肌炎、药物中毒、电解质紊乱和低氧血症、酸碱失衡。

（2）避免诱因：情绪创伤、劳累、寒冷、失眠、排便用力等是诱发猝死的因素，护士应正确指导患者的休息和活动，注意心理疏导，保持安静、舒适的生活环境，减少干扰，以降低猝死的发生率。

（3）当患者发生较严重心律失常时：①绝对卧床休息，保持情绪稳定；②给予鼻导管吸氧，持续心电监护，建立静脉通路并保持通畅；③准备好抗心律失常的药物、抢救药品、除颤仪、临时起搏器等，随时做好抢救准备；④对于突然发生室扑或室颤的患者，立即行非同步直流电除颤。

4. 心绞痛

处理见心绞痛章节。

（五）用药、安置起搏器及心脏电复律的护理

1. 用药护理

①正确、准确使用抗心律失常药：口服药应按时按量服用；静脉注射速度应缓慢（腺苷除外），宜5～15min内注完；滴注药物可用输液泵调节速度。用药过程中及用药后要注意观察患者心律、心率、血压、呼吸及意识状况，以判断疗效。②观察药物不良反应（见表3-3-1）。

表3-3-1 **常用抗心律失常药物的适应证及不良反应**

药名	适应证	不良反应
奎尼丁	房性与室性期前收缩；各种快速性心动过速；心房颤动和扑动；预防上述心律失常复发。	1. 消化道症状：畏食、呕吐、恶心、腹泻、腹痛等。血液系统症状：溶血性贫血、血小板减少。 2. 心脏方面：窦性停搏、房室阻滞、QT间期延长与尖端扭转性室速、晕厥、低血压。 3. 其他：视听觉障碍、意识模糊、皮疹、发热。
普鲁卡因胺		1. 心脏方面：中毒浓度抑制心肌收缩力，低血压、传导阻滞与、QT间期延长及多形性室速。 2. 胃肠道反应较奎尼丁少见，中枢神经系统反应较利多卡因少见。 3. 其他：可见发热、粒细胞减少症；药物性狼疮。
利多卡因	急性心肌梗死或复发性室性快速性心律失常；心室颤动复苏后防止复发。	1. 神经系统方面：眩晕、感觉异常意识模糊、谵忘、昏迷。 2. 心脏方面：少数可引起窦房结抑制，房室传导阻滞。
美西律	急、慢性室性快速性心律失常（特别是QT间期延长者）；常用于小儿先天性心脏病及室性心律失常。	1. 心脏方面：低血压（发生于静脉注射时）、心动过缓。 2. 其他：呕吐、恶心、运动失调、震颤、步态障碍、皮疹。
普罗帕酮	室性期前收缩；各种类型室上性心动过速，难治性、致命性室速。	1. 心脏方面：窦房结抑制、房室传导阻滞、加重心力衰竭。 2. 其他：眩晕、味觉障碍、视力模糊；胃肠道不适；可能加重支气痉挛。

续表

药名	适应证	不良反应
β受体阻滞剂	甲状腺功能亢进、嗜铬细胞瘤、麻醉、运动与精神诱发的心律失常；房颤与房扑时减慢心室率；室上性心动过速；洋地黄中毒引起的心动过速、期前收缩等；长QT间期延长综合征；心肌梗死后。	1. 心脏方面：低血压、心动过缓、充血性心力衰竭、心绞痛病人突然撤药引起症状加重、心律失常、急性心肌梗死。 2. 其他：加剧哮喘与慢性阻塞性肺疾病；间歇性跛行、雷诺现象、精神抑郁；糖尿病病人可能出现低血糖、乏力。
胺碘酮	各种快速心律失常；肥厚性心肌病，心肌梗死后室性心律失常、复苏后预防室性心律失常复发。	1. 最严重心外毒性为肺纤维化；转氨酶升高；光过敏，角膜色素沉着；甲状腺功能亢进或减退；胃肠道反应。 2. 心脏方面：心动过缓，致心律失常作用少。
维拉帕米	各种折返性室上性心动过速；房颤与房扑时减慢心室率，某些特殊类型的室速。	1. 增加地高辛浓度。 2. 心脏方面：低血压、心动过缓、房室阻滞、心搏停顿。禁用于严重心力衰竭、严重房室传导阻滞、房室旁路前传的房颤、严重窦房结病变、室性心动过速、心源性休克。
腺苷	折返环中含有房室结的折返性心动过速的首选药；心力衰竭、严重低血压适用。	1. 潮红，短暂的呼吸困难、胸部压迫感（1分钟左右），可有短暂的窦性停搏、室性期前收缩或短阵室性心动过速。

2. 安置起搏器及心脏电复律的护理

见相关章节。

（六）心理护理

经常与患者交流，倾听心理感受，给予必要的解释与安慰，加强巡视。鼓励家属安慰患者，酌情增减家属探视时间。

【健康教育】

心律失常的预后取决于有无器质性心脏病及心律失常的类型、严重程度。健康教育主要体现在以下几个方面。

（1）疾病知识宣教：向患者讲解心律失常的病因、诱因、临床表现及防治知识。教会患者及家属自测脉搏和心律，每天1次，每次1分钟，并做好记录。积极治疗原发病，遵医嘱服用抗心律失常药，不可自行增减或停药，同时注意药物的副作用。有晕厥史的患者应避免从事驾驶、高空作业等危险工作，出现头晕等脑缺血症状时，应立即平卧，下肢适当抬高。教会家属心肺复苏术，以备急用。

（2）避免诱因：注意休息，劳逸结合，情绪稳定，防止增加心脏负担。无器质性心脏病的患者应积极参与体育锻炼，改善自主神经功能。有器质性心脏病的患者根据心功能情况酌情活动。快速型心律失常患者应戒烟酒、避免摄入刺激性食物，如咖啡、浓茶、槟榔等；心动过缓者应避免屏气用力动作，如用力排便，以免兴奋迷走神经而加重心动过缓。

（3）及时就诊：①脉搏过缓，少于60次/分，并有头晕、目眩或黑矇；②脉搏过快，超过100次/分，休息及情绪稳定时仍不减慢；③脉律不齐，有漏搏、期前收缩超过5次/分；④原来整齐的脉搏出现脉搏忽强忽弱、忽快忽慢；⑤应用抗心律失常药物后出现不良反应。

（4）定期门诊复查ECG。

（汪小华）

第四节　冠状动脉粥样硬化性心脏病

冠状动脉粥样硬化性心脏病（coronary atherosclerotic heart disease）简称冠心病（coronary heart disease，CHD），亦称冠状动脉病（coronary artery disease，CAD）或缺血性心脏病（ischemic heart disease，IHD），是指冠状动脉粥样硬化使血管腔狭窄或阻塞，和（或）因冠状动脉功能性改变（痉挛）导致心肌缺血缺氧或坏死而引起的心脏病。为动脉粥样硬化导致的器官病变的最常见类型。

本病多见于40岁以上人群，男性多于女性，以脑力劳动者多见。本病是欧美国家最多见的心脏病病种，近30年来，在我国发病率呈上升趋势。

【病因】

冠状动脉发生粥样硬为多种因素作用的结果，常见的危险因素或易患因素有：

1. 年龄、性别

本病多发生在40岁以后，女性在绝经期后的发病率与男性接近。年龄和性别属于不可改变的危险因素。

2. 血脂异常

脂质代谢异常是动脉粥样硬化最重要的危险因素。关系最密切的血脂异常为总胆固醇（TC）、甘油三酯（TG）、低密度脂蛋白（LDL）或极低密度脂蛋白（VLDL）增高、高密度脂蛋白尤其是它的亚组分Ⅱ（HDLⅡ）减低，载脂蛋白A（Apo A）降低和载脂蛋白B（Apo B）增高都被认为是危险因素。新近又认为脂蛋白（a）［Lp（a）］增高是独立的危险因素。

3. 高血压

血压增高与本病密切相关，收缩压、舒张压增高都与本病关系密切。

4. 吸烟

吸烟可造成动脉壁氧含量不足，促进动脉粥样硬化的形成。被动吸烟也是冠心病的危险因素。

5. 糖尿病和糖耐量异常

糖尿病病人中本病发病率远较非糖尿病者为高。糖耐量减低者中也常见本病病人。

6. 肥胖

体重超过标准体重20%者，尤其是短期内体重迅速增加者易患本病。

7. 遗传

有家族性高脂血症的家庭可因血脂异常而好发此病。

8. 其他：缺少体力活动、进食过多的动物脂肪、胆固醇、糖和钠盐、A 型性格等均为冠心病的易患因素。新近发现的危险因素还有血中同型半胱氨酸增高、胰岛素抵抗增强、血中红纤维蛋白原及一些凝血因子增高及病毒、衣原体感染等。

近年提出肥胖与血脂异常、高血压、糖尿病和糖耐量异常同时存在时称为“代谢综合征”，是本病重要的危险因素。

【临床分型】

1979 年 WHO 将冠心病分为以下 5 型：

1. 无症状性心肌缺血

病人无自觉症状，但静息、动态或运动心电图有 ST 段压低，T 波低平或倒置等心肌缺血性改变。

2. 心绞痛

有发作性胸骨后疼痛，为一时性心肌供血不足引起。

3. 心肌梗死

症状严重，由冠状动脉闭塞致心肌急性缺血性坏死所致。

4. 缺血性心肌病

表现为心脏增大、心力衰竭和心律失常，为长期心肌缺血导致心肌纤维化引起。临床表现与扩张型心肌病类似。

5. 猝死

因原发性心脏骤停而猝然死亡，多为缺血心肌局部发生电生理紊乱，引起严重的室性心律失常所致。

近年来从提高诊疗效果和降低死亡率为出发点，临床上提出 2 种综合征的分类：

（1）慢性心肌缺血综合征：包括无症状性心肌缺血、稳定型心绞痛和缺血性心肌病。

（2）急性冠状动脉综合征（acute coronary syndrome，ACS）：包括非 ST 段抬高 ACS 和 ST 段抬高 ACS，前者指不稳定型心绞痛和非 ST 段抬高心肌梗死，后者主要是 ST 段抬高心肌梗死。这 3 种病症的共同病理基础均为不稳定的粥样斑块发生破裂，表面破损或出现裂纹，继而斑块内出血、血栓形成，引起冠状动脉不完全或完全性阻塞。

本节主要介绍心绞痛和心肌梗死。

一、心绞痛

心绞痛（angina pectoris）是指冠状动脉供血不足导致心肌急剧的、暂时的缺血与缺氧的临床综合征。其典型特点为阵发性的前胸压榨性疼痛，主要位于胸骨后部，可放射至心前区和左上肢尺侧，常发生于劳力负荷增加时，持续数分钟，休息或用硝酸酯制剂后症状消失。心绞痛是冠心病中一个常见类型。

【分型】

心绞痛可分为若干类型。目前多采用 WHO 分型和 Braunwald 分型。前者是按心绞痛的发作性质进行分型，后者则按心绞痛的发作状况进行分型，分型的目的是为了便于理解心绞痛的不同发病机制以指导治疗和方便临床使用。

1. WHO 心绞痛分型

（1）劳力性心绞痛（angina pectoris of effort）：是由运动或其他心肌需氧量增加情况所诱发的心绞痛。包括三种类型：①稳定型劳力性心绞痛；②初发型劳力性心绞痛；③恶化型劳力性心绞痛。

（2）自发性心绞痛（angina pectoris at rest）：与劳力性心绞痛相比，疼痛持续时间一般较长，程度较重，且不易为硝酸甘油所缓解。包括四种类型：①卧位型心绞痛（angina decubitus）；②变异型心绞痛（Prinzmetal's variantagina pectoris）；③中间综合征（intermediate syndrome）；④梗死后心绞痛（postinfarction angina）。

（3）混合性心绞痛（mixed type angina pectoris）：劳力性和自发性心绞痛同时并存。

2. Braunwald 心绞痛分型

①稳定型心绞痛（stable angina pectoris）；②不稳定型心绞痛（unstable angina pectoris）；③变异型心绞痛。

这两种分型表面上看是有区别的，但实际上又是相容的。WHO 分型中除了稳定型劳力性心绞痛外均为不稳定型心绞痛，此广义不稳定型心绞痛除去变异型心绞痛即为 Braunwald 分型的不稳定型心绞痛。

（一）稳定型心绞痛

稳定型心绞痛即稳定型劳力性心绞痛，亦称普通型心绞痛，是最常见的心绞痛。指由心肌缺血缺氧引起的典型心绞痛发作，其临床表现在 1~3 个月内相对稳定，即每日和每周疼痛发作次数大致相同，诱发疼痛的劳力和情绪激动程度相同，每次发作疼痛的性质和疼痛部位无改变，疼痛时限相仿，用硝酸甘油后也在相近时间内发生疗效。

【病因与发病机制】

本病的基本病因是冠状动脉粥样硬化。

心脏的营养和氧几乎全部由冠状循环供应，正常情况下，冠状循环具有很大的储备能力，在剧烈体力活动、情绪激动等对氧的需求增加时，冠状动脉可适当扩张，以增加血流量（可增加 6~7 倍）来保证供求平衡，因此正常人在上述情况下不出现心绞痛。

当冠状动脉粥样硬化后，导致管腔狭窄、扩张性减弱，一旦劳累、激动、心力衰竭等因素使心脏负荷增加，心肌耗氧量增加时，对血液的需求相应增多，而狭窄或痉挛的冠脉则不能明显增加血流量，以致心肌供血不足而引起心绞痛。

在心肌缺氧的情况下，心肌内积聚过多的酸性代谢产物，如乳酸、磷酸、丙酮酸等，或类似激肽物质，刺激心脏内自主神经的传入纤维末梢，经 1~5 胸交感神经节和相应的脊髓段，传到大脑，产生疼痛感觉。这种感觉常投射到与自主神经进入水平相同脊髓段的脊神经所分布的皮肤区域，产生牵涉痛，故心绞痛常表现为胸骨后疼痛并放射至左肩、臂和手指，而多不在心脏解剖位置处。

【临床表现】

1. 症状

以发作性胸痛为主要临床表现，典型的疼痛特点为：

（1）部位：典型稳定型心绞痛疼痛主要在胸骨体中段或上段之后，可波及心前区，疼痛有手掌大小范围，界限不很清楚，常放射至左肩、左臂内侧达小指和无名指，或至颈、咽及下颌部。不典型的心绞痛，疼痛可位于胸骨体下段，左心前区或上腹部，放射至颈、下颌、左肩胛部或右前胸，疼痛可很轻或仅有左前胸不适或发闷感。

（2）性质：常为紧缩、发闷、烧灼或压迫窒息性疼痛，而非“绞痛”或刀割样、针刺样，偶伴濒死感，常迫使患者立即停止活动，直至症状缓解。

（3）持续时间：发作时，疼痛逐渐加重，然后逐渐缓解，历时1~5分钟，很少超过15分钟，可数天或数周发作1次，亦可1天内多次发作。

（4）缓解方式：休息或含服硝酸甘油片在1~2分钟内（很少超过5分钟）可缓解。

（5）诱因：以体力劳累为主，其次是情绪激动。饱餐、寒冷刺激、吸烟、贫血、心动过速、休克等亦可诱发。疼痛发生在劳力或激动的当时，而不是其后。晨间痛阈低，轻微劳力如刷牙、剃须、步行、排便即可引起发作；上午及下午痛阈提高，则较重的劳力亦可不诱发。

2. 体征

不发作时，无特殊表现。心绞痛发作时，患者表情焦虑、面色苍白、皮肤冷或出汗，常见心率增快、血压可略增高或降低。心尖部听诊有时出现第四或第三心音奔马律。可有暂时性心尖部收缩期杂音，是乳头肌缺血以致功能失调引起二尖瓣关闭不全所致。

【辅助检查】

1. 心电图

心绞痛发作时，可出现暂时性心肌缺血引起的ST段移位。因心内膜下心肌更容易缺血，故常见以R波为主的导联中ST段压低（≥0.1mV），T波低平或倒置，发作缓解后恢复。约半数病患者静息时心电图在正常范围，可考虑进行心电图运动负荷试验和心电图连续动态监测，以提高缺血性心电图改变的检出率。心电图运动负荷试验时心电图出现ST段水平或下斜型压低≥0.1mv，持续2分钟为运动试验阳性标准。记录患者在正常活动状态下的24小时心电图，可从中发现心电图ST-T波改变及各种心律失常，将其出现时间与患者的活动和症状相对照。

2. 冠状动脉造影

可显示冠状动脉狭窄病变的部位、范围、程度，具有确诊价值。详见本章第十二节“冠状动脉造影术”。

3. 放射性核素检查

利用放射性铊心肌显像所示灌注缺损提示心肌供血不足或血供消失，对心肌缺血诊断较有价值。

4. MDCT

MDCT即多排探测器螺旋X线计算机断层显像，进行冠状动脉三维重建，有助于冠状动脉病变的诊断。

【诊断要点】

根据典型的发作性胸痛，结合年龄和存在的冠心病危险因素，一般即可建立心绞痛诊断。症状不典型者可考虑作心电图运动负荷试验。选择性冠状动脉造影可确诊。对已确诊为心绞痛的患者尚需进一步作出临床分型以利于判断病情轻重、选择合适的治疗手段和正确估计疗效及预后。

【治疗要点】

1. 发作时的治疗

（1）休息：发作时应立即休息，一般病人停止活动后症状可消失。

（2）药物治疗：宜选用作用较快的硝酸酯制剂，这类药物除可扩张冠状动脉增加冠状动脉血流量外，还可扩张外周血管，减轻心脏负荷，从而缓解心绞痛。①硝酸甘油0.3～0.6mg舌下含化，1～2min内显效，约30min后作用消失。②硝酸异山梨酯5～10mg，舌下含化，2～5min显效，作用维持2～3h。

2. 缓解期的治疗

1）一般治疗：避免诱因，调节饮食，调节日常生活及工作量，减轻精神负担，合理运动，详见“护理措施”部分。治疗相关疾病，如高血压、糖尿病、高血脂、贫血等。

2）药物治疗：

（1）抗心绞痛药物：选用作用持久、副作用小的抗心绞痛药物，可单独或交替联合使用。

①硝酸酯制剂：主要作用为扩张静脉减少回心血量，减轻心脏前负荷，心肌耗氧量减少；扩张冠状动脉，改善缺血区心肌血供。常用药物有硝酸异山梨酯及其缓释制剂、5-单硝酸异山梨酯、长效硝酸甘油制剂等口服制剂。2%硝酸甘油油膏或橡皮膏贴片用于胸前、上臂皮肤而缓慢吸收，可用于预防夜间心绞痛发作。

②β受体阻滞剂：抗心绞痛的作用主要通过减慢心率，降低血压，降低心肌的收缩力，降低心肌耗氧量。常用药物有美托洛尔、普萘洛尔（心得安）、阿替洛尔（氨酰心安）等口服。对低血压、支气管哮喘、心动过缓、Ⅱ度或以上房室传导阻滞的病人不宜应用。

③钙通道阻滞剂：抑制钙离子进入细胞内，抑制心肌收缩，减少氧耗；并通过扩张冠状动脉，扩张外周血管、减轻心脏负荷，从而缓解心绞痛，还可以降低血黏度、抗血小板聚集，改善心肌的微循环。对变异型心绞痛效果较好。常用药物有维拉帕米、硝苯地平缓释制剂、地尔硫卓。

（2）抗血小板聚集药物：阿司匹林可以抑制血小板在粥样斑块上的聚集，防止血栓形成。每天75～100mg的阿司匹林可降低稳定型心绞痛患者发生心肌梗死等的危险，无禁忌证的患者均应服用。其他抗血小板药如氯吡格雷或噻氯匹定可用于阿司匹林过敏或不能使用者。双嘧达莫（潘生丁）可引起“冠状动脉窃血”，反而使心肌缺血加重，目前不推荐使用。

（3）调整血脂药物：可选用他汀类、贝特类等药物，治疗目标水平应达到TC<4.68mmol/l（180mg/dl）、TG<1.69mmol/l（150mg/dl）、LDL-C<2.60mmol/l（100mg/dl）。

（4）中医中药治疗：如活血化瘀法、芳香温通法、祛痰通络法，针刺或穴位按摩等。

3. 介入治疗

见本章第十二节“经皮穿刺腔内冠状动脉成形术”和“经皮穿刺腔内冠状动脉内支架安置术”。

4. 外科治疗

可行主动脉-冠状动脉旁路移植术。

（二）不稳定型心绞痛

不稳定型心绞痛（unstable angina pectoris，UAP）指介于稳定型心绞痛与心肌梗死之间的临床状态，包括了除稳定型心绞痛以外的初发型、恶化型劳力性心绞痛和各种自发性心绞痛。由于不稳定型心绞痛的病情变化多端，可逆转为稳定型心绞痛，也可能迅速进展为急性心肌梗死甚至猝死，因此，对其正确认识与处理，具有重要的临床意义。

【病因与发病机制】

本型是由于冠状动脉内不稳定的粥样斑块发生了内膜下出血、斑块纤维帽出现裂隙、表面有血小板聚集和（或）刺激冠状动脉痉挛，引起的急性或亚急性心肌供血供氧减少，导致缺血性心绞痛。

【临床表现】

不稳定型心绞痛的胸痛部位、性质与稳定型心绞痛相似，可以表现为：

（1）静息状态下或夜间发作心绞痛，常持续 20 分钟以上。

（2）原有稳定型心绞痛在 1 个月内疼痛发作的频率增加、程度加重、时限延长、疼痛放射至新的部位。

（3）1 个月之内新发生的由较轻负荷所诱发的心绞痛且程度严重。

发作时有出汗、面色苍白湿冷、恶心呕吐、心动过速、呼吸困难、出现第三或第四心音。原来可以缓解心绞痛的措施无效或不完全有效。

在一些患者中，缺血性不稳定型心绞痛发作与明显的诱发因素有关，例如贫血、感染、甲状腺功能亢进或心律失常。因此这种情况称为继发性不稳定型心绞痛。

临床上根据不稳定型心绞痛的严重程度不同，分为低危组、中危组和高危组。低危组是指新发生的或是原有劳力性心绞痛恶化加重，发作时 ST 段下移≤1mm，持续时间<20min;中危组就诊前 1 个月内（但近 48h 内未发）发作 1 次或数次，静息心绞痛及梗死后心绞痛，发作时 ST 段下移>1mm，持续时间<20min；高危组就诊前 48h 内反复发作，静息心电图 ST 段下移>1mm，持续时间>20min。

【辅助检查】

（1）心电图：应在症状出现 10 分钟内进行。UAP 发作时有一过性 ST 段偏移和（或）T 波倒置。若心电图变化持续 12h 以上，则提示发生非 ST 段抬高心肌梗死。

（2）心肌坏死标记物：用以区分 UAP 与非 ST 段抬高心肌梗死。UAP 时，心肌坏死标记物一般无异常增高。

【治疗要点】

急性期治疗目标是迅速缓解胸痛，改善心肌缺血，稳定粥样斑块。

1. 一般治疗

患者入住监护病室，卧床休息至少 12～24h，给予持续心电监护。有明确低氧血症（动脉血氧饱和度低于 92%）或存在左室功能衰竭时可给予吸氧。缓解焦虑情绪，必要时给予小剂量镇静剂或抗焦虑药物，常用苯二氮卓类。

2. 止痛

立即舌下含化硝酸甘油0.3～0.6mg，继以硝酸甘油持续静滴，直至症状缓解或平均压降低10%但收缩压不低于90mmHg，疼痛症状消失24h后改用口服制剂或皮肤贴剂。若经过上述处理后胸痛仍不缓解，可用吗啡10mg稀释成10ml，每次2～3ml静脉注射。有使用吗啡禁忌证（低血压或吗啡过敏）的患者可用哌替啶来代替。根据病人有无并发症等具体情况，选用钙通道阻滞剂或β受体阻滞剂等。

3．抗栓治疗

若无禁忌证，及时应用阿司匹林，起始负荷剂量为160～325mg（非肠溶剂），首剂嚼服，以加快其吸收，迅速抑制血小板激活状态，以后改用小剂量长期维持。

4．抗凝治疗

应用肝素或低分子肝素以防止血栓形成，阻止病情进展为心肌梗死。

5．急诊冠状动脉介入治疗

详见本章第十三节“冠状动脉介入性诊断及治疗”。

不稳定型心绞痛经治疗病情稳定，出院后应继续强调抗栓和降脂治疗以促使斑块稳定。缓解期的进一步检查及长期治疗方案与稳定型劳力性心绞痛相同。

（三）心绞痛患者的护理

【主要护理诊断/问题】

（1）疼痛：胸痛与心肌缺血、缺氧有关。

（2）活动无耐力：与心肌氧的供需失调有关。

（3）焦虑：与心绞痛反复频繁发作有关。

（4）知识缺乏：缺乏控制诱发因素及预防心绞痛发作的知识。

（5）潜在并发症：心肌梗死。

【护理措施】

1．休息与活动

心绞痛发作时应立即停止正在进行的活动，就地休息，一般片刻即可缓解。不稳定型心绞痛者，应卧床休息。适当运动有利于冠状动脉侧支循环的建立，提高患者的活动耐力。缓解期根据患者的活动能力制定合理的运动计划，运动量的增加应循序渐进，最大活动量以不发生心绞痛症状为度。避免竞技性运动、屏气用力动作及精神过度紧张的工作。

2．病情观察

（1）观察疼痛：观察患者发生心绞痛的部位、性质、有无放射，疼痛程度、持续时间、缓解方式，询问有无诱因，以便掌握患者心绞痛发作的规律，指导预防性用药。

（2）观察伴随症状：监测生命体征，注意有无面色苍白、大汗、恶心、呕吐等。

（3）心电监护：对于不稳定型心绞痛患者适时给予心电监护，严密观察心率、心律、血压、ST段的变化，有异常及时通知医生处理。

（4）识别不典型心绞痛和心肌梗死：不典型心绞痛发作时可能以放射痛为主，如牙痛、颈痛或上腹痛等，为防止误诊，应立即描记心电图，明确冠脉供血情况。患者心绞痛发作频繁、程度加重、疼痛时间延长，服用硝酸甘油疗效差或无效，应警惕心肌梗死的发生，要及时通知医生。

3．饮食护理

饮食原则为低热量、低脂、低胆固醇、低盐为宜。限制含糖食物的摄入；盐不超过

6g/d 为宜，若有心脏功能不全，则应更少。忌饱食和刺激性食物，戒烟限酒，以免诱发心绞痛。保证维生素和一定纤维素的供给，以保持大便通畅，防止因用力排便引发心绞痛。

4. 用药护理

（1）硝酸甘油：心绞痛发作时给予患者舌下含服硝酸甘油片，用药后注意观察患者胸痛变化情况，如服药后 3～5min 仍不缓解可重复使用。对于心绞痛发作频繁者，可遵医嘱给予硝酸甘油静滴，滴注时须用玻璃输液瓶及采取避光措施。患者对本药的个体差异很大，应根据个体的血压、心率来调整滴速，控制药量。告知患者及家属不可擅自调节滴速，以防发生低血压。部分患者用药后出现面部潮红、头部胀痛、头晕、心动过速、心悸等不适，应告知患者是由于药物所产生的血管扩张作用导致，以解除顾虑。注意硝酸甘油的保存，参见“健康教育”部分。

（2）β受体阻滞剂：该药能引起低血压，宜以小剂量开始，停用时应逐步减量，突然停用有诱发心肌梗死的可能。

（3）钙通道阻滞剂：停用本类药物时应逐渐减量直至停服，以免引发冠状动脉痉挛。

5. 心理护理

心绞痛发作时，安慰患者，解除其紧张不安情绪，以减少心肌耗氧量。

6. 健康教育

（1）防治危险因素：积极治疗高血压病、糖尿病、高脂血症，定期进行心电图、血压、血糖、血脂的检查。改变生活方式，即合理膳食、控制体重、适当运动、减轻精神压力。

（2）避免诱发因素：告知患者及家属过劳、情绪激动、饱餐、寒冷刺激等都是心绞痛发作的诱因，应注意尽量避免。

（3）自我监测病情：教会患者及家属心绞痛发作时的缓解方法，胸痛发作时应立即停止活动或舌下含服硝酸甘油。学会识别心肌梗死先兆，如心绞痛发作比以往频繁、程度加重、疼痛时间延长，服用硝酸甘油后疼痛持续 15 分钟不缓解，应立即就诊。不典型心绞痛发作时可能表现为上腹痛、胸闷、喘气、颈背疼痛、牙痛等，为防止误诊，可先按心绞痛发作处理并及时就医。

（4）用药指导：为预防心绞痛发作，平时应坚持遵医嘱服用抗心绞痛药物，不要擅自增减药量，自我监测药物不良反应。外出时随身携带硝酸甘油以备急需。硝酸甘油见光易分解，应避光保存。药瓶开封后每 6 个月更换 1 次，以确保疗效。

二、心肌梗死

心肌梗死（myocardial infarction，MI）是在冠状动脉病变的基础上，发生冠状动脉血供急剧减少或中断，使相应的心肌严重而持久地急性缺血所致的部分心肌坏死。临床表现为持久的胸骨后剧烈疼痛、发热、白细胞计数和血清心肌坏死标记物增高以及心电图特征性改变；可发生心律失常、休克或心力衰竭。属急性冠脉综合征（ACS）的严重类型。

目前，在全球每年 1700 万死于心血管疾病者中，有一半以上死于急性心肌梗死。

【病因与发病机制】

基本病变是冠状动脉粥样硬化，造成一支或多支血管管腔狭窄和心肌血供不足，而侧支循环未充分建立。在此基础上，一旦血供急剧减少或中断，使心肌严重而持久地急性缺血达 20～30min 以上，即可发生 AMI。

【临床表现】

根据临床过程和心电图表现，本病可分为急性期、演变期和慢性期，但临床症状主要出现在急性期，部分患者还有先兆表现。

1. 诱发因素

AMI 在春、冬季节发病较多，与气候寒冷，温差变化大有关系，常在安静或睡眠中发病，以晨 6 时至午间 12 时发病最多，因交感神经活动增加，机体应激反应性增高，心肌收缩力、心率、血压增高，冠状动脉张力增高所致。约半数患者能查明诱发因素，如重体力活动、情绪过分激动、血压剧升、饱餐、用力大便等，致心肌耗氧量剧增，冠状动脉张力增高；或因休克、脱水、出血、外科手术或严重心律失常，致心排血量骤降，冠状动脉灌流量锐减。在变异型心绞痛患者，反复发作的冠状动脉痉挛也可发展为 AMI。

2. 先兆

50%～81.2%的病人在发病前数天有乏力，胸部不适，活动时心悸、气急、烦躁、心绞痛等前驱症状，以新发生心绞痛或原有心绞痛加重最为突出。心绞痛发作较以往频繁、性质较剧、持续时间长，硝酸甘油疗效差，诱发因素不明显。心电图示 ST 段一时性抬高或压低，T 波倒置或增高，应警惕近期发生 AMI 的可能。发现先兆症状，及时处理，可使部分患者避免发生心肌梗死。

3. 症状

轻重程度与梗死面积的大小、部位、发展速度和原来心脏功能情况等有关。

（1）疼痛：为最早出现的最突出的症状。多发生于清晨，疼痛部位和性质与心绞痛相同，但常发作于安静时，程度较重，持续时间较长，可达数小时或更长，休息和含用硝酸甘油片多不能缓解。患者常烦躁不安、出汗、恐惧，胸闷或有濒死感。少数患者无疼痛，一开始即表现为休克或急性心力衰竭，多见于糖尿病患者或老年人；部分患者疼痛位于上腹部，被误认为胃穿孔、急性胰腺炎等急腹症；也有患者疼痛放射至下颌、颈项、背部上方，被误认为骨关节痛。

（2）全身症状：有发热、心动过速、白细胞增高和红细胞沉降率增快等，由坏死物质被吸收所引起。一般在疼痛发生后 24～48 小时出现，程度与梗死范围常呈正相关，体温一般在 38℃左右，很少达到 39℃，持续约一周。

（3）胃肠道症状：疼痛剧烈时常伴有频繁的恶心、呕吐和上腹胀痛，与迷走神经受坏死心肌刺激和心排血量降低组织灌注不足等有关。肠胀气亦不少见。重症者可发生呃逆。

（4）心律失常：见于 75%～95%的患者，多发生在起病 1～2 天，而以 24 小时内为最多见。各种心律失常中以室性心律失常最多，尤其是室性期前收缩。频发（每分钟 5 次以上）、成对的、多源性或 RonT 现象的室性期前收缩以及短阵室性心动过速，常为室颤的先兆。室颤是 AMI 早期，特别是入院前主要的死因。前壁心梗易发生室性心律失常，下壁心梗易发生房室传导阻滞，前壁心梗如发生房室传导阻滞表明梗死范围广泛，情况严重。

（5）低血压和休克：疼痛期血压下降常见，未必是休克。如疼痛缓解而收缩压仍低于80mmHg，有烦躁不安、面色苍白皮肤湿冷、脉细而快、大汗淋漓、尿量减少（<20ml/h），神志迟钝，甚至晕厥者，则为休克表现。休克多在起病后数小时至数日内发生，见于约20%的患者，主要是心源性，为心肌广泛（40%以上）坏死，心排血量急剧下降所致。其他如神经反射引起的周围血管扩张或血容量不足等因素也参与了休克的发生。严重休克可在数小时内致死。

（6）心力衰竭：发生率约为32%～48%。主要是急性左心衰竭，可在起病最初几天内发生，或在疼痛、休克好转阶段出现，为梗死后心脏舒缩力显著减弱或不协调所致。右心室MI者可一开始即出现右心衰竭表现，伴血压下降。

4. 体征

除AMI极早期血压可一过性增高外，几乎所有患者都有血压下降，且可能不再恢复至起病前水平。心脏浊音界可正常或轻至中度增大；心率多增快，少数也可减慢；心尖部第一心音减弱；可闻及第三心音或第四心音奔马律；10%～20%患者在起病第2～3天出现心包摩擦音，为反应性纤维性心包炎所致；二尖瓣乳头肌功能失调或断裂时，心尖区可闻及粗糙的收缩期杂音或伴收缩中晚期喀喇音；可有各种心律失常、心力衰竭、休克等体征。

5. 并发症

（1）乳头肌功能失调或断裂：总发生率可高达50%。二尖瓣乳头肌缺血、坏死等使收缩功能发生障碍，造成不同程度的二尖瓣脱垂并关闭不全，可导致心力衰竭，重症患者可发生急性肺水肿而迅速死亡。

（2）心脏破裂：少见但为致命性并发症，常在起病后1周内出现，多为心室游离壁破裂，造成心包积血引起急性心脏压塞而猝死。

（3）心室壁瘤：主要见于左心室心尖部，发生率5%～20%。为在心室腔内压力作用下，梗死部位的心室壁向外膨出所致。可引起充血性心力衰竭和心律失常。

（4）栓塞：发生率为1%～6%，见于起病后1～2周，可为左心室附壁血栓脱落所致，引起脑、肾、脾或四肢等动脉栓塞。也可因下肢静脉血栓形成部分脱落所致，则产生肺动脉栓塞。

（5）心肌梗死后综合征：发生率为10%。于心肌梗死后数周至数月内出现，可反复发生，表现为心包炎、胸膜炎或肺炎，患者有发热、胸痛等症状，可能为机体对坏死物质的过敏反应。

【辅助检查】

1. 心电图

（1）特征性改变：ST段抬高性AMI在面向心肌梗死区的导联上出现特征性改变：①ST段抬高呈弓背向上形；②T波倒置；③出现宽而深的Q波（病理性Q波）。在背向心肌梗死区的导联则出现相反的改变，即R波增高、ST段压低和T波直立并增高。非ST段抬高性心肌梗死者心电图有2种类型：①无病理性Q波，有普遍性ST段压低≥0.1mV，但aVR导联ST段抬高，或有对称性T波倒置；②无病理性Q波，也无ST段变化，仅有T波倒置改变。

（2）动态性演变：ST段抬高性AMI心电图演变过程为ST段抬高持续数日至2周左右，逐渐回落到基线水平；T波倒置加深呈冠状T（T波呈V形对称性倒置，两肢对称，波谷尖锐），此后可逐渐恢复；Q 波大多持续存在（图 3-4-1）。非 ST 段抬高性 AMI 则表现普遍压低的 ST 段（除 aVR，有时 V1 外）和对称倒置加深的 T 波逐渐恢复，但始终不出现 Q 波。

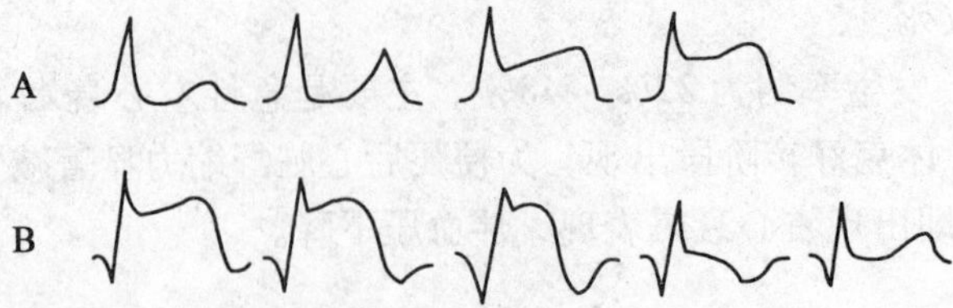

注：A. 正常→超急性期；B. 急性期→亚急性期→陈旧期

图 3-4-1　急性心肌梗塞的心电图演变过程

（3）心梗定位：临床上，可根据出现特征性改变的导联数来判断 ST 段抬高性心肌梗死的部位和范围（表 3-4-1）。

表 3-4-1　**ST 段抬高与心肌梗塞部位的关系**

心肌梗死的部位	ST 段的导联	心肌梗死的部位	ST 段的导联
前间壁	V1、V2、V3	下壁	Ⅱ、Ⅲ、aVF
局限前壁	V3 ~ V5	高侧壁	Ⅰ、aVL
广泛前壁	V1 ~ V5	正后壁	V7 ~ V8
侧壁	V5 ~ V6	右室	$V3_R$ ~ $V4_R$

2. 心肌坏死标记物检查

AMI 发生后血清心肌酶含量增高，常用三种酶测定：肌酸激酶（CK 或 CPK）及其同工酶（CK-MB）、天门冬酸氨基转移酶（AST）、乳酸脱氢酶（LDH）及其同工酶，其中 CK-MB 的敏感性和特异性极强，其增高的程度能较准确地反映梗死的范围，其高峰出现时间是否提前有助于判断溶栓治疗是否成功。在心肌坏死时，除心肌酶活性变化外，心肌细胞内的蛋白物质也被释放出来进入外周循环血液中，这些物质主要包括肌血红蛋白、肌钙蛋白 I（cTnI）或 T（cTnT）。肌血红蛋白（Mb）出现最早，是目前用来最早诊断 AMI 的生化指标，但特异性较差。肌钙蛋白为心肌细胞所独有，具有很高的特异性，是诊断心肌梗死的敏感指标（表 3-4-2）。

表 3-4-2 血清中心肌酶及损伤标志物的时相变化

	开始升高时间/h	达到峰值时间/h	恢复正常时间/d
CK	3～6	12～24	3～4
CK-MB	2～4	10～18	1～2
LDH_1	20～48	72～120	8～14
AST	6～12	18～36	3～5
CTnT	3～6	48～120	10～15
CTnI	3～6	15～24	6～8
Mb	1～4	4～8	1

3. 其他实验室检查

起病24～48小时后白细胞计数增高，中性粒细胞增多，嗜酸粒细胞减少或消失，红细胞沉降率增快，C反应蛋白增高均可持续1～3周。

4. 超声心动图

二维和M型超声心动图也有助于了解心室壁的运动和左心室功能，诊断室壁瘤和乳头肌功能失调等。

5. 放射性核素检查

可显示心肌梗死的部位和范围，观察左心室壁的运动和左心室射血分数，有助于判定心室的功能、诊断梗死后造成的室壁运动失调和心室壁瘤。

【诊断要点】

根据典型的临床表现，特征性的心电图改变以及心肌坏死标记物动态变化，诊断本病并不困难，3项中具备2项特别是后2项即可确诊。对老年患者，突然发生严重心律失常、休克、心力衰竭而原因未明，或突然发生较重而持久的胸闷或胸痛者，都应该考虑本病的可能。宜先按AMI来处理，并短期内进行心电图、血清心肌酶测定和肌钙蛋白测定等的动态观察以确定诊断。对非ST段抬高性MI，血清肌钙蛋白测定的诊断价值更大。

【治疗要点】

对ST段抬高的急性心肌梗死，强调"三早一强"：早发现、早入院、尽早心肌血液再灌注，加强入院前的就地处理。尽量缩短病人就诊、各种检查、处置、转运等延误的时间。尽早使心肌血液再灌注（到达医院后30min内开始溶栓或90min内开始介入治疗）以挽救濒死的心肌，防止梗死面积扩大或缩小心肌缺血的范围，保护和维持心脏功能。及时处理严重心律失常、泵衰竭和各种并发症，防止猝死。

1. 一般治疗

包括休息、给氧、进行心电监护，详见护理部分。无禁忌证者给予口服水溶性阿司匹林或嚼服肠溶性阿司匹林，一般首次剂量达到150～300mg，此后改为75～150mg每日1次长期服用。

2. 解除疼痛

①哌替啶 50～100mg 肌肉注射或吗啡 5～10mg 皮下注射，必要时 1～2h 后可再注射一次，以后每 4～6h 可重复使用，注意防止对呼吸功能的抑制。②疼痛较轻者可用可待因或罂粟碱 0.03～0.06g 肌肉注射或口服。③硝酸甘油舌下含服或静脉滴注，注意随时监测血压和心率的变化，维持收缩压在 100mmHg 以上。有下壁 MI、可疑右室梗死或明显低血压的患者（收缩压低于 90mmHg），尤其合并明显心动过缓或心动过速时，硝酸酯类药物能降低心室充盈压，引起血压降低和反射性心动过速，应慎用或不用。

3. 再灌注心肌

这是一关键性治疗措施，可有效地解除疼痛。起病 3～6h（最多在 12h 内），使闭塞的冠状动脉再通，心肌得到再灌注，可挽救濒临死亡的心肌或缩小梗死范围。

1）经皮冠状动脉介入治疗（percutaneous coronary intervention，PCI）：有条件的医院对具备适应证的患者尽快实施 PCI，可获得更好的治疗效果。详见本章“经皮穿刺腔内冠状动脉成形术”和“经皮穿刺腔内冠状动脉内支架安置术”。

2）溶栓疗法（thrombolytic therapy）：早期静脉应用溶栓药物能提高 ST 段抬高心肌梗死患者的生存率，因此诊断明确后应尽早用药，争取入院-给药时间控制在 30 分钟内。发病至溶栓药物给予的时间是影响溶栓疗效的最主要因素，以症状发生后 1～2h 内溶栓治疗效果最好，发病 6h 内就诊的 ST 段抬高心肌梗死患者，若无禁忌证均可溶栓治疗，发病 6～24h内，仍有进行性胸痛和心电图 ST 段抬高者，也可考虑溶栓治疗。有脑卒中病史、近期出血史、创伤或手术史，严重且未控制的高血压（>180/110mmHg）等患者禁用溶栓治疗。

（1）溶栓药物：溶栓药物是以纤维蛋白溶酶原激活血栓中纤维蛋白溶酶原，使其转变为纤维蛋白溶酶而溶解冠状动脉内的血栓。常用的溶栓药物有：①尿激酶（UK）和链激酶（SK），不具有纤维蛋白选择性，对血浆中纤维蛋白原的溶解作用明显，可导致全身纤溶状态。②组织型纤溶酶原激活剂（t-PA）、重组组织型纤维溶酶原激活剂（rt-PA），具有纤维蛋白选择特性，主要溶解已形成的纤维蛋白血栓，而对血浆中纤维蛋白原的降解作用较弱。

（2）给药方案：静脉给药。①尿激酶 150～200 万 U，30min 内静滴。链激酶 150 万 U 静滴，60min 内滴完。对于溶栓有效的 AMI 患者，可于溶栓治疗 6～12h 后开始给予低分子量肝素皮下注射。②重组组织型纤维溶酶原激活剂（rt-PA），一般以 100mg 在 90min 内静脉给予，先静注 15mg，继而 30min 内静滴 50mg，其后 60min 内再静滴 35mg。用 rt-PA 治疗前后均应给予充分的肝素/低分子量肝素治疗。

（3）紧急主动脉-冠状动脉旁路移植术：介入治疗失败或溶栓治疗无效有手术指征，宜争取 6～8h 内施行主动脉-冠状动脉旁路移植术。

4. 消除心律失常

心律失常必须及时消除，以免演变为严重心律失常甚至猝死。治疗参见本章第三节“心律失常”。

5. 控制休克

心肌梗死后的休克为心源性，也有血容量不足、外周血管舒缩障碍等因素存在，因此，应在血流动力学的监测下，采用升压药、血管扩张剂、补充血容量和纠正酸中毒等抗休克处理。如上述处理无效时，应选用在主动脉内气囊反搏术的支持下，立即行直接 PTCA 或支架植入，使冠状动脉及时再通，也可做急诊冠脉旁路移植术。

6. 治疗心力衰竭

主要是治疗急性左心衰竭，以应用吗啡（或哌替啶）和利尿剂为主，也可选用血管扩张剂减轻左心室的前、后负荷。但应注意：心肌梗死发生后24h内不宜用洋地黄制剂，以免引起室性心律失常；有右心室梗死的患者应慎用利尿剂，以免血压过低。

7. 其他治疗

（1）抗血小板聚集和抗凝治疗：除非有禁忌证，所有患者都应给予本项治疗，可预防再梗死和维持梗死相关动脉的通畅。

（2）β受体阻滞剂：β受体阻滞剂可通过缩小梗死面积、降低再梗死率、降低室颤的发生率和病死率而改善预后。无禁忌证的STEMI患者应在MI发病的12h内开始β受体阻滞剂治疗。

（3）血管紧张素转换酶抑制剂（ACEI）：有助于改善恢复期心肌的重构，减少AMI的病死率，减少充血性心力衰竭的发生，特别是对前壁MI、心力衰竭或心动过速的患者。因此，除非有禁忌证，所有STEMI患者都可选用ACEI。给药时应从小剂量开始，逐渐增加至目标剂量。

（4）钙拮抗剂：非二氢吡啶类钙拮抗剂维拉帕米或地尔硫卓可用于硝酸酯和β受体阻滞剂之后仍有持续性心肌缺血或心房颤动伴心室率过快的患者。

（5）极化液：即葡萄糖-胰岛素-钾溶液（glucose-insulin-potassi-um，GIK），此法对恢复心肌细胞膜极化状态，改善心肌收缩功能，减少心律失常有益。氯化钾1.5g、普通胰岛素8U加入10%的葡萄糖液500ml中静脉滴注，每天1～2次，1～2周为一疗程。

【主要护理诊断/问题】

（1）疼痛：胸痛与心肌缺血坏死有关。

（2）活动无耐力：与心脏功能下降导致组织供血供氧不足有关。

（3）有便秘的危险：与进食少、活动少、不习惯床上排便有关。

（4）潜在并发症：心律失常、心源性休克、心力衰竭、猝死。

（5）恐惧：与剧烈疼痛伴濒死感有关。

（6）焦虑：与担忧疾病预后有关。

【护理措施】

1. 休息与活动

（1）安排患者于CCU，绝对卧床休息至少24h，限制探视，保持环境安静。绝对卧床期间由护士协助完成病人一切生活所需（如洗漱、进食、翻身、床上大小便等）。

（2）有并发症者适当延长卧床时间，如果患者生命体征平稳、安静时心率<100次/分，且无明显疼痛、无并发症，24h后可进行被动和主动的低水平运动，如活动肢体，起床坐在床边椅上就餐、洗漱、排便。过渡到普通病房后，逐渐增加运动量，即协助患者在病室内慢走，每次行走15m、30m、60m，每天3次，每次5～20分钟。

（3）活动时的监测：患者的活动需在护士的监护下进行。护士应注意询问患者的感受，活动后立即测血压、心率、呼吸、进行心电图检查。若患者诉乏力、头晕、心悸、呼吸困难、心前区疼痛等，应立即停止活动，卧床休息。如果患者活动后心率增加超过20次/分，收缩压降低超过20mmHg，说明活动过量，需减少活动量。

（4）注意事项：活动不可过量，以患者不感到疲劳为度。两次活动间应安排充分的休息时间，若患者夜间睡眠不好，则次日白天的活动应适当减少。活动宜安排在下午，因清晨机体痛阈低易诱发心绞痛或心肌梗死，也不宜在寒冷或高温环境中进行。

2. 饮食护理

疼痛剧烈者需禁食至胸痛消失。然后可进流质或半流质饮食，2～3d 改为软食，主要为低脂、低胆固醇、产气少、富含纤维素、维生素、清淡、易消化的饮食。少食多餐，不宜过饱。禁烟酒，避免浓茶、咖啡及过冷、过热、辛辣刺激性食物。超重者应控制总热量，有高血压、糖尿病者应进食低脂、低胆固醇及低糖饮食。有心功不全者，适当限制钠盐。

3. 病情观察

严密监测神志、生命体征、心电图、出入量、末梢循环等情况 3～5d，有条件时还可以进行血流动力学监测，以便及时发现心律失常、休克、心力衰竭等并发症。监护室内准备各种急救药品和设备如除颤仪、临时起搏器等，若有严重的心源性休克、心律失常、心力衰竭等要及时报告医生，并协助医生抢救和护理。

4. 对症护理

1）疼痛：疼痛可使交感神经兴奋，心肌缺氧加重，使心肌梗死的范围扩大，同时易发生休克和严重的心律失常，因此要及早采取有效的止痛措施。

（1）绝对卧床休息、实施心电监护，实时监测心电图、呼吸、血压、心率情况。

（2）吸氧：鼻导管给氧，氧流量 2～5L/min，以增加心肌氧的供应，减轻缺血和疼痛。

（3）迅速建立 2 条静脉通路，遵医嘱给予吗啡或哌替啶、硝酸甘油等药物，参见治疗要点。

（4）遵医嘱给予溶栓治疗，做好以下工作：

①给药前准备：询问患者是否有活动性出血、近期大手术或外伤史、消化性溃疡、严重肝、肾功能不全等溶栓禁忌证。测量血压，并采集血标本进行血常规、出凝血时间和血型等检查。

②及时给药：准确、迅速配制并输注溶栓药物。

③观察不良反应：溶栓药物最主要的副作用是出血，因此需监测 APTT 或 ACT，严密观察患者是否发生皮肤、黏膜、内脏出血征象。若有出血，应紧急处理。应用链激酶可出现低血压和过敏反应，应注意监测血压并观察有无寒战、发热、皮疹等过敏表现。

④判断溶栓疗效：使用溶栓药物后，定期描记心电图，抽血查心肌酶，并询问患者胸痛情况，为溶栓是否成功提供资料。溶栓治疗有效的临床指标包括：胸痛 2h 内基本消失；心电图 ST 段于 2h 内回降>50%；2h 内出现再灌注心律失常；血清 CK-MB 酶峰值提前出现（14h 以内）。

2）心源性休克、心律失常、心力衰竭：护理参见相关章节内容。

5. 心理护理

心肌梗死病情重，又加上持续胸痛不适，陌生的环境（监护室），患者会产生焦虑和恐惧的负性心理反应。护士应尽量多陪伴患者，并向患者简要解释其病情及实施的抢救措施，给患者以安全感，同时，要鼓励患者调整心态，保持乐观的情绪，坚定战胜疾病信心。

6. 预防便秘

1）评估：了解患者排便情况，如排便次数、粪便性状、排便难易程度、平时有无习惯性便秘、是否服用通便药物。

2）指导患者采取通便措施：告知患者保持大便通畅的重要性，切忌用力排便，一旦出现排便困难应立即告知医护人员。可以采用以下措施：

（1）饮食中增加蔬菜、水果等纤维素食物；若无糖尿病每日清晨给予蜂蜜 20ml 加温开水同饮，可润肠通便。

（2）按摩腹部，促进肠蠕动。

（3）本着“宁泻勿秘”的原则，遵医嘱每天预防性使用缓泻剂。如 2 天未能排便，应及时使用开塞露，必要时低压盐水灌肠。

（4）由于排便排尿时有 valsalva 动作（紧闭声门用力呼气），尤其是卧位排便，使患者易于发生室性心律失常，因此可允许病情稳定患者在床边使用坐便器，排便时应提供隐蔽条件，如屏风遮挡，以减少心理上的不适感。

【健康教育】

随着监护水平的提高和治疗手段的进展，心肌梗死患者的急性期病死率已大大下降，目前已不足 10%，度过了危险期的患者面临着如何延长远期存活时间的问题。远期存活除与年龄、性别、急性期病情、心肌梗死的部位、面积等因素有关外，还与患者病后的生活方式有关。除参见“心绞痛”的健康教育内容以外，还应注意：

1. 心脏康复

WHO 将心脏康复定义为使冠心病患者恢复到适当的体力、精神和社会适应能力，使其通过自己努力，尽可能地恢复正常生活。虽然心脏康复业已发展为由运动训练、健康教育、心理社会支持以及职业康复 4 个部分组成的综合康复计划，但运动训练仍然是 AMI、CABG 和 PCI 术后主要康复措施之一。根据美国心脏康复学会的建议，AMI 患者的康复可分为以下三期：

（1）Ⅰ期（住院期）：可分为监护室抢救期和普通病房期，一般为 1～2 周。主要指导患者进行低强度的体力活动，参见护理措施中的“休息与活动”内容。

（2）Ⅱ期（出院期）：指出院至出院后 3 个月，一般为 8～12 周。根据病情可以在家庭、社区或医院中进行，其康复过程需要在医疗监护下，防止发生意外。主要为鼓励病人逐步增加体力活动，鼓励患者恢复中等量的体力活动（步行、体操、太极拳等）。如 AMI 后 6 周仍能保持较好的心功能，则绝大多数患者都能恢复其所有正常的活动。

（3）Ⅲ期（恢复期）：指Ⅱ期康复后继续康复 6 个月，主要为督促患者坚持冠心病的二级预防和适当体育锻炼，进一步恢复并保持体力与心功能，从而延长生命且提高生活质量。

2. 心理支持

15%～20% AMI 患者出院后会出现抑郁的情绪反应，可鼓励患者采用认知行为疗法并积极参与社会活动以改善抑郁。患者病后生活方式的改变需要家人的积极配合和支持，告诉家属应给患者创造一个良好的身心休养环境。当患者出现紧张、焦虑或烦躁等不良情绪时，应予以理解并设法进行疏导，必要时要争取病人工作单位领导和同事的支持。

（白春燕）

[附] 心脏骤停与心脏性猝死

心脏骤停（cardiac arrest）是指心脏射血功能的突然停止。心脏骤停发生后，由于脑血流的突然中断，10 秒左右患者即可出现意识丧失，经及时救治可获存活，否则将发生生物学死亡，罕见自发逆转者。心脏骤停常是心脏性猝死的直接原因。

心脏性猝死（sudden cardiac death，SCD）是指急性症状发作后 1 小时内发生的以意识骤然丧失为特征的，由心脏原因引起的自然死亡。心脏猝死是当前心血管病学中一项重要的研究课题。发达国家心脏猝死发生率很高。以美国为例，年心脏猝死 45 万例，相当于每日 1200 例，占各种自然死亡原因 15% ~20%。随着 20 年来各类心血管病发生比重的变化，冠心病病人增多，心脏猝死的发病率也会增加。

【病因与发病机制】

SCD 者绝大多数有心脏结构异常，心脏结构异常是发生致命性心律失常的基础，常见以下四种改变：①冠心病是导致 SCD 最常见的心脏结构异常；②原发或继发性心室肌肥厚；③心肌病变（扩张、纤维化、浸润性病变、炎症等）；④结构性心电异常。

功能性因素可影响心肌的电稳定性，常常是一些致命性心律失常的促发因素，包括：冠状动脉血流的暂时性改变（冠脉内血栓形成、冠脉痉挛导致急性缺血、缺血后再注等）、全身性因素（血流动力学因素、低氧血症、酸中毒、电解质紊乱等）、神经生理性因素、毒性作用（药物的致心律失常作用或心脏毒性反应等）等。

【病理生理】

心脏性猝死病理生理变化主要为致命性心律失常，最常见致死性快速心律失常（室颤和室速）（图 1、图 2），其次是严重缓慢性心律失常和心室停顿。较少见的为无脉性电活动（pulseless electrical activity，PEA），是指心脏有持续性的电活动，但没有有效地机械收缩功能，常规方法不能测出血压和脉搏。

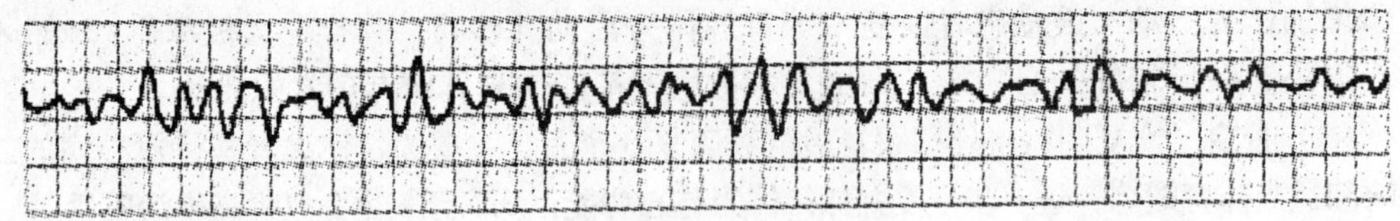

图 1　心室颤动

非心律失常性心脏性猝死所占比例较少，常由心脏破裂、心脏流入和流出道的急性阻塞、急性心脏压塞等导致。

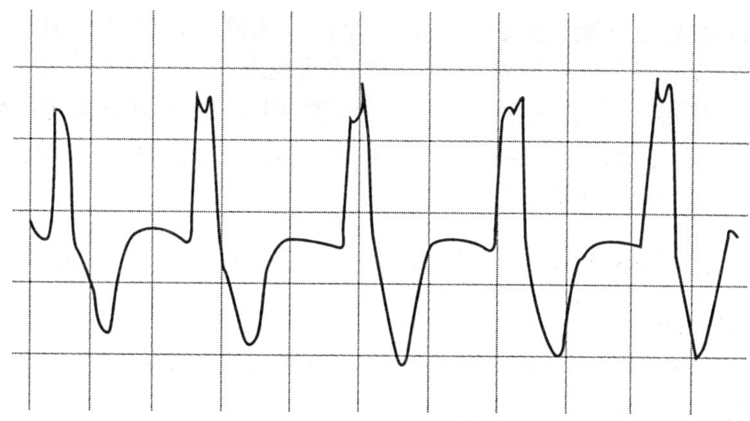

图2 阵发性室性心动过速

【临床表现】

心脏性猝死的临床经过可分为四个时期，即前驱期、终末事件期、心脏骤停与生物学死亡。不同患者各期表现有明显差异。

前驱期：在猝死前数天至数月，有些患者可出现胸痛、气促、疲乏、心悸等非特异性症状。但亦可无前驱表现，瞬即发生心脏骤停。

终末事件期：是指心血管状态出现急剧变化到心脏骤停发生前的一段时间，自瞬间至持续1小时不等。心脏性猝死所定义的1小时，实质上是指终末事件期的时间在1小时内。由于猝死原因不同，终末事件期的临床表现也各异。典型的表现包括：严重胸痛，急性呼吸困难，突发心悸或眩晕等。若心脏骤停瞬间发生，事先无预兆，则绝大部分是心源性。在猝死前数小时或数分钟内常有心电活动的改变，其中以心率加快及室性异位搏动增加最为常见。因室颤猝死的患者，常先有室性心动过速。另有少部分患者以循环衰竭发病。

心脏骤停：意识完全丧失为该期的特征。如不立即抢救，一般在数分钟内进入死亡期。罕有自发逆转者。

心脏骤停的症状和体征依次出现如下：①心音消失。②脉搏扪不到、血压测不出。③意识突然丧失或伴有短暂抽搐。抽搐常为全身性，多发生于心脏停搏后10秒内，有时伴眼球偏斜。④呼吸断续，呈叹息样，以后即停止，多发生在心脏停搏后20～30秒内。⑤昏迷，多发生于心脏停搏30秒后。⑥瞳孔散大，多在心脏停搏后30～60秒出现。⑦由于尿道括约肌和肛门括约肌松弛，可出现二便失禁。但此期尚未到生物学死亡。如予及时恰当的心肺复苏，可以逆转。

生物学死亡：不论上述何种机制所致的心脏骤停，都标志着临床死亡。但从生物学观点来看，此时机体并未真正死亡。从心脏骤停至发生生物学死亡时间的长短取决于原发病的性质，以及心脏骤停至复苏开始的时间。心脏骤停发生后，大部分患者将在4～6分钟内开始发生不可逆脑损害，随后经数分钟过渡到生物学死亡。心脏骤停发生后立即实施心肺复苏和尽早除颤，是避免发生生物学死亡的关键。

【心脏骤停的处理】

抢救成功与否与心脏骤停至复苏开始的时间密切相关。2010 年美国心脏协会心肺复苏及心血管急救指南用 5 个环连成一个生存链来说明及时复苏的重要性，这个生存链包括：立即识别心脏骤停，激活急救系统；尽早实施 CPR，突出胸外按压；快速除颤，即如有指征尽快除颤；有效地高级生命支持；综合的心脏骤停后治疗。其中前 3 个环节称为基本生命支持，即初级心肺复苏。

一、基本生命支持（basic life support，BLS）

1. 识别心脏骤停

当发现患者突然倒地，首选需判断是否由心脏骤停引起。心脏骤停的诊断标准：突发意识丧失、大动脉搏动消失、心音消失。

2. 激活急救系统

在不延缓实施心肺复苏的同时，应设法（打电话或呼叫他人打电话）通知急救医疗系统。

3. 恢复循环（circulation，C）

胸外按压可使整个胸腔内压改变而产生抽吸作用，改善全身血流量，恢复循环，有利于维持重要器官的血流灌注。胸外按压以剑突为定位标志，将食、中两指横放在剑突上方，手指上方的正中部位为按压区。按压应平稳、均匀，最大限度地减少中断。速率至少 100 次/分，按压幅度成人胸骨按下至少 5cm，保证胸廓完全回弹。胸外按压的并发症主要是肋骨或胸骨骨折、心包积血或填塞、气胸、血胸、肺挫伤等，应遵循正确的操作方法，尽量避免发生。

4. 保持气道畅通（airway，A）

迅速清除口腔黏液、分泌物、呕吐物，必要时用吸引器吸痰。发现假牙立即取下，检查和清除气道内异物。心脏骤停时，病人可发生舌后坠而阻塞呼吸道，可采取仰头举颏法开放气道，即术者一手置于病人前额用力加压使病人头后仰，另一手的食、中指抬起下颏，使下颏尖、耳垂与地面呈垂直，以畅通气道。

5. 人工呼吸（breath，B）

在保持气道通畅的同时，必须立即开始人工通气。人工呼吸的方法可以是口对口、口对鼻、口对面罩或人工气囊进行。口对口呼吸为一项有效而简易的人工通气方法，但只是临时性紧急措施，应马上争取气管内插管，以人工气囊挤压或人工呼吸机进行辅助呼吸与给氧。不管是单人复苏还是两人进行复苏，人工呼吸的频率都是每 30 次胸外按压给予 2 次人工呼吸。进行人工呼吸的原则是：术者一手的拇指、食指捏住患者鼻孔，吸一口气，用口唇把患者的口全罩住，然后缓慢吹气，每次吹气应持续 1s 以上，而且每次吹气应可见胸廓抬起。

二、高级心肺复苏

高级心肺复苏即进一步生命支持（advanced life support，ALS）给予加强生命支持措施，但以上基本生命支持治疗并非立即停止，而是逐步向第二阶段过渡。主要措施包括气管插管、除颤、复律与起搏治疗、建立静脉通路和药物治疗。

1. 通气与氧供

若患者自主呼吸没恢复，应尽早行气管插管，以纠正低氧血症。院外患者通常用简易球囊维持通气，医院内患者常用呼吸机，开始可给予纯氧，然后根据血气分析结果进行调整。

2. 除颤、复律与起搏治疗

心脏骤停时最常见的心律失常是心室颤动，心脏骤停后电除颤开始的时间是心肺复苏成功最重要的决定因素。目前，自动体外除颤仪包括单相波和双相波两类除颤波形。若用双相波形电除颤，用150J能量即可有效终止室颤。在我国，大多用单相波形电除颤：首次200J，第2次200～300J，第3次360J。若连续3次除颤无效提示预后不良，应继续胸外按压和人工通气，并同时给予肾上腺素1mg静注，随之再用360J能量除颤1次。如仍未成功，肾上腺素可每3～5分钟重复1次，中间给予除颤。电除颤虽然列为高级复苏手段，但如有条件应越早进行越好，提倡在初级心肺复苏中即行电复律治疗。胸外按压可使心肌灌注有所增加，使除颤成功的可能性加大，停止胸外按压与开始除颤之间的时间越短，除颤成功率越高。因此，应尽可能缩短停止按压与开始除颤之间的时间。

3. 迅速建立静脉通道

外周静脉通常选用肘前静脉或颈外静脉，给予急救药物。在静脉推注药物后再推注20ml液体，并将上肢抬高10～20秒，以加速药物进入中央循环。常用药物有：

（1）肾上腺素：是所有心脏骤停病人的首选药物。首次剂量1mg静注，观察无效后立即用5mg，可重复多次使用，每次间隔3～5min。

（2）异丙肾上腺素：15～20μg/min，静滴。适用于房室传导阻滞引起的缓慢性室性自主心律、阿-斯综合征及心室停顿。

（3）阿托品：0.5～2mg静注，适用于因缓慢性心律失常和室性停搏引起心脏骤停的病人。

（4）利多卡因：对室速和室颤尤其是急性心肌梗死病人仍为首选药物。按1mg/kg体重静注，2min后可重复此剂量，随后持续静滴，4mg/min。

（5）普鲁卡因胺和溴苄胺：静注或静滴，用于利多卡因或多次除颤均无效的顽固性室速或室颤，但不作为复苏时的第一线抗心律失常药。

（6）碳酸氢钠：不列为早期复苏的常规用药，即使在除颤、心脏按压和药物治疗后也要按照“宁少勿多，宁酸勿碱”的原则合理用药，可纠正代谢性酸中毒。

（7）呼吸兴奋剂：目的在于加强和完善自主呼吸功能。常用药物如洛贝林、尼可刹米等。

（8）升压药：维持稳定的血流动力学状态，常用药物有多巴胺或多巴酚丁胺。

三、脑复苏

脑复苏是心肺复苏最后成败的关键。为防止脑组织永久性损害需采取以下措施：

1. 头部降温

复苏后高代谢状态或其他原因引起的体温增高可导致脑组织氧供需关系的明显失衡，从而加重脑损伤。所以心脏骤停复苏后，应密切观察体温变化，积极采取降温退热措施，如冰帽、冰枕或加用冬眠药物，维持体温33～34℃为宜。

2. 脱水

应用渗透性利尿剂配合降温处理，以减轻脑组织水肿和降低颅压，有助于大脑功能恢复。通常选用20%甘露醇（1~2g）、25%山梨醇（1~2g）快速静滴。联合使用呋塞米，首次20~40mg，必要时增加至100~200mg静注。

3. 防止抽搐

①应用冬眠药物；②选用氢麦角碱0.6mg，异丙嗪50mg稀释于5%葡萄糖100ml中静滴；③地西泮10mg静注。

4. 高压氧治疗

通过增加血氧含量及弥散，提高脑组织氧分压，改善脑缺氧，降低颅内压。有条件者应早期应用。

5. 促进早期脑血流灌

抗凝以疏通微循环，用钙拮抗剂解除脑血管痉挛。

四、复苏后处理

1. 维持有效循环

心脏复跳后由于心脏收缩无力、缺氧、酸中毒、心律失常、电解质紊乱等因素可能造成病人血压较低，甚至处于休克状态，应给予及时处理。此时由于心脏仍处于电不稳定状态，应严格做好心电监测，以便及时发现心脏骤停的再次发生。

2. 维持呼吸功能

继续吸氧；如自主呼吸尚未恢复，可继续用人工呼吸机；对呼吸功能进行监测，只要血气分析结果正常，即可认为病人呼吸功能正常；还要积极防治呼吸系统感染。

3. 维持肾功能

应做好尿量、尿比重等指标的监测。避免使用对肾脏有损害的药物。一旦出现急性肾功能衰竭，应严格限制入水量，监测血电解质，防治高血钾，必要时可透析治疗。

4. 控制血糖

患者复苏后，可能会出现高血糖或低血糖反应，因此需严密监测血糖，如血糖过高，可采用短效胰岛素将血糖控制在正常范围。

5. 加强基础护理

严密观察病人的意识状态、生命体征，记录出入量，定期监测电解质水平及血气分析结果。保证病人摄入足够的热量和营养，每日热量供给不低于8.38kJ（2000cal）。预防褥疮、呼吸系统感染和泌尿系统感染等并发症。

（白春燕）

第五节　原发性高血压

原发性高血压（primary hypertension）是以血压升高为主要临床表现伴或不伴有多种血管危险因素的综合征，通常简称为高血压病。原发性高血压是临床最常见的心血管疾病之一，也是多种心、脑血管疾病的重要危险因素，长期高血压状态可影响重要脏器如心、脑、肾的结构与功能，最终导致这些器官的功能衰竭。原发性高血压应与继发性高血压相区别，后者约占5%，其血压升高只是某些疾病的临床表现之一，如能及时治疗原发病，血压可恢复正常。

【流行病学】

高血压患病率有地域、年龄、种族的差别，总体上发达国家高于发展中国家。我国流行病学调查显示，高血压患病率呈明显上升趋势，估计我国每年新增高血压病病人1000万。城市高于农村，北方高于南方。男、女患病率差别不大，女性更年期以前略低于男性，更年期以后高于男性，两性原发性高血压患病率均与年龄呈正比。近年来，我国高血压人群的知晓率、治疗率、控制率虽略有提高，但仍处于较低水平，尤其是城市与农村存在较大差别。

【病因与发病机制】

原发性高血压为多因素疾病，是在一定的遗传易感性基础上，多种后天环境因素综合作用的结果。一般认为遗传因素占40%，环境因素约占60%。

（一）病因

1. 遗传因素

本病有较明显的家族聚集性，约60%高血压患者可询问到有高血压家族史。双亲均有高血压的正常血压子女，成年后发生高血压的比例增高。这些均提示本病是一种多基因遗传病，有遗传学基础或伴有遗传生化异常。

2. 环境因素

（1）饮食：人群中钠盐（氯化钠）摄入量与血压水平和高血压患病率呈正相关，而钾盐摄入量与血压水平呈负相关。高钠、低钾膳食是我国大多数高血压患者发病的主要危险因素。但改变钠盐摄入并不能影响所有病人的血压水平，摄盐过多导致血压升高主要见于对盐敏感的人群中。低钙、高蛋白质摄入、饮食中饱和脂肪酸或饱和脂肪酸与不饱和脂肪酸比值较高也属于升压饮食。吸烟、过量饮酒或长期少量饮酒也与血压水平线性相关。

（2）超重与肥胖：超重与肥胖是血压升高的另一重要危险因素。身体脂肪含量、体重指数（BMI）与血压水平呈正相关。BMI≥24 kg/m^2者发生高血压的风险是正常体重指数者的3～4倍。身体脂肪的分布与高血压发生也相关，腹部脂肪聚集越多，血压水平就越高。腰围男性≥90cm，女性≥85cm，发生高血压的危险比正常腰围者大4倍以上。

（3）精神应激：人在长期精神紧张、压力、焦虑或长期环境噪声、视觉刺激下也可引起高血压，因此，城市脑力劳动者高血压患病率超过体力劳动者，从事精神紧张度高的职业和长期噪声环境中工作者患高血压较多。

3. 其他因素

服用避孕药、阻塞性睡眠呼吸暂停综合征（SAHS）也与高血压的发生有关。口服避孕药引起的高血压一般为轻度，并且停药后可逆转。SAHS 患者 50% 有高血压。

（二）发病机制

高血压的发病机制，即遗传与环境通过什么途径和环节升高血压，至今还没有一个完整统一的认识。高血压的血流动力学特征主要是总外周阻力相对或绝对增高。从总外周血管阻力增高出发，目前高血压的发病机制较集中在以下几个环节。

1. 交感神经系统亢进

长期反复的精神应激使大脑皮质兴奋、抑制平衡的功能失调，导致交感神经系统活性亢进，血浆儿茶酚胺浓度升高，从而使小动脉收缩，周围血管阻力增强，血压上升。

2. 肾性水钠潴留

各种原因引起肾性水钠潴留，机体为避免心排血量增高使器官组织过度灌注，则通过血流自身调节机制使全身阻力小动脉收缩增强，而致总外周血管阻力和血压升高。也可能通过排钠激素分泌释放增加，例如内源性类洋地黄物质，在排泄水钠同时使外周血管阻力增高。

3. 肾素-血管紧张素-醛固酮系统（RAAS）激活

肾脏球旁细胞分泌的肾素可激活肝脏合成的血管紧张素原（AGT）转变为血管紧张素Ⅰ（ATⅠ），后者经过肺、肾等组织时在血管紧张素转换酶（ACE，又称激肽酶Ⅱ）的活化作用下转化成血管紧张素Ⅱ（ATⅡ）。后者还可在酶的作用下转化成 ATⅢ。此外，脑、心脏、肾、肾上腺、动脉等多种器官组织可局部合成 ATⅡ、醛固酮，成为组织 RAAS 系统。ATⅡ是 RAAS 的主要效应物质，它作用于血管紧张素Ⅱ受体（AT_1），使小动脉平滑肌收缩；可刺激肾上腺皮质球状带分泌醛固酮，引起水钠潴留；通过交感神经末梢突触前膜的正反馈使去甲肾上腺素分泌增加而升高血压。总之，RAAS 过度激活将导致高血压的产生。

4. 细胞膜离子转运异常

血管平滑肌细胞有许多特异性的离子通道、载体和酶，组成细胞膜离子转运系统，维持细胞内外钠、钾、钙离子浓度的动态平衡。遗传性或获得性细胞离子转运异常，可导致细胞内钠、钙离子浓度升高，膜电位降低，激活平滑肌细胞兴奋-收缩耦联，使血管收缩反应性增强和平滑肌细胞增生与肥大，血管阻力增高。

5. 胰岛素抵抗

大多数高血压病人空腹胰岛素水平增高，而糖耐量有不同程度降低，提示有胰岛素抵抗现象。胰岛素抵抗致血压升高的机制可能是胰岛素水平增高使：①肾小管对钠的重吸收增加；②增强交感神经活动；③使细胞内钠、钙浓度增加；④刺激血管壁增生肥厚。

【病理】

小动脉病变是本病最重要的病理改变，早期是全身小动脉痉挛，长期反复的痉挛最终导致血管壁的重构，即管壁纤维化，变硬，管腔狭窄，导致重要靶器官如心、脑、肾、视网膜组织缺血损伤。高血压后期可促进动脉粥样硬化的形成及发展，该病变主要累及体循环大、中动脉而致主动脉夹层或冠心病。全身小动脉管腔狭窄导致外周血管阻力持续上升引起的心脏结构改变主要是左心室肥厚和扩大。

【临床表现】

根据起病和病情进展的缓急及病程的长短，原发性高血压可分为两型：缓进型和急进性。前者又称良性高血压，绝大部分患者属于此型，后者又称恶性高血压，仅占患病率的1%～5%。

（一）缓进型（或良性）高血压

1. 临床特点

缓进型高血压多在中年以后起病，有家族史者发病可较早。起病多数隐匿，病情发展慢，病程长。早期患者血压波动，血压时高时正常，在劳累、精神紧张、情绪波动时易有血压升高。休息、去除上述因素后，血压常可降至正常。随着病情的发展，血压可趋向持续性升高或波动幅度变小。患者的主观症状和血压升高的程度可不一致，约半数患者无明显症状，只是在体检或因其他疾病就医时才发现有高血压，少数患者则在发生心、脑、肾等器官的并发症时才明确高血压的诊断。

2. 症状

早期患者由于血压波动幅度大，可有较多症状。而在长期高血压后即使在血压水平较高时也可无明显症状。因此，无论有无症状，都应定期检测患者的血压。

（1）神经精神系统表现：头痛、头晕和头胀是高血压常见的神经系统症状，也可有头枕部或颈项扳紧感。高血压直接引起的头痛多发生在早晨，位于前额、枕部或颞部。经降压药物治疗后头痛可减轻。高血压引起的头晕可为暂时性或持续性，伴有眩晕者较少，与内耳迷路血管障碍有关，经降压药物治疗后症状可减轻。但要注意有时血压下降得过快过多也可引起头晕。部分患者有乏力、失眠、工作能力下降等。

（2）靶器官受损的并发症：

脑血管病：包括缺血性脑梗死、脑出血。

心脏：出现高血压性心脏病（左心室肥厚、扩张）、冠心病、心力衰竭。

肾脏：长期高血压致肾小动脉硬化，肾功能减退，称为高血压肾病，晚期出现肾功能衰竭。

其他：主动脉夹层、眼底损害。

3. 体征

听诊可闻及主动脉瓣区第二心音亢进、主动脉瓣区收缩期杂音（主动脉扩张致相对主动脉瓣狭窄）。长期高血压可有左心室肥厚，体检心界向左下扩大。左心室扩大致相对二尖瓣关闭不全时心尖区可闻及杂音及第四心音。

（二）急进型（或恶性）高血压

此型多见于年轻人，起病急骤，进展迅速，典型表现为血压显著升高，舒张压持续≥130mmHg。头痛且较剧烈、头晕、视力模糊、心悸、气促等。肾损害最为突出，有持续蛋白尿、血尿与管型尿。眼底检查有出血、渗出和乳头水肿。如不及时有效降压治疗，预后很差，常死于肾衰竭，少数因脑卒中或心力衰竭死亡。

（三）高血压危象

因紧张、疲劳、寒冷、嗜铬细胞瘤发作、突然停服降压药等诱因下，全身小动脉发生暂时性强烈痉挛，周围血管阻力明显增加，血压急剧上升，累及靶器官缺血而产生一系列急诊临床症状，称为高血压危象（hypertensive crisis）。在高血压早期与晚期均可发生。临床表现血压显著升高，以收缩压突然升高为主，舒张压也可升高。心率增快，可

>110 次/min。患者出现头痛、烦躁、多汗、尿频、眩晕、耳鸣、恶心、呕吐、心悸、气急及视力模糊等症状。每次发作历时短暂，持续几分钟至数小时，偶可达数日，祛除诱因或及时降压，症状可逆转，但易复发。

（四）高血压脑病

产生的机制可能是由于过高的血压突破了脑血流自动调节范围，导致脑部小动脉由收缩转为被动性扩张，脑组织血流灌注过多引起脑水肿。临床表现除血压升高外，有脑水肿和颅内高压表现，表现为弥漫性剧烈头痛、呕吐、继而烦躁不安、视力模糊、黑矇、心动过缓、嗜睡甚至昏迷。如发生局限性脑实质损害，可出现定位体征，如失语、偏瘫和病理反射等。眼底检查视乳头水肿、渗出和出血。颅部 CT 检查无出血灶或梗死灶。经积极降压治疗后临床症状和体征消失，一般不会遗留脑损害的后遗症。

【辅助检查】

1. 实验室检查

检查血常规、尿常规、肾功能、血糖、血脂分析、血尿酸等，可发现高血压对靶器官损害情况。

2. 心电图

可见左心室肥大、劳损。

3. X 线检查

可见主动脉弓迂曲延长，左室增大，出现心力衰竭时肺野可有相应的变化。

4. 超声心动图

了解心室壁厚度、心腔大小、心脏收缩和舒张功能、瓣膜情况等。

5. 眼底检查

有助于对高血压严重程度的了解，目前采用 Keith-Wagener 分级法，其分级标准如下：Ⅰ级：视网膜动脉变细，反光增强；Ⅱ级：视网膜动脉狭窄，动静脉交叉压迫；Ⅲ级：眼底出血或棉絮状渗出；Ⅳ级：视神经盘水肿。

6. 24h 动态血压监测

有助于判断高血压的严重程度，了解其血压变异性和血压昼夜节律；指导降压治疗和评价降压药物疗效。

【诊断要点】

1. 高血压诊断

主要依据诊室血压，采用经核准的水银柱或电子血压计，测量安静休息坐位时上臂肱动脉部位血压。在未使用降压药的情况下，非同日（一般间隔 2 周）3 次测量血压，收缩压≥140mmHg 和（或）舒张压≥90mmHg 即诊断为高血压。收缩压≥140mmHg 和舒张压<90mmHg 为单纯收缩期高血压。患者既往有高血压病史，目前正在使用降压药，血压虽然低于 140/90mmHg，也诊断为高血压。根据血压升高的水平，可进一步分为高血压 1、2、3 级（见表3-5-1）。排除继发性高血压。

表 3-5-1 **血压水平的定义和分类（2010 年中国高血压防治指南）**

类别	收缩压（mmHg）	关系	舒张压（mmHg）
正常血压	<120	和	<80
正常高值	120 ~ 139	和（或）	80 ~ 89
高血压	≥140	和（或）	≥90
1 级高血压（轻度）	140 ~ 159	和（或）	90 ~ 99
2 级高血压（中度）	160 ~ 179	和（或）	100 ~ 109
3 级高血压（重度）	≥180	和（或）	≥110
单纯收缩期高血压	≥140	和	<90

注：以上分类适用于男、女性和 18 岁以上的成人。当收缩压与舒张压分属于不同级别时，则以较高的作为定级标准。单纯收缩期高血压也可按照收缩压水平分为 1、2、3 级。

2. 高血压的危险分层

高血压病的严重程度并不单纯与血压的高度成正比，必须结合患者所具有的心血管疾病危险因素、靶器官的损害及并存的临床情况作出全面的评价（见表 3-5-2）。

表 3-5-2 **2010 年中国高血压防治指南对高血压患者的危险分层**

	血压（mmHg）		
其他危险因素和病史	1 级（收缩压 140 ~ 159 或舒张压 90 ~ 99）	2 级（收缩压 160 ~ 179 或舒张压 100 ~ 109）	3 级（收缩压≥180 或舒张压≥110）
Ⅰ无其他危险因素	低危	中危	高危
Ⅱ1 ~ 2 个其他危险因素	中危	中危	极高危
Ⅲ≥3 个危险因素或靶器官损害	高危	高危	极高危
Ⅳ并存临床情况	极高危	极高危	极高危

（1）心血管疾病危险因素：①高血压 1 ~ 3 级；②吸烟；③男性>55 岁，女性>65 岁；④糖耐量异常和（或）空腹血糖升高；⑤血脂异常；⑥早发心血管疾病家族史（一级亲属发病年龄女性<50 岁）；⑦腹型肥胖（腰围：男性≥90cm，女性≥85cm）或肥胖（BMI ≥28kg/m^2）。

（2）靶器官损害：①左心室肥厚（心电图或超声心动图）；②蛋白尿和（或）血肌酐轻度升高（106 ~ 177umol/L）；③超声或 X 线证实有动脉粥样硬化斑块（颈、髂、股或主动脉）；④视网膜动脉局灶或广泛狭窄；⑤颈-股动脉脉搏波速度>12m/s（选择使用）；⑥踝/臂血压指数<0.9（选择使用）。

（3）并存临床情况：

①心脏疾病：心肌梗死、心绞痛、冠状动脉血运重建术后、心力衰竭。②脑血管疾病：脑出血、缺血性脑卒中、短暂性脑缺血发作。③肾脏疾病：糖尿病肾病、肾功能受损（血肌酐：男性>133umol/L，女性>124umol/L；蛋白尿>300mg/24h。④血管疾病：主动脉夹层、外周血管病。⑤视网膜病变：出血或渗出、视乳头水肿。⑥糖尿病：空腹血糖≥7.0mmol/L；餐后血糖≥11.1mmol/L。

【治疗要点】

1. 治疗目的

高血压治疗的最终目的是降低高血压水平，减少高血压患者心、脑血管病的发病率和死亡率。

2. 血压控制目标

采取综合治疗措施（干预患者存在的危险因素或并存的临床情况），将血压降到患者能耐受的水平，目前主张一般高血压患者血压控制目标值至140/90mmHg以下，血压达标时间4～12周。65岁或以上的老年人单纯收缩期高血压的降压目标水平是收缩压（SBP）140～150mmHg，舒张压（DBP）<90mmHg但不低于65～70mmHg。老年人对药物耐受性差，血压达标时间可适当延长。伴有糖尿病、慢性肾脏病、病情稳定的冠心病或脑血管疾病的高血压患者，治疗更应个体化，一般血压控制目标值<130/80mmHg。

3. 治疗内容

包括非药物治疗和药物治疗两大类。

1）非药物治疗：即改变不良的生活方式，是治疗高血压的首要和基本措施，对全部高血压病患者均适用。参见健康教育内容。

2）药物治疗：凡高血压2级或以上病人；高血压合并糖尿病，或者已有心、脑、肾靶器官损害和并发症的病人；血压持续升高6个月以上，非药物治疗手段仍不能有效控制血压者，必须使用降压药物治疗。

（1）常用降压药：目前常用降压药物可归纳为5类，即利尿剂、β受体阻滞剂、钙通道阻滞剂、血管紧张素转换酶抑制剂及血管紧张素Ⅱ受体拮抗剂。α受体阻滞剂或其他中枢性降压药有时亦可用于某些高血压患者。

（2）用药原则：概括为“小剂量开始，联合用药，优先选用长效降压药，个体化降压，降压达标，长期维持”。

小剂量：选用的降压药应从小剂量开始，逐步递增剂量，达到满意血压水平所需药物的种类与剂量后进行长期维持降压治疗。

推荐应用长效制剂：可以有效控制夜间血压和晨峰血压，减少血压的波动，降低主要心血管事件的发生危险和防治靶器官损害，并提高用药的依从性。

联合用药：以增强降压疗效又减少不良反应，在低剂量单药降压效果不理想时，可以采用两种或多种药物联合治疗。

个体化：根据患者具体情况和耐受性及个人意愿或长期经济承受能力，选择适合患者的降压药。

（3）常见药物组合：目前优先推荐的2种降压药物联合治疗方案是二氢吡啶类钙通道阻滞剂（D-CCB）与ARB/ACEI；ARB/ACEI/D-CCB与噻嗪类利尿剂；D-CCB与β受体阻滞剂。3种降压药物合理的联合治疗方案除有禁忌证外必须包含利尿剂。

（4）有合并症和并发症的降压治疗（见表3-5-3）。

3）高血压急症的治疗：高血压急症是指短时期内（数小时或数天）血压急骤升高，收缩压>200mmHg和（或）舒张压>130mmHg，同时伴有心、脑、肾、视网膜等重要的靶器官功能损害的一种严重危及生命的临床综合征，其发生率占高血压患者的5%左右。

表 3-5-3　　**高血压有合并症和并发症的降压治疗**

合并症、并发症	降压药物
合并脑血管病	ARB、长效钙通道阻滞剂、ACEI 或利尿剂
合并心肌梗死	β 受体阻滞剂和 ACEI
合并稳定型心绞痛	β 受体阻滞剂和钙通道阻滞剂
并发心力衰竭	ACEI 或 ARB、β 受体阻滞剂和利尿剂
并发慢性肾衰竭	3 种或 3 种以上降压药
合并糖尿病	ACEI 或用 ARB，必要时用钙通道阻滞剂和小剂量利尿剂。

（1）一般处理：见高血压急症的护理措施内容

（2）迅速降压：静脉给予适宜有效的降压药物，并加强血压监测。

（3）控制性降压：短时间血压骤降，可能造成重要器官的血流灌注明显减少，应采取逐步控制性降压的方式，即开始的 24h 内血压降低 20%～25%，再将血压逐步降到适宜水平，48h 内血压不低于 160/100mmHg。

（4）降压药物选择：①硝普钠：首选药物，适用于大多数高血压急症。为动脉和静脉扩张剂，可即刻起效，静滴停止后作用持续时间 1～2 分钟。剂量 0.25～10μg/（kg·min）②其他：硝酸甘油、尼卡地平、地尔硫卓、拉贝洛尔、乌拉地尔、肼屈嗪、酚妥拉明可根据病情选择使用。

（5）降低颅内压：有高血压脑病时宜给予脱水剂，如甘露醇；或选择快速利尿剂如呋塞米静注。

（6）镇静止痉：伴烦躁、抽搐者应用地西泮、巴比妥类药物肌注或水合氯醛灌肠。

【主要护理诊断/问题】

（1）疼痛：头痛与血压升高有关。

（2）有受伤的危险与头晕、视力模糊、意识改变或发生直立性低血压有关。

（3）潜在并发症：高血压急症。

（4）营养失调：高于机体需要量与摄入过多、缺少运动有关。

（5）焦虑：与血压控制不满意、已发生并发症有关。

（6）知识缺乏：缺乏疾病预防、保健知识和高血压用药知识。

【护理措施】

1. 休息与活动

高血压初期可不限制一般的体力活动，但应避免重体力劳动，保证充足的睡眠。血压较高、症状频繁或有并发症的患者应多卧床休息，避免体力或脑力过度兴奋。

2. 病情观察

观察患者头痛情况，如疼痛程度、持续时间，是否伴有头晕、耳鸣、恶心、呕吐等症状。一旦发现血压急剧升高、剧烈头痛、呕吐、大汗、视力模糊、面色及神志改变、肢体运动障碍等症状，立即通知医生。

3．饮食护理

参见健康教育内容。

4．对症护理

（1）头痛：及时进行头痛原因解释，指导使用放松方法，如听柔和音乐法、缓慢呼吸等。协助病人卧床休息，抬高床头，改变体位的动作应缓慢。保持病室安静，减少声光刺激，限制探视人员。遵医嘱使用降压药，并半小时后监测血压。症状缓解后告知病人平时避免劳累、情绪激动、精神紧张、环境嘈杂等不良因素；教会患者及家属采取肩颈部按摩及放松等技巧，以改善头痛。

（2）视力模糊：保证病人安全，应清除活动范围内的障碍物，保持地面干燥、室内光线良好。外出时有人陪伴。

（3）体位性低血压：又称直立性低血压，是由于体位的改变，如从平卧位突然转为直立，或长时间站立发生的脑供血不足引起的低血压。通常认为，在改变体位为直立位的3分钟内，收缩压下降>20mmHg或舒张压下降>10mmHg，同时伴有肢软乏力、头晕目眩、站立不稳、视物模糊、心悸、出汗、恶心、呕吐等，即为体位性低血压。措施：①告知患者直立性低血压的表现。应特别注意在联合用药、服首剂药物或加量时容易发生体位性低血压，服药后不要突然站起，最好静卧1～2h再缓慢起床活动。②指导患者预防体位性低血压的方法：避免长时间站立，尤其在服药后最初几个小时；改变姿势，特别是从卧、坐位起立时，动作宜缓慢；服药时间可选在平静休息时，服药后继续休息片刻再活动；如有睡前服药，夜间起床排尿时应注意体位性低血压的发生；大量出汗、热水浴或蒸汽浴、饮酒等都是发生体位性低血压的诱因，应该注意避免。③发生体位性低血压时可平卧并抬高下肢，以促进下肢血液回流。

（4）高血压急症：①患者绝对卧床休息，抬高床头，避免一切不良刺激和不必要的活动，协助生活护理。②保持呼吸道通畅：有抽搐者用牙垫置于上下磨牙间防止舌咬伤；呕吐时头偏向一侧，以防止误吸；呼吸道分泌物较多但患者无法自行排出时，应及时用吸引器吸出。③吸氧4～5L/min，连接床边心电监护仪，实时监测心电、血压、呼吸。④安定患者情绪，必要时用镇静剂。⑤迅速建立静脉通路，遵医嘱应用降压药物，尽早将血压降至安全范围。⑥严密观察病情：定时观察并记录生命体征、神志、瞳孔、尿量，特别注意避免出现血压骤降；观察患者头痛、烦躁等症状有无减轻，有无肢体麻木、活动不灵、语言不清、嗜睡等情况。⑦硝普钠使用注意事项：本药对光敏感，溶液稳定性较差，滴注溶液应现配现用并注意避光。新配溶液为淡棕色，如变为暗棕色、橙色或蓝色应弃去重新配制。溶液内不宜加入其他药品，应单独使用一条静脉通路，以微量泵控制注入滴速，若静脉滴注已达10μg/（kg·min），经10分钟降压仍不满意，应通知医生考虑停用本药，更换降压药。持续静脉滴注一般不超过72h，以免发生氰化物中毒。

5．用药护理

遵医嘱应用降压药物，测量血压的变化以判断疗效，观察药物不良反应，详见表3-5-4。

表 3-5-4　　常见降压药物的名称、作用机理及不良反应

药物分类	药物名称	作用机理	不良反应
利尿剂	噻嗪类 氢氯噻嗪 氯噻酮) 袢利尿剂 呋塞米 保钾利尿剂 螺内酯（醛固酮受体拮抗剂） 氨苯蝶啶 阿米洛利	抑制肾小管对钠和水的再吸收，减少血容量，使血压下降。	主要有低钾血症、高钙血症、高血糖和高脂血症。对肾功能减退的患者会引起血尿素氮和肌酐的增高。
β 受体阻滞剂	普萘洛尔 美托洛尔 阿替洛尔 比索洛尔 卡维洛尔	减慢心率、减弱心肌收缩力、降低心排血量和血浆肾素活性。	导致心动过缓，诱发支气管哮喘、高血糖、高脂血症等。且能掩盖低血糖的临床征象。如大剂量使用还会诱发急性心力衰竭。
钙通道阻滞剂	硝苯地平 硝苯地平控释剂 氨氯地平 尼莫地平 维拉帕米缓释剂 地尔硫卓缓释剂	抑制钙通过细胞浆膜的钙通道进入周围动脉平滑肌细胞，降低外周血管阻力，使血压下降。	二氢吡啶类钙拮抗药可产生面部潮红、头痛、心跳加快、踝部水肿等副作用。其中硝苯地平（心痛定）偶有致高血糖的作用。非二氢吡啶类钙拮抗药中的维拉帕米（异搏定）和地尔硫卓（恬尔心）容易引起窦性心动过缓和房室传导阻滞。
血管紧张素转换酶抑制剂（ACEI）	卡托普利 伊那普利 贝拉普利 培哚普利	抑制血管紧张素Ⅰ转变为血管紧张素Ⅱ，减慢有扩血管作用的缓激肽的降解，促进有扩血管作用的前列腺素的释放。	最多见的不良反应为不同程度的咳嗽，以咽痒、干咳为主，发生率为 10% ~20%。其他少见的不良反应有血管神经性水肿、高钾血症、白细胞减少、低血糖等。对严重肾功能减退病人慎用或不用。
血管紧张素Ⅱ受体拮抗剂（ARB）	缬沙坦 氯沙坦 厄贝沙坦 伊贝沙坦 替米沙坦	ARB 结合 AT1，竞争性阻断血管紧张素Ⅱ和 AT1 的结合，从而起到降压保护靶器官的作用。并且 ARB 还可间接激活 AT2，导致血管舒张，减轻心脏负担。	目前尚未发现有明显的不良反应，可有轻度头晕、恶心等，偶可致高钾血症。

【健康教育】

高血压病病程很长，发展也不平衡，为了使患者血压控制在适当水平，应教育患者严格遵循自我护理计划，从而延缓或逆转高血压所造成的靶器官损害。具体如下：

1）改变生活方式：合理膳食、限盐少脂、戒烟限酒；适量运动、控制体重；心理平衡（表3-5-5）。

表3-5-5　高血压治疗中生活方式的改善措施及成效

措施	推荐方法	相当的收缩压降低范围
减轻体重	保持正常体重	5～10mmHg/减轻10kg体重
采用DASH饮食计划	选用富含水果、蔬菜、低脂肪（低饱和脂肪酸和总脂肪含量）饮食	8～14 mmHg
低钠饮食	减少每日钠摄入量不超过2.4g钠或6g氯化钠水平	2～8 mmHg
体育锻炼	规律的有氧体育运动，如慢跑（每天至少30分钟，每周不少于3次）	4～9mmHg
限酒	男性每日饮酒不超过2杯（白酒小于1两、葡萄酒小于2两、啤酒小于5两），女性和体重较轻者每日饮酒不超过1杯	2～4mmHg

（1）食物的选择建议：以控制总热量为原则。①主食：提倡三餐中有两餐吃未精制的全谷类，如糙米饭、全麦面包、全麦馒头等。豆类和根茎淀粉类食物可搭配食用，如红豆粥、绿豆粥、地瓜、马铃薯等。少吃葡萄糖、果糖及蔗糖，这类糖属于单糖，易引起血脂升高。②钠盐：尽量减少烹调用盐，建议使用可定量的盐勺，每日食盐量以不超过6g为宜。减少味精、酱油等含钠盐的调味品。少食或不食含钠盐较高的加工食品，如各种腌制品或各类炒货。肾功能良好者可使用含钾的烹饪盐。③蔬菜水果、奶类：可保证充足的钾、钙摄入。每天吃新鲜蔬菜、水果可预防便秘，以免用力排便使血压上升，诱发脑血管破裂。奶类以低脂或脱脂奶及乳制品为好，可单独饮用或搭配其他食物，如蔬菜、果汁食用。油菜、芹菜、蘑菇、木耳、虾皮、紫菜等食物含钙量较高，可适度选食。④脂肪：烹调时选用植物油，如橄榄油、麻油、花生油、茶油等，动物油、奶油尽量不用。尽量不吃油炸食物，有条件者可吃深海鱼油，其含有较多的亚油酸，对增加微血管的弹性，防止血管破裂，防止高血压并发症有一定的作用。⑤蛋白质：以豆制品、鱼、不带皮的家禽为主，少吃红肉（即家畜类）。鱼以外的海产品、动物内脏、蛋类胆固醇含量高，尽量避免食用或少食。

（2）控制体重：适当降低升高的体重，减少体内脂肪含量，可显著降低血压。最有效的减重措施是控制能量摄入和增加体力活动。减重的速度因人而异，体重以每周减重0.5～1.0kg为宜。重度肥胖者还可在医生指导下选用减肥药降低体重。

（3）合理运动：根据年龄和血压水平选择适宜的运动方式，对中老年人应包括有氧、伸展及增强肌力3类运动，具体项目可选择步行、慢跑、太极拳、气功等。运动强度因人而异，常用的运动强度指标为运动时最大心率=170-年龄，如50岁的人运动心率为120次/分钟，运动频率一般每周3～5次，每次持续30～60min。注意劳逸结合，运动强度、时间和频度以不出现不适反应为度，避免竞技性和力量型运动。

（4）心理平衡：情绪激动、精神紧张、精神创伤等可使交感神经兴奋，血压上升，故应指导患者减轻精神压力，保持心态平和。工作时保持轻松愉快的情绪，避免过度紧张，在工作1小时后最好能休息5～10分钟，可做操、散步等调节自己的神经。心情郁怒时，要学会转移注意力，通过轻松愉快的方式来松弛自己的情绪。忌情绪激动、暴怒，防止发生脑溢血。生活环境应安静，避免噪音刺激和引起精神过度兴奋的活动。

2）自我病情监测

（1）定时测量血压：家庭测量血压多用上臂式全自动或半自动电子血压计，应教会患者和家属正确的测量血压方法及测压时注意事项。家庭血压值一般低于诊室血压值，高血压的诊断标准为≥135/85mmHg，与诊室血压的140/90mmHg相对应。建议每天早晨和晚上测量血压，每次2～3遍，取平均值。血压控制平稳者，可每周测量1次。详细记录每次测量的日期、时间及血压读数，每次就诊携带记录，作为医生调整药量或选择用药的依据。对于精神高度焦虑的患者，不建议自测血压。

（2）测量血压时的注意事项：①血压计要定期检查，以保持其准确性，并应放置平稳，切勿倒置或震荡。②应尽量做到四定：定时间、定部位、定体位、定血压计。③对偏瘫病人，应在健侧手臂上测量。④选择合适的测压环境，应在安静、温度适当的环境里休息5～10分钟后进行血压测量，避免在应激状态下如膀胱充盈或吸烟、受寒、喝咖啡后测压。

3）用药指导：①合理降压：尽量将血压降至目标血压水平，但应注意温和降压，而非越快越好。②坚持服药：强调长期药物治疗的重要性，用降压药物使血压降至理想水平后，应继续服用维持量，以保持血压相对稳定，对无症状者更应强调。告知有关降压药物的名称、剂量、用法、作用及不良反应，并提供书面材料。③遵医嘱服药：指导患者必须遵医嘱按时按量服药，不要随意增减药物、漏服或频繁更换降压药，更不能擅自突然停药，以免引起血压波动，诱发高血压危象。高血压伴有冠心病的患者若突然停用β受体阻滞剂还可诱发心绞痛、心肌梗死。④长期用药要注意药物不良反应的观察。

4）定期复诊：根据病人的总危险分层及血压水平决定复诊时间。危险分层属低危或中危者，可安排病人每1～3个月随诊1次；若为高危者，则应至少每1个月随诊1次。

（林腾凤）

第六节　心脏瓣膜病

心脏瓣膜病（valvular heart disease）是心脏瓣膜及其附属结构（如瓣叶、瓣环、腱索及乳头肌等）因各种原因造成的以瓣膜增厚、黏连、纤维化、缩短为主要病理改变，以单个或多个瓣膜狭窄和（或）关闭不全为主要临床表现的一组心脏病。若瓣膜互相黏连、增厚、变硬、畸形致瓣膜开放受到限制，从而阻碍血液流通，称瓣膜狭窄；若瓣膜因增厚、缩短，以致不能完全闭合，导致部分血液返流，则称瓣膜关闭不全。二尖瓣最常受累，其次为主动脉瓣；若两个或两个以上瓣膜同时累及，临床上称为多瓣膜病。

引起本病的病因有炎症、黏液瘤样变性、退行性改变、先天性畸形、缺血性坏死、结缔组织疾病及创伤等。其中风湿性心脏病（rheumatic heart disease）（简称风心病）是我国常见的心脏瓣膜病之一，它是由反复风湿热发生所造成的心脏瓣膜损害。风湿热是一种自身免疫性结缔组织疾病，主要累及心脏和关节，也可侵犯皮下组织、脑、浆膜及小血管等，与甲族乙型溶血性链球菌感染密切相关，患者多有反复链球菌扁桃体炎或咽峡炎病史。多发于冬春季节，寒冷潮湿环境下及医疗较差的地区。主要累及40岁以下人群，女性居多。最常累及的瓣膜是二尖瓣。急性风湿热后，至少需2年始形成明显二尖瓣狭窄。目前随着风湿热的减少，其发生率有所降低，而非风湿性的瓣膜病，如瓣膜黏液样变性和老年人的瓣膜钙化，日益增多。

一、二尖瓣狭窄

【病理生理】

二尖瓣狭窄主要累及左心房和右心室。正常人的二尖瓣口面积为4～6cm^2，当瓣口面积减少一半即出现狭窄的相应表现。瓣口面积1.5cm^2以上为轻度狭窄、1～1.5cm^2为中度狭窄、小于1cm^2为重度狭窄。其病理演变经历3个阶段：

1. 左房代偿期

瓣口面积减至2cm^2以下，左房压升高，左房代偿性扩大、肥厚以加强收缩，此时病人多无症状。

2. 左房失代偿期

瓣口面积小于1.5cm^2时，左房扩大超过代偿极限，左房内压力持续升高，使肺静脉和肺毛细血管压力相继增高，导致肺顺应性减低，临床出现劳力性呼吸困难。

3. 右心受累期

左房压和肺静脉压升高，引起肺小动脉反应性收缩，最终导致肺小动脉硬化，肺血管阻力增高，肺动脉压力升高，可引起右心室肥厚、扩张，直至右心衰竭。

【临床表现】

1. 症状

轻度二尖瓣狭窄和二尖瓣关闭不全者，可无明显症状。当二尖瓣中度瓣狭窄（瓣口面积小于1.5cm^2）时始有症状出现。

（1）呼吸困难：为最常见的早期症状。最先为劳力性呼吸困难，常因运动、精神紧张、性交、感染、妊娠或心房颤动而诱发。随着狭窄加重，出现静息时呼吸困难、阵发性夜间呼吸困难和端坐呼吸，严重狭窄者可反复发生急性肺水肿。

（2）咯血：可表现为痰中带血伴有夜间阵发性呼吸困难。突然咯出大量鲜血，通常见于严重二尖瓣狭窄，可为首发症状。它主要是薄而扩张的支气管静脉破裂所致，常由于左房压力突然升高引起。急性肺水肿时咳粉红色泡沫痰。肺梗死伴咯血为晚期伴有心衰时少见的并发症。

（3）咳嗽：常见，尤其在冬季明显，有的患者在平卧时干咳，可能与支气管黏膜淤血水肿易引起支气管炎，或左心房增大压迫左主支气管有关。

（4）声嘶：较少见，由于扩大的左心房和肺动脉压迫左喉返神经所致。

（5）右心受累症状 可表现为食欲下降，恶心、呕吐，腹胀，少尿，水肿等。

2. 体征

重度二尖瓣狭窄常有“二尖瓣面容”，双颧多呈紫红色，口唇轻度紫绀。

（1）心脏体征：心尖搏动正常或不明显。心浊音界在胸骨左缘第3肋间向左扩大，心腰消失，形成“梨形心”。心尖区有低调的隆隆样舒张中晚期杂音，局限，不传导，常伴舒张期震颤，为二尖瓣狭窄的特征性体征。心尖区可闻第一心音亢进和开瓣音，提示前叶柔顺、活动度好；如瓣叶钙化僵硬，则第一心音减弱，开瓣音消失。

（2）肺动脉高压和右心室扩大的体征：肺动脉高压时肺动脉瓣区第二心音亢进或伴分裂。当肺动脉扩张引起相对性肺动脉瓣关闭不全时，可在胸骨左缘第二肋间闻及舒张早期吹风样杂音，称 Graham Steell 杂音。右心室扩大伴相对性三尖瓣关闭不全时，在三尖瓣区闻及全收缩期吹风样杂音，吸气时增强。

【并发症】

（1）心房颤动：为相对早期的常见并发症。心房颤动可使心排血量减少20%，可为首次呼吸困难发作的诱因或患者活动受限的开始。突发快速房颤常为心力衰竭甚至急性肺水肿的主要诱因。

（2）急性肺水肿：为重度二尖瓣狭窄的严重并发症，如不及时救治，可能致死。

（3）右心衰竭：是晚期常见并发症。临床表现为右心衰竭的症状和体征。

（4）血栓栓塞：20%的患者发生体循环栓塞，以脑动脉栓塞最多见，其余依次为外周动脉和内脏（脾、肾和肠系膜）动脉栓塞。心房颤动、大左心房（直径>55mm）、栓塞史或心排出量明显降低为体循环栓塞的危险因素。

（5）肺部感染：常见，可诱发或加重心力衰竭。

（6）感染性心内膜炎：较少见。

二、二尖瓣关闭不全

【病理生理】

二尖瓣关闭不全常与二尖瓣狭窄同时存在，也可单独存在。此病变主要累及左心房左心室，最终影响右心。

二尖瓣关闭不全时，左心室收缩期部分血液返流回左心房，加上肺静脉回流的血液，使左心房压力升高和容量增加，引起左心房扩大；左心室舒张期过多的左房血液流入左心室，使左心室因负荷过大而代偿性扩张、肥大。在代偿期，左心室可维持正常心搏量，使左心房压和左心室舒张末期压力不致明显上升，故不出现肺淤血。但持续严重的过度容量负荷终致左心衰竭，左心房压和左心室舒张末压明显上升，出现肺淤血，最终导致肺动脉高压和右心衰竭发生。故单纯二尖瓣关闭不全发生心力衰竭较迟，但一旦发生，病情进展迅速。

【临床表现】

1. 症状

轻度二尖瓣关闭不全可终生无症状。严重返流时有心排出量减少，患者最突出的主诉是疲乏无力。肺淤血的症状如呼吸困难等出现较晚。

2. 体征

心尖搏动明显，左心室增大时向左下移位，呈抬举性搏动。第一心音减弱。心尖区可闻及全收缩期吹风样高调一贯型杂音，向左腋下和左肩胛下区传导，常伴震颤，为二尖瓣关闭不全的特征性体征。

【并发症】

与二尖瓣狭窄相似。体循环栓塞较二尖瓣狭窄少见，而感染性心内膜炎较二尖瓣狭窄多见。心力衰竭仅在晚期出现。

三、主动脉瓣狭窄

【病理生理】

主动脉瓣狭窄主要累及左心室和左心房。成人主动脉瓣口≥3.0cm^2。当瓣口面积减少一半时，收缩期仍无明显跨瓣压差。瓣口≤1.0cm^{2}时，左心室收缩压明显升高，跨瓣压差显著增大。主动脉瓣狭窄导致左心室射血受阻，左心室发生代偿性向心性肥厚，以维持正常收缩期室壁应力和左心排出量。肥厚的左心室顺应性降低，引起左心室舒张末压进行性升高，因而使左心房的后负荷增加，左心房代偿性肥厚。左心室射血受阻致心室收缩压升高和射血时间延长，加之左心室肥厚、舒张期心腔内压力增高，压迫心内膜下冠状动脉可引起冠状动脉血流减少，引起心肌缺血。最终由于室壁应力增高、心肌缺血和纤维化等导致左心衰竭。

【临床表现】

1. 症状

由于左心室代偿能力较强，症状出现较晚，有的在50~70岁才产生症状。典型的症状是呼吸困难、心绞痛和运动时晕厥三大主症。

（1）呼吸困难：劳力性呼吸困难为晚期肺淤血引起的首发症状，见于90%的有症状患者。进而可发生夜间阵发性呼吸困难和端坐呼吸，甚或急性肺水肿。

（2）心绞痛：常见，随年龄增长，发作更频繁，由运动或体力劳动所诱发，休息缓解，主要由心肌缺血所致。

（3）晕厥：见于1/3有症状的患者。常在直立、体力活动中或之后立即发生。由急性脑缺血引起。

2. 体征

心尖搏动相对局限、持续有力，如左心室扩大，可向左下移位。主动脉瓣区可闻及粗糙而响亮的收缩期喷射性杂音，向颈动脉、胸骨左下缘及心尖区传导，常伴震颤，为特异性体征。第一心音正常，第二心音减弱或消失。动脉脉搏上升缓慢、细小而持续（细迟脉）。严重主动脉瓣狭窄时心排血量降低，收缩压和脉压均下降。

【并发症】

（1）心脏性猝死：占10%~20%。猝死前常有晕厥、心绞痛或心力衰竭史，也可发生于无任何症状者。

（2）心律失常：约10%患者并发心房颤动。主动脉瓣钙化侵及传导系统可致房室传导阻滞。左心室肥厚、心内膜下心肌缺血或冠状动脉栓塞可致室性心律失常。心律失常是导致晕厥甚至猝死的主因。

（3）心力衰竭：多数死于左心衰竭。患者左心衰后，自然病程明显缩短，故终末期右心衰竭少见。

（4）其他：感染性心内膜炎和体循环栓塞，较少见。

四、主动脉瓣关闭不全

【病理生理】

此病变可导致主动脉内血流在舒张期返流入左心室，左心室在舒张期要同时接受左心房流入的血液和主动脉返流的血液，左心室舒张末容量增加，因此收缩期心搏出量增加，导致左心室代偿性肥厚与扩张，后期可发生左心衰竭。由于心脏收缩时射血增多，故收缩压升高，而舒张早期主动脉瓣口的返流导致舒张压降低，出现脉压增大和周围血管征。若返流量大，可引起外周动脉灌注不足，导致重要脏器灌注不足而出现相应的临床表现。

【临床表现】

1. 症状

轻度者可多年无症状，甚至可耐受运动。一旦心功能失代偿，则病情常迅速恶化。最先的主诉为心排血量增加和心脏收缩力增强而发生心悸、心尖搏动增强、左胸不适、颈部和头部动脉强烈搏动感等。晚期出现左心衰竭表现。

2. 体征

（1）心脏体征：心尖搏动向左下移位，呈抬举性搏动。第一心音减弱，第二心音减弱或缺如。胸骨左缘第3、4肋间可闻及与第二心音同时开始的高调叹气样递减型舒张早期杂音，向心尖部传导，坐位并前倾和深呼气时易听到，为特征性体征。轻度反流时，杂音限于舒张早期，音调高；中或重度反流时，杂音粗糙，为全舒张期隆隆样杂音（Austin Flint 杂音）。杂音为音乐性（鸽叫声）时，提示瓣叶脱垂、撕裂或穿孔。

（2）血管：收缩压升高，舒张压降低，脉压增大。严重主动脉瓣关闭不全时可出现周围血管征：随心脏搏动的点头征、颈动脉和桡动脉扪及水冲脉、股动脉枪击音及毛细血管搏动征。主动脉根部扩大者，在胸骨右缘第2、3肋间可扪及收缩期搏动。

【并发症】

（1）感染性心内膜炎：较常见，常导致瓣膜穿孔和断裂而加重主动脉瓣返流，加重心力衰竭的发生。

（2）室性心律失常：较常见，但少见心脏性猝死。

（3）心力衰竭：在急性者出现早，慢性者于晚期始出现。

五、心脏瓣膜病的辅助检查及治疗要点

【辅助检查】

1. X 线检查

(1) 二尖瓣狭窄：轻度狭窄心影可正常；中重度狭窄时，心影呈梨形（二尖瓣型），因肺动脉总干、左心耳和右心室扩大所致。

(2) 二尖瓣关闭不全：慢性且重度返流者常见左心房和左心室增大。

(3) 主动脉瓣狭窄：心影正常或左心室左心房轻度增大，升主动脉根部常见狭窄后扩张。在侧位透视下可见主动脉瓣钙化。

(4) 主动脉瓣关闭不全：慢性者左房、左室扩大，心影呈靴形（主动脉型），升主动脉扩张较明显。

(5) 肺部改变：左心衰竭时，可见肺淤血或肺水肿征。

2. 心电图

(1) 重度二尖瓣狭窄可有“二尖瓣型 P 波”，P 波宽度>0.12 秒，伴切迹。QRS 波群示电轴右偏和右心室肥厚。可有各类心律失常，以心房颤动为最常见。

(2) 慢性重度二尖瓣关闭不全主要为左心房增大，部分有左室肥厚和非特异性 ST-T 改变，少数有右室肥厚征，心房颤动常见。

(3) 重度主动脉瓣狭窄者有左心室肥厚伴 ST-T 继发性改变和左心房大。

(4) 慢性者主动脉瓣关闭不全常见左心肥厚劳损。

3. 超声心动图

超声心动图为明确和量化诊断各瓣膜病变的可靠方法。二尖瓣狭窄时 M 型超声示二尖瓣“城墙样”改变（二尖瓣前叶活动曲线 EF 斜率降低，双峰消失，前后叶同向运动）。二维超声心动图探测主动脉瓣异常十分敏感，有助于确定狭窄的病因。彩色多普勒血流显像于左室流出道内探及全舒张期返流束，为最敏感的确定主动脉瓣返流方法，并可判断其严重程度。

4. 其他

心导管检查、放射性核素心室造影、主动脉造影、核磁共振成像等可选择性进行。

【治疗要点】

1. 内科治疗

1）一般治疗：无症状、心功能正常者无需特殊治疗，但应避免剧烈体力活动，定期随访。无症状的轻度瓣膜狭窄或关闭不全患者每 1～2 年复查一次；无症状的中度和重度瓣膜狭窄或关闭不全的患者每 6～12 个月复查 1 次。出现症状或发现心脏扩大时，应及时治疗。积极预防上呼吸道感染及感染性心内膜炎。

2）抗风湿治疗：有风湿活动者应给予抗风湿治疗，特别重要的是预防风湿热复发，一般应坚持至患者 40 岁甚至终生应用苄星青霉素。

3）并发症治疗：

(1) 心力衰竭：呼吸困难者应减少体力活动，限制钠盐摄入，使用利尿剂，但主动脉瓣狭窄者应慎用利尿剂，避免强效利尿剂及血管扩张剂，以免左心室舒张末压下降和心

排血量减少，发生直立性低血压。

（2）咯血：大量咯血应取坐位，用镇静剂，静脉注射利尿剂，以降低肺静脉压。

（3）心绞痛：主动脉瓣狭窄者出现心绞痛可试用硝酸酯类和钙拮抗剂治疗。

（4）心房颤动：治疗目的为满意控制心室率，争取恢复和保持窦性心律；服用阿司匹林或华法林预防血栓栓塞。主动脉狭窄患者不能耐受心房颤动，一旦出现，应及时转复为窦性心律。

（5）急性肺水肿：避免和控制诱发急性肺水肿的因素，其处理原则与急性左心衰竭所致的肺水肿相似。但应注意：①避免使用以扩张小动脉为主、减轻心脏后负荷的血管扩张药物，应选用扩张静脉系统、减轻心脏前负荷为主的硝酸酯类药物；②正性肌力药物对二尖瓣狭窄的肺水肿无益，仅在心房颤动伴快速心室率时可静注毛花甙丙，以减慢心室率。

（6）栓塞：慢性心房颤动、有栓塞史或超声检查有左房血栓者，如无禁忌证，均应长期进行抗凝治疗。

2. 介入治疗

包括经皮球囊导管二尖瓣成形术、经皮球囊导管主动脉瓣成形术。前者为缓解单纯二尖瓣狭窄的首选方法。在瓣叶（尤其是前叶）活动度好，无明显钙化，瓣下结构无明显增厚的患者效果更好。

3. 外科手术治疗

有闭式分离术、直视分离术、瓣膜修补术、人工瓣膜置换术。对于二尖瓣关闭不全的患者，手术为恢复二尖瓣瓣膜关闭完整性的根本措施，应在发生不可逆的左心室功能不全之前施行，可选择瓣膜修补术或人工瓣膜置换术。人工瓣膜置换术也是治疗成人主动脉狭窄和严重主动脉瓣关闭不全的主要方法。

六、心脏瓣膜病的护理

1. 一般护理

（1）休息与活动：按心功能分级安排活动量，如心功能Ⅰ级主要避免重体力活动；心功能Ⅱ级中度限制体力活动；心功能Ⅲ级严格限制体力活动；心功能Ⅳ级应该绝对卧床休息。有风湿活动易并发急性心衰者，需卧床休息，以减少机体消耗。待风湿活动征象消失，血沉正常后再逐渐增加活动。

（2）饮食：指导病人合理进食　摄入清淡、高热量、富含维生素及蛋白质的食物。少量多餐、晚餐宜少，避免引起腹部胀气的食物。适当进食蔬菜、水果及高纤维饮食，防止便秘，以免用力排便增加心脏负担。有心衰者给低盐饮食。

（3）预防感染：保持皮肤清洁，做好口腔护理。出汗多的病人勤换衣裤、被褥，防止受凉感冒。

2. 病情观察

（1）定时测量并记录生命体征，注意心脏大小、杂音情况以及房颤发生时有无脉搏短绌的变化。

（2）观察有无风湿热活动，如发热、皮肤环形红斑、皮下结节、关节红肿及疼痛不适等。

（3）加强并发症的观察。本病最易出现的并发症是心力衰竭，护士应注意评估患者是否出现呼吸困难、乏力、食欲减退、腹胀不适、尿少等症状，检查有无肺部湿性啰音、颈静脉怒张、肝脏肿大、下肢水肿等体征。对于心电图示有心房颤动及超声心动图报告有附壁血栓者，应注意有无体循环栓塞的表现。本病患者还可合并感染性心内膜炎，除了加强体温的监测外，还需特别注意检查皮肤黏膜有无出血点、手掌和足底是否存在无痛性出血性红斑等。

3. 对症护理

（1）发热：定时测量并记录体温，体温超过38.5℃时给予物理降温，半小时后测量体温并记录降温效果。

（2）关节肿痛：肿痛关节垫软枕，避免受压、碰撞，进行局部制动、热敷等。

（3）呼吸困难：协助患者半卧位休息并给予氧气吸入（3～4L/min），以保证心、脑的血氧供应，改善呼吸困难。

（4）急性肺水肿：护理配合参见“急性心力衰竭”章节。

（5）栓塞：遵医嘱给予抗血小板聚集药物，预防血栓形成。左房内有巨大附壁血栓者应限制活动，静卧休息，避免用力咳嗽、用力排便及情绪激动，以免引起血栓脱落造成体循环栓塞。卧床期间，应协助患者翻身、做肢体的被动运动、按摩及温水泡足，防止下肢深静脉血栓形成。密切观察患者有无胸痛、咯血、头痛、肢体活动及感觉障碍、腰痛、血尿等肺、脑、肾栓塞表现。一旦发生，应配合医生给予溶栓、抗凝治疗。

4. 用药护理

遵医嘱正确使用苄星青霉素（苄星青霉素120万U，每4周肌注1次）、阿司匹林、华法林、地高辛、呋塞米、氢氯噻嗪等药物，注意疗效及副作用。

5. 心理护理

向患者介绍疾病的相关知识，使患者能正确认识自己的病情，树立战胜疾病的信心，积极配合治疗；鼓励家属探视，缓解紧张、焦虑、恐惧心理；对高度焦虑、情绪波动大的病人可遵医嘱给予少量镇静药物。

6. 健康教育

本病各类瓣膜病病程长短不一，有的可长期处于代偿期而无明显症状，有的则病情发展迅速。最常见的死亡原因是心力衰竭。手术治疗可显著提高病人的生活质量和存活率。出院后需注意：

（1）坚持服药，定期复查，了解病情进展。有手术适应证者建议尽早择期手术以提高生活质量。

（2）避免诱因：日常生活中根据心功能情况适当活动，避免重体力劳动、剧烈运动和情绪激动。育龄妇女根据心功能情况在医生指导下选择妊娠与分娩时机，如心功能Ⅰ级～Ⅱ级可以妊娠，Ⅲ级～Ⅳ级则不宜妊娠。

（3）预防感染：改善居住环境中潮湿、阴暗等不良条件，保持室内空气流通、温暖、干燥，阳光充足，以防止风湿热活动。注意防寒保暖，避免呼吸道感染。一旦发生感染，应立即就诊治疗，不拖延。有扁桃体反复发炎时在风湿活动控制后2～4个月手术摘除扁桃体。

（4）加强营养：进易消化、多维生素类饮食，适当限制食盐的摄入量，不宜过饱，保持大便通畅。

（5）避免医源性因素：在拔牙、内镜检查、导尿术、分娩、人工流产等手术前，应告知医生以上病史，以便预防性使用抗生素。

（6）不适随诊：当出现明显的乏力、胸闷、心悸等症状，休息后不能好转；或出现腹胀、纳差、下肢水肿；或风湿热活动，如发热、关节肿痛、皮肤环形红斑时，应及时就诊。

（严莉）

第七节　病毒性心肌炎

病毒性心肌炎（viral myocarditis）是指嗜心肌性病毒感染引起的心肌局限性或弥漫性炎症性病变。大多数可以自愈，部分可迁延而遗留各种心律失常，少数可演变为扩张型心肌病，导致心力衰竭甚至猝死。本病可发生于各个年龄阶段，但更多见于儿童和40岁以下的成人，患者平均年龄在10～30岁，男性居多。

【病因与发病机制】

目前我国感染性心肌疾病中最主要的是病毒性心肌炎。绝大多数病毒感染都可累及心脏，引起病毒性心肌炎，其中以肠道病毒最常见，尤其是柯萨奇B组病毒感染占多数。其次是腺病毒和埃可病毒，巨细胞病毒、疱疹病毒、脊髓灰质炎病毒、流感和副流感病毒、HIV病毒等也占有一定比例。

病毒性心肌炎的发病机制尚不清楚，大多数研究认为病毒的直接作用和病毒介导的免疫反应导致了心脏功能受损和（或）结构损害。

【临床表现】

临床表现取决于病变的广泛程度和部位，轻者可无明显症状，重者可致猝死。

1. 症状

（1）前驱症状：为病毒感染所致。发病前1～3周大多有发热、全身倦怠感，即所谓“感冒”样症状或恶心、呕吐、腹泻等消化道症状。

（2）心脏受累症状：患者常诉胸闷、呼吸困难、心前区隐痛、心悸、水肿等。大多以心律失常为首发就诊原因，其中少数可由此而发生晕厥或阿-斯综合征。极少数患者起病后发展迅速，可发生心力衰竭、心源性休克，甚至猝死。

2. 体征

（1）心脏体征：心浊音界正常或一过性增大。心率增速与发热程度不相称。心尖区第一心音减弱、出现第三心音。严重者心前区可闻及舒张期奔马律。可出现各类心律失常，伴有心包炎时可闻及心包摩擦音。

（2）重症可因心源性休克和心力衰竭而出现血压下降、脉搏细速、肺部湿啰音、颈静脉怒张、肝大、下肢水肿等体征。

【辅助检查】

1. 血液生化检查

急性期血沉增快、C反应蛋白增高。可有心肌肌酸激酶同工酶、心肌肌钙蛋白T、肌钙蛋白Ⅰ增高。

2. 心电图

急性期常见ST-T改变（T波倒置或低平，ST段可有轻度移位）和各种心律失常，以室性期前收缩多见、其次为房室传导阻滞。严重损害时可出现病理性Q波。

3. X线检查

约1/4病人有不同程度心影增大，严重者可见肺淤血或肺水肿征。

4. 超声心动图检查

无特异性改变，心脏扩大、心室壁运动减弱取决于病毒累及左室损伤的程度与范围。

5. 病原学检查

咽、粪便、血等可作病毒分离，但较少见。心内膜心肌活检有助于病原学诊断，但一般不作常规检查。血清柯萨奇病毒IgM抗体明显增高，用于早期诊断参考。

【诊断要点】

临床诊断依赖于病史和体征及心电图检查和血液生化检查综合分析，排除风湿性心肌炎、中毒性心肌炎等而做出诊断。确诊有赖于病毒抗原、病毒基因片段或病毒蛋白的检查。

若患者有阿-斯综合征发作、心力衰竭、心源性休克、持续性室性心动过速伴低血压等在内的一项或多项表现，可诊断为重症病毒性心肌炎。若仅在病毒感染后3周内出现少数期前收缩或轻度T波改变，只能作疑似诊断。

【治疗原则】

病毒性心肌炎病程一般急性期为3个月，3个月至1年为恢复期，1年以上为慢性期。急性期治疗要点如下：

（1）一般治疗：静卧休息，给予营养饮食。

（2）保护心肌：静脉滴注促进心肌代谢和营养心肌的药物，如能量合剂、大剂量维生素C、1，6-二磷酸果糖、辅酶Q_{10}等。

（3）抗病毒治疗：可采取中西医结合治疗，以缩短病程。可选用干扰素或干扰素诱导剂，黄芪注射液也有一定疗效。

（4）抗菌治疗：细菌感染是病毒性心肌炎的条件因子，初期可常规用青霉素或红霉素静滴。

（5）并发症治疗：如抗心律失常、纠正心功能不全等。病程后期证实由免疫反应引起时可用糖皮质激素。

【护理要点】

1. 休息与活动

休息可减轻心脏负荷，减少心肌耗氧，有利于心功能的恢复，防止进展为慢性心肌炎。

（1）休息原则：急性期需卧床休息一个月，重症或伴有心律失常、心力衰竭者应绝对卧床休息，直到症状消失、血心肌酶谱、X线检查、心电图均恢复正常后，方可起床稍微活动。保持环境安静，限制探视，以保证患者充分的休息和睡眠。

（2）休息体位：伴有心力衰竭时给予半卧位或端坐位，以缓解呼吸困难。合并低血压或休克患者抬高头部10°～20°，抬高下肢20°～30°，以增加回心血量，保证心脑等重要脏器的血氧供应。

（3）活动时监测：病情稳定后，按医生制定的运动处方协助患者实施每日活动计划。严密监测活动时心率、心律、血压变化，若活动后出现胸闷、心悸、呼吸困难、心律失常等，应停止活动，以此作为限制最大活动量的指征。

2. 饮食护理

给予高维生素、高蛋白、易消化清淡饮食，尤其是富含维生素C的食物，以促进心肌细胞的修复和代谢。少吃多餐，避免过饱。心力衰竭时应限制钠盐摄入。禁止吸烟、饮酒及咖啡等刺激性食物。保持大便通畅，必要时遵医嘱给予通便药物。

3. 病情观察

严重者应在CCU持续心电监护，密切观察呼吸、脉搏、心率、心律、血压、尿量、神志等和临床症状的变化。准备好抢救仪器和药物；发现危险征兆，如急性心力衰竭或心源性休克应立即急救处理；如发现有心电图的异常，应及时与医生联系。

4. 对症护理

（1）发热：监测体温情况。高热时，及时给予物理降温或按医嘱给予小剂量退热剂，退热时为防虚脱可遵医嘱适当补充水分。及时揩干汗液、更换衣服床单，防止受凉。

（2）心悸：督促患者严格卧床休息，避免不良刺激对患者情绪的影响。持续心电监护，密切观察心率、心律的变化。发现较严重的心律失常如频发室性期前收缩、短阵室速、房室传导阻滞等应及时报告医生。遵医嘱给予抗心律失常药物或配合临时起搏、电复律等。

（3）心力衰竭：密切观察生命体征、尿量，注意有无呼吸困难、频繁咳嗽、颈静脉怒张、水肿、肺部湿啰音、奔马律等表现，如有发生，立即汇报医生，处理措施参见本章“急性心力衰竭”的相关内容。

5. 用药护理

遵医嘱用药，注意静脉给药时严格控制输液量和速度，以免诱发急性肺水肿。

6. 心理护理

向患者介绍疾病的相关知识，使患者能正确认识自己的病情，树立战胜疾病的信心，积极配合治疗；鼓励家属探视，缓解紧张、焦虑、恐惧心理；对高度焦虑、情绪波动大的病人可遵医嘱给予少量镇静药物。

【健康教育】

绝大部分急性心肌炎患者可完全恢复，极少数患者经治疗病情稳定但可能遗留心功能减退，或伴心律失常，经久不愈，形成慢性心肌炎。患者出院后需注意：

（1）出院后需继续休息3～6个月，无并发症者可考虑恢复学习和轻体力工作，6个月～1年内避免剧烈运动或重体力劳动。育龄女性还要注意避孕，防止妊娠。如出现遗留心功能减退、持久心律失常时，需长期限制活动量，充分休息，避免劳累。

（2）饮食调养：同急性期饮食护理。

（3）避免诱因：如疲劳、缺氧、营养不良、上呼吸道感染等因素可使机体的抵抗力下降，病菌容易侵入，并可诱发心力衰竭和心律失常，应特别注意避免。适当锻炼身体以提高机体抵抗力。注意防寒、保暖、避免潮湿。

(4) 坚持药物治疗，定期随访，平时加强脉搏的自测，如出现脉率与节律异常，或心悸、胸闷等不适时，应及时就医。

(严莉)

第八节　心肌病

心肌病（ cardiomyopathy）是指伴有心肌功能障碍的心肌疾病。心肌病可划分为原发性和继发性两大类。根据心室形态和功能一般把心肌病分为5型：扩张型心肌病、肥厚型心肌病、限制型心肌病、致心律失常性右室心肌病和不定型心肌病。本节主要介绍扩张型心肌病和肥厚型心肌病。

一、扩张型心肌病

扩张型心肌病（dilated cardiomyopathy，DCM）主要特征是左心室或双心室心腔扩大和收缩期功能障碍减退，常伴有心律失常，伴或不伴充血性心力衰竭。病死率高，死亡可发生于疾病任何阶段。死亡原因多为心力衰竭和严重心律失常。本病是心肌病中最常见的类型，男性多于女性。

【病因】

病因迄今不明，目前发现本病的发生与病毒感染、自身免疫功能异常、遗传基因、交感神经系统异常等有关。

【病理】

心腔增大扩张，尤以左心室扩大为甚；室壁变薄，且常伴有附壁血栓；瓣膜、冠状动脉多无改变；心肌纤维化常见。

【临床表现】

起病缓慢，初期可因心功能代偿而无症状，逐渐发展，出现以充血性心力衰竭为主的临床表现，其中以呼吸困难（气促/气短）和水肿最为常见，患者常感疲乏无力。主要心脏体征为心浊音界扩大，常可闻及第三或第四心音，心率快时呈奔马律；常合并各种类型心律失常。此外，可有肺、脑、肾、四肢等的栓塞。

【辅助检查】

(1) X线检查：心影扩大，常有肺淤血。

(2) 心电图：可见各种心律失常，以室性心律失常、心房颤动、房室传导阻滞及束支传导阻滞多见。

(3) 超声心动图：心脏四腔图均增大而以左心室扩大为显著、左心室流出道扩大、室间隔和左室后壁运动减弱；附壁血栓多发生在左室心尖部，多合并有二尖瓣和三尖瓣返流。

【诊断要点】

本病缺乏特异性诊断指标，临床上看到心脏增大、心律失常和充血性心力衰竭的患者时，如超声心动图证实有心腔扩大与心脏弥漫性搏动减弱，即应考虑有本病的可能，但应除外各种病因明确的器质性心脏病。

【治疗要点】

因本病原因未明，尚无特殊的防治方法。主要是对症治疗，针对充血性心力衰竭和各种心律失常采取相应治疗措施。需要注意的是本病患者易出现洋地黄中毒，故洋地黄类药物剂量宜偏小。根治性的方法是进行心脏移植术。

二、肥厚型心肌病

肥厚型心肌病（hypertrophic cardiomyopathy，HCM）是以心室肌肥厚为特征，以室间隔为甚，常呈非对称性肥厚。根据左心室流出道有无梗阻又可分为梗阻性肥厚型和非梗阻性肥厚型心肌病。本病常为青年猝死的原因。后期可出现心力衰竭。

【病因】

病因不完全清楚。目前认为是常染色体显性遗传疾病，依据是本病常有明显家族史（约占 1/3），肌节收缩蛋白基因如心脏肌球蛋白重链及心脏肌钙蛋白 T 基因突变是主要的致病因素。儿茶酚胺代谢异常、细胞内钙调节异常、高血压、高强度运动等均可作为本病发病的促进因子。

【病理】

主要病理变化为心肌肥厚，以左室流出道处尤为明显，室腔变窄，常伴有二尖瓣叶增厚。显微镜下可见心肌纤维粗大、交错排列。

【临床表现】

部分患者可无自觉症状，而因猝死或在体检中被发现。多数患者有心悸、胸痛、劳力性呼吸困难。伴有流出道梗阻的患者可在突然起立、运动时出现眩晕，甚至晕厥、猝死，主要是由于左心室舒张期充盈不足，心排血量减低所致。33% 病人出现频发的一过性晕厥，可以是患者的唯一主诉。严重心律失常是肥厚型心肌病患者猝死的主要原因。长期左室过度压力负荷，晚期可见心力衰竭。

梗阻性肥厚型心肌病患者心尖部内侧或胸骨左缘中下段可闻及收缩中期或晚期喷射性杂音。心脏杂音的特点：增加心肌收缩力因素（运动、Valsava 动作、异丙肾上腺素、取站立位、含服硝酸甘油片、应用强心药）可使杂音增强；降低心肌收缩力因素（如使用 β 受体阻滞剂、取下蹲位、Mueller 动作）可使杂音减弱。非梗阻性肥厚型心肌病的体征不明显。

【辅助检查】

（1）X 线检查：心影增大多不明显，如有心力衰竭则呈现心影明显增大。

（2）心电图：最常见的表现为左心室肥大，ST-T 改变。部分导联可出现深而不宽的病理性 Q 波，室内传导阻滞和期前收缩亦常见。心尖部肥厚型患者可在心前区导联出现巨大的倒置 T 波。

(3) 超声心动图：对本病诊断具有重要意义，可显示室间隔的非对称性肥厚，舒张期室间隔的厚度与左心室后壁之比≥1.3，间隔运动低下。

(4) 心导管检查：左心室舒张末期压上升。有梗阻者在左心室腔与流出道间有收缩期压差。

(5) 心血管造影：心室造影显示左心室腔变形，呈香蕉状、犬舌状、纺锤状。冠状动脉造影多无异常。

(6) 心内膜心肌活检：心肌细胞畸形肥大，排列紊乱有助于诊断。

【诊断要点】

患者有明显家族史，出现劳力性胸痛和呼吸困难，晕厥等症状时，如果胸骨左缘中下段闻及喷射性收缩期杂音可考虑本病，用生理性动作或药物影响血流动力学而观察杂音改变有助于诊断。确诊有赖于心电图、超声心动图和心导管检查。

【治疗要点】

本病的治疗目标为减轻左室流出道梗阻，缓解症状，控制心律失常。治疗以 β 受体阻滞剂和钙拮抗剂为主。β 受体阻滞剂可减慢心率，降低左心室收缩力和室壁张力，降低心肌需氧量，从而减轻流出道梗阻。如普萘洛尔、美托洛尔等，可从小剂量开始逐渐加量。钙拮抗剂可降低左室收缩力，改善左室顺应性，常用药物维拉帕米、地尔硫卓。胺碘酮对防治肥厚型心肌病合并室性心律失常有效，还能减轻症状和改善运动耐量。

重症梗阻性肥厚型心肌病可试行双腔心脏起搏治疗或室间隔化学消融术。也可寻求外科进行室间隔部分心肌切除术和室间隔心肌剥离扩大术。

三、护理要点

(1) 扩张性心肌病病程长短不一，总体预后不良，死亡原因主要是心力衰竭和严重心律失常。

①尚未进展为心力衰竭的患者应限制活动量，注意合理休息，避免劳累。注意预防上呼吸道感染。戒烟酒。女性患者不宜妊娠。

②给予充足营养，以促进心肌代谢，增强机体抵抗力。坚持服药，以延缓病情恶化。

③注意观察有无心力衰竭的临床表现，如胸闷、气短、夜间阵发性呼吸困难，水肿等，出现胸痛、四肢疼痛、肢体活动障碍应怀疑栓塞的可能，应及早就医。

④心衰症状明显，伴有严重心律失常时，应卧床休息，避免一切加重心脏负荷的因素，如情绪激动或焦虑、饱餐、用力排便等，注意低盐饮食，不吃含钠高的食物。

(2) 肥厚性心肌病进展缓慢，预后因人而异，可从无症状到心力衰竭、猝死。

①坚持长期限制活动量，避免情绪激动、剧烈运动、持重、屏气动作等，以免诱发晕厥和猝死。有晕厥史者应避免独自外出活动，以免发作时无人在场而发生意外。

②坚持服用缓解症状，控制心律失常的药物，如 β 受体阻滞剂和钙拮抗剂等，以提高存活年限。用药期间注意监测血压、心率，注意低血压、心动过缓等药物副作用。遵医嘱用药，不宜用洋地黄、硝酸酯类制剂。

③定期门诊随访，注意有无左室心排血量减少引起的心绞痛、头晕、晕厥等症状。监测心脏节律的变化情况，早期发现心律失常。症状加重时应及时就诊，防止病情进展、恶化。

（严莉）

第九节　心包疾病

心包炎（ pericarditis）是心包膜脏层和壁层的炎性病变。它既可单独存在，也可作为某种疾病的部分表现或并发症。临床以急性心包炎和慢性缩窄性心包炎常见。

一、急性心包炎

急性心包炎为心包脏层和壁层的急性炎症，可由细菌、病毒、肿瘤、自身免疫、物理、化学等因素引起。

【病因】

（1）感染性：由病毒、细菌、真菌、寄生虫、立克次体等感染引起。

（2）非感染性：常见的有急性非特异性心包炎，另外还有风湿性、尿毒症性、心肌梗死性、肿瘤性、放射性心包炎等

过去常见病因为风湿热、结核及细菌感染性。近年来，病毒感染、肿瘤、尿毒症性及心肌梗死性心包炎发病率明显增多。

【病理】

根据病理变化，急性心包炎可以分为纤维蛋白性和渗出性两种。纤维蛋白性心包炎的心包壁层和脏层上有纤维蛋白、白细胞及少许内皮细胞的渗出，无明显液体积聚，不致引起心包内压力升高，故不影响血流动力学；随后如液体增加，则转变为渗出性心包炎，常为浆液纤维蛋白性，积液一般在数周至数月内吸收，但也可伴随发生壁层与脏层的黏连、增厚及缩窄。液体也可在较短时间内大量积聚引起心脏压塞。急性心包炎时，心外膜下心肌有不同程度的炎性变化，炎症也可累及纵隔、横膈和胸膜，发生纤维化。

【临床表现】

1. 症状

急性心包炎常见症状为胸痛和呼吸困难。

（1）胸痛：胸骨后、心前区疼痛为纤维蛋白性心包炎最主要的症状。疼痛呈锐痛、顿痛或压榨性，可放射至其他部位，如颈部、左肩臂或上腹部。疼痛常于变换体位、深呼吸、咳嗽、吞咽时加剧，坐位或前倾位时减轻。随着心包渗出液积聚，疼痛可减轻或消失。本病所致的心前区疼痛可能与心肌梗死疼痛类似，需注意鉴别。

（2）心包积液对邻近器官压迫的症状：呼吸困难是渗出性心包炎最突出的症状，可能与支气管、肺受压及肺淤血有关，严重者呈端坐呼吸。患者常自动采取前倾坐位，使心包积液向下及向前移位，以减轻压迫症状。气管受压可产生干咳、声音嘶哑，食管被压迫

时可出现吞咽困难。

(3) 全身症状：可有发冷、发热、心悸、乏力、出汗、烦躁、食欲不振等。

2. 体征

(1) 纤维蛋白性心包炎：典型体征为心包摩擦音，因炎症而变得粗糙的壁层与脏层在心脏活动时相互摩擦而发生，似皮革摩擦呈搔刮样、粗糙的高频声音。多位于心前区，以胸骨左缘第3、4肋间最为明显。其强度受呼吸和体位影响，深吸气或前倾坐位摩擦音增强。当积液增多将两层心包分开时，摩擦音即消失，但如有部分心包黏连则仍可闻及。

(2) 渗出性心包炎：主要表现为大量心包积液时产生的体征。

(3) 心脏体征：心尖搏动减弱或消失；心音低而遥远，心率快。

(4) 心脏压塞征：快速心包积液，可引起急性心脏压塞，出现明显心动过速、血压下降、脉压变小和静脉压明显上升，如心排血量显著下降，可产生急性循环衰竭、休克等。当渗液积聚缓慢增多时，静脉压升高显著，可出现颈静脉怒张，且在吸气时怒张更为明显（Kussmaul 征）；动脉收缩压降低，脉压小；触诊有奇脉，即桡动脉搏动呈吸气性显著减弱或消失、呼气时复原的现象。常伴肝脏肿大，有触痛，明显腹水，下肢浮肿等体循环淤血征。

(5) 心包积液征（Ewart 征）：在有大量积液时可在左肩胛骨下出现浊音和左肺受压迫所引起的支气管呼吸音。

【辅助检查】

(1) 实验室检查：急性心包炎者白细胞增多、血沉增快、C 反应蛋白增高。心包穿刺抽液有助于确定其性质和病原。

(2) X 线检查：积液大于 250ml 时，可见心影增大呈烧瓶状，心影随体位改变而变动。

(3) 超声心动图：是诊断心包积液最简便、最可靠的无创伤性方法。如在整个心动周期均有心脏后液性暗区，可确定为心包积液。也可提示心包有无黏连，帮助确定穿刺部位，指导心包穿刺。

(4) 心电图检查：急性心包炎约有 90% 患者出现心电图异常改变，可发生在胸痛后几小时至数天，主要表现为：①除 aVR 和 V1 外，所有导联 ST 段呈弓背向下抬高，T 波高耸直立；一至数日后，ST 段回到基线，T 波低平及倒置，数周后逐渐恢复正常；②心包积液时有 QRS 低电压，大量积液时可见电交替；③无病理性 Q 波，常有窦性心动过速。

(5) MRI：能清晰地显示心包积液的容量和分布情况，并可分辨积液的性质。

(6) 心包镜及心包活检：有助于明确病因。对心包积液需手术引流者，可先行纤维心包镜检查，并可在明视下咬切病变部位做心包活检。

【诊断要点】

在可能并发心包炎的疾病过程中，如出现胸痛、呼吸困难、心动过速和原因不明的体循环静脉淤血或心影扩大，应考虑为心包炎伴有渗液的可能。在心前区听到心包摩擦音，心包炎的诊断即可确立。超声心动图检查有心包渗液即可确诊渗液性心包炎。

【治疗要点】

治疗原则是治疗原发病，改善症状，解除心脏压塞。

1. 一般治疗

急性期应卧床休息，呼吸困难者取半卧位，吸氧。胸痛时可给予镇静剂、阿司匹林、吲哚美辛，必要时可使用吗啡类药物。加强支持疗法，不能进食者，可静脉补充营养。

2. 病因治疗

结核性心包炎给予抗结核治疗，予三联药物、足量、长疗程（一年左右）。风湿性者则加强抗风湿治疗。非特异性心包炎，可给予肾上腺皮质激素治疗。化脓性心包炎除选用敏感抗生素治疗外，在治疗过程中应反复心包穿刺排脓及心包腔内注入抗生素。如疗效不佳，应尽早施行心包切开引流。急性心包压塞时，施行心包穿刺抽液，解除压迫症状。

3. 复发性心包炎治疗

发生率大约是20%～30%。这类患者需要延长治疗时间，若症状难以控制，肾上腺糖皮质激素治疗可能有效；对症状反复发作者亦可考虑用秋水仙碱或心包切除术治疗。

【护理要点】

1. 休息与体位

（1）纤维蛋白性心包炎：患者因心前区疼痛明显而出现活动受限，应卧床休息，以减轻疼痛。嘱患者勿突然改变体位，保持平静呼吸，不要用力咳嗽，以免加剧疼痛。疼痛剧烈时，遵医嘱给予镇痛剂以减轻疼痛。

（2）渗出性心包炎：心包积液快速增多时，患者可出现明显呼吸困难，应绝对卧床休息，抬高床头，取前倾坐位，并提供可以依靠的床上小桌，使患者取舒适体位。给予持续吸氧，1～2L/min。嘱患者少说话，以减少氧耗。患者着装应宽松，以免妨碍胸廓运动。注意防寒保暖，以免发生呼吸道感染而加重呼吸困难。

2. 饮食护理

给予高热量、高蛋白、高维生素、易消化的食物，少量多餐，限制钠盐摄入。对于因尿毒症引起的心包炎还要限制蛋白质的摄入。

3. 病情观察

监测生命体征，尤其要定时测量血压并记录，因为血压下降是急性心脏压塞的重要临床表现。观察心前区疼痛症状及呼吸困难的程度，有无逐渐加重表现。了解心包摩擦音、心包积液的进展情况。一旦出现呼吸急促、面色苍白、烦躁不安、血压下降、心率快、口唇发绀，应及时向医生报告，协助医生做好心包穿刺术。

4. 心包穿刺术护理配合

备好心包穿刺包；向病人进行解释，消除紧张顾虑情绪；行超声心动图检查协助确定部位、进针方向与深度；焦虑者给予少量镇静剂。术中配合医生慢慢抽液，当针管满后，取下针管前，应先用钳子夹闭橡皮管，以防空气进入心包腔；注意记录抽液量、性质，按要求留标本送检；抽液过程中密切观察病人脉搏、心率、血压、呼吸、心电活动变化及一般情况；保持静脉通畅，准备好抢救的器械和药物。嘱病人不要咳嗽或深呼吸；如病人感觉不适或咳嗽时，应停止抽液。术后绝对卧床4h，可采取半卧位或平卧位，每半小时测1次脉搏、血压，共4次，以后每1h测1次，共观察24h。心包引流者需做好术后引流管护理。

5. 用药护理

遵医嘱给予药物治疗。静脉用药时注意控制输液速度，已出现心脏压塞或心功能不全时，应控制输液总量，以免加重心脏负荷。注意观察药物的疗效和不良反应，如解热镇痛药物所致的胃肠损害、吗啡的呼吸抑制作用、青霉素的过敏反应、抗结核药物的肝脏损害等。

【健康教育】

急性心包炎的预后取决于病因，除肿瘤性心包炎外，大部分急性心包炎经治疗后能痊愈。结核性心包炎若治疗不彻底可发展为缩窄性心包炎。宣教时应强调：

(1) 注意充分休息，避免劳累。加强营养，以增强机体抵抗力。注意防寒保暖，防止呼吸道感染。

(2) 坚持足够疗程的药物治疗，勿擅自停药，以防止治疗不彻底而复发或进展为缩窄性心包炎。注意药物的不良反应，定期随访检查。

二、缩窄性心包炎

缩窄性心包炎是指心脏被致密厚实的纤维化或钙化心包所包围，使心室舒张期充盈功能受限而产生一系列循环障碍的疾病。

【病因】

病因以结核性心包炎最常见，其次为急性非特异性心包炎。肿瘤（淋巴瘤、乳腺癌等)、放射治疗和心脏直视手术后引起者逐渐增多。也有部分患者其病因不明。

【病理生理】

缩窄性心包炎大多继发于急性心包炎。急性心包炎症之后，心包脏层和壁层可发生瘢痕黏连增厚和钙质沉着，形成一个大小固定的心脏外壳，限制了所有心腔的舒张期充盈量而使静脉压升高。心室舒张期扩张受限，心室舒张期充盈减少，心排血量下降，为了增加心排血量，心率代偿性增快。上下腔静脉回流受阻，静脉压升高而致颈静脉怒张、肝大、腹水、胸水、下肢水肿等。

【临床表现】

心包缩窄多于急性心包炎后 1 年内形成，少数可长达数年。

1. 症状

劳力性呼吸困难为缩窄性心包炎的最早期症状，是由于心排血量相对固定，在活动时不能相应增加所致。后期可因大量的胸水、腹水使膈肌上抬和肺部淤血，以致休息时也发生呼吸困难并伴有咳嗽、咳痰，甚至出现端坐呼吸。由于心排量降低、大量腹水压迫腹内脏器或肝脾肿大，患者可呈慢性病态，有软弱乏力、体重减轻、食纳减退、上腹膨胀及疼痛等。

2. 体征

(1) 心脏体征：心浊音界正常或稍增大，心尖搏动不明显。心音低，心率快，脉搏细弱无力，可触及奇脉。心律一般为窦性，也可有房颤等异位心律。收缩压降低，脉压变小。约半数患者在胸骨左缘 3～4 肋间可闻及心包叩击音，呈拍击样，系舒张期充盈血流因心包的缩窄而突然受阻并引起心室壁的振动所致。

（2）颈静脉征：颈静脉怒张是缩窄性心包炎最重要的体征之一，呈 Kussmaul 征，即吸气颈静脉更加充盈。扩张的颈静脉在心脏舒张时突然塌陷也是特征性体征之一。

（3）其他：有体循环淤血征，如肝脏肿大、腹水及下肢水肿等。

【辅助检查】

（1）实验室检查：可有轻度贫血。病程较长者因肝淤血常有肝功能损害，血浆蛋白尤其是白蛋白生成减少。腹水和胸水常为漏出液。

（2）心电图检查：QRS 波低电压、T 波平坦或倒置。

（3）X 线检查：心影正常或稍大，呈三角形或球形。部分患者可有心包钙化阴影，为曾患过急性心包炎最可靠的 X 线征象，在大多数缩窄性心包炎患者中均可见到。还可见肺门影增宽、肺水肿、胸膜增厚或有胸水。

（4）超声心动图：可见心包增厚、室壁活动减弱、室间隔矛盾运动。

（5）心导管检查：主要特点是肺毛细血管压力、肺动脉舒张压力、右心室舒张末期压力、右心房压力均升高且都在同一高水平。

（6）CT、MRI 检查：对心包增厚具有相当高的特异性和分辨率，是可疑的缩窄性心包炎有价值的检测手段。

【诊断要点】

患者有腹水、肝肿大、颈静脉怒张及 Kussmaul 征、静脉压显著增高等体循环淤血体征，而无显著心脏扩大或瓣膜杂音时，应考虑缩窄性心包炎；结合心脏超声、X 线检查或 CT、MRI 等检查提示有心包钙化或增厚，心电图示 QRS 波群及 ST-T 改变等，诊断更易确定，少数不典型病例需做心导管等特殊检查方能确立诊断。

【治疗要点】

本病主要是外科手术治疗，即心包剥离术或心包切除术。手术宜在病程相对早期施行，通常在心包感染被控制、结核活动已静止即应手术，并在术后继续用药 1 年。内科治疗只能作为减轻患者痛苦及手术前准备的措施。

【护理要点】

（1）休息指导：合理安排每日活动计划，以活动后不出现心慌、呼吸困难、水肿加重等为控制活动量的标准，避免过度活动而加重心力衰竭。注意防寒保暖，防止呼吸道感染。

（2）饮食护理：给予高热量、高蛋白、高维生素、易消化的食物，适当限制钠盐的摄入，防止因低蛋白血症及水钠潴留而加重腹腔积液及下肢水肿。

（3）皮肤护理：因机体抵抗力低下及水肿部位循环不良、营养障碍，易形成压疮和继发感染，注意保持皮肤清洁、干燥，定时翻身。

（4）向病人讲明手术的重要性，针对病人的顾虑做好解释工作，力争早日实施心包剥离或切除手术治疗，以获得持久的血流动力学恢复和临床症状明显改善。

（5）行心包切开术后，应做好引流管的护理，记录引流液的量和性质，并按要求留标本送检；同时严密观察病人的脉搏、心率、心律和血压变化，如有异常及时报告医师并协助处理。

（严莉）

第十节　感染性心内膜炎

感染性心内膜炎（infective endocarditis，IE）指因细菌、真菌和其他微生物（如病毒、立克次体、衣原体、螺旋体等）直接感染而产生心瓣膜或心室壁内膜的炎症。有别于由于风湿热、类风湿关节炎、系统性红斑狼疮等所致的非感染性心内膜炎，IE 伴有赘生物形成，赘生物为大小不等、形状不一的血小板和纤维素团块，内含大量微生物和少量炎症细胞。瓣膜为最常受累部位，也可以发生在间隔缺损部位、腱索或心壁内膜。本病可分为自体瓣膜、人工瓣膜和静脉药瘾者的心内膜炎。

发生 IE 的患者平均年龄多大于 40 岁，近年来随着医学发展，对本病的警惕性提高，在积极防治下本病的发生率有所降低。

根据病程，本病分为急性和亚急性。急性感染性心内膜炎特征：①中毒症状明显；②病程进展迅速，数天至数周引起瓣膜破坏；③感染迁移多见，可引起转移性脓肿，如心肌脓肿、脑脓肿和化脓性脑膜炎；④病原体主要为金黄色葡萄糖球菌。亚急性感染性心内膜炎特征：①中毒症状轻；②病程数周至数月；③感染迁移少见；④病原体以草绿色链球菌多见，其次为肠球菌。

一、自体瓣膜心内膜炎

【病因与发病机制】

自体瓣膜心内膜炎（native valve endocarditis）中亚急性病例至少占 2/3 以上，主要发生于器质性心脏病的基础上，以心脏瓣膜病为主，其次为先天性心脏病。

此病主要累及正常心瓣膜，主动脉瓣受累常见。病原菌来自皮肤、肌肉、骨骼或肺部等部位的活动性感染灶，循环中细菌量大，细菌毒力强，具有高度侵袭性和黏附于内膜的能力。在心瓣膜病损的部位，存在异常的血液压力阶差，引起局部心内膜的内皮受损，形成非细菌性血栓性（无菌赘生物）心内膜病变，为细菌定植在瓣膜表现创造了条件，涡流可使细菌沉淀于无菌性赘生物上，从而转变成感染性心内膜炎。

【临床表现】

1. 急性感染性心内膜炎

此病常有急性化脓性感染、近期手术、外伤、产褥热、器械检查史。呈暴发性败血症过程，起病急骤，进展迅速，有高热、寒战、呼吸急促等毒血症症状。IE 症状常被掩盖，由于瓣膜和腱索的急剧损害，可迅速发展为急性充血性心力衰竭而死亡。

2. 亚急性感染性心内膜炎

1）症状：

（1）发热：是最常见的症状。热型以不规则者为最多，可为间歇型或弛张型，伴有畏寒和出汗。体温大多在37.5～39℃之间，可高达40℃以上，也可仅为低热。3%～15%的患者体温正常或低于正常，多见于老年伴有栓塞或真菌性动脉瘤破裂引起脑出血和蛛网膜下腔出血以及严重心力衰竭、尿毒症的患者。此外未确诊本病前已应用过抗生素、退热药、激素者也可暂不发热。

（2）贫血：是本病常见的症状之一，70%～90%的患者有进行性贫血，多为轻、中度贫血，晚期患者有重度贫血。有苍白、无力和多汗。主要与感染抑制骨髓相关。

（3）疼痛：是另一常见表现，关节痛、低位背痛和肌痛在起病初期时较常见，主要累及腓肠肌和股部肌肉，踝、腕等关节，也可呈多部位关节受累表现。病程较长者常有全身疼痛。若有严重的骨疼，应考虑可能由于骨膜炎、骨膜下出血或栓塞、栓塞性动脉瘤压迫骨部或骨血管动脉。

2）体征：

（1）心脏杂音：可听到原来正常的心脏出现杂音或原有心脏病的杂音发生变化。由于瓣叶或瓣膜支持结构的损害，多出现瓣膜关闭不全的返流性杂音。

（2）周围体征：多为非特异性，近年已不多见，可能的原因是微血管炎或微栓塞。包括：

①淤点：发生率最高，可成群或个别出现，见于任何部位，以锁骨以上皮肤、口腔黏膜及睑结膜多见；

②甲床下出血：指和趾甲床下有线状出血，远端不到达甲床前端边缘，可伴有压痛；

③Roth 斑：为视网膜的卵圆形出血斑，中心呈白色；

④Osler 结节：为指和趾垫出现的豌豆大的红色或紫色痛性结节；

⑤Janeway 损害：为手掌和足底处直径1～4mm无痛的出血性或红斑性损害，由化脓性栓塞引起；

⑥杵状指（趾）：仅见于20%病程超过6周的患者，无特异性。

（3）脾大：见于15%～50%，病程>6周的患者。

【并发症】

1．心脏并发症

心力衰竭为最常见并发症，是本病首要致死原因。如病变累及心肌或心脏传导组织，可致心律失常（多数为室性期前收缩）。其他可见心肌脓肿、心肌炎、化脓性或非化脓性心包炎、栓塞性心肌梗死等。

2．动脉栓塞

动脉栓塞是仅次于心力衰竭的常见并发症。发生率为15%～35%。受损瓣膜上的赘生物被内皮细胞完全覆盖需6个月，故栓塞可在发热开始后数天起至数月内发生。早期出现栓塞者大多起病急，病情凶险。栓塞最常见部位是脑、肾、脾和冠状动脉。心肌、肾和脾栓塞不易察觉，多于尸检中发现。本病痊愈后1～2年内仍有发生栓塞的可能，并不一定就是复发，需密切观察。

3．细菌性动脉瘤

细菌性动脉瘤多见于亚急性患者，以真菌性动脉瘤最常见。受累动脉依次为近端主动脉、脑、内脏和四肢动脉。

4．迁移性脓肿

迁移性脓肿多见于急性患者，常发生于肝、脾、骨髓和神经系统。

5．神经系统并发症

神经系统并发症发生率为10%～15%，患者可有脑栓塞、脑细菌性动脉瘤、脑出血、中毒性脑病、脑脓肿、化脓性脑膜炎等不同神经系统受累表现。

6．肾脏

大多数病人有肾损害，包括肾动脉栓塞和肾梗死、肾小球肾炎、肾脓肿等。

【辅助检查】

1．血培养

血培养是最重要的诊断方法，血培养阳性是诊断本病的最直接证据，而且还可以随访菌血症是否持续。约15%～35%的患者血培养阳性。确诊必须2次以上血培养阳性。阳性者应做药物敏感试验，为抗生素的选择提供依据。

2．临床常规检查

血常规检查红细胞计数、血红蛋白降低，白细胞计数正常或轻度升高，可伴核左移；血沉大多增快；尿液检查半数以上患者可见镜下血尿和轻度蛋白尿。出现肉眼血尿、脓尿及血肌酐和血尿素氮升高提示急性肾小球肾炎、间质性肾炎或肾梗死。

3．免疫学检查

病人可有高丙种球蛋白血症或低补体血症，出现循环免疫复合物阳性。病程超过6周以上的亚急性病人可检出类风湿因子阳性。

4．超声心动图

超声心动图是显示心内膜损伤和赘生物的重要诊断手段，还有助于诊断原来的心脏和瓣膜病变。经胸超声检查可检出50%～75%的赘生物，经食管超声检查的敏感性高达95%以上，能探测出<5mm的赘生物。但未发现赘生物时，不能除外IE。赘生物≥10mm者，发生动脉栓塞的危险性大。

5．其他

X线检查有助于了解心脏外形、肺部表现等。心电图可发现心律失常。CT扫描有助于脑梗死、脓肿和出血的诊断。心导管检查和心血管造影可使赘生物脱落引起栓塞，加重心力衰竭，须严格掌握适应证。

【诊断要点】

阳性血培养对本病诊断有重要价值，超声心动图为显示心内膜损伤和赘生物的重要诊断手段。根据临床表现、实验室及超声心动图检查制定了感染性心内膜炎的Duke诊断标准，凡符合2项主要诊断标准，或1项主要诊断标准和3项次要诊断标准，或5项次要诊断标准可确诊。主要诊断标准：①2次血培养阳性，而且病原菌完全一致，为典型的感染性心内膜炎致病菌；②超声心动图发现赘生物，或新的瓣膜关闭不全。次要诊断标准：①基础心脏病或静脉滥用药物史；②发热，体温≥38℃；③血管征象：动脉栓塞、细菌性动脉瘤、颅内出血、结膜淤点以及Janeway损害；④免疫反应：肾小球肾炎、Osler结节、Roth斑及类风湿因子阳性；⑤血培养阳性，但不符合主要诊断标准；⑥超声心动图发现符合感染性心内膜炎，但不符合主要诊断标准。

【治疗要点】

及早治疗可提高本病的治愈率。明确病原体，采用最有效的抗生素是治愈本病的关键，需在抗生素治疗前抽取足够的血进行培养。

1. 抗生素治疗治疗原则

①早期应用，在连续送 3～5 次血培养后即可开始治疗；②充分用药，大剂量和长疗程，一般需要达到体外有效杀菌浓度的 4～8 倍以上，疗程至少 6～8 周，旨在完全消灭藏于赘生物内的致病菌；③静脉用药为主，保持高而稳定的血药浓度；④联合用药，以增强杀菌能力。

2. 药物选择

当病原微生物不明时，急性者选用对金黄色葡萄球菌、链球菌和革兰阴性杆菌均有效的广谱抗生素治疗；亚急性者采用针对大多数链球菌（包括肠球菌）的抗生素；已分离出病原体时，应根据药敏试验结果选择抗生素。本病大多数致病菌对青霉素敏感，可作为首选药物。常静脉给予青霉素 G 600 万～1800 万 U/d，并与庆大霉素合用，若治疗 3 天，发热仍不退，可加大青霉素 G 剂量至 2000 万 U/d，维持治疗 6 周。耐青霉素酶菌株所致者可选用第一代头孢菌素类和各种抗青霉素酶的青霉素。真菌感染者选两性霉素 B。

3. 手术治疗

对抗生素治疗无效、严重心内并发症者应考虑手术治疗。

二、人工瓣膜和静脉药瘾者心内膜炎

1. 人工瓣膜心内膜炎（prothetic valve endocarditis）

发生于人工瓣膜置换术后 60 天以内者为早期人工瓣膜心内膜炎，60 天以后发生者为晚期人工瓣膜心内膜炎。除赘生物形成外，常致人工瓣膜部分破裂、瓣周漏、瓣环周围组织和心肌脓肿。最常累及主动脉瓣。术后发热、出现新杂音、脾大或周围栓塞征，血培养同一种细菌阳性结果至少 2 次，可诊断本病。预后不良，早期与晚期者的病死率分别为 40%～80% 和 20%～40%。

本病难以治愈。应在自体瓣膜心内膜炎用药基础上，将疗程延长为 6～8 周。任一用药方案均应加庆大霉素。有瓣膜再置换适应证者，应早期手术。

2. 静脉药瘾者心内膜炎（endocarditis in intravenous drug abusers）

此病多见于年轻男性，致病菌最常来源于皮肤，药物污染所致者少见。金黄色葡萄糖球菌为主要致病菌。大多累及三尖瓣。急性发病者多见，常伴有迁移性感染灶。预后尚可，总死亡率不足 10%，但多种致病菌或铜绿假单胞菌性心内膜炎预后极差。

三、感染性心内膜炎病人的护理

【主要护理诊断/问题】

（1）体温过高与感染有关。

（2）潜在并发症：栓塞。

（3）焦虑与发热、出现并发症、疗程长或病情反复有关。

（4）营养失调：低于机体需要量与食欲下降，长期发热导致机体消耗过多有关。

【护理措施】

1. 休息与活动

病情严重者应卧床休息，限制活动，保持环境安静、空气清新，减少探视。亚急性者可适当活动，但应避免剧烈运动及情绪激动。

2. 饮食护理

给予清淡、高蛋白、高热量、高维生素、易消化的半流质或软食，以补充发热引起的机体消耗。鼓励病人多饮水，做好口腔护理。有心力衰竭征象的病人按心力衰竭病人饮食进行指导。

3. 正确采集血标本

告知病人及家属为提高血培养结果的准确率，需多次采血，且采血量较多，在必要时甚至需暂停抗生素，以取得理解和配合。急性患者宜在应用抗生素前 1 ~ 2h 内抽取 2 ~ 3 个血标本，亚急性患者在应用抗生素前 24h 采集 3 ~ 4 个血标本。先前应用过抗生素的患者应至少每天抽取血培养共 3 天，以期提高阳性率。本病的菌血症为持续性，无需严格在体温升高时采血。每次采血 10 ~ 20ml，并更换静脉穿刺的部位，皮肤严格消毒。应用抗生素治疗的患者，取血量不宜过多，避免血液中过多的抗生素不能被培养基稀释，影响细菌的生长。常规作需氧菌和厌氧菌培养，在人工瓣膜置换，较长时间留置静脉插管、导尿管、有药瘾者，应加做真菌培养。血培养观察时间至少 2 周，当培养结果阴性时应保持到 3 周。

4. 病情观察

1）体温及皮肤黏膜变化：动态监测体温变化情况，每 4 ~ 6 小时测量体温 1 次并准确绘制体温曲线，判断病情进展及治疗效果。观察病人有无皮肤淤点、指（趾）甲下线状出血、Osler 结节和 Janeway 损害等及消退情况。

2）心力衰竭：心力衰竭多在瓣膜被破坏、穿孔以及其支持结构如腱索、乳头肌受损导致瓣膜功能不全时出现，应加强心衰临床表现观察并结合超声心动图检查结果予以判断。

3）脏器栓塞：观察瞳孔、神志、肢体活动及皮肤温度等，早期发现栓塞征象。出现可疑征象，应尽早报告医生并协助处理。

（1）脑栓塞：发生率约 30%，好发于大脑中动脉及其分支，常致偏瘫、失语等。

（2）肺栓塞：多见于右侧心脏心内膜炎。如果左侧心瓣膜上的赘生物小于未闭的卵圆孔时，则可到达肺部造成肺梗死，患者往往突然出现胸痛、气急、发绀和咯血等症状，但较小的肺梗死可无明显症状。

（3）冠状动脉栓塞：可引起突发胸痛、心肌缺血或梗死、休克、心力衰竭、严重的心律失常甚至猝死。

（4）其他：较大的脾栓塞可突然发生左上腹或左肩部疼痛，少量左侧胸水和脾肿大，并有发热和脾区摩擦音。偶可因脾破裂而引起腹腔内出血或腹膜炎和膈下脓肿。肾栓塞时可有腰痛或腹痛、血尿或菌尿，但较小的栓塞不一定引起症状。四肢动脉栓塞可引起肢体疼痛、软弱、苍白而冷、发绀甚至坏死。中心视网膜动脉栓塞可引起突然失明。

5. 用药护理

严格遵医嘱按时按量使用抗生素，现配现用；输液时滴速要适宜，一般 20 ~ 30 滴/

分；密切观察药物的副反应。应用大剂量青霉素，需注意脑脊液浓度，过高可导致神经毒性出现青霉素中毒性脑病，表现为意识障碍、幻想、神经错乱、反射亢进、抽搐、惊厥甚至昏迷等。氨基糖苷类损害第八对脑神经，引起耳鸣、眩晕、耳聋，注意询问病人听力变化。

6. 对症护理

（1）高热：按发热护理措施进行。

（2）栓塞：心脏超声示巨大赘生物的患者，应绝对卧床休息，防止赘生物脱落。一旦出现可疑征象，应遵医嘱尽快予以溶栓治疗。

（3）心力衰竭：参见本章第二节“心力衰竭”内容。

（4）恐惧、焦虑：加强与患者的沟通，耐心解释治疗的目的及意义，安慰鼓励病人，给予心理支持，使其积极配合治疗。

【健康教育】

大多数患者可获得细菌学治愈，但易复发或再发，近期和远期病死率仍较高，故IE的高度危险性使其预防显得尤为重要。

（1）疾病知识指导：向病人和家属讲解本病的病因与发病机制、致病菌侵入途径、坚持足够剂量和足够疗程抗生素治疗的重要性。在实行口腔手术如拔牙、扁桃体摘除术、上呼吸道手术或操作、泌尿、生殖、消化道侵入性诊治或其他外科手术治疗前，应说明自己患有心瓣膜病、心内膜炎等病史，以便预防性使用抗生素。

（2）生活指导：IE与暴露于日常活动引起的菌血症密切相关，故应告诫病人必须保持良好的口腔健康和卫生，注意皮肤清洁、防寒保暖，避免感冒。勿挤压痤疮、疖、痈等感染病灶，减少病原体入侵的机会。加强营养，合理休息，增强机体抵抗力。

（3）病情自我监测指导：教会病人自我监测体温变化及栓塞表现，定期门诊随访。

（白春燕）

第十一节　循环系统诊疗技术及护理

一、冠状动脉造影术

冠状动脉造影术是将特型的心导管经股动脉或桡动脉送至左、右冠状动脉开口部，注入含碘造影剂，在不同的投射方位下摄影进行左、右冠状动脉及其分支的显影的技术操作。是诊断冠心病的金标准，检查时需要造影导管、导管鞘、导引钢丝、穿刺针及三联三通，常用的造影剂为非离子型碘造影剂。

【目的】

（1）确定冠心病诊断。

（2）了解冠状动脉血管病变情况，选择最佳治疗方案。

【适应证】

凡疑有冠状动脉病变者。

【相对禁忌证】

（1）严重心功能不全、心律失常。

（2）严重肝、肾损害，全身感染性疾病、急性心肌炎。

（3）严重出血性疾患、外周静脉血栓性静脉炎、外周动脉血栓性脉管炎。

（4）造影剂过敏。

【术前准备】

（1）完成一般常规临床检查，包括详细体检，血、尿常规检查，出、凝血时间，血糖、电解质、肝、肾功能检查，心电图及胸部X线片。

（2）术前还需了解外周动脉搏动情况（桡动脉、股动脉、足背动脉搏动），拟行桡动脉穿刺者，术前行Allen试验：即同时按压桡、尺动脉，嘱病人连续伸屈五指至掌面苍白时松开尺侧，如10秒内掌面颜色恢复正常，提示尺动脉功能好，可行桡动脉穿刺介入术。

（3）留置静脉套管针（避免在术侧留置），做碘过敏试验，穿刺局部备皮。术前进食半流质饮食。情绪紧张者可给镇静剂。拟行股动脉穿刺者，训练床上大、小便。

【术后护理】

（1）行心电血压监测；严密观察心律、心率、血压的变化。术后第1小时测量4次（每15分钟测量1次），第2小时测量2次（每半小时测量1次），第2小时至撤夹板或砂袋期间，每小时测量1次。穿刺部位若为桡动脉，加压包扎并夹板固定6小时，术肢制动12小时，心电监测6小时，注意伤口情况、末梢循环、桡动脉搏动情况；穿刺部位若为股动脉，砂袋压迫8小时，术肢制动24小时，心电监测8小时，注意伤口情况、足背动脉搏动、皮肤温度等情况。有异常及时报告医生处理。

（2）即刻做12导联心电图，与术前对比，有症状时再复查。

（3）指导病人多饮水，以便使造影剂尽快排出体外，术后早期4小时尿量要达到800ml以上，以减少造影剂对肾脏的损伤。第一次排尿应留取标本送检。可正常饮食，以清淡易消化食物为主，穿刺部位若为股动脉者，避免进食奶制品、豆制品等易产气致腹胀的食物。

【并发症】

（1）最常见的并发症为心律失常，一般呈一过性，无需处理，严重者可出现室性心动过速或心室颤动、猝死；

（2）其他并发症可有急性心肌梗死、动脉栓塞、造影剂过敏、穿刺动脉出血或夹层等。冠状动脉造影术的并发症发生率高低与操作者的技术熟练程度有直接关系。

二、经皮腔内冠状动脉成形术

经皮腔内冠状动脉成形术（PTCA）是在冠状动脉造影引导下通过特制的球囊导管扩张狭窄的冠状动脉，解除其狭窄，改善心肌血供，达到缓解症状和减少心肌梗死发生的目的。其治疗效果比β受体阻滞剂药物治疗可靠且理想，又比外科开胸冠脉搭桥术简便且痛苦小。但术后6个月内再狭窄率高达30%～50%，目前临床很少单独使用。

【作用机制】

球囊扩张时，斑块被压回管壁；或斑块局部表面破裂，形成裂隙；或偏心性斑块处的无病变血管壁伸展，使管腔增大，允许血流通过。此时中膜平滑肌细胞增生并向内膜游移，使撕裂的斑块表面内膜得到修复，它的再生需一周左右。

【适应证】

（1）冠状动脉单支或多支近端、孤立、向心性、局限、非钙化性、不累及重要分支的病变，是最理想的适应证。

（2）有心绞痛症状，冠状动脉狭窄>60%者。

（3）急性心肌梗死新近发生单支冠状动脉完全阻塞者。

【相对禁忌证】

（1）部分左主干病变，如病变位于三叉口，同时累及左主干、前降支和回旋支开口。

（2）有出血倾向或白细胞数量少者。

（3）合并明显的室壁瘤或左心功能不全的病人。

（4）估计介入治疗难以完全重建重要的血管血运者。

（5）冠状动脉多支广泛性弥漫性病变。

【操作前准备】

（1）术前需查血小板计数、出凝血时间、凝血酶原时间、肝肾功能、电解质。

（2）术前3～5天开始服用阿司匹林100～150mg/d，氯吡格雷75mg/d进行抗凝治疗。急诊病人术前未用抗凝药者，术前嚼服阿司匹林300mg，口服氯吡格雷300mg。

（3）留置静脉套管针（避免在术侧留置），做碘过敏试验，穿刺局部备皮。术前进食半流质饮食。情绪紧张者可给镇静剂。拟行股动脉穿刺者，训练床上大、小便。夜间保证病人充足的睡眠，必要时用镇静剂。

（4）备齐抢救药品和抢救器械。

【操作过程】

经桡动脉或股动脉穿刺，放置鞘管，经鞘管注入肝素。根据病变血管的大小选用相应的球囊导管和导引导丝（一般球囊与血管的直径比例为1∶11，血管直径参照诊断导管或导引导管的已知直径计算）。球囊达病变部位后，以低到高的压力扩张球囊2～3次，每次持续15～30秒钟，达到满意疗效后，将球囊抽成负压状态退出。

【操作后护理】

（1）行心电血压监测：严密观察患者神志、体温、脉搏、呼吸、血压、心率及心律的变化，监测有无心律失常及急性冠脉闭塞的发生。术后第1小时测量4次（每15分钟测量1次），第2小时测量2次（每半小时测量1次），第2小时至撤夹板或砂袋期间，每小时测量1次。穿刺部位若为桡动脉，加压包扎并夹板固定6小时，术肢制动12小时，心电监测6小时，注意穿刺部位有无渗血、渗液及皮下血肿、末梢循环情况如毛细血管再充盈是否良好；穿刺部位若为股动脉，砂袋压迫8小时，术肢制动24小时（12小时后可在床上轻微活动术侧肢体，24小时后如无出血等并发症可下床活动）。心电监测8小时，注意伤口情况、足背动脉搏动、皮肤颜色、温度是否正常，肢体有无麻木、疼痛等感觉，毛细血管再充盈是否良好。如有胸闷、胸痛等不适，要及时报告医生。

（2）PTCA术后桡动脉穿刺者立即拔除动脉鞘管，股动脉穿刺者术后3小时测APTT，若APTT小于100秒时拔除动脉鞘管，加压压迫30～40分钟后，观察确实无出血、渗血后给予弹力绷带加压包扎伤口（以皮肤温度、颜色正常，不影响足背动脉搏动或手掌循环为度）。简单PTCA后不需给静脉肝素抗凝治疗，但对内膜明显撕裂，显残余狭窄或不稳定心绞痛及急性心肌梗塞病人可持续静脉用肝素治疗。

（3）导管鞘拔除后即行抗凝治疗，用低分子肝素皮下注射，抗凝过程中定时监测出凝血时间。继续服用阿司匹林300mg，1次/d，3个月后改为100mg，1次/d，氯吡格雷75mg，1次/d，连用6～9个月，防止血栓形成，继续服用硝酸酯类、钙拮抗剂、ACEI类药物。

（4）指导病人多饮水，以便使造影剂尽快排出体外，术后早期4小时尿量要达到800毫升以上，以减少造影剂对肾脏的损伤。若病人无心功能不全，应积极补液，术后24小时总入量应达3000毫升左右，这对维持血压，加速造影剂的排泄及减少迷走反射的发生有重要意义。第一次排尿应留取标本送检。排尿困难时协助导尿。可正常饮食，以清淡易消化食物为主，穿刺部位若为股动脉者，避免进食奶制品豆制品等易产气致腹胀的食物。

【并发症】

（1）冠状动脉内膜撕裂及夹层、冠状动脉破裂或穿孔、冠状动脉痉挛或急性闭塞和再狭窄，目前采用PTCA后植入支架，可减少术后再狭窄发生。

（2）穿刺血管损伤的并发症：

①出血、血肿、假性动脉瘤、动-静脉瘘：采取正确的压迫止血方法（压迫动脉而不压迫静脉）、制动，咳嗽及用力排便时压紧穿刺点。术后24小时内严格限制病人活动，慎用低分子肝素，绝对禁止热敷，局部血肿及淤血者，出血停止后予50%硫酸镁湿敷或理疗，促进血肿及淤血的消散和吸收；假性动脉瘤、动-静脉瘘多在鞘管拔除后1～3天内形成，假性动脉瘤表现为搏动性肿块和收缩期杂音，动-静脉瘘表现为局部连续性杂音，一旦确诊应立即局部加压包扎，必要时行外科修补术。

②腹膜后血肿：表现为低血压、贫血貌、腹股沟区疼痛，若病人面色苍白，大汗，血压下降应及时报告，绝对禁止热敷，立即输血、压迫止血，必要时行外科修补止血。

③穿刺动脉血栓形成或栓塞：需积极配合予抗凝或尿激酶等溶栓药物治疗或再次PTCA球囊导管扩张。

（3）血管迷走反射：表现为血压下降伴心率减慢、恶心、出冷汗，立即建立静脉通道补液，备齐阿托品、多巴胺等抢救药品。

（4）造影剂过敏：表现为皮疹和有寒颤感觉，用地塞米松后可缓解，术后保证足够的尿量可起到清除造影剂保护肾功能和补充容量的双重作用。

（5）应激性溃疡：病人恶心，呕吐，呕吐物内潜血阳性，遵医嘱慎用低分子肝素，并对症处理。

三、冠状动脉内支架植入术

该术式是将金属支架（由镍钛合金制成的自膨胀支架或由不锈钢制成的球囊支架）永久地置放于冠状动脉病变处，支撑住血管壁，以保持冠状动脉管腔的开放。减少了PTCA术后残余狭窄、弹性回缩及血管再塑性。

【目的】

同PTCA术。

【适应证】

同PTCA术。

【禁忌证】

同PTCA术，但血管直径小于2.5mm、有主要分支血管的分叉部、血管严重迂曲的病变不宜选用。

【术前准备】

同PTCA。

【术后护理】

同PTCA。

【并发症】

同PTCA。

【健康指导】

（1）严格遵医嘱服药，随身携带保健卡、保健盒。定期门诊复查，支架术后半年做冠脉造影复查，了解血管再通情况。

（2）在病人能适应的范围内，逐渐增大活动量，不能做剧烈的运动；保持情绪稳定，保证充足睡眠。注意保暖，预防感冒，积极预防并控制感染。

（3）要有规律进餐，饮食应低盐、低脂，每餐不宜过饱，可适当增加粗纤维饮食。保持大便通畅。戒烟限酒，不喝浓茶、浓咖啡。

四、心脏电复律术

心脏电复律术（cardioversion）是利用高能量的脉冲电流通过心脏，使心肌在瞬间除极，从而抑制异位兴奋性，消除折返途径，使具有最高自律性的窦房结发出冲动，恢复窦性心律的一种方法。用于转复各种快速心律时称为电复律，用于消除心室颤动时称为电除颤。

【适应证】

（1）各种严重、甚至危及生命的恶性心律失常，如室性心动过速、室颤。

（2）各种持续时间较长的快速心律失常，如室上性心动过速，血液动力学受到影响。

【分类】

根据脉冲发放与 R 波关系可分为同步与非同步电复律。

（1）同步电复律：利用特殊的电子装置，自动检索 QRS 波群，使放电时电流与 R 波同步，使电流刺激落在心室肌的绝对不应期，从而避免在易损期放电导致室速或室颤，可用于心室颤动以外的各类异位快速心律失常。

（2）非同步电复律：无须用 R 波束启动，直接充电放电，用于转复心室颤动。

【禁忌证】

（1）洋地黄过量所致的心律失常（除室颤外）

（2）严重低钾血症

（3）房颤、房扑伴高度或完全性房室传导阻滞

（4）病态窦房结综合征。

（5）近期有栓塞史。

（6）已用大量抑制性抗心律失常药物。

【操作前准备】

（1）心室颤动时，应立即电除颤，无需操作前准备。择期复律的病人应解释电复律的目的、必要性、操作过程及如何配合，消除顾虑。

（2）准备心肺复苏所需抢救设备和药品。

（3）检查血电解质，纠正低钾、酸中毒。心房颤动伴心室率快者，需先用洋地黄控制心室率到静息时 70 次/min，停用洋地黄类药物 24～48 小时。心房颤动或心房扑动者需术前 1～2 天给予奎尼丁，亦可用普罗帕酮或胺碘酮，预防转复律后复发。服药前作心电图。并观察心率、心律、血压、脉搏及有无奎尼丁药物反应。

（4）电复律前禁食，防转复时呕吐。嘱病人排空大小便。

【操作过程】

（1）病人去枕平卧于木板床上，检查并除去金属及导电物质，松解衣扣，有义齿者取下，暴露胸部，建立静脉通路。

（2）连接心电监护仪。行同步电复律时，术前常规记录 12 导联心电图。

（3）选用地西泮 0.3～0.5mg/kg 缓慢静脉注射，至病人出现朦胧或嗜睡状态、睫毛反射消失的深度。严密观察呼吸，有呼吸抑制时加压面罩给氧。非同步电复律时无需使用镇静剂。

（4）将电极板表面均匀涂以导电糊或包上盐水纱布，分别放置在病人心尖部和胸骨右缘第 2 肋间。能量选择：按要求确定合适的除颤能量，充电，按下除颤仪前面板或除颤手柄上的充电键，当充电达到选择能量值时，位于左侧肋下手柄上的指示灯发光，并可听到连续的蜂鸣音，放电除颤（两电极板紧压病人胸部，使电极板与皮肤紧密连接，用两

拇指持续按压除颤手柄上的放电键迅速放电除颤）（电击时，严禁接触病人、病床以及其他连在病人身上的任何设备，以免出现意外电击）。

（5）立即观察示波心电活动，若不成功，可在 3～5 分钟重复，连续电击一般不超过 3 次，但心室颤动非同步电复律可重复多次。

【操作后护理】

（1）继续观察神志、瞳孔、心率、心律、呼吸、血压、面色、肢体情况及有无栓塞表现，随时做好记录。病情稳定后返回病房。卧床休息 24 小时，清醒后 2 小时内避免进食，以防恶心呕吐。

（2）房颤复律后，继续服用药物维持，并观察药物效果及不良反应。

（3）保健指导，向病人说明诱发因素，如过度劳累、情绪激动等，防止复发。

【并发症】

可见各种心律失常、栓塞、局部皮肤灼伤、肺水肿。

五、人工心脏起搏器安置术

人工心脏起搏器安置术（artificial cardiac pacing）　是利用人工心脏起搏器发放一定形式的脉冲电流，刺激心脏，使心房和心室兴奋和收缩，即模拟正常心脏的冲动形成和传导，用于治疗某些心律失常所致的心脏功能障碍。但对于心肌的兴奋和收缩功能丧失的心脏停搏无效。

【心脏起搏器命名代码】

五位代码起搏命名法，自左向右，各位置字母代表分别为：

第一位：表示起搏的心腔。分别由 A、V 和 D 代表心房、心室和双心腔。

第二位：表示感知的心腔。分别由 A、V 和 D 代表。另外 O 代表无感知功能。

第三位：表示起搏器感知心脏自身电活动后的反应方式。有 T（触发型）、I（抑制型）、D（兼有触发和抑制型）和 O（无感知反应）。

第四位、第五位代码部分起搏器无。

【心脏起搏器类型】

（1）按应用方式分：临时心脏起搏（放在体外，体积小，便于携带，只供临时起搏用）和植入式心脏起搏（大小接近一只怀表，所有部件和电源用环氧树脂包埋并外加钛合金壳，能长期埋置体内不被组织液所腐蚀），人工心脏起搏器由脉冲发生器、电极及其导线、电源 3 部分组成。

（2）从血流动力学效果的角度出发，起搏器的类型有：

①单腔起搏器：只有一根导管电极置于一个心腔。有固定频率型起搏器（是最早应用的起搏器，只能按固定频率刺激心房或心室。常导致起搏脉冲与自身心律干扰，影响心脏功能。现已少用）和同步型起搏器（能感知病人自发心搏，自动调整起搏脉冲，使起搏脉冲与患者同步，有心室按需起搏（VVI）：刺激心室，带动心室率缓慢病人的起搏；心房按需起搏（AAI）：能刺激心房，带动心房率缓慢而房室传导正常病人的起搏。当病

人自发心率超过起搏心率或发生过早搏动时，按需起搏器的起搏脉冲被自动抑制而不发放。

②双腔起搏器：有两根导管电极分别置于心房和心室。其特点是心房和心室能顺序起搏，故更合乎生理要求。分心房同步型起搏器 VAT 和双腔按需起搏器 DVI。

③三腔起搏器：目前主要分为双房+右室三腔起搏器治疗房室传导阻滞合并阵发性心房颤动和右房+双室三腔起搏器治疗心力衰竭。

【适应证】

（1）病态窦房结综合征。

（2）心脏房室传导阻滞：各种类型房室传导阻滞。

（3）反复发作的颈动脉窦性昏厥和心室停顿。

（4）异位快速心律失常药物治疗无效者。

（5）外科手术前后的保护性应用。

（6）心脏病的诊断：包括心电图负荷试验，窦房结恢复时间、窦房和房室传导功能测定，预激综合征的鉴别诊断，以及协助进行心脏电生理检查等。

【术前准备】

（1）完成实验室检查，如血、尿常规、血型、出凝血时间、胸片、心电图、动态心电图。

（2）术前 1 日手术部位常规备皮，经股静脉临时起搏者，备皮范围是会阴部和双侧腹股沟；植入性起搏器备皮范围是左右上胸部，包括颈部和腋下。

（3）建立静脉通路。做好药物的过敏试验，并记录。

（4）术前用抗凝剂者需停用至凝血酶原时间恢复至正常范围。

（5）转运途中应有除颤仪随行，用于心电监护和抢救。

【操作过程】

1. 临时性经静脉心内膜起搏

经静脉（首选股静脉，其次选用锁骨下静脉、颈静脉）导引鞘的外套管导入双极起搏电极，在 X 线的电视监视器下，将导管电极送达右心室心尖部肌小梁处。此时测定心腔内心电图，显示 QRS 为 rS 型，S-T 段呈弓背向上抬高，证明电板位置良好后，测定起搏阈值，连接体外临时起搏器。放置时间不能超过 3 个月，以免局部发生感染。

2. 永久性经静脉心内膜起搏

将单电极导管从头静脉或锁骨下静脉、颈外静脉送达至右心室心尖部，接触心内膜，将带有无关电极的起搏器埋藏于胸大肌前皮下组织中。

【操作后护理】

（1）术后常规做 12 导联心电图，并持续心电监护 24 小时。监测起搏和感知功能。观察有无腹壁肌肉抽动、心脏穿孔等表现，监测脉搏、心率、心律、心电变化及病人自觉症状，及时发现有无电极导线移位或起搏器起搏感知障碍，出院前常规拍摄胸片。

（2）埋藏式起搏病人卧床 1～3 日，并限于平卧位或略向左侧卧位。植入起搏器的同侧肢体要求绝对卧床制动，避免术侧肢体屈曲或过度活动，防止电极移位，如出现咳嗽症状，应尽早用镇咳药。术后第一次活动应动作缓慢，防止跌倒。

（3）局部伤口用砂袋压迫6小时，且每间隔2小时解除压迫5分钟，定期更换敷料，一般术后7天拆线，临时起搏器应每天换药一次，观察起搏器囊袋有无出血或血肿，观察伤口有无渗血、红、肿、局部疼痛、皮肤变紫发黑、波动感等，及时发现出血、感染等并发症。监测体温变化，常规应用抗生素，预防感染。

（4）嘱病人用高蛋白、低脂、易消化的粗纤维食品，使病人术后营养得到充分保证，且防止便秘。

（5）伤口用沙袋压迫8～12小时，定期更换敷料，注意观察伤口皮肤色泽，及局部有无渗血、血肿。

（6）按医嘱给予抗生素5日。

（7）观察有无导管电极移位、心脏穿孔、血栓栓塞等并发症的发生。

【健康教育】

（1）起搏器知识指导：告知病人起搏器的设置频率及使用年限。妥善保管好起搏器卡（有起搏器型号、有关参数、安装日期、品牌等），外出时携带，尤其是电池将要耗竭的病人，更要注意这一点，一旦出现意外，身边的行人便于及时拨打电话120。告知病人应避免强磁场和高电压的场所（如核磁、激光、变电站等），不做各种电疗，不做核磁共振等。家庭生活用电一般不影响起搏器工作，但一旦接触某种环境或电器后出现胸闷、头晕等不适，应立即离开现场或不再使用该种电器，推荐手机放置在远离起搏器至少15厘米的口袋内，拨打或接听电话时采用对侧。

（2）教会病人每日自测脉搏2次，出现脉率比设置频率低10%或出现安装起搏器前的症状时应及时就医，初期探测脉搏可了解起搏器情况，末期探测可及早发现电池剩余能量。不要随意抚弄起搏器植入部位，局部出现红、肿、热、痛等炎症反应或出血现象，应及时就医

（3）避免剧烈运动，装有起搏器的一侧上肢应避免做用力过度或幅度过大的动作（如打网球、举重物等），以免影响起搏器功能或使电极脱落。

（4）在起搏器植入术后1、3、6个月各返院复查1次，以后每6个月随访1次，定期做心电图检查，了解起搏器的起搏、感知功能，接近起搏器使用年限时，应缩短探访时间，在电池耗尽之前及时更换起搏器。

（严莉）

循环系统疾病小结

循环系统疾病也称心血管疾病，常见症状有心源性呼吸困难（劳力性呼吸困难、夜间阵发性呼吸困难、端坐呼吸）、心源性水肿、胸痛、心悸、心源性晕厥等。最常见的护理诊断是气体交换受损、活动无耐力、体液过多、疼痛（胸痛）。气体交换受损、活动无耐力的护理措施是：根据呼吸困难的形式和程度，采取适当体位，减少回心血量，改善呼吸困难。根据心功能分级决定活动量，病情严重者绝对卧床休息，吸氧。遵医嘱利尿、强

心、扩血管。静脉用药严格控制输液量和速度，以免促发急性肺水肿。饮食少量多餐，易消化。保持大便通畅。体液过多的护理措施是：保护水肿部位皮肤，低盐限水，正确使用利尿剂，维持水电解质平衡。

心力衰竭是各种心脏结构或功能性疾病导致心室充盈及（或）射血能力受损而引起的一组临床综合征。分为急性心力衰竭和慢性心力衰竭。慢性心力衰竭是大多数心血管疾病最主要的死亡原因。最常见的诱因为呼吸道感染。左心衰以喘为主，表现为呼吸困难、咳嗽咳痰和咯血等肺淤血症状；右心衰以肿为主，表现为食欲减退、恶心呕吐、水肿、颈静脉征、肝大等体静脉淤血表现。根据患者自觉的活动能力心功能可划分为4级。治疗内容包括：病因治疗、利尿、扩管、强心。护理：休息、限盐、氧疗、稳定情绪；用药护理（洋地黄、利尿剂、扩血管药）；食物宜清淡、低脂、富纤维素及含钾丰富，少食多餐，避免饱食。急性心力衰竭以急性左心衰较为常见，表现为急性肺水肿或心源性休克等，为内科急危重症，需及时抢救。主要表现为突发严重呼吸困难，频繁咳嗽，咳大量白色或粉红色泡沫状痰，伴极度烦躁不安，面色灰白，大汗淋漓，两肺满布湿性啰音和哮鸣音，心脏有舒张早期奔马律。抢救配合：患者取坐位，双腿下垂；酒精（30%～50%）湿化吸氧；吗啡镇静，快速利尿；硝普钠、西地兰、氨茶碱。

心律失常是指心脏冲动的频率、节律、起源部位、传导速度或激动顺序的异常。应注意有无引起猝死的严重心律失常，如频发性、多源性或成对室早、室速、高度房室传导阻滞、病窦综合征等。偶发的心律失常无症状可不必治疗，有明显症状的心律失常应用抗心律失常药物。慢性房颤者还需口服抗凝剂预防血栓形成。重度房室传导阻滞者应给予心脏起搏治疗。室扑或室颤应立即行非同步直流电除颤。护理重点：对症护理，用药护理。

冠心病多见于40岁以上人群，男性多于女性，是遗传和环境因素综合作用的结果。脂质代谢异常是动脉粥样硬化最重要的危险因素。高血压、吸烟、糖尿病和糖耐量异常、肥胖与本病密切相关。临床分为5型，心绞痛是常见类型，心肌梗死是严重类型。

心绞痛是冠状动脉供血不足导致心肌急剧的、暂时的缺血与缺氧的临床综合征。其典型特点为阵发性的前胸压榨性疼痛，可伴放射痛。稳定型心绞痛是最常见的心绞痛，多因体力劳累和情绪激动诱发。发作历时1～5分钟，很少超过15分钟，休息或含服硝酸甘油片在5分钟内可缓解。发作时心电图常见ST段压低（≥0.1mV），T波低平或倒置，发作缓解后恢复。冠状动脉造影具有确诊价值。心绞痛发作时应立即休息，含服硝酸酯类制剂（硝酸甘油或消心痛）。缓解期坚持抗心绞痛药物（硝酸酯类、β受体阻滞剂、钙通道阻滞剂）、抗血小板聚集药物（阿司匹林）、调血脂药物治疗，必要时可介入或外科手术治疗。不稳定型心绞痛是介于稳定型心绞痛与心肌梗死之间的临床状态，包括了除稳定型心绞痛以外的初发型、恶化型劳力性心绞痛和各种自发性心绞痛。其病情变化多端，可逆转为稳定型心绞痛，也可能迅速进展为急性心肌梗死甚至猝死，因此，对其正确认识与处理，具有重要的临床意义。心绞痛护理措施：休息与活动指导；病情观察；低热量、低脂、低胆固醇、低盐饮食；硝酸甘油用药护理等。教育患者防治危险因素，避免诱发因素，自我监测病情，从而减少发作，或发作后能及时救治。

心肌梗死临床表现为持久的胸骨后剧烈疼痛、发热、白细胞计数和血清心肌坏死标记物增高以及心电图特征性改变。可发生心律失常、休克或心力衰竭。属急性冠脉综合征（ACS）的严重类型。疼痛为最早出现的最突出的症状。疼痛部位和性质与心绞痛相同，但程度较重，持续时间较长，可达数小时或更长，休息和含用硝酸甘油片多不能缓解。

ST 段抬高性 AMI 在面向心肌梗死区的导联上出现特征性改变：①ST 段抬高呈弓背向上形；②T 波倒置；③出现宽而深的 Q 波（病理性 Q 波）。呈动态性演变。肌钙蛋白为心肌细胞所独有，具有很高的特异性，是诊断心肌梗死的敏感指标。CK-MB 的敏感性和特异性极强，其增高的程度能较准确地反映梗死的范围，其高峰出现时间是否提前有助于判断溶栓治疗是否成功。急性心肌梗死是临床急重症，救治强调“三早一强”：早发现、早入院、尽早心肌血液再灌注，加强入院前的就地处理。治疗包括休息、给氧、进行心电监护，解除疼痛，再灌注心肌（介入、溶栓、外科手术），及时处理严重心律失常、心力衰竭和心源性休克，防止猝死。护理要点：绝对卧床至少 24h，吸氧，禁食至胸痛消失，通便。严密监测神志、生命体征、心电图、出入量、末梢循环等情况 3～5d，以便及时发现心律失常、休克、心力衰竭等并发症。遵医嘱给予溶栓治疗。胸痛 2h 内基本消失；心电图 ST 段于 2h 内回降>50%；2h 内出现再灌注心律失常；血清 CK-MB 酶峰值提前出现（14h 以内）为溶栓治疗有效的临床指标。

原发性高血压简称为高血压病，是临床最常见的心血管疾病之一，也是多种心、脑血管疾病的重要危险因素，长期高血压状态可影响重要脏器如心、脑、肾，最终导致这些器官的功能衰竭。本病为多因素疾病，是在一定的遗传易感性基础上，多种后天环境因素综合作用的结果。原发性高血压可分为缓进型和急进性两型，前者又称良性高血压，绝大部分患者属于此型。高血压治疗包括非药物治疗和药物治疗两大类。常用降压药物可归纳为 5 类，即利尿剂、β 受体阻滞剂、钙通道阻滞剂、血管紧张素转换酶抑制剂及血管紧张素Ⅱ受体拮抗剂。用药原则概括为“小剂量开始，联合用药，优先选用长效降压药，个体化降压，降压达标，长期维持”。非药物治疗手段在于改变生活方式，即合理膳食、限盐少脂、戒烟限酒；适量运动、控制体重；心理平衡。护理重点在对症护理，用药护理，健康教育。高血压急症是指短时期内（数小时或数天）血压急骤升高，收缩压>200mmHg 和（或）舒张压>130mmHg，同时伴有心、脑、肾、视网膜等重要靶器官功能损害的一种严重危及生命的临床综合征，应首选硝普钠尽快降低血压，辅助脱水、止痉。

风湿性心脏病（简称风心病）是我国常见的心脏瓣膜病之一，主要累及 40 岁以下女性。最常受累的瓣膜是二尖瓣，最常见的死亡原因是心力衰竭。呼吸困难为二尖瓣狭窄最常见的早期症状，心尖区有低调的隆隆样舒张中晚期杂音，局限，不传导，常伴舒张期震颤，为其特征性体征。轻度二尖瓣关闭不全可终生无症状；严重返流时有心排出量减少，患者最突出的主诉是疲乏无力。心尖区可闻及全收缩期吹风样高调一贯型杂音，向左腋下和左肩胛下区传导，常伴震颤，为二尖瓣关闭不全的特征性体征。主动脉瓣狭窄由于左心室代偿能力较强，症状出现较晚。典型的症状是呼吸困难、心绞痛和运动时晕厥三大主症。主动脉瓣区可闻及粗糙而响亮的收缩期喷射性杂音，向颈动脉、胸骨左下缘及心尖区传导，常伴震颤，为特异性体征。主动脉瓣关闭不全最先的主诉为心排血量增加和心脏收缩力增强而发生心悸、心尖搏动增强、左胸不适、颈部和头部动脉强烈搏动感等。胸骨左缘第 3、4 肋间可闻及与第二心音同时开始的高调叹气样递减型舒张早期杂音，向心尖部传导，坐位并前倾和深呼气时易听到，为特征性体征。超声心动图为明确和量化诊断各瓣膜病变的可靠方法。治疗有内科治疗、介入治疗、外科治疗。护理要点：一般护理（休息与活动、饮食、预防感染）、病情观察、对症护理（发热、关节肿痛、呼吸困难、急性肺水肿、栓塞）、用药护理、心理护理、健康教育。

病毒性心肌炎是指嗜心肌性病毒感染引起的心肌局限性或弥漫性炎症性病变。柯萨奇

B组病毒感染占病因的多数。临床表现取决于病变的广泛程度和部位，轻者可无明显症状，重者可致猝死。前驱症状为“感冒”样症状或恶心、呕吐、腹泻等消化道症状。心脏受累症状常诉胸闷、心悸等。大多以心律失常为首发。心率增速与发热程度不相称，心尖区第一心音减弱、出现第三心音。心电图急性期常见ST-T改变（T波倒置或低平，ST段可有轻度移位）和各种心律失常。急性期治疗要点：静卧休息，营养饮食；保护心肌；抗病毒、抗菌治疗；. 并发症治疗。护理重点：休息、营养、对症护理。

心肌病分为5型：扩张型心肌病、肥厚型心肌病、限制型心肌病、致心律失常性右室心肌病和不定型心肌病。扩张型心肌病是心肌病中最常见的类型，主要特征是左心室或双心室心腔扩大和收缩期功能障碍减退，常伴有心律失常或充血性心力衰竭。病死率高，死亡可发生于疾病任何阶段。死亡原因多为心力衰竭和严重心律失常。治疗主要是对症治疗。肥厚型心肌病是以心室肌肥厚为特征，呈非对称性肥厚。本病为染色体显性遗传疾病，患者有明显家族史，症状多为劳力性胸痛和呼吸困难、晕厥，胸骨左缘中下段闻及喷射性收缩期杂音，是青年猝死的原因。治疗目标为减轻左室流出道梗阻，缓解症状，控制心律失常。

心包炎以急性心包炎和慢性缩窄性心包炎常见。急性心包炎常见症状为胸痛和呼吸困难。在可能并发心包炎的疾病过程中，如出现胸痛、呼吸困难、心动过速和原因不明的体循环静脉淤血或心影扩大，应考虑为心包炎伴有渗液。快速心包积液可引起急性心脏压塞，出现明显心动过速、血压下降、脉压变小和静脉压明显上升，产生急性循环衰竭、休克等。心包炎治疗原则是治疗原发病，改善症状，解除心脏压塞。护理要点：休息与体位；饮食护理；病情观察；心包穿刺术护理配合；用药护理；健康教育。缩窄性心包炎大多继发于急性心包炎，指心脏被致密厚实的纤维化或钙化心包所包围，使心室舒张期充盈功能受限。患者有腹水、肝肿大、颈静脉怒张及Kussmaul征、静脉压显著增高等体循环淤血体征，而无显著心脏扩大或瓣膜杂音时，应考虑缩窄性心包炎。本病首选外科手术治疗，即心包剥离术或心包切除术。护理重点：休息指导、心包切开术后引流管的护理。

感染性心内膜炎可分为自体瓣膜、人工瓣膜和静脉药瘾者的心内膜炎。急性感染性心内膜炎常有急性化脓性感染、近期手术、外伤、产褥热、器械检查史，起病急骤，进展迅速，有高热、寒战、呼吸急促等毒血症症状，可迅速发展为急性充血性心力衰竭而死亡。亚急性感染性心内膜炎常有发热、贫血、疼痛；心脏杂音；因微血管炎或微栓塞引发的周围体征，如成群或个别出现的瘀点、甲床下线状出血、Roth斑、Janeway损害、杵状指（趾）等。心力衰竭为最常见并发症，是本病首要致死原因。动脉栓塞是仅次于心力衰竭的常见并发症，栓塞最常见部位是脑、肾、脾和冠状动脉。阳性血培养对本病诊断有重要价值，超声心动图为显示心内膜损伤和赘生物的重要诊断手段。明确病原体，采用最有效的抗生素是治愈本病的关键。护理要点：休息与活动；饮食护理；正确采集血标本（需在抗生素治疗前抽取足够的血进行培养）；病情观察（体温及皮肤黏膜变化、心力衰竭、脏器栓塞）；用药护理（青霉素中毒性脑病）；对症护理；健康教育。

（汪小华）

第四章 消化系统疾病

第一节 总 论

消化系统疾病是临床常见病，主要包括食管、胃、肠、肝、胆、胰等脏器的功能性和器质性病变，小肠疾病较为少见，腹膜、肠系膜和网膜疾病最少见。消化性溃疡、慢性乙型病毒性肝炎及肝炎后肝硬化是我国常见病，胃肠恶性肿瘤发病率也较高，胃癌和肝癌的病死率在恶性肿瘤病死率排名中分别位于第二位和第三位。影响消化系统疾病的主要相关因素包括外源性因素和内源性因素两种。不合理的饮食、药物刺激、心理应激因素及生物因素，如幽门螺旋杆菌感染是常见的外源性因素。内源性因素中遗传发病因素是胃肠病学目前研究的热点，肠道黏膜组织内的异常免疫应答在炎症性肠病患者肠道炎症发生过程中起重要作用。消化系统疾病病变可局限于消化系统或累及其他系统，其他系统或全身性疾病也可以引起消化系统疾病或症状。因此，消化专业的护士必须具备坚实的临床理论基础，要能着眼于患者的整体进行护理。

一、消化系统的结构和功能

1. 食管

食管全长约25cm，有三个狭窄部，是食管癌的好发部位。食管壁由黏膜层、黏膜下层与肌层组成，无浆膜层，食管病变易扩散而延及纵隔，食管或邻近器官的病变也易使食管发生阻滞，引起吞咽困难。食管下段的静脉易充盈曲张，甚至破裂出血。

食管的主要功能是运送食物入胃，其次有防止呼吸时空气进入食管，以及阻止胃内容物逆流入食管的作用。

2. 胃

胃分为贲门、胃底、胃体、胃窦部及幽门部、幽门口由幽门的括约肌组成，能有节律性让胃内容物进入十二指肠，并阻止十二指肠内容物返流入胃。胃壁分为黏膜、黏膜下层、肌层和浆膜层。胃黏膜的腺体有胃底腺、胃体腺和幽门腺，主要由主细胞、壁细胞、黏液细胞组成。

壁细胞可分泌盐酸和内因子。盐酸可杀灭部分细菌，能使胃蛋白酶原被激活而成为胃蛋白酶。盐酸分泌过多对胃十二指肠黏膜有侵袭作用，是消化性溃疡发病的决定性因素。内因子可协助维生素 B_{12}的吸收，慢性萎缩性胃炎时内因子缺乏，可发生巨幼细胞贫血。主细胞可分泌胃蛋白酶原，在酸性环境下转化为胃蛋白酶，可使蛋白质消化分解为多肽被吸收。黏液细胞主要分泌碱性黏液，可形成黏液膜以保护胃黏膜免受胃酸的腐蚀。

此外，在幽门腺中还含有 G 细胞，是一种内分泌细胞，可分泌促胃液素。促胃液素能促进壁细胞分泌胃酸，促进主细胞分泌胃蛋白酶原。

胃的主要功能是容纳和消化食物。由食管进入胃内的食团，经胃内机械性消化和化学性消化后形成食糜，食糜借助胃的运动逐次被排入十二指肠。

3. 小肠

小肠是消化道中最长的一段，从幽门到回盲部，包括十二指肠、空肠和回肠。十二指肠与空肠连接处被屈氏韧带固定，屈氏韧带是上下消化道的分界线。小肠为消化吸收的主要场所。淀粉、蛋白质、脂肪等必须先被消化分解为简单的物质，才能被肠壁吸收。消化作用大部分靠胰腺分泌的各种消化酶来完成，肠液中的各种消化酶，主要在空肠上段内完成。回肠有很大的储备功能，凡未被空肠完全吸收的养料，皆由回肠吸收。

4. 大肠

大肠由盲肠（包括阑尾）、结肠和直肠三部分组成。大肠起自回肠，全程形似方框，围绕在空肠、回肠的周围。大肠的主要功能是进一步吸收水分和电解质，形成、贮存和排泄粪便。

5. 肝胆

肝脏分为右叶和左叶，其基本结构单位为肝小叶。肝的血液供应有1/4来自肝动脉，3/4来自门静脉。肝脏是人体最大的消化腺，主要具有以下功能：①物质代谢：糖、蛋白质、脂质、维生素的合成与代谢，都需要肝脏参与。肝脏还参与体内多种激素代谢。肝功能受损时对激素，如雌激素、胰岛素等的“灭活”功能常降低。②解毒作用：肝脏能使进入体内的各种有害物质如药物、毒药等进行生物转化，通过氧化、还原、水解，结合等方式进行解毒，保护机体正常功能。③生成胆汁：肝脏可以分泌胆汁，后者对脂类物质的消化和吸收及调节胆固醇代谢有重要作用。

胆道系统由肝细胞间的毛细胆管集合成胆小管，汇合成左右肝管，由肝门出肝后汇合成肝总管，肝总管与胆囊管合成胆总管，开口于十二指肠降部。胆管有排泄和运输胆汁的作用。胆囊则有浓缩胆汁和调节胆汁的作用。

6. 胰腺

胰腺位于腹膜后上腹部深处，分胰头、颈、体、尾四部分。主胰管和胆总管可形成共同通道，在开口下段形成乏特氏（Vater）壶腹。乏特氏壶腹在十二指肠开口处有Oddi括约肌，它能控制胆汁和胰液排入肠道。胰腺具有内外分泌双重作用。胰腺外分泌主要分泌胰液、电解质和各种胰酶，帮助消化淀粉、脂肪和蛋白质。胰腺中胰岛细胞是内分泌腺，胰岛中含有多种分泌细胞，其中A细胞分泌胰高血糖素，B细胞分泌胰岛素，D细胞分泌生长激素抑制素，胰腺还分泌胰多肽、胰抑素等多种激素，这些激素对维持正常的代谢功能有重要作用。

7. 胃肠的神经内分泌调节

中枢神经系统可直接或间接影响消化系统的运动、分泌功能，并受自主神经-肠神经系统支配。精神因素可通过影响脑-肠轴（中枢神经系统、自主神经和肠神经系统通过神经体液免疫机制联系起来）引起胃肠功能紊乱。

8. 胃肠道免疫结构与功能

胃肠道免疫有2道防线，即黏膜屏障（胃肠道黏膜表现的生理结构和黏膜内的免疫细胞构成）、肠系膜淋巴结及肝脏。肠道免疫功能紊乱可导致肠道炎症，如溃疡性结肠炎等。

二、消化系统疾病常见症状及护理

消化系统疾病症状和体征很多，有吞咽困难、嗳气、反酸、烧心感、食欲不振或畏食、便秘、恶心与呕吐、腹痛、腹泻、腹胀、呕血与便血、黄疸等，各种症状的临床意义可参阅《健康评估》有关章节。在此主要介绍恶心与呕吐、腹痛、腹泻。

（一）恶心、呕吐

恶心常为呕吐的前驱感觉，也可单独出现，表现上腹部特殊不适感，常伴有头晕、流涎、脉缓、血压降低等迷走神经兴奋症状。呕吐是指胃内容物或一部分小肠内容物通过食管逆流出口腔的反射动作。呕吐是消化系统疾病常见症状，呕吐可将有害物质从胃排出人体而起保护作用，但持久而剧烈的呕吐可引起水电解质紊乱和代谢性酸中毒、营养不良。呕吐分为中枢性呕吐与反射性呕吐。中枢性呕吐见于颅内压增高、前庭障碍、药物或化学毒物的影响、代谢障碍（尿毒症、酮症酸中毒）等；反射性呕吐多由于胃肠疾病和肝、胆、胰腺病变，也可由泌尿、心血管疾病引起。消化系统疾病引发的呕吐常伴有腹痛、腹泻或腹胀等，幽门梗阻时呕吐频繁、量多，呕吐物因在胃内潴留发酵而有酸馊味。

1. 护理评估

（1）病史：询问患者恶心呕吐发生与持续的时间、频率与进食的关系；呕吐物的特点及呕吐物的性质、量；是否伴有发热、口干、头痛、眩晕、腹痛、腹泻等伴随症状；患者精神状态如何，有无疲乏、焦虑、抑郁及其程度。

（2）身体评估：评估患者全身状况，如生命体征、神志、营养状态、有无失水外貌。腹部体征：有无腹肌紧张、压痛、反跳痛及其部位、程度，肠鸣音是否正常，有无胃型及腹部振水音。

（3）相关检查：呕吐物毒物分析或病原学检查、血液生化检查水电解质及酸碱平衡。

2. 护理诊断

（1）有体液不足的危险：与频繁、大量呕吐导致失水有关。

（2）有误吸的危险：与昏迷、呕吐物误吸入肺内有关。

（3）活动无耐力：与频繁呕吐导致失水、电解质丢失有关。

3. 护理措施

（1）病情观察：观察并记录生命体征；呕吐的次数、量、呕吐物的性质、颜色和气味；入水量、进食量及尿量；皮肤黏膜弹性等失水表现。大量胃液丢失可发生代谢性碱中毒，患者呼吸可变浅慢；血容量不足易发生体位性低血压，患者在改变体位，如从卧位变换坐位时可出现心动过速、呼吸急促、血压下降。有明显失水貌患者可出现皮肤黏膜干燥、弹性差、眼眶凹陷、声音沙哑等。

（2）对症护理：

①一般护理：呕吐频繁剧烈者应卧床休息，呕吐时应协助患者坐起或侧卧位，使头偏向一侧，用容器接呕吐物。呕吐后及时给患者漱口，清理被污染的床褥、衣被。关心、安慰患者，以减轻紧张、烦躁的心理压力，当患者有恶心感想吐时，鼓励患者做深呼吸动作，有利于减轻呕吐症状。昏迷患者取侧卧位，使头偏向一侧，尽可能清除口腔呕吐物，避免呕吐物吸入气道出现窒息或继发肺部感染。使用棉签、纱布清洁口腔时，避免刺激咽腭弓，以防诱发呕吐。疑有肠梗阻者，应禁食禁水并行胃肠减压。

②补充水电解质：轻度呕吐可口服补液，少量多次饮用，饮食以清淡流质或半流质为

主；呕吐剧烈不能进食或严重水电解质失衡者，应静脉补充水分和电解质。

③止吐治疗：在病因未明的情况下，不宜使用止吐药，应积极寻找病因，尽可能去除病因或针对病因治疗。如食物中毒、化学物质中毒等就要让患者尽量吐出有害物质；而癌症患者进行化疗时可预防性使用止吐药。病因明确且频繁呕吐的患者可指压内关、足三里等穴位，或遵医嘱给予甲氧氯普胺（胃复安）、多潘立酮（吗丁啉）等止吐药物。但妊娠呕吐不宜用止吐药，可采取改变食谱、静脉补液和用维生素 B_6 等来缓解呕吐。

4. 护理评价

（1）患者生命体征平稳，无失水、电解质酸碱失衡及低血容量休克等表现。

（2）患者呕吐减轻或消失，进食量逐步增加，营养状态改善，活动耐力增强。

（二）腹痛

消化系统的器官、组织发生功能性或器质性病变均可引起腹痛。腹痛可分为急性与慢性两类。急性腹痛常见于脏器急性炎症、脏器破裂、穿孔或空腔脏器扭转、梗阻。慢性腹痛可见于脏器慢性炎症、脏器包膜因肿瘤等受到牵张等。腹腔实质脏器病变腹痛多呈持续性，进行性加剧，空腔脏器病变多呈阵发性绞痛。腹痛的部位常为病变的所在，如胃痛位于中上腹部，肝胆疾患疼痛位于右上腹，急性阑尾炎疼痛常位于 McBurney 点，小肠绞痛位于脐周，结肠绞痛常位于下腹部。急性腹膜炎可表现为全腹疼痛并伴有压痛、反跳痛、腹肌紧张。腹痛是一种主观症状，容易引起患者情绪改变，如紧张、焦虑、恐惧等，剧烈的腹痛可影响患者的睡眠及饮食。

1. 护理评估

（1）病史：询问患者腹痛的部位、性质、程度、有无放射痛及部位、诱发因素和缓解因素；伴随症状，如发热、恶心呕吐、腹胀、肛门停止排便排气等。对慢性腹痛应询问其日常生活及疼痛的周期性。老年患者特别注意询问起病情况、既往病史，以排除冠心病等心血管疾病。是否因疼痛而造成睡眠、饮食、排泄等发生改变，有无紧张、焦虑、恐惧等心理反应。

（2）身体评估：重点检查腹部体征：有无腹肌紧张、压痛、反跳痛及其部位、程度；肠鸣音是否正常；腹部是否扪及包块，有无胃型、肠型及逆向蠕动波。

（3）相关检查：常规血、尿、粪检查，腹部 B 超、X 线检查，必要时内镜、CT 检查或腹腔穿刺抽液检查。

2. 护理诊断

（1）疼痛：腹痛与胃肠道炎症、溃疡、出血、梗阻或穿孔有关。

（2）潜在并发症：肠梗阻、穿孔、肠瘘。

（3）潜在并发症：肠出血、中毒性巨结肠。

（4）潜在并发症：上消化道出血、穿孔、幽门梗阻、癌变。

3. 护理措施

1）病情观察：密切观察腹痛的特征，即腹痛的部位、性质、程度、持续时间、诱发因素，有无放射痛及部位等，以协助医生明确诊断。警惕急腹症或休克的发生，若患者疼痛突然加剧，或呕血、黑便，或寒战高热，或全腹压痛、反跳痛、腹肌紧张等，均要立即通知医生，进行抢救。

2）对症护理：

（1）一般护理：急性起病，腹痛显著者应卧床休息，可取半卧位或弯腰屈膝侧卧位，以放松腹肌，减轻腹痛。保持环境安静舒适，遵医嘱选择禁食或流质、半流质饮食。怀疑急性胰腺炎或高位肠梗阻，且频繁呕吐及腹胀者，应及时鼻饲胃管进行胃肠减压。慢性腹痛患者适当安排休息和活动，避免诱发或加重腹痛的因素，如寒冷刺激、不当饮食等。

（2）止痛治疗：

①药物止痛：急性发作腹痛者严禁随意使用镇痛药，以免掩盖症状，影响诊断。诊断明确的腹痛可根据病情需要、疼痛的性质及程度选择性给予药物止痛，用药后注意观察腹痛缓解情况，防止产生不良反应，如使用山莨菪碱（654-2）、阿托品可用于胃肠痉挛引起的腹痛，但有心率增快、口干、面色潮红、眩晕、视力模糊、排尿困难等副作用。有前列腺肥大、青光眼患者禁用。

②非药物止痛：此类措施是缓解慢性疼痛的主要方法，能减轻患者的紧张、焦虑感，提高其疼痛阈值和对疼痛的控制感。具体方法有行为疗法，如深呼吸-握紧拳头-打哈欠或分散注意力法；局部热敷疗法、针灸或指压止痛穴等。有焦虑抑郁等负性情绪者应做好心理疏导，以利于增强患者对疼痛的耐受力。

4. 护理评价

急性腹痛患者症状减轻或消失，慢性腹痛患者能采用有效的应对措施预防或缓解疼痛。

（三）腹泻

腹泻是一种常见消化道症状，是指排便次数明显超过平日习惯的频率，粪质稀薄，水分增加，每日排便量超过200g，或含未消化食物或脓血、黏液。腹泻常伴有腹痛、排便急迫感、肛门不适等症状。腹泻分急性和慢性两类，急性腹泻发病急骤，病程在2～3周内，短时间内机体丢失大量水分及电解质，可引起水电解质紊乱和代谢性酸中毒。慢性腹泻病程在2个月以上或间歇期在2～4周内复发性腹泻，长期慢性腹泻可导致营养不良、浮肿，肛周出现溃烂、疼痛。引起急性腹泻原因以肠道感染常见，慢性腹泻病因复杂，除肠道感染性疾病外，胃部疾病、肠道非感染性疾病、肠肿瘤、胰腺疾病、肝胆疾病等均可引起。肠道感染性疾病多导致渗出性腹泻，由于黏膜炎症、溃疡、浸润性病变致血浆、黏液脓血渗出，常伴有腹痛或粪便含有脓血、黏液。腹泻及全身症状、体征的严重程度取决于肠病变部位及受损程度。小肠泻粪便糊状或水样、次数多，伴脐周痛，便后腹痛不减；结肠泻粪便可含脓血、黏液，伴脐下痛，便后痛减。

1. 护理评估

（1）病史：询问患者腹泻起病的急缓、发生的时间、间隔时间及病程的长短；排便的次数、量、气味、颜色，粪便中有无黏液、脓、血等；腹泻与饮食的关系，有无特殊用药史；伴随症状，如恶心、呕吐、腹痛、里急后重等。是否因腹泻频繁而造成睡眠、饮食等发生改变，有无紧张、焦虑、抑郁等心理反应。

（2）身体评估：全身情况：注意评估生命体征、神志、尿量、皮肤弹性等，慢性腹泻还应评估体重及营养状况。腹部体征：有无腹肌紧张、压痛、反跳痛及其部位、程度；肠鸣音是否正常；腹部是否扪及包块。肛周检查：皮肤有无红疹、溃烂。

（3）相关检查：血、粪常规检查，急性腹泻者检查水电解质及酸碱平衡、腹部B超、X线检查，必要时直肠结肠内镜检查。

2. 护理诊断

（1）体液不足：与频繁腹泻致脱水、血容量不足有关。

（2）营养失调：低于机体需要量，与长期腹泻、吸收障碍有关。

（3）活动无耐力：与大量或频繁腹泻致电解质失衡有关。

3．护理措施

（1）病情观察：密切观察并记录排便的次数、量、气味、颜色，粪便中有无黏液、脓、血等；有无恶心、呕吐、腹痛、里急后重等伴随症状；有无口干、皮肤干燥、眼窝凹陷及少尿等脱水情况；定时采集血标本观察血生化指标，注意有无肌肉无力、腹胀、肠鸣音减弱等低钾血症表现。

（2）对症护理：

①一般护理：急性腹泻者应卧床休息，慢性轻症患者可适当活动。避免精神紧张，注意腹部保暖，病因明确者可予热水袋热敷以缓解腹泻时伴随的腹痛症状。排便频繁者，可为患者提供床旁便器，及时更换被污染的衣物被褥。作好肛周皮肤清洁护理，手纸应柔软，擦拭动作轻柔，便后用肥皂与温水清洗肛门及周围皮肤，必要时给予凡士林或抗生素软膏涂擦以保护肛周皮肤。

②合理饮食：慢性腹泻者给予少渣或无渣、低脂、易消化的温热流质或半流质饮食，避免生冷、刺激性食物。急性腹泻根据病情和医嘱选择禁食或流质、半流质饮食。

③补充水分和电解质：按医嘱及时补充液体、电解质及营养物质以满足患者的生理需要量，恢复和维持血容量。口服补液为宜，但严重腹泻，伴禁食者宜静脉补充水分和电解质。老年人大量补液时注意根据血压和尿量及时调整输液速度和输液量，以免引发急性肺水肿。

④止泻治疗：腹泻可由多种疾病引起，用药应针对病因，不能盲目止泻。肠道细菌感染性腹泻使用抗生素一般可有效控制，肠道菌群紊乱引起的腹泻可选用微生态调节剂，如整肠生、培菲康。剧烈腹泻或长期慢性腹泻可适当应用止泻药。应用止泻药，如盐酸洛哌丁胺（易蒙停）时，注意观察患者排便情况，腹泻得到控制后应及时停药，以免引起便秘。收敛吸附剂思密达能吸附抗生素等药物，联合用药时，抗生素应在服思密达 1h 前服用。

4．护理评价

（1）患者生命体征平稳，无失水、电解质酸碱失衡及低血容量休克等表现。

（2）患者腹泻减轻或消失，能摄取足够的热量、水电解质和各种营养物质，营养状态改善，活动耐力增强。

（3）患者没有发生肛门周围皮肤的溃烂。

（吴月清）

第二节　胃　　炎

胃炎（gastritis）是指任何病因引起的胃黏膜炎症，常伴有上皮损伤和细胞再生。胃炎是最常见的消化道疾病之一。按临床发病的缓急和病程的长短，一般分为急性胃炎和慢性胃炎。

一、急性胃炎

急性胃炎（acute gastritis）是指不同病因引起的急性胃黏膜炎症。内镜检查可见胃黏膜充血、水肿、出血、糜烂等一过性病变。病理组织学特征为胃黏膜固有层见到以中性粒细胞为主的炎症细胞浸润。

急性胃炎主要包括：①急性幽门螺杆菌（*Helicobacter pylori*，Hp）感染引起的急性胃炎，常为一过性的上腹部症状，多不为患者注意。感染幽门螺杆菌后，如不予治疗，幽门螺杆菌感染可长期存在并发展为慢性胃炎。②除幽门螺杆菌之外的病原体感染及（或）其毒素对胃黏膜损害引起的急性胃炎。③急性糜烂出血性胃炎（acute erosive-hemorrhagic gastritis），它是由各种病因引起的、以胃黏膜多发性糜烂为特征的急性胃黏膜病变，常伴有胃黏膜出血，可伴有一过性浅溃疡形成，临床常见，需要积极治疗，是本节讨论的重点。

【病因与发病机制】

引起急性糜烂出血性胃炎的常见病因有：

1. 药物

最常见的是非甾体类抗炎药（non-steroidal anti-inflammatory drugs，NSAIDs），如阿司匹林、吲哚美辛等所致。机制可能是通过抑制环氧化酶的作用而抑制胃黏膜生理性前列腺素的产生，削弱其对胃黏膜的保护功能；其他如某些抗肿瘤药、口服氯化钾或铁剂、激素等均可直接损伤胃黏膜。

2. 应激

严重创伤、大手术、大面积烧伤、败血症、多器官功能衰竭、中枢神经系统损伤等应激状态可引起急性胃黏膜病变，胃黏膜糜烂、出血，甚至发生急性溃疡并发大量出血。可能机制是应激状态下胃黏膜微循环不能正常运行而造成黏膜缺血、缺氧，由此可导致胃黏膜黏液和碳酸氢盐分泌不足、局部前列腺素合成不足、上皮再生能力减弱等改变，从而使胃黏膜屏障受损和 H^+ 反弥散进入黏膜。

3. 乙醇

具亲酯性和溶脂能力，高浓度乙醇可直接破坏胃黏膜屏障。

【临床表现】

由于病因不同，急性胃炎的临床表现不尽一致，轻者可无明显症状。上腹痛、恶心、呕吐和食欲减退是急性胃炎的常见症状。原发病症状严重者，上述表现可为原发病所掩盖而忽视。急性糜烂出血性胃炎患者常以突然发生的呕血和（或）黑便而就诊，出血量大小不一，常呈间歇性发作，可自行停止。

【辅助检查】

（1）粪便检查：大便隐血试验可阳性。

（2）内镜检查：确诊的必备条件。宜在出血发生后 24～48 小时内进行，因病变（特别是 NSAIDs 或乙醇引起者）可在短期内消失，延迟内镜检查可能无法确定出血病因。

【诊断要点】

近期服用NSAIDs等药物、严重疾病状态或大量酗酒者，如出现呕血和（或）黑便应考虑急性糜烂出血性胃炎的可能，但确诊有赖于胃镜检查。

【治疗要点】

主要针对原发病和病因采取防治措施。对处于急性应激状态的上述严重疾病状态的患者，除积极治疗原发病外，应常规给予抑制胃酸分泌药或黏膜保护剂作为预防措施。药物引起者须立即停用该类药物。对已发生上消化道大出血者，按上消化道出血治疗原则采取综合措施进行治疗，详见“上消化道大量出血”一节。常用H_2受体拮抗剂、质子泵抑制剂抑制胃酸分泌，硫糖铝和米索前列醇等保护胃黏膜。

【护理要点】

（1）心理护理：评估病人对疾病的认识程度；鼓励病人对其治疗、护理计划提问，了解病人对疾病的病因、治疗及护理的认识，帮助病人寻找并及时去除发病因素，控制病情发展。

（2）休息与活动：病人应注意休息，减少活动，对急性应激造成者应卧床休息。同时应做好病人的心理疏导，解除其精神紧张，保证身、心两方面得以充分休息。

（3）饮食护理：进食应定时、定量，不可暴饮暴食，避免辛辣刺激食物，一般进少渣、温凉半流质饮食。如有少量出血可给牛奶、米汤等流质以中和胃酸，有利于黏膜的修复。急性大出血或呕吐频繁时应禁食。

（4）用药护理：指导正确使用阿司匹林、吲哚美辛等对胃黏膜有刺激的药物，必要时应用制酸剂、胃黏膜保护剂预防疾病的发生。

（5）健康教育：根据病人的病因、具体情况进行指导，如避免使用对胃黏膜有刺激的药物，必须使用时应同时服用制酸剂。进食有规律，避免过冷、过热、辛辣等刺激性食物及浓茶、咖啡等饮料。嗜酒者应戒除，防止乙醇损伤胃黏膜。注意饮食卫生，生活要有规律，保持轻松愉快的心情。

二、慢性胃炎

慢性胃炎（chronic gastritis）是由各种病因引起的胃黏膜慢性炎症。主要组织病理学特征是炎症、萎缩和肠化生。发病率高，且随年龄增长而增高，约占接受胃镜检查的门诊病人中的80%～90%。男性稍多于女性。

【病因与发病机制】

慢性胃炎的病因目前还未完全阐明，认为与下列因素有关：

1. 幽门螺杆菌感染

现认为Hp感染是慢性胃炎最主要的病因。Hp在慢性胃炎的检出率高达80%～90%。Hp可以造成黏膜上皮细胞的变性坏死及黏膜的炎症反应。Hp的抗原物质还能引起宿主对于黏膜的自身免疫反应。

2. 自身免疫反应

部分慢性胃炎患者血液中能检测到壁细胞抗体（parietal cell antibody，PCA）和内因子抗体（intrinsic factor antibody，IFA），说明慢性胃炎与自身免疫具有密切关系。这些自身抗体与壁细胞结合后，在补体的参与下，破坏壁细胞，壁细胞数目减少，最终造成胃酸分泌缺乏，维生素 B_{12}吸收不良，导致恶性贫血。自身免疫性胃炎还可伴有其他自身免疫病如桥本甲状腺炎、白癜风等。

3. 十二指肠液返流

幽门括约肌松弛或胃部手术胃肠吻合后，十二指肠液易发生返流，其中的胆汁和胰酶可以造成胃黏膜的损伤，产生炎症。

4. 其他

研究发现慢性胃炎还与遗传、年龄、吸烟、饮酒、环境、饮食习惯等因素有关。如水土中含过多硝酸盐、微量元素比例失调等均可增加慢性胃炎发生的危险性并影响其转归。饮食中高盐和缺乏新鲜蔬菜水果与胃黏膜萎缩、肠化生以及胃癌的发生密切相关。

【临床表现】

目前我国临床上仍将慢性胃炎分为慢性浅表性和慢性萎缩性两类。根据炎症分布部位分为 A、B 两型。病变常局限于胃窦部，而胃体黏膜基本正常，称为胃窦胃炎，又称 B 型胃炎；少数病例炎症局限于胃体或胃底，称为胃体胃炎，又称 A 型胃炎。

慢性胃炎起病隐匿，症状多无特异性。症状的轻重与病变的严重程度无密切关系，而与病变是否处于活动期有关。由幽门螺杆菌引起的慢性胃炎多数患者无症状，有症状者表现为上腹痛、饱胀不适，以餐后明显，有时伴嗳气、反酸、恶心、呕吐。少数患者可有上消化道少量出血的表现。自身免疫性胃炎患者可伴有畏食、贫血、体重减轻等症状。恶性贫血患者尚有舌炎、四肢感觉异常等表现。

慢性胃炎除了上腹可有轻压痛外，一般无明显的腹部体征。

【辅助检查】

1. 内镜及胃黏膜活组织检查

二者结合是诊断慢性胃炎的最可靠方法，可通过活检确定胃炎的病理类型，并能检测幽门螺杆菌。按悉尼标准，慢性胃炎的胃镜表现可分类为：充血渗出性胃炎、平坦糜烂性胃炎、隆起糜烂性胃炎、萎缩性胃炎、出血性胃炎、反流性胃炎、皱襞增生性胃炎七种。

浅表性胃炎表现为黏膜充血与水肿混杂出现，镜下呈红白相间，以红为主，表面附着灰白色分泌物，可见局限性出血点和糜烂。萎缩性胃炎黏膜多苍白或灰白色，黏膜变薄，可透见黏膜下血管纹，皱襞细平，常见糜烂出血灶；局部可见颗粒状或结节状上皮增生。

2. 幽门螺杆菌检测

对活检标本检测幽门螺杆菌，可采取快速尿素酶检查和胃黏膜涂片、组织切片、培养等，以增加诊断的可靠性。根除幽门螺杆菌治疗后，可在胃镜复查时重复上述检查，亦可采用非侵入性检查，如 ^{13}C 或 ^{14}C 尿素呼气试验。

3. 血清学检查

自身免疫性胃炎血清促胃泌素水平常明显升高，血清中可测得 PCA 和 IFA。多灶萎缩性胃炎时，血清促胃泌素水平正常或偏低。

【诊断要点】

慢性胃炎无特异性临床表现，确诊依赖于胃镜和黏膜活检。Hp 检查、免疫学检查有助于病因学分析。消化性溃疡、胃癌、胃肠神经官能症、慢性胆囊炎都可以表现为上腹不适，胃镜和胆囊 B 超可以鉴别。

【治疗要点】

1. 抗菌治疗

绝大多数慢性活动性胃炎患者胃黏膜中可检出幽门螺杆菌，而根除幽门螺杆菌可使胃黏膜炎症消退。2006 年中国慢性胃炎共识意见，建议根除幽门螺杆菌特别适用于：①伴有胃黏膜糜烂、萎缩及肠化生、异型增生者；②有消化不良症状者；③有胃癌家族史者。具体根除方案见“消化性溃疡”一节。

2. 保护胃黏膜

氢氧化铝凝胶、复方氢氧化铝片、硫糖铝等可保护胃黏膜不受 NSAID 和胆汁的侵害；但是，A 型胃炎不宜用抗酸药，对于低胃酸分泌的 B 型胃炎，不提倡摄入醋类酸性饮食，反而要应用抗酸药以减少 H^+的反弥散。

3. 对症处理

对症处理是慢性胃炎药物治疗不可缺少的部分，可改善症状，树立治疗的信心。胃肠动力药如多潘立酮或西沙必利对于腹胀、恶心、呕吐、腹痛具有明显的疗效；助消化药有相似疗效，如乳酶生、多酶片、干酵母片、健胃消食片等均可选用；恶性贫血者应予维生素 B_{12}注射。

4. 异型增生的治疗

慢性胃炎进一步发展，胃上皮或化生的肠上皮在再生过程中发生发育异常，可形成异型增生（dysplasia），表现为细胞异型性和腺体结构的紊乱，异型增生是胃癌的癌前病变，应予高度重视。对轻度异型增生除给予上述积极治疗外，关键在于定期随访。补充多种维生素及微量元素对于逆转黏膜肠化生和不典型增生有一定效果。重度异型增生则宜予预防性手术，目前多采用内镜下胃黏膜切除术。

【护理要点】

1. 起居护理

慢性胃炎急性发作时应卧床休息，注意上腹部保暖。慢性胃炎恢复期，病人生活要有规律，注意劳逸结合，避免过度劳累。

2. 疼痛护理

遵医嘱给予局部热敷、按摩或给止痛药、抗酸药等缓解上腹部的疼痛，同时应安慰、陪伴病人以使其精神放松，增强对疼痛的耐受力。还可采取中医方法止痛：①熨敷：食盐适量炒热，敷熨胃痛部位，用治胃寒作痛。②推拿：用拇指在患者中脘、内关、足三里和至阳重压揉按，用力由轻至重，由重到轻，脘痛缓解后再按压 5min。适用于胃脘痛诸证。③刮痧：在患者上脘、中脘、下脘部和胸骨柄及脊椎两侧，适用于胃脘痛实证、热证。④针刺：主穴常取合谷、内关、中脘、足三里、公孙。寒邪客胃和脾胃虚寒者，加灸。⑤耳针：取穴神门、胃、交感、十二指肠、肝、脾。每次选用 3 ~ 5 个穴，毫针轻中度刺激，也可用王不留行贴压。⑥探吐：食滞胃脘胀满疼痛欲吐者，可用盐汤探吐以涌吐宿食，缓解胃痛。

3. 饮食护理

慢性胃炎患者应慎饮食。急性发作期少量多餐，一般进少渣、温热、清淡的流质或半流饮食为宜。恢复期鼓励患者进食易消化食物，定时进餐，细嚼慢咽，减轻胃部负担为原则。不暴饮暴食，避免辛辣、生冷等刺激性食物。如胃酸缺乏者食物应完全煮熟后食用，可酌情食用酸性食物如山楂、食醋等；胃酸高者应避免刺激性食物，如烟酒、浓茶、甜腻之品。可结合中医辨证选食：易食滞腹胀者平素可选食宽中和胃消食之品，如萝卜、山楂、柑橘等；喜温者可适量补充温中健脾之品，如牛奶、鸡蛋、大枣、山药、生姜、饴糖等；舌红少津者宜多食益胃生津之品，如梨、甘蔗或石斛、麦冬煎汤代茶饮。

4. 用药护理

见“消化性溃疡”一节。

5. 心理护理

精神因素也与慢性胃炎消化不良症状的发生密切相关。对产生焦虑不安的患者，应评估焦虑的程度，帮助患者降低现存的焦虑水平，提供安全和舒适的环境，减少对感官的刺激。表现出对患者的理解和同情，谈话时语速要缓慢，态度要和蔼，不与患者进行争辩。指导放松疗法，如深呼吸、按摩、热水浴等。如果焦虑症状明显，可遵医嘱给予对症治疗的药物。

6. 健康教育

（1）介绍本病有关的病因，指导患者避免诱发因素，注意生活规律，劳逸结合，保持良好心态。

（2）保持口腔清洁，避免咽、喉、口腔病灶细菌或病毒侵入胃内，引起细菌或病毒的感染。

（3）注意饮食调理和饮食卫生，多吃新鲜蔬菜、水果，尽量少吃或不吃烟熏、腌制食物。忌浓茶、咖啡，过冷、过热、粗糙和刺激性食物。

（4）对嗜烟酒病人应向其讲明危害，可与病人及家属共同制订。定戒烟戒酒计划，让家属监督该计划的实施。

（5）指导患者遵医嘱服药，并介绍出院后常用药物的名称、药物作用，服用的剂量、方法及时间。服用对胃有刺激性的药物，如阿司匹林等非甾体类抗炎药物时，需餐后服用，减少药物对胃的刺激。中成药如健胃消食片、午时茶、保和丸等均有助运化，家中可常备。

（6）慢性萎缩性胃炎可有10%病人转为胃癌，患者要坚持定期复诊，特别是胃黏膜异型增生者，应定期胃镜检查。

（邢文）

第三节　消化性溃疡

消化性溃疡（peptic ulcer，PU）主要是指发生在胃和十二指肠的慢性溃疡，即胃溃疡（gastric ulcer，GU）和十二指肠溃疡（duodenal ulcer，DU），溃疡的形成与胃酸/胃蛋白酶的消化作用有关。

本病是常见病，临床上十二指肠溃疡比胃溃疡多见，男性多于女性。十二指肠溃疡好发于青壮年，胃溃疡发病年龄较十二指肠溃疡约迟 10 年。消化性溃疡是自限性疾病，但易复发。多数消化性溃疡患者具有典型临床特点，即慢性、周期性、节律性上腹痛。秋冬和冬春之交是本病的好发季节。

【病因与发病机制】

消化性溃疡的病因和发病机制较为复杂，迄今尚未完全阐明。概括起来，是胃、十二指肠局部黏膜损害因素（致溃疡因素）和 黏膜保护因素（黏膜抵抗因素）之间失去平衡所致，这是溃疡发生的基本原理。

（一）损害因素

1. 幽门螺杆菌（Hp）感染

Hp 为消化性溃疡的一个重要发病原因。Hp 感染导致消化性溃疡的确切机制未明，可能的机制是 Hp 感染改变了黏膜侵袭因素与防御因素之间的平衡。Hp 凭借其毒力因子的作用，诱发局部炎症和免疫反应，损害局部黏膜的防御/修复机制。另一方面，Hp 感染可增加促胃液素和胃酸的分泌，增强了侵袭因素。这两方面的协同作用造成了胃十二指肠黏膜损害和溃疡形成。故消除 Hp 可降低消化性溃疡复发率。

2. 胃酸和胃蛋白酶

在损害因素中，胃酸-胃蛋白酶，尤其是胃酸的作用占主导地位。此外，胃蛋白酶的蛋白水解作用与胃酸的腐蚀作用一样，是引起消化性溃疡形成的组织损伤的组成部分。胃酸加胃蛋白酶更具有侵袭力。DU 患者多存在胃酸分泌增高，因该类患者多为慢性胃窦炎，胃体黏膜未受损或轻微受损，仍保留旺盛的泌酸能力。

3. 药物

NSAIDs 是消化性溃疡的另一个常见病因，引起的溃疡以 GU 多见。NSAIDs 除可直接损害胃黏膜外，更主要的是此类药物通过抑制环氧化酶（COX）而导致胃肠黏膜生理性前列腺素 E 合成不足，削弱前列腺素对胃及十二指肠的保护作用。NSAIDs 所致的溃疡形成与药物的种类、剂量、用药持续时间具有相关性，高龄、同时服用抗凝血药或肾上腺糖皮质激素等因素可加重或促发 NSAIDs 所致的溃疡及其并发症发生的危险性。NSAIDs 和幽门螺杆菌是引起消化性溃疡发病的两个独立因素，至于两者是否有协同作用则尚无定论。

4. 饮食失调

粗糙和刺激性食物或饮料可引起黏膜的物理性和化学性损伤。不定时的饮食习惯会破坏胃酸分泌规律。饮料与烈酒除直接损伤黏膜外，还能促进胃酸分泌，咖啡也能刺激胃酸分泌。这些因素均可能与消化性溃疡的发生和复发有关。

5. 精神因素

持久和过度精神紧张、情绪激动等精神因素可引起大脑皮质功能紊乱，使迷走神经兴奋和肾上腺皮质激素分泌增加，导致胃酸和胃蛋白酶分泌增多，促使溃疡形成。

6. 吸烟

研究证明吸烟可增加 GU 和 DU 的发病率，同时可影响溃疡的愈合，但机制尚不很清楚。

（二）保护因素

（1）胃黏液-黏膜屏障 该屏障可以阻碍胃腔内 H^+ 反弥散入黏膜。

（2）黏膜的血液循环和上皮细胞的更新：胃、十二指肠黏膜的良好血液循环和上皮细胞强大的再生力，对黏膜的完整性起着重要作用。

（3）前列腺素：前列腺素对黏膜细胞有保护作用，能促进黏膜的血液循环，促进胃黏膜细胞分泌黏液及 HCO_3^-，是增强黏膜上皮更新，维持黏膜完整性的一个重要因素。

（三）其他因素

1. 遗传因素

研究发现，O 型血者比其他血型容易患 DU。家族中有患消化性溃疡倾向者，其亲属患病机会比没有家族倾向者高三倍。

2. 全身疾病

慢性肾功能衰竭、类风湿性关节炎、肝硬化等疾病可能与消化性溃疡的发病有关。

在上述因素中，胃酸/胃蛋白酶在消化性溃疡发病中起决定性作用，因胃蛋白酶活性受到胃酸的制约，所以胃酸是溃疡形成的直接原因。但胃酸的这一损害作用一般只有在正常黏膜防御/修复功能遭受破坏时才能发生。GU 和 DU 的病因各有侧重，前者着重于保护因素的削弱，而后者则侧重于损害因素的增强。

十二指肠溃疡好发部位为十二指肠球部，发生在十二指肠降部的溃疡称为球后溃疡。胃溃疡的好发部位为胃角和胃窦小弯侧。与糜烂不同，溃疡的黏膜缺损超过黏膜肌层。一般为单个溃疡，2 个以上者称为多发性溃疡；溃疡形状多呈圆形或椭圆形，直径小于 10mm，GU 要比 DU 稍大，直径大于 2cm 的称为巨大溃疡。溃疡边缘光整、底部洁净，由肉芽组织构成，上面覆盖有灰白色或灰黄色纤维渗出物。活动期溃疡周围黏膜常有炎症水肿。溃疡浅者累及黏膜肌层，深者达肌层甚至浆膜层，溃破血管时引起出血，穿破浆膜层时引起穿孔。溃疡愈合时周围黏膜炎症、水肿消退，边缘上皮细胞增生覆盖溃疡面，其下的肉芽组织纤维转化，变为瘢痕，瘢痕收缩使周围黏膜皱襞向其集中。

【临床表现】

临床表现不一，少数可无症状，或以出血、穿孔等并发症为首发症状。典型的消化性溃疡有如下临床特点：①慢性过程，呈反复发作，病史可达数年至数十年；②周期性发作，发作与自发缓解相交替，反映了溃疡急性活动、逐渐愈合、形成瘢痕的病程周期。发作期可为数周或数月，缓解期亦长短不一，短者数周、长者数年，因患者的个体差异、溃疡的发展情况和治疗效果及自我护理措施而异。发作与下列诱因有关：季节（多在秋冬或冬春之交发病）、精神紧张、情绪波动、饮食不调或服用与发病有关的药物等，少数也可无明显诱因。③发作时上腹痛呈节律性，以 DU 更明显。

1. 症状

（1）上腹痛：为本病的主要症状。多位于中上腹，可偏右或偏左。高位或前壁溃疡常向胸部放射，后壁溃疡则放射至脊柱旁的相应部位。性质多为灼痛，亦可为钝痛、胀痛、剧痛或饥饿样痛。一般为轻至中度持续性痛。可通过休息、进食、服制酸药物、以手按压疼痛部位、呕吐等方法而减轻或缓解。由于疼痛的发生与溃疡面接触胃酸和胃酸的酸度有关，而食物是引起胃液分泌的主要原因，因此，临床上疼痛常与饮食之间具有明显相关性，GU 与 DU 的疼痛各有特点（表 4-3-1）。部分患者仅表现为无规律性的上腹隐痛不适。也可因并发症而发生疼痛性质及节律的改变。

表4-3-1　　**GU与DU的疼痛特点比较**

	GU	DU
疼痛部位	剑突下正中或偏左	上腹正中或稍偏右
疼痛性质	饱胀痛，痉挛感	饥饿样痛，烧灼感
疼痛发作时间	多在餐后0.5～1小时出现，午夜痛少见	餐后2～4小时或（及）午夜痛
一般规律	进餐—疼痛—缓解	疼痛—进餐—缓解

（2）其他：可伴有反酸、嗳气、上腹胀、恶心、呕吐等，病人可因疼痛而减食或为止痛而多餐。也可有自主神经功能失调表现，如失眠、多汗、脉缓等。

2. 体征

溃疡缓解期无明显体征，活动期上腹部可有局限性轻压痛，胃溃疡压痛多在剑突下或左上腹，十二指肠溃疡压痛常偏右上腹。少数患者于背部第6～12胸椎棘突附近有压痛点(称Boas征)。应当注意胃与十二指肠是空腔内脏，体表的定位不能完全确切反映病灶的解剖部位。

3. 特殊类型的消化性溃疡

（1）复合溃疡：指胃和十二指肠同时发生的溃疡。DU往往先于GU出现。幽门梗阻发生率较高。

（2）幽门管溃疡：幽门管溃疡与DU相似，胃酸分泌一般较高。幽门管溃疡腹痛的节律性不明显，对药物治疗反应较差，呕吐较多见，较易发生幽门梗阻、出血和穿孔等并发症。

（3）球后溃疡：指发生在十二指肠球部以下的溃疡，多发生在十二指肠乳头的近端。具有DU的临床特点，但午夜痛及背部放射痛多见，对药物治疗反应较差，较易并发出血。

（4）巨大溃疡：指直径大于2cm的溃疡。对药物治疗反应较差、愈合时间较慢，易发生慢性穿透或穿孔。胃的巨大溃疡注意与恶性溃疡鉴别。

（5）老年人消化性溃疡：近年老年人发生消化性溃疡的报道增多。多发生在胃，且多见于胃体部，胃溃疡直径常>2.5cm。多发性溃疡和复合性溃疡在老年人均较常见。临床表现不典型，疼痛多无规律，食欲不振、恶心、呕吐、消瘦、贫血等症状突出，易误诊为胃癌。

（6）无症状性溃疡：约15%消化性溃疡患者可无症状，而以出血、穿孔等并发症为首发症状。可见于任何年龄，以老年人较多见；NSAIDs引起的溃疡近半数无症状。

4. 并发症

（1）出血：出血是消化性溃疡最常见的并发症，也是上消化道大出血最常见的病因，约发生于15%～25%的患者，DU比GU易发生。溃疡基底部穿破血管为出血的主要原因。一般出血前腹痛加剧，出血后疼痛会有所缓解。出血量与被侵蚀的血管大小有关，轻者粪便隐血阳性或黑便，重者呕血，超过1000ml可引起周围循环衰竭。

（2）穿孔：溃疡病灶穿透浆膜层则并发穿孔，见于2%～10%病例，是消化性溃疡最严重的并发症。十二指肠溃疡比胃溃疡多见。临床上可分为：①急性穿孔：最常见，溃疡病灶多位于十二指肠前壁或胃前壁，又称游离性穿孔。穿孔后胃肠内容物渗入腹膜腔而引起急性弥漫性腹膜炎。临床上可突然出现剧烈腹痛，腹肌高度强直，并有全腹压痛和反跳痛，肠鸣音减弱或消失，肝浊音界缩小或消失。②亚急性穿孔：邻近后壁的穿孔或游离穿孔较小，只引起局限性腹膜炎，症状较急性穿孔轻而体征较局限。③慢性穿孔：溃疡穿透并与邻近器官、组织黏连，穿孔时胃肠内容物不流入腹腔，又称穿透性溃疡。这种穿透性溃疡改变了腹痛规律，变得顽固而持续，疼痛常放射至背部。老年人消化性溃疡穿孔，腹痛及腹膜刺激征不明显。

（3）幽门梗阻：主要是由 DU 或幽门管溃疡引起，约见于 2% ~4% 的患者。溃疡急性发作时可因炎症水肿和幽门部痉挛而引起暂时性梗阻，可随炎症的好转而缓解，内科治疗有效，故称为功能性或内科性幽门梗阻。反之，由于溃疡愈合、瘢痕形成和瘢痕组织收缩或与周围组织黏连而阻塞幽门通道者，则属持久性，非经外科手术不能缓解，称为器质性或外科性幽门梗阻。幽门梗阻临床表现为：餐后上腹饱胀、上腹疼痛加重，伴有恶心、呕吐，大量呕吐后症状可以改善，呕吐物含发酵酸性宿食。严重呕吐可致失水和低氯低钾性碱中毒，发生营养不良和体重减轻。体检可见胃型和胃蠕动波，空腹时胃有振水音。进一步作胃镜或 X 线钡剂检查可确诊。

（4）癌变：DU 癌变者罕见，GU 癌变率在 1% 以下，对胃溃疡应提高警惕。长期慢性 GU 病史、年龄在 45 岁以上、经严格内科治疗 6 ~8 周疼痛无好转，出现进行性消瘦，粪便隐血试验持续阳性者，应怀疑癌变，需进一步检查和定期随访。

【辅助检查】

1. 内镜和胃黏膜组织活检检查

这是确诊消化性溃疡首选的检查方法。可直接观察溃疡部位、大小、性质、分期。胃的良、恶性溃疡鉴别必须由活组织检查来确定。胃镜下溃疡可分为活动期（A 期）、愈合期（H 期）和疤痕期（S 期）。A 期：溃疡灶周边炎症浸润，溃疡面白色苔。H 期：溃疡周边炎症消失，黏膜新生，溃疡变浅变小。S 期：溃疡灶内肉芽形成。

2. X 线钡餐检查

此检查适用于对胃镜检查有禁忌或不愿接受胃镜检查者。龛影是直接征象，对溃疡诊断有重要价值。

3. 幽门螺杆菌检测

这是消化性溃疡的常规检查项目，有无幽门螺杆菌感染决定治疗方案的选择。检测方法分为侵入性和非侵入性两大类。侵入性需通过胃镜取胃黏膜活检，主要包括快速尿素酶试验、组织学检查和幽门螺杆菌培养。快速尿素酶试验是侵入性检查的首选方法。非侵入性主要有血清学检查及 ^{13}C 或 ^{14}C 尿素呼气试验，可作为根除治疗后复查的首选方法。

4. 胃液分析和血清胃泌素测定

此检查一般仅在疑有胃泌素瘤时作鉴别诊断之用。

5. 大便隐血试验

阳性提示溃疡处于活动期，一般经治疗 1 ~2 周内可转阴，如持续阳性，应考虑癌变。

【诊断要点】

根据慢性病程、周期性发作的节律性上腹疼痛病史，可作出初步诊断。确诊有赖胃镜检查。X 线钡餐检查发现龛影亦有确诊价值。

【治疗要点】

治疗的目的是消除病因、缓解症状、愈合溃疡、防止复发和防治并发症。

1．降低胃内酸度的药物

药物有 H_2受体拮抗剂（H_2RA）、质子泵抑制剂（PPI）（表 4-3-2）和碱性抗酸剂。H_2RA 能阻止组胺与 H_2受体结合，使壁细胞分泌胃酸减少。PPI 可使壁细胞胃酸分泌中的关键酶 H^+-K^+-ATP 酶失活，从而阻滞壁细胞胞浆内 H^+转移至胃腔而抑制胃酸分泌，因此抑酸的作用比 H_2RA 更强且持久，对 DU 的疗效优于 H_2RA。PPI 还是根除幽门螺杆菌治疗方案中最常用的基础药物。抗酸剂即氢氧化铝、铝碳酸镁等及其复方制剂，为碱性药物，具有中和胃酸的作用，可迅速缓解疼痛症状，目前多作为加强止痛的辅助治疗。溃疡的愈合与抑酸治疗的强度和时间成正比。

表 4-3-2　**治疗消化性溃疡常用药物的剂量、用法**

	药物	常规剂量		药物	常规剂量
H_2RA	西咪替丁	800mg 1 次/每晚（400mg 2 次/d）	PPI	奥美拉唑	20mg1 次/d
	雷尼替丁	300mg 1 次/每晚（150mg 2 次/d）		兰索拉唑	30mg1 次/d
	法莫替丁	40mg 1 次/每晚（20mg 2 次/d）		泮托拉唑	40mg1 次/d
	尼扎替丁	300mg 1 次/每晚（150mg 2 次/d）		雷贝拉唑	10 mg1 次/d

2．保护胃黏膜药物

此类药物有 3 类，即硫糖铝、胶体铋、前列腺素类。在酸性环境下，硫糖铝能与溃疡的蛋白质渗出物相结合，形成一层保护膜，促进溃疡的愈合；并能促进内源性前列腺素 E 的合成以及吸附表皮生长因子，使之在溃疡或炎症处聚集，有利于黏膜再生。用法是硫糖铝 1.0g，每日 3 ~4 次。枸橼酸铋钾（胶体次枸橼酸铋）除具有类似硫糖铝作用外，兼有较强抑制幽门螺杆菌作用，可作为根除幽门螺杆菌联合治疗方案的组分。用法是枸橼酸铋钾 120mg，每日 4 次。前列腺素类代表药物为米索前列醇，具有抑制胃酸分泌、增加胃十二指肠黏膜的黏液及碳酸氢盐分泌和增加黏膜血流等作用，主要用于 NSAIDs 溃疡的预防。

3．根除幽门螺杆菌治疗

凡有幽门螺杆菌感染的消化性溃疡，无论初发或复发、活动或静止、有无合并症，均应予以根除幽门螺杆菌治疗。目前推荐以 PPI 或胶体铋为基础加上两种抗生素的三联治疗方案（表 4-3-3）。治疗后应常规复查幽门螺杆菌是否已被根除，复查应在根除幽门螺杆菌治疗结束至少 4 周后进行。

表 4-3-3　　**根除 Hp 三联疗法方案**

PPI 或胶体铋	抗菌药物
奥美拉唑 40 mg/d 兰索拉唑 60 mg/d 枸橼酸铋钾 480 mg/d 选择一种	克拉霉素 500 ~ 1000 mg/d 阿莫西林 1000 ~ 2000 mg/d 甲硝唑 800mg/d 选择两种 上述剂量分 2 次服，疗程 7 天

4. NSAIDs 溃疡的治疗及初始预防

对服用 NSAIDs 后出现的溃疡，如情况允许应立即停用 NSAIDs，予常规剂量常规疗程的 H_2RA 或 PPI 治疗；如病情不允许可换用对黏膜损伤少的 NSAIDs 如特异性 COX-2 抑制剂（如塞来昔布），选用 PPI 治疗。对初始使用 NSAIDs 的患者是否应常规给药预防溃疡的发生仍有争论。已明确的是，对于发生 NSAIDs 溃疡并发症的高危患者，如既往有溃疡病史、高龄、同时应用抗凝血药（包括低剂量的阿司匹林）或糖皮质激素者，应常规给予抗溃疡药物预防，目前认为 PPI 或米索前列醇预防效果较好。

5. 手术治疗

对于大量出血经内科治疗无效；急性穿孔；瘢痕性幽门梗阻；胃溃疡癌变；严格内科治疗无效的顽固性溃疡者，可行外科手术治疗。

【主要护理诊断/问题】

（1）疼痛：腹痛 与胃酸刺激溃疡面或穿孔有关。

（2）营养失调：低于机体需要量与疼痛导致摄入量减少、消化吸收障碍有关。

【护理措施】

1. 病情观察

观察腹痛的部位、性质、程度、发作规律及与饮食、服药的关系，以判断是胃溃疡还是十二指肠溃疡，为疾病的治疗提供依据。剧烈腹痛要警惕穿孔及上消化道出血。注意观察大便颜色，及早发现黑便。

2. 起居护理

生活要有规律，避免过度劳累和精神紧张。对溃疡活动期、大便隐血试验阳性者应嘱其卧床休息，以促进溃疡愈合。

3. 饮食护理

（1）进餐方式：指导患者定时进餐，细嚼慢咽，避免暴饮暴食，以维持正常消化活动的节律。在溃疡活动期，以少量多餐为宜，每天进餐 4 ~ 5 次，避免餐间零食和睡前进餐，使胃酸分泌有规律。一旦症状控制，应尽快恢复正常的饮食规律。饮食不宜过饱，以免胃窦部过度扩张而增加促胃液素的分泌。

（2）食物结构：选择营养丰富，易消化的食物，补充足够的热量、蛋白质、维生素。除并发出血或症状较重外，一般无需规定特殊食谱。主食最好以面食为主或以软饭、米粥为主。蛋白质食物具有中和胃酸的作用，可以促进溃疡的愈合和修复，但牛奶中的钙含量高，吸收后刺激胃酸分泌，故不宜多饮，可在两餐间适量摄取脱脂牛奶。脂肪到达十二指肠时虽能刺激小肠分泌抑促胃液素而抑制胃酸分泌，但同时又可引起胃排空减慢，胃窦扩张，致胃酸分泌增加，故脂肪摄取应适量。

（3）食物禁忌：避免食用生、冷、硬、油炸、辛辣食物和粗纤维多的蔬菜及水果，忌食浓茶、咖啡。戒除烟酒嗜好。

4. 用药护理

指导患者正确服药，注意服药时间、服药禁忌及药物副作用。

（1）碱性抗酸剂：饭后1小时服用，片剂嚼服，乳剂摇匀。避免与奶制品同时用，不宜与酸性食物及饮料同用。

（2）H_2受体拮抗剂：餐中或餐后即刻服用，也可一日剂量睡前服。若需同时服用抗酸剂，则两药应间隔1h以上。西咪替丁有乏力、皮疹、血清氨基转移酶升高、粒细胞减少、男性乳房发育等不良反应；雷尼替丁疗效优于西咪替丁，且不良反应少，无抗雄激素作用；法莫替丁疗效优于前两者，极少数人有头痛、头晕、腹泻和便秘不良反应。药物可随母乳排出，哺乳期应停止用药。

（3）质子泵抑制剂：每日晨餐前或空腹口服。奥美拉唑可引起头晕，特别是用药初期，应嘱患者用药期间避免开车等须高度集中注意力的工作。此外，奥美拉唑有延缓地西泮及苯妥因钠代谢和排泄的作用，联合应用时需谨慎。

（4）胃黏膜保护剂：餐前1小时与睡前服用，片剂要嚼碎。合并应用制酸药，须在硫糖铝服前半小时或服后1小时给予。不宜与多酶片同服。不良反应有便秘、口干、恶心等。

5. 对症护理

（1）疼痛：疼痛较重时嘱患者卧床休息。详细了解疼痛的规律和程度，指导患者缓解疼痛的方法。如DU表现为空腹痛或午夜痛，指导患者在疼痛前或疼痛时进食碱性食物或服用碱性抗酸剂。轻度疼痛可采取局部热敷或压迫止痛。

（2）出血：当出现大出血时应嘱病人卧床休息，并立即配合医生进行抢救，给予紧急输血、补充血容量、吸氧、止血等处理。

（3）穿孔：若出现穿孔应早期发现病情，立即给予禁食、禁水、胃肠减压、静脉输液等处理，争取在穿孔后6～8小时内明确诊断，及早手术。

（4）幽门梗阻：如发生幽门梗阻，严重者应立即禁食，给予胃肠减压、静脉输液和补充电解质，以维持水、电解质及酸碱平衡，必要时可每晚睡前用3%盐水作胃灌洗，准确记录出入水量。完全性梗阻，需手术治疗时，应立即配合做好术前准备。

6. 心理护理

不良的心理因素可诱发和加重病情，而消化性溃疡的患者因疼痛刺激或并发出血，易产生紧张、焦虑不良情绪，使胃黏膜保护因素减弱，损害因素增加，病情加重，故应为病人创造安静、舒适的环境，减少不良刺激；同时多与病人交谈，使病人了解本病的诱发因素、疾病过程和治疗效果，增强治疗信心，克服焦虑、紧张心理。

【健康教育】

（1）帮助患者及家属了解本病的主要病因，诱发和加重溃疡病的相关因素，建立合理的饮食习惯和食物结构。

（2）指导患者生活规律，劳逸结合，保持乐观情绪，避免精神过度紧张，注意季节转换对溃疡病的影响。

（3）指导患者按医嘱正确服药，学会观察药效及不良反应。慎用或勿用致溃疡的药物，如阿司匹林、咖啡因、泼尼松、利血平等。

（4）嘱患者按期复诊。平素注意观察上腹痛的节律性及大便颜色，若上腹疼痛节律发生变化或加剧，或出现黑便时，应及时就诊。

（邢文）

第四节　胃　　癌

胃癌（gastric carcer）系源于上皮的恶性肿瘤，即胃腺癌（gastric adenocarcinoma）。它是我国最常见的恶性肿瘤之一，居消化道肿瘤死亡原因的首位。胃癌是全球性疾病，在不同人种中，不同地区间和同一地区不同时期发病率都有较大差异。男性居多，男女之比约为2∶1。发病以中老年居多，55～70岁为高发年龄段。

【病因与发病机制】

胃癌的确切病因尚未阐明，但已认识到多种因素影响了胃黏膜上皮细胞的增殖与凋亡之间的动态平衡，即癌基因被激活，抑癌基因被抑制。

1. 环境和饮食因素

某些环境因素，如火山岩地带、高泥碳土壤、水土含硝酸盐过多、微量元素比例失调或化学污染可直接或间接经饮食途径参与胃癌的发生。流行病学研究提示，多吃新鲜水果和蔬菜、乳品、蛋白质，可降低胃癌的发生。经常食用霉变食品、咸菜、腌制烟熏食品，以及过多摄入食盐，可增加发生胃癌的危险性。

2. 幽门螺杆菌感染

胃癌可能是Hp长期感染与其他因素共同作用的结果，Hp导致的慢性炎症有可能成为一种内源性致突变原；Hp的某些代谢产物可能促进上皮细胞变异；Hp还原亚硝酸盐，而N-亚硝基化合物是公认的致癌物。

3. 遗传因素

胃癌有明显的家族聚集倾向，家族发病率高于人群2～3倍。浸润型胃癌有更高的家族发病倾向，这提示致癌物质对有遗传易感者更易致癌。

4. 癌前状态

分为癌前疾病和癌前病变，前者是指与胃癌相关的胃良性疾病，如慢性萎缩性胃炎、胃息肉、胃溃疡、残胃炎等有发生胃癌的危险性；后者是指较易转变为癌组织的病理学变化，如肠型化生、异型增生。

【临床表现】

根据胃癌的进程可分为早期胃癌和进展期胃癌。早期胃癌是指病灶局限且深度不超过黏膜下层的胃癌而不论有无局部淋巴结转移。进展期胃癌深度超过黏膜下层，已侵入肌层者称中期，侵及浆膜或浆膜外者称晚期胃癌。

1. 早期胃癌

早期胃癌多无症状，或者仅有一些非特异性消化道症状，无明显体征。因此，仅凭临床表现，诊断早期胃癌十分困难。

2. 进展期胃癌

随着病情的进展可出现由于胃癌引起的症状和体征。

(1) 上腹痛：最早出现。腹痛可急可缓；开始仅为上腹饱胀不适，餐后更甚，继之有隐痛不适，偶呈节律性溃疡样疼痛，但这种疼痛不能被进食或服用制酸剂缓解。在上腹部可扪及肿块，有压痛，肿块多位于上腹偏右相当于胃窦处。

(2) 食欲减退：此症状多伴随上腹痛症状发生，常很明显，表现为纳差、厌食、体重进行性减轻。胃壁受累时，患者常有早饱感及软弱无力。

(3) 其他：贲门癌累及食管下段时可出现吞咽困难，溃疡型胃癌出血时可引起呕血或黑便，胃窦癌可引起幽门梗阻。胃癌转移至肝脏可引起肝区疼痛、黄疸和腹水；转移至肺及胸膜可发生咳嗽、胸痛、呼吸困难等或出现胸腔积液；肿瘤透入胰腺时可出现背部放射性疼痛。某些胃癌患者可以出现副癌综合征（paraneoplastic syndromes），包括反复发作的表浅性血栓静脉炎（trousseau 征）及黑棘皮症，皮肤褶皱处有过度色素沉着，尤其是双腋下；皮肌炎、膜性肾病、累及感觉和运动通路的神经肌肉病变等。胃癌的转移有 4 条途径，通常以淋巴转移和直接蔓延为主，在晚期也可经血行转移。此外，癌细胞可以直接种植于腹腔内。淋巴结转移是胃癌扩散的重要途径，而且发生较早，胃的淋巴系统与左锁骨上淋巴结相连接，转移到该处时特称 Virchow 淋巴结。

3. 并发症

胃癌可出现大出血、贲门或幽门梗阻以及胃穿孔等主要并发症。

【辅助检查】

(1) 内镜检查：内镜检查结合黏膜活检，是目前最可靠的诊断手段。对早期胃癌，内镜检查更是最佳的诊断方法。

(2) X 线钡餐检查：特别是气-钡双重对比造影技术对胃癌的诊断仍然有较大的价值。

(3) 血常规检查：缺铁性贫血较常见，系长期失血所致。

(4) 粪便隐血试验：常呈持续阳性，有辅助诊断意义。

(5) 肿瘤血清学检查：如血清癌胚抗原（CEA）可能出现异常，对诊断胃癌的意义不大，也不作为常规检查。但这些指标对于监测胃癌术后情况有一定价值。

【诊断要点】

胃癌的诊断主要依据内镜检查加活检以及 X 线钡餐。早期诊断是根治胃癌的前提。对下列情况应及早和定期内镜检查：①40 岁以上，特别是男性，近期出现消化不良、呕血或黑便者；②慢性萎缩性胃炎伴胃酸缺乏，有肠化或不典型增生者；③良性溃疡但胃酸缺乏者；④胃溃疡经正规治疗 2 个月无效，X 线钡餐提示溃疡增大者；⑤X 线发现大于 2cm 的胃息肉者，应进一步做内镜检查；⑥胃切除术后 10 年以上者。

【治疗要点】

(1) 手术治疗：外科手术切除加区域淋巴结清扫是目前治疗胃癌的唯一有可能根治

的手段。手术效果取决于胃癌的分期、浸润的深度和扩散范围。早期胃癌首选手术，对那些无法通过手术治愈的患者，部分切除仍然是缓解症状最有效的手段。

（2）内镜下治疗：早期胃癌可在内镜下行电凝切除或剥离切除术（EMR 或 EPMR）。如癌变累及到根部或表浅型癌肿侵袭到黏膜下层，需追加手术治疗。

（3）化学治疗：化学治疗是胃癌综合性治疗的重要组成部分，主要作为手术的辅助治疗及晚期、复发患者的姑息治疗。化疗药物有氟尿嘧啶及氟尿嘧啶衍生物、丝裂霉素C、阿霉素、顺铂、阿糖胞苷、依托泊苷、卡培他滨、奥沙利铂、伊立替康等。目前多采用联合化疗，联合化疗方案种类繁多，一般以氟尿嘧啶和丝裂霉素 C 为基本药，可以采取口服或静脉途径给药。

（4）疼痛治疗：疼痛治疗的目的是不仅缓解疼痛，还要预防疼痛的发生（即持续地控制疼痛）。治疗疼痛有药物治疗和非药物治疗两大类。参见第二章“肺癌”一节。

（5）其他治疗方法：体外实验提示，生长抑素类似物及 COX-2 抑制剂能抑制胃癌生长，但对人类治疗尚需进一步临床研究。支持、免疫治疗能够增强患者体质，提高免疫力。

【护理要点】

1．一般护理

早期胃癌经过治疗后可从事轻体力工作，但应避免劳累。中、晚期患者则多卧床静养，避免体力消耗。保持环境安静、舒适，减少不良刺激。长期卧床的患者，应鼓励其进行深呼吸和有效咳嗽，定时更换体位，以防止肺炎及肺不张。鼓励患者多进食，给予适合患者口味的高热量、高蛋白易消化饮食，可少量多餐。对有吞咽困难者及不能进食的中晚期患者，遵医嘱给予胃肠外营养，以维持机体营养平衡。

2．病情观察

胃癌疼痛时，应密切观察疼痛的部位、性质、程度，有无伴随恶心、呕吐、消化道出血，有无进行性加重的吞咽困难及幽门梗阻等表现。如有突发腹部剧痛及腹膜刺激征，应怀疑急性穿孔，须及时通知医生并协助做好相关检查或术前准备。

3．用药护理

近年来，新一代的化疗药物被用于胃癌患者，提高了胃癌的治疗水平。这些化疗药物除了具有细胞毒性药物的一般副作用（静脉炎、胃肠反应、骨髓抑制、脱发等）外，也具有各自特殊的毒性反应，护士应做好相应的护理，使药物的毒性副作用降至最低。

（1）神经毒性：奥沙利铂骨髓抑制轻微，不产生心脏毒性，没有肾损害及听力损害，但周围神经损害是奥沙利铂最常见的副作用。神经毒性以急性、短暂的症状较为常见，并可能出现可逆的累积性的感觉神经异常，主要表现为四肢麻木、刺痛感，有时可以出现口腔周围、上消化道及上呼吸道的痉挛及感觉障碍。冷刺激可激发或加重急性感觉障碍及感觉异常。护理：

①奥沙利铂必须用 5% 葡萄糖注射液溶解、稀释，禁用生理盐水、碱性制剂等一起使用，也不能用含铝的静脉注射器具，以免产生难溶物质及铂被铝氧化置换而增加其毒性。

②化疗前必须向患者详细告知奥沙利铂的神经毒性，以利于患者观察发现，及时告知医务人员。

③从用药之日起至用药周期结束，每天评估患者口周、肢端感觉及其他外周神经反应的程度及持续时间，做好记录，并及时反馈给医生。

④指导患者化疗期间不能接触冷刺激，应使用温水洗脸、漱口及避免进食冷饮等，天气寒冷时在注射肢体远端置热水袋，热水袋温度低于50℃，并加棉被，穿贴身松软保暖衣服，戴手套等。

⑤遵医嘱配合应用神经营养剂，如 $VitB_1$、$VitB_6$ 或复合维生素 B 等。

⑥滴注奥沙利铂出现外渗禁止冷敷，以免诱发或加重毒副反应，可选用 5% GS20ml+地塞米松 5mg+2% 普鲁卡因 2ml 局部封闭，疗效较好。

（2）腹泻：胃癌患者接受 FOFIRI（伊立替康联合氟尿嘧啶）、XELIRI（伊立替康联合卡培他滨）方案治疗容易出现腹泻。腹泻分为急性腹泻和迟发性腹泻，多在化疗第一周期出现。护理：

①注药前嘱患者禁食 2h，遵医嘱给予预防性药物，如阿托品等。

②一旦出现稀便即遵医嘱给予苯丁哌胺（易蒙停）抗腹泻治疗。

③指导患者进食少渣、无刺激性饮食，鼓励多饮水，每日 3000ml 以上。

④其余措施见“消化系统疾病总论”。

（3）口腔黏膜炎：胃癌患者使用氟尿嘧啶时口腔黏膜损害发生率较高，护理如下：

①指导患者进食高蛋白、高热量、细软、温度适宜，不含辛辣刺激性的食物，戒烟酒。

②餐前、餐后及睡前及时漱口，清除食物残渣，宜用软毛牙刷及无刺激性牙膏刷牙，禁用牙签剔牙。

③出现口腔黏膜炎时及时用生理盐水 250ml+庆大霉素 8 万 u 与碳酸氢钠交替漱口；疼痛者可用庆大霉素与 $VitB_{12}$+0. 5% 普鲁卡因交替漱口；在溃疡面上涂以 0. 5% 金霉素甘油或锡类散等促进溃疡愈合。

（4）手足综合征：手足综合征（hand-foot syndrome，HFS）也叫肢端红斑，目前已被证明是卡培他滨的剂量限制性毒性所致，有较高的发病率。按照美国国立癌症研究所（NCI）的分级标准分为 3 度，Ⅰ度：轻微的皮肤改变或皮炎（如红斑、脱屑）或感觉异常（如麻木感、针刺感、烧灼感），但不影响日常活动；Ⅱ度：皮肤改变伴疼痛，轻度影响日常活动，皮肤表面完整；Ⅲ度：溃疡性皮炎或皮肤改变伴剧烈疼痛，严重影响日常生活，明显组织破坏（如脱屑、水疱、出血、水肿）。护理：

①做好关于化疗药物的健康宣教，促使患者自觉监测 HFS 症状和体征，减少 HFS 发生率和程度。

②告知患者用药期间避免日光照射，洗浴时水温不可过高。穿宽松的衣服和舒适、透气的鞋袜，以避免对皮肤产生不必要的压迫；坐或躺在松软的表面上且尽可能抬高腿部促进血液回流，减轻水肿。

③遵医嘱进行预防性治疗，口服大剂量 $VitB_6$ 预防治疗能减少 HFS 的发生。对于出现 HFS 的患者，给予大剂量 $VitB_6$ 治疗的同时保持患者皮肤湿润，可控制患者局部症状的加重。

4. 对症护理

（1）疼痛：护理参见第二章“肺癌”一节。

（2）吞咽困难：贲门癌患者出现吞咽困难时应评估患者进食梗阻的程度，是否仅在进食干燥食物时有哽噎感，还是逐步加重，甚至发展到进半流食、饮水都有困难。指导患者饮食以温热食物为宜，避免进食冷食及辛辣刺激性食物，以免引起食道痉挛，发生恶心呕吐，疼痛等。当患者出现哽噎感时，不要强行吞咽，否则会刺激局部癌组织出血、扩散、转移和疼痛。在哽噎严重时应进流食或半流食，对于完全不能进食的贲门癌患者，应采取静脉输注高营养物质以维持机体代谢需要。

（3）幽门梗阻：禁食，进行胃肠减压，遵医嘱静脉补充液体和营养物质。

5. 心理护理

护士应及时了解患者及家属的心理状态，并给予心理上的安慰和支持。适时提供疾病治疗及检查的信息，及时解答患者及家属所提出的疑问。帮助患者面对现实，调整情绪，以积极的态度应对疾病。对采取了保护性隐瞒病情措施的患者，应与医生沟通，统一内容回答病人的疑问。对晚期患者要充满爱心，给予人文关怀，使患者能较安详、无憾有尊严地离开人世。

6. 健康教育

（1）宣传与胃癌发生的相关因素，指导群众注意饮食卫生，避免或减少摄入可能的致癌物质，如熏烤、腌制和霉变食物。提倡多食富含维生素 C 的新鲜蔬菜、瓜果。

（2）防治与胃癌有关的疾病，如慢性萎缩性胃炎、胃息肉、胃溃疡等，定期随访并做内镜检查，以便及时发现癌变。

（3）重视可疑征象，对下列情况应深入检查并定期复查：原因不明的上腹部不适、隐痛、食欲不振及进行性消瘦，特别是中年以上者；原因不明的呕血、黑便或大便潜血阳性者；原有长期胃病史，近期症状加重者；中年既往无胃病史，短期出现胃部症状者；多年前因胃良性疾病做胃大部切除手术，近年又出现消化道症状者。

（秦尊梅）

第五节　肠结核和结核性腹膜炎

一、肠结核

肠结核（intestinal tuberculosis）是结核分枝杆菌引起的肠道慢性特异性感染，在消化系统结核病中最常见，其最主要的临床表现为腹痛、腹部肿块和大便习惯改变。多见于中青年，女性稍多于男性。近年来随着结核病发病率的提高，肠结核患者也日益增多。

【病因与发病机制】

肠结核多继发于肺结核，特别是活动性肺结核。感染途径主要为肠源性、血源性（粟粒性肺结核）和直接蔓延（盆腔结核、肾结核等），经口吞入含菌痰液或食物是最主要的感染方式。经常和开放性肺结核患者共餐，忽略餐具消毒，也可引起本病。肠结核可以发生于肠的任何部位，以回盲部最常见，可以形成溃疡型肠结核、增生型肠结核或混合型肠结核。溃疡型肠结核表现为肠壁淋巴组织充血、水肿、炎性渗出，逐渐发展为干酪样坏死而形成溃疡，在病变修复过程中，大量纤维组织增生和瘢痕形成可导致肠管变形和狭窄；增生型肠结核病变多局限在回盲部，可有大量结核肉芽肿和纤维组织增生，使局部肠壁增厚、僵硬，亦可见瘤样肿块突入肠腔，上述病变均可使肠腔变窄，引起梗阻；混合型肠结核兼有溃疡和增生两种病变。

【临床表现】

起病慢，病程长，临床表现多不典型，且常与肠外结核并存。

1. 症状

（1）腹痛：多位于右下腹或脐周，间歇性发作，常为痉挛性阵痛伴腹鸣，进餐可诱发或加重，排便或肛门排气后缓解。腹痛的发生可能与进餐引起胃肠反射或肠内容物通过炎症、狭窄肠段，引起局部肠痉挛有关。并发肠梗阻时，可有腹绞痛、腹胀等。

（2）腹泻与便秘：腹泻是溃疡型肠结核的主要临床表现之一。排便次数因病变严重程度和范围不同而异，一般每日2～4次，重者每日达10余次。粪便呈糊样，一般不含脓血，不伴有里急后重。有时患者会出现腹泻与便秘交替，这与病变引起的胃肠功能紊乱有关。增生型肠结核可以便秘为主要表现。

（3）全身症状：结核毒血症状多见于溃疡型肠结核，有午后低热，不规则热，伴有盗汗、消瘦、乏力、贫血等。可同时有肠外结核特别是活动性肺结核的临床表现。增生型肠结核病程较长，无发热或偶有低热，多不伴有肠外结核，全身情况一般较好。

2. 体征

患者可呈慢性病容，消瘦、贫血。增生型肠结核可在右下腹触及腹部肿块，肿块位置比较固定，质地中等，伴有轻度或中度压痛。溃疡型肠结核病变肠段与周围组织黏连或合并肠系膜淋巴结结核时，也可触及腹部肿块。伴有肠梗阻时可有肠鸣音亢进，腹部可见肠型及蠕动波。

3. 并发症

见于晚期患者，以肠梗阻多见，瘘管、腹腔脓肿、肠出血少见。可因合并结核性腹膜炎而出现相关临床表现。

【辅助检查】

（1）一般检查及结核菌素（PPD）试验：溃疡型肠结核可有轻、中度贫血。血沉多明显增快，可作为估计结核病活动程度的指标之一。溃疡型肠结核的粪便多为糊样，一般无肉眼见黏液和脓血，但显微镜下可见少量脓细胞与红细胞，隐血试验阳性。结核菌素（PPD）试验呈强阳性有助本病诊断。

（2）X线检查：X线小肠钡剂造影对肠结核的诊断具有重要价值。

（3）结肠镜检查：因肠结核病变主要在回盲部，常可发现病变，对本病诊断有重要价值。镜下取活体组织送病理检查具有确诊价值。如活体组织病检能找到干酪性肉芽肿具确诊意义，活检组织中找到抗酸染色阳性杆菌有助诊断。

【诊断要点】

如有以下情况应考虑本病：①中青年患者有肠外结核，主要是肺结核。②临床表现有腹泻、腹痛、右下腹压痛，也可有腹块、原因不明的肠梗阻，伴有发热、盗汗等结核毒血症状。③X线小肠钡剂检查发现小肠有跳跃征、溃疡、肠管变形和肠腔狭窄等征象。④结肠镜检查发现主要位于回盲部的肠黏膜炎症、溃疡（常呈横形、边缘呈鼠咬状）、炎症息肉或肠腔狭窄。⑤结核菌素（PPD）试验强阳性。

对疑似病例，如抗结核治疗数周内（2~6周）症状明显改善，2至3个月后肠镜检查病变明显改善或好转，可作出肠结核的临床诊断。

对诊断有困难而又有手术指征的病例行手术剖腹探查，病变肠段或（及）肠系膜淋巴结病理组织学检查发现干酪性肉芽肿可获确诊。

【治疗要点】

肠结核一旦明确诊断，原则上采取内科保守治疗，大多数患者能治愈。

（1）休息与营养：休息与营养可加强患者的抵抗力，是治疗的基础。

（2）抗结核化学药物治疗：是本病治疗的关键。强调早期、规律、联用、适量、足量、全程的用药原则。常用药物有异烟肼、利福平、乙胺丁醇、吡嗪酰胺、链霉素，强化期至少四联抗结核。疗程为1.0~1.5年。

（3）对症治疗：在加强抗结核的同时可辅助适时禁食、补液、解痉对症治疗。对于结核中毒症状严重的患者，可在抗结核的同时加用激素治疗，症状改善后减量，一般应用6周后停用激素治疗。

（4）手术治疗：仅当出现肠梗阻或穿孔时才考虑行外科手术治疗。

【护理要点】

参见“结核性腹膜炎”。

二、结核性腹膜炎

结核性腹膜炎（tuberculous peritonitis）是由结核分枝杆菌引起的慢性弥漫性腹膜感染。多数缓慢发病，以腹痛、腹胀、腹泻、发热、乏力、消瘦为主要症状；腹部压痛、腹壁柔韧感、腹部肿块、腹水是其主要体征。可见于任何年龄，以中青年多见，女性多于男性。

【病因与发病机制】

本病由结核分枝杆菌感染腹膜引起，多继发于肺结核或体内其他部位结核病。感染途径以腹腔内的结核病灶直接蔓延为主，肠系膜淋巴结结核、输卵管结核、肠结核等为常见的原发病灶。少数病例由血行播散引起，常可发现活动性肺结核（原发感染或粟粒性肺结核）、关节、骨、睾丸结核，并可伴结核性多浆膜炎、结核性脑膜炎等。

本病的病理改变可分为渗出、黏连、干酪三型，以前两型为多见。干酪型多由前两型演变而来，是本病的重型，并发症常见。

【临床表现】

一般起病缓慢，早期症状较轻；少数起病急骤，以急性腹痛或骤起高热为主要表现；有时起病隐袭，无明显症状，仅因和本病无关的腹部疾病在手术进入腹腔时，才被意外发现。

1. 症状

（1）腹胀与腹痛：结核性腹膜炎起病时常有腹胀，但腹痛不明显，以后可出现持续性隐痛或钝痛，也可始终没有腹痛。疼痛多位于脐周、下腹，有时在全腹。当并发不完全性肠梗阻时，有阵发性绞痛。干酪样坏死病灶溃破或肠结核急性穿孔时可表现为急腹症。

（2）腹泻：常见，一般每日不超过3～4次，糊状便。腹泻主要由腹膜炎所致的肠功能紊乱引起，偶可由伴有的溃疡型肠结核或干酪样坏死病变引起的肠管内瘘等引起。有时腹泻与便秘交替出现。

（3）全身症状：结核毒血症常见，主要是发热与盗汗。热型以低热与中等热为最多，约1/3患者有弛张热，少数可呈稽留热。高热伴有明显毒血症者，主要见于渗出型、干酪型，或见于伴有粟粒型肺结核、干酪样肺炎等严重结核病的患者。后期有营养不良，表现为消瘦、水肿、贫血、舌炎、口角炎等。女性患者可出现月经改变，大多出现经期延长及经量减少，少数患者甚至出现闭经。

2. 体征

（1）腹部压痛、腹壁柔韧感：腹部压痛一般轻微；少数压痛严重，且有反跳痛，常见于干酪型结核性腹膜炎。腹壁柔韧感系腹膜遭受轻度刺激或有慢性炎症的一种表现，触之似揉面团一样，故又称揉面感，是结核性腹膜炎的常见体征。

（2）腹部肿块：黏连型或干酪型结核性腹膜炎可在脐周触及腹部肿块，肿块多由增厚的大网膜、肿大的肠系膜淋巴结、黏连成团的肠曲或干酪样坏死脓性物积聚而成，其大小不一，边缘不整，表面不平，有时呈结节感，活动度小。

（3）腹水：以少量至中等量多见，中等量腹水时可有移动性浊音阳性。

3. 并发症

以肠梗阻为常见，多发生在黏连型。肠瘘一般多见于干酪型，往往同时有腹腔脓肿形成。

【辅助检查】

（1）血液检查及结核菌素（PPD）试验：部分患者有轻度至中度贫血。血沉可作为病变活动的简易观察指标，活动性病变时血沉增快。PPD试验呈强阳性有助本病诊断。

（2）腹水检查：多作为常规检查，目的是排除癌性腹水。腹水为草黄色渗出液，腹水细菌培养阳性率低。

（3）腹部B超检查：B超可发现少量腹水，并可协助腹腔穿刺准确定位。

（4）X线检查：腹部X线平片可见到钙化影，提示钙化的肠系膜淋巴结结核。胃肠X线钡餐检查可发现肠黏连、肠结核、肠瘘、肠腔外肿块等征象，对本病诊断有辅助价值。

（5）腹腔镜检查：对诊断有困难者行腹腔镜检查并作活检具有确诊价值，但腹膜有广泛黏连者属禁忌证。

【诊断要点】

有以下情况应考虑本病：①中青年患者，有结核病史，伴有其他器官结核病证据；②长期发热原因不明，伴有腹痛、腹胀、腹水、腹壁柔韧感或腹部包块；③腹水为渗出液性质，以淋巴细胞为主，普通细菌培养阴性；④X线胃肠钡餐检查发现肠黏连等征象；⑤PPD试验呈强阳性。

典型病例可作出临床诊断，予抗结核治疗（2周以上）有效可确诊。不典型病例需结合 B 超、CT 等检查排除腹腔肿瘤，有手术指征者剖腹探查。

【治疗要点】

（1）休息与营养：加强休息和营养是重要的辅助治疗措施。

（2）抗结核化学药物治疗：是本病治疗的关键。用药原则是早期、规律、联用、适量、足量、全程。根据每个患者病程以及初、复治，既往用药情况等不同，分别制定出个体化的化疗方案，进行抗结核治疗。

（3）对症治疗：腹水过多出现压迫症状时，可适量放腹水以减轻症状。为加快腹水的吸收，减少其后的黏连和缓解发热等中毒症状，也可在应用足量抗结核药物的同时，给予小剂量、短期的糖皮质激素，如泼尼松龙 15mg/d。

（4）手术治疗：手术适应证包括：①并发完全性肠梗阻或有不全性肠梗阻经内科治疗而未见好转者。②急性肠穿孔，或腹腔脓肿经抗生素治疗未见好转者。③肠瘘经抗结核化疗与加强营养而未能闭合者。④本病诊断有困难，与急腹症不能鉴别时，可考虑剖腹探查。

【护理要点】

1. 一般护理

保持病室环境安静，空气流通，阳光充足，定期紫外线消毒。抗结核治疗期间，患者多卧床休息，避免劳累，注意腹部保暖。有发热、盗汗者应勤换内衣裤，及时更换床单，避免受凉。保证营养摄入，饮食以高热量、高蛋白、高维生素、易消化流质或半流质食物为主，如鸡蛋、瘦肉、新鲜水果蔬菜等。为避免肠梗阻及肠穿孔等并发症，患者饮食应少渣、忌生冷、粗硬、辛辣刺激性食物，发生肠梗阻及肠穿孔时应禁食。有发热、盗汗者注意补充水分。注意餐具的消毒隔离。进食困难或重度营养不良者，遵医嘱静脉补充营养。

2. 病情观察

定时测量体温、脉搏，观察患者有无发热、盗汗现象；腹部体检时注意有无腹痛、腹胀、腹部肿块及移动性浊音等。对腹痛性质突然发生变化，一般治疗无效或反而加重时，要警惕某些并发症的发生，如突发急性腹痛伴腹胀、肠鸣音亢进，可能为肠梗阻；伴压痛反跳痛，应考虑腹腔结核病灶破溃或急性穿孔，均应及时通知医生予以处理。观察腹泻的次数、量、性状，注意有无便血发生。

3. 对症护理

（1）腹胀：患者出现腹胀应首先排除肠梗阻，注意评估患者有无伴随腹痛、肠鸣音是否亢进、有无停止排便排气。若怀疑肠梗阻，应予以禁食水、胃肠减压以减轻腹胀；体位选半卧位，以减轻对膈肌的压迫；严密观察病情变化，若病情加重，应警惕绞窄性肠梗阻的发生，及时通知医生准备手术治疗。因便秘引起的腹胀可使用开塞露、低压灌肠等通便方法。

（2）腹痛：可采取非药物方法，如分散注意力、局部热敷等方法缓解疼痛。必要时遵医嘱给予阿托品等药物止痛。

4. 用药护理

应用抗结核化疗药物的护理参见第二章“肺结核”一节。

5. 心理护理

本病病程长，抗结核治疗效果缓慢，应鼓励患者倾诉内心顾虑，并认真解释治疗和疾病预后知识，使患者保持平静心态，积极配合治疗。

6. 健康教育

（1）宣传结核病传播的相关知识。积极锻炼身体，增强机体的抵抗力。提倡分餐制，注意饮食卫生，不饮用未经消毒的带菌牛奶或乳制品。肺结核患者不可吞咽痰液，应保持排便通畅。对肠外结核早发现、早治疗。

（2）鼓励患者坚持遵医嘱治疗，保证足够的疗程和剂量。告知长期用药过程中可能出现的药物副作用，指导患者保持良好的心态，充分的休息与营养。

（3）指导消毒措施：对患者的用具、粪便要消毒处理。

（4）定期复查，监测病情变化及肝肾功能，配合医生，根据病情改变调整治疗方案。

（秦尊梅）

第六节 溃疡性结肠炎

溃疡性结肠炎（ulcerative colitis，UC）是一种病因不明的直肠和结肠慢性非特异性炎症性疾病。主要表现为腹泻、黏液脓血便、腹痛。病情轻重不等，多呈反复发作的慢性病程。本病可发生在任何年龄，多见于20～40岁，男女发病率无明显差别。

【病因与发病机制】

UC是炎症性肠病（inflammatory bowel disease，IBD）之一。IBD的病因和发病机制尚未完全明确，目前认为这是由多因素相互作用所致，主要包括环境、遗传、感染和免疫因素。可概括为：环境因素作用于遗传易感者，在肠道菌丛的参与下，启动了肠道免疫及非免疫系统，最终导致免疫反应和炎症过程。已知肠道黏膜免疫系统异常反应所导致的炎症反应在IBD发病中起重要作用，可能由于抗原的持续刺激或（及）免疫调节紊乱，这种免疫炎症反应表现为过度亢进和难以自限。

UC病变主要位于直肠和乙状结肠，限于黏膜与黏膜下层，呈连续性弥漫性分布。范围多自肛端直肠开始，逆行向近段发展，甚至累及全结肠及末段回肠。结肠炎症在反复发作的慢性过程中，可形成炎性息肉、瘢痕形成，黏膜肌层及肌层肥厚，使结肠变形缩短、结肠袋消失，甚至肠腔缩窄。少数患者发生结肠癌变。

【临床表现】

起病多数缓慢，少数急性起病，偶见急性暴发起病。病程呈慢性经过，多表现为发作期与缓解期交替，少数症状持续并逐渐加重。饮食失调、劳累、精神刺激、感染等多为本病发作或加重的诱因。临床表现与病变范围、病型及病期等有关。

1. 消化系统表现

（1）症状：

①腹泻：见于绝大多数患者，黏液脓血便是本病活动期的重要表现。大便次数及便血的程度反映病情轻重，轻者每日排便2～4次，便血轻或无；重者每日可达10次以上，脓血显见，甚至大量便血。粪质亦与病情轻重有关，多数为糊状，重可至稀水样。病变限于直肠或累及乙状结肠患者，除可有便频、便血外，偶尔有便秘，这是病变引起直肠排空功

能障碍所致。

②腹痛：一般有轻度至中度腹痛，多为左下腹或下腹的阵痛，亦可涉及全腹。有疼痛-便意-便后缓解的规律，常有里急后重。若并发中毒性巨结肠或炎症波及腹膜，有持续性剧烈腹痛。

③其他症状：可有腹胀，严重病例有食欲不振、恶心、呕吐。

（2）体征：轻、中型患者仅有左下腹轻压痛，有时可触及痉挛的降结肠或乙状结肠。重型和暴发型患者常有明显压痛和鼓肠。若有腹肌紧张、反跳痛、肠鸣音减弱应注意中毒性巨结肠、肠穿孔等并发症。

2. 全身表现

全身表现多在中、重型患者活动期，常有低度至中度发热，高热多提示合并症或见于急性暴发型。重症或病情持续活动可出现乏力、消瘦、贫血、低蛋白血症、水与电解质平衡紊乱等表现。

3. 肠外表现

如外周关节炎、结节性红斑、巩膜外层炎、口腔复发性溃疡等这些表现在结肠炎控制或结肠切除后可以缓解或恢复；强直性脊柱炎、原发性硬化性胆管炎及少见的淀粉样变性等，可与溃疡性结肠炎共存，但与溃疡性结肠炎本身的病情变化无关。

4. 临床分型

根据病程，本病可分为初发型、慢性复发型、慢性持续型及急性暴发型，各型可相互转化，以慢性复发型最多见。根据病情程度，本病分为：①轻度：腹泻每日 4 次以下，便血轻或无，无发热、脉速，贫血无或轻，血沉正常；②重度：腹泻每日 6 次以上，并有明显黏液脓血便，体温>37.5℃、脉搏>90 次/分，血红蛋白<100g/L，血沉>30mm/h，清蛋白<30g/L，短期内体重明显下降；③中度：介于轻度与重度之间。

5. 并发症

（1）中毒性巨结肠（toxic megacolon）：多发生在暴发型或重症患者。常因低钾、钡剂灌肠、使用抗胆碱能药物或阿片类制剂而诱发。临床表现为病情急剧恶化，毒血症明显，有脱水与电解质平衡紊乱，出现鼓肠、腹部压痛，肠鸣音消失。血常规白细胞计数显著升高。X 线腹部平片可见结肠扩大，结肠袋形消失。易引起急性肠穿孔，预后差。

（2）直肠结肠癌变：多见于广泛性结肠炎、幼年起病而病程漫长者。

（3）其他并发症：肠大出血在本病发生率约 3%。肠穿孔多与中毒性巨结肠有关。肠梗阻少见。

【辅助检查】

（1）血液检查：可有不同程度的贫血。白细胞计数在活动期可有增高。血沉加快和 C 反应蛋白增高是活动期的标志。严重者血清白蛋白下降。

（2）粪便检查：常有黏液脓血便，镜检见红细胞和脓细胞，急性发作期可见巨噬细胞。常规结合粪便病原学检查排除感染性结肠炎

（3）自身抗体检测：血中外周型抗中性粒细胞胞浆抗体（ANCA）和抗酿酒酵母抗体（ASCA）分别为 UC 和克罗恩病（Crohn’s disease，CD）的相对特异性抗体，同时检测这两种抗体有助于 UC 和 CD 的诊断和鉴别诊断。

（4）结肠镜检查：首选。应做全结肠及回肠末段检查，确定病变范围，并取活组织

检查。本病病变呈连续性、弥漫性分布，从肛端直肠开始逆行向上扩展，内镜下所见有：①黏膜血管纹理模糊、紊乱或消失、充血、水肿、易脆、出血及脓性分泌物附着，并常见黏膜粗糙，呈细颗粒状；②病变明显处见弥漫性糜烂和多发性浅溃疡；③慢性病变见假息肉及桥状黏膜，结肠袋变浅、变钝或消失。黏膜活检组织学见弥漫性慢性炎症细胞浸润，活动期表现为表面糜烂、溃疡、隐窝炎、隐窝脓肿；慢性期表现为隐窝结构紊乱、杯状细胞减少和潘氏细胞化生。

(5) X 线钡剂灌肠检查：无条件做结肠镜检查时可选用。重型或暴发型病例不宜做钡剂灌肠检查，以免加重病情或诱发中毒性巨结肠。

【诊断要点】

临床表现具有持续或反复发作腹泻和黏液脓血便、腹痛、里急后重，伴有（或不伴）不同程度全身症状者，结合结肠镜检查或 X 线钡剂灌肠检查有本病特征性改变者，可诊断本病。初发病例、临床表现、结肠镜改变不典型者，暂不作出诊断，须随访 3～6 个月，观察发作情况。

【治疗要点】

治疗目的是控制急性发作，维持缓解，减少复发，防治并发症。

1. 一般治疗

强调休息、饮食和营养。腹痛、腹泻时酌情使用抗胆碱能药物或止泻药如地芬诺酯（苯乙哌啶）或洛哌丁胺，但重症患者应禁用，因有诱发中毒性巨结肠的危险。重症有继发感染者，应给予广谱抗生素，静脉给药，合用甲硝唑对厌氧菌感染有效。

2. 氨基水杨酸制剂

柳氮磺吡啶（SASP）一般作为首选药物。该药适用于轻、中度患者或重度经糖皮质激素治疗已有缓解者。该药口服后大部分到达结肠，经肠菌分解为 5-氨基水杨酸（5-ASA）与磺胺吡啶，前者是主要有效成分，其滞留在结肠内与肠上皮接触而发挥抗炎作用。用药方法：4g/d，分 4 次口服。病情完全缓解后可逐渐减量为 2g/d 或 3～4g/d，分次口服，至少维持 3 年。对 SASP 不能耐受者可口服 5-ASA 控释剂，如美沙拉嗪（mesalamine）、奥沙拉嗪（olsalazine）和巴柳氮（balsalazide）。病变局限在直肠-乙状结肠或直肠者，适用于 5-ASA 的灌肠剂或栓剂。

3. 糖皮质激素

适用于对氨基水杨酸制剂疗效不佳的轻、中度患者，特别适用于重度患者及急性暴发型患者。一般予口服泼尼松 40～60mg/d；重症患者先给予较大剂量静脉滴注，如氢化可的松 300mg/d、甲泼尼龙 48mg/d 或地塞米松 10mg/d，7～10 天后改为口服泼尼松 60mg/d。病情缓解后以每 1～2 周减少 5～10mg 用量至停药。减量期间加用氨基水杨酸制剂逐渐接替激素治疗。病变局限在直肠-乙状结肠者，也可用激素加生理盐水作保留灌肠，以减少全身不良反应。

4. 免疫抑制剂

对激素治疗效果不佳或对激素依赖者，可试加用硫唑嘌呤或巯嘌呤。

5. 手术治疗

内科治疗无效，有严重合并症（并发大出血、肠穿孔、中毒性巨结肠、结肠癌）者，应及时采取手术治疗。

【护理要点】

1．一般护理

轻者应鼓励适量运动，劳逸结合，重者应卧床休息，以减少胃肠蠕动及体力消耗。急性活动期患者应进食无渣流质饮食，病情严重者暂禁食，遵医嘱静脉补充营养、水电解质。病情缓解后给予少渣、柔软、易消化、富营养的食物，如蛋羹、鱼丸、菜泥等。注意饮食卫生，饮食有节制，少食多餐。禁生冷、粗硬、辛辣刺激性食物，忌纤维素多的蔬菜，慎用牛奶和乳制品。在饮食调理过程中，注意哪些食物患者食用后有不适或过敏反应，应详细记录，逐渐摸索出适合患者的食谱。

2．病情观察

（1）观察排便次数、粪便的量、性状，并做记录。腹泻严重者观察生命体征变化、准确记录出入量，注意皮肤黏膜有无脱水表现。

（2）观察腹痛的部位、性质变化，了解病情变化及进展情况，如腹痛性质突然发生变化，要警惕肠穿孔、大出血等并发症的发生。

（3）使用抗胆碱能药物的患者应注意观察腹泻、腹部压痛及肠鸣音的变化，如出现鼓肠、肠鸣音消失、腹痛加剧等，要考虑中毒性巨结肠的发生，应及时通知医生处理。

3．腹泻护理

准确记录大便次数与性质，血便量多时应估计出血量并及时留取化验标本，并通知医师，必要时遵医嘱给予止泻药物。中医应用腹部热敷或艾条灸脐部可缓解泄泻。久泻腹痛者用小茴香，或食盐炒热后布包热敷腹部，或用肉桂、小茴香等量研粉，盐炒布包敷脐部，有温肾止泻之效。针灸脾腧穴、章门、中脘、天枢、足三里等穴，可健脾止泻。

4．用药护理

（1）向患者及家属说明药物的作用、用法、不良反应等，指导正确用药。

（2）柳氮磺吡啶（SASP）不良反应观察及护理：其不良反应分为两类，一类是剂量相关的不良反应如恶心、呕吐、食欲减退、头痛、可逆性男性不育等，可嘱患者餐后服药，减轻消化道反应。另一类不良反应属于过敏，有皮疹、粒细胞减少、自身免疫性溶血、再生障碍性贫血等，因此服药期间必须定期复查血象，一旦出现此类不良反应，应改用其他药物。柳氮磺吡啶属于磺胺类药，用药期间嘱患者多饮水，以减少药物在肾小管内形成结晶。

（3）药物保留灌肠：宜在晚睡前执行，先嘱患者排净大便，行低压保留灌肠，灌肠毕嘱患者适当抬高臀部，以延长药物在肠道停留时间，便于药物充分吸收。

5．心理护理

本病病程长，病情易反复，患者易产生焦虑或抑郁情绪，丧失治疗的信心。护士应鼓励、宽慰患者，避免不良情绪影响病情，使患者保持平静、乐观心态，积极应对疾病。

6．健康教育

（1）使患者及家属认识到本病一般呈慢性迁延过程，病程长，症状易反复，从而主动从身心休息、饮食及合理用药等方面学会自我护理，尽量延长缓解期。如生活规律，劳逸结合，保持心情舒畅，避免受凉。讲究饮食卫生，饭前便后要洗手，食具要经常消毒。

（2）告知患者及家属遵医嘱坚持服药的重要性及药物不良反应的观察，以利于其出院后正确用药。

（3）定期复查，以便医生根据病情调整治疗方案或药物剂量。如出现腹泻、腹痛加剧、便血等异常情况，应及时到医院就诊。

（秦尊梅）

[附] 克罗恩病

克罗恩病（crohn's disease，CD）习称局限性肠炎、节段性肠炎或肉芽肿性肠炎，是一种原因不明的胃肠道慢性肉芽肿性炎症性疾病，病变呈节段性或跳跃式分布，可累及消化道任何部位，其中以末端回肠最为常见。临床以腹痛、腹泻、腹部包块、瘘管形成、肠梗阻为主要特征，且有发热、营养障碍和肠外表现等。病程多迁延，常有反复，不易根治。

本病在欧美发病率较高。美国的发病率及患病率大约为5/10万人口和90/10万人口，且种族差异较明显，黑人发病仅为白人的1/5。我国发病数较少，但有逐渐增高的趋势。男女患病率无显著差别，发病年龄多在15～30岁。

【病因与发病机制】

克罗恩病具体病因及发病机制迄今未明。目前认为本病可能是多种致病因素综合作用的结果，与免疫异常、感染和遗传因素具有相关性。

【病理】

克罗恩病是贯穿肠壁各层的增殖性病变，并侵犯肠系膜和局部淋巴结。病变局限于小肠（主要为末端回肠）和结肠者各占30%，二者同时累及占40%，常为回肠和右半结肠病变。克罗恩病病理变化分为急性炎症期、溃疡形成期、狭窄期和瘘管形成期（穿孔期）。本病的病变呈节段分布，与正常肠段相互间隔，界限清晰，呈跳跃的特征。急性期以肠壁水肿炎变为主；慢性期肠壁增厚、僵硬，受累肠管外形呈管状，其上端肠管扩张。黏膜面典型病变有：①深入肠壁的纵行溃疡即形成较为典型的裂沟，沿肠系膜侧分布。②卵石状结节。③肉芽肿：无干酪样变，有别于结核病。肠内肉芽肿系炎症刺激的反应，并非克罗恩病独有。④瘘管和脓肿。

【临床表现】

临床表现比较多样，与肠内病变的部位、范围、严重程度、病程长短以及有无并发症有关。典型病例多在青年期缓慢起病，病程常在数月至数年以上。活动期和缓解期长短不一，相互交替出现，反复发作中呈渐进性进展。少数急性起病，可有高热、毒血症状和急腹症表现，多有严重并发症。偶有以肛旁周围脓肿、瘘管形成或关节痛等肠外表现为首发症状者。

1. 腹痛

阵发性痉挛性腹痛是该病最常见的症状，随着病程进展可表现为持续性钝痛。回肠病变常出现右下腹痛，进食后可加重。餐后腹痛与胃肠反射或肠内容物通过炎症、狭窄的肠段引起局部肠痉挛有关。腹痛也可由部分或完全性肠梗阻引起，并伴有肠梗阻的其他症状。腹腔内脓肿形成时出现持续性腹痛伴压痛。肠穿孔时则全腹出现剧痛、腹肌紧张等表现。

2．腹泻

较常见且无脓血或黏液。约 40% ~50% 的患者可有血便，出血部位主要为回肠和结肠。

3．腹部肿块

多位于右下腹和脐周。易与腹腔结核和肿瘤等混淆。由肠黏连、肠壁增厚、肠系膜淋巴结肿大、内瘘或局部脓肿形成所引起。

4．瘘管形成

这是克罗恩病的特征性表现之一。分内瘘、外瘘。内瘘指病变肠段与其他肠段、膀胱、输尿管、阴道或尿道等处形成交通；外瘘是指病变肠管与体表皮肤相通。合并肠瘘的患者常有腹腔脓肿，出现发热、腹痛和腹部包块。肛周病变如肛周脓肿和肛瘘是克罗恩病常见的并发症，有些患者甚至是因为反复的肛周脓肿、肛瘘或肛瘘手术后伤口经久不愈而就诊，经检查才发现为该病。

5．肠外表现

约见于 20% 的患者。以口腔黏膜溃疡、关节炎、皮肤结节性红斑及眼病多见。

6．全身表现

较多且明显。发热常见，常间歇出现，与肠道炎症活动及继发感染有关。其他有纳差、乏力、消瘦、贫血、低白蛋白血症等营养障碍表现。

7．并发症

肠梗阻最常见，其次是腹腔内脓肿，偶可并发急性肠穿孔、大量便血。累及直肠或结肠黏膜时可发生癌变。

【辅助检查】

1．内镜检查

内镜检查是明确诊断、排除其他疾病，以及监测治疗效果和了解复发的最重要手段。其典型表现是肠管节段性受累、铺路石样改变，肠黏膜溃疡、充血水肿和脓苔等改变，如果是手术后病情复发，常表现为肠吻合口溃疡。近年来随着胶囊内镜和推进式小肠镜的应用，克罗恩病的诊断率有了显著提高。推进式小肠镜不仅可以直视下诊断与活检，而且还可对狭窄肠道进行球囊扩张，对克罗恩病的诊断、分型及治疗起着重要的作用，是诊断克罗恩病必须进行的检查项目。活组织检查典型的病理改变为非干酪样肉芽肿，可见裂隙状溃疡，固有膜和黏膜下层淋巴细胞聚集，黏膜下层增宽，淋巴管扩张及神经节炎等。

2．全消化道钡餐检查

此项检查可帮助明确肠道病变性质、部位及范围。典型的 CD 钡餐影像为肠管节段性狭窄及黏膜皱襞消失，肠道铅管样改变、跳跃征、铺路石样改变等，合并肠内瘘时可有星芒征等改变。

3．CT 和 CT 小肠造影（CTE）检查

CT 和 CT 小肠造影也有助于帮助诊断，排除其他疾病，并明确病变程度、范围、是否有淋巴结肿大和腹腔脓肿等并发症。典型的改变是肠壁增厚、肠腔狭窄、肠系膜增厚和淋巴结肿大等。

4．血液学检查

血常规、血生化检查除可以反映是否存在感染、贫血、营养不良等并发症外，还可以

反映治疗药物对机体的影响。C 反应蛋白（CRP）和血沉（ESR）是反映病情活动的重要指标；血清抗酿酒酵母抗体（ASCA）也是 CD 较为特异性的指标。

【治疗要点】

本病目前尚无根治疗法。治疗目的主要是控制病情，维持缓解，减少复发，防治并发症。

（1）支持疗法：加强营养、纠正代谢紊乱、改善贫血和低白蛋白血症。补充多种维生素、叶酸以及铁、钙等矿物质。必要时可输血、血浆、白蛋白、复方氨基酸，甚至要素饮食或静脉内全营养（TPN）。

（2）对症治疗：解痉、止痛、止泻和控制继发感染等也有助于症状缓解。应用阿托品等抗胆碱能药物，应警惕诱发中毒性巨结肠可能。

（3）药物控制：包括氨基水杨酸制剂、糖皮质激素、免疫抑制剂、抗生素、氨甲蝶呤及生物制剂等。可参考溃疡性结肠炎。

（4）外科手术：当克罗恩病药物治疗无效，出现腹部肿块、肠梗阻、肠穿孔、腹腔脓肿、瘘管形成时均可考虑手术治疗。但外科手术后，术后按要求服药，也无法避免复发。

【护理要点】

参见“溃疡性结肠炎”一节。

（秦尊梅）

第七节 肝硬化

肝硬化（cirrhosis of liver）是一种由不同病因长期、反复作用引起的肝脏慢性进行性弥漫性病变。病理特点为广泛的肝细胞变性坏死、再生结节形成、结缔组织增生，正常肝小叶结构破坏和假小叶形成，致使肝内血循环紊乱，加重肝细胞营养障碍。临床上以肝功能损害和门静脉高压为主要表现，并可出现多系统受累，晚期出现消化道出血、肝性脑病、继发感染等一系列严重并发症。

肝硬化是我国常见疾病和主要死亡病因之一，患者以青壮年男性多见，35～48 岁为发病高峰年龄，男女比例约为3.6∶1～8∶1。据国外报道，肝硬化在总人口死因中位居第九，在35～54 岁年龄组死因中位居第四；40～60 岁为发病高峰年龄，男女比例约为2∶1。

【病因与发病机制】

引起肝硬化的病因很多，目前在我国以慢性乙型肝炎为主，慢性丙型肝炎也占一定比例；欧、美国家则酒精性肝病居多；近年来，代谢综合征相关的非酒精性脂肪型肝炎（NASH）也逐渐成为肝硬化的重要病因。

（1）肝炎病毒感染：主要是乙型肝炎病毒感染，其次为丙型或乙型加丁型重叠感染，其发病机制主要与肝炎病毒所造成的免疫损伤有关，经过慢性肝炎，尤其是慢性活动性肝炎演变而来。

（2）慢性酒精中毒：长期大量饮酒者，乙醇及其中间代谢产物（乙醛）直接损害肝细胞、长期酗酒所致的营养失调等所致，称为酒精性肝硬化。

（3）药物或化学毒物：长期反复接触某些化学性毒物如磷、砷、四氯化碳等或长期服用某些药物如双醋酚丁、甲基多巴等，可引起中毒性肝炎，最终发展成为肝硬化。

（4）血吸虫病感染：反复或长期感染血吸虫的患者，由于虫卵及其毒性产物在肝脏汇管区的刺激，引起汇管区结缔组织增生所致，称为血吸虫病性肝硬化。

（5）胆汁淤积：持续性胆汁淤积于肝内胆管或肝外胆管时，高浓度的胆红素及胆汁酸对肝细胞的化学性损害，肝细胞发生变性坏死和结缔组织增生而导致肝硬化。

（6）循环障碍：慢性充血性心力衰竭、缩窄性心包炎以及肝静脉或下腔静脉回流障碍导致肝脏长期淤血，肝细胞因缺氧而发生变性坏死和结缔组织增生，导致肝硬化。

（7）遗传和代谢性疾病：由于遗传性或代谢性疾病，某些物质或代谢产物沉积于肝脏，造成肝损害，并导致肝硬化，如肝豆状核变性、血色病、半乳糖血症和 α_1-抗胰蛋白酶缺乏症、糖原累积症等。

（8）其他：造成肝硬化直接和间接的原因还有很多，如自身免疫性肝损害、缺血性肝病、营养不良等。少数患者病因不明，称为隐源性肝硬化。

【病理】

上述各种病因长期作用于肝脏，其导致肝硬化的病理改变过程基本一致，即导致广泛的肝细胞变性坏死、再生结节形成和弥漫性结缔组织增生、假小叶形成。这些病理变化逐步发展，造成肝内血管受压、扭曲、变形、闭塞，致使肝血管床变小，肝内动、静脉小分支、门静脉之间发生异常吻合形成短路，致使肝内血循环障碍，形成了门脉高压的病理解剖基础，同时导致肝细胞的营养代谢障碍，促使肝硬化病变的进一步发展和肝脏功能的不断降低。

【临床表现】

肝硬化往往起病缓慢，症状隐匿。在肝硬化初期，患者的临床表现取决于原发疾病；患者的年龄和性别比例也因原发病不同而异，乙型肝炎肝硬化、酒精性肝硬化所致的肝硬化以中年以后的男性多见，自身免疫性肝炎所致的肝硬化以青年和中年女性多见，原发性胆汁淤积性肝硬化以中年和老年女性多见，遗传性病因导致的肝硬化以青少年多见。临床上根据患者肝脏功能的代偿状况将肝硬化分为肝功能代偿期和肝功能失代偿期。

（一）代偿期

许多患者无任何不适症状，部分患者以乏力、食欲不振为主要症状，可伴有低热、恶心、厌油腻、腹胀、腹泻及上腹不适等症状。症状常与劳累有关，休息和治疗后可缓解。男性可有性欲减退，女性可有月经减少或过早闭经。患者多有体重减轻，肝脏可轻度肿大，质中等度硬，伴轻度压痛。脾脏亦可有轻、中度肿大。肝功能正常或轻度异常。

（二）失代偿期

失代偿期主要表现为肝功能减退和门静脉高压所致的症状和体征。肝功能减退主要表现为肝脏合成及代谢、排泄功能障碍；门脉高压主要表现食管-胃底静脉曲张及破裂出血；而肝性脑病、腹水及其相关并发症（自发性细菌性腹膜炎、肝肾综合征）等是由肝功能减退和门脉高压共同所导致。

1. 肝功能减退的临床表现

（1）全身症状与体征：一般状况和营养状况均较差，消瘦、乏力、精神不振，可有不规则低热、面色灰暗黝黑（肝病面容）、皮肤干枯粗糙、浮肿、口腔炎症及溃疡、夜盲等症，部分患者出现与病情活动或感染有关的不规则发热症状。

（2）消化道症状：食欲不振是最常见的症状，甚至厌食，食后饱胀不适，有时伴恶心、呕吐、腹泻。症状的产生与胃肠道淤血肿胀、消化吸收障碍和肠道菌群失调等因素有关。患者可出现腹胀、腹痛、肝区隐痛。腹胀可能与低钾血症、胃肠积气、肝脾肿大和腹水有关。腹痛、肝区隐痛常与肝肿大累及包膜有关。脾肿大、脾周围炎可引起左上腹疼痛。若肝细胞有进行性或广泛性坏死时可出现黄疸。

（3）出血倾向和贫血：患者常可发生鼻衄、牙龈出血、皮肤紫癜和胃肠出血，女性出现月经过多等。症状的产生与肝脏合成凝血因子减少、纤溶酶增加、脾功能亢进和毛细血管脆性增加导致的凝血障碍有关。患者常出现不同程度的贫血，贫血症状与营养不良、肠道吸收障碍、消化道慢性失血及脾功能亢进有关。

（4）内分泌失调：由于肝功能减退，对雌激素、醛固酮和抗利尿激素的灭活减少，患者体内的雌激素和醛固酮、抗利尿激素的水平增高。雌激素水平的增高可通过负反馈作用，致雄激素和肾上腺糖皮质激素分泌减少。可出现下述症状或体征：

①肝掌和蜘蛛痣。

②男性患者有性欲减退、睾丸萎缩、乳房发育和女性阴毛分布等；女性出现月经失调、停经、不孕和乳房萎缩等，发生原因与雌、雄激素比例失调有关。

③糖耐量降低及糖尿病症状，发生原因与肝及外周靶细胞发生胰岛素抵抗有关。

④水肿及腹水，由于体内醛固酮、抗利尿激素的增多引起。

⑤皮肤色素沉着，好发于颜面部及其他暴露部位，与肾上腺皮质激素减少有关。

2. 门静脉高压的表现

侧支循环的建立与开放，及腹水、脾大是门静脉高压的三大临床表现，尤其侧支循环的开放，对门静脉高压的诊断有特征性意义。

（1）腹水：是失代偿期最显著的表现。腹水出现前，患者常有腹胀，以进餐后明显。大量腹水时，患者腹部膨隆，皮肤紧绷发亮，并因膈肌上移，出现呼吸困难、心悸。部分患者可出现胸水。腹水形成的主要因素有：①门静脉高压：其一可导致腹腔脏器毛细血管床静水压增高，组织间液回流减少而漏入腹腔；其二导致肝静脉回流受阻，使肝淋巴液生成增多，超过胸导管引流的能力而渗入腹腔；②低蛋白血症：使血浆胶体渗透压降低，血管内液外渗至组织间隙；③内分泌失调所致的抗利尿激素增多引起钠水潴留；④有效循环量不足导致肾血流量减少，肾小球滤过率降低，排钠和排尿量减少。

（2）侧支循环的建立与开放：门静脉高压时，来自消化器官和脾脏的回心血受阻，使门、腔静脉交通支扩张、血流量增加，建立起侧支循环。临床上重要的侧支循环有：①食管和胃底静脉曲张；②腹壁静脉曲张；③痔静脉曲张，痔核形成。

（3）脾大：门静脉高压可致脾脏淤血性肿大，多为轻、中度肿大，部分可达脐下。后期可出现脾功能亢进，表现为红细胞、白细胞和血小板均减少。

3. 肝脏情况

早期肝脏肿大，表面尚平滑，质中等度硬；晚期肝脏缩小，可呈结节状，表面不光滑，质地坚硬，一般无疼痛。但当肝细胞进行性坏死或并发炎症时可有压痛、叩击痛。

（三）并发症

1. 上消化道出血

上消化道出血为最常见的并发症。多由于食管下段与胃底静脉曲张破裂导致，部分出血为并发急性胃黏膜糜烂或消化性溃疡导致。以发生突然、大量呕血、伴黑便为特征，常诱发肝性脑病，是出血性休克甚至急性死亡直接原因之一。

2. 感染

因门腔静脉侧支循环开放以及低蛋白血症和白细胞减少导致的机体抵抗力下降，增加了细菌入侵繁殖的机会，常并发感染，如肺炎、胆道感染、大肠杆菌性败血症、自发性腹膜炎等。自发性腹膜炎是指腹腔内无脏器穿孔的急性腹膜细菌性感染。其主要原因是肠道内细菌异常繁殖并经肠壁进入腹腔，以及带菌的淋巴液漏入腹腔引起感染。致病菌多为大肠杆菌及副大肠杆菌，厌氧菌也是致病菌之一。一般起病较急，主要表现为腹痛、腹胀、发热、腹水迅速增长，出现腹膜刺激征，严重者发生感染性休克。

3. 肝性脑病

这是晚期肝硬化最严重的并发症和最常见的死亡原因。详见本章“肝性脑病”一节。

4. 原发性肝癌

原发性肝癌大部分在肝硬化基础上发生。患者短期内肝脏迅速增大、持续性肝区疼痛、腹水多呈血性、不明原因的发热，应警惕癌变的可能，需做进一步检查。详见本章“原发性肝癌”一节。

5. 肝肾综合征

由于大量腹水致有效循环血量减少，肾血管收缩、肾血流量减少、肾小球滤过量下降引起。表现为少尿、无尿、稀释性低钠血症，低尿钠和氮质血症等，肾脏本身无器质性改变，故又称为功能性肾衰竭。上消化道出血、休克、大量的腹水和强烈利尿、内毒素血症和电解质、酸碱平衡紊乱等与并发症的发生密切相关。

6. 电解质和酸碱平衡紊乱

肝硬化患者在腹水出现前一般已存在，出现腹水后，电解质和酸碱平衡紊乱更为严重。常见的有：①低钠血症，与长期摄入不足、长期利尿和大量放腹水使钠丢失增多以及水钠潴留所致的稀释性低钠血症有关；②低钾血症与代谢性碱中毒，与进食少、呕吐、腹泻、长期使用利尿剂或葡萄糖制剂、继发性醛固酮分泌增多等有关。

【辅助检查】

（一）实验室检查

1. 血、尿常规

失代偿期时可有不同程度贫血，脾功能亢进时全血细胞计数减少；尿内可有蛋白、红细胞；黄疸时尿中检测胆红素阳性，尿胆原增加。

2. 肝功能检查

代偿期肝功能正常或轻度异常，失代偿期则多有异常。

（1）转氨酶：轻、中度增高，以丙氨酸氨基转移酶（ALT）显著，肝细胞广泛大量坏死时则可能有天门冬氨酸氨基转移酶（AST）升高，AST 活力大于 ALT。

（2）血清蛋白：血清总蛋白正常、降低或增高，血清白蛋白降低，球蛋白却增高，白蛋白/球蛋白（A/G）的比值降低或倒置。

（3）凝血酶原时间：有不同程度的延长。

（4）血清蛋白电泳：白蛋白减少，γ 球蛋白增多。

3. 免疫功能检查

血清 IgG、IgA、IgM 增高，以 IgG 最显著；病毒性肝炎患者的病毒标志物呈阳性反应。

4. 腹水检查

一般应为漏出液，若患者发生癌变、自发性腹膜炎等并发症时，腹水性质可发生改变。

（二）其他辅助检查

1. 影像检查

常用的影像学手段如 B 超、X 线、CT、核磁共振成像（MRI）等可以发现肝硬化和（或）门脉高压的征象。如肝包膜增厚、肝表面轮廓不规则、肝实质的回声不均匀增强或 CT 值增高或呈结节状，各肝叶比例改变，脾脏厚度增加及门静脉、脾静脉直径增宽等。食管静脉曲张时，食管 X 线吞钡检查可见食管下段虫蚀样或蚯蚓样充盈缺损，胃底静脉曲张时可见菊花样充盈缺损。

2. 内镜检查

消化道内窥镜可直观静脉曲张的部位和程度，阳性率较 X 线检查高；并可在直视下对出血部位进行止血治疗。

3. 肝组织病理学检查

在 B 超引导下采用自动穿刺针进行肝活检组织病理学检查，显示典型的肝硬化结节形成。肝活检可靠性及安全性很高，患者的痛苦也较小，但也有其局限性，如病变不均一有可能造成取样误差，且不可能对同一患者反复多次进行穿刺，因而不便于观察动态变化或治疗效果。

【诊断要点】

肝硬化诊断的“金标准”是肝活检组织病理学检查，并根据有病毒性肝炎、长期酗酒、血吸虫病或营养失调等病史，肝功能减退与门静脉高压症的临床表现，影像学肝质地坚硬，以及实验室肝功能试验异常等可以确诊。

【治疗要点】

对于肝硬化的治疗主要是病因治疗、一般对症支持治疗及预防和治疗各种并发症。最重要的是从整体观念出发，给患者制定一个系统的、规范的临床治疗方案及长期随访监测计划。

（一）病因治疗

对慢性乙型和丙型肝炎所致的肝硬化，如果病毒复制仍然活跃，可给予相应的抗病毒、降酶、退黄治疗；对于失代偿期的肝硬化患者应禁用干扰素等有可能加重肝功能损害的药物。对于酒精性肝硬化患者应立即严格戒酒。对于胆汁淤积性肝硬化应及早给予大剂量熊去氧胆酸治疗。对于自身免疫性肝炎所致的肝硬化若仍有疾病活动，应给予激素或激素加硫唑嘌呤治疗。只有去除或有效控制病因，才能有效延缓、阻断甚至逆转肝硬化的发展。

（二）一般治疗

包括休息、饮食、营养支持疗法，维持水、电解质和酸碱平衡，特别注意钾盐的补充；酌情应用氨基酸、血浆及白蛋白等。

（三）降低门静脉压力

常用心得安，应从小量开始，递增给药。用法：每次 10～20mg，每日 3 次或每次 40mg，每日 2 次。其他硝酸酯类，如消心痛，或钙通道阻滞剂也可选用。

（四）并发症的治疗

1. 腹水治疗

（1）卧床休息、限制水钠摄入。常规限钠能使基础尿钠排出量相对较高的患者腹水消退。

（2）利尿剂的应用：大多数腹水患者需要加用利尿剂治疗，约 90% 的患者对限钠和利尿剂治疗有反应。主要使用安体舒通和速尿，二者有协同作用，可避免电解质紊乱和过度利尿。使用安体舒通和速尿的比例为 100mg：40mg。

（3）腹腔穿刺放液及补充血容量：大量腹水出现明显压迫症状时，可穿刺放液以减轻症状，同时按放腹水量每升补充白蛋白 6～8g，以提高血浆胶体渗透压，可有效预防大量排放腹水造成的循环改变和肾脏损害。有证据表明在白蛋白的扩容配合下，每次放腹水大于 5L 是安全的，一次最大放液量可达 15～20L。

（4）自身腹水浓缩回输：腹水浓缩回输是利用半透膜的有限通透性，让水和小分子物质通过，保留白蛋白等成分，通常可将腹水浓缩 2～6 倍，钠盐被大量清除。浓缩后的腹水经外周静脉回输至患者体内，可提高血浆白蛋白浓度和血浆胶体渗透压，增加有效血容量，改善肾功能，抑制醛固酮和抗利尿激素的分泌，减少外源性白蛋白和利尿剂的应用。但有感染的腹水禁止回输。

（5）手术置管介入方式：近年来，有证据证实通过体内置入支架或分流管，以使腹水生成减少和出路增加，是难治性腹水治疗的有效方法，如经颈静脉肝内门体分流术（TIPS）、腹腔静脉分流术（PVS）等。

2. 上消化道出血的治疗

对已发生上消化道大出血者，按上消化道出血治疗原则采取综合措施进行治疗，详见本章“上消化道大量出血”一节。

3. 肝性脑病的治疗

对于已出现肝性脑病患者，按肝性脑病治疗原则采取综合措施进行治疗详见本章“肝性脑病”一节。

（五）手术治疗

如脾切除术、肝移植，是近年来治疗肝硬化的方法。

（六）中医中药

祖国医学对慢性肝病有独特的见解，认为肝硬化由湿热所致，肝气郁积，影响脾胃，致血行不畅、脉络阻塞，造成积聚或症瘕，后期则出现鼓胀，辨证多属肝郁脾虚或水积鼓胀型，前者可用柴胡疏肝汤（散）加减等；后者可用五苓散或五皮饮加减，在治法上除有中药汤饮外，还有一系列外治疗法，如穴位敷贴、中药灌肠等行之有效的方法。

【主要护理诊断/问题】

（1）活动无耐力与肝功能减退、大量腹水有关。

（2）营养失调低于机体需要量与肝功能减退、门静脉高压引起食欲减退、消化和吸收障碍有关。

（3）体液过多与肝功能减退、门静脉高压引起钠水潴留有关。

（4）焦虑与担心疾病预后、经济负担等有关。

（5）有皮肤完整性受损的危险与营养不良、水肿、皮肤瘙痒、长期卧床有关。

（6）潜在并发症：上消化道出血、肝性脑病、感染、肝肾综合征。

【护理措施】

1. 休息与活动

肝功能代偿期患者可参加一般轻工作；肝功能失代偿期或有并发症者，须卧床休息，病室环境要安静、舒适；大量腹水患者可采取半卧位、坐位或取其自觉舒适的体位，使膈肌下降，以利于减轻呼吸困难；肢体水肿者，可抬高下肢，以利静脉回流，减轻水肿。并告知患者休息有利于保证肝、肾血流量，避免加重肝脏负担，促进肝功能的恢复；卧床休息时使用床栏，防止坠床。

2. 病情观察

（1）密切观察患者精神、表情、行为、言语、体温、脉搏、呼吸、血压的变化以及有无扑翼样震颤、皮肤黏膜、胃肠道有无出血等，及时发现有无感染、出血征兆及肝性脑病先兆表现。

（2）观察患者的食欲、有无恶心呕吐、对饮食的爱好等；评估其营养状况，包括每日营养摄入量、体重、化验室检查的有关指标变化。

（3）观察腹水和皮下水肿的消长情况，准确记录出入液量、测量腹围及体重，在患者有进食量不足、呕吐、腹泻时，或遵医嘱使用利尿剂及放腹水后更应加强观察。

（4）及时送检各类标本，监测血常规、大便隐血、肝功能、电解质及血氨等的变化，尤其在使用利尿剂、抽腹水后和出现吐泻时应密切观察电解质的改变。

3．饮食护理

既保证饮食中的营养供给又必须遵守必要的饮食限制是改善肝功能、延缓肝硬化病情进展的基本措施。以高热量、高蛋白质、低脂、维生素、矿物质丰富而易消化的食物为原则，并根据病情变化及时调整，必要时遵医嘱给予静脉内营养补充。严禁饮酒。分述如下：

（1）总热量：充足的热量可减少对蛋白质的消耗，减轻肝脏负担，有利于组织蛋白的合成。肝硬化患者要有足够的热量，每日食物热量以2500～2800千卡较为适宜。按体重计，每日每千克体重约需热量35～40千卡。

（2）蛋白质：蛋白饮食对保护肝细胞、修复已损坏的肝细胞有重要意义，应适量供给，一般每日供给100～120克。血浆蛋白减少时，则需大量补充蛋白质，可供1.5～2g/kg·d，有腹水或使用糖皮质激素治疗者可增至每天2～3g/kg·d。但在肝功能严重受损或出现肝昏迷先兆症状时，则要严格限制进食蛋白量，控制在30g/d左右，以减轻肝脏负担和减少血中氨的浓度。蛋白质主要来源以豆制品、鸡蛋、牛奶、鱼、瘦肉、鸡肉等为主，尤其是豆制品，因其所含的蛋氨酸、芳香氨基酸和产氨氨基酸较少，且含可溶性纤维，可避免诱发肝性脑病或防止便秘。

（3）糖类：供应要充足，每日以300～500克为宜。充足的糖类可保证肝脏合成并贮存肝糖原，对防止毒素对肝细胞的损害是必要的。但是过多地进食糖类，不仅影响食欲，而且容易造成体内脂肪的积聚，诱发脂肪肝及动脉硬化等症，病人体重也会日渐增加，进一步加重肝脏的负担，导致肝功能日渐下降。

（4）脂肪：适量摄入可保证足够的总热量，也有助于增加患者的食欲，但不宜过多。肝硬化病人的肝脏胆汁合成及分泌均减少，使脂肪的消化和吸收受到严重影响。过多的脂肪在肝脏内沉积，不仅会诱发脂肪肝，而且会阻止肝糖原的合成，使肝功能进一步减退。一般来说，每日以40～50克为宜。禁用动物油，可采用少量植物油。

（5）维生素：维生素要全面而丰富。B族维生素对促进消化、保护肝脏和防止脂肪肝有重要生理作用。维生素C可促进新陈代谢并具有解毒功能。脂溶性维生素A、D、E对肝都有不同程度的保护作用。新鲜蔬菜和水果含有丰富维生素，如苹果、柑橘、柚子等，日常食用可保证维生素的摄取。

（6）矿物质：肝硬化病人体内多有锌和镁离子的缺乏，在日常饮食中应适量摄取含锌和镁丰富的饮食，如瘦猪肉、牛肉、羊肉、鱼类以及绿叶蔬菜或乳制品等。

（7）盐和水：有腹水者，应予少盐或无盐饮食，大量腹水时，钠盐的摄入量限制在0.6～1.2g/d。水的摄入量限制在1500ml/d以内。如血清钠小于130mmol/L，每日摄水量应控制在1000ml以下。若有稀释性低钠血症，血清钠小于125mmol/L，摄水量应限制在300～500ml/d（由于1g钠约潴留200ml水，故限制钠的摄入比水更为重要）。要教会患者如何安排每日摄入的食盐量，并向患者介绍各种食物的成分，例如含钠量高的食物有咸肉、咸鱼、酱菜、罐头食品及酱油、含钠味精等，应尽量减少食用；多食含钠较少的粮谷类、瓜茄类和水果等。

（8）少食多餐：肝硬化病人的消化能力降低，每次进食不宜过量，以免加重肝脏负担。要少食多餐，尤其是在出现腹水时，更要注意减少进食量，以免增加饱胀不适的感觉。食谱应多样化，讲究色美味香及软烂可口易消化，以增加病人的食欲。

（9）避免食物诱发上消化出血：有食管胃底静脉曲张者，应避免进食坚硬、粗糙的食物，以防止刺伤食道造成破裂出血。可指导患者进食菜泥、果泥、肉末、软饭、面食等，且进餐时应细嚼慢咽；服用片剂的药物应先磨成粉末再行服用。

4. 对症护理

（1）上消化道出血：护理参见“上消化道大出血”一节。

（2）皮肤黏膜出血：①避免外力碰撞身体或肢体局部长时间束缚（如测血压、静脉穿刺扎止血带等），导致皮下出血；②做好口腔护理，保持口腔清洁和完整，避免感染和出血。指导患者选择合适的牙具，避免使用刷毛太硬的牙刷，切勿用牙签剔牙，以防牙龈损伤或出血；③有牙龈出血者，用软毛牙刷或含漱液清洁口腔；④避免用力擤鼻、挖鼻孔，鼻衄时，可以局部冰敷。

（3）腹水/水肿的皮肤护理：①选择宽松合适、柔软舒适的衣裤，以免衣物过紧影响肢体血液循环；②协助患者勤修剪指甲，告知勿搔抓皮肤以免破损感染；③每日温水擦身，动作宜轻柔，避免用力擦拭致破损或皮下出血，尤其是水肿部位。指导患者避免使用碱性香皂与沐浴液，并使用性质温和的护肤乳液，以减轻皮肤干燥及瘙痒症状；④长期卧床患者协助床上翻身，预防压疮的发生；⑤阴囊水肿明显时，可使用软垫或托带托起阴囊，以利于水肿消退和防止摩擦破损。

（4）腹腔穿刺放腹水护理：①协助医师准备穿刺用物及药品；②术前向患者说明穿刺的目的、注意事项，并测量体重、腹围、生命体征，嘱患者排空小便，以免误伤膀胱；③术中观察患者面色、脉搏、呼吸及有无不适反应；④术毕以无菌敷料覆盖穿刺部位，并以腹带加压收紧包扎，以免腹内压骤降致回心血量突然减少发生虚脱；⑤协助患者取侧卧位，以减轻穿刺点的表面张力，防止和（或）减轻溢液，术后至少卧床休息 12 小时；⑥及时送检腹水标本，记录抽出腹水的量、性质和颜色；⑦术后注意观察患者血压、脉搏、神志、尿量及不良反应；监测血电解质的变化；⑧观察穿刺部位敷料有无渗出，渗出液量及色，及时更换浸湿敷料、腹带。

5. 用药护理

①指导患者正确的服药方法、时间及有可能出现的副作用，并观察服药后的效果，慎用安眠镇静剂。②使用利尿剂应注意：遵医嘱小剂量、间歇利尿；监测神志、体重、尿量及电解质，利尿治疗以每天减轻体重不超过 0.5kg 为宜，以免诱发肝性脑病、肝肾综合征；使用排钾利尿剂者应注意补钾；观察腹水，渐消退者可将利尿剂逐渐减量。③指导患者不可随意增减药量及擅自服用他药，以免加重肝功能损害。

6. 心理护理

关心体贴患者，懂得去聆听其倾诉，了解其疾苦，排解其忧郁，消除其顾虑，以积极乐观的生活态度影响患者，增强患者战胜疾病，应对变化的信心、力量和能力。同时要让患者明白七情伤体的道理，自觉地克服不良情绪，而做到心境平和，气机调畅，提高机体的抗病力。

【健康教育】

（1）向患者讲解与肝硬化预后的相关知识，使之掌握自我护理的方法，学会自我观察病情变化，要求患者及家属掌握各种并发症的诱因及其主要表现，出现异常及时就诊。

（2）指导患者合理安排生活起居，注意休息，生活规律，保证充足的休息与睡眠；失代偿期更应多卧床休息，避免疲劳；指导患者学会自我观察大小便的色、质、量，学会自测并动态地观察体重、腹围、尿量；保持大便通畅，切忌怒责；便秘时可按医嘱服用乳果糖等调节排便；指导患者学会自我调摄，防止诸如上呼吸道、胃肠道、皮肤等各类感染。

（3）指导患者根据病情制定合理的饮食计划和营养搭配，切实落实饮食计划。饮食宜丰富维生素、蛋白质，高热量，易消化；禁止饮酒。忌辛辣、粗糙、坚硬、肥厚、刺激性食物及浓茶、咖啡等。

（4）指导患者了解常用的对肝脏有毒的药物，用药应遵医嘱，不能随意服用或更改剂量，以免加重肝脏损害，避免使用镇静安眠药。

（5）指导患者保持平和心情，防止郁怒伤肝。

（蔡俊平）

第八节　肝性脑病

肝性脑病（hepatic encephalopath，HE）是由于急性或慢性肝细胞功能衰竭或广泛门-体静脉分流所并发的大脑功能障碍，表现为神经和精神系统异常症状和体征，涵盖多种临床综合征，包括：肝性昏迷、肝性昏迷先兆、轻微肝性脑病和慢性间歇性门-体分流性脑病等，临床上主要表现为意识障碍、行为失常和昏迷。

【病因与发病机制】

1. 病因

各种严重的急性和慢性肝病均可伴发 HE。急性肝病时 HE 的病因是由于大量的肝细胞坏死，常为病毒、药物或毒素引起的肝炎；也可因大量肝细胞变性引起，如妊娠脂肪肝、瑞氏综合征（Reye）等。慢性肝病，如肝硬化和重症慢性活动性肝炎导致 HE 的原因是由于有功能的肝细胞总数减少和肝血流改变，其发病与广泛的门-体静脉分流有关，多有明显诱因，常见的诱因有：①上消化道出血。②摄入过高的蛋白质饮食。③感染。④大量利尿和放腹水。⑤镇静安眠药或麻醉药使用。⑥电解质、酸碱平衡紊乱，如低血钾、低血钠以及酸中毒、碱中毒等。⑦便秘。⑧外科手术。⑨饮酒和突然戒酒等。⑩大量静脉输液。

2. 发病机制

肝性脑病的发病机制尚未完全明了，众多学说中，以 Sherlock 等 1954 年创立的“门-体分流性脑病”的概念来解释 HE 的发病机制，至今对理解 HE 有重要的意义。这一概念认为：HE 的发生主要是由于来源于肠道和体内的一些有害的代谢产物，不能被肝脏解毒和清除，进入体循环，透过血脑屏障，导致大脑功能紊乱。关于肝性脑病发生机制的学说主要有：

1）氨中毒学说：氨代谢紊乱引起肝性脑病，特别是门-体分流性脑病的重要发生机制。

（1）氨的存在形式：血氨有两种存在形式，离子化氨（NH_4^+）和非离子氨（NH_3）。在生理 pH 值情况下，前者占 99%，后者占 1%。NH_3 为脂溶性，有毒性，能自由地透过血脑屏障和脑细胞膜而影响脑的功能。NH_4^+ 相对无毒，不容易被吸收、也不易透过血脑屏障。NH_4^+ 和 NH_3 的相对浓度主要取决于血中的 pH 值。在酸性环境下，血中 NH_3 与 H^+ 结合转化成 NH_4^+；在碱性环境下，血中 NH_3 增加。

（2）氨的代谢：正常人体内血氨主要来自肠道（胃肠道每天产氨约 4g），并主要以非离子型氨在结肠部位弥散进入肠黏膜；其次，肾脏、骨骼肌、心肌等处有谷氨酰胺酶分解谷氨酰胺成谷氨酸及氨。正常情况下血氨的清除主要是在肝脏通过鸟氨酸循环形成尿素经由肾脏排出和经肠壁渗入肠腔，或脑肝肾等组织消耗部分氨合成谷氨酸与谷氨酰胺，或通过肺呼气排出，从而使氨的代谢保持动态平衡。各种原因所致氨的生成增多及清除减少均可引起高血氨。

（3）血氨升高的原因：①产氨增多：蛋白质消化后的氨基酸以及从血中弥散入结肠的尿素，可被大肠细菌产生的酶分解而生成氨，然后又被结肠吸收入血。肝硬化病人由于门脉高压，使肠道淤血、水肿，导致消化、吸收和排泄功能减弱，肠道内未经消化的蛋白质成分增多，致使产氨增加。上消化道出血致胃肠道积血也是血氨升高的重要因素（100ml 血液约含蛋白质 20g）。严重肝病患者常伴有肾功能下降，尿素由肾排出减少而弥散入肠腔增多，经细菌分解后产氨增加；此外，肝性脑病患者因精神神经症状而致的肌肉活动增加，也使产氨增多。②氨清除不足：自肠道吸收的氨，经门静脉进入肝脏，在肝内通过鸟氨酸循环合成尿素，再由肾排出体外。肝功能严重障碍时，鸟氨酸循环发生障碍，尿素合成减少，氨清除不足而血氨升高。再者，肾小管上皮细胞内的谷氨酰胺酶能水解谷氨酰胺而产生氨，这些氨在尿 pH 值较低时，大部分进入肾小管腔内，与 H^+ 结合成 NH_4^+ 后随尿排出，小部分弥散入血。严重肝病患者常伴有呼吸性碱中毒或低钾性碱中毒，尿液 pH 值偏高，氨以 NH_4^+ 的形式自尿中排出减少，而向血中弥散增加。③肝硬化时门静脉与腔静脉的吻合支建立，使一部分自肠道吸收的氨，绕过肝脏而直接进入体循环，造成血氨进一步升高。

（4）血氨升高对脑的毒性作用：氨对大脑的毒性作用主要是干扰脑的能量代谢。氨在大脑中与 α-酮戊二酸结合生成谷氨酸，再与谷氨酸生成谷氨酰胺，消耗大量辅酶、ATP、α-酮戊二酸、谷氨酸等，并产生大量谷氨酰胺。这一过程引起高能磷酸化合物浓度降低，使脑细胞能量供应不足，不能维持正常功能。谷氨酸是大脑重要的兴奋性神经递质，谷氨酸减少，大脑则处于抑制状态。谷氨酰胺是一种有机渗透质，可导致脑水肿。此外，氨还可与抑制性神经递质 γ-氨基丁酸（GABA）受体结合，直接抑制中枢神经系统的功能。

2）假神经递质学说：神经冲动的传导是通过递质来完成，兴奋性神经递质与抑制性神经递质保持生理平衡。在肠管内，一部分氨基酸经肠菌的氨基酸脱羧酶作用而形成胺类，如苯丙氨酸及酪氨酸脱羧分别形成苯乙胺及酪胺，正常情况下可被肝内单胺氧化酶分解而清除。肝功能不全时，由于肝内单胺氧化酶活性降低或门体侧支循环的形成，苯乙胺及酪胺直接经体循环入脑，经脑内非特异羟化酶作用，苯乙胺羟化而生成苯乙醇胺，酪胺经羟化而生成鳟胺（β-羟酪胺）。由于苯乙醇胺及鳟胺与儿茶酚胺递质（多巴胺、去甲肾上腺素）结构相似，又不能正常传递冲动，故称假性神经递质。如假性神经递质被脑细胞摄入而取代正常的神经递质，则神经传导发生障碍。假神经递质释放后引起神经系统某些部位（如脑干网状结构上行激动系统）功能发生障碍，使大脑发生深度抑制而昏迷。黑质、纹状体通路中的多巴胺被假性递质取代后，使乙酰胆碱的作用占优势，因而出现扑翼样震颤。

3）γ-氨基丁酸/苯二氮卓复合体（GABA/ BZ）学说：大脑的主要抑制性神经递质γ-氨基丁酸也可由肠道细菌产生，在肝功能衰竭时肝对γ-氨基丁酸（GABA）的清除减低，血浆内浓度明显增高，透过血脑屏障，激活脑内GABA受体，造成大脑功能紊乱。GABA受体还可与苯二氮卓（BZ）类药物结合形成复合体，激活该复合体，使机体对苯二氮卓类和巴比妥类药物的敏感性增高，易造成昏迷。

4）氨基酸代谢不平衡学说：肝功能不全时，血中芳香族氨基酸（AAA）浓度升高，支链氨基酸（BCAA）下降，AAA/BCAA比值升高（正常是1/4），在两组氨基酸的相互竞争和排斥过程中，AAA更多地进入脑组织而形成假性递质，从而抑制神经冲动的传导，引起肝性脑病。

5）其他：其他可能会造成肝性脑病的毒性物质还有源于结肠特殊细菌所产生的苯二氮卓类似物及神经毒性的短、中链脂肪酸、酚、硫醇等；肝病时锰不能正常清除，锰在基底神经节的沉积可诱导椎体外系的症状。

综上所述，氨、假性神经递质（胺类）、芳香氨基酸、γ-氨基丁酸等多种因素被认为与造成HE有关，其中氨是最重要的因素，HE的发生是由于这些毒素相互协同的结果。上述物质主要来源于肠道，在肝内进行解毒消除，正常情况下，不进入循环和脑组织，对人体不构成危害。而急、慢性肝病时，由于肝细胞大量坏死，或有效肝细胞总数急剧减少，或存在肝内与肝外的门-体侧支循环，这些有害物质便无法被清除，直接进入体循环，导致大脑功能障碍。在门-体分流性脑病中，肠道细菌起着重要的作用，它可作用于肠道内的蛋白质或其他含氨物质，产生氨、胺类、γ-氨基丁酸、硫化物和硫醇类等有害物质。

【临床表现】

1. 症状

HE的起病常渐起或隐匿，初始不易被发现，但也有起病急骤，表现为急性精神异常、躁狂和谵妄。早期症状包括性格改变、精神欣快、智力减退、睡眠习惯改变、说话缓慢而含糊、发音单调而低弱、不适当的行为。慢性肝脏疾病导致的HE患者，个性方面的变化最明显，包括稚气、易怒以及家庭观念的丧失等。进一步发展，患者出现不同程度的意识障碍。

2. 体征

（1）扑翼样震颤：为HE最具有特征性的神经系体征。嘱患者伸出前臂，展开五指，或腕部过度伸展并固定不动时，患者掌-指及腕关节可出现快速的屈曲及伸展运动，每秒钟常达5～9次者，且常伴有手指的侧位动作。

（2）肝臭：是一种鱼腥味而带有芳香性甜味的气味，在患者的呼吸和尿液中有此臭味，可能是含硫氨基酸或甲基络氨酸的代谢产物。

（3）神经系统病理反射表现：肌腱反射亢进，踝阵挛，锥体束征、握持反应阳性等。

根据临床表现的程度不同，将肝性脑病由轻到重分为4期（表4-8-1）。

表4-8-1　　**肝性脑病的临床分期及其主要表现**

分期	意识水平	智力水平	神经系统	血氨水平	脑电图
Ⅰ期	认知力减退，欣快或焦虑，性格改变，失眠或睡眠节律改变	注意力减退，易忘记，加法计算能力下降	轻度扑翼样震颤，不合作	↑	对称性慢波
Ⅱ期	嗜睡，淡漠	丧失定向力，不适当行为，减法计算能力下降	扑翼样震颤 病理反射	↑↑	对称性慢波，三相慢波
Ⅲ期	昏睡但能唤醒，醒时精神错乱	对话能力丧失	病理反射 巴宾斯基征踝阵挛	↑↑↑	三相慢波
Ⅳ期	昏迷，唤不醒，对刺激无反应	无智力，不能辨认人	去大脑僵直	↑↑↑↑	极慢的δ波

【辅助检查】

1. 血氨

正常人空腹静脉血氨值为12～59μmol/L，超过60μmol/L为异常。慢性HE，尤其是门-体分流性脑病血氨增高明显。有时HE静脉血氨可能正常，测动脉血氨更有价值。

2. 脑电图

频率减慢，从正常的α波列的每秒8～13周期，下降至δ波列的每秒4周期。警觉性刺激（如睁眼）不能减少基础节律的活动。脑电图的特征性改变不仅有助于诊断，而且可评价病情的程度和对判断预后均有一定意义。

3. 影像学检查

CT或MRI检查，急性肝衰竭脑病患者可显示脑水肿，慢性肝性脑病患者则可发现不同程度的脑萎缩。

4. 心理智能测验

对于诊断早期HE和轻微HE有实用价值，Ⅱ级以上HE不适用。最常用的有数字连接试验，签名试验、积木设计试验、轨迹描绘试验、连续打点试验和数字符号试验等。

1）数字连接试验：随意把25位阿拉伯数字印在纸上，嘱患者用笔按自然大小用线连接起来，记录连接的时间，检查连接错误的频率。方法简便，能发现早期患者，其异常甚至可能早于脑电图改变，并可作为疗效判断的指标。

2）签名试验：可让患者每天签写自己名字，如笔迹不整，可发现早期脑病。

3）搭积木试验：如用火柴搭五角星，或画简图，或做简单的加法、减法。

【诊断要点】

HE诊断主要根据患者有严重的肝病和/或广泛门-体分流的存在，出现一系列精神神经症状，并且往往能找到一定的诱因；实验室肝功能损害或血氨增高；扑翼样震颤和典型的脑电图改变。

【治疗要点】

HE 的发病由多种因素共同促成，在治疗上应采取综合措施。而口服抗生素、乳果糖和益生菌可减少肠道菌群，调节肠道 pH 值常可使症状消失或减轻。

（1）确定和治疗诱发因素，包括控制蛋白质摄入、控制感染等。

（2）抑制肠道细菌，以减少来自肠道有害物质如氨的产生和吸收。包括：①应用肠道不吸收或难以吸收的抗菌药物，以抑制肠道产生氨等毒性物质的细菌。如新霉素、甲硝唑、氟喹诺酮、利福昔明等。②应用乳果糖、乳梨醇。口服后降低结肠 pH 值，酸化肠道，有利于肠道益生菌生长，减少产氨菌生长，使氨的产生减少；肠道呈酸性（pH<6）使结肠内氨（NH_3）变为不易被吸收的胺（NH_4）；引起渗透性腹泻，促进氨和其他含氮物质的排泄；同时，增加细菌对氨的利用，使氨进入细菌的蛋白质中，从而使氨降低。③应用微生态制剂，如含有乳酸杆菌、双歧杆菌和粪链球菌的活菌制剂，如培菲康。

（3）促进有害物质的代谢与清除，纠正氨基酸失衡。包括：①应用降氨药物：门冬氨酸鸟氨酸注射液（雅博司）、苯甲酸钠。②口服或静脉输注以支链氨基酸为主的氨基酸混合液。③灌肠或导泻以清除肠内积食、积血或其他含氮物质，可用生理盐水或弱酸性溶液（例如稀醋酸液）灌肠，或口服或鼻饲 25% 硫酸镁 30～60ml 导泻。对门-体分流性脑病昏迷患者可用乳果糖与水按 1∶1 比例配制灌肠作为首选治疗。④苯丙二氮受体拮抗剂（氟马西尼）静脉缓慢注射催醒。⑤其他治疗：谷氨酸钾、谷氨酸钠、乙酰谷酰胺和 γ 氨基丁酸等疗效不确定，其中谷氨酸钾、谷氨酸钠仅能暂时性地降低血氨，且不易透过血脑屏障，并可造成碱血症，效果差，已逐步退出临床应用，

（4）维持内环境稳定与各脏器的功能，如：①纠正水、电解质和酸碱平衡失调；②防治脑水肿，保护脑细胞功能。③纠正氮质血症。④保持呼吸道通畅。⑤防治出血与休克。

（5）其他治疗：①对于难治性门-体分流性脑病采用介入方法减少门-体分流。②人工肝脏支持治疗，包括以血液透析吸附为代表的物理型人工肝、以血浆置换为代表的中间型人工肝和基于培养肝细胞的生物型人工肝，均有一定的疗效。③有条件者行肝移植手术。

【护理要点】

1. 病情观察

（1）观察患者的思维、认知、性格及行为的改变，观察有无睡眠节律紊乱，有无扑翼样震颤、肝臭等特征改变，并通过刺激或定期唤醒患者的方法判断意识障碍的程度。

（2）监测昏迷患者瞳孔、血压、体温、脉搏、呼吸的变化并做好记录。

（3）定期检测血氨、肝、肾功能，电解质的变化。

2. 一般护理

（1）病室环境整洁，光线柔和，温、湿度适宜，定时通风，保持空气清新。

（2）安排专人陪护，做好安全防范工作。对躁动的患者应使用床栏，必要时使用约束带，防止发生坠床、跌倒及撞伤等安全意外。

（3）昏迷患者做到：①取仰卧位，头略偏向一侧以防舌后坠阻塞呼吸道。②保持呼吸道通畅，深昏迷患者必要时做气管插管或气管切开，保证氧气的供给。③做好基础护

理，保持皮肤、口腔、眼的清洁卫生。对眼睑闭合不全的患者可用生理盐水纱布覆盖眼部；保持床褥干燥、平整，定时协助患者翻身，按摩受压部位，防止压疮发生。④尿失禁患者给予留置导尿，详细记录尿量、颜色、气味；并做好会阴护理。⑤妥善固定各类导管并做好护理，防止导管滑脱和导管局部感染。⑥协助患者进行肢体的被动运动，防止静脉栓塞形成。

3．饮食护理

每日保证足够的热量、维生素供应，以碳水化合物为主要食物。脂肪可延缓胃排空，应尽量少用。不宜用维生素 B_6，因其可使多巴在外周神经处转为多巴胺，影响多巴进入脑组织，减少中枢神经的正常传导递质。

（1）昏迷期：给予无蛋白质饮食，每日至少供应 1600kcal 以上的热量。可采用口服、鼻饲补充糖类，如蜂蜜、葡萄糖液、果汁、面条、稀饭等。必要时遵医嘱予以静脉输注葡萄糖及支链氨基酸制剂。足量的糖类可提供热量和减少组织蛋白分解产氨，还有利于促进氨与谷氨酸结合形成谷氨酰胺而降低血氨。大量输注葡萄糖，尤其是高渗葡萄糖时，警惕低钾血症、心力衰竭和脑水肿的发生。

（2）恢复期：适当增加蛋白质摄入量，从 20g/d 逐渐增加至 40g/d，并以 40g/d 为最大摄入量，即使完全清醒后也不应超量，并以植物蛋白为宜（氮质血症患者除外）。若增加蛋白质摄入后，症状出现反复，应立即减少摄入。

（3）合并腹水患者控制钠、水的摄入（详见本章“肝硬化”一节）。

4．对症护理

祛除和避免诱发因素，防止病情加重。

（1）避免快速利尿和大量放腹水，及时处理严重的呕吐和腹泻。

（2）防治感染：注意防寒保暖，加强饮食及餐具卫生，做好皮肤、口腔及会阴护理，预防各类感染；发生感染时，及时遵医嘱准确应用抗生素，有效控制感染。

（3）减少肠道氨的产生与吸收。包括：①用生理盐水或弱酸性溶液（如食醋 100ml 加入生理盐水 1～2L 中）灌肠。②用乳果糖与水配成 1∶1 的溶液保留灌肠。③遵医嘱使用肠道抗菌药物。④预防和控制上消化道出血，消化道出血时，可通过灌肠和导泻清除肠道积血。⑤灌肠液禁用肥皂水，以免增加氨的吸收。

（4）避免使用镇静安眠药及麻醉剂等药物。

（5）防止大量输液，以免引起稀释性低钠血症、脑水肿等。

（6）保持大便通畅，防止便秘发生。可遵医嘱长期服用乳果糖、乳梨醇、培菲康等药物以调节肠道菌群，必要时可采用灌肠和导泻的方法清除肠内毒物。

（7）禁食患者应从静脉补充足够的葡萄糖，以免低血糖的发生。

（8）脑水肿患者可头部置冰帽保护脑细胞，并遵医嘱快速滴注甘露醇等脱水剂。

5．用药护理

（1）避免长期使用抗生素，防止加重肝肾损害，导致体内菌群紊乱甚至肠道真菌二重感染。新霉素用药期间应监测听力和肾功能。

（2）乳果糖、乳梨醇可引起腹泻、腹部胀气、腹痛、呕吐及电解质紊乱等，应用时从小剂量开始。

（3）静脉滴注药物注意滴速不宜过快。支链氨基酸滴速过快易导致恶心、头晕和头痛；氟马西尼注射过快可见焦虑、恐惧、心悸。

(4) 应用苯甲酸钠时注意观察有无恶心、呕吐、腹胀、腹痛等不良反应。

6. 心理护理

(1) 安慰患者，提供情感支持，尊重、体谅患者，对患者出现的异常思维及行为表示理解，防止挫伤患者的人格。

(2) 对患者采用引导提示性护理，避免使用刺激性语言，减缓或消除患者的心理压力。同时做好心理疏导，使患者在平和的心态下积极配合治疗。

(3) 对照顾者提供心理支持，对其表示信任与关心，充分肯定照顾工作的重要性，使之明确自我价值；协助照顾者制定切实可行的照顾计划，讲解和示范照顾的内容和方法，帮助照顾者顺利进入角色。

7. 健康教育

(1) 帮助患者及照顾者掌握有关引起 HE 的防范知识，使患者自觉避免诱发因素，使照顾者能通过患者的思维认知、行为举止的变化及时发现 HE 的早期征象。定期门诊复诊，有异常及时就诊。

(2) 指导患者保持合理的饮食，饮食蛋白质摄入量不宜超过 50g/L，辅食以蔬菜和豆制品为主，减少肉食，禁烟戒酒。

(3) 保持大便通畅，保证每日排 1 ~2 次软便为宜，可长期服用乳果糖、乳梨醇或培菲康。

(4) 严格遵医嘱用药，不可擅自停用和改换其他药物，也不能随意增减药物用量；禁用一切含氮药物及对肝脏有损害的药物。忌用成分和作用不清楚的中草药、保健药、保健食品和秘方等。

(5) 指导患者学会自我调摄，积极防治诸如上呼吸道、胃肠道、皮肤的各种感染。

(6) 指导患者保持平和的心态，合理安排生活起居，注意休息，生活规律，保证充足的睡眠。

（蔡俊平）

第九节　原发性肝癌

原发性肝癌为原发于肝脏的恶性上皮细胞肿瘤，主要包括肝细胞癌（HCC）、肝内胆管癌以及肝细胞和肝内胆管混合癌，在我国90%以上为HCC，其他两型各占不到5%。原发性肝癌是死亡率很高的常见癌症，可发生于任何年龄段，以 40 ~49 岁为最多见，男性多于女性，男女之比为2：1~5：1。

【病因与发病机制】

1. 病因

HCC 是原发性肝癌的主要组成部分，其病因尚未完全清晰，可能与多种因素的综合作用有关。

(1) 病毒性肝炎：原发性肝癌患者中约有 1/3 有慢性肝炎史，主要为乙型和丙型肝炎。乙型肝炎病毒（HBV）和丙型肝炎病毒（HCV）是造成肝硬化和 HCC 的最重要的病因。在我国以 HBV 感染为主，西方则以 HCV 感染为主。HCV 与 HBV 合并感染者，肝癌相对危险性呈叠加作用。HBV 感染与肝内胆管癌关系不大。

（2）黄曲霉毒素：世界卫生组织国际癌症研究所（ISRC）认为黄曲霉毒素 B1（AFB1）是人类致癌剂。AFB1 主要存在于霉变的玉米或花生，其摄入量与肝癌死亡率成正比。

（3）饮水污染：我国肝癌高发的农村地区与饮水污染有密切关系。污染严重的塘水或宅沟水中含水藻毒素，如微囊藻毒素，是一种强的促癌因素；AFB1 与微囊藻毒素联合作用为肝癌的重要病因之一。但饮水污染可能还包括诸多其他致癌、促发物质。

（4）烟酒：吸烟、饮酒与 HBsAg 阴性肝癌有关，且有协同作用。

（5）其他因素：肝癌的发生还与遗传、口服避孕药、有机氯类农药、亚硝胺类、糖尿病及华支睾吸虫感染等有关。

2. 发病机制

肝癌的发病机制尚不明确。正常肝细胞在各种致癌因素的长期作用下，加上遗传易感性，可导致肝细胞遗传特异性的改变，这种改变的积累导致癌前病变，并发展为早期癌，进一步发展为侵袭性癌。

【病理】

1. 分型

原发性肝癌按大体形态分为块状型（包括单块状、融合块状、多块状）、结节型（包括单结节、融合结节、多结节）、弥漫型和小癌型。根据癌肿生长方式可分为：膨胀型、浸润型、混合型、弥漫型、特殊型。

2. 转移

包括血行转移、淋巴转移、种植转移三种，其中以血型转移多见，如侵犯肝内门静脉导致肝内播散，肝内血行转移发生最早、也最常见；侵犯肝静脉可播散至肺及全身，其次为骨、肾上腺、主动脉旁淋巴结等。淋巴转移最早见于肝门淋巴结。肝癌结节破裂可出现腹膜种植。

【临床表现】

1. 症状

原发性肝癌患者起病较隐匿，早期多无任何临床症状和体征，通常 5cm 以下的小肝癌无症状，为亚临床肝癌，一般通过体检发现。一旦出现症状而就诊者病程多已进入中晚期，患者主要表现有：

（1）肝区疼痛：多呈持续性胀痛或钝痛。当肝表面的癌节结破裂时，可突然出现剧痛和急腹症的表现，如出血量大，还会引起晕厥或休克。

（2）全身症状：进行性消瘦，乏力，营养不良等，重者出现恶病质。发热，一般为低热，偶达 39℃以上，呈持续性或午后低热或弛张型高热。

（3）胃肠道症状：可有食欲减退，恶心、呕吐及腹泻等。

（4）转移灶症状：胸腔转移时可出现咳嗽、咯血、气短，颅内转移可有头痛、呕吐和神经定位体征等。

2. 体征

（1）肝肿大：呈进行性发展，质地坚硬，表面可扪及大小不等的结节或巨块，常有压痛。

(2) 黄疸：为晚期表现，多因肿瘤压迫肝胆管、肝功能损害或胆管癌栓引起。

(3) 肝硬化征象：脾肿大、腹水、静脉侧支循环建立、肝掌、蜘蛛痣等。

3. 并发症

(1) 肝性脑病：为肝癌终末期的严重并发症，占死亡原因的34.9%，消化道出血、大量利尿或高蛋白饮食等是常见的诱因。

(2) 消化道出血：占死亡原因的15.1%，合并肝硬化或门静脉、肝静脉癌栓者，可因门静脉高压而引起食管、胃底静脉曲张破裂，发生呕血和/(或)黑便。晚期还可因胃肠道黏膜糜烂、凝血功能障碍而导致广泛出血。

(3) 肝癌结节破裂出血：发生率9%~14%。肝癌组织坏死、液化可致自发破裂或因外力而破裂。若局限于肝包膜下，可有急骤疼痛；若破入腹腔可引起急性腹痛及腹膜刺激征。严重者可致出血性休克或死亡。

(4) 继发感染：因癌肿长期消耗、机体抵抗力下降，尤其是放射治疗、化学治疗导致白细胞减少，患者易并发肺炎、肠道感染、自发性腹膜炎、真菌感染等。

【辅助检查】

1. 肿瘤标志物的检测

肿瘤标志物是癌细胞产生释放的某种物质，常以抗原、酶、激素、代谢产物的形式存在于肿瘤细胞内或患者体液中，根据其生化或免疫特性可以识别或诊断肿瘤。

(1) 甲胎蛋白(AFP)：是肝癌特异性最强的标志物，通常正常值20μg/L，我国肝癌患者60%~70%高于正常值。AFP仅次于病理学诊断，是早期诊断的重要方法之一，也是反映病情变化和治疗效果的敏感指标，并有助于检出临床期复发与转移。

(2) 异常凝血酶原(APT)：肝癌的另一个特征性标志物，以≥250μg/L为诊断标准。采用改良酶免疫法测定，肝癌患者检测阳性率达81%，<2cm肝癌患者阳性率为62%。

(3) γ-谷氨酰转肽酶同工酶Ⅱ(γGT-Ⅱ)：在原发性和转移性肝癌的阳性率可提高到90%，特异性达97%，在小肝癌中阳性率为79%。

(4) 血清岩藻糖苷酶(AFU)：诊断原发性肝癌阳性率为70%~80%，但肝硬化、慢性肝炎的假阳性较高。

2. 其他实验室检查

(1) 肝功能：包括胆红素、白/球蛋白、丙氨酸氨基转移酶(ALT)、γ-谷氨酰转肽酶同工酶(γGT)、凝血酶原时间等。

(2) 病毒标志物与免疫学检查。

3. 超声显像

超声显像是肝癌最常用的非侵入性影像学检查方法，可明确肝癌的位置、数目、卫星结节、肝内血管癌栓、与肝内血管关系以及肝硬化情况，并可用于引导穿刺活检或瘤内无水乙醇注射。彩色多普勒超声和超声造影有助于了解血供情况。

4. CT

CT是目前常规性检查手段，有助于提供较全面的信息，如肿瘤大小、部位、数目、瘤内出血与坏死。

5. MRI

包括：①平扫：SET_1、T_2和质子加权图等常规序列。②增强扫描：常规增强扫描为SET_1加权图+Gd-DTPA 增强；动态增强扫描为梯度回波快速序列扫描+ Gd-DTPA 增强。后者效果更好。

6. 其他

如超声显像引导下的肝穿活检可获得病理诊断。

【诊断要点】

肝癌的早期诊断主要依赖于 AFP 和超声显像的检查，特别是对肝癌高危人群的定期筛查。临床诊断应根据临床症状、体征，包括肝癌的临床表现与肝外转移灶并排除转移性肝癌；结合 AFP、APT 等肿瘤标志物的检测结果及影像学资料等进行诊断，病理活检结果有助于明确诊断。

【治疗要点】

早期肝癌应尽量采取手术切除，对不能切除的大肝癌，应采用多模式的综合治疗。

1. 手术治疗

原发性肝癌目前最好的根治方法是手术治疗，诊断明确者应争取尽早手术。手术指征：①诊断明确或高度怀疑肝癌，而无远处转移者。②肝功能代偿，无肝炎明显活动征象，无明显黄疸和腹水者。③肝癌结节破裂而肿瘤有可能切除者。④无严重心、肺、肾和血液系统疾病，非年老体弱患者。若剖腹探查肿瘤已不适宜于切除，术中选择肝动脉插管进行局部化学药物灌注或肝血管阻断术，也可以将二者结合，治疗效果优于全身治疗。有条件可以进行肝移植。

2. 局部治疗

（1）经导管动脉内化疗栓塞（TACE）：是通过碘化油栓塞供应肿瘤的动脉，并作化疗的局部灌注，适用于肝功能尚可而非晚期、不能切除的肝癌，尤其是多结节者。可明显提高患者的 3 年生存率。TACE 存在的问题主要是残癌，且 TACE 可促进残癌与血管内皮增殖，激活 HBV 病毒复制，合并常规化疗还可能损肝。

（2）经皮瘤内无水乙醇注射（PEI）：是通过无水乙醇使肿瘤凝固性坏死的治疗方法，适用于不能切除的较小肝癌。

（3）频射（RF）：为经超声导引的一种局部热疗，适用于不能切除的较小肝癌。

（4）放射疗法：近年来放疗由于精确定位，尤其是三维适形放疗，可达到更集中对肿瘤的杀伤，对肝癌的治疗已由姑息走向治愈。但放疗同样存在诱导血管内皮生长因子（VEGF）、增强残癌侵袭性的问题。

不同局部治疗方法合并应用的效果优于单一应用，如 RF+PEI，TACE+放疗等。

3. 全身化疗

常用的全身化疗剂为 5-氟尿嘧啶（5-FU）及其衍生物（氟苷、喃氟啶、氟铁龙、希罗达）、顺铂（DDP）、丝裂霉素、阿霉素类等药物。适用于有远处转移的肝癌且患者一般情况好、使部分不能切除肝癌转变为可切除肝癌。一般采用这些药物组成联合化疗方案。

4. 生物及免疫治疗

生物分子靶向治疗是针对表皮生长因子受体（EGFR）等靶点，对不能切除肝癌的治疗方式，如针对血管内皮生长因子受体以及 Raf 激酶的多靶点药物索拉非尼。免疫治疗一般在肝癌切除术后应用，可降低术后的复发率，一般多与其他有效的抗肿瘤方法合用，如用干扰素、肿瘤坏死因子（TNF）、白细胞介素 2（IL-2）进行治疗。

5. 中医治疗

配合手术、化疗和放疗使用，以改善症状，调动机体免疫功能，减少不良反应，从而提高疗效。

6. 并发症的治疗

并发症的治疗如上消化道出血、肝性脑病、感染等，参阅有关章节。

【护理要点】

1. 病情观察

(1) 注意观察疼痛发作的时间，疼痛的部位、性质、程度，疼痛伴随的症状，如有无恶心、呕吐等，若患者突发剧烈腹痛，应考虑癌结节破裂出血，应立即报告医生进行紧急处理。

(2) 观察患者的意识状态、体温、脉搏、呼吸、血压，询问有无发热，咽痛、咳嗽、腹泻、排尿异常等不适。若患者出现肝性脑病的前驱症状，则按肝性脑病进行护理（见本章第八节）。

(3) 观察患者有无呕血、黑便和出血倾向，若患者出现呕血、黑便，则按肝硬化出血和消化性溃疡出血处理和护理（见本章第七节、第三节和第十一节）。

2. 一般护理

(1) 患者注意休息，适当活动，避免疲劳，做好防寒保暖，以免复感外邪。保持环境安静、整洁，化疗患者病室每日定时紫外线消毒。

(2) 做好患者皮肤、口腔护理，注意会阴部及肛门部的清洁，减少感染机会；出现呼吸道、肠道、泌尿道等部位感染时应遵医嘱及时用药控制；各项医疗护理操作严格按无菌原则进行操作，防止交叉感染。

3. 饮食护理

保证足够营养物质摄入，增强机体抵抗力，禁食霉变食物，戒烟戒酒，减少对肝脏的损害。有恶心、呕吐时，服用止吐剂后少量进食，少量多餐，尽量增加摄入量。如有肝性脑病倾向，应减少蛋白质摄入。进食少者遵医嘱静脉补充营养物质。

4. 对症护理

(1) 疼痛：①对急性疼痛的患者，迅速找出疼痛原因，若为癌结节破裂出血，应在通知医生的同时立即建立静脉通路，遵医嘱予以补液、输血、止痛、止血等治疗；做好患者的情绪安抚护理，减轻其紧张恐惧。②对慢性疼痛的患者根据医嘱采取镇痛措施，护理措施详见第二章“肺癌”一节。

(2) 腹水：见本章第七节。

(3) TACE 护理：①术前护理：给患者解释有关治疗的必要性、方法、步骤及效果，减轻患者对治疗的疑虑，配合手术治疗；做好各项术前常规检查和碘过敏试验、普鲁卡因试验；术前 6h 禁食禁水，术前 30min 遵医嘱应用镇静剂。②术中护理：准备好各种抢救用品和药物，稳定患者情绪。注射造影剂时，密切观察患者有无心慌、胸闷、恶心、皮疹等过敏症状，监测血压的变化；有恶心、呕吐患者，应头偏向一侧，口边垫污物盘，指导患者做深呼吸，并遵医嘱应用止吐药物。③术后护理：由于肝动脉供血量突然减少，患者可产生栓塞后综合征，出现发热、腹痛、恶心、呕吐、肝功能异常、血清白蛋白降低等改变。应做好相应护理：a. 穿刺部位压迫止血 15min 再加压包扎，沙袋压迫 6h，保持穿刺侧肢体伸直 24h，并观察穿刺部位有无血肿及渗血；b. 密切观察患者病情变化，注意局部有无出血，观察体温变化，高热患者应及时采取降温措施，避免机体消耗量增加；c. 术后禁食 2～3 天后予以流质饮食，注意少量多餐，以减少恶心、呕吐，同时避免因食物的消化吸收过程消耗门静脉含氧量；d. 鼓励患者深呼吸，指导有效排痰，预防肺部感染，必要时吸氧，以提高血氧分压，利于肝细胞的代谢；e. 栓塞术 1 周后，因肝缺血，影响肝糖元储存和蛋白质的合成，应根据医嘱静脉输入白蛋白，适量补充葡萄糖溶液。

5. 用药护理

遵医嘱应用抗肿瘤的化学药物，注意观察药物的疗效、副作用等，如胃肠道反应、骨髓抑制等；鼓励患者保持积极的态度，配合并坚持完成化疗。对有恶心呕吐的患者遵医嘱应用甲氧氯普胺等止吐药。

6. 心理护理

（1）关心、体贴患者，多与患者交谈，了解其心理动态和生活需求，尽可能提供帮助；并提供合适的环境，便于患者说出内心感受，耐心倾听并表示理解和同情。

（2）尊重患者，适当给予患者自主权，对所进行的检查、治疗和护理说明目的、要求和可能出现的副作用，并取得患者配合；鼓励患者，让患者参与治疗和护理，发挥其主观能动性和增强与疾病作斗争的信心。

（3）对情绪低落、消极的患者，应避免各种医源性不良刺激；鼓励家庭成员多陪伴患者，减轻患者的恐惧感并稳定患者的情绪。对已了解自己病情且较乐观的患者，应教给有关的治疗知识，使患者处于最佳的心理状态，增强机体的免疫力。

7. 健康教育

（1）积极宣传和普及肝癌的预防知识，定期对肝癌高发区人群进行普查，以预防肝癌发生和早期诊治肝癌。如注意饮食和饮水卫生，做好粮食保管，防霉去毒，保护水源，防止污染。应用乙型和丙型病毒性肝炎疫苗，预防病毒性肝炎和肝硬化。

（2）向患者和家属介绍肝癌的有关知识和并发症的识别，以便随时发现病情变化，及时就诊。定期复查，动态观察病情变化。

（3）建立积极的生活方式，有条件者多参加社会性抗癌组织活动，增强精神支持力量，以提高机体抗肿瘤功能。

（4）坚持有规律的生活，避免劳累，以减少肝糖元的分解，保护残存的肝细胞功能，并减少乳酸和血氨的产生。按医嘱服药，忌服对肝脏有损害的药物。

（蔡俊平）

第十节　上消化道大量出血

上消化道出血（upper gastrointestinal hemorrhage，UGIH）是指屈氏韧带以上的消化道（食管、胃、十二指肠、胰、胆及胃空肠吻合术后的空肠）病变引起的出血。如有呕血、黑便而无周围循环衰竭者称为显性失血；仅表现为大便隐血试验阳性，而无其他表现者，称为隐性出血。上消化道大量出血是指在数小时内的失血量超出1000ml或循环血容量丢失20%以上者，主要表现为黑便和（或）呕血，常引起急性周围循环衰竭。上消化道大出血是临床常见急症，目前的死亡率与病因误诊率仍较高，分别为10%与20%以上，应引起重视。

【病因与发病机制】

导致上消化道出血的原因很多，可为上消化道疾患或门静脉高压所致食管、胃底静脉曲张破裂，还可因上消化道邻近器官（胆道、胰腺等）病变累及食管、胃、十二指肠，或全身性疾病（如血液及造血系统疾病、尿毒症、结缔组织疾病等）引起。一般来说，临床上常见病因有消化性溃疡、食管胃底静脉曲张破裂、急性胃黏膜损伤和胃癌四种。分述如下：

1. 消化性溃疡

此类原因引起的上消化道出血最常见，占50%～60%，其中2/3是因十二指肠溃疡所致出血。多为十二指肠壶腹部后壁或胃小弯穿透溃疡腐蚀黏膜下小动脉或静脉所致。出血量与侵蚀血管大小和范围有关，少量出血仅表现为粪隐血阳性，严重大出血可见呕吐鲜血伴黑便，导致失血性休克。患者出血前溃疡疼痛加重，出血后疼痛减轻或缓解。内镜检查可确定溃疡部位形态、大小及数目，有无活动性出血，组织活检可鉴别恶性溃疡。

2. 食管胃底静脉曲张破裂

为肝硬化门静脉高压的严重并发症之一，占上消化道出血的25%。该部位曲张静脉缺乏周围组织的支持与保护，易被粗糙的食物损伤或被返流胃液腐蚀破裂而出血，也可因腹内压突然增加的因素导致出血，如用力排便，剧烈咳嗽等。多数骤然发病，以大量呕血伴黑便为典型症状，出血量多而迅猛，易导致失血性休克和诱发肝性脑病，死亡率、再出血率高。患者有各种原因引起的肝硬化病史，检查有肝脾肿大、腹水等门静脉高压表现。内镜检查、食管钡餐造影是确诊的主要方法。

3. 急性胃黏膜损伤

占上消化道出血的15%～30%。各种严重疾病，如创伤、烧伤或大手术后、休克、肾上腺皮质激素治疗后、脑血管意外或其他颅脑病变等，引起的应激状态可导致应激性溃疡，与由某些药物、乙醇引起的急性糜烂性出血性胃炎统称为急性胃黏膜损伤。其特点是：发病时多有上述诱因；起病急骤，常以出血为首要症状；病变部位多见于胃体的高位后壁及小弯侧，呈多发性糜烂或浅表性溃疡；出血者可在短期内反复发生。

4. 胃癌

胃癌很少引起大量胃肠出血，多为少量出血，但溃疡型癌可引起大出血。由于癌组织缺血坏死，其表面发生糜烂或溃疡，开始可伴慢性少量出血。当癌组织溃疡侵蚀血管时便可发生大出血。多见于中老年人，过去可无胃病史，或虽有胃痛病史但其疼痛规律发生改变，临床常见症状为反复上消化道出血，伴食欲减退、体重下降等消耗症状。内镜检查可确诊。

【临床表现】

上消化道大出血的临床表现取决于出血病变的性质、部位、失血量与速度、患者年龄、心肾功能等情况。

1．呕血与黑便

呕血与黑便为上消化道大出血的特征性表现。呕血可伴黑便，而黑便不一定有呕血。一般情况下幽门以上出血者以呕血为主，幽门以下出血者可只表现为黑便。呕血为鲜红色血液表明出血量大而且出血速度快，在胃内停留时间短；咖啡色样表明出血量少而速度慢，血液在胃内停留时间长，为血液经胃酸作用变成酸性血红蛋白所致。大便的色泽也取决于血液在胃肠道内停留时间的长短。柏油样糊状便是血红蛋白中的铁经肠道内硫化物作用形成硫化铁所致，常提示上消化道出血。如出血量大且速度快，肠道蠕动加快，血液在肠道停留时间短，粪便往往呈紫红色。空回肠及右半结肠病变引起小量渗血时，也可有黑便，应与上消化道出血区别。

2．失血性周围循环衰竭

失血量过大、失血速度过快、出血不止或治疗不及时可致急性周围循环衰竭，引起机体的组织血液灌注减少和细胞缺氧，进而可因缺氧、代谢性酸中毒和代谢产物的蓄积，造成周围血管扩张，毛细血管广泛受损，以致大量体液淤积于腹腔内脏与周围组织，使有效血容量锐减，严重影响心、脑、肾的血液供应，最终形成不可逆休克，导致死亡。在出血性周围循环衰竭发展过程中，临床上可出现头晕、心悸、恶心、口渴、黑朦或晕厥，皮肤灰白或湿冷，按压甲床呈苍白且不易恢复；静脉充盈差，体表静脉塌陷；病人感到疲乏无力，进一步出现精神萎靡、烦躁不安，甚至反应迟钝、意识模糊、脉搏细数（120 次/分以上）、收缩压低于 80mmHg，呈休克状态。老年人器官储备功能低下，加之老年人常有脑动脉硬化、高血压病、冠心病、慢支等，虽出血量不大，也可引起多器官功能衰竭，增加死亡危险因素。

3．氮质血症

可分为以下 3 种：

（1）肠源性氮质血症：指在上消化道大量出血后，数小时内大量血液蛋白的分解产物在肠道被吸收，以致血中氮质升高。大多在出血后数小时尿素氮开始上升，24 ~ 48h 达高峰。大多不超过 14.3mmol/L，随出血停止 3 ~ 4 日后降至正常。

（2）肾前性氮质血症：是由于失血性周围循环衰竭造成肾血流暂时性减少，肾小球滤过率和肾排泄功能降低，以致氮质潴留。在纠正低血压、休克后，血中尿素氮可迅速降至正常。

（3）肾性氮质血症：是由于严重而持久的休克造成肾小管坏死，或因失血更加重了原有肾病的肾脏损害，临床上可出现尿少或无尿。

4．发热

大量出血后，多数病人在 24 小时内出现低热，可持续数日降至正常。发热的原因可能是由于血容量减少、贫血、周围循环衰竭、血分解蛋白的吸收等因素导致体温调节中枢功能障碍。分析发热原因时要考虑寻找其他因素，如继发感染等。

5．血象变化

急性大出血后早期因为有周围血管收缩与红细胞重新分布等生理调节，血象可暂无变化。此后，大量组织液渗入血管以弥补血容量不足，血红蛋白和红细胞数值因血液稀释而降低。一般在出血后 3 ~ 4h，才出现失血性贫血的血象改变。失血刺激造血系统，血细胞增殖活跃，外周血网织红细胞增多。一般出血 24h 内网织红细胞即见增高，4 ~ 7 天可达 5% ~ 15%，出血停止后逐渐降至正常，如出血不止可持续升高。白细胞计数在出血后

2 ~5h 升高，可达（10 ~20）$\times 10^9/L$，血止后 2 ~3 天恢复正常。但肝硬化食管胃底静脉曲张破裂出血的病人，如同时有脾功能亢进，则白细胞计数可不增高。

6. 对消化性溃疡疼痛及肝功能的影响

消化性溃疡患者出血后疼痛往往减轻或消失。在肝硬化的病例中，在原有肝功能不良的基础上并发大出血，使肠道内积血，血红蛋白代谢产生氨类，加上贫血和缺氧，加重肝细胞损害，从而可诱发或加重肝功能衰竭。

【辅助检查】

（1）实验室检查：检测血、尿常规、呕吐物及大便隐血试验、肝肾功能，有助于估计失血量及有无活动性出血，可判断治疗效果及协助病因诊断。

（2）胃镜检查：上消化道出血病因确诊的首选方法。上消化道出血后 24 ~48h 内进行紧急内镜检查，可以不失时机地直接观察到出血部位，获得病因诊断，精确性大于 90%，同时可经内镜对出血灶进行紧急的止血治疗。一般认为，患者收缩压>90mmHg，心率<110 次/分，血红蛋白浓度>70g/L 时，进行胃镜检查较为安全。

（3）X 线钡剂检查：对明确病因亦有价值。仅适用于出血停止且病情基本稳定数天的患者。

（4）其他：选择性动脉造影、放射性核素显像、胶囊内镜及小肠镜检查等主要适用于不明原因的消化道出血。

【诊断要点】

根据引起上消化道出血疾病的病史，有呕血与黑便、周围循环衰竭的表现、大便隐血阳性、红细胞、血红蛋白低于正常的实验室证据可作出上消化道出血的诊断。纤维胃镜检查可明确出血原因。

【治疗要点】

上消化道大出血抢救原则为：迅速补充血容量，纠正水电解质失衡，预防和治疗失血性休克，给予止血治疗，同时积极进行病因诊断和治疗。

（一）一般治疗

患者卧床休息，保持呼吸道通畅，吸氧，大出血者暂禁食。严密监测心率、血压、呼吸、尿量及神志变化，观察呕血及黑便情况，定期复查血红蛋白浓度、红细胞计数、血细胞比容与血尿素氮。必要时进行心电监护。

（二）补充血容量

尽快建立有效的静脉输液通道，立即配血。在配血过程中，可先输葡萄糖盐水或平衡盐溶液，开始输液宜快。紧急情况下遇血源缺乏，可用右旋糖酐或其他血浆代用品暂时代替输血。但 24h 内右旋糖酐不宜超过 1000ml，以免抑制网状内皮系统，加重出血的倾向。

（三）止血治疗

1. 食管胃底静脉曲张破裂大出血的止血措施

1）药物止血：

（1）血管加压素：通过收缩内脏血管，减少内脏血流，从而降低门静脉压。常用垂体后叶素 10～20U 静脉注射，然后 0.2～0.4U/min 持续静脉滴注；止血后逐渐减量至 0.1U/min，维持 12～14h。主要不良反应有腹痛、血压升高、心肌缺血，心绞痛甚至心肌梗死。为防止血管加压素造成的全身反应，需加用心痛定、硝酸甘油等。有冠心病、高血压病者，或妊娠妇女忌用。

（2）生长抑素及其类似物：这类药物可以通过收缩内脏血管，显著减少内脏血流，降低门静脉压力，降低侧支循环的血流和压力，减少肝脏血流量，但又不引起体循环动脉血压的显著变化，已成为近年来治疗食管胃底静脉曲张破裂出血最常用的药物。施他宁，首次剂量给予 250μg 静脉注射，继以 250μg/h 速度静脉注射，持续 24～48h。该药半衰期极短，应注意滴注过程不能中断，若中断超过 5 分钟，应重新注射首剂。奥曲肽，半衰期较长，首次 100～200μg 静脉滴注，继以 25～50μg/h 速度静脉滴注，连续 36～48h。

2）气囊压迫止血：经鼻腔或口插入三腔二囊管，进入胃腔后先抽出胃内积血，再先后向胃囊和食道囊注入气体，压迫胃底食管曲张静脉。此法止血效果肯定，但患者痛苦大，并发症较多，可引发呼吸道阻塞和窒息；食管壁缺血、坏死、破裂；吸入性肺炎；心律失常等，故仅适用于药物治疗失败或无手术指征者暂时止血用。具体用法见“消化系统常用诊疗技术及护理”。

3）内镜治疗：内镜直视下注射硬化剂或组织黏合剂至曲张的静脉或食管静脉曲张套扎术（EVL）是当前控制食管静脉曲张破裂出血的重要手段，但要严格掌握适应证及禁忌证。

4）经皮经颈静脉肝穿刺肝内门体分流术（TIPS）：是在 B 超或 CT 的监视下的介入治疗技术。近年来国内外已逐步开展此项技术，但费用昂贵，尚难以普及。

5）手术治疗：在大出血期间采用各种非手术治疗不能止血者，可考虑进行外科手术治疗。

2. 非静脉曲张破裂大出血的止血措施

最常见于消化性溃疡。

1）药物止血：

（1）抑酸剂：主要是静脉内使用抑制胃酸分泌的药物，以提高胃内 pH 值，促使血小板聚集及血浆凝血功能的有效发挥。目前常用的有 H_2受体拮抗剂、质子泵抑制剂，可静脉推注或静脉滴注。

（2）局部止血措施：①冰盐水洗胃，通过胃管用 4～14℃冰水反复灌洗胃腔而使胃降温，从而使血管收缩、血流量减少，并可使胃分泌和消化受到抑制而达到止血目的。②胃内注入去甲肾上腺素溶液。在生理盐水灌洗后，通过胃管注入 150ml 含去甲肾上腺素 8～12mg 的生理盐水溶液，停留 30 分钟后抽出，每 1～2 小时重复 1 次，可使出血的小动脉强烈收缩而止血，但对老人不利。

2）内镜下止血：在出血部位附近注射高渗盐水、无水乙醇、1∶10000 肾上腺素溶液或凝血酶溶液等，也可选择在内镜下用激光、高频电灼、热探头或微波等热凝固方法进行止血。

3）手术治疗：经积极内科治疗仍有活动性出血者，应掌握时机进行手术治疗，指征是：①年龄 50 岁以上并伴动脉硬化、经治疗 24h 后出血不止；②严重出血经内科积极治疗后仍不止血；③近期曾有多次反复出血；④合并幽门梗阻、胃穿孔或疑有癌变者。

【主要护理诊断/问题】

（1）体液不足：与上消化道大出血、液体摄入不足有关。

（2）潜在并发症：失血性休克。

（3）活动无耐力：与失血性周围循环衰竭有关。

（4）恐惧：与上消化道大出血，生命受到威胁有关。

（5）有潜在受伤的危险：与三腔二囊管压迫止血的治疗有关。

【护理措施】

1. 一般护理

（1）体位：患者绝对卧床休息，取侧卧位或平卧位，头侧偏，双下肢略抬高。注意保暖。

（2）保持呼吸道通畅，及时清除口腔残留血块，必要时床旁备负压吸引器。

（3）氧疗：鼻导管中低流量持续或间断吸氧。

（4）非食管胃底静脉曲张出血者可留置胃管，便于观察和局部止血治疗。大失血昏迷者可留置导尿管，观察每小时尿量。

（5）加强基础护理，及时清除呕血或黑便后的血液或污物，减少不良刺激。

2. 补充血容量及抗休克

（1）输液：立即用大号针头选择粗大且直的血管建立有效的输液通路，躁动不安者可采取留置针，按医嘱迅速补充血容量，进行各种止血治疗及用药等抢救措施。可先输平衡液或输葡萄糖盐水，开始快速输液。待血压有所回升后，输液速度和种类应根据中心静脉压或血压和每小时尿量而定。血管加压素滴注速度宜缓慢。肝病患者忌用吗啡、巴比妥类药物。

（2）配血：立即抽血采集血标本，进行交叉配血。

（3）输血：改善急性失血周围循环衰竭的关键是输足量全血，下列情况为紧急输血指征：①患者改变体位出现晕厥、血压下降和心率加快；②收缩压<90mmHg（或较基础压下降25%）；③血红蛋白<70g/L，或血细胞比容<25%。

输血注意事项：①输血前必须仔细核对病人和供血者姓名、血型和交叉配合血单，并检查血袋是否渗漏，血液颜色有无异常。②除了生理盐水外，不可向全血或浓缩红细胞内加入任何药物，以免产生药物配伍禁忌或溶血。③输血速度需根据病人的具体情况来决定，成人一般调节在每分钟4～6ml，老年人或心脏病病人每分钟约1ml，小儿每分钟为10滴左右。大出血时输入速度宜快，可参照血压、中心静脉压、每小时尿量、病人的意识状态等调节输血的量和速度。④输血过程中要严密观察病人有无不良反应，注意观察体温、脉搏、血压及尿的颜色等。⑤输血完毕后，血袋应保留2h，以便必要时进行化验复查。⑥对于肝硬化食管胃底静脉曲张破裂出血者，应注意输入新鲜血，且输血量适中，以免门静脉压力增高导致再出血，或诱发肝性脑病。

3. 心理护理

大出血时陪伴患者，协助全部生活护理，及时清除污染物、血迹，以免加重心理恐慌。当患者有头晕心悸时，变化体位宜缓慢，如厕时要有人陪伴，以免发生晕厥意外。关心、安慰病人，消除患者紧张、恐惧心理，避免诱发和加重出血。

4. 病情观察

（1）严密观察并记录生命体征、面色、神志变化、末梢循环状况，准确记录24h出入量。大出血时根据病情，一般30min～1h测量生命体征一次，有条件者进行心电、血压监护，测定中心静脉压（CVP）。可根据收缩压判断出血量：血压下降到90～100mmHg，出血量大约为总血量的1/5；血压下降到60～80mmHg，出血量大约为总血量的1/3；血压下降到40～50mmHg，出血量大约为总血量的1/2。如收缩压小于90mmHg、脉率大于120次/分、尿量小于30ml/h、CVP小于5cmH_2O，提示休克或低血容量状态。肝硬化病人大出血后易诱发肝性脑病，特别要注意有无嗜睡、昏睡或昏迷的意识障碍改变。

（2）估计出血量及程度：观察呕血黑便的颜色、次数、量、性状，估计出血量及程度，大便隐血试验阳性提示每日出血量>5ml；出现黑便提示出血量在50～70ml以上；胃内积血量达250～300ml可引起呕血；一次出血量不超过400ml时，体内循环血容量的减少可很快被肝脾所贮藏血液和组织液补充，一般不引起全身症状；如超过1000ml，临床即出现急性周围循环衰竭的表现，严重者引起失血性休克。

出血量的估计，主要根据血容量减少所致的周围循环衰竭表现，如果患者由平卧改为半卧位即出现脉搏增快、血压下降、头晕、出汗甚至晕厥，则表示出血量大，有紧急输血的指征。呕血与黑便的频度与数量虽有助于估计出血量，但因呕血与黑便分别混有胃内容物及粪便，且出血停止后仍有部分血液贮留在胃肠道内，故不能据此对出血量作出精确的估计。此外，患者的血常规检验包括血红蛋白的测定、红细胞计数及红细胞比容并不能在急性失血后立即反映出来，且还受到出血前有无贫血存在的影响，因此也只能作为估计出血量的参考。

（3）定期复查血红蛋白浓度、红细胞计数、血细胞比容与血尿素氮。

（4）判断出血是否停止：病人脉搏、血压稳定在正常水平，大便转黄色，提示出血停止。如出现下述情况提示继续出血或再出血。

①反复呕血，甚至呕吐物由咖啡色转为鲜红色，黑便次数增多，粪质稀薄，色泽转为暗红色或鲜红色，伴肠鸣音亢进。

②周围循环衰竭的表现经足量补容后未见明显改善或好转后又恶化，血压波动，中心静脉压不稳定。

③红细胞计数与比容、血红蛋白测定不断下降，网织红细胞计数持续增高。

④足量补液、尿量正常的情况下，血尿素氮持续或再次增高。

⑤门脉高压的患者原有脾肿大，在出血后应暂时缩小，如不见脾恢复肿大亦提示出血未止。

5. 饮食护理

（1）大量呕血伴恶心、呕吐者应禁食。少量出血无呕吐者，可进温凉、清淡流食，这对消化性溃疡患者尤为重要，因进食可减少胃收缩运动并可中和胃酸，促进溃疡愈合，有利止血。出血停止后可逐渐改为营养丰富、易消化、无刺激性半流质、软食，开始少量多餐，以后改为正常饮食。

（2）食管、胃底静脉曲张破裂出血的患者，急性期应禁食，止血后1～2天渐进高热量、高维生素流食，限制钠和蛋白质摄入，避免诱发肝性脑病和加重腹水。饮食不当是诱发再出血的主要原因之一。避免粗糙、坚硬、刺激性食物，且应细嚼慢咽，防止损伤曲张静脉而再次出血。

(3) 禁食期间应保持热量补充，静脉输液和高营养，补充电解质，维持水、电解质平衡，积极预防和纠正体液不足。

【健康教育】

(1) 帮助病人和家属认识引起上消化道出血的病因和诱因，防治疾病的知识，以减少再度出血的危险。学会早期识别出血征象及应急措施：如出现头晕、心悸等不适，或呕血、黑便时，应立即卧床休息，保持安静，减少身体活动；呕吐时取侧卧位，以免误吸。

(2) 合理饮食是避免上消化道出血诱因的重要环节。注意饮食规律和饮食卫生，避免过饥和暴饮暴食，避免粗糙和刺激性食物等，应戒烟、戒酒。

(3) 指导病人注意生活起居要有规律，劳逸结合，保持乐观情绪，保证身心休息并在医生指导下用药，勿自我处置。避免长期精神紧张和过度劳累。

(4) 慢性疾病引起出血者应定期门诊复查。

（邢文）

第十一节　急性胰腺炎

急性胰腺炎（acute pancreatitis，AP）是胰腺腺泡受损后，胰酶在胰腺内被激活并溢出胰管，使胰腺甚至其邻近组织被消化，造成胰腺的水肿、坏死和出血。临床上主要表现为上腹剧痛，常伴有恶心、呕吐，甚至休克等，是临床上常见的急腹症之一。

【病因与发病机制】

在正常情况下，胰腺具有避免自身消化的生理性防御屏障，它合成的胰酶绝大部分是无活性的酶原，酶原颗粒与细胞质是隔离的，胰腺腺泡的胰管内含有胰蛋白酶抑制物质，灭活少量的有生物活性或提前激活的酶。当酶原进入十二指肠后才能被激活以消化食物。如果酶原在胰腺内被激活，则胰腺被自身所消化，并引起急性胰腺炎。造成酶原被激活的因素如下：

1. 胆石症与胆道疾病

胆石症、胆道感染或胆道蛔虫等均可引起急性胰腺炎，其中胆石症在我国最为常见。急性胰腺炎与胆石关系密切，由于在解剖上70% ~80%的胰管与胆总管汇合成共同通道开口于十二指肠壶腹部，一旦结石嵌顿在壶腹部，将会导致胰腺炎与上行胆管炎，即“共同通道学说”。目前除“共同通道”外，尚有其他机制，可归纳为：①梗阻：由于上述各种原因导致壶腹部狭窄或（和）Oddi括约肌痉挛，胆道内压力超过胰管内压力（正常胰管内压高于胆管内压），造成胆汁逆流入胰管，引起急性胰腺炎；②Oddi括约肌功能不全：胆石等移行中损伤胆总管、壶腹部或胆道炎症引起暂时性Oddi括约肌松弛，使富含肠激酶的十二指肠液反流入胰管，损伤胰管；③胆道炎症时细菌毒素、游离胆酸、非结合胆红素、溶血磷脂酰胆碱等，能通过胆胰间淋巴管交通支扩散到胰腺，激活胰酶，引起急性胰腺炎。

2. 大量饮酒和暴饮暴食

酗酒、暴饮暴食可使胰腺分泌剧烈增加，并刺激Oddi括约肌痉挛和十二指肠乳头水肿，形成功能性胰管梗阻，使胰管内的压力骤增，引起胰腺泡及胰小管破裂，释出活性胰酶，产生自身消化作用而致病。长期酒癖者常有胰液内蛋白含量增高，易沉淀而形成蛋白栓，致胰液排出不畅。

3. 胰管阻塞

胰管结石或蛔虫、胰管狭窄、肿瘤等均可引起胰管阻塞，当胰液分泌旺盛时胰管内压增高，使胰管小分支和胰腺泡破裂，胰液与消化酶渗入间质，引起急性胰腺炎。

4. 其他

创伤和手术，特别是胰胆或胃手术、腹部钝挫伤；某些感染（如腮腺炎及伤寒等）、某些药物（如噻嗪类利尿药、肾上腺糖皮质激素等）、高血钙及高脂血症等，也是诱发急性胰腺炎的因素。动脉硬化、结节性动脉周围炎等致胰腺缺血可使胰腺抵抗力减弱，在其他因素损害下引发胰腺炎。此外，精神、免疫因素亦可诱发本病。5%～25%的急性胰腺炎病因不明，称为特发性胰腺炎。

上述各种病因导致胰腺腺泡内酶原激活，可发生胰腺自身消化的连锁反应。各种消化酶原激活后，其中起主要作用的活化酶有磷脂酶 A_2、激肽释放酶或胰舒血管素、弹性蛋白酶和脂肪酶。磷脂酶 A_2 在少量胆酸参与下分解细胞膜的磷脂，产生溶血磷脂酰胆碱和溶血脑磷脂，其细胞毒作用引起胰实质凝固性坏死、脂肪组织坏死及溶血。激肽释放酶可使激肽酶原变为缓激肽和胰激肽，使血管舒张和通透性增加，引起水肿和休克。弹性蛋白酶可溶解血管弹性纤维，引起出血和血栓形成。脂肪酶参与胰腺及周围脂肪坏死和液化作用。上述消化酶共同作用，造成胰腺实质及邻近组织的病变，细胞的损伤和坏死又促使消化酶释出，形成恶性循环。胰腺组织损伤过程中产生大量炎性介质和细胞因子，如氧自由基、血小板活化因子、前列腺素、白细胞三烯等可通过血液循环和淋巴管途径，输送到全身，引起多脏器损害，成为急性胰腺炎的多种并发症和致死原因。

【分型】

急性胰腺炎的基本病理变化是水肿、出血和坏死，一般分为间质性（水肿型）和出血性（坏死型）。

1. 急性间质性（水肿型）胰腺炎

表现为间质的水肿、充血和炎细胞浸润，胰腺本身及其周围可有少量脂肪坏死。本型约占急性胰腺炎的90%以上。病情较轻，临床恢复顺利。

2. 急性出血性（坏死型）胰腺炎

腺泡及脂肪组织坏死，血管坏死，破裂出血，腹腔内可有血性渗出液。急性出血性胰腺炎少见，但病情重、预后差。

【临床表现】

急性胰腺炎可见于任何年龄，以青壮年为多，女性较男性发病率高。因病理变化的性质与程度不同，临床表现亦轻重不一。水肿型胰腺炎症状相对较轻，呈自限性经过；出血坏死型胰腺炎起病急骤，症状严重，变化迅速，常伴休克及多种并发症。

（一）症状

1. 腹痛

腹痛为本病的主要表现和首发症状，见于90%以上病人，极少数年老体弱患者可无腹痛或者极轻微。急性腹痛，常在胆石症发作后不久，大量饮酒或暴饮暴食后发病。

部位：腹痛常位于中上腹。以胰头部炎症为主者，常在中上腹偏右；以胰体、胰尾炎症为主者，常在中上腹及左上腹部，并向腰背放射。

程度与性质：轻重不一，轻者上腹钝痛，能耐受；重者绞痛、钻痛或刀割痛，常呈持续性伴阵发性加剧。

持续时间：水肿型患者腹痛3～5天即缓解。出血坏死型病情重，腹痛持续时间较长。由于渗出液扩散，引起弥漫性腹膜炎，可全腹痛。

缓解方式：疼痛在弯腰屈膝位或上身前倾位时可减轻。不能为一般胃肠解痉药缓解，进食可加剧。

腹痛的机制主要是：①胰腺的急性水肿，炎症刺激和牵拉其包膜上的神经末梢；②胰腺的炎性渗出液和胰液外溢刺激腹膜和腹膜后组织；③胰腺炎症累及肠道，导致肠胀气和肠麻痹；④胰管阻塞或伴胆囊炎、胆石症引起疼痛。

2．恶心、呕吐及腹胀

起病即伴恶心、呕吐，常在进食后发生。呕吐物常为胃内容物，重者可吐出胆汁或咖啡渣样液体，呕吐后腹痛并不减轻。多同时有腹胀，出血坏死型者常腹胀显著，或有麻痹性肠梗阻。

3．发热

水肿型胰腺炎者可有中度发热（<38.5℃），少数为高热，一般持续3～5天。出血坏死型发热较高，且持续不退，特别是在胰腺炎或腹腔有继发感染时，常呈弛张高热。发热系胰腺炎症或坏死产物进入血液循环，作用于中枢神经系统体温调节中枢所致。

4．低血压及休克

出血坏死型胰腺炎常发生。在病初数小时内出现，提示胰腺有大片坏死，也可逐渐出现，或在有并发症时出现。休克的发生机理为：①血容量不足，因血液和血浆大量渗出，呕吐丢失体液和电解质引起；②胰舒血管素原被激活，血中缓激肽生成增多，可引起血管扩张、血管通透性增加，血压下降；③坏死的胰腺释放心肌抑制因子（MDF）使心肌收缩不良；④并发感染或胃肠道出血。

5．水、电解质及酸碱平衡紊乱

多有轻重不等的脱水，呕吐频繁者可有代谢性碱中毒。出血坏死型者尚有明显脱水与代谢性酸中毒，并常伴有血钾、血镁降低。因低钙血症引起手足搐搦者，为重症与预后不佳的征兆。部分伴血糖增高，偶可发生糖尿病酮症酸中毒或高渗性昏迷。

（二）体征

1．全身状况

水肿型者一般情况尚可，出血坏死型者因高热、剧烈腹痛、频繁恶心呕吐等表现为窘迫焦虑、表情痛苦、辗转不安、脉率过速、血压降低、呼吸加快。

2．水肿型者腹部体征

往往较轻，上腹有中度压痛，与主诉腹痛程度不相称。可有腹胀和肠鸣音减少，无腹肌紧张与反跳痛。

3．出血坏死型胰腺炎体征

（1）压痛、腹膜刺激征：患者上腹或全腹压痛明显，并有腹肌紧张，反跳痛，肠鸣音减弱或消失，可出现移动性浊音，并发脓肿时可扪及有明显压痛的腹块。伴麻痹性肠梗阻且有明显腹胀。

（2）皮下淤斑：少数患者因胰酶及坏死组织液穿过筋膜与肌层渗入腹壁下，可见两侧腹部皮肤呈灰紫色斑（Grey-Turner 征，即双侧或者单侧腰部皮肤出现蓝-绿-棕色大片不规则淤斑）或脐周皮肤青深（Cullen 征，即脐周围或下腹壁皮肤发蓝为腹腔内大出血的征象）。

（3）黄疸：可于发病后 1～2 天出现，常为短暂性阻塞性黄疸，多在几天内消退。黄疸的发生主要是由于肿大的胰头部压迫胆总管所致。如黄疸持续不退并加深，则多由胆总管结石引起。起病后第 2 周出现黄疸，应考虑并发胰腺脓肿或假囊肿压迫胆总管或由于肝细胞损害所致。

（4）胸腹水：胰液渗入腹腔及肠系膜，或经腹膜后途径进入胸导管时，则产生腹膜炎与胸膜炎（左侧多见），胸腹水多呈血性和紫褐色，其中淀粉酶异常增高。

（5）手足搐搦：系脂肪组织坏死分解出的脂肪酸与钙结合成脂肪酸钙，导致血钙大量被消耗所致，也与胰腺炎时刺激甲状腺分泌降钙素有关。

（三）并发症

通常见于出血坏死型胰腺炎。

1. 局部并发症

（1）胰腺脓肿：发生于急性胰腺炎胰腺周围的包裹性积脓。见于重症 AP 的后期，多在发病 2～3 周后。

（2）胰腺假性脓肿：为急性胰腺炎后形成的有纤维组织或肉芽囊壁包裹的胰液积聚。常在重症 AP 发病后 3～4 周出现。

2. 全身并发症

（1）感染：重症 AP 因抵抗力下降，极易发生感染，感染可引起败血症。早期以革兰阴性杆菌为主，后期常为混合菌，严重病例因大量使用广谱抗生素可合并真菌感染。

（2）多器官功能衰竭：出血坏死型使多器官受累，常见的是急性肺功能衰竭，可有呼吸困难和发绀。还可发生肾功能衰竭、肝功能衰竭、心功能衰竭、胰性脑病、消化道出血、弥漫性血管内凝血等。

（3）慢性胰腺炎和糖尿病：恢复期患者因胰腺腺泡大量破坏及胰腺内外分泌功能不全，可导致慢性胰腺炎，表现为腹痛、消瘦、营养不良、腹泻或脂肪痢等。糖尿病与胰岛 β 细胞破坏，胰岛素分泌减少有关，发生率约 4%。

【辅助检查】

1. 实验室检查

（1）淀粉酶测定：大多数急性胰腺炎病人血清淀粉酶在起病 6～8h 即开始升高，于 24h 达高峰，48～72h 后下降，5 日后恢复正常。发病初期检查，一般超过正常值的 3 倍可确诊。但应注意，病情的严重性与淀粉酶升高的程度并不一致。出血坏死性胰腺炎由于胰腺细胞广泛破坏，血清淀粉酶可能正常或低于正常。肾功能正常者尿淀粉酶在起病 12～14h开始升高，1～2 周后恢复正常。所以若就诊较晚，血清淀粉酶测定正常，测定尿淀粉酶仍有意义。尿淀粉酶大于 1000 苏氏单位/L 具有诊断意义。有胸水或腹水的病例，取胸水或腹水检查淀粉酶，对后期病例有助于诊断。

（2）血清脂肪酶测定：血清脂肪酶升高常在起病 48～72h 后开始，持续时间较长，可达 1～2 周。因此，对后期病例血、尿淀粉酶已恢复正常者，脂肪酶测定有助于诊断。

(3) C 反应蛋白（CPR）测定：是组织损伤和炎症的非特异性标志物。在胰腺坏死时 CPR 可明显增高，有助于监测急性胰腺炎的严重性。

(4) 其他检查：早期 WBC 升高，计数可达（10～20）$\times10^9$/L，以中性粒细胞升高为主。血糖、血钙测定，可出现暂时性低钙血症（血钙<2.0mmol/L）和暂时性血糖增高。若血钙<1.5mmol/L 或持久性空腹血糖>10mmol/L，是脏器严重损害的表现，提示预后不良。血清正铁血白蛋白试验对急性出血坏死型胰腺炎早期诊断有帮助。

2. 影像学检查

腹部 B 超检查常作为常规初筛检查。CT 鉴别轻症和重症胰腺炎，以及附近器官是否累及具有重要价值。早期腹部平片，有利于排除其他急腹症，特别是消化性溃疡合并穿孔。可发现胆结石及麻痹性肠梗阻、慢性复发性胰腺炎胰腺钙化灶。

【诊断要点】

有胆道疾病，酗酒、暴饮暴食等病史，根据典型的临床表现和相关检查，排除其他急腹症，常可作出诊断。区别轻症与重症胰腺炎十分重要，因两者的临床预后截然不同。有以下表现应当按重症胰腺炎处置：①临床症状：烦躁不安、四肢厥冷、皮肤呈斑点状等休克症状；②体征：腹肌强直、腹膜刺激征，Grey-Turner 征或 Cullen 征；③实验室检查：血钙显著下降 2mmol/L 以下，血糖>11. 2mmol/L（无糖尿病史），血尿淀粉酶突然下降；④腹腔诊断性穿刺有高淀粉酶活性的腹水。

【治疗要点】

急性胰腺炎治疗原则重点在于控制炎症发展，减少并发症发生，全身支持及对症治疗。

(一) 轻症胰腺炎

以内科治疗为主。

1. 减少胰腺分泌

(1) 禁食、胃肠减压：禁食直到病人腹痛消失后开始进少量流质饮食。如病人伴有明显腹痛、恶心呕吐、腹胀时，进行胃肠减压。

(2) 抑酸剂：可用 H_2受体阻滞剂或质子泵抑制剂减少胃酸，以抑制胰腺分泌。兼有预防应激性溃疡的作用。

(3) 生长抑素及其类似物：具有抑制胰液和胰酶分泌，抑制胰酶合成的作用，还可减轻 Oddi 括约肌痉挛。在 AP 早期应用，可迅速控制病情，使血尿淀粉酶快速下降并减少并发症，缩短病程。施他宁剂量为 250μg/h；生长抑素的类似物奥曲肽为 25～50μg/h，持续静脉滴注，疗程 3～7 天。

2. 止痛

剧烈疼痛可导致休克，因此镇痛对 AP 患者很重要。可用阿托品或 654-2 肌注，每日 2～3 次，但有肠麻痹或严重腹胀者不宜使用。疼痛剧烈者可同时加用哌替啶 50～100mg。不宜使用吗啡，以免引起 Oddi 括约肌痉挛，加重病情。0.1%普鲁卡因静脉滴注也可使疼痛减轻。

3. 抗感染治疗

由于我国AP发生常与胆道疾病有关，故临床上习惯应用，如怀疑合并感染，则必须应用。MAP根据病情可酌情选用。SAP常规给予抗生素控制感染，以喹诺酮类或亚胺培南为佳，可联合应用对厌氧菌有效的药物如甲硝唑。

4. 维持水、电解质平衡

静脉补充液体及电解质（钾、钠、钙、镁等离子），维持有效血容量。

5. 内镜下Oddi括约肌切开术（EST）

适用于胆源性胰腺炎合并胆道梗阻或胆道感染者。

6. 中医中药

有一定疗效，可减轻腹胀。主要有柴胡、黄连、黄芩、大黄、枳实、厚朴、木香、芒硝、白芍等随症加减，煎剂灌肠。

（二）重症胰腺炎

必须采取综合措施，抢救性治疗。除上述治疗外还应采取一些措施：

1. 监护

转入ICU，针对器官功能衰竭及代谢紊乱采取相应措施。

2. 抗休克

重症患者常有休克，应维持有效血容量，除积极补液补充电解质外，可给予白蛋白、鲜血或血浆代用品，如右旋糖酐。若循环衰竭症状不见好转或有心力衰竭，则可加用升压药物或强心剂。同时应注意弥散性血管内凝血的发生，及早给予治疗。

3. 降低胰酶活性

抑胰酶药物只能对胰酶起消耗作用，对胰腺炎病程、预后无影响。仅用于SAP早期，疗效尚有待证实。

抑肽酶：抑制肠肽酶。用法：10万～25万U，静滴，每日2次，1～2周。

加贝酯：可强力抑制胰蛋白酶、弹力纤维酶、激肽、凝血酶原及补体活力，对Oddi括约肌有松弛作用。用法：100～300mg，静脉滴注，每日1次，2～3日病情好转后，可逐渐减量。有恶心、皮疹、暂时性血压下降等副作用。

尿抑制素：能抑制多种酶，疗效高，可用于各种类型胰腺炎。用法：乌司他丁20万～50万U，加入5%葡萄糖液500ml中，静脉滴注1～2h，每日1～3次。注意本药不能与其他抑肽酶同用。

4. 营养支持

营养支持对重症胰腺炎患者尤为重要。早期一般采用全胃肠外营养（TPN），补充维生素、电解质、水及能量；如无肠梗阻，应尽早进行空肠插管，过渡到肠内营养（EN）。营养支持可增强肠道黏膜屏障，防止肠内细菌移位引起胰腺坏死合并感染。谷氨酰胺制剂有保护肠道黏膜屏障作用，可加用。

5. 多器官受累的治疗

急性出血坏死型胰腺炎发生多器官受累，应针对病情特殊处理。如强心苷类抗心力衰竭，抗凝剂纠正血管内凝血。治疗成人呼吸窘迫综合征（ARDS）、急性肾功能衰竭等。

6. 腹腔灌洗

此措施适用于出血坏死型胰腺炎伴腹腔内大量渗液者，或伴有急性肾功能衰竭者，灌洗可将腹腔内大量有毒性作用的酶、肽类连同渗液一起排出体外。

7. 外科治疗

手术治疗适用于下列情况：①出血坏死型胰腺炎经内科治疗无效时；②胰腺炎并发脓肿、假性囊肿或肠麻痹坏死；③胰腺炎合并胆石症、胆囊炎者；④胰腺炎与其他急腹症如胃穿孔、肠梗阻等难以鉴别时。

【主要护理诊断/问题】

(1) 疼痛：腹痛与急性胰腺炎所致的胰腺组织水肿有关。

(2) 体温过高与胰腺的炎症过程有关。

(3) 潜在并发症：休克、急性腹膜炎、急性肾功能衰竭、急性呼吸窘迫综合征。

(4) 有体液不足的危险与禁食、呕吐、胰腺的急性出血有关。

(5) 恐惧与剧烈腹痛有关。

(6) 知识缺乏：缺乏预防疾病再复发的知识。

【护理措施】

1. 休息与体位

嘱患者绝对卧床休息，可采取屈膝侧卧位，以减轻疼痛，如因剧痛在床上辗转不安者，加用床栏，防止坠床。给患者提供安静的环境，促进休息保证睡眠，以减轻胰腺负担和增加脏器血流量，增进组织修复和体力恢复，改善病情。

2. 禁食及胃肠减压

目的是防止食物及胃液进入十二指肠，刺激胰腺分泌消化酶。向患者介绍本治疗的意义，以取得配合。为减轻不适及口腔干燥，应每天为病人做口腔护理。禁食期间禁饮水，口渴可含漱或用水湿润口唇。胃肠减压护理：①注意保持引流通畅，妥善固定，避免患者意外拔管；②观察和记录引流液的性质和量；③及时倾倒引流液和更换引流器。

3. 用药护理

及时建立有效的静脉通路。遵医嘱给予解痉止痛、抑酸、减少胰液分泌、降低胰酶活性、抗感染、抗休克等治疗。及时补充因呕吐、禁食、发热所丢失的液体和电解质，维持有效血容量。禁食患者每天的液体入量常达3000ml以上，应保持输液通路的通畅，注意根据患者脱水程度、年龄及心肺功能调节输液速度，避免因大量输液引起急性肺水肿。使用加贝酯应注意可能发生的过敏反应。

4. 病情观察

密切监测病人生命体征、神志与尿量变化，记录出入量，每日至少进行两次腹部检查，了解有无腹胀、腹肌紧张、压痛、反跳痛及程度和范围，检查有无黄疸、腹水、皮下淤斑及手足抽搐，以利于判断病情进展。动态观察血尿淀粉酶、电解质、白细胞计数、C反应蛋白及血糖水平等以综合评估病情。观察用药前后患者腹痛有无减轻。若腹痛持续存在并伴高热，腹部触及包块，则应考虑并发胰腺脓肿；如腹痛剧烈、腹肌紧张、压痛、反跳痛明显，提示腹膜炎。及时观察有无上消化道出血、ARDS、急性肾功能衰竭、感染等并发症。

5. 心理护理

本病因发病急，疼痛剧烈，病人往往紧张、恐惧，可向病人介绍疾病的有关知识及减轻腹痛的方法，如深呼吸、按摩背部、指压止痛穴，以减轻疼痛，消除恐惧。

6. 饮食护理

腹痛和呕吐基本消失，血尿淀粉酶正常后，可进食少量无脂碳水化合物类流食，如米汤、藕粉等，1～2天后如无不适，则改为半流质，以后逐渐过渡到低脂低蛋白普食，适量选用少量优质蛋白质，每日供25g左右，以利于胰腺的恢复。避免刺激性、产气和高蛋白、高脂饮食。

7. 循环衰竭的护理

重症胰腺炎应特别注意神志、血压、尿量的变化。备好抢救用物及设备，如氧气装置、静脉切开包、简易呼吸器、气管插管/切开包等。当观察到患者神志改变、血压下降、尿量减少、皮肤黏膜苍白、冷汗等低血容量休克表现时，应立即通知医生并配合抢救：患者平卧，保暖，给予氧气吸入。尽快建立静脉通路，必要时静脉切开，按医嘱输注液体、血浆或全血，补充血容量。根据血压调整给药速度，必要时测定中心静脉压，以决定输液量和速度。如循环衰竭持续存在，按医嘱给予升压药。

8. 腹腔灌洗的护理

保持腹腔双套管通畅，正确灌洗，操作按开、吸、停、关顺序进行。冲洗液可选用生理盐水加抗生素，滴速为20～30滴/min为宜。应维持一定的负压，经常挤压导管以保持通畅。必要时用温盐水冲洗或更换内套管。观察记录引流液的量、性状，如呈血性，可能有继发出血；若引流液中出现胆汁、胰液或肠液，则怀疑有胆、胰、肠瘘。定期留取引流液标本，监测引流液内淀粉酶及细菌含量。引流管周围皮肤用凡士林纱布或涂氧化锌软膏保护。体温正常并稳定10天左右，白细胞计数正常，引流液少于每天5ml，引流液内淀粉酶含量正常，可考虑拔管。拔管后伤口及时消毒，更换敷料，促进愈合。

9. 健康教育

水肿型胰腺炎预后良好，但若病因不去除常可复发。出血坏死型胰腺炎病死率为20%～30%，故积极预防诱因减少胰腺炎发生是非常重要的。因此应向患者及家属讲解本病主要诱发因素，帮助患者养成良好的生活方式，如避免酗酒、暴饮暴食，饮食应低脂、无刺激的食物等，以防本病复发。有胆道疾病、十二指肠疾病者应积极治疗，避免本病的发生。指导病人注意腹部体征，如有病情复发，随时就诊。

（邢文）

第十二节 消化系统常用诊疗技术及护理

一、腹腔穿刺术

【适应证】

（1）腹水原因不明，或疑有内出血者。

（2）大量腹水引起难以忍受的呼吸困难及腹胀者。

（3）需腹腔内注药或腹水浓缩再输入者。

【禁忌证】

（1）广泛腹膜黏连者。

（2）有肝性脑病先兆、包虫病及巨大卵巢囊肿者。

（3）大量腹水伴有严重电解质紊乱者。

（4）精神异常或不能配合者。

（5）妊娠后期。

【方法】

1. 体位

根据病情和需要可取坐位、半卧位或平卧位，并尽量使患者舒适，以便能够耐受较长的操作时间。对疑为腹腔内出血或腹水量少者行实验性穿刺，取侧卧位为宜。

2. 选择适宜穿刺点

（1）左下腹部穿刺点：脐与左髂前上棘连线的中外1/3交界处，此处可避免损伤腹壁下动脉，肠管游离不易损伤。放腹水时通常选用左侧穿刺点，此处不易损伤腹壁动脉。

（2）坐位穿刺点：脐与耻骨联合上缘间连线的中点上方1cm、偏左或右1～2cm，此处无重要器官，穿刺较安全且容易愈合。

（3）侧卧位穿刺点：脐平面与腋前线或腋中线交点处。此处穿刺多适于腹膜腔内少量积液的诊断性穿刺。

3. 消毒、铺巾

（1）用碘伏在穿刺部位自内向外进行皮肤消毒，消毒范围直径约15cm，待碘伏晾干后，再重复消毒一次。

（2）解开腹穿包包扎带，戴无菌手套，打开腹穿包（助手），铺无菌孔巾，并用无菌敷料覆盖孔巾有孔部位。

（3）术前检查腹腔穿刺包物品是否齐全：8或9号带有乳胶管的腹腔穿刺针、小镊子、止血钳、输液夹子、纱布、孔巾等。

4. 局部麻醉

术者核对麻醉药名称及药物浓度，助手撕开一次性使用注射器包装，术者取出无菌注射器，助手掰开麻醉药安瓿，术者以5ml注射器抽取麻醉药2ml，自皮肤至腹膜壁层以2%利多卡因作局部麻醉。麻醉皮肤局部应有皮丘，注药前应回抽，观察无血液、腹水后，方可推注麻醉药。

5. 穿刺

术者左手固定穿刺部皮肤，右手持针经麻醉处垂直刺入腹壁，待针尖抵抗感突然消失时，提示针尖已穿过腹膜壁层，助手戴手套后，用消毒血管钳协助固定针头，术者抽取腹水，并留样送检。诊断性穿刺，可直接用20ml或50ml注射器及适当针头进行，腹水为血性者于取得标本后，应停止抽吸或放液。大量放液时，可用8号或9号针头，并在针座处接一橡皮管，以输液夹子调整速度，将腹水引入容器中记量并送化验检查。

6. 术后处理

（1）抽液完毕，拔出穿刺针，穿刺点用碘伏消毒后，覆盖无菌纱布，稍用力压迫穿刺部位数分钟，用胶布固定。如遇穿刺孔继续有腹水渗漏时，可用蝶形胶布或火棉胶黏贴。

（2）测量腹围、脉搏、血压、检查腹部体征。如无异常情况，送患者回病房。嘱患者卧床休息。观察术后反应。

（3）书写穿刺记录。

【护理】

1. 术前护理

（1）核对患者姓名，做好患者的思想工作，向患者说明穿刺的目的和大致过程，消除病人顾虑，争取充分合作。

（2）嘱病人排尿，以防术中误伤膀胱。

（3）测血压、脉搏、量腹围、检查腹部体征。

（4）备物：准备好腹腔穿刺包、无菌手套、口罩、帽子、2%利多卡因、5ml注射器、20ml注射器、50ml注射器、消毒用品、胶布、盛器、量杯、弯盘、500ml生理盐水、腹腔内注射所需药品、无菌试管数只（留取常规、生化、细菌、病理标本）、多头腹带、靠背椅等。

（5）引导患者进入操作室。

2. 术中护理

（1）协助医生穿刺点消毒、抽吸药物、固定穿刺点，以便顺利完成穿刺操作。

（2）密切观察患者，如有头晕、心悸、恶心、气短、脉搏增快及面色苍白等，应立即停止操作，并对症处理。

（3）放液不宜过快、过多，肝硬化患者一次放液一般不超过3000ml，并在2小时以上的时间内缓慢放出，过多放液可诱发肝性脑病和电解质紊乱。放液过程中要注意腹水的颜色变化。放腹水时若流出不畅，可将穿刺针稍作移动或稍变换体位。

3. 术后护理

（1）嘱患者卧床休息24小时，并使穿刺孔位于上方以免腹水继续漏出。大量放液后，需束以多头腹带，以防腹压骤降，内脏血管扩张引起血压下降或休克。

（2）定时测量腹围、脉搏、血压、检查腹部体征。24h内密切观察穿刺点有无渗液、渗血；有无腹部压痛、反跳痛和腹肌紧张。

（郑桃云）

二、肝穿刺活体组织检查术

【适应证】

凡肝脏疾患通过临床、实验或其他辅助检查无法明确诊断者，包括：

（1）不明原因的肝肿大，肝功能异常者。

（2）肝功能正常，但症状、体征明显者。

（3）原因不明的黄疸及门静脉高压者。

【禁忌证】

（1）有出血倾向的患者。如血友病、血小板减少达80×10^9/L以下者。

（2）肝昏迷、大量腹水或重度黄疸者。

（3）肝外阻塞性黄疸伴胆囊肿大者。

（4）疑似肝包囊虫病，肝血管瘤者。

（5）严重贫血、严重心、肺、肾疾病或其功能衰竭者，穿刺处局部感染。

【方法】

1. 体位

患者取仰卧位，身体右侧靠床沿，并将右手置于枕后，嘱病人保持固定体位，不要咳嗽。

2. 确定穿刺点

一般取右侧腋中线第8、9肋间肝实音处穿刺，或术前1天，用超声定位穿刺点。

3. 消毒、铺巾、局麻

常规消毒局部皮肤，铺无菌孔巾，用2%利多卡因由皮肤至肝被膜进行局部麻醉。

4. 选择穿刺针

备好快速穿刺套针，根据穿刺目的，选择12或16号穿刺针，活检时选择较粗的穿刺针。取10ml或20ml注射器一支，吸入无菌生理盐水3～5ml后与穿刺针连接。

5. 穿刺

先用穿刺锥在穿刺点皮肤上刺孔，由此孔刺针，沿肋骨上缘与胸壁呈垂直方向刺入0.5～1.0cm。然后将注射器内生理盐水推注0.5～1.0ml，冲出针内可能存留的皮肤与皮下组织，以防针头堵塞。将注射器抽成负压并予保持，同时嘱患者先深吸气，然后屏气，继而术者将穿刺迅速刺入肝内并立即抽吸标本后立即出针。

近年，在超声引导下穿刺活检率高、质量好。针有两类：①抽吸式活检针，在穿刺探头引导下将活检针刺入肝或肿块边缘稍停，抽提针栓造成负压后迅速将针刺入肝或肿块内2～3cm内，暂停1～2秒，尔后旋转以离断组织芯，或边旋转边进针，最后出针；②无负压切割针，目前常用弹射式组织“活检枪”（biopsy gun），进针速度极快，17m/s，能最大限度避免被切割组织的损伤，不仅用于肝，亦适用于肺、肾等部位活检。

6. 拔针后处理

立即以无菌纱布按压创面5～10分钟，再用胶布固定，并以多头腹带束紧，小沙袋压迫。

7. 标本处理

将吸出的少许血液或肝组织液立即涂片，或以95%乙醇或10%甲醛固定送检。

【护理】

1. 术前护理

（1）留取血标本，检查患者肝功能，血小板数，出、凝血时间，凝血酶原时间，如有异常，应肌注维生素$K_1$10mg，每日一次，3天后复查，正常者方可施术。验血型，以备必要时输血。

（2）协助患者进行胸部X线检查，观察有无肺气肿、胸膜肥厚。

（3）术前一天和手术当天，注射维生素$K_1$10mg各1次。

（4）物品准备：常规消毒物品、无菌肝穿刺包（穿刺针、穿刺锥、钢针芯活塞、注射器、橡皮管、血管钳、洞巾、纱布、弯盘）、无菌手套、局麻药、胶布、腹带、沙袋、标本瓶、载玻片及推玻片等。

（5）向患者告知配合肝穿刺的注意事项，指导患者练习送气。情绪紧张者术前 1 小时服地西泮 10mg。

（6）术前测血压、脉搏。

2. 术后护理

（1）术后患者应绝对卧床 24 小时，小砂袋压迫 0.5 小时。

（2）在术后 4 小时内每隔 15～30 分钟测脉搏、血压一次，如有脉搏增快细弱、血压下降、烦躁不安、面色苍白、出冷汗等内出血现象，应紧急处理。如无异常，改为 1 小时测脉搏、血压一次。

（3）注意观察穿刺点有无渗血、红肿、疼痛。穿刺后如局部疼痛，应仔细查找原因，若为一般组织创伤性疼痛，可给止痛剂；若发生气胸、胸膜性休克或胆汁性腹膜炎，应及时处理。

（郑桃云）

三、内镜检查术

【上消化道内镜检查术】

此检查也称胃镜检查，包括食道、胃、十二指肠的检查。通过此检查可直接观察食道、胃、十二指肠部位的炎症、溃疡和肿瘤等的部位、大小、范围、性质，并可采取脏器组织标本进行组织学或细胞学的病理检查。近几年电子胃镜出现，它可以把检查情况反映到荧光屏上，术者及更多的人可以通过荧光屏发现病变，而且又可录像，作为资料备查，比普通光导纤维内镜更具优势。

【适应证】

凡疑为食管、胃、十二指肠疾病而诊断不清者，均可进行检查。主要适应证如下：

（1）吞咽困难、胸骨后疼痛、烧灼、上腹部疼痛、不适、饱胀、食欲下降原因不明。

（2）上消化道出血。

（3）X 线钡餐检查不能确诊，疑有黏膜病变或肿瘤者。

（4）需随访观察的病变，如慢性多灶性萎缩性胃炎等。

（5）药物治疗前后的观察或手术后随访。

（6）需做内镜治疗的患者（异物、出血、狭窄扩张、息肉摘除等）。

【禁忌证】

（1）严重的心肺疾病（心律失常、心衰、心梗、呼吸功能不全、哮喘发作等）。

（2）休克、昏迷等危重状态。

（3）神志不清，精神失常而不能配合检查者。

（4）上消化道急性穿孔期。

（5）严重咽喉疾病，腐蚀性食管炎或胃炎，主动脉瘤，严重的颈胸、脊柱畸形。

（6）急性传染性肝炎或胃肠道传染病暂缓检查。

【方法】

（1）咽喉麻醉：术前15min用2%利多卡因咽喉喷雾1～2次，间隔3～5min再喷一次。患者会出现咽喉部麻醉现象，有肿、胀、麻等感觉，以减少插管时的不适。

（2）体位：协助患者放松腰带和领扣，取左侧卧位，头稍后仰，双腿微曲，有义齿者取下，头下垫枕，胸前铺橡胶单，嘱患者张口咬住牙垫，颌下置一弯盘。

（3）连接胃镜电源，打开负压吸引器。

（4）进行胃镜操作：临床上常用的胃镜有三型，即前视型、侧视型、斜视型。胃镜操作有单人法和双人法。在此以单人操作前视型胃镜为例：术者左手握住操纵部，右手扶持镜身距镜头端约30cm处，稍向上转动距柄使镜头端成弧形弯曲，将镜前端通过口垫沿舌面送入口腔。操纵镜角方向，使镜前端与患者身体平行，沿咽后壁轻轻推进。可看到会厌、声带及食管入口。对准食管口，松开角度控制钮，轻轻推进，送入食管，开始观察。胃镜通过齿状线，即进入胃的贲门部。适当注气后，使胃腔张开至视野可见胃体大弯侧的纵行屈曲的皱壁及黏液池。继续注气使胃腔扩张，沿大弯皱襞方向循腔向前推进、观察至十二指肠。最后退镜时再次检查食道，有无遗漏病变。退出胃镜时尽量抽气，以减轻患者腹胀。

【护理】

1. 术前护理

（1）详细了解病史，应特别注意有无禁忌证及麻醉药物过敏史。对乙肝、丙肝病毒标志物阳性者用专门胃镜检查。

（2）在检查前必须做好解释工作，讲清检查的目的、术中配合方法和可能出现的并发症，耐心解答疑问，消除顾虑，以确保检查成功。

（3）检查当天需禁食8小时，估计有胃排空延缓者，需禁食更长时间。有幽门梗阻者，在检查前一天晚上必须进行洗胃，彻底洗清胃内容物，直到冲洗的回流液清晰为止。已做钡餐检查者必须在钡餐检查3天后再做胃镜检查。

（4）测血压、脉搏、呼吸，发现异常及时通知医生进行处理，如有义齿，应在检查前取下，以防脱落发生窒息。

（5）准备用物：胃镜检查仪，喉头麻醉喷雾器、5ml注射器、弯盘、无菌手套、牙垫、消泡剂、纱布、甲醛固定液标本瓶、2%利多卡因；抢救物品、药品；局部止血药等。

2. 术中护理

（1）护士协助医生插入胃镜，当镜端到达咽喉部时，嘱患者做吞咽动作，以助镜头通过咽部进入食道。若感恶心，可让病人做缓慢深呼吸，对反应敏感的患者，通过启发、诱导、暗示增加其安全感，设法减轻操作带来的痛苦。

（2）保证呼吸道通畅，及时清除口鼻分泌物，以防误吸影响进镜及造成周围组织损伤。

（3）检查过程中护士告知医生胃镜进入食道的深度及详细数据，并密切观察病人的面色、呼吸、脉搏，发现异常应立即报告医生作相应处理，必要时停止检查。

（4）需做活检者，使用活检钳要稳、准、轻巧、小心地钳取病灶组织，放入含有固定液的标本瓶，及时送检。

3. 术后护理

（1）术后告诉患者等麻药过后约 30 分钟才能进食，若活检者则需 2 小时后，进食温凉流质饮食，以减少对胃黏膜创伤面的摩擦。

（2）术后可有咽喉部不适或疼痛，或出现声音嘶哑，告诉患者在短时间内会有好转，不必紧张，可用淡盐水含漱或用喉片。

（3）术后告诉患者在观察室休息 30 分钟再行离开，期间注意观察有无活动性出血，如呕血、便血，有无腹痛、腹胀，有无重要生命体征改变，如心率、血压等。发现异常立即作相应处理。

（4）按要求彻底清洁、消毒内镜及有关器械，妥善保管。

（郑桃云）

【无痛性胃镜检查术】

此检查是在常规胃镜检查时应用一定剂量的镇静剂（咪唑安定、芬太尼、异丙酚）使患者在浅麻醉状态下完成检查，整个过程患者舒适、无痛苦。因为药物特性及病人的安静胃肠道蠕动明显减少，创造了让医生仔细检查胃肠道的条件，可提高检查质量。

【适应证】

（1）需要胃镜检查但恐惧常规胃镜检查者。

（2）剧烈呕吐或其他原因难以完成常规胃镜检查者。

（3）伴有其他疾病而病情又非常必要做胃镜检查者。如伴有高血压、轻度冠心病、陈旧性心肌梗死、有癫痫病史者及小儿患者或精神病等不能合作者。

【禁忌证】

（1）原则上不适合常规胃镜检查的人亦不适合无痛胃镜检查。

（2）有药物过敏史，特别是有镇静药物过敏史者。

（3）孕妇及哺乳期妇女。

（4）容易引起窒息的疾病，如：支气管炎致痰多者、胃潴留者、急性上消化道大出血致胃内潴留较多血液者。

（5）严重鼾症及过度肥胖者宜慎重。

（6）心动过缓者宜慎重。

【方法】

1．术前准备

同常规胃镜检查，另备吸氧装置、多功能监护仪、气管插管器械及急救药物。

2．心电图检查及咽喉麻醉

麻醉前患者先行心电图检查，咽喉部用 2% 利多卡因液喷雾麻醉。

3．诱导麻醉

协助患者取左侧卧位，取下活动性义齿，连接监护仪，给予鼻导管吸氧，放好口套，建立静脉通路，缓慢静脉注射咪唑安定 0.02mg/kg+异丙酚 1～1.5mg/kg 或咪唑安定 0.02mg/kg+枸橼酸芬太尼 0.5ug/kg，于 3～5min 内注射完，待患者不能应答、睫毛反射及吞咽动作消失、全身肌肉松弛。必要时术中可追加注药，使患者维持“无痛状态”，直至整个内镜操作结束。

4. 进行胃镜操作

同“上消化道内镜检查术”。

5. 留观患者

检查毕，取下口套，置患者于观察室继续吸氧，由专人观察 0.5 ~ 1h，持续监测心电图、血压、血氧饱和度及意识情况，直至患者意识清楚，生命体征平稳，由家人陪同离开。

【护理】

(1) 检查过程中护士重点观察患者呼吸、心电图、脉搏、心率、血氧饱和度、用药量及麻醉清醒后有否不良反应并记录。

(2) 及时吸尽口腔内分泌物，防止分泌物误吸而导致窒息。如出现呼吸抑制、打鼾、舌根后坠，应立即停止注药，使用相应的拮抗剂；迅速将其头后仰，同时用双手将下颌向前托起，加大给氧流量；必要时行人工辅助呼吸。出现循环抑制，宜将病人头部放低，必要时应该给予血浆增容剂和血管活性药物。

(3) 静脉穿刺时尽量选择粗直的静脉进行，穿刺时应确认针头在血管内方可静脉注射麻醉药。

(4) 检查后需告知患者注意：①术后 3 小时内需有人陪护；②术后当天不能骑车、驾车、不能从事高空作业或操作重型机器，以防发生意外；③当天禁食辛辣食物，1 ~ 2 小时内忌饮含酒精的饮料。

（郑桃云）

【纤维结肠镜检查术】

纤维结肠镜的结构与性能与胃镜基本相同，主要是用于大肠检查，以诊断炎症性肠病及大肠肿瘤、出血、息肉等，并可行切除息肉、钳夹异物等治疗。

【适应证】

(1) 原因不明的便血；原因不明的慢性腹泻或长期性便秘。

(2) 腹部肿物，特别是下腹部肿物需要进一步明确诊断者。

(3) X 线钡灌肠怀疑有结肠病变。

(4) 结肠，直肠手术后的随诊复查。

(5) 需进行结肠镜下治疗（如息肉切除等）。

【禁忌证】

(1) 有严重的心、脑血管病，对检查不能耐受者。

(2) 腹膜炎，肠穿孔，腹腔内广泛黏连者。

(3) 癌肿晚期伴有腹腔内广泛转移者。

(4) 细菌性痢疾活动期；直肠、肛管、肛门周围的急性炎症病变。

（5）孕妇。

【方法】

（1）体位：协助患者取左侧卧位，双腿屈曲。

（2）直肠指检：嘱患者张口呼吸，放松肛门括约肌，术者做直肠指检，了解有无肿瘤、狭窄、痔疮、肛裂等。

（3）插镜：润滑镜前端，将内镜插入肛管，遵照“循腔进镜，配合滑进，少量注气，去弯取直，防袢解袢”等原则逐渐缓慢送镜。根据病情可摄像或取活组织进行检查。

（4）退镜：缓慢退镜，尽量抽气以减轻腹胀。

【护理】

1. 术前护理

（1）向患者详细讲解肠镜检查的方法、过程及注意事项，取得配合，使患者保持平稳的心态接受检查。

（2）肠道准备：

①禁食：嘱患者在检查前1d的午餐后，仅进食流质饮食，晚上10：00以后至肠镜检查前不再进食、进水，除非因服药物而需少许水。检查前2h不得服用任何药物。

②导泻或灌肠：根据患者具体情况及检查要求选择，患者排泄物为清水样即可。导泻：检查前1d，20：00用番泻叶10g以500～1000ml沸水冲泡当茶饮；或于检查前4h给患者服用20%甘露醇250ml，再饮水1000～1500ml；或术前4h口服复方聚乙二醇电解质散137.15g，用2L温开水溶解，在2h内服完。灌肠：检查前晚服蓖麻油25～30ml，同时饮水1000ml，检查前1小时用温开水1000ml高位清洁灌肠2～3次，直至无粪渣排出为止。

③术前给药：根据医嘱术前半小时肌注阿托品0.5mg。

2. 术中护理

参照“双气囊内镜检查术”。

3. 术后护理

（1）检查结束后，让患者在留观室观察30分钟左右再离开。注意观察患者腹胀、腹痛及排便情况，如发现剧烈腹痛、腹胀、面色苍白、心率增快、血压下降、粪便次数增多呈黑色，提示并发肠出血、肠穿孔，及时通知医生进行抢救。

（2）嘱患者术后3日内进少渣饮食。如行息肉摘除、止血治疗者，应半流质饮食，适当休息，遵医嘱给予抗生素治疗。

（3）按要求做好内镜的清洗、消毒工作、妥善保管。

（郑桃云）

【胶囊内镜】

胶囊内镜（capsule endoscopy，CE）也称无线胶囊内镜（wirelesscapsule endoscopy）。由三个主要系统组成：一个可摄像的胶囊，一个数据记录器和配备有成像软件的计算机工作站。胶囊从口吞入，无需充气，借助胃肠动力，自然通过胃肠道，连续摄片形成视频，以发现胃肠道病变。胶囊内镜是一种无创、安全检查整个小肠的诊断技术。胶囊内镜为小肠疾病的诊断提供了一个全新的检查手段，无创、无交叉感染，易为患者接受。他对小肠疾病的诊断率较其他传统的方法有所提高，但是由于胶囊运动的不可控制性和无活检功能，在一定程度上影响诊断和应用。

【适应证】

主要为不明原因消化道出血、克罗恩病和可疑小肠肿瘤等。

【禁忌证】

凡能妨碍胶囊正常通过消化道的疾病均属检查禁忌证，如胃肠道狭窄、梗阻、穿孔、肠瘘和大憩室等。也不推荐在安装有起搏器患者和儿童中使用。

【方法】

检查前禁食 8～10h，在吞入胶囊前将记录器紧贴腹部绑在腰间，吞下胶囊后，患者不必限制活动，但必须禁水 2h，4h 后可进简餐。胶囊内镜的电池可以提供大约 8h 能量，吞入胶囊 8h 后，将患者的记录器中的数据下载至 RAPID 工作站，用相关专业软件显示成视频，分析解释结果，作出诊断。

【护理】

1. 术前护理

(1) 肠道准备：

①禁食：嘱患者在检查前 1d 的午餐后，仅进食流质饮食，晚上 10：00 以后至胶囊检查前这段时间不再进食、进水，除非因服药物而需少许水。检查前 2h 不得服用任何药物。

②导泻：检查前 1d，20：00 给患者服用 20% 甘露醇 250ml 和/或 50% 硫酸镁 100ml 导泻。检查当日晨患者解出清水便，如未达到效果于当日晨 8：00 加服 20% 甘露醇 250ml。

(2) 皮肤准备：男性患者需剃去其腹部肚脐上下 15cm 的体毛，以方便黏贴数组传感器，可提高传感器的传感性能。

(3) 物品准备：给电池充电，配合医生对胶囊进行检测，确保性能正常。

(4) 解释：详细讲解检查的目的、注意事项、仪器性能、操作过程，并告知可能出现并发症，如胶囊嵌顿、排出延迟，让患者有思想准备。

2. 术中护理

(1) 配合医生通过 RAPID 应用软件对患者数据进行登记，给患者服用祛泡剂（常用二甲基硅油片），减少气泡对检查结果的影响。

(2) 嘱患者在吞服胶囊后 2h 内不要进食和进水。4h 后可以吃少量简餐。检查结束后即可正常饮食。如服用胶囊后出现腹痛、恶心、呕吐中的任何一种情况，立即通知医生。

(3) 指导患者任何时候都不要断开检查设备间的连接或是移动腰带。由于腰带上的数据记录仪是一台小型计算机，故指导患者要避免突然的动作或敲打它，以免影响记录的图像。

(4) 患者从服用胶囊到排出前，不能接近任何强力电磁源区域，如 MRI 或业余无线电台等。当胶囊在体内时，如进行 MRI 可能会对患者肠道或腹腔造成严重伤害。

（5）告知患者在检查期间，需每 15min 确认一下记录仪上的绿/蓝灯是否闪烁，如果它停止闪烁，要记录下时间并立即通知医生。

（6）指导患者在检查期间要尽量避免导致出汗的剧烈运动，会影响传导性能。而且不要弯腰屈体。

3. 术后护理

胶囊内镜本身并无动力，它从体内排出依靠的是小肠的动力。如果患者 72h 不能肯定胶囊排出体外，并且出现无法解释的腹痛、呕吐或其他肠道阻塞症状，呈进行性加重时，应及时与医生联系，并做好 X 线检查准备。

（郑桃云）

四、消化系统介入性诊断与治疗

【内镜下止血术】

目前，用内镜来消化道出血止血方法有：①利用热原理，如热探头（heater probe）、单极或多极探头的电烧凝固止血（electrocoagulation）以及氩气电浆凝固术（APC）；②利用注射药物止血治疗（injection therapy），如注射稀释的肾上腺素、硬化剂、纯酒精、凝血酵素、生理盐水、高渗盐水及高渗葡萄糖液等等；③利用机械原理止血，如止血夹（hemoclip）。在此主要介绍内镜食管静脉曲张硬化剂治疗（endoscopic variceal sclerotherapy，EVS）和内镜食管静脉套扎术（endoscopic variceal ligation，EVL）。

【内镜食管静脉曲张（EV）硬化剂治疗】

镜下注射硬化剂法是用内镜注射针在病灶周围注射硬化剂。硬化剂的主要作用：静脉内血栓形成；增厚静脉管壁；静脉周围黏膜凝固坏死形成纤维化，增加静脉的覆盖层，从而防止曲张静脉破裂出血。

【适应证】

（1）急性 EV 破裂出血。

（2）既往有 EV 破裂出血史。

（3）外科手术后 EV 再发者。

（4）不适于手术治疗者。

【方法】

1. 体位

患者体位及插镜方法同胃镜检查。

2. 注射硬化剂

将准备好的硬化剂自内镜活检孔道送入注射针，在静脉外选择注射点，先远端后近端，注射时针头与黏膜保持 15°～30°，注射深度至黏膜下，一般不超过 0.4cm，不能进入肌层，进针退针动作要快，匀速推药。开始推注少量硬化剂，如果曲张静脉迅速变灰白，则提示刺入血管；如果形成灰白色的隆起，则提示穿刺过浅且在血管外；如果无上述两种表现，则提示穿刺过深且在血管底部。

3. 注射部位

主要是静脉内注射，亦可静脉旁+静脉内注射。

（1）静脉内注射部位：在出血的近处静脉内注射，对未找到活动出血处，可在齿状线上方2cm左右的曲张静脉内注射。注射剂量：每点注射硬化剂3～10ml为宜，亦可根据静脉曲张程度酌情增减，总量不超过40ml。每次1～4点，注射完后内镜观察，确保无活动出血时退镜。

（2）静脉旁+静脉内注射：在曲张静脉周围黏膜下，每点注射剂量0.5～1ml，目的是使静脉周围黏膜形成隆起，压迫静脉达到辅助止血目的。继之静脉内注射，剂量同上。

【护理】

1. 术前护理

（1）对大量出血者可先行三腔二囊管压迫止血，并输血、输液等抗休克治疗。

（2）根据病人情况酌情应用降门脉压药物如垂体后叶素、生长抑素及其衍生物等。

（3）其他同胃镜检查。

2. 术中护理

（1）协助医生将硬化剂（可选用5%鱼肝油酸钠或1%乙氧硬化醇）准备好。

（2）术中注意监测患者的血压、脉搏，如有异常及时配合医生对症处理。

3. 术后护理

（1）患者术后禁食8小时，以后可进流质，并注意休息。

（2）遵医嘱应用抗生素预防感染及降门脉压药物如奥曲肽或生长抑素类。

（3）术后要严密观察病情，防治再出血。

【内镜食管静脉套扎术】

套扎主要用于静脉曲张的择期治疗。它是对破口或破口起始端血管进行吸引，将血管及其所在食道黏膜吸引到容积为1cm^3的透明帽内，使用天然胶圈结扎透明帽内组织，从而起到：①机械中断病变静脉血流，使静脉萎缩。②被套扎的静脉内血流停止，形成血栓并逐渐机化。③静脉管壁形成瘢痕和纤维化。④最终曲张静脉退化，达到废除曲张静脉的目的。同时，被套扎的静脉及其表面黏膜缺血坏死，5～7d后组织脱落，局部形成浅溃疡，愈合后留下结缔组织瘢痕，有进一步预防静脉曲张复发的作用。

【适应证】

同硬化治疗。

【禁忌证】

（1）EV伴明显胃底静脉曲张。

（2）伴有严重的肝肾功能障碍，大量腹水、黄疸以及最近多次硬化剂治疗后或曲张静脉细小者。

【方法】

（1）患者体位及插镜方法同胃镜检查。

（2）协助医生将安装好套扎器的胃镜送入食管或胃内确定套扎的部位进行曲张静脉的套扎治疗。

（3）套扎术：有标准套扎术和密集套扎术之分。对中重度食管静脉曲张，采取由下而上螺旋上升方式对每条曲张静脉结扎 2～3 点，一次完成多条静脉曲张 7 处靶点以上的套扎法称为密集套扎术，由于其较传统的标准套扎术（4～6 点/次）见效更快，疗效更好，疗程更短，并可减少远期静脉曲张的复发率，因此已经为人们所认识并且逐渐接受，正成为 EVL 的新趋势。

（4）套扎器：根据其释放发射套扎圈的机制可以分为：

①线动式套扎器：是利用软性强力牵引线将套扎圈从套扎管前端外侧拉下或者利用硬性牵引线或者钢索将套扎器的内套管回拉退缩至外套管内而使置放在内套管外侧的套扎圈被动脱落。

②气动式套扎器：是利用导气管输送压缩气体传递动能，作用于套扎圈，使其向前运动的气动原理，使套扎圈脱离套扎管的前端。

③液压式套扎器：是通过液压原理推动处于内外固定套管之间可活动的中套管前移将套扎圈顶推下内套管前端。

【护理】

1. 术前护理

同硬化治疗。

2. 术中护理

（1）密切观察患者反应，并注意血压、脉搏、心电及血氧饱和度等的监测。

（2）因内镜前端装有套管使内镜前端不可弯曲的部分延长，同时套管使内镜视野成筒状，故进镜通过咽喉部相对困难，应在装有套扎器的内镜弯曲部擦拭润滑剂，嘱患者咽部放松并作吞咽动作，必要时用手指帮助内镜通过。

（3）嘱患者调整好呼吸，尽可能减少恶心动作，在视野不清晰的情况下，可予 8% 冰去甲肾上腺素冲洗食道，保证视野清晰。

3. 术后护理

术后禁食 24 小时，以后进流质、半流质饮食。余同硬化治疗。

（杨芬）

【三腔二囊管压迫止血】

【适应证】

对食管、胃底静脉曲张破裂大出血者压迫止血。

【禁忌证】

严重冠心病，高血压，心功能不全者慎用。

【方法】

(1) 操作者戴帽子口罩，戴手套，认真检查三腔二囊管气囊有无松脱、漏气，充气后膨胀是否均匀，通向食管囊、胃囊和胃腔的管道是否通畅。找到管壁上45、60、65cm三处的标记及三腔通道的外口。

(2) 对躁动不安或不合作病人，可肌肉注射安定5~10mg。清除鼻腔内的结痂及分泌物。

(3) 检查合格后抽尽双囊内气体，将三腔管之前端及气囊表面涂以液体石蜡，从病人鼻腔插入，到达咽部时嘱病人吞咽配合，使三腔管顺利进入65cm标记处。

(4) 用注射器先注入胃气囊空气200~300ml（接血压计使囊内压力40~50mmHg），使胃气囊充气，即用止血钳将此管腔钳住。然后将三腔管向外牵引，感觉有中等弹性阻力时，表示胃气囊已压于胃底部，适度拉紧三腔管，系上牵引绳，再以0.5kg重沙袋（或盐水瓶）通过滑车固定于床头架上牵引，以达到充分压迫的目的。床脚抬高，使牵引角度呈45°，牵引物离地面15~20cm。

(5) 用冰盐水胃管冲洗。观察30分钟，如仍有出血，再向食管囊内注入空气100~150ml（使其压力维持在30~40mmHg），然后钳住此管腔，以直接压迫食管下段的扩张静脉。

【护理】

1. 术前护理

(1) 评估病人病情。与病人或家属谈话，做好解释工作，争取清醒病人配合。

(2) 检查有无鼻息肉、鼻甲肥厚和鼻中隔弯曲，选择鼻腔较大侧插管，清除鼻腔内的结痂及分泌物。

(3) 器械准备：三腔二囊管、50ml注射器、止血钳3把、治疗盘、无菌纱布、液体石蜡、冰生理盐水、0.5kg重沙袋（或盐水瓶）、血压表、绷带、宽胶布。

2. 术中护理

(1) 协助病人采取适当体位，清洁鼻腔，颌下铺棉垫。操作时站在术者对侧，并备好吸痰器，防止插管时大量胃内积血反流。

(2) 插管注气时，注意观察病情，如有呛咳、呼吸困难、胸闷、面色改变等，应报告医生暂停插管或重新插管。

3. 术后护理

(1) 定时由胃管内抽吸胃内容物，以观察有否继续出血，并可自胃管进行鼻饲和有关治疗。

(2) 及时清除病人口咽部分泌物，以免病人吞咽造成误吸，并发吸入性肺炎，并做好口腔护理。每日2次向鼻腔滴入少许石蜡油，以免三腔管与鼻黏膜黏连。

(3) 每2~3小时检查气囊内压力一次，如压力不足应及时注气增压。首次胃囊充气压迫可持续24小时，24小时后必须减压15~30分钟。减压前先服石蜡油20ml，10分钟后，将管向内略送入，使气囊与胃底黏膜分离，然后，去除止血钳，让气囊逐渐缓慢自行放气。30分钟后再使气囊充气加压。食管气囊压迫持续时间以8~12小时为妥，放气15~30分钟。

(4) 严密观察有无心脏及呼吸道受压迫的表现。病人如出现胸骨下不适、恶心或频繁早搏应考虑胃气囊进入食管下端挤压心脏的可能；病人出现呼吸困难或窒息，应怀疑呼吸道被气囊阻塞，此时应立即剪断食管囊和胃囊注气管放出气体，并迅速拔除三腔二囊管。

（5）三腔二囊管留置时间通常限于72小时，在此期间出血停止24小时后，将食管气囊放气观察12小时仍无出血，则取下牵引砂袋并胃囊放气观察24小时，如未再出血，可嘱病人口服液体石蜡15～20ml，然后缓缓将三腔管拔出。

（杨芬）

消化系统疾病小结

胃炎是最常见的消化道疾病之一，分为急性胃炎和慢性胃炎。急性胃炎以急性糜烂出血性胃炎临床常见，常见病因有：药物（最常见的是非甾体类抗炎药）、应激、乙醇。常以突然发生的呕血和（或）黑便而就诊。近期服用NSAIDs等药物、严重疾病状态或大量酗酒者，如出现呕血和（或）黑便应考虑急性糜烂出血性胃炎，确诊有赖于胃镜检查。治疗主要针对原发病和病因采取防治措施；对已发生上消化道大出血者，按上消化道出血治疗原则。慢性胃炎主要组织病理学特征是炎症、萎缩和肠化生。Hp感染是慢性胃炎最主要的病因，部分与自身免疫相关。慢性胃炎症状多无特异性。症状的轻重与病变是否处于活动期有关。有症状者表现为上腹痛、饱胀不适，以餐后明显，有时伴嗳气、反酸、恶心、呕吐。内镜及胃黏膜活组织检查结合是诊断慢性胃炎的最可靠方法。自身免疫性胃炎血清促胃泌素水平常明显升高，血清中可测得PCA和IFA。治疗要点：抗菌治疗、保护胃黏膜、对症处理、异型增生的治疗。护理重点：起居护理、疼痛护理、饮食护理。

消化性溃疡即胃溃疡和十二指肠溃疡，溃疡的形成与胃酸/胃蛋白酶的消化作用有关。Hp为消化性溃疡的一个重要发病原因，NSAIDs是消化性溃疡的另一个常见病因，胃酸的作用占主导地位。饮食失调、精神因素、吸烟均可能与消化性溃疡的发生和复发有关。胃、十二指肠局部黏膜损害因素（致溃疡因素）和黏膜保护因素（黏膜抵抗因素）之间失去平衡溃疡发生的基本原理。十二指肠溃疡好发部位为十二指肠球部，胃溃疡的好发部位为胃角和胃窦小弯侧。典型的消化性溃疡有慢性过程、周期性发作、发作时上腹痛呈节律性。GU进餐—疼痛—缓解，DU疼痛—进餐—缓解。并发症：出血、穿孔、幽门梗阻、癌变。出血最常见。确诊首选内镜，X线钡餐发现龛影亦有确诊价值。常用治疗药物有：降低胃内酸度的药物（H_2受体拮抗剂（H_2RA）、质子泵抑制剂（PPI）、碱性抗酸剂）、保护胃黏膜药物（硫糖铝、胶体铋、前列腺素类）。凡有幽门螺杆菌感染者，均应根除幽门螺杆菌治疗，即以PPI或胶体铋为基础加上两种抗生素的三联治疗方案。护理要点：病情观察、饮食护理、起居护理、用药护理、对症护理、心理护理、健康教育。重点：饮食护理、用药护理、疼痛护理、健康教育。

早期胃癌多无症状。进展期胃癌上腹痛最早出现。胃癌的诊断主要依据内镜检查加活检以及X线钡餐。早期诊断是根治胃癌的前提，原因不明的上腹部不适、隐痛、食欲不振及进行性消瘦，特别是中年以上者，应深入检查并定期复查。外科手术切除加区域淋巴结清扫是目前治疗胃癌的唯一有可能根治的手段。化学治疗是胃癌综合性治疗的重要组成部分。护理重点：病情观察、用药护理、对症护理。

肠结核是结核分枝杆菌引起的肠道慢性特异性感染，在消化系统结核病中最常见，其最主要的临床表现为腹痛、腹部肿块和大便习惯改变。肠结核以回盲部最常见，可以形成溃疡型肠结核、增生型肠结核或混合型肠结核。结肠镜检查对本病诊断有重要价值。结核性腹膜炎是由结核分枝杆菌引起的慢性弥漫性腹膜感染。多数缓慢发病，以腹痛、腹胀、腹泻、发热、乏力、消瘦为主要症状；腹部压痛、腹壁柔韧感、腹部肿块、腹水是其主要体征。抗结核化学药物治疗二病治疗的关键，休息与营养是治疗的基础。护理重点：休息与营养饮食、用药护理、对症护理、病情观察。

溃疡性结肠炎是一种病因不明的直肠和结肠慢性非特异性炎症性疾病。病变主要位于直肠和乙状结肠，限于黏膜与黏膜下层，呈连续性弥漫性分布。临床表现具有持续或反复发作腹泻和黏液脓血便、腹痛、里急后重，伴有（或不伴）不同程度全身症状者，结合结肠镜检查或X线钡剂灌肠检查有本病特征性改变者，可诊断本病。并发症中毒性巨结肠多发生在暴发型或重症患者。临床表现为病情急剧恶化，毒血症明显，有脱水与电解质平衡紊乱，出现鼓肠、腹部压痛，肠鸣音消失。柳氮磺吡啶为溃疡性结肠炎的首选药物。糖皮质激素特别适用于重度患者及急性暴发型患者。急性活动期患者应进食无渣流质饮食，病情严重者暂禁食。护理重点：病情观察、腹泻护理、用药护理。克罗恩病是一种原因不明的胃肠道慢性肉芽肿性炎症性疾病，病变呈节段性或跳跃式分布，病变以末端回肠最为常见。临床以腹痛、腹泻、腹部包块、瘘管形成、肠梗阻为主要特征，且有发热、营养障碍和肠外表现等。治疗及护理可参考溃疡性结肠炎。

肝硬化病因很多，在我国以慢性乙型、丙型肝炎为主，欧美国家则酒精性肝病居多。临床上以肝功能损害和门静脉高压为主要表现。肝功能减退的临床表现有全身症状与体征、消化道症状、出血倾向和贫血、内分泌失调；侧支循环的建立与开放、腹水、脾大是门静脉高压的三大临床表现。晚期出现消化道出血、肝性脑病、感染、原发性肝癌、肝肾综合征、电解质和酸碱平衡紊乱等一系列严重并发症。上消化道出血为最常见的并发症，多由于食管下段与胃底静脉曲张破裂导致；肝性脑病是晚期最严重的并发症和最常见的死亡原因；自发性腹膜炎主要表现为腹痛、腹胀、发热、腹水迅速增长，出现腹膜刺激征。治疗主要是病因治疗、一般对症支持治疗及防治各种并发症。护理要点：休息与活动指导、病情观察、饮食护理、对症护理、用药护理、心理护理、健康教育。重点：休息、饮食、腹水护理。

肝性脑病临床上主要表现为意识障碍、行为失常和昏迷。常见的诱因有：①上消化道出血。②摄入过高的蛋白质饮食。③感染。④大量利尿和放腹水。⑤镇静安眠药或麻醉药使用。⑥电解质、酸碱平衡紊乱，如低血钾、低血钠以及酸中毒、碱中毒等。⑦便秘。⑧外科手术。⑨饮酒和突然戒酒等。⑩大量静脉输液。发病机制尚未完全明了，氨中毒学说即氨代谢紊乱是门体分流性脑病的重要发生机制。HE 的起病常渐起或隐匿，早期症状以性格改变和行为异常为主，进一步发展，患者出现不同程度的意识障碍。扑翼样震颤为 HE 最具有特征性的神经系体征。患者的呼吸和尿液中有肝臭味。血氨多有增高明显。治疗应采取综合措施，口服抗生素、乳果糖和益生菌可减少肠道菌群，调节肠道 pH 值，常可使症状消失或减轻。护理要点：病情观察、一般护理、饮食护理、对症护理、用药护理、心理护理、健康教育。重点：病情观察、饮食护理、对症护理、用药护理、昏迷护理。

原发性肝癌原发于肝脏的恶性上皮细胞肿瘤，主要包括肝细胞癌（HCC）、肝内胆管癌以及肝细胞和肝内胆管混合癌。起病较隐匿，中晚期患者主要表现有：肝区疼痛、进行性消瘦，乏力，营养不良等。肝肿大呈进行性发展，质地坚硬，表面可扪及大小不等的结节或巨块，常有压痛。甲胎蛋白（AFP）是早期诊断的重要方法之一。超声显像是肝癌最常用的非侵入性影像学检查方法。早期肝癌应尽量采取手术切除，对不能切除的大肝癌，应采用多模式的综合治疗。护理要点：病情观察、一般护理、饮食护理、对症护理、用药护理、心理护理、健康教育。重点：对症护理、健康教育。

上消化道出血系指屈氏韧带以上的消化道（食管、胃、十二指肠、胰、胆及胃空肠吻合术后的空肠）病变引起的出血。上消化道大量出血是指在数小时内的失血量超出1000ml或循环血容量丢失20%以上者，主要表现为黑便和（或）呕血，常引起急性周围循环衰竭。临床上常见病因有消化性溃疡、食管胃底静脉曲张破裂、急性胃黏膜损伤和胃癌四种。根据引起上消化道出血疾病的病史，有呕血与黑便、周围循环衰竭的表现、大便隐血阳性、红细胞、血红蛋白低于正常的实验室证据可作出上消化道出血的诊断。纤维胃镜检查可明确出血原因。上消化道大出血抢救原则为：迅速补充血容量，纠正水电解质失衡，预防和治疗失血性休克，给予止血治疗，同时积极进行病因诊断和治疗。最主要护理问题是体液不足，与上消化道大出血、液体摄入不足有关。护理措施：一般护理（体位、保持呼吸道通畅、氧疗、留置胃管及尿管）、补充血容量及抗休克、心理护理、病情观察、饮食护理、健康教育。重点：一般护理、补充血容量及抗休克、病情观察、饮食护理。

急性胰腺炎是胰腺腺泡受损后，胰酶在胰腺内被激活并溢出胰管，使胰腺甚至其邻近组织被消化，造成胰腺的水肿、坏死和出血。造成酶原被激活的因素主要是胆石症与胆道疾病、大量饮酒和暴饮暴食等。因病理变化的性质与程度不同，临床表现亦轻重不一。水肿型胰腺炎症状相对较轻，呈自限性经过；出血坏死型胰腺炎起病急骤，症状严重，变化迅速，常伴休克及多种并发症。腹痛、腹胀、呕吐为胰腺炎三联征。中上腹痛常为本病的主要表现和首发症状，并向腰背放射。疼痛在弯腰屈膝位或上身前倾位时可减轻。不能为一般胃肠解痉药缓解，进食可加剧。常在胆石症发作后不久，大量饮酒或暴饮暴食后发病。血、尿淀粉酶有助于诊断。血钙<1.5mmol/L或持久性空腹血糖>10mmol/L，是脏器严重损害的表现，提示预后不良。治疗重点在于减少胰腺分泌，减少并发症发生，全身支持及对症治疗。生长抑素及其类似物在AP早期应用，可迅速控制病情。最主要护理问题是腹痛，与急性胰腺炎所致的胰腺组织水肿有关。护理措施：休息与体位、禁食及胃肠减压、用药护理、病情观察、心理护理、饮食护理、循环衰竭的护理、腹腔灌洗的护理、健康教育。首要护理措施是禁食及胃肠减压。护理重点：病情观察、饮食护理、循环衰竭的护理、腹腔灌洗的护理。

（吴月清）

第五章　泌尿系统疾病

第一节　总论

泌尿系统的疾病既可以由身体其他系统病变引起，又可以影响其他系统甚至全身。其主要表现既可在泌尿系统本身，如排尿或尿的改变、肿块、疼痛等，亦可表现在其他方面，如高血压、水肿、贫血等。泌尿系统疾病的性质，多数和其他系统疾病类似，包括先天性畸形、感染、免疫机制、遗传、损伤、肿瘤等；但又有其特有的疾病，如肾小球肾炎、尿石症、肾功能衰竭等。泌尿系统各器官都可发生疾病，并可波及整个系统，人们普遍存有一些恐慌心理，有的则过多考虑隐私保护，使治疗上一直存在种种认识和行为上的偏差。因此，在泌尿科临床中，护士必须时刻联系病人全身状况和心理状态来考虑问题，维护患者健康。

一、泌尿系统的结构和功能

泌尿系统由肾、输尿管、膀胱及尿道组成，其主要功能是生成并排泄尿液。肾脏是人体的重要器官，它的基本功能是生成尿液，借以清除体内代谢产物及某些废物、毒物，同时经重吸收功能保留水分及其他有用物质，以调节水、电解质平衡及维护酸碱平衡。肾脏同时还有内分泌功能。肾脏的这些功能，保证了机体内环境的稳定，使新陈代谢得以正常进行。

【肾脏的结构与功能】

1．肾脏结构

肾脏属于腹膜外实质性器官，位于腹膜后间隙内脊柱的两侧，左右各一，形似蚕豆。右肾上邻肝脏，所以略低于左肾。以肾门为准，则左肾门约平第1腰椎，右肾门平第2腰椎，距中线5cm。以髂嵴作为标志，距左肾下极为6cm，距右肾下极为5.5cm。肾脏的位置可随呼吸及体位而轻度改变。临床上常将竖脊肌外侧缘与第12肋之间的部位，称为肾区（肋腰点），当肾有病变时，触压或叩击该区，常有压痛或震痛。

肾脏外观为致密结缔组织构成的外膜，其外侧缘隆凸，内侧缘中部凹陷，称肾门，是肾盂、血管、神经、淋巴管出入的门户。肾实质冠状切面分为皮质和髓质两部分；肾皮质（renal context）位于外层，由肾小体及部分肾小管构成，部分皮质伸展至髓质锥体间，成为肾柱。肾髓质（renal medulla），位于内层，主要由小管结构组成。肾髓质包含8～18个肾锥体（renal pyremid），肾锥体的基底朝向皮质，尖端钝圆，朝向肾窦，称肾乳头（renal papilla）。每个肾乳头顶端有许多小孔，称乳头孔，肾实质产生尿液由此流入肾小盏，2～3个肾小盏合成一个肾大盏（major calyces），肾大盏集合形成漏斗状的肾盂

(renal pelvis),肾盂出肾门后，逐渐变细形成下行的输尿管（图 5-1-1）。

肾单位（nephron）为组成肾脏结构和功能的基本单位，是生成尿液的主要场所。每个肾约有 100 万个肾单位，每个肾单位由肾小体和肾小管构成。肾小体由肾小球和肾小囊组成（图 5-1-2）。

肾小球：为肾小体的起始部分，包括入球小动脉、毛细血管丛、出球小动脉及系膜组织。入球小动脉入肾小囊后分支成毛细血管网，在肾小体内卷绕而成球状，构成血管球，然后再汇合成出球小动脉。肾小球毛细血管网间的支撑成分，称为系膜区，由系膜细胞和基质组成，有调节肾小球内血流、修复系膜基质及肾小球基底膜和清除异物及代谢产物的作用。系膜细胞异常增多、系膜基质增厚及免疫球蛋白沉积是某些肾小球疾病的病理基础。肾小囊包绕肾小球，囊壁内侧为脏层，外层为壁层，内、外两层间的腔隙称肾小囊腔，与近曲小管相通。

肾小管：是细长迂回的上皮性管道，分为近端小管、细段、远端小管、其中近、远端小管又有曲部和直部之分；近端小管的直部、细段与远端小管的直部连成“u”字形，称为髓襻或 Henel 襻。远端小管最后汇入集合管。

肾小球旁器：是肾小管与肾小体血管极相接触部位的一个具有内分泌功能的特殊结构。位于入球小动脉、出球小动脉及远端肾小管之间的区域，由球旁细胞、致密斑、球外系膜细胞和极周细胞组成。球旁细胞有分泌肾素的功能。致密斑为离子感受器，可以感受尿液内的钠离子浓度，进而调节肾素的分泌。球外系膜细胞有吞噬功能，细胞内的肌丝收缩可调节肾小球的滤过面积，在一些刺激下，球外系膜细胞可以转化为具有肾素颗粒的细胞。极周细胞位于肾小囊壁层细胞与脏层上皮细胞的移行处，可能分泌一种促进肾小管对钠离子重吸收的物质，通过肾小囊进入肾小管。

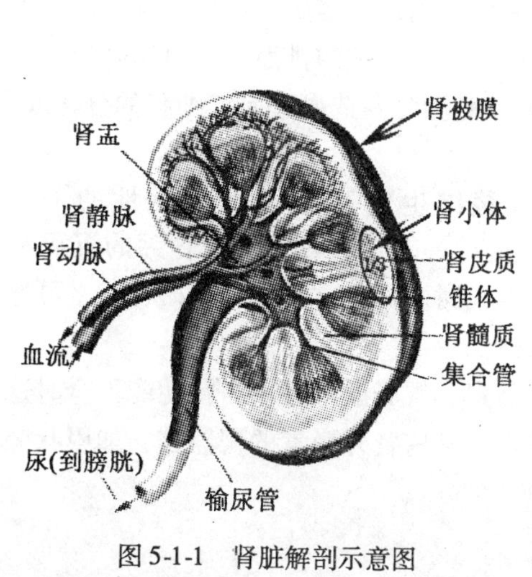

图 5-1-1　肾脏解剖示意图

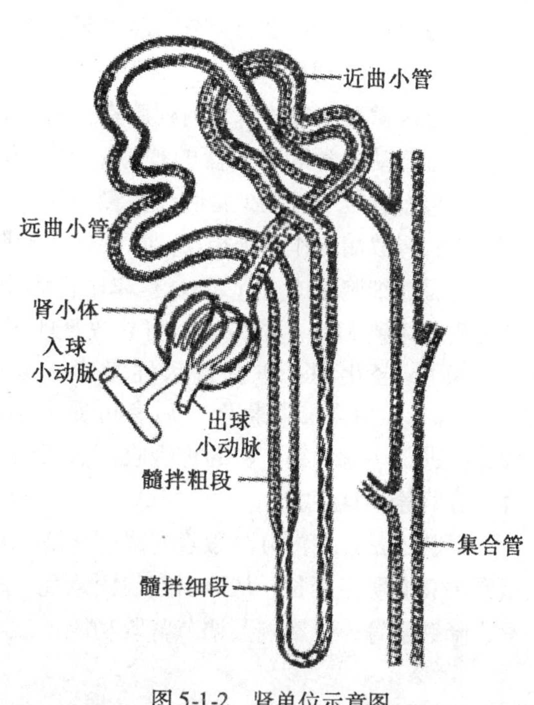

图 5-1-2　肾单位示意图

2. 肾脏功能

（1）肾小球滤过功能：肾小球通过滤过膜生成原尿。滤过膜从内到外分别为内皮细胞层、基膜层和上皮细胞层。由于这三层细胞都分布有大小不等的滤孔、带有电荷，构成机械屏障和电荷屏障。血液经滤过膜过滤后，滤液入肾小球囊。在正常情况下，血液中绝大部分蛋白质不能滤过而保留于血液中，仅小分子物质如尿素、葡萄糖、电解质及某些小分子蛋白能滤过。单位时间内两肾生成滤液的量称为肾小球滤过率（GFR），正常成人为125ml/min左右。肾小球滤过率与肾血浆流量的比值称为滤过分数。每分钟肾血浆流量约660ml，故滤过分数为125/660×100%≈19%。肾小球滤过率和滤过分数是衡量肾功能的指标。影响肾小球滤过率的因素有：有效滤过压、肾小球血浆流量、滤过膜通透性和滤过面积的改变。

（2）肾小管功能：

①重吸收和分泌功能：原尿中的水、葡萄糖、氨基酸、蛋白质、磷酸盐、重碳酸盐、钠（60%～70%）、钾等绝大部分由近曲小管重吸收进入血液循环。不被吸收的毒物、药物和代谢产物随尿液排出体外。近曲小管功能障碍可导致肾性糖尿、氨基酸尿、钠水潴留和肾小管性酸中毒（renaltubularacidosis）等。远曲小管在醛固酮的作用下，能分泌 H^+、K^+和 NH_3，并与原尿中的 Na^+进行交换，在调节电解质和酸碱平衡方面起重要作用。远曲小管功能障碍可导致钠、钾代谢障碍和酸碱平衡失调。

②浓缩与稀释功能：肾脏的远曲小管和集合管在抗利尿激素的作用下，完成对尿的浓缩和稀释，反映了肾脏对水的调节能力。所谓尿的浓缩与稀释是根据尿渗透压与血浆渗透压比较而言。排出尿的渗透压比血浆渗透压高，称为高渗尿，表明尿被浓缩；尿渗透压比血浆渗透压低，称为低渗尿，表明尿被稀释；尿渗透压与血浆渗透压相等，则为等渗尿。当肾衰竭时，肾脏对水的调节功能障碍，人体可发生水潴留或脱水。

（3）内分泌功能：

①肾素、激肽释放酶、前列腺素：为血管活性激素，作用于肾脏本身，主要通过调节肾脏的血流动力学和水、盐的代谢，来调节血压。肾素通过肾素-血管紧张素-醛固酮系统，引起血管收缩、减少肾脏血流量；促进水钠潴留，增加血容量，使血压升高。前列腺素和激肽释放酶的作用则相反，可促使小动脉扩张，促进水钠的排泄，使血压降低。

②促红细胞生成素（EPO）：非血管活性激素。刺激骨髓造血和原红细胞的分化成熟。肾实质破坏致EPO生成减少，可导致肾性贫血。

③Ⅰa羟化酶：非血管活性激素。可使25-羟维生素 D_3 转化为有活性的1，25-$(OH)_2D_3$，即活化维生素 D_3。后者可促进小肠黏膜对钙的重吸收，促进骨钙的沉积和释放，促进肾小管对钙、磷的重吸收，从而调节钙磷代谢。肾实质发生严重损害时，可导致肾性骨营养不良症。

肾脏还是许多内分泌激素的降解场所，如胰岛素、胃肠激素等。当肾功能不全时这些激素半衰期明显延长，从而引起代谢紊乱。肾脏也是某些肾外激素的靶器官，如甲状旁腺素、降钙素等，可影响及调节肾脏功能。

【输尿管】

输尿管是一对细长的管道，上接肾盂，经腹膜后腰椎两侧下行到盆腔开口于膀胱。女性输尿管则越过子宫颈外侧至膀胱。输尿管的功能是输送尿液。输尿管有三个狭窄：第一狭窄在输尿管起始处；第二狭窄为跨越小骨盆入口处；第三狭窄在穿入膀胱壁处。这些狭窄是结石、血块及坏死组织容易停留的部位，可造成嵌顿，产生输尿管绞痛和排尿障碍。输尿管膀胱连接处有一种特殊结构，即瓦耳代尔鞘，它能有效地防止膀胱内尿液返流到输尿管。

【膀胱】

膀胱为锥体形囊状肌性器官，其功能是贮存尿液。成年人膀胱位于骨盆内，容量为300～500ml尿液。膀胱下部与尿道相通。膀胱与尿道的交界处有括约肌，可以控制尿液的排出。

【尿道】

尿道是从膀胱通向体外的管道。女性尿道粗而短，长约5cm，起于尿道内口，经阴道前方，开口于阴道前庭，与肛门和阴道毗邻，因此易受细菌污染。男性尿道细长，长约18cm，兼有排尿和排精功能。男性尿道全程有三个狭窄，分别在尿道内口、膜部和尿道外口。临床上向尿道插入器械或导尿管时，以通过尿道膜部狭窄处最困难，操作时应注意防止损伤尿道。尿道狭窄处亦为尿道结石易嵌顿处。男性尿道全长有两个弯曲，呈“S”形，第一个弯曲在尿道膜部，称为耻骨下弯曲，凹向前上方。此弯曲位置固定，不能改变。第二个弯曲部位在耻骨前弯曲，凹向后下，在阴茎根与体之间，将阴茎上提时，此弯曲可消失变直。临床上利用这个特点，把阴茎上提，整个尿道只有一个凹向上的弯曲，以便器械或导尿管顺利插入膀胱。

二、泌尿系统疾病常见症状及护理

泌尿系统疾病常见症状包括肾性水肿、肾性高血压、尿异常、尿路刺激征、肾区痛等。在此重点讨论肾性水肿护理。

（一）肾性水肿

肾性水肿是由肾脏疾病引起的水肿，分为肾炎性水肿和肾病性水肿两大类。肾性水肿是肾脏疾病最常见的症状。发病机制为：①肾小球率过滤下降，水钠滤过减少，而肾小管重吸收功能正常，即球-管失衡，导致水钠潴留，多见于急慢性肾炎，为肾炎性水肿。②大量蛋白尿引起低蛋白血症，血浆胶体渗透压下降，致血液中水分转移入组织间隙；继而有效血容量下降，导致肾灌注压降低，刺激肾素分泌，肾素-血管紧张素-醛固酮系统活性增加，使醛固酮释放和抗利尿激素分泌增加，肾重吸收钠、水增多，导致水钠潴留。此为肾病性水肿，常见于肾病综合征。

临床表现：肾性水肿多开始于皮下组织疏松处，如眼睑、头皮、外阴等，晨起时水肿及颜面及腰骶部明显，下午以双下肢明显，严重时可出现胸腔积液、腹腔积液等。肾病性水肿因大量蛋白质的丢失，水肿部位凹陷较肾炎性水肿更为明显。肾性水肿多伴有血压增高、蛋白尿和血尿等改变。

1. 护理评估

（1）病史：询问患者水肿发生与持续的时间、特点和程度；有无明显诱因，如劳累、上呼吸道感染或皮肤感染、摄盐量、饮水量等；有无伴随症状如尿液混浊有泡沫或肉眼血尿、少尿、呼吸困难、心悸、乏力等。治疗及用药情况，包括药物种类、剂量、用法、疗程、用药后水肿有无消退等。既往有无高血压病、糖尿病、系统性红斑狼疮、过敏性紫癜等病史。心理反应：患者有无因水肿引起的焦虑、抑郁及其程度。

（2）身体评估：评估患者精神状况、生命体征尤其是血压、尿量、体重变化；全身皮肤水肿的评估，即水肿的部位和程度；肺部有无啰音或胸腔积液体征，有无腹水体征。

（3）相关检查：尿常规、血清电解质、肾功能及肾脏影像学检查，如 B 超等。

2. 护理诊断

（1）体液过多：与肾脏调节机制失调导致水钠潴留和尿内丢失大量蛋白有关。

（2）有感染的危险：与血浆蛋白丢失、使用免疫抑制剂导致机体抵抗力下降及卫生习惯不良有关。

3. 护理措施

1）一般护理：保持病室环境清洁，定期做好病房空气消毒，保持适宜的温度及湿度。休息能减少体内代谢废物的产生，减轻肾脏负担；促进肾脏血流增加，有利于利尿。安排患者合理休息。轻度水肿患者限制活动量，卧床休息与活动可交替进行。严重水肿的患者，应卧床休息，大量胸腹腔积液而导致呼吸困难而取半卧位时，应抬高床头15°~30°。

2）病情观察：

（1）观察体液的动态变化，严格记录24h 液体出入量（表5-1-1）。入量包括饮水量、输液量及输血量、食物所含水量等。出量包括尿量、呕吐物、引流液、粪便、透析的超滤液量。一切摄入量和排出量要随时准确记录。为了准确记录口服液体量，可把量杯或测过容量的容器固定使用，以便于记录。凡固体食物应记录其单位数目，如馒头两个，饼干4块等，通过查表记录含水量。对尿失禁的患者，应给予接尿措施或留置导尿管以求得准确数。

（2）观察生命体征及静脉充盈的情况，注意水肿的消长，定期测量并记录患者的体重和腹围。一般2次/周，重者每日早晚或隔日一次。

（3）注意有无出现水中毒或稀释性低钠血症的症状，如：头痛、嗜睡、意识障碍、共济失调等。注意有无呼吸困难和肺水肿的症状和体征。观察有无呼吸道、泌尿道感染及皮肤有无破损、流水、发红、溃烂等。

表 5-1-1 **正常成人 24 小时液体出入量参考表**

摄入量/ml	排出量/ml
饮水 1000~1500	尿 1000~1500
食物水 700	粪 150
	无形失水 850
内生水 300	呼吸蒸发 350
	皮肤蒸发 500
入量 2000~2500	总出量 2000~2500

3）饮食护理：肾病性质不同，饮食的要求各有侧重。但不论哪种肾病，只要有水肿，均应限制水钠摄入。蛋白质因其在体内代谢后产生含氮废物，可增加肾脏负担，肾病患者应谨慎摄入。

（1）限制水钠：按病情，即水肿程度、血压及尿量情况决定钠盐的摄入。①轻度水肿、高血压病人，尿量>1000ml/d，不必过度限制水，以“宁少勿多”为原则。给予低盐饮食，氯化钠小于3g/d，禁食咸肉、咸菜等腌制食品。烹饪时可用酱油（5ml 酱油相当于1g 食盐）调味；②水肿严重、明显高血压，少尿者应无盐饮食，限制水，以“量出为入”为原则。进水量=前一天尿量+500ml，烹饪时可用糖、醋调味。③对于慢性肾衰早期，由于浓缩功能降低，若过分限制水分，可使尿素氮增高，同时肾小管重吸收水、钠障碍，所以应适当给水、钠，但必须掌握；对于长期限制钠盐的肾衰患者，为防止稀释性低钠血症，尤其是在夏天要适当补钠，但不可多补给水分。

（2）蛋白质摄入：按肾功能决定蛋白质的摄入量。如水肿主要因低蛋白血症引起，在无氮质血症时，可给予正常量的蛋白质摄入（1g/kg · d），60% 以上为优质蛋白；对于有氮质血症的水肿病人，应限制蛋白质的摄入，给予优质低蛋白饮食。慢性肾衰竭的病人，可根据肾小球滤过率（GFR）来调节蛋白质的摄入量。低蛋白质饮食的患者需提供足够的热量，每日热量摄入不低于126kJ/（kg · d），以免引起负氮平衡，同时注意补充各种维生素。

（3）饮食禁忌：忌生冷、海鲜、辛辣刺激性食物。尿毒症高血钾者忌高钾食物，如香蕉、柑橘、土豆、紫菜、黑木耳等；血尿酸高者尤其忌食动物内脏、鱼虾蟹类、啤酒、菇类等。

4）用药护理：遵医嘱使用利尿剂和降压药，注意观察药物的疗效，有无不良反应出现。静脉输液时必须控制点滴速度和入液总量，以免发生心力衰竭和脑水肿。尿量增多时注意预防低血钾的发生。应用抗菌药物时，注意观察疗效和不良反应。避免使用加重肾功能损害的药物。

5）皮肤保护：做好基础护理，保持床铺舒适整洁、无褶皱，被褥及衣裤干净柔软、宽松。做好口腔护理及皮肤清洁，防止皮肤黏膜损伤及感染。协助患者定时用温水擦浴或淋浴，勤换内衣裤，饭前饭后漱口。体弱者协助其变换体位，用软垫支撑受压部位，适当予以按摩，防止压疮发生。男性病人有阴囊水肿时可用拖带托起阴囊。进行各种穿刺、进针时宜尽量推开皮下水分，拔针后用无菌棉球按压直至液体无外渗为止。不要在同一部位反复穿刺。

6）预防交叉感染：控制探访次数，对有上呼吸道感染者严禁探视，嘱病人不要随便与其他病人相互走动，尽量避免去人多的地方，必要时戴口罩。女性病人特别注意会阴部清洁，定期冲洗。护理人员严格无菌技术操作，戴口罩与病人接触。

4. 护理评价

（1）患者能自觉遵从饮食护理，水肿程度减轻或消失。

（2）患者能认识到感染的危险因素，积极配合采取预防措施，住院期间无感染发生。

（二）肾性高血压

肾病疾病引起的高血压称为肾性高血压，是继发性高血压病中常见的原因之一。肾血管病变所致（肾血管性高血压）约占高血压总数的5% ~10% ，主要由肾动脉狭窄或堵塞所致。肾实质病变所致（肾实质性高血压）主要由急慢性肾炎等肾实质性疾病引起，是肾性高血压的常见原因。其发病机制为：①各种原因导致水钠潴留，使血容量增加，引起容量依赖性高血压。限制水钠或利尿可改善高血压。②肾素分泌增多，肾内减压物质，如激肽释放酶、前列腺素分泌减少等，引起肾素依赖性高血压。应用血管紧张素转换酶抑制剂和钙阻断剂可使血压下降。肾性高血压具有高血压病的一般症状，可出现头痛、头晕、耳鸣、视力模糊、抽搐、甚至心力衰竭和高血压脑病等。高血压的程度与肾脏疾病的程度及预后关系密切，高血压发生或加重是导致肾功能损害重要因素，应给予积极治疗。

（三）尿异常

1．尿量异常

（1）少尿或无尿：正常人每日尿量为 1000～2000mL 左右。尿量<400mL/d 为少尿；<100mL/d 者，称为无尿。引起少尿或者无尿的原因有：肾前性，如血容量不足等；肾实质性，如急性、慢性肾衰；肾后性，如尿路梗阻等。

（2）多尿：尿量多于 2500mL/d，称为多尿，常见于慢性肾炎，糖尿病所致的肾小管功能不全及急性肾功衰的多尿期等。夜尿尿量超过白天尿量或夜间 12h 尿量持续大于 750mL，称为夜尿增多，其尿比重常<1.018，常是肾浓缩功能减退的早期表现。

2．尿质异常

（1）蛋白尿：指尿蛋白持续大于 150mg/d，蛋白尿定性为阳性。若在 150～500mg/d，为微量蛋白尿。如果尿蛋白含量≥3.5g/24h，则称为大量蛋白尿。微量蛋白尿提示肾脏早期病变，积极治疗有可能逆转或延缓病情。产生病理性蛋白尿的原因有肾小球性、肾小管性和溢出性，以肾小球性蛋白尿居多。临床上由体位、运动、寒冷、发热等原因引起的蛋白尿，称为功能性蛋白尿，其持续时间较短，尿蛋白程度较轻，一般小于 1g/d，诱因去除后很快消失。

（2）血尿：分为肉眼血尿和镜下血尿两种。新鲜尿离心沉淀每高倍镜视野（HP）红细胞大于 3 个，或 1h 红细胞计数大于 10 万，或 12h 计数大于 50 万者为镜下血尿。尿外观呈血样或者洗肉水样或者有血凝块者称为肉眼血尿。引起血尿的大体原因可分为 3 类：①泌尿系统疾病；②尿路邻近器官疾病，如阑尾炎、盆腔炎、结肠或直肠憩室炎症等；③全身疾病，如血液系统疾病、感染性疾病、心血管疾病、结缔组织疾病及药物作用等。

（3）管型尿：管型尿指 12h 尿沉渣计数管型大于 5000 个，或者镜检时发现大量其他管型者，常见的管型有透明管型、颗粒管型、红细胞管型、白细胞管型、蜡样管型等。红细胞管型常见于急性肾小球肾炎、急性肾盂肾炎或急性肾功能衰竭。白细胞管型是诊断肾盂肾炎及间质性肾炎的重要证据。蜡样管型多见于慢性功能肾衰竭。

（4）白细胞尿、脓尿、菌尿：新鲜离心尿沉渣检查时，白细胞大于 5 个每高倍镜视野或者 1h 尿白细胞计数大于 40 万，或者 12h 计数大于 100 万者称为白细胞尿。因蜕变的白细胞成为脓细胞，故又称脓尿。白细胞尿、脓尿多见于泌尿系统感染。菌尿是指中段尿培养标本涂片检查，若每高倍镜视野均可见细菌或者培养菌落计数大于 10^5/ml，可诊断为泌尿系统感染。

（四）膀胱刺激征

膀胱受到炎症或者理化因素的刺激时出现尿频、尿急、尿痛、下腹坠痛、排尿不畅等症状称为膀胱刺激征或尿道刺激征。常见病因有泌尿系统感染、结石、肿瘤及前列腺病变等。

正常成人白天排尿 3～5 次，夜间 0～1 次，每次尿量约 200～400ml。如单位时间内排尿次数频繁，而每次尿量不多，称为尿频。尿频因饮水过多、精神紧张或气温过低所致为生理性；如由泌尿生殖系统疾病引起为病理性。尿急是指一有尿意即需立即排尿的感觉。尿急时常伴有尿频，但尿频不一定伴有尿急。若排尿时感到会阴部、膀胱区有挛缩样疼痛或于排尿口烧灼感，则为尿痛。

1. 护理评估

（1）病史：询问患者排尿情况，即每日排尿次数、尿量、尿色，有无尿急、尿痛等；出现症状的时间；有无明显诱因，如劳累、尿路器械检查、不洁性生活史或大量饮水、情绪紧张等；有无伴随症状如发热、腰痛等。治疗及用药情况，包括药物种类、剂量、用法、疗程、用药后膀胱刺激征有无减轻等。既往有无尿路感染、尿路结石、前列腺疾病、盆腔疾病或结核病等病史。心理反应：患者有无因尿频、尿急、尿痛引起的焦虑、内疚及其程度。

（2）身体评估：评估患者精神状况、生命体征，注意有无体温升高；肾区有无压痛及叩击痛，各输尿管压痛点有无压痛；耻骨上膀胱区有无不适，尿道外口有无红肿、渗出等。

（3）相关检查：尿常规或中段尿培养、12h 艾迪氏计数、肾功能及肾脏输尿管影像学检查，如 B 超、X 线等。

2. 护理诊断

排尿异常：与尿路受炎症和理化刺激有关。

3. 护理措施

（1）一般护理：急性期应注意休息，高热者卧床休息。可取侧卧或下肢屈曲，以放松腹肌，减轻耻骨上膀胱区不适感。保持病房环境清洁，温度和湿度适宜。病情恢复后要避免劳累，经常参加体育运动，以增加机体的抵抗力。

（2）饮食护理：给予清淡、易消化营养饮食，特别指导患者多饮水，饮水量应在每日 2500ml 以上，使白天至少 2 ~ 3h 排尿一次，夜晚则 1 ~ 2 次，冲洗尿路，减少细菌在尿路停留的时间，从而减轻膀胱刺激征。

（3）保持会阴部清洁：注意卫生，每次排尿后及时清洗会阴，保持局部干燥。勤换内裤，内裤应柔软、宽松、透气好，以减少局部机械性刺激。若尿道口有红肿，可遵医嘱予以高锰酸钾液或碳酸氢钠液坐浴。

（4）病情观察：观察排尿次数、量和每次间隔时间，尿频与尿急、尿痛的原因，有无发热、肾区疼痛、血尿、脓尿等。

（5）对症处理：如果出现肾区或膀胱区疼痛时，可指导患者热敷或按摩疼痛的部位，以缓解疼痛。另外也可以指导病人多做一些自己感兴趣的事情，如听音乐、看电视等，以分散患者注意力。高热时采用物理降温，必要时遵医嘱予以退热药，并观察记录降温效果。出汗时及时清洁身体，更换衣物，防止受凉感冒而加重病情。

（6）用药护理：遵医嘱使用抗生素时，并注意观察其治疗反应及有无副作用出现。

4. 护理评价

患者尿频、尿急、尿痛减轻或消失，排尿恢复正常。

（秦世菊）

第二节　肾小球疾病

一、概述

肾小球疾病系指一组有相似的临床表现，如高血压、水肿、尿异常和不同程度的肾功能损害，但病因、发病机制、病理改变、病程和预后不尽相同，病变主要累及双肾肾小球的疾病。分为原发性、继发性和遗传性肾小球疾病。病变仅局限在肾脏本身的肾小球疾病称为原发性肾小球疾病，目前大多病因不明；由全身性疾病（如糖尿病、系统性红斑狼疮等）引起者称为继发性肾小球疾病；遗传性肾小球疾病是由于遗传基因变异所致（如Alport综合征等）。原发性肾小球疾病占肾小球疾病的大多数，是引起慢性肾衰竭的最主要原因。

【发病机制】

多数肾小球疾病属于免疫介导性炎症疾病，但在疾病进程中也有非免疫非炎症性因素的参与。

1. 免疫反应

免疫反应为肾小球疾病的始发机制。

（1）体液免疫：体液免疫主要指循环免疫复合物（CIC）和原位免疫复合物，在肾炎发病机制中作用已得到公认。某些外源性或内源性抗原可刺激机体产生相应的抗体，在血液循环中形成循环免疫复合物（CIC），并沉积在肾小球，激活炎症介质而导致肾炎产生。一般认为肾小球系膜区和内皮下免疫复合物常为CIC的发病机制。肾小球中的某些固有抗原（如肾小球基底膜抗原）或已经种植于肾小球的外源性抗原（或抗体）与血液循环中的游离抗体或者抗原相结合，在肾脏局部形成原位免疫复合物（IC），导致肾炎，一般认为肾小球基底膜上皮细胞侧免疫复合物常是IC的发病机制。

（2）细胞免疫：肾炎动物模型及部分人类肾小球肾炎均提示了细胞免疫的证据，但细胞免疫直接导致肾小球肾炎尚缺乏足够证据，还有待研究。

2. 炎症反应

免疫反应导致炎症，炎症反应为肾小球损害的主要机制，起主导作用的是炎症细胞和炎症介质。前者主要有单核-吞噬细胞、中性粒细胞、嗜酸性粒细胞及血小板等，炎症细胞可产生和分泌多种炎症介质，如生物活性肽（心房肽、加压素、血管紧张素等）、生物活性酯（前列腺素、白细胞三烯、血小板活化因子等）、血管活性胺（组胺、5-羟色胺、儿茶酚胺等）、补体、凝血及纤溶系统因子、细胞黏附因子、活性氧、活性氮等损害肾小球。炎症介质又进一步趋化和激活炎症细胞释放更多的炎症介质加重损害肾小球而发病。

3. 非免疫非炎症因素

促使肾小球疾病进展及肾小球滤过功能减退的非免疫非炎症性因素较多，如高血压、高脂血症、大量蛋白尿、药物肾毒性、过度疲劳、血液高凝及肾静脉血栓形成、感染等，其中高血压、高脂血症、大量蛋白尿是病变持续、恶化的重要因素。大多数肾小球疾病早期或病情发展阶段均存在不同程度的高血压，可促进肾小球和肾小动脉硬化；高脂血症也具有肾毒性，促进肾小球硬化。大量蛋白尿加重了肾小球的滤过负担，可作为一个独立的致病因素参与肾脏的病变过程。

【分类】

1. 病理分型

根据1982年世界卫生组织（WHO）美国J. Churg教授主持制定的关于肾小球疾病的分类标准，分型如下：

（1）肾小球轻微病变。

（2）局灶性/节段性病变（增殖、坏死、硬化）。

（3）弥漫性肾小球肾炎。

①膜性肾小球肾炎（膜性肾病）。

②增生性肾炎：系膜增生性肾小球肾炎；毛细血管内增生性肾小球肾炎；系膜毛细血管性肾小球肾炎；致密沉积物性肾小球肾炎；新月体肾小球肾炎。

③硬化性肾小球肾炎。

④未分类的肾小球肾炎。

2. 临床分型

根据中华内科肾病专业座谈会1992年制定的原发性肾小球疾病的标准分类。

（1）急性肾小球肾炎：起病急，病情轻重不等，多数预后良好，一般在数月至一年内痊愈。有蛋白尿、血尿、管型尿，常有水肿、高血压或短暂的氮质血症，B超检查肾脏不缩小。

（2）急进性肾小球肾炎：起病急骤，病情重，进展迅速，肾功能进行性减退。蛋白尿、血尿、管型尿，水肿、高血压等表现均比较明显。可在几天、几周或几个月内发展为肾衰竭，若无有效治疗，多于半年内死于尿毒症。

（3）慢性肾小球肾炎：起病缓慢，病程迁延，症状时轻时重，肾功能逐步减退，最终进展为慢性肾功能衰竭。

（4）隐匿性肾小球肾炎：无症状性血尿和（或）蛋白尿。肾功能良好，并能排除除肾小球外引起血尿、蛋白尿的原因。

（5）肾病综合征：具备以下四大特征：①大量蛋白尿>3. 5g/d；②低蛋白血症，血清白蛋白<30g/L；③高度水肿，一般为全身性水肿，可伴有腹腔及胸腔积液；④高脂血症，以胆固醇增高为主，其中前两项为必备条件。

肾小球疾病的临床和病理类型之间有一定联系，但肾活检仍是确定肾小球疾病病理类型和病变程度的必要手段，正确的病理诊断又必须与临床密切结合。

二、急性肾小球肾炎

急性肾小球肾炎（简称急性肾炎），是以急性发作的血尿、蛋白尿、浮肿、高血压或伴短暂氮质血症为主要特征的一组综合征，又称为急性肾炎综合征（acute nephritic syndrome）。可发生于任何年龄，儿童及青少年多见，男性多于女性。

【病因与发病机制】

急性肾小球肾炎多见于细菌、病毒和寄生虫感染后，也有急性肾炎患者找不到致病因素。其中最常见的是β型溶血性链球菌“致肾炎菌株”引起的上呼吸道感染或皮肤感染后，其发作季节与链球菌感染流行季节一致，如上呼吸道感染多见于冬春季，皮肤感染常在夏秋季。感染的严重程度与急性肾炎的发生和病变轻重并不完全一致。本病主要是由感染所诱发的免疫反应而引起的弥漫性肾小球损害。当溶血性链球菌感染后，链球菌体作为抗原，刺激机体B淋巴细胞产生相应抗体；抗原抗体结合形成可溶性循环免疫复合物，沉积于肾小球内皮下致肾炎。链球菌胞膜抗原与肾小球基底膜间有交叉抗原反应性，即链球菌胞膜的相应抗体，亦可与肾小球基底膜相结合，由此激活补体系统，诱集白细胞，促使血小板释放第3因子及氧自由基的产生，使肾小球内发生弥漫性炎症。病理类型多为毛细血管内增生性肾炎。

【临床表现】

病前1~3周多有呼吸道或皮肤感染的前驱病史，如急性咽炎、扁桃体炎、齿龈脓肿、猩红热、水痘、麻疹、皮肤脓疱疮等。部分患者可无前驱症状。病情轻重不一，轻者可无临床症状，仅有尿常规及血清补体C3异常，重者可出现急性肾衰竭。本病有自愈倾向，常在数月内临床痊愈。临床典型表现为血尿、蛋白尿、少尿、水肿、高血压等急性肾炎综合征。

1. 尿异常

几乎所有病例均有血尿，但轻重不一。肉眼血尿常为首发症状之一（约占40%~70%），尿色深呈混浊棕红色或洗肉水样，肉眼血尿持续时间不长，一般在数天内转为镜下血尿，也可持续1~2周才转为镜下血尿。镜下血尿多在6个月内消失，也可持续1~3年才消失。可伴有轻、中度蛋白尿，少数患者可有大量蛋白尿。一般于病后2~3周尿蛋白转为少量或微量，2~3个月多消失，成人患者消失较慢。持续性蛋白尿是转为慢性趋向的表现。少尿或无尿，患者起病时尿量较平时少，一日尿量常在400~700ml，并随水肿加重而尿量愈减少，持续1~2周后逐渐增加。个别患者可无尿，为病情严重表现。

2. 水肿

以水肿作为首发症状者约占70%，水肿多首见于面部、眼睑。眼睑、面部浮肿及苍白，呈现所谓肾炎面容。水肿也可波及下肢，严重时有胸、腹水及心包积液，常伴少尿。水肿的发生是由于病变肾脏小球滤过率减少，而肾小管对水、钠重吸收功能尚好（即球-管失衡），引起水、钠潴溜；另因毛细血管通透性增高，血浆内水分渗向组织间隙。多数患者水肿可随病情好转而消退。

3. 高血压

血压可自轻度至中度增高，随尿量增多，血压逐渐趋于正常，一般持续2~4周。少数患者可因血压急剧升高（>200/130mmHg）而致高血压脑病或左心衰竭，引起血压升高的原因主要与水、钠潴溜有关。肾素分泌增加，前列腺素分泌减少也参与了高血压的发生。

4. 并发症

并发症常发生在急性肾炎综合征少尿期，水钠严重潴留和高血压为重要的诱发因素。可出现急性充血性心力衰竭、高血压脑病、急性肾功能衰竭，常需紧急处理。

【辅助检查】

1. 尿液检查

尿检均有镜下血尿，呈多形性红细胞，与红细胞通过肾小球毛细血管基膜裂隙时发生变形有关。蛋白尿，尿蛋白含量不一，一般1～3g/24h，（尿蛋白定性+～++），20%左右可有大量蛋白尿，>3.5g/24h，（尿蛋白定性+++～++++）。尿沉渣中可有白细胞、管型，红细胞管型存在提示肾小球有出血渗出性炎症，是急性肾炎的重要特点。尿比重高，多在1.020以上。尿纤维蛋白降解产物（FDP）测定反映肾小血管内凝血及纤溶作用，尿中FDP含量增高有助于肾炎诊断。尿常规一般在4～8周内大致恢复正常。残余镜下血尿或少量蛋白尿可持续半年或更长。

2．血常规

血红蛋白可有短暂轻度下降，与血液稀释有关，在无感染灶情况下白细胞计数及分类正常。血沉增速。

3．肾功能

可有一过性肾小球滤过率降低，血尿素氮及血肌酐升高，常随尿量增多逐渐恢复正常。个别病例因病情严重，可出现肾功能衰竭而危及生命。

4．血电解质

电解质紊乱少见，在少尿时，二氧化碳结合力可轻度降低，血钾浓度轻度增加及稀释性低血钠，此现象随利尿开始迅速恢复正常。

5．免疫学检查

80%～95%患者在起病后2周内可有血清总补体及C3降低，4周后开始复升，6～8周恢复到正常水平。此规律性变化为本病的典型表现。血补体下降程度与急性肾炎病情轻重无明显相关，但低补体血症持续8周以上，应考虑有其他类型肾炎之可能。抗链球菌溶血素“O”（ASO）增高提示近期曾有链球菌感染史，与急性肾炎的严重性无直接相关性。

6．其他

B超示双肾形态饱满，体积增大。可有抗脱氧核糖核酸抗体，透明质酸酶抗体及血清免疫复合物阳性。

【诊断要点】

急性肾小球肾炎根据有先驱感染史，浮肿、血尿、同时伴高血压和蛋白尿，诊断并不困难。急性期多有抗链球菌溶血素“O”效价增高，血清补体浓度下降，尿中FDP含量增高等更有助于诊断。对不典型病例应详细询问病史，系统查体结合化验综合分析，才能避免误诊，对临床诊断困难者，必要时做肾活检方能确诊。

【治疗要点】

本病有自愈倾向，治疗以休息和对症为主，预防和控制并发症，促进机体自然恢复。

1．一般治疗

急性期患者应注意休息，根据病情给予特殊饮食治疗。具体内容见“护理要点”。

2．对症治疗

（1）感染灶治疗：肾炎急性期存在感染灶，如扁桃体炎、脓疱疮，要给予抗感染治疗，避免应用肾毒性抗生素。无感染灶时，一般无需使用抗菌素来预防。有反复发作的慢性扁桃体炎，待病情稳定后应考虑做扁桃体摘除。

（2）水肿、高血压、心力衰竭的治疗：凡经控制水、盐而仍尿少、水肿、血压高者均应给予利尿剂。可用双氢克尿噻、安体舒通、速尿或氨苯喋啶联合应用，一般间断应用比持续应用要好。凡经休息、限水盐、利尿而血压仍高者应给予降压药（具体内容见慢性肾小球肾炎）。但注意不宜使血压骤降，以防止肾血流量突然减少，影响或加重肾功能不全。本症心力衰竭主因为水钠潴留、血容量扩大而致急性循环充血，故治疗重点应在纠正水钠潴留、恢复血容量，而不是应用加强心肌收缩力的洋地黄类药物。除应用利尿剂外，必要时加用酚妥拉明或硝普钠以减轻心脏前后负荷。

3. 透析治疗

少数发生急性肾衰竭而严重少尿或无尿者、高度循环充血状态及不能控制的高血压可进行短期透析治疗，以帮助患者度过急性期。

4. 中医药治疗

多采用宣肺利水、疏风清热或清热利湿等治疗，但应密切注意中药的肾毒性，如马兜铃属植物药及其复方制剂应禁用。

5. 其他治疗

抗凝可减少肾小球内纤维素沉积及血小板聚集，有助于肾炎缓解。抗氧化剂，如超氧歧化酶（SOD）、含硒谷胱甘肽过氧化酶及维生素 E 等对肾细胞有保护作用，可减轻肾内炎症过程。

【护理要点】

（一）急性期护理

1. 休息与活动

休息能降低新陈代谢，减少代谢废物产生，减轻肾脏的负担。急性期患者通常需卧床休息 2～3 周，待肉眼血尿消失、血压恢复正常、水肿减退可逐步增加活动量，如散步等。注意保暖，避免受寒、潮湿，以免寒冷引起肾小动脉痉挛，加重肾脏缺血。病情稳定后可从事一些轻体力活动，3 个月内宜避免剧烈体力活动。1 年后运动量才能恢复正常，但应避免重体力活动和劳累。

2. 饮食和水分

为防止水钠进一步潴留，导致循环过度负荷之严重并发症，须减轻肾脏负担，急性期宜限制盐、水、蛋白质摄入。对有水肿、高血压者用无盐或低盐饮食（<3g/d）。水肿重且尿少者进水量以不超过前一天尿量加上 500ml 为宜，但不宜过分限制，以防血容量骤然不足影响肾脏血流灌注。肾功能正常者给予正常量的蛋白质摄入（1.0g/kg·d）；对有氮质血症者限制蛋白质摄入量，进低蛋白饮食持续到利尿开始，成人按 0.6g/kg·d 计算。以优质动物蛋白为主，如蛋类、乳类、瘦肉等。一般不限制糖类和脂肪的摄入，以保证足够的热量摄入。

3. 病情观察

（1）密切观察生命体征的变化，Q4h 测体温，每日测血压 2 次，至少 2 周。

（2）准确记录 24h 出入量，至尿量>800ml/d，连续 3 天时，可停止记录。观察尿的颜色、性质及量，每周尿液检查 2 次。

（3）观察体重和水肿变化，每日至少测体重 1 次，体重增加反映水在体内潴留。密切观察水肿消长情况，注意患者有无胸腹水产生。

（4）密切观察急性并发症，若患者血压突然升高，并有剧烈头痛、呕吐、抽搐、视物模糊，甚至惊厥、昏迷，提示高血压脑病，应及时报告医生，予以降压处理；若患者发生气急、不能平卧、胸闷、频繁咳嗽，甚至咯泡沫血痰、肺底湿啰音提示严重循环充血致急性左心衰，应协助患者坐起，双腿下垂，立即给予酒精湿化吸氧，并通知医生紧急处理。患者出现食欲不振、恶心呕吐、精神萎靡、浮肿加重，持续少尿甚至无尿时应警惕急性肾功能衰竭，应配合医生尽早给予患者透析治疗。

4. 用药护理

遵医嘱使用利尿剂和降压药时，注意观察药物的疗效及不良反应。根据病情随时调整药物的剂量、给药途径等。

5. 皮肤护理

参见本章“总论”。

6. 心理护理

适时向患者及家属解释疾病过程及治疗方案，消除焦虑、紧张等不良情绪，使其积极配合治疗。一般患者及家属都担心急性肾炎会转为慢性肾炎，应告知急性肾炎的预后良好，仅极少数患者可演变成慢性肾炎，鼓励患者树立战胜疾病的信心。

（二）恢复期护理

急性肾炎的恢复可能需1～3年，当临床症状消失后，蛋白尿、镜下血尿可仍然存在，故应做好健康教育。

1. 限制活动量

出院后患者仍要积极休息，避免劳累，以免病情反复。1～2月适当限制活动，血沉正常可上学、工作。Addis计数正常后可参加体育运动，但应避免剧烈运动。育龄期女性患者应暂时避孕，以免怀孕加重肾脏负担，导致病情复发。

2. 积极预防感染

平日尽量避免到人群集中的场所，注意防寒保暖，保持口腔及皮肤清洁卫生，以减少呼吸道及皮肤感染。一旦感染则应及时就医，彻底治疗，不要随意自行购药治疗，以免误用损害肾脏的药物。感染后2～3周时应查尿常规以及时发现异常。慢性感染病灶，如慢性扁桃体炎，最好能及时做摘除术。

3. 饮食调理

给予合理饮食，以增进机体抵抗力，促进疾病康复。饮食以清淡、营养、易消化为原则。可根据病情配合食疗，如冬瓜赤小豆粥、乌鱼汤、荠菜汤等。

4. 定期随访

出院后每周查尿1次，病程2个月以后改为每月查尿1次，随访期为半年，若尿常规持续异常，应延长随访时间。加强自我病情监测，如果出现血尿、尿液混浊、水肿、血压升高等症状时，提示病情复发，应立即就诊。

三、慢性肾小球肾炎

慢性肾小球肾炎（简称慢性肾炎）是一组病因不同，病理变化多样的慢性肾小球疾病。临床特点为起病隐匿、缓慢，以蛋白尿、血尿及不同程度高血压和肾功能损害为基本临床表现。病情迁延、反复，最终发展为慢性肾衰竭。可发生于任何年龄，但以青、中年男性为主。

【病因与发病机制】

慢性肾小球肾炎病因不清，仅极少数由急性肾炎转变而致。发病机理和急性肾炎相似，免疫介导炎症反应是始动因素。但为何导致慢性过程的机理尚不清楚，可能与机体存在某些免疫功能缺陷有关。免疫功能缺陷可使机体抵抗感染能力下降，招致微生物反复侵袭；机体又不能产生足够量的抗体，以清除致病物质（抗原），致使抗原能持续存留机体内，并形成免疫复合物，沉积于肾组织，产生慢性炎症过程。此外，非免疫介导的肾脏损害在慢性肾炎的发生与发展中亦可能起重要作用，如健存肾单位代偿性血流灌注压增高，肾小球毛细血管袢跨膜压力及滤过压增高，均可引致肾小球硬化。疾病过程中的高血压长期存在，可导致肾小动脉狭窄，闭塞，加速肾小球硬化。

【病理】

慢性肾炎的病理改变是两肾弥漫性肾小球病变。由于慢性炎症过程，肾小球毛细血管逐渐破坏，纤维组织增生；肾小球纤维化，玻璃样变，形成无结构的玻璃样小团。由于肾小球血流受阻，相应肾小管萎缩，纤维化，间质纤维组织增生，淋巴细胞浸润。病变较轻的肾单位发生代偿性肥大，在硬化的肾小球间有时可见肥大的肾小球。一般可有如下几种类型：①系膜增生性肾炎；②膜增殖性肾炎；③系膜毛细血管性肾炎；④膜性肾病；⑤局灶性节段性肾小球硬化。由于病变逐渐发展，最终导致肾组织严重毁坏，形成终末期固缩肾。

【临床表现】

慢性肾小球肾炎多数隐匿起病，病程冗长，病情多缓慢进展。由于病理类型不同，临床表现呈多样性。蛋白尿、血尿、高血压、水肿为其基本临床表现。蛋白尿为本病必有的表现，常常在1～3g/d。血尿可为镜下血尿或肉眼血尿。水肿程度与持续时间不一。早期水肿时有时无，多为眼睑和（或）下肢轻、中度凹陷性水肿，晚期水肿持续存在。一般无体腔积液。有不同程度高血压，多为轻、中度，持续存在。可因高血压、动脉硬化而出现心脑血管并发症。患者常伴有头痛、头晕、食欲减退、疲乏、失眠等，与高血压、贫血、某些代谢及内分泌功能紊乱等有关。一般根据临床表现的不同，分为以下5型。

1. 普通型

较为常见。病程迁延，病情相对稳定，多表现为轻度至中度的水肿、高血压和肾功能损害。尿蛋白（+）～（+++），离心尿红细胞>10个/高倍视野和管型尿等。病理改变以系膜增生、局灶节段系膜增生和轻度膜增殖为多见。

2. 肾病型

主要表现为肾病综合征，24h尿蛋白定量>3.5g，血清白蛋白低于30g/L，水肿一般较重和伴有或不伴高脂血症。病理分型以微小病变、膜性、膜增殖、局灶性肾小球硬化等为多见。

3. 高血压型

除上述普通型的表现外，以持续性中等度以上血压，尤以舒张压升高为特点。本型常伴心血管损害和眼底改变，肾功能恶化较快。病理分型以局灶性肾小球硬化和弥漫性增殖为多见。

4．混合型

临床上既有肾病型表现又有高血压型表现，同时多伴有不同程度肾功能减退征象。病理改变可为局灶节段肾小球硬化和晚期弥漫性增殖性肾小球硬化等。

5．急性发作型

在病情相对稳定或持续进展过程中，由于感染或过劳等因素，经较短的潜伏期（多为1～5日），而出现类似急性肾炎的临床表现，经治疗和休息后可恢复至原先稳定水平；或病情恶化，逐渐发生尿毒症；或是反复发作多次后，肾功能急剧减退出现尿毒症一系列临床表现。病理改变以弥漫性增殖、肾小球硬化基础上出现新月体及或明显间质性肾炎。

【辅助检查】

（1）尿常规：镜检可见多形性红细胞+～++，尿蛋白微量～+++、管型（颗粒管型、透明管型等）。尿比重偏低，多在1.020以下，疾病晚期常固定在1.010。

（2）血液检查：常有轻、中度正色素性贫血，红细胞及血红蛋白成比例下降。血沉增快，可有低蛋白血症，血清电解质一般无明显异常。

（3）肾功能检查：肾小球滤过率、内生肌酐清除率降低，血尿素氮及肌酐升高，肾功能分期多属代偿期或失代偿期，酚红排泄试验及尿浓缩稀释功能均减退。

（4）肾脏B超：早期肾脏大小正常，晚期可出现双侧对称性缩小，肾皮质变薄，肾结构不清。

（5）肾组织活检：可以确定本病的病理类型。

【诊断要点】

慢性肾小球肾炎的诊断并不完全依赖病史的长短，多数慢性肾小球肾炎其病理类型决定其起病即为慢性病程。一般而言，凡有尿检异常（血尿、蛋白尿、管型尿）、水肿及高血压病史，病程迁延1年以上，无论有无肾功能损害均应考虑此病，肾穿刺活检可确诊并有利于指导治疗和判断预后。

【治疗要点】

迄今尚无满意的治疗方法，多为对症治疗，以防止或延缓肾功能进行性衰退为目标。采用手段为中西医结合，几种西药联合应用的综合治疗措施。

1．一般治疗

包括低磷低蛋白饮食和休息，避免强体力活动等。

2．利尿剂的应用

轻度浮肿不必给利尿剂，中度以上浮肿者可按病情短期、间断服用利尿剂。可选用噻嗪类药物，保钾利尿剂（安体舒通、氨苯喋啶）或速尿，单独或联合应用，剂量宜由小到大，逐渐消肿，注意防止电解质紊乱。

3．控制高血压

控制血压是防止疾病进展极为重要的措施，可以防止肾功能减退或使已经受损的肾功能有所改善，防止心血管合并症，并改善远期预后。

（1）治疗原则：

①力争达到目标值：理想的血压控制水平视蛋白尿程度而定。如尿蛋白<lg/d者，血

压应该控制在130/80mmHg以下；如尿蛋白≥1g/d，无心脑血管合并症者，血压应控制在125/75mmHg以下。

②降压不能过低过快，保持降压平稳，以免影响心、脑、肾血流灌注不足。

③一种药物小剂量开始，逐渐调整，必要时联合用药，直至血压控制满意。

④降压药物应该在限制钠盐饮食的基础上进行。

⑤优选具有肾保护作用、能延缓肾功能恶化的降压药物。

（2）常用降压药物：有血管紧张素转换酶抑制剂（ACEl）、血管紧张素Ⅱ受体拮抗剂（ARB）、长效钙通道阻滞剂（CCB）、利尿剂、β受体阻滞剂等。由于ACEI与ARB除具有降低血压作用外，还有减少尿蛋白和延缓肾功能恶化的肾保护作用，应首选。使用ACEI与ARB类药物应该定期检测血压、肾功能和血钾。部分病人首次应用ACEI与ARB两周左右出现血肌酐升高，需要检查有无危险因素，如果未超过基础水平的30%，仍然可以继续应用。有双侧肾动脉狭窄者禁用。肾功能不全患者应用ACEI与ARB要慎重，尤其注意防止高血钾。少数患者应用ACEI有持续性干咳的不良反应，可以换用ARB类。

4. 抗血小板聚集治疗

长期服用抗血小板聚集药可改善微循环，延缓肾功能衰退。可应用大剂量双嘧达莫（潘生丁）300～400mg/d，或小剂量阿司匹林50～300mg/d。联合抗凝药物（肝素）、抗氧化剂（大剂量维生素E、SOD），可提高疗效。

5. 中医药治疗

可选用下列中草药或方剂治疗，如金钱草、板兰根、败酱草、蒲公英、当归、丹参、桃仁、红花等，具有清热解毒、消肿利尿、活血化瘀等功效。

6. 激素及免疫抑制剂治疗

是否应用激素及免疫制剂应根据病因及病理类型来确定。对肾病型和急性发作性患者可加用，以作用时间快、短疗程为原则。

【护理要点】

1. 休息与活动

无明显水肿、高血压，血尿和蛋白尿不严重，且无肾功能不全表现者，鼓励生活自理，可以从事轻微劳动，但应避免劳累。有明显水肿或高血压者，或短期内有肾功能减退者，应卧床休息。

2. 饮食护理

宜给予优质低蛋白、低磷、高维生素饮食。保证足够的热量，减少自体蛋白质的分解。每天摄入能量30～35kcal/kg，可增加糖类的摄入。除高脂血症者外，脂肪不限。

（1）水、钠摄入：水肿、高血压或肾功能不全者，要限制钠的摄入量。钠盐应低于3g/d，水肿严重者则应低于2g/d；严重水肿伴少尿时，每日摄水量应限制在1000ml以内；轻中度水肿且尿量>1000ml/d，不必过分限水，适当控制饮水量即可。

（2）蛋白质的摄入：控制蛋白质的摄入量，也可达到低磷目的，成人一般0.6g/(kg·d)，其中50%为优质蛋白质（富含必需氨基酸的动物蛋白质），如鸡蛋、瘦肉、牛奶等。必要时口服适量必需氨基酸。对有大量蛋白尿且肾功能尚可者，可适当提高蛋白质摄入量。

（3）补充各种维生素及微量元素：如维生素A、B、C、D、E及微量元素Ca、Zn、Fe等。可给予新鲜蔬菜、水果、坚果等。

3．健康教育

慢性肾炎病情发展快慢，与病因、病理类型，机体的反应性及医疗监护等条件有关。教育患者认识到本病病程长、病情迁延，应在生活的各个环节中注意自己的肾脏的状况，避免加重肾损害的因素。

（1）养成良好的生活习惯，劳逸有节，避免过劳过累。在病情稳定时，应当适量运动，增强自己的抗病能力。

（2）避免感染：慢性肾炎的免疫功能较低，特别是伴有贫血及低蛋白血症者，易受感染尤其是上呼吸道感染。教导患者注意防寒保暖，避免与有上呼吸道感染者接触；注意个人卫生，保持口腔、皮肤及会阴清洁。

（3）合理饮食：饮食应按医生的要求选择食品，切忌盲目进补。水盐的摄入根据病情调整，避免过度控制造成脱水，恶化肾功能，或限制不严格，加重水肿、高血压。

（4）合理用药：严格遵医生的指导选择和用药，避免误用肾毒性药物（如氨基糖苷类抗生素、含有马兜铃酸中药、非甾体类抗炎药、造影剂等），损伤肾脏。

（5）妊娠可导致病情反复或加重，育龄妇女应在医生指导下计划生育。

四、急进性肾小球肾炎

急进性肾小球肾炎（rapidly progressive glomerulonephritis，RPGN）是肾小球肾炎中最严重的类型，主要表现为急性肾炎综合征（血尿、蛋白尿、水肿、高血压）及急性进行性肾功能减退，肾活检病理通常表现为新月体肾炎。该病起病急骤，病情发展迅速，预后凶险，若未及时治疗，90%以上的患者于6个月内死亡或依赖透析生存。本病可见于任何年龄，但有青年和中、老年两个发病高峰，男女比例为2∶1。

【病因与发病机制】

本病有多种病因。一般将有肾外表现者或明确原发病者称为继发性急进性肾炎，如继发于过敏性紫癜、系统性红斑狼疮等，偶有继发于某些原发性肾小球疾病（系膜毛细血管性肾炎及膜性肾病）者。病因不明者则称为原发性急进性肾炎。

急进性肾小球肾炎的基本发病机制为免疫反应，有体液免疫和细胞免疫的参与。根据免疫病理表现不同可分为3型（Couser分类）：Ⅰ型：抗肾小球基膜型，为抗肾小球基膜抗体与肾小球基膜抗原结合，激活补体而致病。根据免疫荧光线条状沉积伴循环抗GBM抗体（抗肾小球基底膜抗体）的形成又分为两类：①伴肺部损害的肺出血-肾炎综合征（Goodpasture syndrome）；②不伴肺部损害的抗GBM抗体型肾小球肾炎（无肺出血）。Ⅱ型：免疫复合物型，系循环免疫复合物沉积或原位免疫复合物种植于肾小球，激活补体而致病。此型在我国常见。发病前常有上呼吸道感染史，其致病抗原可能为细菌或病毒等。Ⅲ型：非免疫复合物型，其发生可能与肾微血管炎有关，70%～80%患者血清中存在抗中性粒细胞胞浆抗体（antineutrophil cytoplasmic antibodies，ANCA），故又称为ANCA相关性肾小球肾炎。

目前临床为了更有利于治疗方案的确定及随访，制定了新5型分类。这种分类不强调病因，仅根据肾脏免疫病理学的结果，再结合免疫学实验指标，将Couser分类中的Ⅰ型分成Ⅰ型ANCA阴性和Ⅳ型ANCA阳性；原Ⅲ型患者中，ANCA阳性者为Ⅲ型，ANCA阴性者为Ⅴ型。

【病理】

光镜下肾小囊壁层上皮增生，单核、巨噬细胞浸润形成新月体或环状体为 RPGN 的特征性病理改变。新月体的形成是肾小球严重损伤的组织学标志。受累肾小球可达 50% ~ 100%。新月体和肾小球囊腔黏连，造成囊腔闭塞，压迫毛细血管丛，毛细血管袢萎缩、坏死、出血，结构严重破坏。最终整个肾小球纤维化、玻璃样变，功能丧失。此外，也可见到肾小球毛细血管丛增殖性改变，肾小管炎性细胞浸润、上皮细胞变性、萎缩，间质水肿、纤维化。免疫荧光可见抗基底膜抗体呈线样沉积或免疫复合物颗粒状沉积。电镜下新月体上皮细胞高度肿胀，基底膜密度不均或断裂、钉状突起等，部分病例可见基底膜的内皮侧有不规则的电子致密物沉积。

【临床表现】

多呈急性起病，部分病例可有前驱期链球菌感染症状。主要表现为少尿或无尿、严重血尿（常为肉眼血尿并反复发作）、大量蛋白尿、红细胞管型，伴或不伴有水肿和高血压。病情快速进展，致使肾功能急剧进行损害，可在数周或数月发展至尿毒症。它可有 3 种转归：①呈急性肾功能衰竭表现，在数周内迅速发展为尿毒症。②肾功能损害进行的速度稍慢，在几个月或 1 年内发展为尿毒症。③少数患者治疗后病情稳定，甚至痊愈或残留不同程度的肾功能损害。发病时患者全身症状较重，如有疲乏、无力、精神萎靡，体重下降，可伴发热、中度贫血等。

【辅助检查】

（1）尿液检查：常见血尿、异形红细胞尿和红细胞管型，非选择性蛋白尿 +++ ~ ++++，24h 尿蛋白定量大于 3.5g。尿中可发现纤维蛋白降解产物。

（2）肾功能及电解质：血清肌酐、尿素氮快速进行性升高，而肾小球滤过率快速进行性下降。常伴代谢性酸中毒，水、电解质平衡紊乱。

（3）血常规：大多数患者（78% ~100%）出现贫血，红细胞数及血红蛋白减少，白细胞轻度增高。

（4）免疫学检查：Ⅰ型可有血清抗肾小球基底膜抗体阳性；Ⅱ型血循环免疫复合物阳性，血清补体 C3 降低；Ⅲ型可有 ANCA 阳性。

（5）肾脏 B 超：双肾体积增大、饱满。

（6）肾活检：肾小囊腔内可见新月体形成。

【诊断要点】

临床对呈急性肾炎综合征表现且以严重血尿、明显少尿及肾功能进行性衰竭为表现者应考虑本病，并及时进行肾活检，50% 以上肾小球内有新月体病理改变有利于确诊。明确本病诊断后，尚应详细询问病史，积极寻找多系统疾病的肾外表现和体征，并进行有关检查（如抗核抗体、ASO 等），以区别是原发性或继发性。

【治疗要点】

RPGN 是一组病理发展快、预后差的疾病，近年来该病治疗上进展较大，疗效明显提高。治疗包括针对炎症性肾损伤和针对肾小球疾病引起的病理生理改变两方面。患者如能及时行肾活检明确诊断和早期强化治疗，预后可得到显著改善。

1. 强化疗法

RPGN 患者病情危重时必须采用强化治疗，包括如下措施：

（1）强化血浆置换：该法是用膜血浆滤器或离心式血浆细胞分离器分离病人的血浆和血细胞，然后用正常人的血浆或血浆成分（如白蛋白）对其进行置换，每日或隔日置换1次，每次置换2～4L。此法清除致病抗体及循环免疫复合物的疗效肯定，已被临床广泛应用。

（2）双重滤过血浆置换：是在强化血浆置换基础上发展起来的治疗方法。即从第1个膜血浆滤器分离出的病人血浆不弃去，让其再通过第2个膜血浆滤器，此滤器膜孔小，能阻挡球蛋白等中、大分子蛋白通过，最后将滤过的不含上述成分的血浆输回自体。这既能清除血中致病抗体及免疫复合物，又避免了输入他人大量血浆可能导致乙肝病毒感染的弊端。不过疗效是否与强化血浆置换相同，尚有待验证。

（3）免疫吸附治疗：该法为用膜血浆滤器分离出的病人血浆，让血浆通过免疫层析吸附柱（如能特异吸附抗 GBM 抗体的吸附柱，或能广泛吸附 IgG 及免疫复合物的蛋白 A 吸附柱）清除其中的致病成分，再自体回输。此法清除致病抗体和（或）循环免疫复合物的疗效肯定，但是价格较昂贵，限制了其推广。

（4）甲泼尼龙冲击治疗：将甲泼尼龙0.5～1.0g 静脉滴注，每日或隔日1次，3次为1个疗程，据病情需要应用1～3个疗程（两疗程间需间隔3～7日）。大剂量甲泼尼龙具有强大的免疫抑制、抗炎症及抗纤维化作用。此治疗对于Ⅰ型 RPGN 疗效不肯定，主要应用于Ⅱ型及Ⅲ型 RPGN 的治疗。

（5）大剂量丙种球蛋白治疗：当 RPGN 病人合并感染等因素不能进行上述各种强化治疗时，则可应用此治疗。具体方案是：丙种球蛋白400mg/（kg·d）静脉滴注，5次为1个疗程，必要时可应用数个疗程。

2. 基础治疗

应用各种强化治疗时，一般都要同时服用常规剂量的激素及细胞毒药物作为基础治疗，抑制免疫及炎症反应，减少抗体产生。特别是应用上述（1）～（3）项强化治疗大量清除血中致病抗体后，若不用此基础治疗，抗体将会迅速"反跳"，影响疗效。

（1）肾上腺皮质激素：常用泼尼松或泼尼松龙口服，用药应遵循如下原则：起始量要足［1mg/（kg·d）］，不过最大剂量常不超过60mg/d；减、撤药要慢（足量服用12周后开始减药，每2～3周减去原用量的10%）；维持用药要久（以10mg/d 做维持量，服半年至1年或更久）。

（2）细胞毒药物：常用环磷酰胺，每日口服100mg 或隔日静脉注射200mg，累积量达6～8g 停药。然后可以再用硫唑嘌呤100mg/d 继续治疗6～12个月巩固疗效。必须注意骨髓抑制及肝脏损伤等不良反应。

（3）其他免疫抑制药：麦考酚吗酸酯抑制免疫疗效肯定，而不良反应较细胞毒药物轻，已被应用于肾病治疗，包括Ⅱ型及Ⅲ型 RPGN。起始剂量1～2g/d（常为1.5g/d），以后每半年减0.5g/d，最后以0.5g/d 剂量维持半年至1年。

3. 替代治疗

如果患者肾功能急剧恶化达到透析指征时，应尽早进行透析治疗（包括血液透析或腹膜透析），以维持生命、赢得治疗时间。如果治疗过晚，疾病已进入不可逆性终末期肾衰竭，则应予病人长期维持透析治疗或肾移植。肾移植应在病情静止半年至1年、血中致病抗体（抗GBM抗体、ANCA等）阴转后才进行，以免术后移植肾再发RPGN。

4. 对症治疗

利尿、降压、抗感染和纠正水电解质酸碱平衡紊乱。

【护理要点】

可参考本章“肾病综合征”及“急性肾功能衰竭”内容。

五、肾病综合征

肾病综合征（nephrotic syndrome，NS）不是一种独立性疾病，而是各种肾小球疾病中最常见的一组临床症候群。典型表现为大量蛋白尿（每日>3.5g/d）、低白蛋白血症（血浆白蛋白<30g/L）、水肿及高脂血症。肾病综合征分为原发性和继发性肾病综合征两大类。原发性由肾脏本身疾病引起，占90%以上；继发性由肾脏以外的疾病引起，如：过敏性紫癜、系统性红斑狼疮、糖尿病、乙肝相关性肾炎等。本节仅讨论原发性肾病综合征。原发性肾病综合征的发病机制为免疫介导性炎症所致的肾脏损害，最终导致肾小球滤过膜分子屏障和电荷屏障受损。其病理类型有五种：微小病变肾病、膜性肾病、系膜增生性肾炎、系膜毛细血管性肾炎及局灶性节段性肾小球硬化，不同年龄段的病理类型不同，其治疗及预后也不尽相同。

【临床表现及发病机制】

1. 大量蛋白尿

大量蛋白尿是肾病综合征最主要的诊断依据之一。大量蛋白尿指成年病人每日尿蛋白质排泄量>3.5g，儿童为50mg/kg。大量蛋白尿的产生是由于肾小球滤过膜通透性异常（机械屏障及电荷屏障）所致。肾小球滤过膜对血浆蛋白（以白蛋白为主）的通透性增加，致尿中蛋白含量增多，当超过远曲小管回吸收量时，形成大量蛋白尿。

2. 低白蛋白血症

低白蛋白血症见于大部分肾病综合征患者，即血清白蛋白水平在30g/L以下。其主要原因是尿中丢失白蛋白，其次肾小管分解白蛋白能力增加、肝脏合成白蛋白不足及严重水肿时胃肠道吸收能力下降，蛋白质摄入减少。低白蛋白血症造成患者营养不良，常有疲乏、无力、反应迟钝，儿童生长发育迟缓。低白蛋白血症使血浆胶体渗透压下降，水分从血管腔内进入组织间隙，诱发水肿。

3. 水肿

患者常有明显水肿，严重者全身水肿，伴阴囊或会阴部高度水肿，甚至胸水、腹水及心包积液。水肿的出现及其严重程度与低蛋白血症的程度呈正相关。低白蛋白血症是水肿的主要原因，但单一的机理并不足以解释肾病综合征水肿的发生，50%肾病综合征水肿患者血容量正常，甚至增多，血浆肾素正常或下降，提示肾病综合征的水、钠潴留，也与肾脏调节钠平衡的障碍有一定关系。水肿严重程度与肾脏病变严重性并不直接相关，但严重水肿如伴有大量胸腔积液、心包积液或肺间质水肿，则会引起呼吸困难和心肺功能不全。若患者长期低盐饮食或利尿剂利尿，可造成有效循环血容量减少，致低血压甚至低血容量休克。

4．高脂血症

肾病综合征时高脂血症常与低白蛋白血症并存。脂代谢异常的特点为血浆总胆固醇（Ch）、甘油三酯（TG）、低密度脂蛋白（LDL）和极低密度脂蛋白（VLDL 浓度）升高，高密度脂蛋白（HDL）浓度可以升高、正常或降低。脂质代谢异常的发生机理：①肝脏代偿性合成 Ch、TG 及脂蛋白增加。②脂蛋白分解和外周利用减弱。肾病综合征患者的高脂血症对心血管疾病发生率的影响，主要取决于高脂血症出现时间的长短、LDL/HDL 的比例、高血压史及吸烟等因素。长期的高脂血症，特别是 LDL 上升而 HDL 下降，可加速冠状动脉粥样硬化的发生，增加患者发生急性心肌梗死的危险性。

【并发症】

1．感染

感染是最常见且严重的并发症，也是造成本病复发和疗效不佳的主要原因。患者对感染抵抗力下降的原因有：①尿中丢失大量 IgG。②B 因子（补体的替代途径成分）的缺乏导致对细菌免疫调理作用缺陷。③营养不良时，机体非特异性免疫应答能力减弱，造成机体免疫功能受损。④转铁蛋白和锌大量从尿中丢失。转铁蛋白为维持正常淋巴细胞功能所必需，锌离子浓度与胸腺素合成有关。⑤局部因素。胸腔积液、腹水、皮肤高度水肿引起的皮肤破裂和严重水肿使局部体液因子稀释、防御功能减弱。在抗生素问世以前，细菌感染曾是肾病综合征患者的主要死因之一，严重的感染主要发生在有感染高危因素的患者，如儿童、老人、全身营养状态较差、长期使用激素或（和）免疫抑制剂及严重低蛋白血症者。临床上常见的感染有：原发性腹膜炎、蜂窝组织炎、呼吸道感染和泌尿道感染。一旦感染诊断成立，应立即予以治疗。

2．高凝状态、静脉血栓形成及栓塞

肾病综合征时血中抗凝血酶Ⅲ（抗凝系统中最重要的成分）自尿中大量丢失，肝脏代偿性合成抗凝血酶Ⅲ时致其他凝血因子合成增加，导致机体凝血、抗凝和纤溶系统失衡，是肾病综合征产生高凝状态的原因之一。激素、利尿剂的应用和高脂血症为静脉血栓形成的加重因素，激素经凝血蛋白发挥作用，而利尿剂则使血液浓缩，高脂血症使血液黏滞度增加，血小板的黏附和凝集力增强。其中以肾静脉血栓最为多见，外周深静脉血栓形成率约为6%，常见于小腿深静脉，少有临床症状。当血浆白蛋白小于20g/L 时，肾静脉血栓形成的危险性增加。肾静脉血栓形成，在膜性肾病患者中可高达50%，在其他病理类型中，其发生率为5%～16%。肾静脉血栓形成的急性型患者可表现为突然发作的腰痛、血尿、白细胞尿、尿蛋白增加和肾功能减退。慢性型患者则无任何症状，但血栓形成后的肾淤血常使蛋白尿加重，或对治疗反应差导致误判而增加激素用量。如血栓脱落，则引发肾外栓塞症状，可发生肺栓塞。明确诊断需做肾静脉造影。Doppler 超声、CT、IMR 等无创伤性检查也有助于诊断。血浆 β 血栓蛋白增高提示潜在的血栓形成，血中 α_2-抗纤维蛋白溶酶增加也认为是肾静脉血栓形成的标志。

3．急性肾衰

急性肾衰为肾病综合征最严重的并发症。常见的病因在于肾病综合征常有低蛋白血症及血管病变，特别是老年患者多伴肾小动脉硬化，对血容量及血压下降非常敏感，故当急性失血、呕吐、腹泻所致体液丢失、外科损伤、腹水、大量利尿及使用降压药物后，都能使血压进一步下降，导致肾灌注骤然减少，诱发肾前性氮质血症，经扩容、利尿治疗后多可缓解。少数可发展为肾实质性急性肾衰竭，扩容及利尿无效，须紧急透析治疗，其发生机制可能是肾间质高度水肿压迫肾小管及大量蛋白阻塞肾小管，导致肾小管高压，肾小球滤过率骤减所致。肾病综合征合并急性肾衰一般为可逆性，大多数患者在治疗下，随着尿量增加，肾功能逐渐恢复。

4. 肾小管功能减退

肾病综合征的肾小管功能减退，以儿童多见。其机制认为是肾小管对滤过蛋白的大量重吸收，使小管上皮细胞受到损害。常表现为糖尿、氨基酸尿、高磷酸盐尿、肾小管性失钾和高氯性酸中毒，凡出现多种肾小管功能缺陷者常提示预后不良。

5. 其他

长期大量蛋白尿可导致多种血浆蛋白浓度发生变化，如免疫球蛋白降低造成机体抵抗力下降，易发生感染；某些金属结合蛋白和 VitD 结合蛋白下降，可致体内铁、锌、铜等微量元素缺乏，肠道对钙吸收障碍而出现低钙血症。内分泌素结合蛋白不足可诱发内分泌紊乱。药物结合蛋白减少可影响药物疗效。

【诊断要点】

肾病综合征的诊断标准为：①24 小时尿蛋白≥3.5g；②血浆白蛋白≤30g/L；③水肿；④高脂血症。其中①②两项为诊断所必需。排除继发性病因和遗传性疾病，才能诊断为原发性 NS。最好能进行肾活检，作出病理诊断，以指导治疗。

【治疗要点】

（一）主要治疗

抑制免疫与炎症反应。

1. 肾上腺糖皮质激素（简称激素）

激素是治疗肾病综合征最常用的药物，能减轻急性炎症时的渗出，稳定溶酶体膜，减少纤维蛋白的沉着，降低毛细血管通透性而减少尿蛋白漏出；此外，尚可抑制慢性炎症中的增生反应，降低成纤维细胞活性，减轻组织修复所致的纤维化。

原则和方案：①起始足量：一般泼尼松 1mg/（kg·d），口服 8～12 周。②缓慢减量：经足量治疗后每 1～2 周减原剂量的 10%，当剂量越小时递减的量应越小，速度应越慢。③长期维持：激素的维持量和维持时间因病例不同而异，以不出现临床症状而采用的最小剂量为度，以低于 15mg/d 为满意，维持期 6～12 个月。在维持阶段有体重变化、感染、手术和妊娠等情况时调整激素用量。经 8 周以上正规治疗无效病例，需排除影响疗效的因素，如感染、水肿所致的体重增加和肾静脉血栓形成等，应尽可能及时诊断与处理。

静脉激素冲击治疗：适用于对口服激素治疗反应不良，高度水肿影响胃肠道对激素的吸收，全身疾病（如系统性红斑狼疮）引起的严重肾病综合征；病理上有明显的肾间质病变，肾小球弥漫性增生，新月体形成和血管纤维素样坏死等改变的患者。冲击疗法的剂量为甲泼尼松龙 0.5～1g/d，疗程 3～5 天，但根据临床经验，一般选用中小剂量治疗，即泼尼松龙 240～480mg/d，疗程 3～5 天，1 周后改为口服剂量。这样既可减少因大剂量激素冲击而引起的感染等副作用，临床效果也不受影响。相应的地塞米松冲击剂量为30～70mg/d，但要注意加重水钠潴留和高血压等副作用。

2. 细胞毒性药物

用于激素治疗无效，或激素依赖型，或因不能耐受激素的副作用而难以继续用药的肾病综合征患者。由于此类药物多有性腺毒性、降低人体抵抗力及诱发肿瘤的危险，因此，在用药指征及疗程上应慎重掌握。局灶节段性肾小球肾炎对细胞毒药物反应很差，故不宜选用。最常用药物为环磷酰胺（CTX）。CTX 的剂量为 2 ~ 3mg/（kg · d），疗程 8 周，当累积总量超过 300mg/kg 时易发生性腺毒性。其次是苯丁酸氮介，0.1mg/（kg · d），分 3 次口服，疗程 8 周累积总量达 7 ~ 8mg/kg 则易发生毒性副作用。对用药后缓解又重新复发者多不主张进行第二次用药，以免中毒。对狼疮性肾炎、膜性肾炎引起的肾病综合征，有人主张选用 CTX 冲击治疗，剂量为 12 ~ 20mg/（kg · 次），每周一次，连用 5 ~ 6 次，以后按病人的耐受情况延长用药间隙期，总用药剂量可达 9 ~ 12g。冲击治疗的目的为减少激素用量，降低感染并发症并提高疗效，但应根据肾小球滤过功能选择剂量或忌用。

3. 环孢霉素 A（CyA）

CyA 是一种有效的细胞免疫抑制剂，可选择性抑制 T 辅助细胞及 T 细胞毒效应细胞。用于激素无效和细胞毒药物无效的难治性肾病综合征短期治疗。可有效减少蛋白尿及改善低蛋白血症，但不影响生长发育和抑制造血细胞功能。目前临床上以微小病变、膜性肾病和膜增生性肾炎疗效较肯定。此药亦有多种副作用，最严重的副作用为肾、肝毒性。其肾毒性发生率在 20% ~40%，长期应用可导致间质纤维化。个别病例在停药后易复发。CyA 的治疗剂量为 3 ~ 5mg/（kg · d），使药物血浓度的谷值在 75 ~ 200μg/ml（全血，HPLC 法），一般在用药后 2 ~ 8 周起效，但个体差异很大，个别病人则需更长的时间才有效，见效后应逐渐减量。用药过程中出现血肌酐升高应警惕 CyA 中毒的可能。疗程一般为 3 ~ 6 个月，复发者再用仍可有效。

4. 中医中药治疗

如雷公藤，具有抑制免疫、抑制系膜细胞增生，改善滤过膜通透性的作用，可与激素或细胞毒性药物联合应用。按中医理论，肾病综合征在水肿期主要病机为脾肾两虚而呈本虚标实的证候，可采用温肾健脾兼利尿消肿。方药可用真武汤、济生肾气丸、实脾饮或防己茯苓汤合参苓白术散加减。

（二）对症治疗

1. 低白蛋白血症治疗

（1）饮食疗法：参见护理要点。

（2）静脉滴注白蛋白：由于静脉输入白蛋白在 1 ~ 2 天内即经肾脏从尿中丢失，而且费用昂贵。另外大量静脉应用白蛋白有免疫抑制、丙型肝炎、诱发心衰、延迟缓解和增加复发率等副作用。故在应用静脉白蛋白时应严格掌握适应证：①血浆白蛋白低于 25g/L 伴严重的全身水肿或胸腔积液、心包积液者。②使用速尿利尿后，出现血浆容量不足的临床表现者。③因肾间质水肿引起急性肾功能衰竭者。

2. 水肿的治疗

（1）限制水钠。

（2）利尿消肿

①利尿剂：多数患者经使用激素和限制水钠后可达到利尿消肿的目的。经上述治疗水肿不能消退者可用利尿剂。利尿剂有速尿、氢氯噻嗪、安体舒通、氨苯喋啶等。速尿为高效利尿剂，属袢利尿剂类，一般在水肿较严重时应用。氢氯噻嗪为中效利尿剂，属噻嗪

类，一般在水肿较轻时应用。后两者为低效保钾利尿剂，一般不单独应用，而与前两者联合应用，可增强利尿作用，有利于防止低血钾。肾病综合征患者的利尿药物首选速尿，但剂量个体差异很大。一般每次 20mg，每日 2 次口服。如无效，可递增剂量至 60～120mg/d,必要时可给以肌注或静注，每日可达 120mg。速尿长期（7～10 天）用药后，利尿作用大为减弱，故最好采用间歇给药（停 3 天后再用）。

②提高血浆胶体渗透压：严重低蛋白血症利尿效果不佳的患者，采用静脉滴注白蛋白→静注速尿，提高血浆胶体渗透压，可增强用利尿剂后的效果。

③渗透性利尿剂：该类药物可经肾小球自由滤过而不被肾小管重吸收，从而增加肾小管的渗透浓度，阻止近端小管和远端小管对水钠的重吸收，以达到利尿效果。对无明显肾功能损害的患者间歇、短程使用低分子右旋糖酐或甘露醇，随之加用速尿，可增强利尿效果。注意少尿者应慎用，以免与蛋白结合形成管型，阻塞肾小管。

3. 高凝状态治疗

肾病综合征患者由于凝血因子改变处于血液高凝状态，尤其当血浆白蛋白低于 20～25g/L 时，即有静脉血栓形成可能，应给予抗凝剂，如肝素，并辅以血小板解聚药如潘生丁。一旦静脉血栓形成或栓塞者，应及早尿激酶或链激酶溶栓，并全身静脉抗凝，必要时手术移去血栓或介入溶栓。

4. 高脂血症治疗

高脂血症可加速肾小球疾病的发展，增加心脑血管病的发生率，另外，肾上腺皮质激素及利尿药，均可加重高脂血症，故肾病综合征的高脂血症应使用降脂药物。可选用的降脂药物有：①纤维酸类药物，如非诺贝特、吉非罗齐等。此药偶有胃肠道不适和血清转氨酶升高。②羟甲基戊二酰辅酶 A（HMG-CoA）还原酶抑制剂：如洛伐他汀（美降脂）、辛伐他汀（舒降脂）等。此类药物主要使细胞内 Ch 下降，降低血浆 LDL 浓度，减少肝细胞产生 VLDL 及 LDL。常为首选降脂药。③血管紧张素转换酶抑制剂（ACEI）：除有降脂作用外，尚可有不同程度降低蛋白尿的作用。

5. 急性肾衰治疗

肾病综合征合并急性肾衰时因病因不同则治疗方法各异。对于因血液动力学因素所致者，主要治疗原则包括：合理使用利尿剂、肾上腺皮质激素、纠正低血容量和透析疗法。

【护理要点】

1. 休息

患者应绝对休息，直到尿蛋白消失或减至微量 3 个月后再考虑半日工作。一般无需严格限制活动，但不宜劳累。可根据病情适当安排文娱活动，保持情绪愉快。严重水肿伴低蛋白血症病人应卧床休息，经常变换体位避免皮肤长时间受压，保持适当的床上及床边活动有利于防止下肢血栓形成。大量胸腔积液而致呼吸困难者取半卧位；眼睑及颜面水肿者抬高枕头，下肢水肿者应抬高肢体；阴囊水肿者用托带将阴囊托起。

2. 饮食护理

肾病综合症患者常有胃肠黏膜水肿及腹水，影响消化吸收，宜进清淡、易消化的半流饮食。饮食应注意以下几点：

（1）限钠饮食：肾病综合征患者由于水肿、高血压等应限制食盐摄入，但由于患者多同时使用利尿剂，加之限钠后病人常因饮食无味而食欲不振，影响了蛋白质和热量的摄入。因此，限钠饮食应以病人能耐受，不影响其食欲为度。低盐饮食的食盐含量为3～5g/d，根据水肿程度、有无高血压、血钠浓度及激素剂量来调整钠摄入量。必要时，测定尿钠排出量，作为摄钠量参考。慢性患者由于长期限钠饮食，可导致体内缺钠，应引起注意，防止低钠性休克。

（2）饮水量：水肿严重而尿少的患者，要适当限制饮水量。

（3）蛋白质的摄入：肾病综合征患者通常是负氮平衡，如能摄入高蛋白饮食，则有可能转为正氮平衡。但肾病综合征患者摄入高蛋白会导致尿蛋白增加，加重肾小球损害，而血浆白蛋白水平没有增加。因此，不主张高蛋白饮食，建议每日蛋白摄入量为1.0g/kg。每摄入1.0g蛋白质，必须同时摄入非蛋白热卡138kJ（33kcal），以保证机体有足够的热量。供给的蛋白质应为优质蛋白，如牛奶、鸡蛋和鱼、肉类。

（4）脂肪摄入：为降低高血脂，患者应低脂、低胆固醇饮食。限制动物内脏、肥肉及海产品中富含饱和脂肪酸的食物，宜进食富含多聚不饱和脂肪酸（如植物油、深海鱼油）及可溶性纤维（如燕麦、豆类）的食物。脂肪酸摄入≤50～70g/d。

（5）微量元素的补充：一般可进食新鲜蔬菜及水果、杂粮、某些含钙、铁、锌丰富的海产品予以补充，必要时遵医嘱服用维生素微量元素补充剂，如善存片。

3．预防感染

肾病综合征患者由于低蛋白血症、水肿以及大剂量激素的应用，容易发生感染且感染易扩散，宜重视感染的预防。

（1）保持病室通风保暖，夏季注意灭蚊及其他昆虫，防止叮咬致皮肤感染。做好病室物品及空气的清洁消毒，减少探视人数，特别限制上呼吸道感染者探访，以防交叉感染。

（2）保持口腔及皮肤清洁，预防损伤，以减少呼吸道感染及皮肤感染发生。饭前饭后及睡前要漱口，每天定时清洗皮肤及会阴，勤换内衣裤。注意水肿皮肤或黏膜的保护，防止擦伤、烫伤、冻伤及人为破损。有静脉注射或肌肉注射时，拔针后延长局部按压时间，避免渗液造成针眼感染。

（3）一旦有感染征象，如体温升高、咳嗽、脓痰伴肺部干湿啰音或有尿路刺激征、皮肤红肿等感染征象时，应遵医嘱及时予以无肾毒性抗生素治疗。

4．用药护理

（1）激素：肾病综合征患者激素使用时间较长，长期应用激素可引起一系列不良反应，其严重程度与用药剂量及用药时间成正比，应注意观察及预防。

①水、盐、糖、蛋白质及脂肪代谢紊乱：表现为向心型肥胖、满月面容、多毛、无力、低血钾、高血压、高血糖等，临床上称之为库欣综合征。这些症状停药后一般会自行逐渐消退，数月或较长时间后可恢复正常，宜提前告知病人并做好解释，使其乐于接受激素治疗。定期检查以下项目：血糖、血压、血清电解质、肾功能等。必要时可配用降压、降糖药物，并给以低盐、低糖、高蛋白饮食及补钾等对症治疗。有高血压、糖尿病的病人，要慎重应用激素，加强监测血压、血糖水平。注意激素导致的蛋白质高分解状态可加重氮质血症，促使血尿酸增高，诱发痛风和加剧肾功能减退。激素与排钾利尿药（如噻嗪类或呋塞类）合用，可以造成过度失钾，应及时补钾治疗。激素长期应用可加剧肾病综合征的骨病，甚至产生无菌性股骨颈缺血性坏死，应该适当补充维生素D及钙剂。

②药源性皮质萎缩和功能不全：长期使用，尤其连日给予超生理剂量激素的患者，由

于外源性皮质激素反馈性抑制垂体前叶促皮质激素（ACTH）的分泌，从而使内源性皮质激素释放减少及引起肾上腺皮质萎缩。因此，口服糖皮质激素类药物时，应采用顿服的方法，即早晨7~8时饭后一次给药或隔日早晨饭后一次给药的方法。可以减少肾上腺皮质功能下降甚至皮质萎缩的不良后果。

③诱发或加重消化性溃疡：糖皮质激素可使胃酸及胃蛋白酶分泌增多，减少胃黏液分泌，降低胃黏膜的抵抗力，可诱发或加重胃、十二指肠溃疡出血。口服激素应饭后服用，可辅助预防消化性溃疡的药物，加强大便颜色的观察，必要时做大便潜血检查。

④反跳现象及停药综合征：长期应用激素类药物，症状基本控制时，若减量太大或忽然停药，原来症状可很快出现或加重，此种现象称为反跳现象。停药综合征是指在短期内应用大量激素，在突然停药后出现一些原来没有的临床症候群，如肌痛、关节痛、肌强直、疲乏无力、发热、情绪低落或无欲状态，少数患者可致虚脱，多系下丘脑垂体肾上腺轴系统暂时性机能紊乱所致。这是因病人对激素产生依靠作用或症状尚未完全被控制所致。应嘱病人严格遵医嘱用药，不可自行减量或停药。

⑤其他：大剂量激素应用时的感染症状可不明显，特别容易延误诊断，使感染扩散。如乳母接受大剂量的糖皮质激素，则不应哺乳，由于糖皮质激素可由乳汁中排泄，对婴儿造成不良影响，如生长受抑制、肾上腺皮质功能受抑制等。泼尼松在肝内转化为泼尼松龙而生效，故严重肝功能不全的病人只宜应用泼尼松龙。

（2）利尿剂：①肾病综合征患者在使用利尿剂时应注意严格测量并记录尿量、体重及血压，以监测利尿剂的疗效，避免过度利尿致有效血容量不足，诱发血栓形成和肾损害。由于肾病综合征患者有相对性血容量不足和低血压倾向，利尿剂应以每日尿量2000~2500ml或体重每日下降在1kg左右为宜。当观察到利尿剂利尿作用减弱时，应及时告知医生，以便增加剂量或改为间隙用药。②注意观察电解质紊乱现象，尤其是低钾表现，如肢软、乏力，肠鸣音减弱等，定期监测血钾情况。③静脉滴注速尿时注意控制滴速。严重水肿者以静脉用药效果较好，一般将100mg速尿加入100ml葡萄糖溶液或100ml甘露醇中，缓慢静滴1h。④适时使用利尿剂：肾病综合征伴急性肾衰有严重低蛋白血症者，在未补充血浆蛋白就使用大剂量利尿剂时，会加重低蛋白血症和低血容量，肾功能衰竭更趋恶化。故应在补充血浆白蛋白后（每日静脉用10~50g人体白蛋白）再予以利尿剂。一次过量补充血浆白蛋白但未及时用利尿剂时，可能导致肺水肿。

（秦世菊）

第三节　尿路感染

尿路感染（urinary tract infection，UTI，简称尿感）是指病原体侵犯尿路黏膜或组织引起的尿路急性或慢性炎症。根据感染部位，尿路感染可分为上尿路感染和下尿路感染，前者为肾盂肾炎，后者主要为尿道炎和膀胱炎。多见于育龄女性、老年人或免疫功能低下者。

【分类】

根据有无尿路功能上或解剖上的异常，尿路感染可分为复杂性尿路感染和单纯性尿路感染。复杂性尿路感染是指：①尿路有器质性或功能性异常，引起尿路梗阻，尿流不畅；②尿路有异物，如结石、留置导尿管等；③肾内有梗阻，如在慢性肾实质疾病基础上发生的尿路感染，多数为肾盂肾炎，可引起肾组织损害。长期反复感染或治疗上的不彻底，可发展成为慢性肾功能衰竭。单纯性尿路感染则无上述情况，不经治疗其症状及菌尿可自行消失或成为无症状性菌尿。

【病因】

细菌是最多见的病原体，真菌、病毒、寄生虫等也可引起感染。最常见为肠道革兰氏阴性杆菌，大肠杆菌尤为常见，占60%～80%，其次为副大肠杆菌、变形杆菌、克雷白杆菌、产气杆菌、产碱杆菌、粪链球菌、葡萄球菌或绿脓杆菌。绿脓杆菌尿感染常见于器械检查后，变形杆菌、克雷白杆菌则多见于泌尿系结石。金黄色葡萄球菌常为血源性感染。血浆凝固酶阴性的葡萄球菌尿路感染，多与性生活有关。

【发病机制】

1. 感染途径

有上行感染、血行感染、淋巴道感染和直接感染四种方式。上行性感染最常见。正常情况下，尿道口及其周围是有细菌寄生的，但一般不引起感染。当机体抵抗力下降或尿道黏膜有轻微损伤时，或者细菌的毒力大，黏附尿道黏膜和上行的能力强，容易侵袭膀胱和肾脏，造成感染。血行感染是细菌从身体内的感染灶侵入血流，到达肾脏。较为少见，不及10%。当盆腔器官炎症、阑尾炎和结肠炎时，细菌也可从淋巴道感染肾脏。这种感染途径更为少见。外伤或邻近肾脏的脏器有感染时，细菌直接侵入肾脏引起感染则极为罕见。

2. 机体抗病能力

细菌虽可进入膀胱但并不引起感染，主要是人体对细菌入侵尿路有自卫能力，表现在以下方面：①肾脏不停的生成尿液，由输尿管流入膀胱，在膀胱中起到冲洗和稀释作用。通过膀胱周期性排尿的生理活动，将接种于尿路的细菌机械性地“冲洗”出去，从而防止或减少被感染的机会。②尿路黏膜及其分泌的黏蛋白具有抵制细菌黏附的能力。膀胱可分泌IgG、IgA等，并通过吞噬细胞的作用来杀菌。③尿pH值低、含高浓度尿素和有机酸、尿液过分低张和高张等因素均不利于细菌的生长。④男性前列腺液具有抗革兰氏阴性肠道菌的作用，其抗菌作用可能与它的锌浓度有关。

3. 细菌的致病力

细菌对尿路上皮细胞的吸附能力，是引起尿路感染的重要致病力。这是发病机制中很重要的环节。在绝大多数情况下，这种黏着乃由致病细菌的菌毛所致，而绝大多数革兰氏阴性杆菌皆有菌毛。

4. 易感因素

（1）女性生理解剖缺陷：由于女性尿道远较男性短而宽，且尿道口靠近肛门，易被粪便污染，故更易致病。尤其在经期、妊娠期、绝经期和性生活后较易发生感染。

（2）尿流不畅或尿液反流：尿路梗阻是诱发尿感易于上行感染的重要原因。尿路梗阻者的尿感发生率较无阻塞者高12倍。由于结石、肿瘤、尿道狭窄、前列腺肥大、膀胱颈梗阻、包茎、膀胱憩室、肾下垂等原因，出现尿流不畅，细菌不易由膀胱排出而大量繁殖，易发生感染。尿路畸形或功能缺陷：如肾脏发育不全、多囊肾、髓质囊性病、铁蹄肾、肾盂及输尿管畸形可引起尿流不畅或肾内反流或膀胱输尿管反流（即排尿时，尿液从膀胱逆流至肾盂的反常现象）等，都易发生感染。

（3）使用尿路插入性器械：导尿和做泌尿道器械检查，会损伤尿道黏膜，还可将尿道口的细菌直接带入膀胱。据统计，即使在严格消毒下，一次导尿引起尿路感染的机会为2%左右，留置导尿管4天以上者，可高达90%，连续留置导尿管10天后，尿路必然受感染。

（4）尿道内或尿道口周围有炎症病灶，妇科炎症、包皮炎及前列腺炎等。

（5）抵抗力下降：全身性疾病，如糖尿病、重症肝病、慢性肾病、晚期肿瘤及长期使用免疫抑制药物等，使人体抵抗力下降，易于发生尿路感染。

【临床表现】

（一）膀胱炎

膀胱炎占尿感的60%。起病急骤，每于劳累、受凉、长期憋尿、性生活后发病。主要症状为膀胱刺激症状即尿频、尿急、尿痛及耻骨弓上不适等，多有膀胱区压痛，但一般无全身感染症状。常有白细胞尿，约30%有镜下血尿。约30%以上的膀胱炎为自限性，可在7～10天内自愈。

（二）肾盂肾炎

1. 急性肾盂肾炎

急性肾盂肾炎是指肾盂黏膜及肾实质的急性感染。临床表现因炎症程度而各异，多数起病急骤，表现如下：

（1）全身表现：常有寒战、高热、体温可达39℃以上，全身不适、头痛、乏力、食欲减退、有时恶心或呕吐等。常伴有血白细胞计数升高和血沉增快。轻症患者可无全身表现。

（2）尿路系统症状：常有尿频、尿急、尿痛等膀胱刺激征。尿液混浊，偶有血尿。大部分病人有腰痛和（或）下腹部痛。一侧或两侧肾区疼痛，脊肋区有叩击痛及压痛。

（3）并发症：较少，有尿路梗阻或原有糖尿病者合并急性肾盂肾炎，当细菌毒力强而机体抵抗力较弱时，可发生急性肾乳头坏死或肾周脓肿。前者表现为严重全身症状如高热、剧烈腰痛及血尿、脓尿之外，有时由于坏死乳头脱落阻塞输尿管，引起肾绞痛。部分病人还出现少尿或尿闭及急性肾功能衰竭。后者除原有肾盂肾炎症状加重外，常伴有明显单侧腰痛，向健侧弯腰时疼痛加剧。

2. 慢性肾盂肾炎

慢性肾盂肾炎指尿路感染病史超过1年并有肾盂、肾盏黏膜和间质纤维化瘢痕变形，或经治疗后仍有肾小管功能减退者。临床表现复杂，症状多端。患者可有反复发作的尿路刺激症状，也可能仅有腰酸和（或）低热、乏力，而无尿路刺激症状，或出现夜尿增多及尿中有少量白细胞和蛋白等。细菌尿可为持续或间歇性。半数以上的慢性肾盂肾炎由急性肾盂肾炎转变而来，若长期不愈、反复发作，最后将会导致慢性肾功能衰竭。

（三）无症状性菌尿

无症状性菌尿又称隐匿型菌尿，指病人无任何尿路感染的症状，但有真性菌尿，多次尿细菌培养阳性。常见于妊娠妇女及老年人。

【辅助检查】

1．尿常规检查

尿白细胞明显增多，白细胞≥5 个/HP，白细胞计数≥8×10^6/L，白细胞管型提示肾盂肾炎；红细胞增加，多为镜下血尿，肉眼血尿少见；蛋白尿阴性或微量。

2．尿细菌学检查

此检查是确诊尿路感染的重要检查。尿涂片细菌检查阳性率为 80%～90%。清洁中段尿细菌定量培养≥10^5/ml，为真性菌尿，可确诊尿感；10^4～10^5/ml 为可疑阳性，须复查；≤10^4/ml 多为污染。两次中段尿培养≥10^5/ml，且为同一菌种，即使无症状，亦可诊断尿感。

3．血液检查

急性肾盂肾炎血常规白细胞增多，中性粒细胞增高，核左移。血沉可增快。慢性肾盂肾炎有肾功能受损时可出现肾小球滤过率下降，血尿素氮、血肌酐升高。

4．影像学检查

B 超、X 线腹部平片、静脉肾盂造影（IVP）等，有利于发现尿路结石、梗阻、畸形、反流等导致尿路感染反复发作的因素。

【诊断要点】

尿感诊断不能单纯靠临床表现，必须依靠实验室检查，尤其是细菌学检查。尿感诊断以真性菌尿为准绳，凡有真性菌尿即可诊断。真性菌尿定义为膀胱穿刺尿有细菌生长或清洁中段尿培养≥10^5/ml，如无症状，需二次清洁中段尿培养≥10^5/ml 且为同一菌种。有尿频、尿急、尿痛，但无真性菌尿只能称为尿道综合征。

【治疗要点】

1．一般治疗

急性期有高热者应卧床休息，鼓励多饮水、勤排尿、促使细菌及炎性渗出物迅速排出。尿路刺激征明显者，可口服碳酸氢钠片。用法：每次 2 片，每日 2 次。

2．抗菌药物治疗

抗菌药物治疗为主要治疗环节。常用抗生素有磺胺类、喹诺酮类、半合成青霉素、头孢菌素类、氨基糖苷类。用药原则：选用致病菌敏感的抗生素；选用在尿内和肾内的血药浓度高的抗生素；选用肾毒性小、副作用少的抗生素；对单一药物治疗失败，感染严重或有混合感染及耐药菌者应联合用药；对类型不同的尿感给予不同的治疗疗程。

（1）急性膀胱炎：任选用磺胺类、喹诺酮类或头孢类抗生素中一种，口服，连用三日。男性膀胱炎抗生素需用 7 天。

（2）急性肾盂肾炎：首选对革兰阴性菌有效的药物。一般用药 72h 显效，若无效则按药敏结果更改抗生素。建议使用抗生素治疗 14 天，对于轻症患者使用高效抗生素疗程可缩短至 7 天。轻症者常采用口服喹诺酮类药物治疗，如诺氟沙星 0.1～0.2g/次，3～4 次/d。如果致病菌是革兰阳性菌，可以用羟氨苄青霉素。对于重症病例，应住院治疗，静脉使用喹诺酮类药物或广谱的头孢类抗生素治疗，必要时可联合用药治疗。若病情好转，可参考尿培养结果选用敏感的抗生素口服治疗。在用药期间的方案调整和随访很重要，应每 1～2 周作尿培养，以观察尿菌是否阴转。三次尿细菌定量培养（疗程结束时及停药后第2、6周）均为阴性者方可认为治愈。以后最好能每月复查1次，共1年。

（3）慢性肾盂肾炎：关键是寻找并祛除易感因素。慢性肾盂肾炎急发时，按急性肾盂肾炎的治疗原则用药，总疗程不少于4周。由于致病菌较为顽固，以2～3种抗生素联合应用为佳。当临床症状被控制后，可停药观察，一般每月复查尿常规和尿细菌培养一次，共半年。若尿中仍有细菌，可采用长程低剂量抑菌治疗，具体方法为：每晚睡前排尿后口服单一剂量抗生素，剂量为每日剂量的1/3～1/2。抗菌药可选择3～4种为一组循环使用，既可使副作用降到最低，又可预防耐药性的产生，还可达到较好的抑菌效果。可选用复方新诺明、羟氨苄青霉素、头孢菌素Ⅳ等。疗程尚无定论，可用4个月、6个月、甚至1年。

（4）无症状性菌尿：妊娠女性应该在妊娠前3个月进行无症状性菌尿的筛查，如为阳性，则有必要治疗。应选用肾毒性较小的抗生素，如青霉素、头孢类等，不宜用喹诺酮类，慎用磺胺类和氨基糖苷类抗生素。停药后1周复查尿培养，以后每月复查一次，直到妊娠结束。非妊娠妇女和老年人无症状菌尿，一般不予治疗。

【护理要点】

1. 尿感发病时的护理

（1）休息：急性期尿路感染应注意休息，急性肾盂肾炎应应卧床休息1周。

（2）对症护理：

①高热：发热患者在抗生素起效后，体温将自行下降。定时测量体温，若体温在39℃以上时，可遵医嘱予以物理降温或药物退热。

②腰痛：嘱患者多卧床休息，尽量不要弯腰、站立或坐位，以免肾包膜收到牵拉，加重疼痛。疼痛剧烈难以忍受者，警惕肾乳头坏死和肾周脓肿的发生，应及时通报医生处理。

③尿路刺激征：鼓励患者多饮水，勤排尿，排尿后及时清洗会阴。饮水至少2000ml，每2～3h排一次尿是最实用且最有效的方法。分散患者的注意力，避免紧张情绪，可明显缓解排尿次数。有膀胱三角区不适感者休息时屈膝卧位，按摩或热敷局部，可减轻症状。

（3）用药护理：嘱患者遵医嘱按疗程服用足量抗生素，切忌症状消失即过早停药，以免杀菌不彻底，细菌耐药，造成病情复发、迁延。口服磺胺类抗生素时应多饮水，并同时服用碳酸氢钠，以碱化尿液，增强抗生素疗效，减少磺胺结晶阻塞肾小管。

（4）尿标本留取：采集尿标本应在抗生素使用之前或停药抗生素至少5天后进行。应尽量采用新鲜晨尿，尿液量不应少于10ml。中段尿标本正确的留取方法为：留取前，嘱患者用肥皂温水洗净外阴（男性着重洗龟头与冠状沟处），用1：5000高锰酸钾溶液泡外阴15分钟，继用棉签蘸消毒液消毒尿道口，然后嘱患者排尿，将中段尿置于无菌试管中，无菌试管口及塞子在留尿前后均须用火焰消毒。

（5）饮食护理：饮食宜清淡，多食富含水分的新鲜蔬菜、瓜果等，如西瓜、冬瓜、梨、赤小豆等。忌食胡椒等辛辣刺激性食物，减少对尿路的刺激。

2. 健康教育

（1）生活规律，避免劳累，坚持适度的体育锻炼，以增强机体抵抗力。

（2）加强卫生宣教，告知患者多饮水、勤排尿，不憋尿是预防本病的有效措施。怀孕5个月以上的妇女睡觉时以左侧、右侧卧位为宜，以免子宫压迫输尿管，引起尿流不畅。积极治疗引起尿路梗阻的疾病，如泌尿系结石、肿瘤、前列腺增生、包茎、肾下垂、瘢痕狭窄、泌尿系先天性畸形等。

（3）注意保持外阴清洁。每日清洗外阴1次，勤换内裤，尤其是月经期、妊娠期、产褥期。大便后擦拭肛门，应从前向后，避免将肛门污物带到尿道口。女性避免坐浴。女婴在大小便后应及时更换尿布，洗涤会阴和臀部，所用尿布必须干净清洁。1岁以后的孩子，不论男女，都应穿瞒裆裤，不要就地而坐，以免外阴和尿道感染。

（4）注意性生活卫生。与性生活有关的尿路感染，在过性生活时，夫妻双方要事先清洁外阴，因为在性交时可将女性尿道和尿道口周围的细菌挤进后尿道和膀胱，从而引起感染。性交前后，都应排尿一次。性交后可预防性口服抗生素。

（5）遵医嘱定期复查。如在停药后6~9周内症状再现，应视为重新感染或原病复发，应立即就医。慢性肾盂肾炎停药后的半年里仍要每月复查尿液，有复发征象立即治疗，避免病情演化至尿毒症。

（秦世菊）

第四节　肾功能衰竭

一、急性肾功能衰竭

急性肾功能衰竭（acute renal failure，ARF）是肾脏本身或肾外原因引起肾脏功能短时间（数小时至数天内）急剧降低，以致机体内环境出现严重紊乱的临床综合征。主要表现为少尿或无尿、氮质血症、高钾血症和代谢酸中毒。属临床危重症。

【病因与分类】

1. 肾前性

常见于各型休克早期。由于失血、脱水、创伤、感染、心衰及误用血管收缩药等原因，引起有效循环血量减少和肾血管强烈收缩，导致肾血液灌流量和GFR显著降低，出现尿量减少和氮质血症等。属于机体对肾脏低灌注的适应性反应，患者肾实质组织结构完好，恢复肾脏血流灌注后，GFR可有效恢复，故又称功能性急性肾功能衰竭。

2. 肾后性

常见因素有尿路结石、双侧肾盂积液、前列腺肥大和肿瘤等引起的尿路梗阻。肾后性因素多为可逆性，早期及时解除病因常可使肾功能得以恢复。

3. 肾实质性

由肾实质器质性病变所致，是急性肾功能衰竭常见类型。从临床和病理角度可分为肾大血管疾病、肾微血管疾病和肾小球疾病、急性肾小管坏死以及急性肾小管间质病变四大类。急性肾小球肾炎、狼疮性肾炎、肾盂肾炎、恶性高血压、两侧肾动脉血栓形成或栓塞、子痫、结节性多动脉炎等，均可引起弥漫性肾实质损害，导致ARF。因肾缺血和肾毒性引起的急性肾小管坏死是最常见的类型，本节将着重介绍。

急性肾小管坏死（acutetubularnecrosis，ATN）是由于各种病因引起肾缺血及/或肾毒性损害导致肾功能急骤、进行性减退而出现的临床综合征。主要表现为肾小球滤过率明显降低所致的进行性氮质血症，以及肾小管重吸收和排泄功能低下所致的水、电解质和酸碱平衡失调。根据尿量减少与否分少尿（无尿）型和非少尿型。多数为可逆性，经及时治疗，肾功能可在数周或数月内完全恢复。

【病因】

1. 肾缺血和再灌注损伤

各类休克未及时抢救而发生持续肾缺血或休克好转后的再灌注损伤，均可引起肾小管坏死。此时，功能性肾衰就转变为器质性肾衰。

2. 肾毒物

重金属（汞、砷、锑、铅等）、抗生素（新霉素、卡那霉素、庆大霉素、二甲氧苯青霉素、多黏菌素、先锋霉素等）、磺胺类药物、某些有机化合物（四氯化碳、氯仿、甲醇、酚、甲苯等）、杀虫药、毒蕈；蛇毒、生鱼胆、造影剂、肌红蛋白和血红蛋白及内毒素等均可直接损害肾小管，引起肾小管上皮细胞变性、坏死。

在许多病理条件下，肾缺血与肾毒物常同时或相继发生作用。例如肾毒物时，肾内可出现局部血管痉挛而致肾缺血；反之，肾缺血也常伴毒性代谢产物的堆积。

【发病机制】

急性肾小管坏死的具体发病过程，目前尚未完全明了。它的发生可能与肾血流动力学改变、肾毒素或肾缺血-再灌注所导致肾小管上皮细胞损伤及上皮细胞脱落、管型形成和肾小管腔阻塞有关。

【病理】

肉眼可见肾脏体积增大，质软，切面肾皮质苍白，缺血，髓质呈暗红色。镜下肾小管上皮变平，部分呈混浊肿胀、变性、脱落，管腔内有管型及渗出物。

【临床表现】

临床表现包括原发病表现、急性肾小管坏死引起的代谢紊乱和并发症三方面。病因不同起始表现也各异。一般起病多急骤，全身症状明显。根据临床表现和病程的共同规律，可分为3期：少尿期、多尿期、恢复期

（一）少尿期

一般持续5~7天，有时可达10~14天。

1. 尿量明显减少

大多数在先驱症状12~24h后开始出现少尿或无尿。每日尿量50~400ml。持续无尿者预后差。少数患者可没有少尿，尿量在400ml/d以上，甚至1000~2000ml，称为非少尿型急性肾功能衰竭。

2. 进行性氮质血症

由于GFR下降引起少尿或无尿，代谢产物蓄积致血尿素氮（Baw）、肌酐（Scr）等升高，其升高速度与体内蛋白质分解状态有关。在伴有广泛组织创伤、败血症等致机体蛋白质呈高分解状态，每日BUN可升高7.1mmol/L或以上，Scr每日可升高176.8μmol/L或以上。促进蛋白分解的原因还有热量供应不足、胃肠出血、感染发热及肾上腺糖皮质激

素的应用等。

3．水、电解质紊乱、酸碱失衡

其中高钾血症、低钠血症和严重酸中毒最为常见。

（1）水过多：随少尿期延长可出现水平衡失调，产生过多的水潴溜，表现为稀释性低钠血症、软组织水肿、体重增加、高血压，严重者导致心力衰竭，肺水肿或脑水肿。

（2）代谢性酸中毒：急性肾衰竭时，由于少尿使酸性代谢产物排出减少，或合并高分解代谢状态致酸性产物明显增多，患者常有代谢性酸中毒，表现为呼吸深长、疲乏、恶心、呕吐、嗜睡等。酸中毒可加剧电解质紊乱，尤其是高钾血症。

（3）高钾血症和高镁血症：少尿期因尿排钾减少，若体内同时存在高分解状态，如挤压伤引起的肌肉坏死等使细胞内钾大量释放，加之酸中毒使细胞内钾转移至细胞外，可在几小时内发生高钾血症。高钾血症一般无特征性临床表现，或恶心、呕吐、四肢麻木等感觉异常，后期可出现各种心律失常，甚至心室颤动。心电图改变可先于临床表现出现，故心电监护高钾血症对心肌的影响甚为重要。高钾血症是少尿期患者死亡的主要原因之一，早期透析可预防其发生。急性肾小管坏死时，血钾与血镁浓度常平行上升，严重高镁血症可引起呼吸抑制和心肌抑制，应予警惕。高钾血症纠正后，心电图仍出现 P-R 间期延长和（或）QRS 增宽时应怀疑高镁血症。

（4）高磷血症和低钙血症：一般不如慢性肾功能衰竭时突出。但若伴广泛组织创伤、横纹肌溶解等高分解状态，或有明显代谢性酸中毒时，则高磷血症较明显。低钙血症多由高磷血症引起。

（5）低钠血症和低氯血症：两者常同时存在。低钠血症可由水过多引起稀释性低钠血症，或因呕吐、腹泻、利尿剂等致失钠所致。严重低钠血症可引起血渗透压降低，导致细胞内水肿。临床表现有软弱乏力、恶心呕吐、头痛思睡、肌肉痛性痉挛、神经精神症状和可逆性共济失调等。严重者呈急性脑水肿症状，如抽搐、昏迷和颅内压升高等。低氯血症可出现腹胀、呼吸表浅和抽搐等表现。

4．全身并发症

急性肾衰竭不论尿量是否减少，随着肾功能减退，临床上均可出现一系列尿毒症表现。

（1）消化系统：为最早表现，常见症状为厌食、恶心、呕吐、腹胀，上消化道出血亦不少见。持续严重的消化道症状常引起严重的电解质紊乱。

（2）心血管系统：包括高血压、心力衰竭和急性肺水肿、心律失常、心包炎等。心力衰竭和急性肺水肿是少尿期常见的死亡原因之一，主要因体液潴留引起，高血压、严重感染、心律失常及酸中毒等均为加重因素。近年来采取纠正缺氧、控制水分和早期透析治疗后发生率明显下降。

（3）神经系统：表现有头痛、嗜睡、肌肉抽搐、昏迷、癫痫等尿毒症脑病症状。神经系统症状与毒素在体内潴留以及水中毒、电解质紊乱和酸碱平衡失调有关。若患者早期即出现意识淡漠、嗜睡或烦躁不安甚至昏迷，提示病情危重，应尽早透析处理。

（4）血液系统：常有正色素正红细胞性贫血。主要原因为水中毒血液稀释和肾功能急剧减退使促红细胞生成素减少。多数不严重。有严重创伤、失血、溶血或严重感染等情况时，贫血可较严重。少数病例由于凝血因子减少，可有出血倾向。

（5）感染：为最常见且严重的并发症，是急性肾衰竭的主要死亡原因之一。多见于严重外伤、烧伤等所致的高分解型急性肾功能衰竭，易继发呼吸系统感染。若在急性肾衰竭同时或在疾病发展过程中合并多个脏器衰竭，患者的病死率可高达70%。

（二）多尿期

少尿期后尿量逐渐增加，当每日尿量超过500ml时，即进入多尿期，进行性尿量增多是肾功能开始恢复的标志。此时由于致病因素已经解除，肾小管上皮开始新生，但肾脏清除率仍低，体内代谢产物的蓄积仍存在，氮质血症和潴溜的代谢产物起渗透性利尿作用，故尿量增多。新生的小管上皮细胞缺乏浓缩尿液的能力，尿比重仍低于1.015。多尿期尿量可逐日成倍增加，最高尿量每日3000～6000ml或以上。约4～5天后，血尿素氮、肌酐等随尿量增多而逐渐下降，尿毒症症状也随之好转。此期常持续1～3周。持续多尿可发生电解质紊乱或失水，应注意多尿期的高峰阶段可能出现的低钾血症、低钠血症或脱水等。此外，此期仍易发生感染、心血管并发症和上消化道出血。

（三）恢复期

尿量逐渐恢复正常，3～12个月肾功能逐渐复原，大部分患者肾功能可恢复到正常水平，只有少数患者转为慢性肾功能衰竭。

【辅助检查】

1. 血液检查

红细胞及血红蛋白均下降，白细胞增多，血小板减少。血中钾、镁、磷增高，血钠正常或略降低，血钙降低，二氧化碳结合力亦降低。

2. 尿液检查

①尿少、尿量≤17ml/h或<400ml/d；②尿比重低，<1.015甚至固定在1.010左右，尿呈酸性；③尿渗透浓度低于350mOsm/（kg·H_2O），尿与血渗透浓度之比<1.1；④尿蛋白定性+～+++，尿沉渣镜检可见粗大颗粒管型，少数红、白细胞。⑤尿钠排出增多，定量>30mmol/L。⑥尿/血尿素<15（正常尿中尿素200～600mmol/24h，尿/血尿素>20）；⑦尿/血肌酐≤10；⑧肾衰指数［U_{Na}/（Ucr/Scr）］>2；⑨滤过钠排泄分数（FeNa）=［（U_{Na}×Scr）/（S_{Na}×Ucr）］×100%，是鉴别肾前性急性肾衰及急性肾小管坏死最敏感的指标。ATN患者常>1，肾前性少尿者则<1。

3. 肾功能检查

BUN和Scr浓度及每日升高幅度，可反映肾功能损害程度及有无高分解代谢存在，应每日监测。但氮质血症不能单独作为诊断依据，因肾功能正常时消化道大出血病人尿素氮亦可升高。血肌酐增高，血尿素氮/血肌酐≤10是重要诊断指标。

4. 血气分析

对危重病例应动态监测动脉血气分析值，以了解有无代谢性酸中毒及低氧血症。

5. 尿路影像学检查

尿路B超对排除尿路梗阻极有意义。静脉尿路造影应慎用，可加剧肾损害。肾血管病变者可CT或MRI。

6. 肾活检

对任何病因不明，无法解释的急性肾衰竭，若无禁忌证，可尽早肾活检，以便及早实施针对性治疗。

【诊断要点】

急性肾功能衰竭可以根据原发病史，少尿和尿改变的特点，结合实验室检查作出诊断。各种病因引起的肾功能在短时间内急骤恶化，血肌酐（SCr）水平进行性上升，平均每日增加≥44.2～88.4μmol/L 者应考虑急性肾功能衰竭。肾活检是重要的诊断手段。在排除肾前性及肾后性病因后，没有明确致病原因的肾性急性肾功能衰竭都应尽早肾活检。

【治疗要点】

1. 治疗原发病

积极治疗原发病、纠正和去除可逆性病因。

2. 避免额外损伤

如避免治疗过程中血容量不足或过多；禁用肾毒性药物，根据肾功能调整药物剂量或监测药物浓度。

3. 对症治疗和防治并发症

1）少尿期的治疗：常因急性肺水肿、高钾血症、上消化道出血和并发感染而死亡。故治疗重点在调节水、电解质、酸碱平衡，控制氮质血症，供给适当的营养等。

（1）卧床休息。

（2）维持水平衡：为防止入量过多，一般采用“量出为入”的原则，每日进水量为一天液体总排出量加 500ml；具体每日进水量计算式为：不可见失水量（91±141ml）－内生水（303±30ml）－细胞释放水（124±75ml）＋可见的失水量（尿、呕吐物、创面分泌物、胃肠或胆道引流量等）。体温每升高 1℃，成人酌加入水量 60～80ml/d。

（3）饮食与营养：能进食者尽量利用胃肠道补充营养，给予清淡流质或半流质饮食。酌情限制水分、钠盐和含钾食物摄入。每日热量应＞147kJ/（kg·d）［35kcal/（kg·d）］，主要包括糖类和脂肪，蛋白质摄入量应限制为 0.8g/（kg·d）以下，如有高分解状态或营养不良以及接受透析的患者蛋白质摄入量可适当放宽。少量多餐，过快、过多补充食物易导致腹泻。重症可给全静脉营养疗法。

（4）注意钾平衡：重在防止钾过多，要严格限制食物及药品中钾的摄入，禁用库血。彻底清创，防止感染。严密监测血钾浓度，当血钾超过 6.5mmol/L，心电图表现为 T 波高尖，QRS 波明显增宽时，应予以紧急处理：①可用 10% 葡萄糖酸钙 10ml，缓慢静注，以拮抗钾离子对心肌及其他组织的毒性作用；②25% 葡萄糖液 300ml 加普通胰岛素 15IU，静滴，以促进糖原合成，使钾离子转入细胞内；③11.2% 乳酸钠或 5% 碳酸氢钠 100～200ml 静滴，纠正酸中毒，促使细胞外钾向细胞内转移；④钠型离子交换树脂 20～30g 加入 25% 山梨醇 100～200ml 作高位保留灌肠，1g 钠型树脂约可交换钾 0.85mmol；⑤重症高钾血症应及时作血液透析疗法。此外，对其他电解质紊乱亦应作相应处理。

（5）纠正代谢性酸中毒：如血浆 HCO_3^- 低于 15mmol/L，应予以 5% 碳酸氢钠 100～250ml 静滴，根据心功能情况控制滴速，并动态监测动脉血气分析。严重代谢性酸中毒应及早血液透析治疗。

（6）感染控制：可根据细菌培养和药敏试验选用对肾无毒性或毒性低的药物，并根据内生肌酐清除率调整用药剂量。

（7）利尿：对少尿病例在判断无血容量不足的情况下，早期可试用速尿，有时可达到增加尿量的目的。一般为 200～400mg 静滴，1～2 次后无效即停止继续给药。甘露醇作为渗透性利尿药可应用于挤压伤病例的强迫性利尿，但对已确诊为少尿（无尿）患者不宜使用甘露醇，以免血容量过多诱发心力衰竭或肺水肿。

（8）透析治疗：早期预防性血液透析或腹膜透析可减少急性肾功能衰竭发生感染、出血、高钾血症、体液潴留和昏迷等威胁生命的并发症。

紧急透析指征：①急性肺水肿或充血性心力衰竭；②严重高钾血症，血钾在6.5mmol/L以上或心电图已出现明显异位心律伴QRS波增宽。

一般透析指征：①少尿或无尿2天以上；②已出现尿毒症症状，如呕吐、神志淡漠、烦躁或嗜睡；③高分解代谢状态；④出现体液潴留现象；⑤血pH值在7.25以下，实际重碳酸氢盐在15mmol/L以下或二氧化碳结合力在13mmol/L以下；⑥血尿素氮17.8mmol/L以上，除外单纯肾外因素引起，或血肌酐442μmol/L以上；⑦对非少尿患者出现体液过多、球结膜水肿、心奔马律或中心静脉压高于正常；⑧血钾5.5mmol/L以上，心电图疑有高钾图形者。以上任何一种情况者应透析治疗。

2）多尿期治疗：多尿期开始时威胁生命的并发症依然存在，治疗重点仍为维持水电解质和酸碱平衡、控制氮质血症、治疗原发病和防止各种并发症。尽可能胃肠补液，以缩短多尿期。已施行透析治疗者仍应继续透析直至血肌酐降至265μmol/L以下并稳定在此水平。临床一般情况明显改善者可暂停透析观察，病情稳定后停止透析。

3）恢复期治疗：一般无需特殊处理。定期随访肾功能，避免使用对肾脏有损害的药物。

【护理要点】

1. 病情观察

密切观察病情变化，注意体温、呼吸、脉搏、心率、心律、血压等变化。急性肾功能衰竭常以心力衰竭、心律失常、感染、尿毒症脑病为主要死亡原因，应及时发现其早期表现，并随时与医生联系。

2. 休息

所有ATN患者均应卧床休息，休息时期视病情而定。一般少尿期、多尿期均应卧床休息，恢复期逐渐增加适当活动。

3. 饮食护理

少尿期应限制水、盐、钾、磷和蛋白质入量，每天进水量为前一天出水量加500ml，供给足够的热量，以减少组织蛋白的分解。不能进食者从静脉中补充葡萄糖、氨基酸、脂肪乳等。透析治疗时可丢失大量蛋白，所以不需限制严格蛋白质入量，长期透析时可遵医嘱输血浆、水解蛋白、氨基酸等。

4. 准确记录出入液量

口服和静脉进入的液量要逐项记录，尿量和异常丢失量如呕吐物、胃肠引流液、腹泻时粪便内水分等都需要准确测量，每日定时测体重以检查有无水肿加重。

5. 严格执行静脉输液计划

输液过程中严密观察有无输液过多、过快引起肺水肿症状，并观察其他副作用。下列几点可作为观察补液量适中的指标：

（1）皮下无脱水或水肿现象。

（2）每天体重不增加。若超过0.5kg或以上提示体液过多。

（3）血清钠浓度正常。若偏低且无失盐基础提示体液潴留。

（4）中心静脉压在0.59～0.98kPa，若高于1.17kPa提示体液过多。

（5）胸部X片血管影正常。若显示肺充血征象提示体液潴留。

（6）心率快、血压升高、呼吸频速，若无感染征象应怀疑体液过多。

6. 预防感染

严格执行无菌操作，加强皮肤护理及口腔护理，定时翻身，拍背。病室每日紫外线消毒。

7. 心理护理

做好患者及家属思想工作、稳定情绪，解释病情及治疗方案，以取得合作。

二、慢性肾功能衰竭

慢性肾功能衰竭（chronic renal failure，CRF），简称慢性肾衰又称慢性肾功能不全，是指各种原因造成的慢性进行性肾实质损害，致使肾脏明显萎缩，不能维持其基本功能，临床出现以代谢产物潴留，水、电解质、酸碱平衡失调，全身各系统受累为主要表现的临床综合征。发病率约占人群万分之一。

【临床分期】

根据肾功能受损的不同程度从轻到重可分为四个阶段。

1. 肾功能不全代偿期

当肾单位受损未超过正常的50%（肌酐清除率80～50ml/min），有贮备的肾功能代偿而不出现血尿素氮等代谢产物增高，血肌酐维持在正常水平，常有夜尿增多外，无任何临床症状。

2. 肾功能不全失代偿期

肾单位受损超过50%（肌酐清除率50～20ml/min），血肌酐达133～442μmol/L（2～5mg/dl），血尿素氮超过7.1mmol/L（20mg/dl），病人可有无力、纳差、轻度贫血等临床表现。

3. 肾功能衰竭期（尿毒症前期）

血肌酐升到442～707μmol/L（5～8mg/dl），肌酐清除率降低到20～10ml/min，血尿素氮上升达17.9～28.6mmol/L（50～80mg/dl），病人出现贫血、水电解质酸碱平衡紊乱等各系统的多种临床表现。

4. 尿毒症期

血肌酐达707μmol/L（8mg/dl）以上，肌酐清除率降到10ml/min以下，血尿素氮超过28.6mmol/L（80mg/dl），病人有明显的酸中毒、贫血及严重的全身各系统症状。

近年来根据国际公认的美国肾脏基金会制定的肾脏病生存质量指南（K/DOQI指南），临床按照肾小球滤过率的水平将慢性肾脏病分为5期，其中2～5期为CRF进展的不同阶段：

（1）肾损害：GFR正常或升高（≥90ml/min.1.73m^2）；

（2）肾损害伴GFR轻度下降（60～89ml/min.1.73m^2）；

（3）GFR中度下降（30～59ml/min.1.73m^2）；

（4）GFR重度下降（15～29ml/min.1.73m^2）；

(5) 肾衰竭 ($GFR<15ml/min. 1. 73m^2$)。

慢性肾脏病指肾损害或 $GFR<60ml/min1. 73m^2$持续3个月以上；肾损害指肾出现病理改变或损害指标如血或尿检查异常，影像学检查异常。

血尿素氮受诸多因素如蛋白质入量、发热及消化道出血等的影响很大，不能单独作为衡量肾功能受损轻重的指标。血肌酐虽然比较稳定，但在老年人、肌肉萎缩者，其水平偏低。肌酐清除率可作为慢性肾衰竭分期的指标。有利于对病人作出适当的处理。

【病因】

任何泌尿系统疾患最终能导致肾脏结构和功能受到损害均可引起慢性肾衰竭。如原发性和继发性肾小球疾病、慢性间质性疾病、梗阻性肾病、先天性和遗传性肾病及肾血管病等。在我国最常见引起慢性肾衰竭的病因按顺序为原发性慢性肾小球肾炎、糖尿病肾病和高血压肾病等。国外慢性肾衰竭最常见的病因与我国不同，糖尿病肾病、高血压肾病更为常见。目前在我国由于生活环境等各方面因素有明显改善。因糖尿病肾病所致慢性肾衰竭有逐渐增多的趋势。有些疾病发生发展均很隐蔽，病人来诊时已经到了慢性肾衰竭阶段，双肾萎缩变小，有时难以判断其病因。

【发病机制】

发病机制迄今尚未完全明了，目前有下述学说来解释。

1. "健存"肾单位学说

当肾脏病变严重时，大部分肾单位毁损，残存的肾单位则需加倍工作，以补偿被毁坏了的肾单位功能，随着病变的进展，"健存"的肾单位越来越少，即使加倍工作亦无法代偿时，就出现肾功能衰竭的症状。

2. 肾小球高滤过学说

认为造成尿毒症病程进展的重要原因是由于残余肾单位肾小球的过度滤过，最终导致肾小球相继硬化。已知当肾实质减少如部分肾切除后，残余肾单位的单个肾小球滤过率增加，肾小球入球和出球小动脉的阻力减低，因而增加单个肾小球的血流率。同时，入球小动脉阻力减少之程度大于出球小动脉，促使肾小球跨毛细血管的水压梯度增加。这些都构成残余肾单位肾小球滤过率（GFR）升高，升高程度和肾实质减少程度相关。这种过度滤过，虽然是一种代偿作用，但反过来，又引起残余肾单位肾小球损害，使肾单位进一步减少，形成恶性循环，病情更恶化。

3. 矫枉失衡学说

1972年Bricker就提出，肾功能不全时机体呈现一系列病态现象（不平衡），为了矫正它，机体要作相应调整，持别是引起某些物质增加（矫枉，也称平衡适应），这些代偿改变却又导致新的不平衡，即失衡，并由此产生一系列临床症状。典型的例子是磷的代谢改变。肾小球滤过率下降后，尿磷排出减少，血磷升高，血钙下降，机体为矫正这种不平衡，增加甲状旁腺激素（PTH）的分泌，促使肾排磷增多和血钙增高，使血磷血钙水平恢复正常；但随着GFR进一步下降，为维持血钙磷水平，势必不断增加PTH水平，导致继发性甲状旁腺功能亢进，造成钙磷在全身多系统广泛沉积，引起肾性骨病、周围神经病变、皮肤瘙痒和转移性钙化等一系列失衡症状。

4. 肾小管高代谢学说

近年来已证实，慢性肾衰的进展和肾小管间质损害的严重程度密切相关。慢性肾衰时残余肾单位的肾小管，尤其是近端肾小管，其代谢亢进，氧自由基产生增多，细胞损害，使肾小管间质病变持续进行，肾单位功能丧失。

5. 尿毒症毒素学说

尿毒症毒素种类繁多，现在已知慢性肾衰体内有二百种以上物质水平比正常人增高。所谓尿毒症毒素，可能是肾衰时蓄积在体内的多种物质，包括PTH、磷、尿素、肌酐、胍类、酚类和吲哚等，这些物质可以导致尿毒症症状。

此外，慢性肾衰的发生与脂质代谢失常、肾组织一氧化氮合成减少，各种多肽生长因子以及各种细胞因子等因素亦有关。

【临床表现】

在肾功能不全早期，仅有原发病的症状，只在检查中可发现内生肌酐清除率下降，尿浓缩功能及酚红排泄率减退。这些肾功能代偿期的患者常在应激情况下，肾功能急剧恶化，并可出现尿毒症症状，临床上称为可逆性尿毒症，一旦应激因素去除，肾功能可恢复至原来水平。若病情发展至“健存”肾单位不能适应机体最低要求时，即使没有应激因素，尿毒症症状也会逐渐表现出来。尿毒症的症状相当复杂，累及全身各个脏器和组织，主要有：

（一）各系统功能障碍

1. 胃肠道表现

胃肠道症状常是慢性肾功能衰竭最早最突出的临床表现，初期往往容易漏诊，病人常常也会当消化系统疾病去求诊。食欲不振是最常见的早期表现，在尿毒症期可出现恶心、呕吐、腹泻，多伴口腔尿臭味、口腔糜烂等；消化道出血也较常见，因尿毒素可弥散进入消化道，通过尿素分解细菌的作用，致使胃肠道中氨的含量增加，故容易发生胃肠道炎症及溃疡。

2. 心血管系统表现

心血管系统并发症是CRF最常见的并发症和死亡原因。常有高血压、动脉硬化、心肌损害、心力衰竭、心律失常、心包炎。

（1）高血压和动脉硬化：80%～90%的终末期肾衰患者都伴有高血压，高血压可引起动脉硬化、左心室肥厚和心力衰竭。动脉硬化是CRF患者心血管系统异常的重要表现之一，长期透析存活的尿毒症患者动脉粥样硬化的发生率较高，与冠心病和脑血管意外高发率呈正相关，视网膜小动脉硬化可影响视力及视网膜出血。

（2）心力衰竭：尿毒症患者常可并发心力衰竭，为其死亡的重要原因。高血压、心肌病、心律失常、电解质紊乱、酸中毒、感染等是重要因素。轻者表现为活动时呼吸困难，重者为急性肺水肿，出现端坐呼吸，咯血沫痰。贫血和血液透析用的内瘘，引起心高搏出量状态，容量负荷过多，也可促发急性肺水肿。透析治疗常获良效。

（3）心肌病：尿毒症性心肌病病理特征为心肌间质纤维化，主要表现为左心室肥厚伴舒张功能下降，出现心力衰竭、心律失常和缺血性心脏病。主要原因与尿毒症毒素作用、脂代谢障碍、甲状旁腺激素增多有关。

（4）心包炎：晚期尿毒症患者心包炎的发生率约15.3%，分为尿毒症性心包炎和透析相关性心包炎。前者主要发生在透析前或透析刚开始时，由尿毒症本身引起，后者可能与透析不充分及肝素过量有关。病理上均为纤维素性心包炎，有渗出、出血等。患者常有胸痛，卧位及深呼吸时加重，伴有心包摩擦音或发热、低血压等。少数可有心包积液，甚至发生心包填塞，导致患者死亡。

3. 呼吸系统表现

CRF 早期常有肺活量下降，当伴有代谢性酸中毒时，可出现气促、甚至 Kussmaul 呼吸（呼吸深长）。进入尿毒症时则出现“尿毒症肺”、尿毒症性胸膜炎伴胸膜腔积液、肺转移性钙化灶。肺部感染发生率明显增高，若感染结核，常缺乏典型结核症状。“尿毒症肺”多见于尿毒症晚期，胸部 X 线上呈现双肺门周围出现蝶状分布的浸润灶，病理上以肺水肿为主，因体液过多使肺内静水压升高和尿毒症毒素使肺毛细血管的通透性增加所致。临床常有咳嗽、血痰、呼吸困难等。

4. 造血系统表现

常可表现为贫血、出血倾向及血栓倾向。贫血可出现在所有 CRF 患者，但因原发病不同而有程度的差异。为正细胞正色素性贫血，且随肾功能减退而加重。其发生机理主要与肾产生红细胞生成素减少有关，也称肾性贫血；其次，铁、叶酸、蛋白质的摄入不足致造血原料不足；尿毒症毒素抑制红细胞的生成，红细胞寿命缩短；血透、抽血化验较多，造成血液丢失过多。这些综合因素也加剧了贫血，严重影响患者生存质量。晚期患者多有出血倾向，一般为轻度出血，如皮下淤斑，鼻衄、牙龈出血、月经过多，重者可发生胃肠出血、颅内出血或心包出血。可能原因与血小板数量减少及功能低下、血管壁异常、凝血机制异常有关。

5. 神经系统表现

可分为中枢神经系统和周围神经系统病变，进入尿毒症期发生率明显增高。中枢神经系统早期常表现为功能抑制，当血尿素氮高于 60mmol/L 时，即可出现注意力减退、疲乏、记忆力下降、失眠、抑郁等表现，随着肾功能减退而进一步恶化，同时伴有神经肌肉兴奋症状，如肌肉颤动或痉挛、呃逆、抽搐，晚期则出现尿毒症性脑病，主要表现为嗜睡、谵妄、扑翼样震颤甚至昏迷。原因可能是尿毒素潴留干扰脑细胞能量代谢，水电解质平衡失调，代谢性酸中毒等有关。周围神经系统病变常见下肢痒痛、蚁爬感和痛觉过敏，需移动双腿或行走后才舒适，称为“不安腿”综合征。进一步发展则有肢体无力、步态不稳、腱反射减弱、直至出现运动障碍。部分患者还有自主神经功能障碍，出现体位性低血压、排汗障碍、尿潴留等。原因可能与尿毒素及甲状旁腺激素增多引起神经纤维脱髓鞘病变有关。

6. 皮肤表现

皮肤干燥、脱屑、无光泽、弥漫性黑色素沉着。皮肤瘙痒是最常见的并发症，且较顽固难以控制，常常影响病人睡眠和生存质量。其发生与继发性甲状旁腺激素增多以及尿素霜刺激皮肤引起尿毒症性皮炎有关。尿盐沉积，加之贫血、水肿、弥漫性黑色素沉着，患者表现为面部浮肿伴面色苍白或呈黄褐色，称为尿毒症面容。

7. 骨骼系统表现

肾性骨病极为常见，也称肾性骨营养不良，包括肾性骨软化症、纤维性骨炎、骨硬化症及关节周围组织转移性钙化等。多见于病程较长或长期透析者，与继发性甲状旁腺功能亢进，活性维生素 D 合成障碍，慢性酸中毒等有关。肾性骨病进行缓慢，出现症状时已是晚期，临床上以骨痛、假性痛风和病理性骨折、骨变形为主要特征。骨痛常为全身性，好发于下半身持重部位（腰、背、髋、膝关节），运动或受压时加重，走路摇晃甚至不能起床。骨硬化症时骨质密、脆性高，易自发性骨折。病理性骨折多发于肋骨，其他部位也能由于轻微外力而引起骨折。成人骨软化症易出现椎骨，胸廓和骨盆变形，重症患者引起身高缩短、驼背和换气障碍，称为退缩人综合征。小儿可发生成长延迟。关节周围组织的钙化可出现“痛风”样症状。

8. 内分泌系统表现

除肾脏本身内分泌功能紊乱外，可出现下丘脑-垂体内分泌功能紊乱和外周内分泌功能紊乱。患者常有性功能减退，男性表现为性欲低下、睾丸萎缩、精子产生减少；女性闭经或月经失调、不孕等。多数患者均有甲状旁腺功能亢进，表现为甲状旁腺肥大，血中PIH 水平明显增高。甲状腺功能相对减低，临床上可出现低体温、黏液样水肿、基础代谢率低下等。正常体温曲线下调至35.5℃以下，故 CRF 患者体温若超过37.5℃提示可能存在感染。

9. 免疫系统

CRF 患者免疫系统机能低下，对疫苗（如乙型肝炎疫苗）接种的反应均明显降低，移植排异反应也明显低下。易继发感染，如易患流行性感冒，结核及病毒性肝炎等。感染是导致患者尿毒症期死亡的主要原因之一，尤其是高龄、糖尿病患者死亡率更高。其原因与尿毒素对免疫功能的抑制，导致白细胞特别是多形核白细胞、淋巴细胞和单核细胞功能障碍有关。

（二）水、电解质酸碱平衡紊乱

与急性肾功能衰竭不同，CRF 的病程较长，在机体的各种代偿机制作用下，水、电解质酸碱平衡紊乱并不明显。当肾功能丧失约70%时，一般只出现部分水、电解质酸碱平衡紊乱，只有当肾功能进一步减退，这些代谢紊乱才表现出临床症状。

1. 水代谢

CRF 时既可出现水潴留，也可出现脱水。由于病人肾浓缩功能差而致多尿、夜尿增多，若伴有厌食、呕吐和腹泻，易引起脱水。后期尿少，饮水或输液过多则引起水潴留出现水肿。

2. 电解质紊乱

早期易发生低钠、低钾，晚期易发生高钠、高钾、高磷、低钙血症。

（1）低钠血症和钠潴留：尿毒症病人对钠的调节功能差，容易产生低钠血症，其原因有：①过分限制食盐的摄入；②肾小管回收钠的功能减退；③容易腹泻而丢失含钠碱性肠液；④应用利尿剂而致钠丢失。低钠血症（血钠在130mmo/L以下）时，病人疲乏无力，表情淡漠，厌食、严重时恶心、呕吐、血压下降，使尿毒症加重；反之，钠的摄入过多，则会潴留体内，引起水肿、高血压、严重时易发生心力衰竭。

（2）钾代谢紊乱：在 CRF 患者中晚期，肾脏排钾能力逐渐下降，易出现钾潴留，导致高钾血症。尤其是钾摄入过多、酸中毒、创伤、感染、消化道出血等情况发生时，更易出现高钾血症。严重高钾血症（血钾>6.5mmol/L）可造成生命危险，应及时治疗。当钾摄入不足胃肠道丢失过多，应用排钾利尿剂等因素，也可出现低钾血症。

（3）低钙血症和高磷血症：多在 CRF 的中晚期出现。肾功能障碍时，尿磷排出减少，导致血磷升高。磷从肠道代偿排出而与钙结合，限制了钙的吸收，加上厌食和肾病时的低蛋白血症，以及1.25（OH）$_2$D$_3$生成障碍等，都会使血钙减少。高血磷和低血钙刺激甲状旁腺，引起继发性甲状旁腺功能亢进，产生肾性骨病。钙在酸性溶液中溶解度较高，尿毒症时血钙虽然降低，常在2.0mmol/L左右，但在酸中毒情况下，血浆中钙的离子化比例较高，游离钙的浓度还可以接近正常水平，故一般不会出现低钙性抽搐。

(4) 镁代谢紊乱：当GFR<20ml/min时，由于肾排镁减少，常有轻度高镁血症。患者常无任何症状；如使用含镁的药物（抗酸药、泻药等），则更易于发生。低镁血症也偶可出现，与镁摄入不足或过多应用利尿剂有关。

3. 代谢性酸中毒

CRF患者中晚期都有轻重不等的代谢性酸中毒，轻者二氧化碳结合力在22~16mmol/L之间，严重者可降至4.5mmol/L以下。引起代谢性酸中毒的原因：①酸性代谢产物的潴留；②肾小管生成氨、排泌氢离子功能减退；③肾小管回收重碳酸盐的能力降低；④常有腹泻致碱性肠液丢失。重症酸中毒时病人疲乏软弱，感觉迟钝，呼吸深而长，甚至进入昏迷状态

(三) 糖、脂肪、蛋白质及氨基酸代谢紊乱

1. 糖代谢异常

主要表现为糖耐量减低和低血糖症，以前者多见。糖耐量异常可能是尿毒素的作用使胰腺β细胞释放胰岛素减少以及外周组织对胰岛素的反应性降低所致。表现为空腹血糖水平或餐后血糖水平升高，但一般较少出现自觉症状。CRF也可出现自发性低血糖，主要见于肾脏对胰岛素清除能力明显下降的病例，长期摄入不足，严重营养不良也可引发低血糖反应。

2. 脂代谢异常

CRF患者中高脂血症较为常见，表现为轻中度高甘油三酯血症、高胆固醇血症。其发生与酯解酶活性下降、LDL清除减慢、载脂蛋白分布谱改变有关。脂代谢紊乱可加重肾脏损害。

3. 蛋白质代谢紊乱

一般表现为蛋白质代谢产物蓄积（氮质血症），清蛋白下降及血浆、组织必需氨基酸下降等。其发生主要与蛋白质分解增多或合成减少、负氮平衡、肾脏排出障碍有关，若不及时纠正，则表现为蛋白质营养不良，影响患者康复、伤口愈合，以及增加感染机会，是CRF患者发病率和死亡率增加的重要原因。

【辅助检查】

1. 血常规

红细胞计数降低，血红蛋白一般在80g/L以下，终末期可降至20~30g/L。白细胞偏高或降低，可伴有血小板降低。

2. 尿液检查

①尿常规改变可因基础病因不同而有所差异，可有蛋白尿、红、白细胞或管型，也可以改变不明显。②尿比重多在1.018以下，尿毒症时固定在1.010~1.012之间，夜间尿量多于日间尿量。

3. 肾功能测定

①尿素氮、肌酐增高，肾小球滤过率、内生肌酐清除率降低。②酚红排泄试验及尿浓缩稀释试验均减退。③核素肾图，肾扫描及闪烁照相亦有助于了解肾功能。

4．血清电解质和动脉血气分析检查

钠钾钙磷等电解质测定升高或降低，有代谢性酸中毒等。

5．其他检查

泌尿系X线平片或造影，肾穿刺活检，有助于病因诊断。血浆蛋白可正常或降低。血脂检查可有异常。

【诊断要点】

根据慢性肾脏病史，有关临床表现及尿、肾功能、血生化等检查，可作出临床诊断。

【治疗要点】

CRF的治疗主要根据不同阶段采取不同的治疗策略，具体见表5-4-1

表5-4-1　**慢性肾衰竭的分期与治疗策略**

分期	GFR/（ml/min. 1. 73m^2）	治疗策略
1	≥90	病因与合并症治疗 延缓疾病的进展
2	60～89	延缓肾功能的进展
3	30～59	并发症的评估与治疗
4	15～29	肾脏替代治疗的准备
5	<15	肾脏替代治疗

（一）治疗原发病与合并症

积极治疗原发病与合并症，不使用损害肾脏药物，及时去除诱发因素（如感染、发热、出血、高血压等），常可使病情恢复到原有水平。

（二）延缓慢性肾衰的疗法

包括饮食疗法、应用必需氨基酸、控制高血压、降脂治疗等。

（三）促进毒素排泄与清除

（1）血管活性药物的应用：如多巴胺、酚妥拉明稀释后静滴。可改善肾血流，尿量增加，促进尿素氮排出。

（2）口服氧化淀粉20～40g/d，可使肠道中尿素与氧化淀粉相结合而排出体外，1～2周后，血尿素氮可下降30%左右。目前多用DASC（白蛋白涂饰氧化淀粉制剂），该制剂头晕、恶心、腹泻等副作用轻微。

（3）中药：含大黄的中医煎剂高位保留灌肠每日1～2次，可促进粪氮排出增加，但患者腹泻每日控制在3～4次为宜。

（4）血液净化疗法：是用人工方法部分代替失去功能的肾脏，以维持患者生命。常用方法有血液透析和腹膜透析。具体方法与适应证见血液净化技术。

（四）CRF的对症治疗

1. 纠正水、电解质平衡失调

（1）脱水和低钠血症：尿毒症病人容易发生脱水和低钠血症，特别是长期食欲不振，呕吐和腹泻者，更是如此，一旦发生，应及时补充。但要注意 CRF 患者对水、钠耐受的特点，补充不应过量，以免引起高钠血症和水中毒。有水钠潴留时限制摄入，使用利尿剂。

（2）低钾血症和高钾血症：尿毒症病人的血钾一般处在正常的低值，但使用利尿剂后，则极易发生低钾血症。这时应口服氯化钾或枸橼酸钾补充，只有在紧急情况下，才需要静脉滴注补钾。无尿或使用保钾利尿剂后，则可引起高钾血症，其紧急处理方法，见“急性肾功能衰竭”。

（3）低钙血症和高磷血症：口服葡萄糖酸钙或乳酸钙可以使低血钙改善。当发生低钙搐搦时，应静脉注射10%葡萄糖酸钙或5%氯化钙10～20ml，加以纠正。口服4%氢氧化铝凝胶15～30ml，每日3～4次，可抑制磷从肠道吸收使血磷降低，但不能长期服用，以免引起铝中毒。1，25-（OH）$_2$D$_3$（骨化三醇）有利于提高血钙水平和改善肾性骨营养不良症。

（4）纠正代谢性酸中毒：碳酸氢钠口服或静脉滴注。

2．治疗心血管和呼吸系统并发症

（1）高血压：应及时合理治疗，严格控制高血压是延缓肾脏病进程的最重要措施。应限制钠盐摄入，并适当给予降压药物，控制高血压。正确选择降压药是治疗的关键。利尿剂、ACEI、ARB 和钙通道阻滞剂、β 受体阻滞剂均可作为一线药物使用，但以 ACEI 或 ARB 为首选。透析前患者血压应<130/80mmHg。透析患者血压一般不超过140/90mmHg即可。

（2）高血脂：CRF 患者有高脂血症时应及时药物治疗，因脂代谢紊乱以高甘油三酯为主，可首选贝特类降脂药。他汀类药物除降脂外尚有抗血管硬化作用，也可选用。

（3）心力衰竭、心律失常、心包炎：心力衰竭处理原则与非尿毒症引起的心力衰竭相似，但洋地黄应选用快速短效制剂，以免蓄积中毒。利尿剂无效的高心搏出量心衰，宜尽早透析治疗。心律失常易为电解质紊乱和酸碱失衡引发，应在纠正诱发因素的基础上使用抗心律失常药物或起搏、除颤治疗。心包炎治疗应限制水钠摄入，强度早期透析治疗。

（4）尿毒症肺水肿：可用透析疗法快速获得疗效。

3．治疗神经精神系统症状

及时透析治疗，纠正水盐代谢和酸碱平衡紊乱，可使大部分患者神经精神症状减轻。大剂量 B 族维生素可改善周围神经系统症状。抽搐时可用地西泮肌注或静脉注射。应用镇静剂时需谨慎，以免药物积蓄加重病情。严重烦躁不安可滴注冬眠合剂，但须注意保持气道通畅和血压稳定。

4．纠正贫血

以静注或皮下注射促红细胞生成素为最佳。如 Hb<100～110g/L 或 Hct<30%～33%，即可开始应用重组人红细胞生成素（rHuEPO）治疗。一般每周80～120u/kg，分2～3次注射。在应用过程中，可因红细胞增多，而使血液黏稠度增加，血管阻力增加，使血压升高，宜注意。在应用 rHuEPO 时宜同时补充铁剂、叶酸，可增进疗效。伴有严重贫血者，可少量多次输血。

5．治疗肾性骨病

应适量补充钙剂及维生素 D 或骨化三醇。如血钙升高而病情无好转，应探查甲状旁腺，如有甲状旁腺肥大可做次全切除术。

6. 其他治疗

恶心呕吐可在限制蛋白质摄入和纠正酸中毒的基础上，适当给予止吐药。并发上消化道出血时按消化系统常规处理。并发感染者选用无肾毒性或毒性小的抗生素，并按肾小球滤过率来调整药物剂量。糖尿病肾衰竭者随着肾小球滤过率下降，注意调整胰岛素用量。皮肤瘙痒者可外用乳化油剂涂抹或口服抗组胺药物。

（五）肾脏移植

将异体的健康肾脏移植给尿毒症病人，是一种理想的治疗方法，自从本世纪中期开始肾脏移植疗法以来，已经取得了很大的进展，我国亦已积累了不少经验。随着免疫抗排异研究的不断进展，肾移植将成为一种有效的治疗措施。

【主要护理诊断/问题】

（1）体液过多与肾功能减退、心功能不全等因素有关。

（2）营养失调低于机体需要量与长期限制蛋白质摄入，消化吸收功能紊乱等有关。

（3）活动无耐力与心血管并发症、贫血、水电解质酸碱平衡紊乱有关。

（4）有皮肤完整性受损的危险与皮肤水肿、瘙痒和凝血机制障碍等有关。

（5）知识缺乏：缺乏疾病自我管理知识。

（6）潜在并发症：心力衰竭、感染、水电解质酸碱失衡等。

【护理措施】

1. 病情观察

（1）密切观察生命体征、精神状态的变化，注意有无心血管系统、血液系统、神经系统等并发症发生。注意观察患者是否发生感染，如体温升高、寒战、疲乏无力、呼吸改变、咳嗽伴脓痰、尿路刺激征、白细胞增高等。有无精神异常、肌肉震颤或抽搐等尿毒症脑病表现。

（2）准确测量并记录24h出入量及体重，观察患者水肿的部位、范围及程度。当液体入量大于出量时，能及时发现下列体液量过多的症状和体征：短期内体重迅速增加、四肢水肿、血压升高；呼吸短促、心率加快、肺底湿啰音、颈静脉怒张等。

（3）监测电解质及酸碱变化，注意有无深长呼吸及血钾、钠、氯、钙、磷异常。观察是否出现稀释性低钠血症表现，如恶心、呕吐、腹痛、抽搐等。密切观察高血钾征象，如脉搏不规则、肌无力及心电图改变等。定期监测反映患者营养状况的指标，如血清白蛋白水平、血红蛋白等，发现上述异常，及时报告医师。

（4）观察患者皮肤上有无抓痕，有无鼻出血、皮肤黏膜出血或胃肠道出血。

2. 休息与活动

CRF患者休息与活动的量视病情而定：病情较重有贫血或心力衰竭患者，应卧床休息，协助患者做好各项生活护理。保持病室环境安静，定时通风，保证空气清新，阳光充足。若病人水肿减退，高血压下降，贫血改善，应鼓励病人下床适当活动，但应避免受凉。贫血者坐起、下床时动作宜缓慢，以免发生头晕。活动时要有人陪伴，以不出现心慌、气喘、疲乏为宜。有出血倾向者活动时注意安全，避免皮肤黏膜受损。一旦有不适症状，应重新卧床休息。对长期卧床患者应指导其进行适当的床上主动活动，如屈伸肢体、按摩四肢肌肉等，定时为患者进行被动的肢体运动，避免发生深静脉血栓或肌肉萎缩。

3. 饮食护理

CRF 患者因肾功能受到破坏，食物所产生的代谢废物无法正常排出体外，因此在饮食上就必须特别注意，既要保证合理营养，又要避免造成肾脏负担。CRF 患者的营养供给方案，需根据其肾功能水平、基础病因（如慢性肾炎、高血压肾病、糖尿病肾病等）、营养状况、摄食及消化能力、饮食习惯等制定个体化的方案。基本原则为低蛋白、低磷、高热量、富维生素饮食。

（1）限制蛋白质：透析前患者应限制蛋白质摄入量，并根据患者肾功能损害程度有所变化。一般 Ccr20～40ml/min（Scr176.8～353.6μmol/L）时，蛋白质摄入量为 0.7～0.8g/（kg·d）；Ccr10～20ml/min（Scr353.6～707.2μmol/L）时，蛋白质摄入量为0.6～0.7g/（kg·d）；Ccr < 10ml/min（Scr ≥ 707.2μmol/L）时，蛋白质摄入量为 0.6g/（kg·d）。摄入 0.6～0.8g/（kg·d）的蛋白质可基本维持患者的氮平衡，但饮食中 50% 以上的蛋白质必须是优质蛋白，如鸡蛋、牛奶、瘦肉等，以保证必需氨基酸的摄入。尽量少食植物蛋白，主食应采用去植物蛋白的麦淀粉。对透析治疗患者则无需严格限制蛋白质，一般应保持在 1.0～1.4g/（kg·d）。在低蛋白饮食时，可补充适量必需氨基酸和/或 α-酮酸，有利于改善蛋白质合成，也可使含氮代谢产物生成减少。α-酮酸是合成氨基酸的原料，在体内可转变为必需氨基酸。应用酮酸的好处在于：酮酸不含氮，不会引起体内含氮代谢物增多，而且 α-酮酸与体内的氨基结合生成必需氨基酸还能使含氮废物再利用，因而优于必需氨基酸。α-酮酸制剂含有钙盐，对纠正钙磷代谢紊乱，减轻继发性甲状旁腺功能亢进也有一定的疗效。

（2）热量：患者每日必须摄入足够热能，最好保持在 126～147kJ（30～35kcal）/kg，以保证蛋白质和氨基酸合理利用，减少组织蛋白的分解和体内蛋白库的消耗。其中碳水化合物应占总热量的 70% 左右，脂肪摄入应注意多价不饱和脂肪酸与饱和脂肪酸比值≥1，以改善脂代谢，减轻动脉硬化程度。可给予较多的植物油和糖。注意补充水溶性维生素，如维生素 B_6 和叶酸，按病情补充矿物质和微量元素，如铁、锌等。

（3）水和电解质：水分的摄入根据尿量、水肿、血压等情况，采取“宁少勿多，量出为入”的原则。对于尿量较多，又无明显高血压、水肿、心功能不全者可适量饮水，使每天的尿量超过 2000ml，以利于代谢产物排出体外。饮食中注意适当限制钠、钾、磷的摄入。一般 NaCl 摄入量应不超过 6g/天。有明显水肿、高血压者，钠摄入量一般 2～3g/天（NaCl 摄入量 5～6g/天），个别严重病例可限制为 1～2g/天（NaCl 2.5～5g/天）。在尿量>1000ml/d 者，钾的摄入不予严格限制；中晚期患者肾功能明显减退，出现少尿或无尿者，必须严格含钾高的食物。但切勿使用低钠盐，因低钠盐含高量钾离子。磷摄入量一般<600～800mg/d，几乎所有食物中均含有磷，烹饪时采取煮、烫的方法可清除部分磷。磷多与蛋白质并存，限制蛋白质即减少了磷的摄入。尽量避免含磷高的食物，如啤酒、巧克力、海带、紫菜、芝麻酱、花生、干豆类、坚果等。

（4）提高患者食欲：注意饮食的色、香、味，少量多餐。尽量选用天然食材，烹调上可多利用白糖、蜂蜜、白醋、葱、姜、蒜、柠檬等调味，增加食物的可口性。加强口腔护理，可用 3% 过氧化氢（双氧水）早晚擦洗口腔，清除口腔尿臊味，改善味觉。给予口香糖、硬糖果可刺激食欲，减轻恶心感。

4. 用药护理

CRF 患者用药种类繁多，护士应熟知各种药物的作用、用药的剂量及用法、副作用，保证患者的用药安全。在用药时，必须根据药物的代谢和排泄途径、肾功能的具体情况（主要是根据肌酐清除率），及透析对清除药物的能力，来调节药物剂量。对有明显心衰的患者，滴注速度宜慢，预防心脏负荷加重。在纠正酸中毒的补碱过程中，由于游离钙的减少，则可发生低钙搐搦，应加以预防，可先推注葡萄糖酸钙再补碱。遵医嘱用促红细胞生成素后，观察用药反应，如头痛、高血压、癫痫发作等。

5. 对症护理

（1）恶心、呕吐：在夜间睡前饮水 1 ~ 2 次，以防止因夜间脱水引起尿毒素浓度升高而导致早晨恶心、呕吐。及时清除呕吐物，保持口腔清洁、湿润。顽固性呕吐时可按医嘱给予氯丙嗪肌注。采用透析疗法清除血液中的代谢废物，可有效减轻上述症状。

（2）皮肤瘙痒：保持病室整洁，温湿度适宜，使皮肤凉爽利于减轻瘙痒感。护理上应给予足够的理解和同情，关心体贴患者。穿柔软宽松的棉质内衣，避免化纤等劣质内衣摩擦刺激皮肤。保持皮肤的清洁，勤擦洗，勤更换衣裤。洗澡时水温 35 ~ 37℃左右，避免太烫的水，最好不用或少用沐浴液，避免使用碱性强的肥皂，洗澡后可涂保湿乳剂。饮食清淡，避免含磷高的食物，如奶制品、动物内脏、巧克力、花生、杏仁等。瘙痒时切忌搔抓和酒精湿敷，严重时可使用外用药物如炉甘石洗剂、薄荷酚洗剂止痒。全身性瘙痒可在医生指导下口服抗组胺类药物。忌用激素类的止痒药如派瑞松、皮炎平等，对于尿毒症患者的皮肤瘙痒多无治疗作用且副作用很大。经常应用会引起抗感染能力下降、骨质疏松甚至骨折等。

（3）抑郁：护士通过与患者进行语言及非语言交流、给予精心照顾，以取得患者信任，建立良好的护患关系。提高患者对疾病的认识，以坦诚、实事求是的态度帮助患者判断健康状况，分析有利条件及可能产生的预后，使患者认识到心理状况对疾病康复的重要性，激发其生存欲望，树立战胜疾病的信心。稳定患者情绪，及时给予心理支持和疏导，主动仔细倾听患者对感受的诉说，进行心理卫生指导，使其掌握自我调节的方法，如听音乐、看书、看电视、闭目养神等，以减轻抑郁、焦虑等负性情绪。

6. 预防感染

保持病室空气新鲜，每日通风 2 次，每天用紫外线或空气喷雾消毒剂消毒 1 次。严格无菌操作，避免交叉感染，对患者进行保护性隔离，减少探视，避免上呼吸道感染及其他传染病者接触患者。加强生活护理，保持全身皮肤、口腔、外阴等的清洁。水肿部位皮肤避免长期受压而发生压疮。皮肤瘙痒患者将指甲修剪平整并保持清洁，以防患者抓痒时，抓破皮肤造成感染。有皮肤破损时及时外用碘伏，避免感染扩散。有感染征象如发热、咳嗽，尿频尿急尿痛等及时遵医嘱抗感染治疗。

【健康教育】

（1）告诉患者遵医嘱用药，积极治疗原发病，延缓慢性肾衰的进展。应注意避免各种感染、劳累、饮食不当、滥用药物损害肾脏等使肾功能急剧恶化的诱因。慢性肾衰的患者应适度减少房事，同时在性生活中应注意卫生，以防感染加重肾损害。女性患者最好听从医生指导，合理避孕，以免妊娠加重肾脏负担。

（2）指导患者及家属做好家庭护理，如休息、饮食、活动方法及量，控制出入平衡，监测血压、体重、水肿等。特别强调合理饮食对本病的重要性，指导制定及选用优质低蛋白、高热量、高维生素、低磷食谱。

（3）定期门诊复查，监测肾功能。

（4）进入尿毒症期的患者，应做好患者及家属的思想工作，使其接受透析疗法或肾移植治疗。

（秦世菊）

第五节　泌尿系统常用诊疗技术及护理

一、经皮穿刺肾活组织检查术

由于肾脏疾病的种类繁多，病因及发病机制复杂，许多肾脏疾病的临床表现与肾脏的组织学改变并不完全一致。另外，肾脏病的不同发展时期其组织病理的改变也不一致。所以了解肾脏组织形态学的改变对临床医生判断病情、治疗疾病和估计预后方面提供了重要的依据。经皮穿刺肾活组织检查术是目前临床上被广泛认可和应用的肾活检方法。但此法是一种创伤性检查，穿刺过程必须谨慎，并加强术后护理。

【适应证】

（1）内科各种原发、继发及遗传性肾实质疾病（尤其是弥漫性病变）。

（2）急性肾小管及间质性病变。不典型的慢性肾盂肾炎，特别是与慢性肾炎鉴别有困难时，需要做肾活检，以明确诊断。

（3）原因不明的持续性无症状蛋白尿和血尿，以及病因不明的高血压。

（4）原因不明的急性肾功能衰竭，在诊断和治疗上有困难时；或慢性肾脏病的原因不明，病情突然加重者。

（5）移植肾肾功能明显减退原因不清时或严重排异反应决定是否切除移植肾，或怀疑原有肾脏病在移植肾中复发。

【禁忌证】

（1）绝对禁忌证：①明显出血倾向，②重度高血压，③精神病或不配合操作者，④孤立肾，⑤小肾。

（2）相对禁忌证：①活动性肾盂肾炎、肾结核、肾盂积水或积脓，肾脓肿或肾周围脓肿。②肾肿瘤或肾动脉瘤。③多囊肾或肾脏大囊肿。④肾脏位置过高（深吸气肾下极也不达十二肋下）或游走肾。⑤慢性肾功能衰竭。⑥过度肥胖。⑦重度腹水。⑧心功能衰竭、严重贫血、低血容量、妊娠或年迈者。

【护理】

1．术前准备

（1）向病人及家属说明肾活检的必要性和安全性及可能出现的并发症，并征得患者本人及家属同意。向患者解释肾穿刺操作，解除病人的恐惧心理，以取得病人的配合。让其练习憋气（肾穿刺时需短暂憋气）及卧床排尿（肾穿后需卧床24h），以便密切配合。

（2）查血型，出、凝血时间，血小板计数及凝血酶原时间，以了解有无出血倾向及备血。检查肌酐清除率、血肌酐及尿素氮了解肾功能。查同位素肾图了解分肾功能，并做B超了解肾脏大小、位置及活动度。

（3）术前2～3日口服或肌注维生素K。血小板数量及功能异常可于穿刺当日术前输注新鲜血小板。严重肾衰病人最好在肾穿刺前作血液透析数次，在肾穿刺前24小时停止透析，透析结束时应给鱼精蛋白中和肝素，并在肾穿刺前复查试管法凝血时间，以证实肝素作用消失。

（4）术前嘱患者排空膀胱，常规清洁肾区皮肤。

（5）穿刺点定位：多选择右肾下级的外侧缘。定位的方法有：①体表解剖定位；②X线定位；③同位素肾扫描定位；④B超定位，是目前最常采用和比较安全的方法。

（6）用物准备：常规消毒物品、肾穿刺包、棉签、胶布、手套、消毒盒、钢尺、腹带、沙袋、垫枕（宽10～15cm，长50～60cm）、注射器、小剪刀、装有1%福尔马林的小瓶、戊二醛小瓶、荧光组织小瓶等。

2．操作过程

患者排尿后俯卧位于检查台上，腹部垫枕，将肾推向背侧固定，双臂前伸，头偏向一侧。一般选右肾下级为穿刺点，以穿刺点为中心，消毒背部皮肤，铺无菌巾。无菌B超穿刺探头成像，用1%～2%利多卡因局部麻醉。取10cm长心内注射针垂直从穿刺点刺入肾囊，注入少量局麻药物。将穿刺针垂直刺入达肾囊，观察肾脏上下级随呼吸移动情况，当肾脏下极移到穿刺最佳的位置时，令患者屏气，立即快速将穿刺针刺入肾脏内2～3cm，拔出穿刺针，嘱患者正常呼吸。穿刺点覆盖纱布、胶布固定。穿刺点压沙袋并用腹带包扎压迫止血。

检查是否取到肾组织，并测量其长度，在解剖镜下观察有5个以上肾小球后，送光镜、电镜、免疫荧光。如无肾组织可重复以上步骤。一般2～3次为宜。

3．术后护理

（1）病人肾活检后，平车推入病房，继续平卧硬板床24h，沙袋压迫8h后解除。

（2）卧床期间，嘱病人安静休息，减少躯体的移动，避免引起伤口出血，同时应仔细观察伤口有无渗血并加强生活护理。平卧24h后，若病情平稳、无肉眼血尿，可下地活动。若见肉眼血尿，应延长卧床时间至肉眼血尿消失或明显减轻。

（3）定期观察血压、脉搏、体温以及尿的颜色，注意有无腹痛、腰痛。每半小时测血压、脉搏一次，4h后血压平稳可停止测量。若病人血压波动大或偏低应测至平稳，并给予对症处理。术后嘱病人多饮水，以尽快排出少量凝血块。对肾功能不全的患者应避免过度饮水造成心衰，同时注意排尿情况。常规留取尿标本3次送检。

（4）并发症观察及护理：

①血尿：镜下血尿发生率几乎为100%，常于术后1～5天消失，无需处理。当肾穿刺针穿入肾盏或肾盂后，可以出现肉眼血尿，大多于1～3天消失。出现肉眼血尿伴血块时，一般在静滴 $VitK_1$ 或垂体后叶素后可以得到缓解，注意此时不要使用止血药，以免出现尿路梗阻造成严重后果。鼓励患者多饮水，保证尿路通畅。患者出血严重时，应输血或输液，监测血压和血红蛋白。若经过抢救仍不能维持血压者，应考虑行选择性肾动脉造影，以明确出血部位，并决定用动脉栓塞治疗，或采取外科手术。

②肾周围血肿：发生率60%～90%，一般较小，无临床症状，多在1～2周内吸收。较大血肿少见，多因肾撕裂或穿至大中血管尤其是动脉造成。多在穿刺当天发生，表现为

腹痛、腰痛、穿刺部位压痛、反跳痛，严重时血压下降、红细胞压积下降，行B超或X线检查可进一步证实，一般采取保守治疗，若出血不止，可手术清除血肿。术后B超检查发现肾周围血肿的病人应延长卧床时间。由于血肿的吸收，可有中等度发热，应按发热病人护理，并给予适当的药物处理。伴有腰痛剧烈者可给予麻醉性止痛药止痛。

③腰痛及腰部不适：多数病人有轻微的同侧腰痛或腰部不适，一般持续1周左右。服用一般止痛药可减轻疼痛。

④腹痛、腹胀：个别病人肾活检后出现腹痛，持续1~7日，少数病人可有压痛及反跳痛。由于生活习惯的改变加之腹带的压迫，使病人大量饮水或可出现腹胀，一般无需特殊处理，对腹胀、腹痛明显者可给予乳酶生及解痉药等以缓解症状。

（胡慧）

二、血液净化治疗的护理

血液净化疗法是肾脏替代疗法的重要组成部分。接受该疗法患者的存活率、存活时间、存活质量均有大幅度提高。血液净化疗法主要有两种：血液透析与腹膜透析。

（一）血液透析

血液透析（Hemodialysis），简称血透，也称之为人工肾，是一种较安全、易行、应用广泛的血液净化方法之一。主要是利用半透膜原理，通过弥散、对流作用清除血液中的有害物质，以及通过半透膜两侧压力差产生的超滤脱水作用去除多余的水，达到净化血液，维持水电解质及酸碱平衡的目的。透析器是物质交换的场所，最常用的是中空纤维型透析器。中空纤维是由人工合成的半透膜，空芯腔内供血液通过，外为透析液。血液透析机可控制透析液的流量及温度、脱水量、血液的流量等，并具有体外循环的各种监护系统。透析液含钠、钾、钙、镁、氯、碱基及葡萄糖等，其渗透压与细胞外液相似。根据所含碱基的不同，透析液分为醋酸盐透析液和碳酸氢盐透析液。

【适应证】

1. 急性肾功能衰竭

主张早期频繁透析，其指征为：BUN > 28.6mmol/L，血 Scr > 442umol/L。血钾 > 6.0mmol/L。$CO_2CP<15mmol/L$；血 pH<7.25。药物不能控制的严重高血压，血压增高超过基础血压的30mmHg，体重进行性增长超过2~3kg，有急性左心衰、肺水肿先兆症状。无尿或少尿48h以上。

2. 慢性肾功能衰竭

慢性肾衰者的内生肌酐清除率下降接近5ml/min时，应开始透析治疗。有下列情况时，可酌情提前开始透析治疗：严重并发症，经药物治疗等不能有效控制者，如容量过多包括急性心力衰竭、顽固性高血压；高钾血症、代谢性酸中毒、高磷血症、贫血；体重明显下降和营养状态恶化，尤其是伴有恶心、呕吐等。

3. 急性药物或毒物中毒

凡分子量小，不与组织蛋白结合的毒物，在体内分布均匀，且能通过透析膜被析出者，应争取透析治疗，最好在8~16h内进行。

【禁忌证】

无绝对禁忌证，但下列情况应慎用：颅内出血或颅内压增高；药物难以纠正的严重休克；严重心肌病变并有难治性心力衰竭；活动性出血；恶性肿瘤晚期；精神障碍不能配合血液透析治疗。

【实施】

1．建立血管通路

血管通路又称血液通路，即建立动静脉通道，将动脉端血液引入管道和透析器，使血液净化。然后将净化了的血液再由静脉端回输体内。一条稳定可靠的血管通路，是顺利进行血液透析的基本保证。良好的血管通路的基本要求是血流量能够达到200～300ml/min。可分为临时性血管通路和永久性血管通路。

（1）临时性血管通路：指能迅速建立，立即使用的血管通路。主要用于急性肾功能衰竭、慢性肾功能衰竭还没有建立永久性血管通路等。一般选择股动-静脉、桡动脉-头静脉穿刺或锁骨下静脉导管法，以保证血流量。

（2）永久性血管通路：动-静脉内瘘（AVF）即使用手术将动脉和静脉永久性地连接后，静脉扩张，管壁肥厚，可耐受穿刺针的反复穿刺。AVF成熟一般需要4～8周，如需提前使用，至少应在2～3周以后。

2．血液透析中的抗凝

血透治疗过程需抗凝。抗凝方法则视患者有无出血倾向而定。常用肝素进行抗凝治疗。目前临床上使用的低分子肝素，如速避凝等，效果同肝素相仿，可替代肝素，但价格较贵。

（1）全身肝素化法，为常规方法。适用于无出血倾向，无心包炎的病人。首次肝素剂量为0.8～1.2mg/kg，于治疗前5分钟静脉穿刺时注入，以后追加10mg/h，透析前0.5～1h停止追加肝素。有条件时应监测PTT或KPTT，使其保持在基础值的180%较为合适。

（2）边缘肝素化法。适用于有轻中度出血倾向，有心包炎的病人。首次肝素剂量为0.5～0.7mg/kg，以后追加5～7mg/h，保持透析器内血液凝血时间。

（3）局部（体外）肝素化法。适用有严重出血倾向者。用肝素泵将肝素以0.25mg/分的速率持续注入动脉管道，同时在静脉管道将鱼精蛋白以0.25mg/分的速率注入，以中和肝素。治疗结束后3小时静注鱼精蛋白30～50mg，以防肝素反跳。

3．血液透析模式

（1）急性血液透析

①血管通路：由颈内静脉、股静脉或锁骨下静脉等处插管以保证血流量。

②抗凝：根据有无出血倾向，可选择肝素、低分子肝素或不用肝素。

③透析频度：根据患者原发病及每日治疗用药的情况灵活掌握。

④超滤量：急性肾功能衰竭以水潴留为主要表现时，脱水量依不同情况具体决定，一般初次脱水不要超过4.0L。

⑤透析方法：选用普通透析、透析滤过或连续性的肾脏替代治疗。

⑥透析器：选用不易激活补体的膜材料，如聚丙烯腈膜、聚砜膜及乙酸纤维膜等。

（2）慢性血液透析，即维持性血液透析

①血管通路：动静脉内瘘、永久性深静脉置管或人造血管。

②透析时间：每次4.0～4.5h。

③透析频度：可每周两次或3次，或每两周5次，应根据患者的尿量来决定，如每24h尿量在800ml以下，每周透析时间应达15h，即每周3次，若24h尿量在800ml以上，透析时间应达9h，即每周两次。

④透析血流量：为体重的4倍，一般为250～300ml/min。

⑤透析液流量为500ml/min。

（3）诱导透析：为避免初次透析时透析脑病（失衡综合征）的发生。根据病情诱导透析，可进行1～3次。

①小面积透析器。

②血流量：150ml/min。

③超滤量：小于1.5L（若有容量负荷过重可适当放宽）。

④时间：小于3h。

⑤Scr或BUN下降幅度：应限制在30%以内。

⑥蛋白制剂的应用：透析中给予新鲜血或20%白蛋白以提高血浆渗透压。

（4）肾移植前的透析：同慢性血液透析，在移植前酌加透析1次，以减轻患者的容量负荷，为术中输血补液创造条件，增加手术的耐受性。

【血液透析护理】

1. 透析前的护理

（1）透析环境和设备的准备：必须由专人对透析设备和透析室严格执行清洁及消毒制度。透析器是物质交换的场所，最常用的是中空纤维型透析器。中空纤维是由人工合成的半透膜，空芯腔内供血液通过，外为透析液。血液透析机可控制透析液的流量及温度、脱水量、血液的流量等，并具有体外循环的各种监护系统。护士应熟练掌握透析机的操作，且注意在开机后各项指标达到稳定后才能开始进行透析。透析设备还包括透析供水系统、透析管道和穿刺针、透析液的准备。透析液可分为醋酸盐和碳酸氢盐两类，首先配制成浓缩35倍的透析液，经机器稀释后流入透析器。

（2）透析药品的准备：包括透析用药（生理盐水、肝素、5%的碳酸氢钠）、急救用药、高渗葡萄糖注射液、10%的葡萄糖酸钙、地塞米松及透析液等。

（3）病人的准备：①血管通路的准备：应熟悉其使用方法，注意观察导管有无滑脱、出血、栓塞、感染等情况的发生，保持导管的清洁无菌。②透析病人的饮食营养：注意补充蛋白质（摄入量为1.2～1.4g/（kg·d）；控制摄入水量，即透析间期病人的体重增长不能超过2.5kg。③心理护理：透析前应向病人及家属做好介绍和解释，使其了解血透的必要性、方法及注意事项。尽量消除病人的恐惧和紧张心理，保证患者在透析前夜有充足睡眠。④透析前常规嘱患者排尿，并测量体重、体温、血压、脉搏。

2. 透析过程中的护理

1）透析装置的监护：血液透析是一种体外循环，操作人员须严格遵守操作规程，保证各种管道连接紧密、通畅，并与外界空气隔绝。定时检查并记录透析中各种监视装置及机器上显示的各种数据，一旦出现机器报警或异常情况，应立即查找原因，采取措施，保证透析的正常进行，确保患者的生命安全。

2）透析患者的监护：密切观察患者的情况，预防并处理透析相关并发症，以提高透析质量。

（1）低血压：是透析中主要并发症之一，发生率为25%～60%。

原因：可能与脱水过多过快；血浆渗透压迅速下降，水分移向组织间或细胞内致有效血容量减少；自主神经功能紊乱以及心脏因素等有关。

表现：低血压是指透析中收缩压下降>20mmHg或平均动脉压降低10mmHg以上，并有低血压症状（面色苍白、出汗）。

处理：①采取头低位；②停止超滤；③补充生理盐水100ml～200ml，或血浆、白蛋白等。上述处理后，如血压好转，则逐步恢复超滤，期间仍应密切监测血压变化。如输入500ml或更多液体血压仍不上升，可采用升压药，并进一步检查有否其他原因或采取其他相应的措施。如透析中低血压反复出现，而上述方法无效，可考虑改变透析方式，如采用单纯超滤、序贯透析和血液滤过，或改为腹膜透析。

（2）失衡综合征：是指发生于透析中或透析后早期，以脑电图异常及全身和神经系统症状为特征的一组病症，轻者可表现为头痛、恶心、呕吐及躁动，重者出现抽搐、意识障碍甚至昏迷。

原因：由于血液透析快速清除溶质，导致患者血液溶质浓度快速下降，血浆渗透压下降，血液和脑组织液渗透压差增大，水向脑组织转移，从而引起颅内压增高、颅内pH值改变。失衡综合征可以发生在任何一次透析过程中，但多见于首次透析、透前血肌酐和血尿素很高、快速清除毒素（如高效透析）等情况。

处理：①轻者仅需减慢血流速度，以减少溶质清除，减轻血浆渗透压和pH值过度变化。对伴肌肉痉挛者可同时输注高张盐水或高渗葡萄糖，并予相应对症处理。如经上述处理仍无缓解，则提前终止透析。②重者（出现抽搐、意识障碍和昏迷）立即终止透析，并作出鉴别诊断，排除脑血管意外，同时给予甘露醇输注。之后根据治疗反应给予其他相应处理。透析失衡综合征引起的昏迷一般于24h内好转。

预防：针对高危人群采取预防措施，是避免发生透析失衡综合征的关键。①首次透析患者：避免短时间内快速清除大量溶质。首次透析血清尿素氮下降控制在30%～40%。采用低效透析方法，包括减慢血流速度、缩短每次透析时间（每次透析时间控制在2～3h内）、应用面积小的透析器等。②维持性透析患者：采用钠浓度曲线透析液序贯透析可降低失衡综合征的发生率。另外，规律和充分透析，增加透析频率、缩短每次透析时间等对预防有益。

（3）透析器反应：又名“首次使用综合征”，但也见于透析器复用患者。临床分为两类：A型反应（过敏反应型）和B型反应。

①A型反应：为快速的变态反应，常于透析开始后5min内发生，少数迟至透析开始后30min。发病率不到5次/10000透析例次。

原因：主要是患者对与血液接触的体外循环管路、透析膜等物质发生变态反应所致，可能的致病因素包括透析膜材料、管路和透析器的消毒剂（如环氧乙烷）、透析器复用的消毒液、透析液受污染、肝素过敏等。另外，有过敏病史及高嗜酸细胞血症、血管紧张素转换酶抑制药（ACEI）应用者，也易出现A型反应。

表现：依据反应轻重可表现为皮肤瘙痒、荨麻疹、咳嗽、喷嚏、流清涕、腹痛、腹泻，甚至呼吸困难、休克、死亡等。

处理：一旦考虑A型透析器反应，应立即采取处理措施，包括：立即停止透析，夹闭血路管，丢弃管路和透析器中血液。予抗组胺药、激素或肾上腺素药物治疗。吸氧，如出现呼吸循环障碍，立即予心脏呼吸支持治疗。

预防：寻找原因，采取预防措施，避免以后再次发生。如透析前充分冲洗透析器和管路；选用蒸汽或γ射线消毒透析器和管路；进行透析器复用；对于高危人群可于透前应用抗组胺药物，并停用ACEI。

②B型反应：常于透析开始后20～60min出现，发病率为3～5次/100透析例次。其发作程度常较轻，多表现为胸痛和背痛。B型反应多认为是补体激活所致，与应用新的透析器及生物相容性差的透析器有关。采用透析器复用及选择生物相容性好的透析器可预防部分B型透析器反应。B型透析器反应多较轻，予鼻导管吸氧及对症处理即可，常不需终止透析。

（4）溶血：

原因：①血路管相关因素，如狭窄或梗阻等引起对红细胞的机械性损伤；②透析液相关因素，如透析液钠过低，透析液温度过高，透析液受消毒剂、氯胺、漂白粉、铜、锌、甲醛、氟化物、过氧化氢、硝酸盐等污染；③透析中错误输血。

表现：胸痛、胸部压迫感、呼吸急促、腹痛、发热、畏寒等。

处理：重者应终止透析，夹闭血路管，丢弃管路中血液。及时纠正贫血，必要时可输新鲜全血，将Hb提高至许可范围。严密监测血钾，避免发生高钾血症。

（5）空气栓塞：与任何可能导致空气进入管腔部位的连接松开、脱落有关，如动脉穿刺针脱落、管路接口松开或脱落、管路或透析器破损开裂等。

表现：患者突然出现烦躁不安，极度恐惧，呼吸困难，紫绀，剧烈的胸、背部疼痛，心前区压榨感，并迅速陷入严重休克状态。

处理：①立即夹闭静脉血路管，停止血泵。②采取左侧卧位，并头和胸部低、脚高位。③心肺支持，包括吸纯氧，采用面罩或气管插管。④如空气量较多，有条件者可予右心房或右心室穿刺抽气。

预防：空气栓塞一旦发生，死亡率极高。护士应严格遵守血透操作规章操作，避免发生空气栓塞。上机前严格检查管路和透析器有无破损。做好内瘘针或深静脉插管的固定，透析管路之间、管路与透析器之间的连接。透析过程中密切观察内瘘针或插管、透析管路连接等有无松动或脱落。透析结束时不用空气回血。注意透析机空气报警装置的维护。

（6）发热：透析相关发热可出现在透析中，表现为透析开始后1～2h出现；也可出现在透析结束后。

原因：多由致热原进入血液引起，如透析管路和透析器等复用不规范、透析液受污染等。其他少见原因如急性溶血、高温透析等也可出现发热。

处理：①出现高热者，首先予对症处理，包括物理降温、口服退热药等，并适当调低透析液温度。②怀疑细菌感染时做血培养，并予抗生素治疗。通常由致热原引起者24h内好转，如无好转应考虑是感染引起，应继续寻找病原体证据和抗生素治疗。③非感染引起者，可以应用小剂量糖皮质激素治疗。

（7）体外循环凝血：

原因：凝血发生常与不用抗凝剂或抗凝剂用量不足等有关。另外如下因素易促发凝血，包括：血流速度过慢；外周血Hb过高；超滤率过高；透析中输血、血制品或脂肪乳剂；使用了管路中补液壶（引起血液暴露于空气、壶内产生血液泡沫或血液发生湍流）等。

表现：管路和透析器血液颜色变暗、透析器见小黑线、管路（动脉壶或静脉壶内）小凝血块出现等。

处理：①轻度凝血：常可通过追加抗凝剂用量，调高血流速度来解决。在治疗中仍应严密检测患者体外循环凝血变化情况，一旦凝血程度加重，应立即回血，更换透析器和管路。②重度凝血：常需立即回血。如凝血重而不能回血，则建议直接丢弃体外循环管路和透析器，不主张强行回血，以免凝血块进入体内发生栓塞。

预防：透析治疗前全面评估患者凝血状态、合理选择和应用抗凝剂是预防体外循环凝血的关键。

3. 透析后的护理

（1）按规定结束透析时间，缓慢回血，较长时间压迫穿刺部位直至完全止血。

（2）测量生命体征及体重，与透析前相比较。24h 复查血生化。注意有无头痛、呕吐、出现倾向、低血压、心力衰竭表现。听诊动静脉瘘管的血流声（柔和的吹风样杂音）、注意有无渗血，外瘘管应防止滑脱、出血，并避免在该侧肢体测量血压及做静脉穿刺。

（3）透析后 4h 内尽量避免各种注射、穿刺，侵入性检查或手术治疗。

4. 健康教育

（1）透析患者注意适当锻炼，保持规律生活，充足营养，避免劳累，预防感冒等因素加重病情。

（2）透析患者饮食应减少钠盐的摄入；合并心血管疾病，应减少高脂类食物的摄入；透析患者如果尚有残肾功能（每天仍有小便的），可适当放松水的摄入。如透析患者已完全无尿的，平时应注意减少水摄入，以减少因为透析间期体重增长过多引起的长期心脑血管并发症。补充水溶性维生素，如维生素 C、叶酸等，以弥补透析时水溶性维生素的丢失。

（3）监测体重，一般一周三次透析治疗的患者，体重增长控制在个人体重的 3% ~ 5% 以内。两次透析间体重不能超过 2 ~ 3kg。

（4）教会病人判断内瘘是否通畅，可用手触摸吻合口的静脉端，若扪及震颤，则提示通畅。注意保护内瘘，勿持重物，不要穿紧袖衣，避免碰撞致伤，以延长其使用期。

（5）教会病人掌握常见并发症的应急措施，并约定下次透析时间，嘱其按时透析。

（二）腹膜透析

腹膜透析（Peritoneal dialysis）是利用腹膜作为半渗透膜，利用重力作用将配制好的透析液经导管灌入患者的腹膜腔，在腹膜两侧形成溶质的浓度梯度差，高浓度一侧的溶质向低浓度一侧移动（弥散作用）；水分则从低渗一侧向高渗一侧移动（渗透作用）。通过腹腔透析液不断地更换，以达到清除体内代谢产物、毒性物质及纠正水、电解质平衡紊乱的目的。

【腹膜透析模式】

1. 紧急腹膜透析

短期内作整日持续性透析。多作为急性肾功能衰竭及急性药物中毒的抢救措施。

2. 间歇腹膜透析（IPD）

每周透析5~7日，每日用透析液6000~10000ml，分4~8次输入腹腔内，每次留置1~2h，每日透析10~12h。用于慢性肾功能衰竭伴明显体液潴留者。

3. 持续性不卧床腹膜透析（CAPD）

每周透析5~7日，每日透析4~5次，每次用透析液1500~2000ml，输入腹腔，每3~4h更换1次，夜间1次可留置腹腔内10~12h。目前在临床上使用的是一种名为“双联双袋”的连接管路，是一次性使用的，患者每次只需更换一袋即可，同时患者在透析时不需卧床，可自由活动。

4. 持续循环腹膜透析（CCPD）

此种透析采用计算机程序控制的自动循环腹膜透析机（现国际上统称为APD，即Automatic Peritoneal Dialysis）。患者在夜间睡眠时，腹腔内留置的腹膜透析管端与自动循环腹膜透析机连接，用8~12升透析液持续透析9~10h，清晨可选择在腹腔内存留2升透析液或不存留，然后和机器分离，整个白天（10~14h）不需再更换透析液，患者可自由活动。

其他还有夜间间断性腹膜透析（NIPD）、白天自动化腹膜透析（DAPD）、朝式腹膜透析（TPD）等。

【适应证】

与血液透析相似。特别适用于有出血倾向的透析患者，不需要全身应用抗凝血药，腹腔内用肝素量较少且不易被吸收，不增加出血危险。无血流动力学改变，透析平稳，对于老年人，尤其是心血管疾病伴循环不稳定的患者，安全性较大。

【禁忌证】

无绝对禁忌证，但不宜在下述情况下透析：①广泛腹膜黏连、腹腔内脏外伤、近期腹部大手术、结肠造瘘或粪瘘、腹壁广泛感染或蜂窝组织炎、腹腔内有弥漫性恶性肿瘤或病变不明者。②膈疝、严重肺部病变伴呼吸困难者。③妊娠。④糖尿病亦作为相对禁忌证。

【腹膜透析护理】

1. 透析前准备

1）用物准备：准备手术或插管器械、多头腹带、腹膜透析管及透析液等，并检查透析液是否清晰。Tenckoff腹膜透析导管是最常用的腹透管，有直管和卷曲管（俗称：猪尾巴管）两种。目前植管方法有3种：外科直视手术切开法，盲穿法和腹膜镜置管术。所有方法都可由肾科医生或外科医生实施。腹透管插入腹腔后，如无特殊情况，可放置2~3年。腹膜透析液通常由渗透剂，缓冲剂和电解质三部分组成，目前常用的腹膜透析液以乳酸盐为缓冲剂，主要是Dianeal类腹透液。目前国外也使用一些新型腹透液，例如葡聚糖腹透液（Extraneal）、氨基酸腹透液、碳酸氢盐腹透液或三腔袋透析液。

2）患者准备：①向患者解释腹膜透析的目的、过程和防治透析反应的措施，尽量消除患者恐惧、紧张心理。②备皮（下腹部及会阴部），做普鲁卡因皮肤过敏试验。③测量体温、呼吸、脉搏、血压及体重，并记录。④插管手术前患者禁食，排空膀胱、排便或灌肠。

2. 透析过程护理

1）熟练掌握腹透方法，分离和连接各种管道线要注意消毒和严格无菌操作，透析液进入腹腔前要干加热至37℃。定期测量生命体征，注意有无伤口渗漏。准确记录透析液输入及流出量（若流出量<输入量，应暂停透析寻找原因），观察流出液的色泽及澄清度，并做常规检查，细菌培养及蛋白定量。

2）常见并发症的观察及护理

（1）腹膜炎：是主要并发症，可引起蛋白严重丧失，腹膜黏连、增厚，导致腹膜透析失效，导管堵塞，甚至危及生命。以细菌性感染多见，感染细菌可来自出口处、血液、肠道或透析液。临床表现为：腹痛、寒战、发热、腹部压痛；透析液色泽变浊和白细胞数增至100/mm^3透析液内细菌检查阳性。护理方法：用透析液1000ml连续冲洗3～5次，暂时改为IPD，腹透液内加入抗生素及肝素等，全身应用抗生素。若经过2～4周后感染仍不能控制，应考虑拔出透析管。

（2）腹痛：高渗性透析液、透析液温度过低或过高、腹腔注入液量过多或进入空气过多、透析液pH值不当、腹腔感染、导管移位刺激等均可引起腹痛。应注意调节好透析液的温度，降低透析液的渗透压及透析液进出的速度。可在透析液中加入1%～2%普鲁卡因3～10ml，无效时酌减透析次数。

（3）透析管引流不畅或透析管堵塞：原因有导管移位或扭曲，被纤维蛋白、血块或大网膜脂肪阻塞，肠腔或腹腔气体过多，透析后肠黏连，透析管端的小孔有部分分露在腹腔内液体表面上，致使虹吸作用消失。护理方法：①可采用变换体位或取半卧位式，按摩腹部。②排空膀胱。③服用导泻剂或灌肠，促进肠蠕动。④腹膜透析管内注入肝素、尿激酶、生理盐水、透析液等，并留置30～60分钟，可使堵塞管的纤维块溶解。⑤腹胀明显者可给小剂量新斯的明，腹腔内多注入500ml透析液，再取半卧位，以便恢复虹吸作用。如无效，可在严格消毒下，送入硬质透析管内芯，疏通透析管。⑥无法复通者，可X线透视下调整透析管的位置或重新植入透析管。

（4）其他并发症：如脱水、低血压；水过多或肺水肿；低血钾、高血糖等。慢性并发症有肠黏连、腹膜后硬化等。

3. 切口护理

1）术后腹部每天换药1次，并告诉患者衣服宜宽大，内衣衣料柔软无刺激，避免外管被牵拉和打折致滑脱。

2）在做任何与腹膜透析治疗相关的步骤时，都要先彻底地洗净双手。

3）透析结束后即可拔除连接管，并以无菌碘伏帽盖住导管开口，伤口周围用无菌敷料包裹固定良好，严密观察伤口有无渗出液或出血现象。如果不再继续透析，可拔除腹透管，并以外科技术缝合伤口。

4）插管处的切口愈合后可行淋浴，淋浴前将透析管用保鲜膜包好，淋浴后将残存的肥皂液冲洗干净，并用软质清洁毛巾将透析管及周围皮肤拭干，用碘伏消毒透析管及周围皮肤。

4. 饮食护理

腹透过程中会流失少许蛋白质及维生素，应通过饮食来补充。要求病人蛋白质摄入量为1.2～1.5g/（kg·d），其中50%以上为优质蛋白，如鱼、肉、蛋、奶等。水果蔬菜可多加补充，以弥补维生素不足。水的摄入量根据每日的出超量来决定，如出超量为1500ml以上，病人无明显高血压、水肿等，可正常饮水。由于透析液是利用葡萄糖来排除多余水分，透析时机体吸收了部分的葡萄糖，可引起病人的体重增加、血甘油三酯及其他脂质升高，所以要适当减少糖分摄取。

（胡慧）

泌尿系统疾病小结

泌尿系统由肾、输尿管、膀胱及尿道组成，其主要功能是生成并排泄尿液。肾脏兼有生成尿液和内分泌功能。肾单位为组成肾脏结构和功能的基本单位，是生成尿液的主要场所。肾素、激肽释放酶、前列腺素为血管活性激素，作用于肾脏本身，主要通过调节肾脏的血流动力学和水、盐的代谢，来调节血压。促红细胞生成素（EPO）为非血管活性激素，刺激骨髓造血和原红细胞的分化成熟。Ⅰa羟化酶为非血管活性激素，可调节钙磷代谢。泌尿系统疾病常见症状包括肾性水肿、肾性高血压、尿异常、尿路刺激征、肾区痛等。肾性水肿是肾脏疾病最常见的症状，分为肾炎性水肿和肾病性水肿两大类。

肾性水肿临床表现多开始于皮下组织疏松处，如眼睑、头皮、外阴等，晨起时水肿及颜面及腰骶部明显，下午以双下肢明显，严重时可出现胸腔积液、腹腔积液等。肾病性水肿因大量蛋白质的丢失，水肿部位凹陷较肾炎性水肿更为明显。肾性水肿多伴有血压增高、蛋白尿和血尿等改变。护理重点：饮食护理、皮肤护理、预防感染。

膀胱受到炎症或者理化因素的刺激时出现尿频、尿急、尿痛、下腹坠痛、排尿不畅等症状称为膀胱刺激征或尿道刺激征。常见病因有泌尿系统感染、结石、肿瘤及前列腺病变等。护理要点：休息、多饮水、保持会阴部清洁、减轻肾区或膀胱区疼痛。

肾小球疾病系指一组有相似的临床表现，如高血压、水肿、尿异常和不同程度的肾功能损害，但病因、发病机制、病理改变、病程和预后不尽相同，病变主要累及双肾肾小球的疾病。分为原发性、继发性和遗传性肾小球疾病。原发性肾小球疾病占肾小球疾病的大多数，是引起慢性肾衰竭的最主要原因。免疫反应为肾小球疾病的始发机制，非免疫非炎症因素（高血压、高脂血症、大量蛋白尿）促使肾小球疾病进展及肾小球滤过功能减退。

急性肾小球肾炎以男性儿童及青少年多见，起病急，病情轻重不等，多数预后良好。本病最常见于β型溶血性链球菌“致肾炎菌株”引起的上呼吸道感染或皮肤感染后。临床典型表现为血尿、蛋白尿、少尿、水肿、高血压等急性肾炎综合征。肉眼血尿、水肿常为首发症状。患者在起病后2周内可有血清总补体及C3降低，4周后开始复升，6~8周恢复到正常水平。此规律性变化为本病的典型表现。抗链球菌溶血素“O”（ASO）增高提示近期曾有链球菌感染史。本病有自愈倾向，治疗以休息和对症为主。护理重点：急性期以休息与活动、饮食和水分、病情观察为重点；恢复期重点：限制活动量、积极预防感染、定期随访。

慢性肾小球肾炎（简称慢性肾炎）以青、中年男性为主，病情迁延、反复，最终发展为慢性肾衰竭。由于病理类型不同，临床表现呈多样性。蛋白尿、血尿、高血压、水肿为其基本临床表现。蛋白尿为本病必有的表现，常常在1~3g/d。血尿可为镜下血尿或肉眼血尿。水肿程度与持续时间不一。早期水肿时有时无，多为眼睑和（或）下肢轻、中度凹陷性水肿，晚期水肿持续存在。一般无体腔积液。有不同程度高血压，多为轻、中度，持续存在。可分为5型：普通型、肾病型、高血压型、混合型、急性发作型。迄今尚无满意的治疗方法，多为对症治疗，以防止或延缓肾功能进行性衰退为目标。控制高血压是防止疾病进展极为重要的措施。应优选具有肾保护作用、能延缓肾功能恶化的降压药物，以 ACEI 首选。护理重点：休息与活动、饮食护理、避免加重肾损害的因素。

急进性肾小球肾炎是肾小球肾炎中最严重的类型，有青年和中、老年两个发病高峰。主要表现为急性肾炎综合征（血尿、蛋白尿、水肿、高血压）及急性进行性肾功能减退，肾活检病理通常表现为新月体肾炎。患者如能及时行肾活检明确诊断和早期强化治疗，预后可得到显著改善。强化疗法有：血浆置换、免疫吸附治疗、甲泼尼龙冲击治疗、大剂量丙种球蛋白治疗。当患者肾功能急剧恶化达到透析指征时，应尽早进行透析治疗（包括血液透析或腹膜透析），以维持生命、赢得治疗时间。

肾病综合征不是一独立性疾病，而是各种肾小球疾病中最常见的一组临床症候群。典型表现为大量蛋白尿（每日>3.5g/d）、低白蛋白血症（血浆白蛋白<30g/L）、水肿及高脂血症。大量蛋白尿及低白蛋白血症为诊断所必需的依据。常有明显水肿，严重者全身水肿及浆膜腔积液。低白蛋白血症是水肿的主要原因。感染是最常见且严重的并发症，也是造成本病复发和疗效不佳的主要原因。血中抗凝血酶Ⅲ自尿中大量丢失，肝脏代偿性合成抗凝血酶Ⅲ时致其他凝血因子合成增加，导致机体凝血、抗凝和纤溶系统失衡，是肾病综合征产生高凝状态的原因之一。激素、利尿剂的应用和高脂血症为静脉血栓形成的加重因素。其中以肾静脉血栓最为多见。主要治疗是抑制免疫与炎症反应，肾上腺糖皮质激素（简称激素）是治疗肾病综合征最常用的药物。细胞毒性药物用于激素治疗无效时，最常用药物为环磷酰胺（CTX）。对症治疗有：纠正低白蛋白血症、利尿消肿、抗凝、降脂、急性肾衰治疗。护理要点：休息、饮食护理、预防感染、用药护理。重点：饮食护理、预防感染、利尿剂、激素的护理。

尿路感染分为上尿路感染和下尿路感染，前者为肾盂肾炎，后者主要为尿道炎和膀胱炎。多见于育龄女性、老年人或免疫功能低下者。病因最常见为肠道革兰氏阴性杆菌，大肠杆菌尤为常见。感染途径以上行性感染最常见。女性、尿流不畅或尿液反流、使用尿路插入性器械、尿道内或尿道口周围有炎症病灶、抵抗力下降等是其易感因素。尿路梗阻致尿流不畅或尿液反流是诱发尿感的重要原因。女性生理解剖缺陷更易致病，尤其在经期、妊娠期、绝经期和性生活后较易发生感染。急性膀胱炎主要症状为膀胱刺激症状，即尿频、尿急、尿痛及耻骨弓上不适等，但一般无全身症状。急性肾盂肾炎常有寒战、高热等全身症状和尿路系统症状（腰痛、膀胱刺激症状），严重者可发生急性肾乳头坏死或肾周脓肿。慢性肾盂肾炎临床表现复杂，症状多端。患者可有反复发作的尿路刺激症状，也可能仅有腰酸和（或）低热、乏力，而无尿路刺激症状，或出现夜尿增多及尿中有少量白细胞和蛋白等。无症状性菌尿又称隐匿型菌尿，指病人无任何尿路感染的症状，但有真性菌尿，多次尿细菌培养阳性。尿细菌学检查是确诊尿路感染的重要检查。清洁中段尿细菌定量培养≥10^5/ml，为真性菌尿，可确诊尿感。B 超、X 线腹部平片、静脉肾盂造影（IVP）等有利于病因诊断。抗菌药物治疗为主要治疗环节，首选对革兰氏阴性菌有效的药物，常采用喹诺酮类药物治疗。护理要点：尿感发病时的护理（休息、对症护理、用药护理、尿标本留取、饮食护理）、健康教育。重点：对症护理、尿标本留取、健康教育。

急性肾功能衰竭是肾脏本身或肾外原因引起肾脏功能短时间（数小时至数天内）急剧降低，以致机体内环境出现严重紊乱的临床综合征。主要表现为少尿或无尿、氮质血症、高钾血症和代谢酸中毒，属临床危重症。本病以急性肾小管坏死最常见。根据临床表现和病程的共同规律，可分为3期：少尿期、多尿期、恢复期。治疗要点：积极治疗原发病、纠正和去除可逆性病因，避免额外损伤，对症治疗和防治并发症。少尿期病人常因急性肺水肿、高钾血症、上消化道出血和并发感染而死亡。故治疗重点在调节水、电解质、酸碱平衡，控制氮质血症，供给适当的营养等。早期预防性血液透析或腹膜透析可减少急性肾功能衰竭发生感染、出血、高钾血症、体液潴留和昏迷等威胁生命的并发症。护理要点：病情观察、休息、饮食护理、准确记录出入液量、严格执行静脉输液计划、预防感染、心理护理。重点：病情观察、饮食护理、准确记录出入液量、观察补液量适中的指标、预防感染。

慢性肾功能衰竭是指各种原因造成的慢性进行性肾实质损害，致使肾脏明显萎缩，不能维持其基本功能，临床出现以代谢产物潴留，水、电解质、酸碱平衡失调，全身各系统受累为主要表现的临床综合征。在我国最常见引起慢性肾衰竭的病因按顺序为原发性慢性肾小球肾炎、糖尿病肾病和高血压肾病等。国外慢性肾衰竭则以糖尿病肾病、高血压肾病更为常见。发病机制迄今尚未完全明了。临床从轻到重可分为四个阶段：肾功能不全代偿期、肾功能不全失代偿期、肾功能衰竭期（尿毒症早期）、尿毒症期。临床表现见于三个方面：各系统功能障碍；水、电解质酸碱平衡紊乱；糖、脂肪、蛋白质及氨基酸代谢紊乱。胃肠道症状常是尿毒症最早最突出的临床表现，初期易漏诊或误诊。心血管系统常有高血压、动脉硬化、心肌损害、心力衰竭、心律失常、心包炎，心力衰竭为其死亡的重要原因。CRF早期常有肺活量下降，伴有代谢性酸中毒时，可出现Kussmaul呼吸（呼吸深长）。造血系统表现常可表现为贫血、出血倾向及血栓倾向。贫血可出现在所有CRF患者，为正细胞正色素性贫血。因其与肾产生红细胞生成素减少有关，也称肾性贫血。神经系统表现可分为中枢神经系统和周围神经系统病变。中枢神经系统早期常表现为功能抑制，即可出现注意力减退、疲乏、记忆力下降、失眠、抑郁等表现，随着肾功能减退进一步恶化，同时伴有神经肌肉兴奋症状，如肌肉颤动或痉挛、呃逆、抽搐，晚期则出现尿毒症性脑病，主要表现为嗜睡、谵妄、扑翼样震颤甚至昏迷。皮肤瘙痒是最常见的并发症，且较顽固难以控制，常常影响病人睡眠和生存质量。肾性骨病极为常见，也称肾性骨营养不良，包括肾性骨软化症（低转化性骨病）、纤维性骨炎（高转化性骨病）、骨硬化症及关节周围组织转移性钙化等。除肾脏本身内分泌功能紊乱外，可出现下丘脑-垂体内分泌功能紊乱和外周内分泌功能紊乱。免疫系统机能低下，易继发感染水。慢性肾衰水、电解质酸碱平衡紊乱表现为水潴留或脱水；早期低钠、低钾血症；晚期高钠、高钾、高磷、低钙血症；代谢性酸中毒。CRF的治疗主要根据不同阶段采取不同的治疗策略，延缓慢性肾衰的疗法包括饮食疗法、应用必需氨基酸、控制高血压、降脂治疗等。血液净化疗法是用人工方法部分代替失去功能的肾脏，以维持患者生命。常用方法有血液透析和腹膜透析。护理措施：病情观察、休息与活动、饮食护理、用药护理、对症护理、预防感染、健康教育。重点：病情观察、饮食护理、对症护理、预防感染、健康教育。

（胡慧）

第六章　血液系统疾病

第一节　总　　论

血液系统疾病指原发或主要累及血液和造血器官的疾病，简称血液病。其发病的诱因或直接原因主要包括化学因素、物理因素、生物因素、遗传、免疫、污染等，而这些因素很多是近几十年现代工业的产物，随着现代工业的高速发展，这些因素对人们生活的影响愈来愈大，所以血液病的发病率有逐年增高趋势。血液病的共同特点多表现为骨髓、脾、淋巴结等器官的病理损害，周围血细胞和血浆成分的病理性改变、免疫功能障碍以及出凝血功能紊乱。其症状具有全身性、多样性、隐匿性、缺乏特异性的特点。实验室检查在血液病诊断中占有突出地位，继发性血液学异常比原发性血液病更多见。由于血液病往往发病隐匿，病人常不能自己觉察，多因其他疾病就医或体检时被发现。因此，提高对血液病的认识，早期发现、早期治疗尤为重要。

一、血液系统的结构和功能

【血液系统及功能】

血液系统由血液和造血器官组成，包括骨髓、肝、脾、淋巴结以及分散在全身各处的淋巴组织和单核-巨噬细胞系统。

（一）造血干细胞和造血

造血干细胞（hemapoietic stem cell，HSC）是一种多能干细胞，是各种血细胞（其中大多数是免疫细胞）的起始细胞。人类造血干细胞首先出现在胚胎 9～10 天的中胚层，形成造血位点，以后逐步发育成卵黄囊中的血岛（胚龄第 2～3 周）。胚胎成形后（第 2～3 月）进入胎肝造血期，HSC 主要分布在胎肝。脐带血、胎盘血是胎儿期外周血的一部分，也含有 HSC。在胚胎末期一直到出生后，骨髓成为造血干细胞的主要来源，外周血仅含少量 HSC。

在胚胎和迅速再生的骨髓中，造血干细胞多处于增殖周期之中；而在正常骨髓中，则大部分 HSC 处于静止期（G_0期），部分进入增殖状态。增殖时自我复制与多向分化之间保持动态平衡。动态平衡的实现，可能与 HSC 不对称分裂或细胞因子调节有关。即干细胞一分为二时，其一个仍保持为干细胞，从而保持身体内干细胞数量相对稳定，这就是干细胞自我更新。而另一个则为早期祖细胞，能进行对称性有丝分裂，进一步增殖分化为各类血细胞。这样，HSC 在体内形成数量和特性稳定的 HSC 池，同时还能分化成各种血细胞。

造血干细胞可分化为多能祖细胞及淋巴系祖细胞，多能祖细胞又称集落形成单位（colony forming unit，CFU），进一步发育分化为红细胞系、粒细胞系、单核-吞噬细胞系、巨核细胞系。淋巴系祖细胞在胸腺和骨髓内分别培育为T、B淋巴细胞（图6-1-1）。

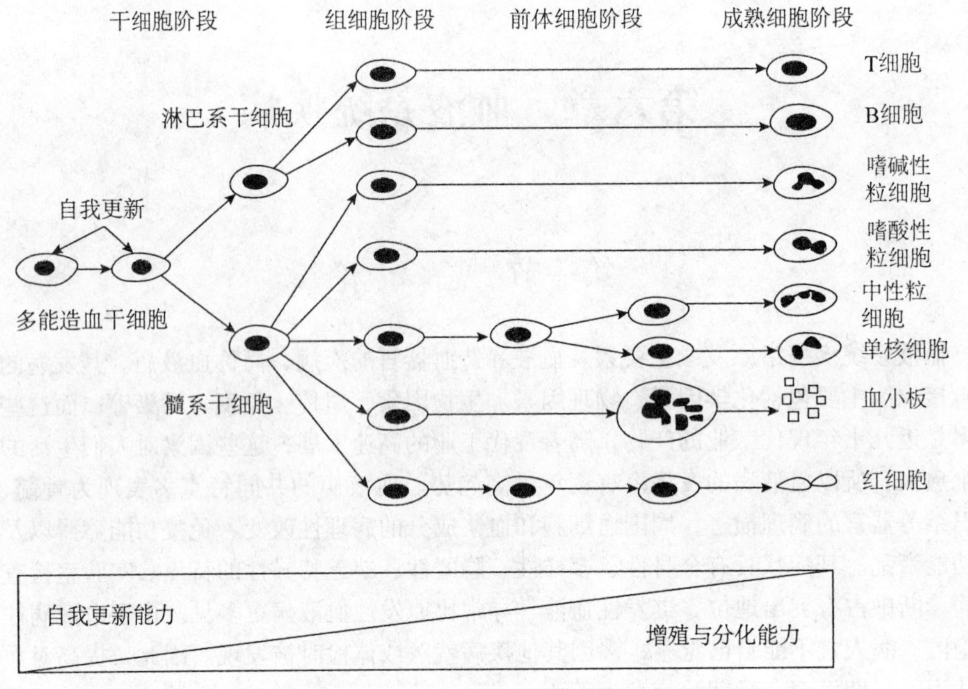

图6-1-1　造血过程模式图

骨髓基质细胞、细胞因子及细胞外基质组成了造血微环境。基质细胞指骨髓中的网状细胞、内皮细胞、成纤维细胞、巨噬细胞和脂肪细胞。这些细胞产生细胞因子，调节HSC的增殖与分化，为HSC提供营养和黏附的场所。一般认为分化后期细胞的受体特异性较强，只接受专一的细胞因子作用，如粒系集落刺激因子（G-CSF）促进中性粒细胞分化、成熟。但早期HSC上的细胞因子受体特异性较差，为细胞因子竞争受体创造了条件。如临床上大剂量使用红细胞生成素（EPO）时有较多受体与之结合，可使较多的HSC向红系分化而造成白细胞减少。细胞外基质指骨髓中胶原、蛋白多糖及糖蛋白。胶原形成支架，构筑造血空间。蛋白多糖黏于细胞表面，选择性结合细胞因子。糖蛋白促进细胞黏附，控制细胞移动。造血干细胞经静脉输入能很快归巢（homing）至骨髓，也与其表达各种黏附蛋白有关。

当HSC受到致病因素的损害时，造血系统就会发生严重的疾病。一般认为HSC受损有关的疾病有再生障碍性贫血、阵发性睡眠性血红蛋白尿、骨髓增生异常综合征、急性非淋巴细胞白血病、骨髓增生性疾病（包括真性红细胞增多症、慢性粒细胞白血病、原发性血小板增多症及骨髓纤维化等）。

（二）淋巴系统

淋巴系统是免疫系统的一部分。该系统由淋巴器官、淋巴管道及淋巴液组成，是一个网状的系统。淋巴器官（lymphoid organ）是以淋巴组织为主的器官，在体内实现免疫功能，故又称免疫器官，包括中枢淋巴器官和周围淋巴器官。中枢淋巴器官（centrallymphoid organ），也称初级淋巴器官（如胸腺、骨髓），它们是淋巴细胞早期分化的场所。

周围淋巴器官（peripheral lymphoid organ），又称次级淋巴器官，如淋巴结、脾及扁桃体等，接受和容纳由中枢淋巴器官迁来的淋巴细胞，是接受抗原刺激并产生免疫应答的重要场所。无抗原刺激时体积较小，抗原刺激后体积增大，结构发生变化，抗原被清除后又渐恢复原状。血液系统疾病大多会影响到免疫系统，出现抵抗力降低，易感染。

（三）单核-巨噬细胞系统

单核-巨噬细胞系统是由骨髓原单核细胞发展来的细胞之总称，在血中为单核细胞，游走至组织即成为巨噬细胞，又称为组织细胞。单核-巨噬细胞系统包括骨髓内原、幼单核细胞，血液单核细胞；淋巴结、脾和结缔组织的固定和游走巨噬细胞；肺泡巨噬细胞、肝的 kupffer 细胞以及神经系统的小神经胶质细胞等。这些细胞都有共同的结构、活跃的吞噬功能和体外黏附玻璃的能力，细胞膜上有免疫球蛋白和补体的受体。单核-巨噬细胞系统参与免疫过程以及铁、脂肪和蛋白质代谢，并通过清除被激活的凝血因子成为抗凝血系统的重要组成部分。

【血液组成和血细胞生理功能】

血液由血细胞和血浆组成。血细胞约占血液容积的45%，均为成形细胞，即红细胞、白细胞、血小板，余下血液容积的55%为血浆。血浆成分复杂，含有多种蛋白质，凝血及抗凝因子、补体、抗体、酶、电解质、各种激素及营养物质等。血细胞混悬在血浆中，便于在体内流动以执行其功能。

成熟红细胞胞质内充满血红蛋白、无核和细胞器，有利于携运气体，具有结合与输送O_2和CO_2的功能。

白细胞包括中性、嗜酸性、嗜碱性粒细胞及单核、淋巴细胞。中性粒细胞功能主要是吞噬异物尤其是细菌，是机体抵御入侵细菌的第一道防线。单核细胞也是一种吞噬细胞，其功能是清除死亡或不健康的细胞，以及这些细胞破坏后的产物和微生物及其产物，是机体抵御入侵细菌的第二道防线。嗜酸性粒细胞具有抗过敏、抗寄生虫作用。嗜碱性粒细胞能释放肝素、组胺和过敏性慢反应物质，机体发生过敏反应与这些物质有关。T 淋巴细胞参与细胞免疫；B 淋巴细胞又称抗体形成细胞，受抗原刺激后增殖分化为浆细胞，产生抗体，参与体液免疫。

血小板具有止血功能。

血液中各种有形成分和血浆蛋白的数量或质量（功能）的异常就会发生贫血、发热、感染、出血和血栓栓塞等常见的临床症状、严重者可危及机体各脏器的功能。

【血液系统疾病的分类】

血液系统疾病的分类如下：

1. 红细胞疾病

如各类贫血和红细胞增多症等。

2. 粒细胞疾病

如粒细胞缺乏症、中性粒细胞分叶功能不全（Pelger-Huet 畸形）、惰性白细胞综合征及类白血病反应等。

3. 单核细胞和巨噬细胞疾病

如炎症性组织细胞增多症、恶性组织细胞病等。

4. 淋巴细胞和浆细胞疾病

如各类淋巴瘤、急慢性淋巴细胞白血病、多发性骨髓瘤等。

5. 造血干细胞疾病

如再生障碍性贫血、阵发性睡眠性血红蛋白尿、骨髓增生异常综合征、骨髓增殖性疾病以及急性非淋巴细胞白血病等。

6. 脾功能亢进

7. 出血性及血栓性疾病

如血管性紫癜、血小板减少性紫癜、凝血障碍性疾病、弥散性血管内凝血以及血栓性疾病等。

另外，随着输血技术的飞速发展，当今血液病学（hematology）除了血液系统疾病外还包括输血医学（transfusion mediine）。

二、血液系统疾病常见症状及护理

血液系统常见症状包括贫血，出血或出血倾向，继发感染症状，骨、关节疼痛。

（一）贫血

贫血见本章第二节。

（二）出血倾向

出血倾向（bleeding tendency）指止血和凝血机能障碍而引起自发性出血或轻微创伤后出血不止的一种症状，是血液病的常见表现。出血部位可遍及全身，以皮肤、鼻腔、齿龈和眼底出血最多见。此外，关节腔、内脏出血如呕血、便血、血尿、阴道出血等也较常见。严重者可发生颅内出血，危及生命。出血过急过多易致严重贫血。血管脆性增加及血小板异常所致的出血多表现为皮肤黏膜淤点、淤斑；凝血因子缺乏引起的出血常有内脏、肌肉、关节腔出血或软组织血肿，疼痛难忍，有时因血肿过大或血肿位于要害部位，可压迫脏器而引起相应器官功能障碍，例如反复关节腔出血可致使关节畸形，甚至致残；出血后关节肿胀，病人常成被动体位，生活不能自理。因凝血障碍所致的出血常有家族史或肝病史。

导致出血倾向的主要病因有：①血管壁的功能异常：如过敏性紫癜，遗传性出血性毛细血管扩张征；②血小板异常：血小板减少如特发性血小板减少性紫癜、再生障碍性贫血等，血小板增多如原发性血小板增多症，血小板功能缺陷如先天性血小板无力症及继发于尿毒症、药物等；③凝血因子减少或缺乏：如血友病、慢性肝脏疾病等。

1. 护理评估

（1）病史：询问和观察出血发生的时间、部位、范围、有无原因和诱因；有无全身伴随症状如头晕、眼花、乏力、出冷汗、尿量减少等低血容量表现或局部伴随症状如血友病病人关节和肌肉出血时有无关节、肌肉疼痛等情况；警惕有无头痛、呕吐、视力模糊等颅内出血的表现；应详细询问病人既往病史，是否有再生障碍性贫血、血小板减少性紫癜、白血病、肝硬化等病史；家族成员的健康情况；用药物史；了解工作环境，有无对骨髓造血功能损害因素如放射性物质、化学毒物污染等接触史。

（2）身体评估：评估病人生命体征有无改变，如脉搏细速或扪不清；病人的意识状态；注意评估出血的部位，轻度出血可表现为皮肤、黏膜、齿龈、鼻黏膜的出血，表现为出血点、淤斑或血肿，也可见关节腔、内脏出血（便血、呕血、血尿、阴道出血等）；严重者可有颅内出血，表现为剧烈头痛、恶心、呕吐、视力模糊等；注意判断出血的程度，出血量小于500ml为轻度出血，可有畏寒、头晕、乏力、皮肤苍白等；出血量在500～1000ml为中度出血，收缩压低于90mmHg（12.0kPa），有眩晕、烦躁不安、尿少、紧张等；出血量大于1000ml为重度出血，收缩压低于60～75mmHg（8～10kPa），心率大于120次/min，可有出汗、尿少或尿闭、四肢厥冷、甚至意识模糊。

（3）实验室及其他检查：有无血小板计数下降、出凝血时间延长、束臂试验阳性等改变。

2. 护理诊断

（1）组织完整性受损与血小板减少、凝血因子缺乏、血管壁异常有关。

（2）有损伤的危险：出血与血小板减少、凝血因子缺乏、血管壁异常有关。

（3）焦虑与反复发作的出血有关。

（4）潜在并发症：颅内出血、贫血、感染。

（5）知识缺乏：缺乏有关的保健知识。

3. 护理措施

1）病情观察：监测血压、脉搏、心率的变化，注意意识状态的改变及有关检查的结果，如血红蛋白、出凝血时间等。观察皮肤黏膜出血的部位、大小、时间、数目，有无消化道出血的表现，如呕血、黑便等。如有突然头晕、头痛、视力模糊、呼吸急促、喷射性呕吐，甚至昏迷，提示有颅内出血的可能。

2）饮食护理：预防出血引起的营养不足，应给予高热量、高蛋白、高维生素、少渣的饮食，避免口腔黏膜的损伤。进餐前后可用冷的苏打水含漱；以易消化软食或半流质为宜，禁食过硬、过于粗糙的食物。

3）促进身心休息：限制活动，多休息，防止身体受外伤如跌倒、碰撞等，以防再出血。出血仅限于皮肤黏膜且较为轻者，原则上无需限制；若血小板计数$<50\times10^9$/L，应减少活动，增加卧床休息时间；严重出血或血小板计数$<20\times10^9$/L者，必须绝对卧床休息，减少头部活动，协助做好各种生活护理；被血迹污染的物品应及时清理，以缓解紧张情绪。保持环境的安静、温暖，床单平整、被褥轻软。进行护理操作时动作轻柔，避免皮肤摩擦及肢体受压。

4）出血的预防和护理：

（1）皮肤出血的预防和护理：保持床铺平整、被褥衣物柔软，避免皮肤摩擦、划伤、挤压；保持皮肤清洁，洗澡时禁止用力揉搓，避免使用刺激性强的肥皂，勤剪指甲，以免抓伤皮肤。注射时应注意：有出血倾向者尽量减少注射和其他人为的创伤（如拔牙）；必须注射时，缩短止血带结扎时间，进针应快速、准确，拔针后延长按压时间，此外，注射或穿刺部位应交替使用，防止形成局部血肿。

（2）口腔、牙龈出血的预防和护理：保持口腔清洁，晨起、睡前和进餐前后用氯已定（洗必泰）、生理盐水等漱口。指导病人用软毛刷刷牙，忌用牙签剔牙，鼓励病人进食清淡、少渣软食，尽量避免食用粗、硬、带刺、辛辣食物，以防止牙龈和口腔黏膜损伤。牙龈渗血时可用冷水含漱或用肾上腺素棉球、吸收性明胶海绵片局部贴敷。

（3）鼻出血的预防和护理：①防止鼻黏膜干燥而出血：保持室内湿度在50%～60%，鼻腔干燥时，用无菌石蜡油滴鼻或抗生素软膏轻轻涂擦，每天3～4次，以防鼻黏膜干燥，增加出血的机会。②避免人为因素诱发出血：避免用力擤鼻和抠鼻腔，以防止鼻腔出血。③鼻腔出血的护理：鼻腔少量出血时，可用棉球或明胶梅绵填塞，无效者可用1∶1000肾上腺素棉球填塞压迫止血，并局部冷敷。严重出血或后鼻腔出血时，应用凡士林油纱行鼻腔填塞术，术后定时滴入无菌石蜡油，，以保持黏膜湿润，术后3天可轻轻取出油纱条，若仍有出血，应更换油纱布再次填塞。鼻腔填塞期间，应加强口腔护理，同时注意鼻周皮肤颜色、血液循环情况，预防感染的发生。

（4）内脏出血的预防和护理：注意出血的量及出血的部位，密切监测血压变化；大量出血时，应迅速开通静脉通路，配血，做好输血准备，保证液体、止血药物和血制品的输入。消化道出血的护理可参见“上消化大出血的护理”；月经量过多者，可遵医嘱给予三合激素治疗。

（5）眼底及颅内出血的预防和护理：眼底出血时病人视物模糊，应立即卧床休息、减少活动，保持镇静，避免用力揉搓眼睛以免加重出血。如突然出现头晕、头痛、恶心、喷射性呕吐、甚至昏迷，提示病人有颅内出血，立即通知医生做好抢救准备，并协助处理：①立即去枕平卧，头偏向一侧，随时吸出呕吐物或口腔分泌物，保持呼吸道通畅；②立即吸氧，以改善脑组织细胞的缺氧情况；③头部置冰袋或冰帽，降低脑细胞的耗氧量；④迅速建立静脉通路，遵医嘱给予脱水利尿药及其他止血、止痛、镇静药；⑤观察并记录病人生命体征、意识状态及瞳孔大小等。

（6）关节腔出血或深部组织血肿的预防及护理：适量活动，避免过度负重和容易导致创伤的运动。一旦出血，立即停止活动，卧床休息，抬高患肢并固定于功能位。出血局部用冰袋冷敷，同时采取绷带压迫止血。测量血肿范围，并随时监测其大小，以帮助判断出血有无停止。当出血停止后，应采用热敷，以利于血肿消散。

5）输血、成分输血或用药的护理：出血明显时，依据病人出血的不同原因，遵医嘱输入新鲜全血、浓缩血小板悬液、新鲜血浆、抗血友病球蛋白浓缩剂或其他止血药物。血小板低于20×10^9/L，可输注浓缩血小板，对预防和控制出血有显著效果。输血前认真核对；血小板取回后，应尽快输入；新鲜血浆于采集后6h内输完；抗血友病球蛋白浓缩剂用等渗盐水稀释时，沿瓶壁轻轻注入，勿剧烈冲击或震荡，以免泡沫形成而影响注射。观察有无输血反应发生，如溶血反应、过敏反应等。遵医嘱合理使用止血药物，如血管异常所致出血者常用维生素C、卡巴克络（安络血）、曲克芦丁、垂体后叶素、糖皮质激素；补充合成凝血成分常用维生素K；抗纤溶亢进药物有6-氨基己酸、氨甲苯酸、氨甲环酸、抑肽酶等；促进凝血因子释放的药物有去氨加压素，局部止血药常用凝血酶、巴曲酶及吸收性明胶海绵等；弥散性血管内凝血可用肝素抗凝治疗。

4. 护理评价

（1）病人能明确出血的原因，避免各种导致出血的诱因。

（2）各部位的出血被及时发现并处理，出血逐渐得到控制。

（三）继发感染

继发感染指血液病病人由于成熟白细胞量及质下降，使机体免疫力降低，或因进食不佳导致营养不良使机体抵抗力下降等，易致病原体侵袭而引起感染，是血液病病人的常见死亡原因之一。感染部位多见于为口腔黏膜、咽及扁桃体、肺部、泌尿道及肛周皮肤，严重者可发生败血症。常见的病原体是细菌、病毒和真菌。发热是继发感染最常见的症状。轻度或早期感染多为低热或不规则热，严重感染如败血症可为弛张热。少数老年人或机体免疫功能极差者，即使严重感染也可能无明显发热反应。

1. 护理评估

（1）病史：询问病人有无感染的诱因存在如受凉、感染性疾病的接触史；有无感染的表现如发热、寒战、咽部不适和咽痛、牙痛、咳嗽、咳痰、胸痛、膀胱刺激征、腹泻、肛周疼痛以及女病人外阴瘙痒等：了解病人既往的健康状况，是否有白血病、严重贫血、再生障碍性贫血等病史，有无应用化疗药物等情况。

（2）身体评估：病人的生命体征有无改变，尤其体温的变化；评估易感部位，如口咽部、呼吸道、皮肤及肛门，女性较易发生尿道感染。口咽部表现为局部小溃疡或糜烂、咽部充血、扁桃体肿大；呼吸系统表现为气管炎和肺炎，出现咳嗽、咳痰、胸痛、气促等；皮肤感染为红肿、溃烂；肛门感染表现为局部红肿、疼痛、出血；尿道感染表现为尿频、尿急、尿痛及血尿。

（3）实验室及其他检查：血常规、尿常规及X线检查有无异常，感染部位分泌物、渗出物或排泄物的细菌涂片或培养加药敏试验等结果。

2. 护理诊断

（1）有感染的危险与正常粒细胞减少、免疫功能下降有关。

（2）体温过高与病原体感染有关。

3. 护理措施

1）病情观察：观察病人有无感染征象，注意体温变化和热型、意识状态变化。出现发热，大多提示病人存在感染。应仔细寻找感染灶，询问病人有无咽痛、咳嗽、咳痰、胸痛、尿痛以及肛周疼痛；了解病人痰液、尿液及大便的性质；监测病人白细胞总数及分类结果，尿常规有无异常。若以上各项提示有感染的迹象，要及时通知医生。对发热者，应注意观察发热前有无寒战和其他伴随症状，如皮疹、关节痛等，警惕败血症发生，必要时抽血送培养了解相关检查的结果。

2）加强营养，提高机体抵抗力：鼓励病人进食高蛋白、高热量、富含维生素的食物，饮食应清洁、新鲜、易消化。高热的病人，应少食多餐，多饮水，出汗多时注意补充含盐饮料。必要时遵医嘱静脉补液，以保证入量，发热时每日的液量应在3000ml左右。指导病人注意饮食卫生，不吃生冷食物、水果削皮后食用，以防止胃肠道感染。

3）感染的预防和护理

（1）内源性感染的预防和护理：注意加强口腔、皮肤及肛周护理。①口腔护理：进餐前后、晨起、睡前应漱口，或根据口腔咽分泌物培养，有针对性应用漱口液（如生理盐水、氯己定或朵贝尔液等）。口腔黏膜有溃疡时，可增加漱口次数，局部用维生素E、甲紫或溃疡膜涂敷。应用抗生素或化疗药物时易发生真菌感染，必要时用2.5%制霉菌素或碳酸氢钠液含漱。若出现口腔黏膜疼痛影响进食与睡眠，可给予生理盐水

200ml 加利多卡因 200mg 分次含漱。病人发热时要加强口腔护理。②皮肤护理：保持皮肤清洁完整，勤洗澡、勤更衣，穿柔软宽松的清洁衣裤，防止损伤皮肤，嘱病人经常翻身，防止形成压疮。女病人应注意会阴部清洁，每日清洗 2 次，经期应增加清洗次数。勤剪指甲，蚊虫蛰咬后应正确处理，避免抓伤皮肤。肌肉、静脉注射或各种损伤性穿刺时，局部要严格消毒。③肛周护理：保持大便通畅，睡前、便后用 1∶5000 高锰酸钾溶液坐浴，每次 15～20min。发生肛周脓肿时应及时通知医生，给予局部理疗、切开引流或加大抗生素用量。

（2）外源性感染的预防和护理：保持病室清洁、温湿度适宜，空气清新，定时开窗通风；定期用紫外线进行空气消毒，每周 2～3 次，每次 20～30min；每天用消毒液擦拭家具、地面。限制探视人数、次数，避免到人群聚集的地方或与有感染迹象的病人接触，防止交叉感染；注意保暖，防止受凉。肌内、静脉注射或各种损伤性操作时，严格执行无菌操作，对粒细胞缺乏者（粒细胞绝对值≤$0.5\times10^9/L$），实行保护性隔离。向病人及家属解释其必要性，使其自觉配合。对于白细胞减少、粒细胞缺乏者，给予粒细胞刺激因子，必要时输注浓缩白细胞悬液，增强机体抗感染的能力。

4）降温护理：适宜的室内温度和湿度：维持室温在 20～24℃，湿度在 55%～60% 为宜；高热者卧床休息，减少机体的消耗。病人宜穿透气、棉质衣服，若有寒战应给予保暖。出汗时要及时更衣，防受凉，保持皮肤的清洁与干燥。指导病人摄取足够水分，必要时可遵医嘱补液。物理降温：冰敷前额及大血管经过的部位，32～34℃ 温水擦浴，4℃ 冰盐水灌肠等。有出血倾向者，禁止使用酒精擦浴，防局部血管扩张加重出血。经物理降温无效者，按医嘱给予药物降温。严密观察体温的变化，并要注意病人降温后的反应，有无大量出汗、血压下降、甚至虚脱表现，尤其对年老体弱者更应注意。

5）相关检查及用药的护理：及时配合做好各项检查如痰培养、血培养等，检查前向病人说明检查的目的及标本采集的方法。按医嘱应用药物，了解药物的副作用，出现不良反应及时向医生汇报。

4．护理评价

（1）病人能描述引起感染的危险因素和感染发生常见部位，主动配合采取有效措施预防感染，无感染发生。

（2）感染能别及时发现和正确处理；体温降至正常范围，并保持稳定。

（四）骨、关节疼痛

白细胞恶性增生（如白血病）或造血系统恶性肿瘤（如淋巴瘤、多发性骨髓瘤），由于肿瘤细胞在骨髓内过度增生或关节浸润，导致骨髓腔或关节腔内张力过高，可伴局部甚至全身多关节疼痛、多处骨质破坏、轻微外伤即骨折，甚至发生自发性病理性骨折或骨骼变形，这种情况尤其多见于多发性骨髓瘤病人。

护理措施详见有关章节。

（任海蓉）

第二节　贫　　血

一、贫血概述

贫血（anemia）是指单位容积外周血液中的血红蛋白（Hb）浓度、红细胞计数和（或）红细胞比容（HCT）低于正常范围下限的一种常见的临床症状。其中以血红蛋白浓度最为可靠，也是临床诊断贫血最常见的实验室指标。因红细胞计数不一定能准确反映出贫血是否存在及贫血的程度。在小细胞低色素性贫血时，红细胞的减少比血红蛋白的降低程度轻；相反，在大细胞性贫血时，红细胞的减少比血红蛋白降低的程度更显著。我国血液病学家认为在我国海平面地区，诊断贫血的标准为：成年男性<120g/L、成年女性<110g/L，妊娠时<100g/L。妊娠、低蛋白血症、充血性心力衰竭时血浆容量增加，血液被稀释，血红蛋白的浓度降低，容易被误诊为贫血；在脱水或失血等循环血容量减少时，血液浓缩，血红蛋白浓度增高，即使红细胞容量减少，有贫血也不容易表现出来，容易漏诊。因此，在诊断贫血时应考虑血容量的变化对血红蛋白浓度的影响。

各种类型贫血的病理生理均为红细胞和血红蛋白量减少、携氧能力降低引起全身各器官和组织缺氧，其临床表现基本相似。贫血症状的轻重，不但取决于贫血发生的速度、程度、机体对缺氧的适应能力、病人的体力活动程度，也与病人的年龄、有无心脑血管基础疾病有关。

贫血常常是一种症状，而不是一个独立的疾病，各系统疾病均可引起贫血，如各种原因造成的失血、恶性肿瘤、遗传性疾病、慢性肝病、慢性肾病等，因而在诊断贫血时，应首先明确其原因。

【分类】

基于不同的临床特点，贫血有不同的分类。如：按贫血进展速度分急、慢性贫血；按红细胞形态分为大细胞性贫血、正常细胞性贫血和小细胞低色素性贫血；按病因或（和）发病机制分类更能反映贫血的病理本质；按血红蛋白浓度分为轻度、中度、重度和极重度贫血。

1. 按红细胞形态特点分类

按红细胞形态、红细胞平均体积（MCV）和红细胞平均血红蛋白浓度（MCHC），分为大细胞性贫血、正常细胞性贫血和小细胞低色素性贫血，见表6-2-1。

表6-2-1　**贫血的细胞形态学分类**

类型	MCV/（fl）	MCHC/（%）	常见疾病
大细胞性贫血	>100	32～35	巨幼细胞贫血、骨髓增生异常综合征、肝疾病
正常细胞性贫血	80～100	32～35	再生障碍性贫血、急性失血性贫血、溶血性贫血、骨髓病性贫血
小细胞低色素性贫血	<80	<32	缺铁性贫血、铁粒幼细胞性贫血、珠蛋白生成障碍性贫血

2. 按病因或（和）发病机制分类

根据贫血的病因与发病机制，将贫血分为如下三类，见表6-2-2。

表6-2-2 贫血的病因学分类

类型	病因	常见疾病
红细胞生成减少性贫血	造血干细胞异常	再生障碍性贫血、造血系统肿瘤性疾病
	造血调节异常	骨髓纤维化、免疫相关性全血细胞减少、慢性病性贫血
	造血原料不足或利用障碍	巨幼细胞贫血、缺铁性贫血
红细胞破坏过多性贫血（溶血性贫血）	红细胞自身异常	遗传性球形红细胞增多症、葡萄糖-6-磷酸脱氢酶缺乏症、海洋性贫血
	红细胞周围环境异常	免疫性溶血性贫血、血管性溶血性贫血；蛇毒、疟疾、黑热病；化学毒物及药物中毒、大面积烧伤、血浆渗透压改变
失血性贫血	出凝血性疾病	特发性血小板减少性紫癜、血友病、严重肝病
	非出凝血性疾病	外伤、肿瘤、结核、支气管扩张、消化道出血、痔疮、妇科疾病

3. 按血红蛋白浓度分类

根据血红蛋白浓度将贫血分为轻度、中度、重度和极重度贫血，见表6-2-3。

表6-2-3 按照贫血的严重程度分类

贫血的严重程度	血红蛋白浓度	临床表现
轻度	>90g/L	症状轻微
中度	60~90g/L	活动后心悸气促
重度	30~59g/L	静息状态下仍感心悸气促
极重度	<30g/L	常并发贫血性心脏病

【临床表现】

贫血病人因血红蛋白含量减少，血液携氧能力下降，引起全身各组织和器官缺氧与功能障碍。

1. 一般表现

疲乏、困倦、软弱无力为贫血最常见和最早出现的症状，可能与骨骼肌氧的供应不足有关，但对贫血的诊断缺乏特异性。严重贫血者，部分病人可出现低热。由于贫血，病人创口愈合较慢，容易并发各种感染。

2. 神经系统

由于脑组织缺氧而出现头晕、头痛、耳鸣、失眠、多梦、记忆减退、注意力不集中等症状。严重贫血者可发生晕厥。小儿贫血时可哭闹不安、躁动甚至影响智力发育；老人贫血时可出现神志模糊及精神异常等表现。

3. 皮肤黏膜

皮肤黏膜苍白是贫血最突出的体征，常为病人就诊的主要原因。检查以睑结膜、口唇与口腔黏膜、舌质、甲床及手掌等部位的结果较为可靠，但应注意环境温度、人种肤色及人为因素（如化妆）等的影响。另外，还可出现皮肤粗糙、缺少光泽甚至形成溃疡。溶血性贫血时，可引起皮肤、黏膜黄染。

4. 呼吸循环系统

轻度贫血无明显表现，仅活动后出现呼吸加快加深、心悸、心率加快。贫血愈重，活动量愈大，症状愈明显。重度贫血，平静状态也可有气短甚至端坐呼吸。长期严重贫血者，由于心脏负荷增加及心肌组织缺血、缺氧，可致心脏功能与结构发生改变，导致贫血性心脏病，可表现为心绞痛、心律失常，甚至全心衰竭。

5. 消化系统

胃肠黏膜缺氧可导致消化液分泌减少和胃肠功能紊乱，导致病人消化功能减低、消化不良，表现为腹部胀满、食欲减退、大便规律和性状改变等。长期慢性溶血可合并胆道结石和脾大。缺铁贫血可有吞咽困难或异食癖。巨幼细胞贫血或恶性贫血可引起舌炎、舌萎缩、牛肉舌、镜面舌等。

6. 泌尿生殖内分泌系统

部分病人可出现轻度蛋白尿及尿浓缩功能减退，表现为夜尿增多。女性病人可发生月经失调，如闭经、月经过少，偶有月经过多。男性病人可出现性功能减退。

【辅助检查】

1. 血常规检查

有无贫血及贫血严重程度，是否伴白细胞或血小板数量的变化。MCV、MCHC 有助于贫血的形态学分类及其病因诊断。网织红细胞计数则有助于贫血的鉴别诊断及疗效的观察与评价。外周血涂片检查可通过观察红细胞、白细胞及血小板数量与形态的改变以及有无异常细胞及原虫等。

2. 骨髓检查

此检查是贫血病因诊断的必要检查方法，包括骨髓细胞涂片分类和骨髓活检，反应骨髓造血功能的高低及造血组织的改变对某些贫血、白血病、骨髓坏死或大理石变、髓外肿瘤浸润等有诊断价值。

3. 贫血发病机制的检查

该检查包括造血原料缺乏的原发病检查；失血性贫血的原发病检查；造血细胞异常有关的染色体、自身抗体、酶及细胞调控检查，以及造血系统肿瘤性疾病。

【治疗要点】

1. 对症治疗

重度贫血、老年或合并心肺功能不全的病人应输红细胞以纠正贫血。对反复多次输血者，可使用铁螯合剂预防继发性血色病。对合并出血、感染、脏器功能不全者应给予不同的支持治疗。

2. 对因治疗

积极寻找和去除病因是治疗贫血的首要原则。针对贫血的发病机制进行治疗，如缺铁性贫血补铁及治疗引起缺铁的原发病；巨幼细胞性贫血补充叶酸或维生素 B_{12}；自身免疫性溶血性贫血采用糖皮质激素或脾切除治疗；再生障碍性贫血可进行造血干细胞移植等。

（许燕）

二、缺铁性贫血

缺铁性贫血（iron deficient anemia，IDA）是指由于体内贮存铁缺乏，导致血红蛋白合成量减少而引起的小细胞低色素性贫血及相关的缺铁异常。体内铁的减少是一个渐进性的变化过程，分为体内贮铁耗尽（iron depletion，ID）、缺铁性红细胞生成（irondeficient erythropoiesis，IDE）、缺铁性贫血三个阶段，统称为铁缺乏症。缺铁性贫血是机体铁缺乏症的最终表现，也是临床上最常见的一种贫血，各年龄组均可发病，多见于生长发育期儿童和育龄期妇女。

【铁代谢】

1. 铁的分布

人体内的铁分布广泛，其一为功能状态铁，包括血红蛋白（占体内铁 67%）、肌红蛋白（占体内铁 15%）、转铁蛋白（3～4mg）、乳铁蛋白及酶和辅因子结合的铁；其二为贮存铁（男性 1000mg，女性 300～400mg），包括铁蛋白和含铁血黄素。正常成人含铁总量，男性为 50～55mg/kg，女性为 35～40mg/kg。

2. 铁的来源和吸收

正常成人每天约需 20～25mg 铁用于造血，主要来自衰老红细胞破坏后释放的铁，但食物中的铁也是重要来源。为维持体内铁平衡，正常成年人每天需从食物中摄铁 1～1.5mg，孕、乳妇 2～4mg。食物中的高铁（Fe^{3+}）需转化为亚铁（Fe^{2+}）后才易被机体所吸收。动物食品铁吸收率高（可达 20%），植物食品铁吸收率低（1%～7%）。铁吸收主要在十二指肠及空肠上段。食物铁状态（三价、二价铁）、胃肠功能（酸碱度等）、体内铁贮存量、骨髓造血状态及某些药物（如维生素 C）等均会影响铁吸收。

3. 铁的转运和利用

吸收入血的亚铁（Fe^{2+}）被氧化为高铁（Fe^{3+}）后，与血浆中的转铁蛋白结合成为转铁蛋白复合体，被运送到组织或通过幼红细胞膜转铁蛋白受体胞饮入细胞内，再与转铁蛋白分离并还原成二价铁，与原卟啉结合形成血红素，血红素再与珠蛋白结合生成血红蛋白。参与形成血红蛋白。

4. 铁的贮存和排泄

人体内的铁除身体能利用的量外，多余的铁以铁蛋白和含铁血黄素的形式贮存于肝、脾和骨髓等器官的单核巨噬细胞系统中。当体内需铁量增加时，铁蛋白可解离后为机体所利用。人体每天铁的排泄量不超过 1mg。主要通过胃肠黏膜脱落细胞、胆汁而随粪便排出，少量通过汗液、尿液排出，哺乳期妇女还可经乳汁排出。

铁的分布与代谢示意图见图 6-2-1。

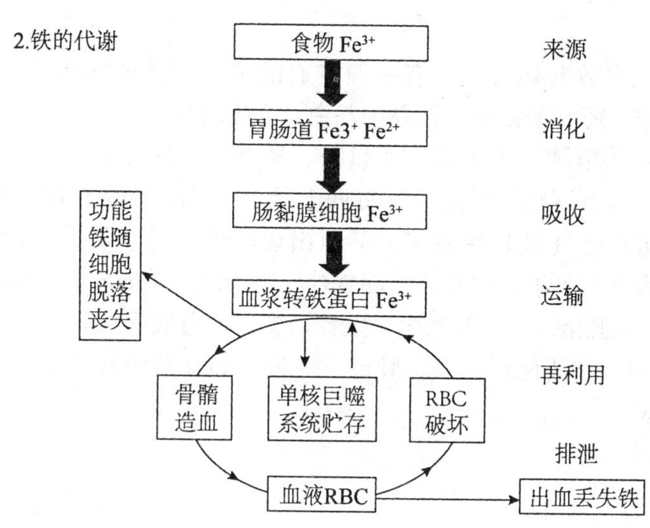

图 6-2-1　铁的分布与代谢示意图

【病因与发病机制】

1．病因

（1）铁需要量增加而摄入不足：是妇女儿童缺铁性贫血的主要原因。正常成年人每天的需铁量，一般饮食已足够供给。婴幼儿、青少年、妊娠和哺乳期的妇女需铁量相对增加，如果不补充蛋类、肉类等含铁量较高的食物，则易引起缺铁性贫血。青少年的挑食或偏食易缺铁，长期食物缺铁也可在其他人群中引起缺铁性贫血。

（2）铁吸收障碍：胃大部切除及胃空肠吻合术后，由于胃酸不足且食物快速进入空肠，绕过铁吸收的主要部位（十二指肠），影响铁的吸收。此外，多种原因造成的胃肠功能紊乱，如胃肠黏膜病变、慢性肠炎、长期不明原因的腹泻、服用制酸剂及 H_2受体拮抗剂等均可影响铁的吸收。

（3）铁丢失过多：慢性失血是成人缺铁性贫血最重要、最常见的原因。反复多次或持续少量失血，可使体内贮存铁逐渐耗竭，如消化性溃疡出血、月经过多、肠息肉、肠道肿瘤、钩虫病、痔疮出血、血红蛋白尿、反复血液透析等，而导致病人出现缺铁性贫血。

2．发病机制

体内铁缺乏时不但可引起铁代谢异常，同时对造血系统和组织细胞代谢也会产生影响。

（1）缺铁对铁代谢的影响：当体内贮存铁减少到不足以补偿功能状态的铁时，铁代谢各项指标（血清铁蛋白、血清铁、转铁蛋白饱和度及总铁结合力等）发生异常。

（2）红细胞内缺铁对造血系统的影响：缺铁时，大量原卟啉不能与铁结合成血红素，多以游离原卟啉的形式积累于红细胞内，血红蛋白生成减少，发生小细胞低色素性贫血；严重时，可影响粒细胞、血小板生成。

（3）组织缺铁对组织细胞代谢的影响：细胞中含铁酶和铁依赖酶的活性降低，可影响病人的精神、行为、体力、免疫力及病儿的生长发育和智力，出现缺铁性贫血的一些特殊临床表现。缺铁还可引起黏膜组织病变和外胚叶组织营养障碍。

【临床表现】

（1）贫血表现：本病多数起病缓慢，有一般贫血的表现，常见症状为乏力、易倦、头晕、头痛、耳鸣、心悸气短、纳差等，伴黏膜苍白、心率增快。

（2）组织缺铁表现：①精神行为异常，如烦躁、易怒、注意力不集中、异食癖。②营养缺乏表现，如体力、耐力下降、易感染、皮肤干燥、毛发干枯易脱落、指（趾）甲缺乏光泽、脆薄易裂、重者指（趾）甲变平，甚至出现反甲（匙状甲）。③黏膜损害表现，如口腔炎、舌炎、舌乳头萎缩、口角炎、缺铁性吞咽困难（Plummer-Vinson 征，其特点为吞咽时感觉食物黏附在咽部）。④儿童生长发育迟缓、智力低下。

（3）缺铁原发病表现：如消化性溃疡、肿瘤、痔疮、妇女月经过多、功能性子宫出血等疾病的相应临床表现。

【辅助检查】

1. 血象

小细胞低色素性贫血，红细胞体积较正常小，形态不一，中心淡染区扩大，甚至呈环形。血红蛋白减少较红细胞减少更为明显。平均红细胞体积（MCV）、平均红细胞血红蛋白量（MCH）及平均红细胞血红蛋白浓度（MCHC）降低。网织红细胞计数正常或轻度增高。白细胞和血小板计数正常或减低。

2. 骨髓象

增生活跃或明显活跃，以红系增生为主，粒细胞和巨核细胞系多正常。红系中以中、晚幼红细胞为主，体积变小，核染色质致密，胞浆少。

3. 铁代谢

血清铁（ST）低于8.95μmol/L；血清总铁结合力（TIBC）大于64.44μmol/L；转铁蛋白饱和度（TS）小于15%；血清铁蛋白（SF）是准确反映体内贮存铁量的常用指标，小于12μg/L，是缺铁的重要诊断依据。骨髓铁染色检查细胞外铁消失或明显减少；铁细胞内铁亦减少，粒幼红细胞少于15%。骨髓铁染色反映单核一吞噬细胞系统中的贮存铁，因此可作为诊断缺铁的金指标。

4. 其他检查

主要涉及与缺铁性贫血的原因或原发病诊断相关的检查。如大便常规（隐血试验、寄生虫卵检查）、尿常规、肝肾功能、出凝血检查、纤维胃镜或肠镜检查、妇科B超等。

【诊断要点】

1. 贫血为小细胞低色素性贫血

成年男性<120g/L、成年女性<110g/L，妊娠时<100g/L；MCV<80fl、MCH<27pg、

MCHC<32%。

2. 有缺铁的依据：符合贮铁耗尽或缺铁性红细胞生成的诊断。

（1）贮铁耗尽的诊断：符合下列任一条即可。①血清铁蛋白降低；②骨髓铁染色显示骨髓小粒可染铁消失，铁粒幼红细胞减少。

（2）缺铁性红细胞生成的诊断：①符合贮铁耗尽的诊断；②血清铁降低，总铁结合力升高，转铁蛋白饱和度减低；③红细胞游离原卟啉/血红蛋白浓度（FEP/Hb）> 4.5μg/gHb。

3. 存在病因

存在铁缺乏的病因，铁剂治疗有效。

【治疗要点】

1. 病因治疗

IDA的病因诊断是治疗的前提，只有去除病因才能使IDA得以根治。若病因不清，单纯铁剂治疗，只能使血象暂时恢复正常，不能使贫血得到彻底治愈。病因治疗包括改变不合理的饮食结构与方式，预防性增加含铁丰富的食物或铁强化食物；积极治疗原发病，如慢性胃炎、消化性溃疡、功能性子宫出血、子宫肌瘤等；对幽门螺杆菌感染者，给予有效的抗菌药物治疗。

2. 铁剂治疗

铁剂治疗是纠正缺铁性贫血的有效措施。首选口服铁剂，如硫酸亚铁（0.3g，每天3次）、富马酸亚铁（0.2g，每天2～3次）、琥珀酸亚铁（0.1g，每天3次）等，每天补充元素铁150～200mg。若口服铁剂不能耐受或吸收障碍，可选用注射铁剂治疗。

注射铁剂的指征：口服铁剂胃肠道反应严重不能耐受；消化道疾病导致铁吸收障碍者，如胃肠吻合术后、萎缩性胃炎、慢性腹泻等；有胃肠道疾病，如消化性溃疡服用铁剂后可使病情加重；病情要求迅速纠正贫血，如妊娠后期、急性大出血的病人等。注射前必须计算补铁总量，以免剂量过大导致铁中毒。计算公式：补铁总量（mg）=［150-病人Hb（g/L）］×体重（kg）×0.33，成人首次剂量50mg，如无不良反应，从第二天起，每天100mg至总量完成。目前常用药物有科莫菲（成人一般剂量为150mg，深部肌内注射或稀释后静滴，每天1次，直至完成总量）、右旋糖酐铁（成人一般剂量为每天50～100mg，深部肌注，每周注射2～3次，直至完成总量）。因注射右旋糖酐铁有导致过敏性休克的可能，首次应用必须做过敏试验。

铁剂治疗最早的有效指标是外周血网织红细胞增多，服药后5～10天达高峰，2周后血红蛋白浓度上升，一般2个月左右恢复正常。铁剂治疗在血红蛋白恢复正常后，至少持续治疗4～6个月，以补充体内的贮存铁，待铁蛋白正常后停药。

3. 中药治疗

主要药物为皂矾、山楂、陈皮、半夏、茯苓和甘草，可作为辅助治疗手段。

【主要护理诊断/问题】

（1）活动无耐力与贫血引起全身组织缺氧有关。

（2）营养失调：低于机体需要量 与铁需求量增加、摄入不足、吸收障碍或丢失过多有关。

（3）口腔黏膜受损与贫血引起的口腔炎、舌炎有关。

（4）知识缺乏：缺乏疾病防治的知识。

（5）有感染的危险与严重贫血引起营养缺乏和衰弱有关。

（6）潜在并发症：贫血性心脏病。

【护理措施】

1．休息与活动

提供安静、舒适的环境，保证病人充足的睡眠。评估病人贫血的程度、发生的速度以及病人的症状，与患者共同制定合理的休息与活动计划。轻、中度贫血或贫血发生缓慢、机体已获得代偿能力者，应增加休息时间，活动量以不加重症状、病人不感觉疲劳为度。重度贫血、缺氧症状严重者应卧床休息，取舒适体位，以减轻心、肺负荷，减轻贫血症状。

2．病情观察

观察病人的面色、皮肤和黏膜及心悸、气促、头晕等症状有无改善，定期监测红细胞计数、血红蛋白浓度、网织红细胞及铁代谢的有关实验指标，判断病人贫血程度、药物疗效及不良反应。观察有无继续失血的情况，协助医师寻找病因。应观察贫血性心脏病病人有无心力衰竭表现（呼吸困难、心率过快、水肿等），一旦出现立即通知医生。

3．饮食护理

应给予高蛋白、高热量、高维生素、易消化的饮食。鼓励病人进食含铁丰富且吸收率较高的食物，如动物的心、肝、肾、瘦肉、蛋以及豆类、海带、紫菜、木耳等；食用含维生素C丰富的食物，促进铁的吸收，尽可能避免同时进食或饮用可减少食物铁吸收的食物或饮料。强调均衡饮食，不偏食、不挑食，养成良好的进食习惯，定时、定量，细嚼慢咽。对于有口腔炎、口角炎、舌炎的病人，避免进食过热或过辣等刺激性食物，加强口腔护理。食欲降低的病人，应变换食物品种，加入适量调味品，以刺激食欲。

4．对症护理

严重贫血病人应给予吸氧，以改善组织缺氧症状。根据贫血程度及症状，遵医嘱输全血或浓缩红细胞，注意控制输血速度，严重贫血病人输血时速度宜慢，输入量每小时应少于1ml/kg，以防诱发心力衰竭。

5．用药护理

（1）口服铁剂的护理：向病人说明口服铁剂的目的，并给予必要的指导：①铁剂不良反应及其预防：口服铁剂常有恶心、呕吐、胃部不适和黑便等胃肠道不良反应，严重者可致病人难以耐受而被迫停药。因此，为预防或减轻胃肠道反应，可建议病人饭后或餐中服用，反应过于强烈者可减少剂量或从小剂量开始。②避免与茶、牛奶、咖啡、抗酸药及H_2受体拮抗剂同时服用，以防影响铁的吸收。③同时加服一些可促进铁吸收的药物，如维生素C、稀盐酸等酸性药物或食物，维生素C可防止二价铁被氧化，稀盐酸可使三价铁转变为二价而利于铁的吸收。④服用液体铁剂时，应使用吸管，以免牙齿被染黑。⑤服用铁剂期间，大便会变黑（铁与肠道内硫化氢作用生成黑色硫化铁所致），应向病人及家属作好解释工作，以消除其紧张情绪。⑥强调要按剂量、按疗程服药，定期复查相关实验室检查，以保证有效治疗、补足贮存铁，避免药物过量而引起中毒。

（2）注射铁剂的护理：铁剂肌内注射可引起局部反应，如药物溢出使皮肤染色，注射部位局部肿痛，长期注射出现硬结；还可出现过敏反应，表现为面色潮红、恶心、头痛、头昏、发热、荨麻疹、关节和肌肉痛、淋巴结炎等全身反应，严重者可发生过敏性休克。因此，护理时应注意：①首次使用应进行过敏试验，取 0.5ml 药液进行深部肌内注射，同时备好肾上腺素，做好急救准备，如注射后 1 小时无过敏反应则遵医嘱给予常规剂量治疗。②应进行深部肌内注射，并经常更换注射部位避免硬结形成，有利于铁剂吸收。③不要在皮肤暴露部位注射，抽取药液后，更换针头注射，可采用“Z”形注射法或留空气注射法，以免药液溢出，使皮肤染色。

6. 心理护理

告知病人缺铁性贫血通过合理的饮食调理和铁剂治疗是完全可以治愈的，且痊愈后对身体无不良影响，消除病人的顾虑。向病人及家属介绍缺铁性贫血相关知识，促进其配合治疗及护理，提高病人的依从性。

7. 健康教育

向病人介绍疾病的相关知识，如病因、临床表现、对机体的危害性、相关实验室检查的目的、意义、治疗及护理的配合与要求等。对病人进行饮食指导：均衡饮食，不偏食，不挑食。在高危人群中开展防治 IDA 的卫生知识宣教，如婴幼儿的喂养，应及时添加含铁丰富的辅食。妊娠后期、哺乳期妇女、胃切除者等，可考虑预防性补充铁剂，每天口服 10～20mg 铁。护士应帮助病人及家属了解本病的相关知识和自我护理的方法；适当休息、活动和提供含丰富营养饮食的意义，使其主动配合治疗。告知铁剂治疗的不良反应及预防方法，补足贮存铁，同时积极治疗原发病，以达到彻底治愈的目的。遵医嘱坚持用药，定期复查，教会病人进行自我监测病情，一旦出现异常情况，应及时就医。

（许燕）

三、巨幼细胞性贫血

巨幼细胞性贫血（megaloblastic anemia，MA）是指由于叶酸和（或）维生素 B_{12} 缺乏或其他原因引起细胞核脱氧核糖核酸（DNA）合成障碍所致的贫血。其特点是骨髓呈典型“巨幼变”。在我国，巨幼细胞贫血 90% 为营养性巨幼红细胞贫血，以叶酸缺乏为主，多见于山西、陕西、河南等进食新鲜蔬菜、肉类较少的人群，恶性贫血罕见。在欧美国家，则以维生素 B_{12} 缺乏及体内产生内因子抗体所致的恶性贫血多见。

【病因与发病机制】

人体不能合成叶酸，所需叶酸由食物供给，需要量约为 200μg/d，新鲜蔬菜、水果及肉类食物中叶酸含量较高，但长时间的烹调或腌制可使叶酸丧失 50%～90%。叶酸吸收的部位在十二指肠及空肠上段。人体对维生素 B_{12} 的需要量为 2～5μg/d，完全来源于动物性食物，尤其是动物肝脏。维生素 B_{12} 必须与胃壁细胞分泌的内因子结合后才能被肠黏膜吸收。因维生素 B_{12} 摄入不足引起的巨幼细胞性贫血少见，多为内因子缺乏导致维生素 B_{12} 吸收缺乏，而引起恶性贫血。

1. 病因

（1）叶酸缺乏的原因：①需要量增加：婴幼儿、青少年、妊娠及哺乳期妇女叶酸的需要量增加，若未及时补充就会发生叶酸缺乏，恶性肿瘤、甲状腺功能亢进症慢性感染等消耗性疾病患者，叶酸的需要量也增加。②摄入量不足：主要原因是食物加工不当，如烹调时间过长、温度过高或腌制食物可使叶酸丢失。其次是偏食，进食新鲜蔬菜、肉蛋类含叶酸较多的食物偏少。③吸收障碍：腹泻、小肠炎症、肿瘤、手术切除后及某些药物（抗癫痫药物、柳氮磺吡啶）、乙醇等均可影响叶酸的吸收。④叶酸利用障碍：抗核苷酸合成药物如甲氨蝶呤、氨苯蝶啶、乙胺嘧啶等均可干扰叶酸的利用；一些先天性酶缺陷也可影响叶酸的利用。⑤叶酸排出增加：血液透析、酗酒可增加叶酸排出。

（2）维生素 B_{12}缺乏的原因：①摄入量不足：完全素食者因摄入减少导致维生素 B_{12}缺乏。②吸收障碍：是维生素 B_{12}缺乏最常见的原因。内因子缺乏（如恶性贫血）、胃酸和胃蛋白酶缺乏、胰蛋白酶缺乏、肠道疾病、某些药物（对氨基水杨酸、新霉素、二甲双胍、秋水仙碱等）等均会影响维生素 B_{12}吸收。③利用障碍：先天性钴胺素传递蛋白Ⅱ（TCⅡ）缺乏引起维生素 B_{12}运送障碍；麻醉药氧化亚氮通过抑制甲硫氨酸合成酶的作用进而影响维生素 B_{12}的利用。

2．发病机制

叶酸的各种活性形式和维生素 B_{12}是合成 DNA 过程中重要的辅酶，而维生素 B_{12}还可促进叶酸进入细胞和各种生化反应。当叶酸和维生素 B_{12}缺乏到一定程度时，细胞核中的 DNA 合成速度减慢，而 RNA 仍继续成熟，细胞内 RNA/DNA 的比值增大，造成细胞体积变大，细胞核的发育较幼稚，形成巨幼变。骨髓中红系、粒系和巨核系均可发生这种巨幼变。巨幼变的细胞大部分在骨髓内未成熟就被破坏，导致无效造血，严重者可造成全血细胞减少，而出现贫血。DNA 合成障碍也累及黏膜上皮组织，造成局部组织萎缩，从而影响口腔和胃肠道功能。此外，维生素 B_{12}缺乏还可导致神经髓鞘合成障碍以及神经细胞甲基化反应受损，从而使病人出现神经精神异常。

【临床表现】

1．血液系统表现

起病缓慢，除贫血的一般表现外，如疲乏无力、皮肤黏膜苍白、心悸、气短等。重症者可伴有白细胞和血小板减少，反复出现感染和（或）出血。少数病人可出现轻度黄疸。

2．消化系统表现

口腔黏膜、舌乳头萎缩，出现“镜面舌”（舌面光滑）或“牛肉舌”（舌质绛红），可伴舌痛。胃肠道黏膜萎缩可引起食欲不振、恶心、腹胀、腹泻或便秘。

3．神经系统表现和精神症状

可出现远端肢体对称性麻木，深感觉障碍（振动感和运动感消失）；共济失调或步态不稳；锥体束征阳性、肌张力增加、腱反射亢进。病人味觉、嗅觉降低、视力减退、黑矇征；重者可有大、小便失禁。叶酸缺乏者有易怒、妄想等症状。维生素 B_{12}缺乏者可有抑郁、失眠、记忆力下降、谵妄、幻觉、妄想甚至精神错乱、人格变态等。

【辅助检查】

（1）血象：呈大细胞性贫血，MCV、MCH 均增高，MCHC 正常。网织红细胞计数可正常。重者全血细胞减少。血涂片中红细胞大小不等、中央淡染区消失，有大椭圆形红细胞、点彩红细胞等，中性粒细胞核分叶过多。

（2）骨髓象：骨髓增生活跃或明显活跃。造血细胞出现巨幼变：红系增生显著，胞体大，胞核大，胞核染色质疏松、细致，细胞核发育晚于细胞浆，呈“核幼浆老”现象；粒系可见巨中、晚幼粒细胞，巨杆状核粒细胞，成熟粒细胞分叶过多；巨核细胞体积增大，分叶过多。

（3）生化检查：血清维生素 B_{12}、叶酸及红细胞叶酸均减少，血清维生素 B_{12}<74 pmol/L（100ng/L）、血清叶酸<6. 8nmol/L（3ng/mL）、红细胞叶酸<227 nmol/L（100 ng/L）。

（4）其他：胃酸降低、内因子抗体与维生素 B_{12}吸收试验阳性。

【诊断要点】

根据营养史或特殊用药史、一般贫血及具有细胞性贫血的特殊临床表现，结合典型的血象和骨髓象，血清 VitB_{12}及叶酸含量测定等可作出诊断。

【治疗要点】

1. 病因治疗

病因治疗是有效治疗或根治巨幼细胞性贫血的关键。针对不同的原因采取相应的措施，如积极治疗原发病（如胃肠道疾病、自身免疫病等）；用药后继发的 MA，应酌情停药；改变不合理的饮食结构或烹调方式等。

2. 补充叶酸和（或）维生素 B_{12}

①叶酸缺乏：口服叶酸，直至血象完全恢复正常，如同时有维生素 B_{12}缺乏，必须同时注射维生素 B_{12}，否则可加重神经系统损伤。②维生素 B_{12}缺乏：可肌内注射或口服维生素 B_{12}，直至血象恢复；若有神经系统表现的，需维持治疗半年到 1 年，恶性贫血者需终生维持治疗。

【护理要点】

1. 休息与活动

参见缺铁性贫血相关内容。

2. 饮食护理

进食含叶酸和维生素 B_{12}丰富的食物，叶酸缺乏者多摄入绿叶蔬菜、水果、谷类和动物肝、肾等。维生素 B_{12}缺乏者多吃动物肝、肾、禽蛋、肉类、海产品等。避免偏食和长期素食；避免过度烹煮或腌制食物。出现口腔炎、舌炎时注意口腔清洁，饭前、饭后可用朵贝液或生理盐水漱口，可防止感染并增进食欲；食欲减退、腹胀者应进食温凉、清淡的软食，少食多餐，细嚼慢咽，餐后适当运动，促进消化。

3. 用药护理

遵医嘱用药，并注意观察药物的疗效及不良反应。肌内注射维生素 B_{12}偶有过敏反应（皮疹、药物疹），应注意观察，一旦出现立即停药，给予抗过敏治疗。口服叶酸可同时加服维生素 C，能促进叶酸的利用。严重贫血者在补充叶酸和维生素 B_{12}后，血钾可大量进入新生成的细胞内，导致血钾突然降低，因此，对老年人、心血管疾病病人和进食过少者，应观察有无低钾血表现，同时应多进食含钾丰富的食物，必要时遵医嘱补钾。

注意观察药物疗效：用药后 1 ~2 天食欲好转，2 ~4 天网织红细胞增加、1 周左右达高峰，随后血红蛋白上升，1 ~2 个月后血象、骨髓象恢复正常，半年到 1 年神经系统症状得到改善。

4. 健康教育

向病人介绍疾病相关知识，帮助病人调整饮食结构和饮食习惯，多食富含叶酸和维生素 B_{12} 的食物，纠正偏食、长期素食的习惯，避免食物过度烹调。指导婴幼儿、青少年、妊娠和哺乳期妇女增加叶酸和维生素 B_{12} 的摄入量，并指导父母正确喂养婴幼儿。告知病人此病预后良好，消除其紧张、焦虑情绪，促进病人配合治疗和护理，遵医嘱用药。

（许燕）

四、再生障碍性贫血

再生障碍性贫血（aplastic anemia，AA）简称再障，是由于多种原因导致骨髓造血干细胞数量减少和（或）功能障碍而引起的一类贫血。主要表现为骨髓造血功能低下、全血细胞减少和贫血、出血、感染。

我国再障的年发病率为0.74/10万人口，欧美为（0.47～1.37）/10万人口，日本为（1.47～2.40）/10万人口。可发生于各年龄段，以老年人多见，男、女发病率无明显差别。

再障的分类方法较多。根据病因不同可分为遗传性再障（先天性）与获得性再障（后天性）；获得性再障还可根据有无明确诱因分为原发性再障与继发性再障。临床常根据病人的起病形式、进展速度、病情轻重、外周血象、骨髓象及预后，分为重型再障（SAA）和非重型再障（NSAA）。国内学者曾根据上述因素，将再障分为急性型（AAA）与慢性型（CAA），1986年以后，又将急性型改称为重型再障-Ⅰ型（SAA-Ⅰ），而由慢性型进展而成的急性型称为重型再障-Ⅱ型（SAA-Ⅱ）；慢性型称为非重型再障（NSAA）。

【病因与发病机制】

1. 病因

尽管约有50%以上的病人无法找到明确的原因，但大量临床观察与调查结果发现，再障的发生与下列因素有关：

（1）药物和化学物质：为再障最常见的致病因素。现已知可导致AA的高危药物有氯霉素、磺胺药、保太松、抗肿瘤药物等，其中以氯霉素所致最多见。氯霉素、磺胺类药物与杀虫剂是否引起再障与剂量和疗程关系不大，主要与个体敏感性有关。引起再障的化学物质以苯及其衍生物最为常见，如油漆、塑料、染料及杀虫剂等。除杀虫剂外，这类化学物品的致病作用与剂量有关，只要接受了足够的剂量，任何人都有发病的危险。长期与苯及其衍生物接触者，比一次性大剂量接触的危险性更大。

（2）物理因素：各种电离辐射如X射线、γ射线及其他放射性物质等可阻碍DNA的复制而抑制细胞的有丝分裂，使造血干细胞的数量减少，对骨髓微环境和基质也有损害，从而引起再障。

（3）病毒感染：风疹病毒、EB病毒、流感病毒以及各型肝炎病毒等均可引起再障。其中病毒性肝炎与再障的关系较为明确，主要与丙型肝炎有关，其次是乙型肝炎，临床上又称为病毒性肝炎相关性再障，预后较差。

（4）其他因素：少数阵发性睡眠性血红蛋白尿、系统性红斑狼疮、慢性肾衰竭等疾病均可演变成再障。

另外，有临床资料显示再障的发病可能与遗传因素有关。

2. 发病机制

（1）造血干细胞缺陷（“种子”学说）：包括造血干细胞质和量的异常。再障病人骨髓中的 $CD34^+$ 细胞中具有自我更新及长期培养启动能力的“类原始细胞”明显减少，减少程度与病情相关。造血干祖细胞集落形成能力显著降低，体外对造血生长因子反应差，免疫抑制治疗后恢复造血不完整。上述各种原因导致骨髓内各系造血细胞明显减少，引起外周血液中全血细胞的减少。因此，这类病人需通过造血干细胞移植以恢复其造血功能。

（2）造血微环境异常（“土壤”学说）：造血微环境是指造血组织中支持造血的结构成分，主要由基质细胞及其产生的细胞因子所组成。再障患者骨髓“脂肪化”、静脉窦壁水肿、出血、毛细血管坏死；部分患者骨髓微环境中的基质细胞分泌细胞外基质及释放造血因子的能力降低，使造血干细胞的生长和发育失去支持和调节。骨髓基质细胞受损的再障进行造血干细胞移植不易成功。

（3）免疫异常（免疫学说）：再障病人骨髓及外周血液的淋巴细胞比例增高，T 细胞亚群失衡，T 细胞分泌的造血负调控因子明显增多，髓系细胞凋亡亢进；细胞毒性 T 细胞分泌穿孔素直接杀伤造血干细胞而使髓系造血功能衰竭。多数患者用免疫抑制治疗有效。

以往认为，在一定遗传背景下，再障可能通过以上三种机制发病。近年研究结果表明，再障的主要发病机制是免疫异常。T 细胞功能异常亢进，细胞毒性 T 细胞直接杀伤和淋巴因子介导的造血干细胞过度凋亡引起的骨髓衰竭是再障的主要发病机制。造血微环境与造血干细胞量的改变是免疫异常损伤的结果。

【临床表现】

主要表现为进行性贫血、出血和感染，肝、脾、淋巴结多无肿大。重型再生障碍性贫血（SAA）和非重型再生障碍性贫血（NSAA）的具体临床表现如下：

1. 重型再生障碍性贫血（SAA）

该型再障起病急，发展快，病情重；常以感染和出血为首发症状，少数可由 NSAA 进展而来。

（1）贫血：黏膜苍白、疲乏无力、头晕、心悸、气短等症状明显，且进行性加重，严重者可发生贫血性心力衰竭。

（2）出血：出血广泛、严重，不易控制，除皮肤黏膜出血（口腔、牙龈、鼻腔等广泛出血）外，多有内脏出血（消化道出血、血尿、子宫出血、眼底出血和颅内出血），约 1/2 病人发生颅内出血，是本病最主要的致死原因。

（3）感染：感染重，病人多有持续高热，体温在 39℃以上，难以有效控制，个别患者自发病到死亡均处于难以控制的高热之中。感染部位以呼吸道感染最常见，其次为消化道、泌尿生殖道及皮肤、黏膜感染等。主要致病菌有革兰阴性杆菌、金黄色葡萄球菌、真菌。多合并败血症，是本病死亡的主要原因之一。

SAA 病程短，病情重，预后差，如不经有效治疗多在 1 年内死亡。近年来随着治疗方法的改进，其预后有明显改善，但仍有约 1/3 的患者死于感染和出血。

2. 非重型再生障碍性贫血（NSAA）

此型再障起病缓，进展慢，病情较轻，以贫血为主。

（1）贫血：病人贫血症状较轻。

（2）出血：以皮肤黏膜出血多见，内脏出血少见。

（3）感染：感染的程度较SAA轻，发热以中、低热为主，易于控制，极少发生败血症。感染主要发生在上呼吸道、口腔牙龈等处。革兰氏阴性杆菌及各类球菌为主要致病菌。

NSAA病程长，预后较好，如治疗得当，多数患者可缓解甚至治愈，仅少数进展为SAA。

【辅助检查】

（1）血象：全血细胞减少，呈正细胞正色素性贫血。

（2）骨髓象：多部位骨髓增生减低，粒、红系及巨核细胞均明显减少形态大致正常。非造血细胞（淋巴细胞、浆细胞、网状细胞）比例明显增高。骨髓小粒无造血细胞，呈空虚状，可见较多脂肪滴。骨髓活检可见造血组织减少，脂肪组织增加。

【诊断要点】

1. 再障的诊断标准

（1）全血细胞减少，网织红细胞百分数<0.01，淋巴细胞比例增高；

（2）一般无肝、脾肿大；

（3）骨髓多部位增生减低，造血细胞减少，非造血细胞比例增高，骨髓小粒空虚；骨髓活检可见造血组织均匀减少；

（4）除外引起全血细胞减少的其他疾病；

（5）一般抗贫血治疗无效。

2. 再障的分型诊断标准

重型再障发病急，贫血进行性加重，严重感染和出血，血象具备以下三项中的两项可进行诊断：①网织红细胞绝对值$<15\times10^9/L$；②中性粒细胞$<0.5\times10^9/L$；③血小板$<20\times10^9/L$。骨髓增生广泛重度减低。非重型再障指达不到重型再障诊断标准的再障。

【治疗要点】

1. 支持治疗

（1）保护措施：去除和避免可能导致骨髓损害的各种因素，如避免再次接触放射性物质、苯及其衍生物，停用或禁用对骨髓有抑制作用的药物。注意饮食卫生和环境卫生，预防感染。避免剧烈运动，防止外伤，预防出血。

（2）对症治疗

①纠正贫血：输血是主要支持疗法。通常认为血红蛋白低于60g/L，且病人对贫血耐受较差时，可输注浓缩红细胞。但多次输血会影响其进行造血干细胞移植的效果，因为输注HLA不匹配的血制品可能引发同种免疫，增加移植排斥的几率，因此要严格掌握输血指征，尽量减少输血的次数。有条件者于再障确诊后要及早进行HLA配型，这不但有利于寻找骨髓移植的供者，同时也有助于选择合适的献血者。

②控制出血：除应用一般止血药（如止血敏、氨基已酸等），还可根据病人的具体情况选用不同的止血方法或药物。血小板减少引起的严重出血时可输注浓缩血小板、新鲜冷

冻血浆，如效果不佳，可输注HLA配型相配的血小板；子宫出血者可肌内注射丙酸睾酮；肝脏疾病如有凝血因子缺乏时应及时予以补充。

③控制感染：及时采用经验性广谱抗生素治疗。对于感染性高热的病人，应反复多次取感染部位的分泌物或尿、大便、血液等做细菌培养和药敏试验，并根据结果选择敏感的抗生素。对于重症病人，为控制病情，防止感染扩散，多主张早期、足量、联合用药。长期应用广谱抗生素易继发二重感染或导致肠道菌群失调，若发生真菌感染可用两性霉素B等抗真菌药物进行治疗。必要时可输注白细胞混悬液。

④护肝治疗：合并肝功能损害时，酌情进行护肝治疗。

2. 针对发病机制的治疗

（1）免疫抑制治疗：

①抗淋巴/胸腺细胞球蛋白（ALG/ATG）：具有抑制T淋巴细胞或非特异性自身免疫反应的作用，可用于SAA的治疗。治疗剂量因球蛋白来源和生产厂家的不同而异，马ALG10～15mg/（kg·d）连用5天或兔ATG3～5mg/（kg·d）连用5天。

②环孢素：可选择性作用于异常T淋巴细胞，解除骨髓抑制，是再障治疗的一线药物，适用于各种类型的再障。与ALG或ATG合用可提高疗效，是SAA非移植治疗的一线方案。常用剂量为6mg/（kg·d）左右，疗程1年以上。应参照患者者的血药浓度、造血功能、T细胞免疫恢复情况、药物不良反应（如肝、肾功能损害、牙龈增生及消化道反应）等调整用药剂量和疗程。

③其他：再障病人应用糖皮质激素疗效有限且副作用大，目前不主张单独应用，但可与ALG/ATG联合应用，以减轻其不良反应。CD3单克隆抗体、麦考酚吗乙酯、环磷酰胺、甲泼尼龙等可用于治疗重型再障。

（2）促造血治疗：

①雄激素：是目前治疗NSAA的常用药物，其作用机制是刺激肾脏产生更多的促红细胞生成素，并直接作用于骨髓，促进红细胞生成。长期应用还可促进粒细胞系统和巨核细胞系统细胞的增生。常用的药物有司坦唑醇（康力龙）2mg，每日3次；十一酸睾酮（安雄）40～80mg，每日3次；达那唑0.2g，每日3次；丙酸睾酮100mg/d肌注。应视药物的疗效和不良反应（如男性化、肝功能损害等）调整疗程及剂量。

②造血生长因子：主要用于治疗SAA，常用的药物有重组人粒系集落刺激因子（G-CSF），5μg/（kg·d）；重组人红细胞生成素（EPO）50～100U/（kg·d）。单用无效，多作为一种辅助性药物，在免疫抑制剂治疗SAA时或之后使用，剂量可酌减，维持治疗3个月以上为宜。

（3）造血干细胞移植：包括骨髓移植、外周血干细胞移植和脐血移植等。主要用于SAA病人，最佳移植对象为40岁以下、无感染及并发症、配型合适者，可考虑进行造血干细胞移植。

【主要护理诊断/问题】

（1）活动无耐力与贫血所致组织缺氧有关。

（2）有感染的危险与粒细胞减少有关。

（3）有损伤的危险：出血与血小板减少有关。

（4）潜在并发症：颅内出血。

（5）自我形象紊乱与雄激素的不良反应引起身体外形改变有关。

（6）知识缺乏：缺乏疾病防治的知识。

【护理措施】

1. 休息与活动

轻、中度贫血，可适当下床活动，重度贫血、缺氧症状严重或合并感染者应卧床休息。血小板计数低于 50×10^9/L 时应减少活动，增加卧床时间，防止外伤；血小板计数低于 20×10^9/L 或有严重出血时，应绝对卧床休息。

2. 病情观察

注意观察病人的乏力、易倦、头晕、头痛、耳鸣、心悸气短、伴黏膜苍白等贫血症状有无好转或加重，密切观察病人的心脏功能，警惕出现贫血性心力衰竭。注意观察病人生命体征变化，尤其是体温的变化和热型，并随时观察抗生素的疗效，有无其他系统的感染，如呼吸系统、消化系统和泌尿系统等部位的感染征象。同时应警惕败血症发生，必要时抽血送培养。观察皮肤、黏膜有无出血斑点，有无内脏及颅内出血的症状和体征，应注意出血的部位、出血量和时间。如病人出现头痛、视物模糊、恶心、喷射状呕吐等，应警惕颅内出血的发生。及时了解血象及骨髓象的变化，观察有无药物的不良反应。

3. 饮食护理

给予高蛋白、高热量、高维生素、易消化的饮食。血小板减少者应进软食或半流质，避免过硬、粗糙、刺激性食物；有消化道出血者应禁食或给予冷流质饮食，待出血停止后再逐渐恢复普通饮食；保持大便通畅，大便时不可过于用力，必要时用开塞露等协助排便，避免腹内压增高引起出血。有感染发热时，少量多餐，保证充足的水分和热量供给；指导病人注意饮食卫生，不吃生冷食物、水果削皮后食用，以防止胃肠道感染。

4. 对症护理

（1）贫血的护理：参见贫血相关内容。

（2）出血的预防和护理：参见血液系统疾病总论。

（3）感染的预防和护理：参见血液系统疾病总论。

5. 用药护理

（1）免疫抑制剂的不良反应及预防：①抗淋巴/胸腺细胞球蛋白（ALG/ATG）：ALG和ATG治疗过程中可出现超敏反应、出血加重、继发感染和血清病（猩红热样皮疹、关节痛、发热）等副作用，用药前需做过敏试验，用药过程中密切观察并应用糖皮质激素防治药物副作用。②环孢素：定期检查肝、肾功能，观察有无牙龈增生及消化道反应。③环磷酰胺：鼓励病人多饮水，以防止出现出血性膀胱炎。④糖皮质激素：可引起肾上腺皮质功能亢进，机体抵抗力下降等，应密切观察有无诱发或加重感染，血压上升，腹痛及黑便等。

（2）雄激素的不良反应及预防：①常见不良反应有男性化作用，如痤疮、毛发增多，女病人停经或男性化等，一般在停药后消失，用药前应向病人说明以消除疑虑。②丙酸睾酮为油剂，不易吸收，需深部缓慢分层肌内注射，更换注射部位，以防形成硬结，发现硬结及时理疗，以促进药物吸收，避免感染。③口服司坦唑醇、达那唑等易引起肝脏损害和药物性肝内胆汁淤积，治疗过程中应注意有无黄疸，并定期检查肝功能。

（3）造血生长因子的不良反应及预防：本类药物用药前应做过敏试验，用药期间定期检查血象。①G-CSF 皮下注射，病人偶有皮疹、低热、氨基转移酶升高、消化道不适、骨痛等不良反应，一般在停药后消失。②GM-CSF 注射后，病人可出现发热、骨痛、肌痛、胸膜溶液、静脉炎、腹泻、乏力等，严重者可见心包炎、血栓形成。③EPO 可静脉注射或皮下注射，用药期间应监测血压，偶可诱发脑血管意外或癫痫发作，应密切观察。

（4）抗生素的使用：遵医嘱给予抗生素，要现配现用，给药时间和剂量要准确，同时观察药物的疗效和不良反应。

6. 心理护理

本病，尤其是 SAA 的预后较差，病人常出现焦虑、悲观、失望等消极情绪，护士应关心体贴病人，做好护患沟通，建立良好的护患关系，了解病人对疾病的认识程度，观察病人的情绪反应，及时给予有针对性的心理疏导和支持。帮助患者认识消极的情绪对身体的不良影响。向病人及家属讲解 AA 的相关知识，如药物方面，说明免疫抑制剂、雄激素类药物是治疗再障较有效的药物，提高病人的遵医行为。

7. 健康教育

（1）知识普及：向病人及家属介绍引起再障的常见原因，指导病人尽量避免接触损害骨髓造血的物理及化学因素；不可滥用抗生素及解热镇痛药物，如氯霉素、磺胺、保泰松等。

（2）用药指导：按医嘱坚持用药，了解药物的不良反应及预防措施。

（3）自我护理：以乐观积极的心态对待疾病，保持心情舒畅；鼓励患者适当参加户外活动，注意劳逸结合；教会患者避免外伤以及防治出血的简单方法；注意个人卫生和饮食卫生，注意保暖，避免受凉感冒，尽量少去公共场所，防止交叉感染；定期复查等。

（4）定期体检：因职业所需凡从事与易患因素有关的人员，应做好防护措施，提高保护意识，定期检查血象、骨髓象。

（许燕）

五、溶血性贫血

溶血性贫血（hemolytic anemia，HA）是指红细胞寿命缩短、破坏速度超过骨髓的造血代偿能力时所发生的一组贫血。临床主要表现为贫血、黄疸、脾大、网织红细胞增高及骨髓中红系造血细胞代偿性增生。我国溶血性贫血的发病率约占贫血的 10% ~15%，个别类型的溶血性贫血具有较强的民族性或区域性分布。

溶血性贫血按红细胞被破坏的原因可分为遗传性和获得性两大类；按溶血发生的场所可分为血管外溶血和血管内溶血；按发病机制可分为红细胞自身异常所致的溶血性贫血与红细胞外部异常所致的溶血性贫血，前者主要与遗传因素有关，后者多由获得性因素引起，此分类体系在临床上较为常用。

【病因与发病机制】

1. 病因

（1）红细胞自身异常：①红细胞膜异常：遗传性球形红细胞增多症、遗传性椭圆形红细胞增多症等。②遗传性红细胞内酶缺乏：葡萄糖-6-磷酸脱氢酶缺乏、丙酮酸激酶缺乏。③珠蛋白和血红素异常性溶血：地中海贫血、异常血红蛋白病、红细胞生成性血卟啉病。

（2）红细胞外部异常：①免疫因素：新生儿溶血性贫血、血型不合输血后溶血、自身免疫性溶血性贫血、药物性免疫性溶血性贫血。②化学因素：苯、磺胺药、亚硝酸盐等。③生物因素：蛇毒、毒草中毒、细菌、病毒等。④物理和机械因素：大面积烧伤、人造心脏瓣膜、微血管病性溶血性贫血等。

2. 发病机制

（1）溶血机制：①红细胞膜的异常：是溶血发生的主要机制。红细胞特殊的双凹圆盘形态及结构特点使其具有可塑变形性、悬浮稳定性与渗透脆性的生理特征，能够抵御一定的外力作用、低渗环境的影响或在通过狭小的微循环管道时不受破坏。红细胞膜的正常结构是保持红细胞正常功能的重要条件。任何红细胞膜的异常，都会导致红细胞易于被破坏而发生溶血。②红细胞酶和能量代谢异常，使红细胞膜的完整性受损而引起溶血。③血红蛋白异常，使分子间易发生聚集或形成晶体，导致红细胞硬度增加，无法通过直径比它小的微循环而被破坏，如地中海贫血。④物理和机械原因使红细胞受到破坏而发生溶血。⑤化学毒物或生物毒素可直接破坏红细胞膜蛋白和脂类，使膜溶解，发生溶血。

（2）不同的溶血场所及血红蛋白的降解途径：

①血管外溶血：指红细胞在单核-吞噬细胞系统内，主要是脾脏内被破坏而发生的溶血。以慢性溶血为主。红细胞破坏后释出的血红蛋白可分解为珠蛋白、铁和卟啉。卟啉降解为游离胆红素，在肝内生成结合胆红素，经肠道细菌还原成尿胆原，大部分氧化为尿胆素随粪便排出；小部分通过“胆红素的肠肝循环”重新入血。其中部分经肾小球滤过，以尿胆原的形式随尿排出。

②血管内溶血：指红细胞在血管内被破坏，血红蛋白释出后即形成血红蛋白血症。以急性溶血为主。血管内溶血所释出的血红蛋白可经肾小球滤过而形成血红蛋白尿。反复发生血管内溶血时，未能及时输送或被重新利用的铁以铁蛋白或含铁血黄素的形式沉积于上皮细胞内，随肾小管上皮细胞脱落经尿排出，形成含铁血黄素尿。此外，急性溶血的产物还可阻塞肾小管，引起肾小管上皮细胞坏死而导致急性肾衰竭。

【临床表现】

溶血性贫血根据溶血过程持续的时间和溶血的严重程度可分为急性溶血和慢性溶血。

（1）急性溶血：起病急骤，全身症状重，突发寒战，随后出现高热，伴有腰背与四肢酸痛、头痛、呕吐、酱油样尿〔血红蛋白尿）和黄疸等。这是由于短期内大量溶血，其分解代谢产物对机体的毒性作用所致。严重者还可发生周围循环衰竭、急性肾衰竭。

（2）慢性溶血：起病缓慢，症状较轻，以贫血、黄疸、脾大为主要表现。长期高胆红素血症可并发胆结石和肝功能损害。

溶血性黄疸主要与血中游离胆红素浓度增高有关。皮肤多呈柠檬黄色，不伴皮肤瘙痒。有无黄疸及其严重程度取决于溶血的速度与严重度，以及肝脏摄取、转换游离胆红素的能力。

【辅助检查】

1. 一般实验室检查

此检查可确定是否为溶血。

（1）血象：红细胞计数和血红蛋白浓度下降；网织红细胞明显增加，甚至可见有核红细胞。

（2）尿常规：急性溶血的尿液颜色加深，可呈浓茶样或酱油样色。尿胆原呈强阳性而尿胆素呈阴性，这是溶血性黄疸的特征性表现。血管内溶血的隐血试验可为阳性，甚至强阳性，但无镜下或肉眼血尿。

（3）血清胆红素测定：总胆红素、游离胆红素增高，结合胆红素/总胆红素小于0.2。

（4）骨髓象：增生活跃或极度活跃，以红系增生为主，可见大量幼稚红细胞，以中幼和晚幼细胞为主，形态多正常。

2. 溶血性贫血的筛查检测

（1）血浆游离血红蛋白检测：用于鉴别血管内和血管外溶血，前者血浆游离血红蛋白明显增高，后者多正常。

（2）血清结合珠蛋白检侧：血管内溶血时，血清结合珠蛋白降低。

（3）含铁血黄素尿试验：阳性多见于慢性血管内溶血。若为急性血管内溶血，需经几天后含铁血黄素尿测定才阳性，并可持续一段时间。

（4）红细胞寿命测定：是诊断溶血最可靠的指标。正常值为25～32天，溶血性贫血病人常<15天。

3. 红细胞内在缺陷的检测

可协助确定贫血的类型。

（1）红细胞脆性试验：是检测红细胞膜缺陷的常用指标。遗传性球形红细胞增多症时红细胞脆性增加，地中海贫血时脆性降低。

（2）酸溶血试验（Ham试验）：阳性主要见于阵发性睡眠性血红蛋白尿。

（3）抗人球蛋白试验（Coombs试验）：阳性可考虑为自身免疫性溶血性贫血、系统性红斑狼疮等。

（4）血红蛋白电泳：常用于地中海贫血的诊断与鉴别诊断。

（5）高铁血红蛋白还原试验：主要用于红细胞葡萄糖-6-磷酸脱氢酶缺乏症的筛查或普查。

（6）G-6-PD活性测定：是诊断G-6-PD缺乏症最可靠的诊断指标。

【诊断要点】

根据贫血、黄疸、脾大或血红蛋白尿等溶血的临床表现，实验室检查提示有红细胞破坏，骨髓中幼红细胞代偿性增生及红细胞寿命缩短，可作出初步诊断。询问有无引起溶血的病因，结合溶血性贫血的筛查及红细胞内在缺陷的检测，可进一步明确溶血性贫血的原因和类型。

【治疗要点】

（1）病因治疗：尽快去除诱因与病因，积极治疗原发病。

（2）糖皮质激素及免疫抑制剂：常用于免疫性溶血性贫血。常用药物有泼尼松、氢化可的松、环磷酰胺、硫唑嘌呤、甲氨蝶呤和环孢素等。

（3）脾切除：适用于血管外溶血。对遗传性球形红细胞增多症效果较好。对需要大剂量激素维持的自身免疫性溶血性贫血、丙酮酸激酶缺乏症及部分地中海贫血，也可使用。

（4）输血：输血可暂时改善病人的一般情况，是起效最快的缓解症状的治疗方法。但对有些病人可加重其溶血，故应严格掌握输血的适应证。

（5）其他治疗：增加各种造血物质的补充，以满足机体造血功能代偿性增强的需求，如铁、叶酸、蛋白质等。

【护理要点】

1. 饮食指导

避免进食一切可能加重溶血的食物或药物，鼓励病人多喝水、勤排尿，促进溶血后所产生的毒性物质排泄，同时也有助于减轻药物引起的不良反应。

2. 用药护理

遵医嘱用药，并注意观察药物的疗效，减少和预防不良反应，如应用糖皮质激素应注意预防感染；环磷酰胺应预防出血性膀胱炎，减轻胃肠道反应；应用环孢素应定期检查肝、肾功能。

3. 输血护理

输血时，应严格执行操作规程；严密观察病情及时发现各种不良反应，并协助医生处理。

4. 健康教育

介绍疾病相关知识，避免接触会引起溶血的化学毒物、药物和食物。溶血发作期应减少活动或卧床休息；注意保暖，避免受凉；多饮水、勤排尿；进食高蛋白、高维生素食物。指导病人进行自我检测，发现异常及时向医生护士汇报或到医院就诊。

（许燕）

第三节　出血性疾病

出血性疾病是指由于先天或获得性原因导致患者止血、凝血及纤维蛋白溶解等机制的缺陷或异常而引起的一类以自发性出血或轻度损伤后过度出血或出血不止为特征的疾病。

一、概　　述

【正常止血、凝血、抗凝与纤维蛋白溶解机制】

小血管损伤后血液将从血管流出，正常情况下，数分钟后出血将自行停止，称为生理止血。生理止血与血管因素、血小板因素和凝血因素均有密切关系。

血液离开血管数分钟后，血液就由流动的溶胶状态变成不能流动的胶冻状凝块，这一过程称为血液凝固（blood coagulation）或血凝。在凝血过程中，血浆中的纤维蛋白原转变为不溶的血纤维。血纤维交织成网，将很多血细胞网罗在内，形成血凝块。

血浆内具备了发生凝血的各种物质，所以将血液抽出放置于玻璃管内即可凝血。血浆内又有防止血液凝固的物质，称为抗凝物质（anticoagulant）。血液在血管内能保持流动，除其他原因外，抗凝物质起了重要的作用。血管内还存在一些物质可使血纤维再分解，这些物质构成纤维蛋白溶解系统（简称纤溶系统）（fibrinloytic system）。

在生理止血中，血凝、抗凝与纤维蛋白溶解相互配合，既有效地防止了失血，又保持了血管内血流畅通。

机体的止、凝血功能的正常发挥，是包括健全的血管、血小板数目与功能正常、凝血因子数目及其活性正常，以及运作良好的纤维蛋白溶解系统等多种因素相互协调与联合作用的结果。

【出血性疾病分类】

出血性疾病分类如下：

1. 血管因素所致出血性疾病

（1）先天性或遗传性血管壁或结缔组织结构异常引起的出血性疾病，如遗传性毛细血管扩张症，血管壁仅由一层内皮细胞组成。

（2）获得性血管壁结构受损：又称血管性紫癜，可由以下因素引起：

①免疫因素：如过敏性紫癜。

②感染因素：细菌、病毒感染。

③化学因素：药物性血管性紫癜（磺胺，青霉素、链霉素等）。

④代谢因素：坏血病、类固醇紫癜、老年紫癜、糖尿病紫癜。

⑤机械因素：反应性紫癜。

⑥原因不明：单纯紫癜、特发色素性紫癜。

2. 血小板因素所致出血性疾病

（1）血小板量异常

①血小板生成减少，如骨髓受抑制；

②血小板破坏或消耗过多，前者如原发性血小板减少性紫癜；后者如 DIC；

③原发性出血性血小板增多症。

（2）血小板功能缺陷致出血性疾病

①遗传性或先天性：往往只有血小板的某一功能缺陷：如巨大血小板综合征，缺乏血小板膜糖蛋白Ⅰ，引起血小板黏附功能障碍。血小板无力症，缺乏血小板膜糖蛋白Ⅱb/Ⅲa，引起血小板聚集功能障碍。贮存池病，致密颗粒缺乏，引起血小板释放功能障碍。

②获得性：往往是血小板多种功能障碍，见于尿毒症、骨髓增生综合征、异常球蛋白血症，肝病及药物影响等。

3. 凝血因子异常所致出血性疾病

（1）遗传性凝血因子异常：

血友病，血管性假血友病，其他凝血因子（Ⅻ、Ⅴ、Ⅶ、Ⅴ、Ⅱ、ⅩⅢ）缺乏，低（无）纤维蛋白原血症，凝血因子结构异常。

（2）获得性凝血因子减少：

见于肝病、维生素 K 缺乏、急性白血病、淋巴病、结缔组织病等。

4. 纤维蛋白溶解过度所致出血性疾病

（1）原发性纤维蛋白溶解。

（2）继发性纤维蛋白溶解。

5. 循环抗凝物质所致出血性疾病

大多为获得性，如抗凝血因子Ⅷ、Ⅸ；肝素样抗凝物质，见于肝病、SLE等；狼疮抗凝物质，见于SLE。

【诊断要点】

按照先常见病、后少见病及罕见病、先易后难、先普通后特殊的原则，逐层深入进行程序性诊断。①确定是否属出血性疾病范畴；②大致区分是血管、血小板异常，或为凝血障碍或其他疾病；③判断是数量异常或质量缺陷；④通过病史、家系调查及某些特殊检查，初步确定为先天性、遗传性或获得性；⑤如为先天或遗传性疾病，应进行基因及其他分子生物学检测，以确定其病因的准确性质及发病机制。

二、特发性血小板减少性紫癜

特发性血小板减少性紫癜（idiopathic thrombocytopenic purpura，ITP），又称自身免疫性血小板减少性紫癜，是一组免疫介导的血小板过度破坏所致的出血性疾病。其特点是自发性的广泛皮肤、黏膜或内脏出血；血小板数量减少及生存时间缩短；骨髓内巨核细胞数正常或增多，伴发育成熟障碍；患者血清或血小板表面存在血小板膜糖蛋白特异性自身抗体。

ITP是最为常见的血小板减少性紫癜。发病率为5～10/10万人口，65岁以上老年发病率有升高趋势。临床可分为急性型和慢性型。

【病因与发病机制】

ITP的病因迄今未明。与发病相关的因素如下：

1. 感染

细菌或病毒感染与ITP的发病有密切关系，特别是急性ITP与多种病毒感染密切相关，约80%的患者在发病前2周左右常有上呼吸道感染史。慢性ITP患者，常因感染而致病情加重。

2. 免疫因素

免疫因素可能是ITP发病的重要原因。将ITP患者血浆输给健康受试者可造成后者一过性血小板减少。50%～70%的ITP患者血浆和血小板表面可检测到血小板膜糖蛋白特异性自身抗体（PAIg），大多数为PAIgG。目前认为自身抗体致敏的血小板被单核-巨噬细胞系统过度吞噬破坏是ITP发病的主要机制。抗体不仅导致血小板破坏同时也影响巨核细胞成熟，使血小板生成受损。

3. 肝、脾因素

正常血小板平均寿命为7～11天，患者发病期间血小板寿命明显缩短（仅1～3天），急性型更短。被抗体结合的血小板主要在脾脏破坏，其次是肝脏。体外培养证实脾也是血小板相关抗体产生的主要部位。病人做脾脏切除后多数血小板计数上升，血小板抗体有所下降，表明脾脏在发病机理中可能起一定作用。

4. 其他因素

慢性型多见于育龄女性，妊娠期有时复发，表明雌激素参与TIP的发病。可能是由于雌激素抑制血小板生成及刺激单核-巨噬细胞对抗体结合血小板的清除能力所致。毛细血管脆性增高可加重出血。此外，ITP 曾在单精合子的双胞胎和几个家族中发现，同时还发现在同一家族中有自身抗体产生的倾向，因此，TIP 的发生可能受基因调控，即与遗传因素有关。

【临床表现】

1. 急性型

半数以上发生于儿童。男女发病率相近。病程多为自限性，一般 4～6 周，痊愈后很少复发。

（1）起病方式：多数患者发病前 1～2 周有上呼吸道等感染史，特别是病毒感染史，因此冬春季发病最多。起病急骤，部分患者可有畏寒、寒战、发热。

（2）出血：

①皮肤、黏膜出血：突发广泛而严重的皮肤黏膜淤点、紫癜，严重者可致皮肤大片淤斑、血肿。皮肤淤点多为全身性，以下肢多见，分布均匀。黏膜出血多见于鼻、牙龈、口腔，口腔可有血疱。损伤及注射部位可渗血不止或形成大小不等的淤斑。

②内脏出血：当血小板低于 $20\times10^9/L$ 时，可出现内脏出血，如消化道出血或泌尿道出血。颅内出血可危及生命，是本病致死的主要原因。如患者头痛、呕吐、伴急性意识障碍时应警惕颅内出血可能。

③其他：出血量过大，可出现程度不等的贫血、血压降低甚至失血性休克。

2. 慢性型

主要见于青年女性。发病率为同年龄段男性的 3～4 倍。常反复发作，很少自然缓解者，经治疗后能达长期缓解者仅 10%～15%。

（1）起病方式：起病隐匿、缓慢，多在常规查血时偶然发现。

（2）出血：多数较轻而局限，但易反复发生，每次发作持续数周或数月，患者除出血症状外全身情况良好。出血程度与血小板计数有关。皮肤淤点、紫癜、淤斑尤以四肢远端多见，外伤后止血不易，但一般不出现皮下血肿。黏膜出血以鼻及齿龈为多见，口腔血疱见于严重血小板减少。严重内脏出血较少见，但女性月经过多较常见，在部分患者可为唯一的临床症状。患者病情可因感染等而骤然加重，出现广泛、严重的皮肤黏膜及内脏出血。

（3）其他：长期月经过多可出现失血性贫血。病程半年以上者，部分可出现轻度脾肿大。

【辅助检查】

1. 血液检查

①血小板计数减少，急性型常低于 $20\times10^9/L$，慢性型常在（30～80）$\times10^9/L$；血小板平均体积偏大。②贫血与失血量成比例，通常是正细胞正色素性贫血。③白细胞计数多正常，急性型常有嗜酸性粒细胞及淋巴细胞增多。

2. 骨髓象

①急性型骨髓巨核细胞数量轻度增加或正常，慢性型骨髓象中巨核细胞显著增加；②巨核细胞发育成熟障碍，急性型者尤为明显，表现为巨核细胞体积变小，胞浆内颗粒减少，幼稚巨核细胞增加；③有血小板形成的巨核细胞显著减少（<30%）；④红系及粒、

单核系正常。

3. 血小板相关抗体测定

80%患者血小板相关抗体（PAIg）及血小板相关补体（PAC_3）阳性。

4. 其他

90%以上的患者血小板生存时间明显缩短。止凝血功能异常，如出血时间延长，血块收缩不良，束臂试验阳性。少数可发现自身免疫性溶血的证据（Evans 综合征）。

【诊断要点】

根据：①广泛出血累及皮肤、黏膜及内脏；②多次检验血小板计数减少；③脾不大；④骨髓巨核细胞增多或正常，有成熟障碍；⑤泼尼松或脾切除治疗有效；⑥排除其他继发性血小板减少症如再生障碍性贫血、脾功能亢进、白血病、SLE、药物性免疫性血小板减少等。即可做出诊断。

【治疗要点】

1. 一般治疗

出血严重者应注意休息。血小板低于 20×10^9/L 者，应严格卧床，避免外伤。止血药的应用及局部止血。

2. 糖皮质激素

一般情况下为首选治疗，近期有效率约为80%。

（1）作用机制：①减少自身抗体生成及减轻抗原抗体反应；②抑制单核-巨噬细胞系统对血小板的破坏；③改善毛细血管通透性；④刺激骨髓造血及血小板向外周血的释放。

（2）剂量与用法：常用泼尼松1mg/（kg·d），分次或顿服，病情严重者用等效量地塞米松或甲泼尼龙静脉滴注，好转后改口服。待血小板升至正常或接近正常后，逐步减量（每周减5mg），最后以5～10mg/d维持治疗，持续3～6个月。多数患者用药数天后出血停止，1周内血小板开始上升。国外学者多认为，ITP患者如无明显出血倾向，血小板计数>30×10^9/L者，可不予治疗。

3. 脾切除

脾切除可减少血小板抗体的产生，消除血小板破坏的主要场所，是本病的有效治疗方法之一。

（1）适应证：①正规糖皮质激素治疗无效，病程迁延3～6个月；②糖皮质激素维持量需大于30mg/d；③有糖皮质激素使用禁忌证；④^{51}Cr扫描脾区放射指数增高。

（2）禁忌证：①年龄小于2岁；②妊娠期；③因其他疾病不能耐受手术。

脾切除治疗的有效率为70%～90%，无效者对糖皮质激素的需要量亦可减少。

4. 免疫抑制剂治疗

此种治疗不宜作为首选。

（1）适应证：①糖皮质激素或脾切除疗效不佳者；②有使用糖皮质激素或脾切除禁忌证；③与糖皮质激素合用以提高疗效及减少糖皮质激素的用量。

（2）主要药物：

①长春新碱：为最常用者。除具免疫抑制作用外，还可能有促进血小板生成及释放的作用。每次1mg，每周一次，静脉注射，4～6周为一疗程。

②环磷酰胺：50～100mg/d，口服，3～6周为一疗程，出现疗效后渐减量，维持4～6周，或400～600mg/d静脉注射，每3～4周一次。

③硫唑嘌呤：100～200mg/d，口服，3～6周为一疗程，随后以25～50mg/d维持8～12周。可致粒细胞缺乏，宜注意。

④环孢素：主要用于难治性ITP的治疗。250～500mg/d，口服，维持量50～100mg/d，可持续半年以上。

⑤霉酚酸酯（MMF，骁悉）：难治性ITP可试用，0.5～1.0/d，口服，要注意粒细胞减少的副作用。

⑥利妥昔单克隆抗体（rituximab）：抗CD20的人鼠嵌合抗体，375mg/m^2静注，可有效清除体内B淋巴细胞，减少自身抗体生成，有人认为可替代脾切除。

5. 其他

（1）达那唑：为合成的雄性激素，300～600mg/d，口服，与糖皮质激素有协同作用。作用机制与免疫调节及抗雌激素有关。

（2）氨肽素：为动物脏器中提取的活性物质，有助于血细胞增殖、分化、成熟与释放。1g/d，分次口服。有报道其有效率可达40%。

6. 急症的处理

适用于：①血小板低于$20×10^9$/L者；②出血严重、广泛者；③疑有或已发生颅内出血者；④近期将实施手术或分娩者。

（1）血小板输注：成人按10～20单位/次给予，根据病情可重复使用（从200ml循环血中单采所得的血小板为1单位血小板）。有条件的地方尽量使用单采血小板。

（2）静脉注射免疫球蛋白：0.4g/kg，静脉滴注，4～5日为一疗程。1个月后可重复。作用机制与单核巨噬细胞Fc受体封闭、抗体中和及免疫调节等有关。

（3）大剂量甲泼尼龙：可通过抑制单核-巨噬细胞系统而发挥治疗作用。1g/d，静脉注射，3～5次为一疗程。

（4）血浆置换：可清除血浆中血小板抗体。3～5日内连续置换3次以上，每次置换3000ml血浆，也有一定的疗效。

【护理要点】

1. 病情观察

注意观察出血部位和出血量、生命体征及神志变化、监测血小板、出血时间等，及早发现病情变化和及时处理。血小板计数若$<20×10^9$/L，警惕颅内出血征象。

2. 休息与活动

血小板计数在$30×10^9$～$40×10^9$/L以上者，如出血不重，可适当活动，避免外伤；血小板在$30×10^9$～$40×10^9$/L以下者，即使出血不严重也应减少活动，出血严重者应卧床休息，保持心情平静。血小板在$20×10^9$/L以下者应绝对卧床休息，并尽量减少头部摆动。

3. 饮食护理

根据病情可选用含高蛋白、高维生素、少渣流食、半流食或普食。可进肉、蛋、禽、蔬菜水果、绿豆汤、莲子粥等；忌用发物如鱼、虾、蟹、腥味之食物。避免进食粗硬食物及油炸或有刺激的食物，以免易形成口腔血疱乃至诱发消化道出血。多食含维生素C、P的食物。有消化道出血时，更应注意饮食调节，要根据情况给予禁食，或进流食或冷流食，出血情况好转，方可逐步改为少渣半流、软饭、普食等。同时要禁酒。

4. 预防和避免加重出血

如有口腔黏膜与牙龈出血，应加强口腔护理，预防口腔感染，定时以复方硼酸溶液漱口。如齿龈及舌体出现血疱，小血疱一般无须处理，大的影响进食的血疱，可用无菌空针抽吸积血，局部以纱布卷加压至出血停止。

避免造成身体损伤的一切因素，如剪短指甲，防止抓伤皮肤。禁用牙签剔牙或用硬毛牙刷刷牙，避免扑打、拳击等。衣着应宽松，避免皮肤受压或刺激而致出血。

预防颅内出血：血小板低于 20×10^9/L 的病人要绝对卧床休息，通便，剧烈咳嗽者及时镇咳和使用抗生素以免引起颅内高压。

5. 用药护理

向患者说明药物的不良反应和指导自我观察，说明在减量、停药后可以逐渐消失，以免病人担忧。如服用糖皮质激素 5～6 周时易出现库欣综合征，指导患者饭后服药，注意观察粪便颜色，加强个人卫生，防治各种感染。同时定期监测血压、血糖、白细胞计数。长春新碱可致病人骨髓造血功能抑制、末梢神经炎。环磷酰胺可致出血性膀胱炎等，指导患者多饮水，注意观察有无手足感觉异常和尿液颜色变化。大剂量免疫球蛋白静脉滴注可有恶心、头痛、出汗、肌肉痉挛、发热等副作用等。

6. 输血及成分输血的护理

输血前认真核对，控制输注速度，严重贫血者输入速度应低于每小时 1ml/kg。血小板取回后应尽快输入，每袋血小板要在 20 分钟内输完。新鲜血浆于采集后 6 小时输完。

7. 心理护理

向病人及家属讲述本病为慢性病，易反复发作的慢性过程，使其了解疾病的特点，通过避免诱因可减少发作，以缓解病人的焦虑，增强治病信心。增强护患沟通，建立良好的护患关系。

8. 健康教育

（1）慢性病人适当活动，预防各种外伤；血小板在 50×10^9/L 以下时，不要做强体力活动。向病人及家属介绍本病的防治知识，对于儿童病人则需进一步向家长说明。以便家长帮助监督。保持情绪稳定、积极配合治疗，注意保暖、预防感染。

（2）避免使用可能引起血小板减少或抑制其功能的药物，如阿司匹林、潘生丁、消炎痛、保泰松、右旋糖酐等。

（3）教会病人进行自我监测，如观察皮肤黏膜的淤斑、淤点有无增加，有无尿、便异常，有无颅内出血的表现，发现以上异常应及时就医。定期门诊复查血小板计数、血糖等。

三、过敏性紫癜

过敏性紫癜（allergic purpura）又称亨-舒综合征（Henoch-Schonlein purpura，HSP），为一种常见的毛细血管变态反应性疾病，可能与自身免疫损伤有关。临床特点除紫癜外，常有血管神经性水肿、荨麻疹、腹痛、关节炎、肾炎等症状。根据体征分为单纯型（紫癜型）、腹型（Schonlein 型）、关节型（Henoch 型）、肾型及混合型。本病多见于儿童和青少年，平均年龄为 5 岁，男性发病略多于女性，春、秋季发病较多。本病多为自限性，轻症 7～10 天痊愈；重者病程可长达数周及数月，甚至一年以上。绝大部分患者预后良好，发生肾衰者或颅内出血者预后不良。

【病因】

因机体对某些致敏物质产生变态反应，导致毛细血管脆性及通透性增加，血液外渗，产生紫癜、黏膜及某些器官出血。致敏因素甚多，难以确定。与本病发生密切相关的主要有：

1. 感染

感染为最常见的原因。

（1）细菌：主要为β溶血性链球菌。可有急性扁桃体炎和上呼吸道感染。

（2）病毒：多见于发疹性病毒感染，如麻疹、水痘、风疹等。

（3）其他：寄生虫感染以蛔虫感染居多。

2. 食物

人体对异体蛋白过敏所致。如鱼、虾、蟹、蛋、鸡、牛奶等。

3. 药物

（1）抗生素类：青霉素（包括半合成青霉素如氨苄青霉素等）及头孢菌素类抗生素等。

（2）解热镇痛药：水杨酸类、保泰松、吲哚美辛及奎宁类等。

（3）其他药物：磺胺类、阿托品、异烟肼及噻嗪类利尿药等。

4. 其他

花粉、尘埃、菌苗或疫苗接种、虫咬、受凉及寒冷刺激等。

【发病机制】

目前认为HSP是免疫因素介导的一种全身血管炎症。发病机制主要有两种：

1. 速发型变态反应

以小分子致敏原作为半抗原与人体内某些蛋白质结合构成抗原，刺激机体产生抗体（主要为IgE），此类抗体吸附于血管及其周围的肥大细胞，当上述半抗原再度进入体内时，即与肥大细胞上的抗体结合产生免疫反应，致肥大细胞释放出组胺及慢反应物质（SRS-A）。这类物质引起小动脉及毛细血管扩张，血管通透性增加。

2. 抗原-抗体复合物反应

以蛋白质及其他大分子致敏原作为抗原，刺激人体产生抗体（主要为IgG，也有IgM、IgA），后者与抗原结合成抗原抗体复合物，这类可溶性、小分子的复合物可刺激嗜碱粒细胞释放组胺及5-羟色胺，也可沉积于血管内膜及肾小球的基底膜上激活补体，导致中性粒细胞游走、趋化及一系列炎症介质的释放，引起血管炎症反应及组织损伤。

【临床表现】

多数患者发病前1～3周有全身不适、低热、乏力及上呼吸道感染等前驱症状，随之出现典型临床表现。

1. 单纯型（紫癜型）

单纯型为最常见的类型。主要表现为皮肤紫癜，局限于四肢，尤其是下肢大关节附近及臀部，躯干及面部极少累及。初起皮肤有痒感，出现荨麻疹、血管神经性水肿及多形性红斑。紫癜常成批反复发生、对称分布。紫癜大小不等，初呈深红色，按之不褪色，可融合成片形成淤斑，数日内渐变成紫色、黄褐色、淡黄色，经7～14日逐渐消退。严重的紫癜可融合成大疱，发生中心性出血性皮肤坏死伴溃疡形成。

2. 腹型

腹痛常见，多呈绞痛，剧烈难以忍受，是由血液外渗入肠壁所致。部位多变且不固定，以脐及右下腹痛明显，亦可遍及全腹，但腹部体征轻微，一般无腹肌紧张，压痛较轻且无固定压痛点，可伴有恶心、呕吐、腹泻与黑便。因肠道蠕动增强、肠壁水肿可导致肠套叠，多见于儿童。偶可发生肠穿孔。如不伴有皮肤紫癜，常易误诊为“急腹症”。腹部症状、体征多与皮肤紫癜同时出现，偶可发生于紫癜之前。

3. 关节型

除皮肤紫癜外，因关节部位血管受累出现关节肿胀、疼痛、压痛及功能障碍等表现。多发生于膝、踝、肘、腕等大关节，呈游走性、反复性发作，经数日而愈，不遗留关节畸形。

4. 肾型

病情最为严重，主要表现为急性肾炎综合征，发生率12%～40%。在皮肤紫癜的基础上，因肾小球毛细血管袢炎症反应而出现血尿、蛋白尿及管型尿，偶见水肿、高血压及急性肾衰竭等表现。肾损害多发生于紫癜出现后1周，亦可延迟出现。多在3～4周内恢复，少数病例因反复发作而演变为慢性肾炎或肾病综合征。

5. 混合型

皮肤紫癜合并上述两种以上临床表现。

6. 其他

少数本病患者还可因病变累及眼部、脑及脑膜血管而出现视神经萎缩、虹膜炎、视网膜出血及水肿，及中枢神经系统相关症状、体征。

【辅助检查】

1. 毛细血管脆性试验

半数以上阳性，毛细血管镜可见毛细血管扩张、扭曲及渗出性炎症反应。

2. 血小板计数、功能及凝血相关检查

除BT可能延长外，其他均为正常。

3. 尿常规及肾功能检查

肾型或混合型可有血尿、蛋白尿、管型尿，程度不等的肾功能受损，如血尿素氮升高、内生肌酐清除率下降等。

【诊断要点】

典型病例诊断并不困难，有：①发病前1～3周有低热、咽痛、全身乏力或上呼吸道感染史；②四肢出现对称性分布、分批出现的紫癜，以下肢和臀部为主；③在紫癜出现前后，可伴腹痛、便血、关节肿痛及血尿、水肿等；④血小板计数、功能及凝血相关检查正常，即可诊断本病。但不典型病例尚需排除其他原因所致的血管炎及紫癜，排除阑尾炎等急腹症、其他原因所致的关节及肾损害。

【治疗要点】

无特效疗法，急性期应卧床休息，寻找致敏因素并祛除。对可疑的食物或药物，应禁用；控制感染，清除局部病灶（如扁桃体炎等），驱除肠道寄生虫等。

1. 一般治疗

（1）抗组胺药：疗效不确定。可选用盐酸异丙嗪（非那根）、氯苯那敏（扑尔敏）、阿司咪唑（息斯敏）、去氯羟嗪（克敏嗪）及静脉注射钙剂等。

（2）止血药：选用降低毛细血管通透性和脆性的药物，以达到减少渗血的作用，如维生素 C、曲克芦丁（维生素 P_4）、卡巴克络（安络血）等。维生素 C 以大剂量（5～10g/d）静脉注射疗效较好，持续用药 5～7 日。

2. 糖皮质激素

抑制抗原抗体反应、降低血管通透性、减轻炎症渗出，对腹型和关节型效佳，但不能防止复发，对肾型疗效不明显，单纯皮肤紫癜者可不用。一般用泼尼松 30mg/d，顿服或分次口服，至紫癜消失后逐渐停药。重症者可静脉用氢化可的松 100～200mg/d，或地塞米松 5～15mg/d，症状减轻后改为口服，总疗程不超过 30 天。

3. 对症治疗

腹痛较重者可给予阿托品或山莨菪碱（654-2）口服或皮下注射；关节痛可酌情用止痛药；呕吐严重者可用止吐药；伴发呕血、血便者，可用奥美拉唑等治疗。出血量多，引起贫血者可输血。

4. 免疫抑制剂和抗凝治疗

上述治疗效果不佳或近期内反复发作，尤其是合并肾损害的病例，可酌情使用免疫抑制剂如环磷酰胺等。免疫抑制剂也可与激素合用。急进型肾炎、肾病综合征病例除用激素、免疫抑制剂外，还可加用抗凝治疗，如肝素钠静脉滴注或低分子肝素皮下注射。

5. 其他

中医中药：以凉血、解毒、活血化瘀为主，适用于慢性反复发作或肾型患者。

【护理要点】

1. 一般护理

急性期卧床休息，以免活动加剧出血。避免情绪波动及精神刺激，解释本病的病因及治疗方法，消除患者及家属紧张恐惧心理。防止昆虫叮咬。注意保暖，防止感冒。

2. 皮肤护理

应保持皮肤清洁，皮疹有痒感时防擦伤或抓伤，如有破溃及时处理，防止出血和感染。穿柔软、透气性好宽松的棉质内衣，并经常换洗。保持床单位清洁、干燥、避免使用碱性肥皂等过敏原。进行注射治疗时，应避开紫癜部位，防止出血、感染。

3. 饮食护理

勿食用致敏性食物，暂时给予无动物蛋白的流质或半流质饮食为主，腹型者食物特别注意无渣。多食富含维生素 C、K 和含铁的食物。忌食辛辣刺激食品，要注意避免进食粗糙、坚硬和对胃肠道有机械性刺激的食物，以免加重胃肠出血。肾型紫癜患儿，应予低盐饮食，限制水量。消化道出血者量多时暂禁食，静脉补充营养。

4. 监测病情

（1）紫癜型：观察紫癜的形状、数量、分布及消退情况，有无反复出现。

(2) 腹型：腹痛者禁止腹部热敷以防肠出血。观察有无腹痛、便血等情况，及时留取呕吐物或大便进行潜血检查，同时注意腹部体征并及时报告和处理。注意有无腹膜刺激征、局部包块及肠鸣音的变化，过敏性紫癜患儿腹痛伴局部扪及腊肠样包块、右下腹空虚感时应警惕肠套叠。若肠鸣音活跃或亢进，多提示肠道渗出增加或有出血，要注意观察患儿面色、脉搏、血压的变化。

(3) 关节型：观察关节红肿热痛情况及关节活动度。关节痛患者要注意局部关节的制动和保暖，可给予冷敷止痛，但禁止热敷。必要时可遵医嘱给予止痛药。

(4) 肾型：观察尿色，尿量，定时做尿常规检查，若有血尿和蛋白尿，提示紫癜性肾炎，按急性肾炎护理。

5. 健康教育

本病常可自愈，但可复发，首次发作严重者，复发率高。一般病程为4周，肾型病程最长，长者可达4~5年以上，死亡率低于5%。健康宣教时特别注意如下几点：

(1) 向患者及家属说明本病为过敏性疾病，解释引发该疾病的致敏因素及避免再次接触的重要性。

(2) 患病后避免复发措施：①加强营养，增强体质，从而增强机体抵抗力，预防上呼吸道感染。②因食物因素发病者，应终身禁食该类食物。避免过敏性食物，如海鲜、蚕豆、芒果、荔枝和榴莲等。避免花粉接触，尽量穿棉质衣服。③养成良好的卫生习惯，避免寄生虫感染。④患紫癜后一年内避免接种疫苗。有关节受累或肾脏损害者应注意休息，避免劳累，短时间内不要参加体育课。

(3) 自我病情监测：一旦发现皮肤淤点或紫癜，有阵发性腹绞痛、关节痛或尿量减少、血尿、泡沫尿、水肿者，提示可能复发或加重，应及时就医。该病肾脏损伤的危险期在发病后的前2~3个月，患者出院后仍需追踪尿检3~6个月，在发病后的前2~3个月内每1~2星期检查一次尿常规，危险期过后可以间隔长一点，以便早期发现肾损害。

四、血友病

血友病（hemophilia）是一组因遗传性凝血活酶生成障碍引起的出血性疾病，包括血友病A、血友病B及遗传性FⅪ缺乏症，其中以血友病A最为常见。血友病以阳性家族史、幼年发病、自发或轻度外伤后出血不止、血肿形成及关节出血为特征。血友病的社会人群发病率为5~10/10万，婴儿发生率约1/5000。血友病A、B及遗传性FⅪ缺乏的比较发病率为16∶3∶1。我国的血友病中，血友病A约占80%，血友病B约占15%，遗传性FⅪ缺乏症则极少见。

【病因与发病机制】

血友病A又称遗传性抗血友病球蛋白缺乏症或FⅧ：C缺乏症。FⅧ由两部分组成：即FⅧ凝血活性部分（FⅧ：C）和vWD因子（vWF）。两者以复合物形式存在于血浆中。前者被激活后参与FX的内源性激活；后者作为一种黏附分子参与血小板与受损血管内皮的黏附，并有稳定及保护FⅧ：C的作用。

FⅧ：C基因位于X染色体长臂末端（Xq28），当其因遗传或突变而出现缺陷时，人体不能合成足量的FⅧ：C，导致内源性途径凝血障碍及出血倾向的发生。

血友病B又称遗传性FⅨ缺乏症。FⅨ为一种单链糖蛋白，被Ⅺa等激活后参与内源性 FX 的激活。FⅨ基因位于 X 染色体长臂末端（Xq26-q）。遗传或突变使之缺陷时，不能合成足够量的 FⅨ，造成内源性途径凝血障碍及出血倾向。

遗传性 FⅪ缺乏症又称 Rosenthal 综合征。

血友病 A、B 均属 X 连锁隐性遗传性疾病，其遗传规律是女性传递，男性发病。遗传性 FⅪ缺乏症为常染色体隐性遗传性疾病，双亲都可遗传，子女均能发病。

【临床表现】

1. 出血

出血的轻重与血友病类型及相关因子缺乏程度有关。血友病 A 出血较重，血友病 B 则较轻。按血浆 FⅧ：C 的活性，可将血友病 A 分为 3 型：①重型：FⅧ：C 活性低于健康人的 1%；②中型：FⅧ：C 活性相当于健康人的 1% ~5%；③轻型：FⅧ：C 活性相当于健康人的 5% ~25%。

血友病的出血多为自发性或轻度外伤、小手术后（如拔牙、扁桃体切除）出血不止，且具备下列特征：①生来俱有，伴随终身，但罕有出生时脐带出血；②常表现为软组织或深部肌肉内血肿；③负重关节如膝、踝关节等反复出血甚为突出，最终可致关节肿胀、僵硬、畸形，可伴骨质疏松、关节骨化及相应肌肉萎缩（血友病关节）。

重症患者可发生呕血、咯血，甚至颅内出血。但皮肤紫癜罕见。

2. 血肿压迫症状及体征

血肿压迫周围神经可致局部疼痛、麻木及肌肉萎缩；压迫血管可致相应供血部位缺血性坏死或淤血、水肿；口腔底部、咽后壁、喉及颈部出血可致呼吸困难甚至窒息；压迫输尿管致排尿障碍。

【辅助检查】

1. 筛选试验

CT 正常或延长，APTT 延长、凝血酶原消耗不良及简易凝血活酶生成试验（STGT）异常，有助于血友病 A 的诊断及分型。

2. 确诊试验

通过凝血活酶生成试验（TGT）及纠正试验，可确定 3 种血友病的诊断与鉴别诊断，见表 6-3-1。

表 6-3-1　**三种血友病凝血活酶生成试验结果**

血浆种类	血友病 A	血友病 B	血友病 C
病人血浆	延长	延长	延长
病人血浆+加钡吸附正常血浆	纠正	不能纠正	纠正
病人血浆+正常血清	不能纠正	纠正	纠正

3. 特殊检查

临床上，上述检测已可满足血友病的诊断要求，但对某些特殊病例或鉴定携带者，尚需进行下列特殊实验室检测：

（1）FⅧ：C、FⅪ抗原及活性测定，该项检查主要用于血友病A疾病严重度的判断，见表6-3-2。

表6-3-2　　血友病A的诊断与严重程度分型

严重程度分型	FⅧ：C活性（%）	APTT（活化部分凝血酶时间测定）	PCT（血小板压积）	STGT（简易凝血活酶生成试验）
轻	6～25	可延长	可正常	多异常
中	2～5	延长	缩短	异常
重	<1	延长	缩短	异常

（2）vWF抗原（vWFAg）测定

（3）基因诊断。

【诊断要点】

诊断参考标准如下：

1. 血友病A

（1）临床表现：①男性患者，有或无家族史，有家族史者符合X连锁隐性遗传规律；②关节、肌肉、深部组织出血，可呈自发性，或发生于轻度损伤、小型手术后，易引起血肿及关节畸形。

（2）实验室检查：①CT正常或延长；②APTT多数延长，PCT、STGT多数异常；③TGT异常，并能被钡吸附正常血浆纠正；④FⅧ：C水平明显低下；⑤vWFAg正常，FⅧ：C/vWFAg比值降低。

2. 血友病B

（1）临床表现：基本同血友病A，但程度较轻。

（2）实验室检查：①APTT延长，PCT缩短；②TGT延长，不能被钡吸附正常血浆纠正；③FⅨ抗原及活性明显减低。

3. 遗传性因子Ⅺ缺乏症

本病国内极少见，诊断标准从略。

4. 携带者及胎儿产前诊断

采用FⅧ：C、FⅨ定量检测、PCR及基因芯片技术等，可对携带者及胎儿作出诊断，以利优生优育。

【治疗要点】

1. 一般治疗

止血处理见血液病总论。

2. 替代疗法

目前血友病的治疗仍以替代疗法为主，即补充缺失的凝血因子，它是防治血友病出血最重要的措施。主要制剂有新鲜冷冻血浆（含所有的凝血因子）、冷沉淀物（主要含F

Ⅷ、XⅢ、vWF 及纤维蛋白原等，但 FⅧ浓度较血浆高 5～10 倍）、凝血酶原复合物（含 FX、Ⅸ、Ⅶ、Ⅱ）、FⅧ浓缩制剂，或基因重组的纯化 FⅧ等。

凝血因子的补充一般可采取下列公式计算：

首次输入 FⅧ：C（或 FⅨ）剂量（IU）= 体重（kg）×所需提高的活性水平(%）÷2

重组人活化因子Ⅶ（rFⅦa）可用于防治产生了 FⅧ或 FⅨ抗体的血友病患者的出血，但有增加血栓形成的副作用。常用剂量是 90μg/kg，每 2～3h 静脉注射，直至出血停止。

3. 药物治疗

去氨加压素（desmopressin，DDAVP）高剂量静脉或皮下注射可用于控制或预防某些疾病在小手术时的出血或药物诱发的出血。达那唑（danazol）对轻、中型者疗效较好，其作用机制不明。糖皮质激素适用于反复接受 FⅧ：C 输注治疗而疗效渐差的患者。抗纤溶药物通过保护已形成的纤维蛋白凝块不被溶解而发挥止血作用。

4. 外科治疗

有关节出血者应在替代治疗的同时，进行固定及理疗等处理。对反复关节出血而致关节强直及畸形的患者，可在补充足量 FⅧ：C 或 FⅨ的前提下，行关节成型或人工关节置换术。

5. 基因疗法

将决定 FⅧ：C、FⅨ及 FⅪ合成的正常基因，通过载体以直接或间接方式转导入患者体内的方法，以纠正血友病的基因缺陷，生成足够的 FⅧ：C、FⅨ或 FⅪ。

6. 预防

由于本病目前尚无根治方法，因此预防更为重要。建立遗传咨询，严格婚前检查，加强产前诊断，是减少血友病发生的重要方法。

【护理要点】

1. 病情观察

（1）观察有无自发性或轻微受伤后出血现象，如皮下大片淤斑、肢体肿胀、皮肤出血、关节腔出血等。

（2）观察有无深部组织血肿压迫重要器官，如呼吸困难、腹痛、排尿困难等。

（3）密切观察生命体征及神志变化，及早发现内脏及颅内出血。

（4）反复出血者，观察有无关节疼痛、活动受限；关节有无纤维强直、畸形等功能丧失的表现

（5）观察实验室检查结果，如凝血时间、部分凝血活酶生成试验及纠正试验等。

2. 止血护理

（1）局部压迫止血：如皮下出血可行加压包扎止血并用冰袋冷敷，限制其活动；关节出血时，应卧床，用夹板固定肢体，放于功能位置，限制运动，可局部冷敷和用弹力绷带缠扎。关节出血停止，肿痛消失后，可作适当的关节活动，以防长时间关节固定造成畸形和僵硬。对因反复出血已致慢性关节损害者，需指导其进行康复锻炼。咽喉部出血或血肿形成者，为避免血肿压迫呼吸道而窒息，应协助患者取侧卧位或把头偏向一侧，必要时用吸引器将血吸出，并做好气管插管或气管切开准备。

（2）遵医嘱尽快输注所缺乏的凝血因子。

3. 输注凝血因子及输血的护理

(1) 按输血常规操作。输注冷冻血浆或冷沉淀物者，输注前应将其置于37℃温水（水浴箱）中解冻融化，并根据病人情况以可耐受的速度快速输入。凝血酶原复合物制剂，应按说明要求稀释后输注，滴速每分钟不超过10ml。

(2) 少数患者输注凝血因子时有发热、寒颤、头痛等不良反应，需在输注时密切观察。发现不良反应可酌情减慢输注速度。如遇严重不良反应者，需停止输注，制品及输液器保留。

4. 贫血护理

根据贫血的程度制定患者的活动量；合理安排饮食；必要时输血。

5. 心理护理

对长久反复出血影响生活质量的患者应做好耐心劝慰，并指导其预防出血的方法，积极配合治疗和护理。为病人提供有关国家血友病社会团体的信息，鼓励病人参加，通过病人间互通信息，相互支持来共同应对疾病给病人带来的困难和烦恼。

6. 健康教育

(1) 向患者及家属说明血友病为遗传性疾病，需终身治疗，并应预防出血的发生。病人外出远行时，最好携带填写明确血友病的病历卡，以备万一出血可及时处理。

(2) 做好预防出血的宣教工作：①对活动性出血的患者，应限制其活动范围和活动强度。一般血友病患者，应避免剧烈或易致损伤的活动、运动及工作，减少出血的危险。平日活动量要适中，在行走、慢跑、手持重物等活动时间均不可过长。②注意口腔卫生，防止龋齿发生，以免拔牙导致出血。③避免各种手术，必要手术时应先补充凝血因子，纠正凝血时间直至伤口愈合。④尽可能采用口服给药，避免或减少肌内注射，必须注射时采用细针头，并延长压迫止血时间。⑤禁服影响血小板功能的药物：如阿司匹林、保太松、消炎痛、潘生丁等。活血化瘀的中草药亦应避免。

(3) 自我病情监测：教会病人及家属观察出血症状及止血措施，如碰撞后出血皮下深组织血肿或关节腔出血表现、外伤后伤口渗血情况等。一旦发生出血，常规止血效果不好或出现严重出血，应及时就医。

(4) 家庭治疗指导：血友病患者的家庭治疗在国外已广泛应用。除有抗FⅧ：C抗体、病情不稳定、小于3岁的患儿外，均可安排家庭治疗。血友病患者及其家属应接受有关疾病的病理、生理、诊断及治疗知识的教育，家庭治疗最初应在专业医师的指导下进行。除传授注射技术外，还包括血液病学、矫形外科、精神、心理学以及艾滋病、病毒性肝炎的预防知识等。

(5) 婚育指导：病人结婚前应去血友病遗传咨询门诊，血友病病人最好不要与血友病携带者婚配，以减少本病的遗传。血友病携带者妊娠早期作遗传学检查，可了解胎儿是否患血友病，从而决定是否终止妊娠。

五、弥散性血管内凝血

弥散性血管内凝血（disseminated intravasclar coagulation，DIC）是在严重原发病基础上，由于凝血系统被激活，导致全身微血栓形成，凝血因子和血小板大量被消耗，并继发纤溶亢进，引起全身出血、栓塞及微循环衰竭的一种临床综合征。DIC不是一个独立的疾病，而是继发于严重疾病的病理状态。大多数DIC起病急骤，病情复杂，发展迅速，预后凶险，如不及时识别处理，常危及生命。

【病因】

造成 DIC 的病因很多。大致可分为两大类：

1. 血管内皮广泛损伤

（1）感染：感染是最常见的致病因素。各种严重的细菌感染（如金黄色葡萄球菌、革兰氏阴性杆菌、中毒性菌痢、伤寒等）均可引起 DIC。细菌本身及其毒素均可损伤血管内皮细胞，使血管胶原纤维暴露，激活因子Ⅻ，从而激活内源性凝血系统。因子Ⅻ又能引起继发性纤维蛋白溶解。病毒感染（如流行性出血热、重症乙型脑炎等）、原虫、螺旋体、立克次及真菌感染也可引起 DIC，其发病的机理与细菌感染大致相似。

（2）抗原-抗体复合物的形成：各种免疫反应及免疫性疾病能损伤血管内皮细胞，激活补体，也能引起血小板聚集及释放反应，激活凝血机制，如系统性红斑狼疮、移植物排斥反应或其他免疫性疾病。

（3）其他：如中暑、酸中毒、休克或持续性低血压、缺氧等均可损伤血管壁内皮细胞。

2. 大量促凝物质进入血液循环

（1）恶性肿瘤：肿瘤细胞含有的组织凝血活性物质，激活外源性凝血系统，产生大量凝血酶而促发凝血。肿瘤细胞中的蛋白酶类物质也可以激活凝血因子，起促凝作用。化疗及放疗杀灭肿瘤细胞释出其中促凝物质，DIC 更容易发生。多种造血系统肿瘤，以急性早幼粒白血病、淋巴瘤为主；其他实体瘤尤其是肺癌、前列腺癌、胰腺癌、肝癌，且广泛转移者更易诱发 DIC。

（2）病理产科：见于羊水栓塞、感染性流产、死胎滞留、重症妊娠高血压综合征、子宫破裂、胎盘早剥、前置胎盘等病例，由于羊水、胎盘等释放的组织因子大量进入血循环，激活外源性凝血系统，诱发 DIC。

（3）其他：如严重烧伤、广泛性外科手术、挤压综合征、急性血管内溶血、毒蛇咬伤等均可由受损的组织中释放出大量组织因子进入血液，促发凝血。

【发病机制】

正常机体内凝血与抗凝系统保持着动态平衡，DIC 的发生是由于体内凝血超过抗凝能力，从而导致全身微血管内凝血。以上各种病因激活内外源性凝血系统，产生大量凝血酶，使血液呈高凝状态，发生广泛的微血栓，造成微循环障碍、红细胞机械性损伤及溶血；当微循环内发生凝血时，大量血小板和凝血因子被消耗，从而使高凝状态转变为低凝状态；体内的继发性纤维蛋白溶解产生大量纤溶酶，除使纤维蛋白溶解外，还可水解其他凝血因子，故造成严重出血。

研究表明，由炎症等导致的单核细胞、血管内皮 TF 过度表达及释放，某些病态细胞（如恶性肿瘤细胞）及受损伤组织 TF 的异常表达及释放，是 DIC 最重要的始动机制。凝血酶与纤溶酶的形成是 DIC 发生过程中导致血管内微血栓、凝血因子减少及纤溶亢进的两个关键机制。炎症和凝血系统相互作用，炎症因子加重凝血异常，而凝血异常又可加剧炎症反应，形成恶性循环。感染时蛋白 C 系统严重受损，蛋白 C 水平降低且激活受抑，使活化蛋白C（APC）水平降低，导致抗凝系统活性降低，加剧了DIC发病过程。

下列因素可促进DIC的发生：①单核-巨噬系统受抑，见于重症肝炎、大剂量使用糖皮质激素等；②纤溶系统活性降低；③高凝状态，如妊娠等；④其他因素如缺氧、酸中毒、脱水、休克等。

【病理生理】

1. 微血栓形成

微血栓形成是DIC的基本和特异性病理变化。其发生部位广泛，以肺、心、脑、肝、肾最为多见，并引起相应功能的障碍，乃至衰竭。主要为纤维蛋白血栓及纤维蛋白-血小板血栓。

2. 凝血功能异常

凝血功能异常是DIC最常见的病理变化。可分为三个阶段：①高凝期：为DIC的早期改变。②消耗性低凝期：出血倾向，PT显著延长，血小板及多种凝血因子水平低下。此期持续时间较长，常构成DIC的主要临床特点及实验检测异常。③继发性纤溶亢进期：多出现在DIC后期，但亦可在凝血激活的同时，甚至成为某些DIC的主要病理过程。

3. 微循环衰竭

微循环衰竭与DIC互为诱因，是DIC最常见的后果。毛细血管微血栓形成、血容量减少、血管舒缩功能失调、心功能受损等因素造成微循环衰竭。

4. 微血管病性溶血

微血栓形成造成红细胞机械性损伤及溶血。缺氧、酸中毒使红细胞变形能力降低；败血症及内毒素等使白细胞趋化反应增强，产生大量自由基，使红细胞代谢和结构发生改变，加剧溶血。

【临床表现】

DIC的临床表现可因原发病、DIC类型、分期不同而有较大差异。常见有四大临床表现即出血、休克、栓塞和溶血。

1. 出血

出血是DIC最突出的表现和初发症状，发生率为84%～95%。特点为自发性、多发性、持续性出血，部位可遍及全身，多见于皮肤、黏膜、伤口及穿刺部位，表现为多部位的淤点或淤斑，伤口或穿刺部位渗血不止；其次为某些内脏出血，如咯血、呕血、尿血、便血、阴道出血，严重者可发生颅内出血。

2. 休克或微循环衰竭

休克或微循环衰竭是诊断DIC的主要依据之一，发生率为30%～80%。其特点为：①突然发生一过性或持续性血压下降。②早期即出现肾、肺、大脑等器官功能不全，表现为肢体湿冷、少尿、呼吸困难、发绀及神志改变等。③休克程度与出血量常不成比例。④顽固性休克，是DIC病情严重、预后不良的征兆。

3. 微血管栓塞

微血管栓塞分布广泛，是引起多脏器功能衰竭的重要因素，发生率为40%～70%。可为浅层栓塞，多见于眼睑、四肢、胸背及会阴部，黏膜损伤易发生于口腔、消化道、肛门等部位。表现为皮肤发绀，进而发生灶性坏死，斑块状坏死或溃疡形成。栓塞也常发生于深部器官，多见于肾、肺、脑等脏器，可表现为急性肾功能衰竭，呼吸衰竭，意识障碍，颅内高压综合征等。虽然出血是DIC患者最典型的临床表现，但器官功能衰竭在临床上却更为常见。

4. 微血管病性溶血

微血管病性溶血约见于25%的患者。可表现为进行性贫血，贫血程度与出血量不成比例，偶见皮肤、巩膜黄染。DIC早期溶血较轻，不易察觉，后期易于在外周血发现各种具特殊形态的红细胞畸形。外周血破碎红细胞数大于2%对DIC有辅助诊断意义。

【诊断要点】

存在易引起DIC的基础疾病，如感染、恶性肿瘤、病理产科、大型手术及创伤等。有下列两项以上临床表现：①多发性出血倾向；②不易用原发病解释的微循环衰竭或休克；③多发性微血管栓塞的症状、体征，如皮肤、皮下、黏膜栓塞性坏死及早期出现的肺、肾、脑等脏器功能衰竭；④抗凝治疗有效。实验室检查：①有消耗性凝血障碍（血小板及血浆凝血因子Ⅰ减少并进行性下降）；②纤溶亢进检查3P试验阳性或血浆FDP>20mg/L。一般可作出诊断。

【治疗要点】

1. 消除诱因及治疗基础疾病

如控制感染，治疗肿瘤、产科问题及外伤；纠正缺氧、缺血及酸中毒等。

2. 抗凝治疗

肝素抗凝治疗是终止DIC病理过程、减轻器官损伤，重建凝血-抗凝平衡的重要措施。一般认为，DIC的抗凝治疗应在处理基础疾病的前提下，与凝血因子补充同步进行。

肝素使用指征：①DIC早期（高凝期）；②血小板及凝血因子呈进行性下降，微血管栓塞表现（如器官功能衰竭）明显之患者；③消耗性低凝期但病因短期内不能祛除者，在补充凝血因子情况下使用。下列情况应慎用肝素：①手术后或损伤创面未经良好止血者；②近期有大咯血之结核病或有大量出血之活动性消化性溃疡；③蛇毒所致DIC；④DIC晚期，患者有多种凝血因子缺乏及明显纤溶亢进。

肝素监护最常用者为APTT，正常值为（40±5）秒，肝素治疗使其延长60%～100%为最佳剂量。如用凝血时间（CT）作为肝素使用的血液学监测指标，不宜超过30分钟。肝素过量可用鱼精蛋白中和，鱼精蛋白1mg可中和肝素100U。

其他抗凝治疗包括抗凝血酶AT-Ⅲ、重组人活化蛋白C（APC）等药物。

3. 抗血小板聚集药物

适用于轻型DIC或高度怀疑DIC而未能肯定诊断者。可选用噻氯匹定、双嘧达莫

（潘生丁）、阿司匹林分次口服，复方丹参注射液或低分子右旋糖酐静脉滴注。

4. 补充血小板及凝血因子

适用于有明显血小板或凝血因子减少证据和已进行病因及抗凝治疗，DIC 未能得到良好控制者。适当输新鲜全血、新鲜冷冻血浆、纤维蛋白原、血小板悬液、FⅧ及凝血酶原复合物，可补充消耗的凝血因子，改善出血倾向。

5. 纤溶抑制药物

一般宜与抗凝剂同时应用。适用于 DIC 的基础病因及诱发因素已经去除或控制，并有明显纤溶亢进的临床及实验证据或 DIC 晚期，继发性纤溶亢进已成为迟发性出血主要原因的患者。常用药物有 6-氨基己酸、氨甲苯酸等。

6. 溶栓疗法

主要用于 DIC 后期、脏器功能衰竭明显及经上述治疗无效者。可试用尿激酶或 t-PA。

7. 其他治疗

糖皮质激素不作常规应用，但下列情况可予以考虑：①基础疾病需糖皮质激素治疗者；②感染-中毒休克并 DIC 已经有效抗感染治疗者；③并发肾上腺皮质功能不全者。山莨菪碱有助于改善微循环及纠正休克，DIC 早、中期可应用。

【护理要点】

1. 一般护理

患者卧床休息，保持安静，根据病情采取合适体位，给予氧气吸入。必要时禁食、留置导尿管。对急性型 DIC 神志清楚者，做好解释，以消除恐惧心理，配合治疗。

2. 用药护理

（1）迅速建立两条静脉通路，以保证抢救药物的应用和液体补充。注意维持静脉通路的通畅。

（2）遵医嘱正确配制和应用有关药物，尤其是抗凝药的应用。肝素过量而致出血，可采用鱼精蛋白静注中和肝素。

3. 病情观察

（1）定时测量生命体征，观察意识状态、皮肤、黏膜出血范围及有无内脏或颅内出血，记录出入量，做好重症护理记录。

（2）持续、多部位的出血或渗血是 DIC 的重要特征，出血加重常提示病情进展或恶化。及时发现休克或重要器官功能衰竭，观察有无皮肤黏膜和重要器官栓塞的症状和体征，以便紧急抢救。

（3）实验室检查指标的监测是 DIC 救治的重要环节，护士应正确及时采集和送检各种标本，关注检查结果，及时报告医生。使用肝素时应密切观察出血减轻或加重，定期测凝血时间或凝血酶原时间，或活化部分凝血酶原时间，以指导用药。

（任海蓉）

第四节　白 血 病

白血病（1eukemia）是一类造血干细胞的恶性克隆性疾病。由于造血干细胞受损，其克隆中的白血病细胞自我更新增快、增殖失控、分化障碍、凋亡受阻，而停滞在细胞发育的不同阶段。临床特点为白血病细胞在骨髓和其他造血组织中弥漫性、恶性增生，并浸润器官和组织，正常造血受抑制，正常血细胞生成减少。临床表现为贫血、出血、感染及各器官浸润症状，周围血细胞有质和量的变化。

【分类】

（1）根据白血病细胞的成熟程度和自然病程，将白血病分为急性和慢性两大类。

（2）根据主要受累的细胞系列分类。

AL 分为急性淋巴细胞白血病（简称急淋白血病或急淋，acute lymphoblastic leukemia，ALL）和急性髓细胞白血病（简称急粒白血病或急粒，acute myeloid leukemia，AML）。这两类再分成多个亚型。

CL 则分为慢性髓细胞白血病（简称慢粒白血病或慢粒，chronic myeloid leukemia，CML）、慢性淋巴细胞白血病（简称慢淋白血病或慢淋，Chronic Lymphocytic Leukemia，CLL）及少见类型的白血病如：毛细胞白血病（hairy cell leukemia，HCL）、幼淋巴细胞白血病（prolymphocytic leukemia，PLL）等。

成人以急性髓细胞白血病最多见，儿童则以急性淋巴细胞白血病最多见。

【病因与发病机制】

人类自血病的病因尚不完全清楚，目前已知的病因如下：

1. 生物因素

主要是病毒和免疫功能异常。成人 T 细胞白血病/淋巴瘤（ATL）可由人类 T 淋巴细胞病毒 I 型（human T lymphocytotrophic virus-I，HTLV-I）所致。部分免疫功能异常者，如某些自身免疫性疾病患者白血病危险度会增加。

2. 物理因素

X 射线、γ 射线等电离辐射有致白血病的作用，与放射剂量大小、放射部位及年龄有关。研究表明，大面积和大剂量照射，特别是骨髓受到照射，可使骨髓抑制和机体免疫力下降，DNA 突变、断裂和重组，导致白血病的发生。尤其是年幼者危险性较高。职业性长期照射也可致白血病。据国外调查的资料证实，1929—1942 年放射科医师白血病的发病率为非放射科医师的 10 倍，而后随着对防护的重视和防护措施的不断完善，发病率渐减少。诊断性照射是否会致白血病尚无确切依据，但孕妇胎内照射会增加小儿出生后白血病的危险性。

3. 化学因素

苯的致白血病作用比较肯定，与累积剂量有关。长期接触苯及其衍生物发生白血病的危险性较高。早年制鞋工人（接触含苯胶水）的发病率高于正常人群的3～20倍。有些药物可损伤造血细胞引起白血病，如氯霉素、保泰松所致造血功能损伤者发生白血病的危险性显著增高；乙双吗啉是乙亚胺的衍生物，用于治疗银屑病，具有极强的致染色体畸变和致白血病作用，与白血病发生有明显关系。抗肿瘤药物中烷化剂和拓扑异构酶Ⅱ抑制剂被公认为有致白血病的作用。化学物质所致的白血病以急性非淋巴性白血病为多，并且具有一定的潜伏期。

4. 遗传因素

家族性白血病约占白血病的千分之七。单卵孪生子，如果一个人发生白血病，另一个人的发病率为1/5，比双卵孪生者高12倍。Downs综合征（唐氏综合征）有21号染色体三体改变，其白血病发病率达50/10万，比正常人群高20倍。先天性再生障碍性贫血（Fanconi贫血）、Bloom综合征（侏儒面部毛细血管扩张）、共济失调-毛细血管扩张症及先天性免疫球蛋白缺乏症等白血病发病率均较高，表明白血病与遗传因素有关。

5. 其他血液病

某些血液病最终可能发展为白血病，如骨髓增生异常综合征、淋巴瘤、多发性骨髓瘤、阵发性睡眠性血红蛋白尿症等。

一、急性白血病

急性白血病（AL）的细胞分化停滞在较早阶段，多为原始细胞及早期幼稚细胞，病情发展迅速，自然病程仅几个月。

【分类】

国际上通用的法美英FAB分型，将AL分为ALL及AML两大类。

ALL共分3型：L_1型，原始和幼淋巴细胞以小细胞为主（直径≤12μm）；L_2型，原始和幼淋巴细胞以大细胞（直径>12μm）为主，混有一定数量的小细胞，大小不等明显；L_3型，以大细胞为主，大小较一致。细胞嗜碱性呈深蓝，胞浆量不等，空泡明显呈蜂窝状。

AML共分8型：微小分化急性髓系白血病（M_0型）；急性原始粒细胞白血病未分化型（M_1型）；急性原始粒细胞白血病部分分化型（M_2型）；急性早幼粒细胞白血病（M_3型）；急性粒-单核细胞型白血病（M_4型）；急性单核细胞白血病（M_5型）；急性红白血病（M_6型）；急性巨核细胞白血病（M_7型）。

1986年FAB协作组提出了MIC分型法，将形态学（morphology）和细胞化学、免疫学（immunology）、细胞遗传学（cytogenetics）和分子生物学（molecular biology）结合起来，形成MICM分型。提高了诊断的准确性，对指导临床判断预后提供有价值的参考。

【临床表现】

AL起病急缓不一。急者可以是突然高热，类似“感冒”，也可以是严重的出血。缓慢者常为脸色苍白、皮肤紫癜，月经过多或拔牙后出血难止而就医时被发现。

1. 正常骨髓造血功能受抑制表现

（1）贫血：部分患者因病程短，可无贫血。半数患者就诊时已有重度贫血，尤其是继发于骨髓增生异常综合征（MDS）者。

（2）发热：半数患者以发热为早期表现。可低热，亦可高达39～40℃以上，伴有畏寒、出汗等。虽然白血病本身可以发热，但高热往往提示有继发感染。感染可发生在各个部位，以口腔炎、牙龈炎、咽峡炎最常见，可发生溃疡或坏死；肺部感染、肛周炎、肛旁脓肿亦常见，严重时可致败血症。最常见的致病菌为革兰阴性杆菌，如肺炎克雷伯杆菌、铜绿假单胞菌、大肠杆菌、产气杆菌等；革兰阳性球菌的发病率有所上升，如金黄包葡萄球菌、表皮葡萄球菌、粪链球菌、肠球菌等。长期应用抗生素者，可出现真菌感染，如念珠菌、曲霉菌、隐球菌等。因患者伴有免疫功能缺陷，可发生病毒感染，如单纯疱疹病毒、带状疱疹病毒、巨细胞病毒感染等。偶见卡氏肺孢子虫病。

（3）出血：以出血为早期表现者近40%。出血可发生在全身各部位，以皮肤瘀点、瘀斑、鼻出血、牙龈出血、月经过多为多见。眼底出血可致视力障碍。M_3型易并发凝血异常而出现全身广泛性出血。颅内出血时会发生头痛、呕吐、瞳孔大小不对称，甚至昏迷而死亡。有资料表明AL死于出血者占62.24%，其中87%为颅内出血。大量白血病细胞在血管中淤滞及浸润、血小板减少、凝血异常以及感染是出血的主要原因。

2. 白血病细胞增殖浸润的表现

（1）淋巴结和肝脾肿大：淋巴结肿大以ALL较多见。纵隔淋巴结肿大常见于T细胞ALL。白血病患者可有轻至中度肝脾大，除CML急性变外，巨脾罕见。

（2）骨骼和关节：常有胸骨下段局部压痛。可出现关节、骨骼疼痛，尤以儿童多见。发生骨髓坏死时，可引起骨骼剧痛。

（3）眼部：粒细胞白血病形成的粒细胞肉瘤（granulocytic sarcoma）或绿色瘤（chloroma）常累及骨膜，以眼眶部位最常见，可引起眼球突出、复视或失明。

（4）口腔和皮肤：ALL尤其是M_4和M_5，由于白血病细胞浸润可使牙龈增生、肿胀；皮肤可出现蓝灰色斑丘疹，局部皮肤隆起、变硬，呈紫蓝色结节。

（5）脑：中枢神经系统白血病（central nervous system leukemia，CNSL）可发生在疾病各个时期，但常发生在治疗后缓解期。这是由于化疗药物难以通过血脑屏障，隐藏在中枢神经系统的白血病细胞不能被有效杀灭，因而引起CNSL。以ALL最常见，儿童尤甚，其次为M_4、M_5和M_2。临床上轻者表现头痛、头晕，重者有呕吐、颈项强直，甚至抽搐、昏迷。

（6）睾丸：睾丸白血病多见于ALL化疗缓解后的幼儿和青年，是仅次于CNSL的白血病髓外复发的根源。临床表现为睾丸出现无痛性肿大，多为一侧性，另一侧虽无肿大，但在活检时往往也发现有白血病细胞浸润。

此外，白血病可浸润其他组织器官。肺、心、消化道、泌尿生殖系统等均可受累。

【辅助检查】

1. 血象

大多数患者白细胞增多，超过$10\times10^9/L$以上者，称为白细胞增多性白血病。也有细胞计数正常或减少，低者可$<1.0\times10^9/L$，称为白细胞不增多性白血病。血涂片分类可见数量不等的原始和幼稚细胞，但白细胞不增多型病例血片上很难找到原始细胞。患者常有不同程度的正常细胞性贫血，少数患者血片上红细胞大小不等，可找到幼红细胞。约50%的患者血小板低于$60\times10^9/L$，晚期血小板往往极度减少。

2. 骨髓象

骨髓象是诊断AL的主要依据和必做检查。FAB协作组提出原始细胞≥骨髓有核细胞（ANC）的30%为AL的诊断标准，WHO分类将骨髓原始细胞≥20%定为AL的诊断标准。多数病例骨髓象有核细胞显著增生，以原始细胞为主，而较成熟中间阶段细胞缺如，并残留少量成熟粒细胞，形成所谓“裂孔”现象。M_3以多颗粒的异常早幼粒细胞为主，此类患者的原始细胞也可能<30%，正常的巨核细胞和幼红细胞减少。在原始和幼稚红细胞≥50%时，若非红系有核细胞（NEC）中原始细胞≥30%，即可诊断为红白血病。少数骨髓增生低下但原始细胞仍占30%以上者称为低增生性AL。Auer小体仅见于急性非淋巴细胞白血病，有独立诊断意义。

3. 细胞化学

主要用于协助形态鉴别各类白血病。常用的方法有过氧化物酶染色、糖元染色、非特异性酯酶及中性粒细胞碱性磷酸酶测定。

4. 免疫学检查

通过针对白血病细胞所表达的特异性抗原的监测，借以分析细胞所属系列、分化程度和功能状态，以区分急淋与急非淋及其各自的亚型。

5. 染色体和基因检查

白血病常伴有特异的染色体和基因改变，并与疾病的发生与发展、诊断、治疗及预后关系密切。例如90%的M_3有t（15；17）（q22；q21），即15号染色体上的PML（早幼粒白血病基因）与17号染色体上RARa（维A酸受体基因）形成PML/RARa融合基因。这是M_3发病及用全反式维A酸治疗有效的分子基础。

6. 血液生化改变

患者血清尿酸浓度增高，特别在化疗期间。尿酸排泄量增加，甚至出现尿酸结晶而影响肾功能，主要与大量细胞破坏有关。患者发生DIC时可出现凝血象异常。M4s和M_5血清和尿溶菌酶活性增高，其他类型AL不增高。出现CNSL时，脑脊液压力升高，白细胞数增加，蛋白质增多，而糖定量减少。脑脊液涂片中可找到白血病细胞。

【诊断要点】

根据临床表现、血象和骨髓象特点，诊断白血病一般不难。但因白血病细胞类型、染色体改变、免疫表型和融合基因的不同，治疗方案及预后亦随之改变，故初诊患者应尽力获得全面MICM资料，以便评价预后，指导治疗，并应注意排除下述疾病：骨髓增生异常综合征、某些感染引起的白细胞异常、巨幼细胞贫血、急性粒细胞缺乏症恢复期等。

【治疗要点】

白血病确诊后，应权衡患者知情权和保护性医疗制度，以适当的方式告知患者和家属。根据患者的 MICM 结果及临床特点，进行预后危险分层，按照患方意愿、经济能力，选择并设计最佳完整、系统的方案治疗。考虑治疗需要及减少患者反复穿刺的痛苦，建议留置深静脉导管。适合行异基因造血干细胞移植者应抽血做 HLA 配型。

1. 对症支持治疗

（1）防治感染：是保证急性白血病患者争取有效化疗或降低死亡率的关键。粒细胞缺乏期间，患者宜住层流病房或消毒隔离病房。对怀疑感染发热患者，应做细菌培养和药敏试验，并迅速先按经验早期静脉应用足量广谱高效性抗生素治疗，以后再根据病原菌和药敏试验结果更换敏感抗生素。若是真菌或病毒感染，则应抗真菌或抗病毒治疗。

（2）成分输血：积极缓解白血病是最有效纠正贫血和出血的方法。严重贫血可吸氧、输浓缩红细胞维持 Hb>80g/L，白细胞淤滞时，不宜马上输红细胞以免进一步增加血黏度。如果因血小板计数过低而引起出血，最好输注单采血小板悬液，保持血小板>20×10^9/l。在输血时为防止异体免疫反应所致无效输注和发热反应，可以采用白细胞滤器去除成分血中的白细胞。

（3）紧急处理高白细胞血症

高白细胞血症是急慢性白血病的一种特殊症候群，如外周血中白细胞数>200×10^9/L，患者可产生白细胞淤滞（Leukostasis）征，造成小血管血流淤滞及血管壁浸润，易发生局部血栓及出血。尤其损害肺、脑，致急性呼吸衰竭或脑出血，常迅速死亡，故应作急症处理。治疗的关键在于迅速降低外周血中的白细胞。当血中白细胞>100×10^9/L 时，应紧急使用血细胞分离机，单采清除过高的白细胞（M_3型不首选），并给以化疗和水化。没有此条件的医院可选择强的松和羟基脲治疗，AML 常选用羟基脲口服，ALL 则用地塞米松静脉注射。同时需预防白血病细胞溶解诱发的高尿酸血症、酸中毒、电解质紊乱、凝血异常等并发症。

（4）防治高尿酸血症肾病

高尿酸血症肾病是因白血病细胞大量破坏分解，血清和尿中尿酸浓度增高，积聚在肾小管，引起阻塞所致。因此化疗期间应鼓励患者多饮水。当血尿酸超过 595umol/L 时，应大量输液和碱化尿液。最好 24 小时持续静脉补液，使每小时尿量>150ml/ml。在化疗同时给予别嘌呤，能阻断嘌呤转化为尿酸，抑制尿酸合成。少数患者对别嘌呤会出现严重皮肤过敏，应予注意。当患者出现少尿和无尿时，应按急性肾衰竭处理。

（5）维持营养

白血病系严重消耗性疾病，而化疗、放疗的副作用会引起患者消化道黏膜炎及功能紊乱，故在治疗期间应注意补充营养，维持水、电解质平衡，给予患者高蛋白、高热量、易消化食物，必要时经静脉补充营养。

2. 抗白血病治疗

急性白血病一经诊断，即应采取抗白血病治疗，化疗是主要的治疗方法。治疗白血病常用化疗药物见表 6-4-1。

表 6-4-1　　治疗白血病常用化疗药物

药名	类别和作用	疗效		主要不良反应
		急淋	急非淋	
长春新碱（VCR）	生物碱，抑制有丝分裂	+	±	神经炎、腹痛、脱发
泼尼松（P）	糖皮质激素，破坏淋巴细胞	+	–	库欣综合征、易感染、高血压、糖尿病、消化性溃疡
6-巯嘌呤（6MP）或6-硫鸟嘌呤（6TP）	抗嘌呤代谢，阻碍DNA合成	+	+	骨髓抑制、胃肠反应、肝脏损害
甲氨蝶呤（MTX）	抗叶酸代谢，干扰DNA合成	+	±	口腔黏膜溃疡、骨髓抑制
阿糖胞苷（Ara-c）	抗嘧啶代谢，阻碍DNA合成	+	+	骨髓抑制、胃肠反应（恶心）
环胞苷（cy）	同上	+	+	骨髓抑制、唾液腺肿大
左旋门冬酰胺酶（L-ASP）	酶类，影响瘤细胞蛋白质合成	+	–	肝脏损害、过敏反应
柔红霉素（DNR）或阿霉素（Adr）	抗生素，抑制DNA、RNA合成	+	+	骨髓抑制、心脏损害
三尖杉酯碱（H）	生物碱，干扰RNA合成	–	+	骨髓抑制、心脏损害、消化道反应
环磷酰胺（CP）	烷化剂，破坏DNA	±	+	骨髓抑制、脱发、恶心、出血性膀胱炎
全反式维甲酸（AT-RA）	肿瘤细胞诱导分化剂，使白血病细胞分化为具有正常表型功能的血细胞	–	+	皮肤黏膜干燥、消化道反应、头晕、关节痛
羟基脲	抗嘧啶嘌呤代谢，阻碍DNA合成	–	+	骨髓抑制、消化道反应
依托泊苷（足叶乙甙，VP16-213）	生物碱，干扰DNA、RNA合成	–	+	骨髓抑制、消化道反应、肝肾损害

（1）化疗方法：采取早期、联合、足量用药原则，分为诱导缓解及巩固强化治疗两个阶段

①诱导缓解：目标是使患者迅速获得完全缓解（complete remission，CR），所谓CR，即白血病的症状和体征消失，白细胞分类中无白血病细胞；骨髓中原始粒Ⅰ型+Ⅱ型（原

单+幼单或原淋+幼淋）≤5%，M_3 型原粒+早幼粒≤5%，无 Auer 小体，红细胞及巨核细胞系列正常，无髓外白血病。理想的 CR 为初诊时的免疫学、细胞遗传学和分子生物学异常标志消失。常用联合化疗方案见表 6-4-2。

表 6-4-2　**急性白血病常用联合化疗方案**

化疗方案	药物剂量/mg	用法	说明
急淋白血病			
VP（基本方案）	VCR1-2 P40-60	第 1 天，每周 1 次，静脉注射 每日分次口服	完全缓解率 50%
VDP	VCR 1-2 DNR 30-40 P 40-60	第 1 天，每周 1 次，静脉注射 第 1-3 天，静脉注射 每日分次口服	完全缓解率 70% 以上
DVLP（成人首选）	VCR 1-2 L-ASP 5000-10000（U） DNR 30-40 P 40-60	第 1 天，每周 1 次，静脉注射 每日 1 次，共 10d，静脉滴注 第 1-3 天，静脉注射 每日分次口服	
急非淋白血病			
DA（常用方案）	DNR 30-40 Ara-c 150	第 1-3 天，静脉注射 第 1-7 天，每日 1 次，静脉滴注	每一疗程为 7d 间歇 1-2 周
HOAP	H4-6 VCR2	第 1-7 天，每日 1 次，静脉滴注 第 1 天，静脉注射	完全缓解率 60%
	Ara-c150 P30-40	第 1-7 天，每日 1 次，静脉滴注 每日分次口服	

②巩固强化治疗：诱导缓解获 CR 后，体内仍有残留的白血病细胞，称之为微小残留病灶（minimal residual leukemia，MRL）。此时中枢神经系统、眼眶、睾丸及卵巢等髓外组织器官中，由于常规化疗药物不易渗透，也仍可有白血病细胞浸润。为争取患者长期无病生存（disease free survival，DFS）和痊愈，必须对 MRL 进行 CR 后治疗，以清除这些复发和难治的根源。ALL 巩固维持治疗一般需 3 年。定期检测微小残留病灶并根据亚型决定巩固和维持治疗强度和时间。LASP（左旋门冬酰胺酶）和 HD-MTX（大剂量甲氨蝶呤）已广为应用并明显改善了治疗结果。对于 ALL，即使经过强烈诱导和巩固治疗，仍需维持治疗。巯嘌呤（6MP）和甲氨蝶呤（MTX）联合是普遍采用的有效维持治疗方案。一般控制白细胞在 3×10^9/L 以下，以控制微小残留病灶。AML 可用原诱导方案巩固 2 ~ 6 疗程，或中剂量阿糖胞苷为主的强化治疗等。强化治疗每月 1 次，共计 1 ~ 2 年，以后观察随访。

急性早幼粒细胞白血病（APL）是 AML 的特殊类型，可采用 ATRA25 ~ 45 mg/（m^2 · d）口服治疗直至缓解。与单用化疗药物相比，ATRA + 化疗的 CR 率为70% ~95%。

复发指 CR 后在身体任何部位出现可检出的白血病细胞，多在 CR 后两年内发生，以骨髓复发最常见。此时可选择原诱导化疗方案再诱导。但 ALL 一旦复发，不管采用何种化疗方案和再缓解率多高，总的二次缓解期通常短暂（中位 2 ~ 3 个月），长期生存率 <5%。

③髓外白血病治疗：CNSL 多采用早期强化全身治疗和腰穿鞘内注射预防。一般鞘内注射 MTX10mg，每周一次，至少六次。对于睾丸白血病患者，即使仅有单侧睾丸白血病也要进行双侧照射和全身化疗。

（2）造血干细胞移植：是目前治疗急性白血病的重要方法。除儿童 ALL 以外（化疗效果较好），年龄在 50 岁以下的患者，只要有 HLA 匹配的同胞供髓者应在第一次缓解期内进行。详见本章“造血干细胞移植”。

（3）细胞因子治疗：细胞因子具有促进造血细胞增殖的作用。粒细胞集落刺激因子（G-CSF）和粒单集落刺激因子（GM-CSF）与化疗同时应用或化疗后应用，可以减轻化疗所致的粒细胞缺乏，缩短粒细胞恢复时间，提高病人对化疗的耐受性。

（4）老年 AL 的治疗：大于 60 岁，由骨髓增生异常综合征转化而来、继发于某些理化因素、耐药、重要脏器功能不全、不良核型者，更应强调个体化治疗。多数患者化疗需减量用药，以降低治疗相关死亡率，少数体质好，支持条件佳者可采用类似年轻患者的方案治疗。

【主要护理诊断/问题】

（1）有损伤的危险：出血与血小板减少、白血病细胞浸润有关。

（2）有感染的危险与正常粒细胞减少、化疗有关。

（3）疼痛：关节、骨骼疼痛与白血病细胞浸润骨髓有关。

（4）潜在并发症：化疗药物不良反应。

（5）预感性悲哀与急性白血病治疗效果差、死亡率高有关。

（6）活动无耐力与大量、长期化疗，白血病引起代谢增高及贫血有关。

【护理措施】

1. 病情观察

观察病人有无体温升高、血压下降、脉搏细速弱、尿量减少等败血症表现；有无皮肤黏膜出血加重及头痛、意识障碍、瞳孔不等大等颅内出血表现；化疗后注意观察有无头痛、呕吐、脑膜刺激征等中枢神经系统白血病表现。

2. 预防和控制感染

参见血液系统疾病总论。

3. 预防和护理出血

参见血液系统疾病总论。

4. 化疗的护理

肿瘤化疗后的用药已从过去每日或隔日给药一次改变为间断大剂量给药，以最大限度杀伤肿瘤细胞，并给骨髓及其他正常组织以修复的机会。临床上化疗常采用静脉、动脉、腔内、肌内注射及口服等途径给药。现代医学的介入疗法，是化疗的新途径。

（1）心理支持：向患者做好有关治疗的宣教和解释工作。尤其是采用介入疗法时，应该施以精神开导，增加战胜疾病的信心，解除其紧张、恐惧、消极的精神状态，以取得患者的配合。如有脱发者，可配置发套，病情允许情况下，可以组织患者散步及娱乐活动，尽量使患者在接受化疗过程中处于最佳身心状态。

（2）生活护理：因化疗反应致体虚加重，生活不能自理的患者，应耐心细致地做好生活护理，以满足生活上的基本需要，尽量创造良好的生活环境，控制探视人员，省语言，少思虑，避风寒，注意保暖，防止复感外邪。

（3）饮食护理：治疗期间应给予清淡、营养丰富、易于消化的食物，并应注重食物的色、香、味、形，以增进食欲，保证营养。治疗间歇阶段则宜给具有补血、养血、补气作用的食品，以提高机体的抗病能力。

（4）静脉给药治疗护理：①药液配制要新鲜；剂量、浓度及使用方法要准确无误，以免影响药效。②保护血管以备长期用药，注射部位每次更换，计划使用。操作时应先用生理盐水进行穿刺，待成功后再注药液。药液输注完成后再次生理盐水冲管。③操作要稳、准、轻、快。事先做好穿刺局部的准备（按摩、保暖等），力求穿刺成功。④药液滴注出现外渗及外漏时应立即停止注入，重新穿刺。局部可用药物外敷，或作局部封闭，以减轻局部组织的损伤，促其吸收并防止感染。

（5）介入疗法给药治疗护理：①术前应做好思想工作，根据给药途径备皮，做药敏试验，药液配制要求同静脉给药法。②体位护理：最常用股动脉导管给药，患者应取平卧位，手术肢体严禁屈曲移动，导管创口部位置沙袋压迫止血24h。观察创面如有渗血或出血应立即报告医师，给予重新处置。③病情较重的患者如出现吐血或便血，可疑似应激性胃溃疡，应立即报告医师。④术后给药应严格按医嘱执行，并观察患者的全身反应。严格按水化、解毒、排毒三步护理程序给药，并应注意时间及剂量准确性。

（6）鞘内注射化疗药物的护理：鞘内注射化疗药物是防治中枢神经性白血病（CNS）最有效的方法之一。鞘注化疗药可引起双下肢麻木及疼痛、头痛、头晕、恶心、呕吐、发热、抽搐等不良反应，尤以双下肢麻木或疼痛为最常见，停止鞘注一般很快自行缓解，与药物刺激神经关系密切。鞘注不良反应严重时可出现神经毒性反应，如不及时给予强有力的脱水治疗，甚至可导致死亡。

鞘注前后的护理要点包括：协助病人采取头低抱膝侧卧位，协助医生做好穿刺点的定位和局部的消毒与麻醉，推注药物速度宜慢；操作过程中应严密观察病人生命体征，注意病人面色、口唇、瞳孔等。如发现出汗、恶心、呕吐、口唇发绀、瞳孔不等大、颈项强直等，立即停止穿刺，并作相应的处理。拔针后局部予消毒纺纱覆盖、固定，嘱病人去枕平卧4～6h。做好腰穿点的观察与护理，预防感染发生。

（7）化疗药物副作用的护理：

①局部反应：一些刺激性较强的化疗药物当静脉注射时可引起严重的局部反应。化疗引起静脉炎是常见的不良反应。根据临床表现可分为三类：红热型（沿静脉血管走向区域发热、肿胀及疼痛）、栓塞型（沿静脉走向处变硬，呈条索状硬结，外观皮肤有色素沉着；血流不畅伴疼痛）、坏死型（沿静脉穿刺部位疼痛加剧，皮肤发黑坏死，甚至深达肌层）。

预防：为保护外周静脉及减轻病人痛苦，化疗最好能采用留置深静脉导管；如果患者经济状况不允许留置深静脉导管，化疗前为患者长期治疗考虑，护士应当慎重选择经静脉化疗采用的血管，使用血管一般由远端向近端，由背侧向内侧，左右臂交替使用，因下肢静脉易形成血栓，除上肢静脉综合征外，不宜采用下肢静脉给药。同时，护士应避免反复穿刺同一部位静脉，在推注药液过程应反复抽回血，以确保针在血管内；还应根据血管直径选择针头，针头越细对血管损伤面越小，一般采用6号半~7号头皮针；此外，当有数种药物给予时，先用刺激性强的药物，且药物稀释宜淡，静脉注射宜缓，注射前后均用10~20ml生理盐水冲入；拔针前回吸少量血液在针头内，以保持血管内负压，然后迅速拔针，用无菌棉球压迫穿刺部位3~5min，同时抬高穿刺的肢体，以避免血液返流，防止针眼局部淤斑，有利于以后再穿刺。

药液外漏及静脉炎的处理：如果注射部位刺痛、烧灼或水肿，则提示药液外漏，需立即停止用药（边回抽边退针，不宜立即拔针）并更换注射部位。漏药部位根据不同的化疗药物采用不同的解毒剂做皮下封闭，如氮芥、丝裂霉素、更生霉素溢出可采用硫代硫酸钠，如长春新碱外漏时可采用透明质酸酶或8.4%碳酸氢钠。其他药物均可采用等渗盐水或加地塞米松封闭方法：可用20ml注射器抽取解毒剂在漏液部位周围采取菱形注射，为防止疼痛还需局部注射普鲁卡因2ml，必要时4h后可重复注射。漏液部位冷敷，也可配合硫酸镁湿敷直到症状消失。静脉炎发生后局部血管禁止静注，患处勿受压，可行局部热敷，按血管走行用强的松软膏或喜辽妥等药物外涂，或金黄膏、青敷膏等清热解毒、活血化瘀药物外敷。鼓励病人多做肢体活动，以促进血液循环。

②胃肠道反应：胃肠道黏膜上皮细胞对化疗药物极为敏感，大多数化疗药物可引起胃肠道反应，表现为：口干、厌食、恶心、顽固性呕吐，甚至腹痛、腹泻等。出现反应的时间、程度与病人体质有关，大多数病人在用药后3~4h出现。

预防与护理：A. 促进食欲：及时去除呕吐物，消除令病人不快的气味，尽量保持环境清洁，安静；做好口腔护理，使病人感到舒适，提高食欲；鼓励病人家属尽量与病人一起用餐，以提高病人的食量等。依据病情适当活动，休息时取坐位或半卧位，避免饭后立即平卧，饭后1~2h时坐在椅子上休息。B. 采取舒服的卧位，鼓励病人做深呼吸，以减轻恶心感；可以利用针灸，指压来减轻症状，常用内关、足三里等穴位。发生呕吐时头侧向一边，呕吐后及时漱口，清洁口腔；给予心理支持，分散注意力。C. 药物消除：必要时，应在化疗前1~2h和化疗后4~6h给予止吐剂，每6~8h重复给药1次，维持24h的有效血药浓度，以减轻恶心呕吐。止吐剂可引起嗜睡，口服止吐剂应卧床休息半小时至一小时后再起床。化疗后呕吐1天以上不能进食，要遵医嘱给予营养支持治疗。

③黏膜、皮肤反应：某些化疗药物的毒性亦表现在黏膜上，尤其是大剂量应用时常引起严重的口腔炎、口腔糜烂、坏死。口腔炎发生后应给予及时、合理的治疗和护理：A. 口服化疗药物后反复漱口并多次饮水，以减轻药物对黏膜的毒性刺激。B. 保持口腔清洁，给予1%~2%雷夫诺尔或4%苏打水漱口，1日4次。C. 口腔炎发生后应改用1%~2%雷夫诺尔和1%双氧水交替漱口；嘱病人不要使用牙刷，而用棉签轻轻擦洗口腔牙齿；涂药前先轻轻除去坏死组织，反复冲洗，溃疡者可用龙胆紫或紫草油涂抹患处，也可给予西瓜霜等局部治疗。因口腔疼痛而致进食困难者给予2%普鲁卡因含漱，止痛后再进食，给予无刺激性软食或流质。

大约有50%的病人在化疗中出现不同程度的皮肤反应，轻者皮肤干燥，色素沉着，全身瘙痒，局部可用开水洗净涂氟轻松软膏；重者形成斑丘疹，有渗出液或小水泡，涂龙胆紫防止破溃感染；对发生剥脱性皮炎者，应采取保护性隔离，局部涂氧化锌软膏，红外线照射每日2次。

脱发常见于阿霉素、更生霉素、环磷酰胺的反应，是化疗药物损伤毛囊的结果。病人因头发大量脱落甚至秃发而精神苦闷，应告诉病人这一反应是可逆的，化疗结束后头发可再生，化疗前头颅置冰帽或充气止血带，用药结束后 10min 除去此带，采取这种措施可减轻脱发。向病人解释因身体外表变化而引起的心理反应是正常的，化疗时，身体的某些变化是暂时的，以后会慢慢恢复。鼓励病人说出自己的感受，并给予正面的引导，告诉病人可戴假发以掩饰缺陷，鼓励病人参加社交活动。

④骨髓抑制：化疗药物杀伤肿瘤细胞的剂量与损害骨髓的剂量差异很小，因此，对接受化疗的病人应密切观察骨髓抑制征象，其特征是血细胞减少，这是抗肿瘤治疗的主要危险，故应定时为病人进行血细胞计数和骨髓检查，当白细胞低于 $4\times10^9/L$，血小板计数下降至 $100\times10^9/L$ 时，除停止化疗外，还应予以保护性隔离，并采取预防并发症的措施：A. 为患者创造一个空气清新、整洁的环境，绝对禁止病人与传染性疾病相接触，防止交叉感染，严格无菌操作，病人一切用物经灭菌处理后方可使用。B. 预防呼吸道感染，病房用紫外线空气消毒每日 1 次，2% 来苏水湿式扫床，地面消毒每日 2 次，消毒液擦地每周 2 次。C. 观察病人任何部位有无出血倾向，如牙龈、鼻子出血，皮肤淤斑，血尿及便血等。保持室内适宜的温度及湿度，病人的鼻黏膜和口唇部可涂石蜡油防止干裂，静脉穿刺时慎用止血带，注射完毕时压迫针眼 5min，严防利器损伤病人皮肤。

⑤泌尿系毒性反应：因化疗药物导致肿瘤细胞及正常组织细胞大量破坏，少数病人可出现高尿酸血症。有些药物通过肾脏以原型排出，其代谢产物在酸性环境中易沉淀甚至形成结晶造成尿路阻塞，导致肾功能衰竭，因此，治疗中必须采用水化和碱化来预防这一并发症。

水化能保证药物快速从体内排出，故除医嘱外，应鼓励病人多次饮水，保证每日入量在 4000ml 以上，尿量在 3000ml 以上；对入量已够，但尿量少者，需给予利尿剂以促进药排泄。

尿碱化时保证 pH>6.5～7，可加速代谢产物的溶解、排出，避免沉淀产生尿酸结晶，这要求在病人每次尿后测 pH 值，如 pH 值低于 6.5 时，报告医生及时增加碱性药物用量。

环磷酰胺的药物特点是以原型排出，如摄水量不足，药物在尿中过度浓缩可引起出血性膀胱炎，护理中除嘱病人大量饮水外，还应重点观察有无膀胱刺激症状，排尿困难及血尿。

⑥心、肝、神经毒性：引起心脏毒性的药主要有蒽环类抗生素（如柔红霉素、阿霉素）及三尖杉酯碱类药物。蒽环类抗生素造成的心脏毒性反应在临床上有急性心脏损害和慢性蓄积性心脏毒性反应，可引起心肌及心脏传导损害。用药前、后应监测病人的心率、节律及血压；药物要缓慢静滴，<40 滴/分；注意观察病人的面色和心率，以病人不觉心悸为宜。一旦出现毒性反应，应立即报告医生并做好相应的处理准备与配合工作。巯嘌呤、甲氨蝶呤、门冬酰胺酶对肝功能有损害作用，用药期间应观察病人有无黄疸，并定期监测肝功能。长春新碱等可引起周围神经炎，表现为指（趾）麻木、腱反射消失，感觉异常，有时还可发生便秘或麻痹性肠梗阻。有些药物可产生中枢神经毒性，主要表现为感觉异常、振动感减弱、肢体麻木、刺痛、步态失调、共济失调、嗜睡、精神异常等。

⑦其他：如听力减退、皮疹、面部或皮肤潮红、指甲变形、骨质疏松、膀胱及尿道刺激征、不育症、闭经、性功能障碍、男性乳腺增大等也可由部分化疗药物引起。

【健康教育】

(1) 向患者及家属解释白血病的有关知识，如常见病因及早期表现、治疗进展、治疗效果等，并介绍治疗成功的典型病例，树立患者治疗的信心。

(2) 教会患者及家属预防感染和出血的措施。

(3) 指导患者及家属进行饮食调养。食物应尽量做到多样化，多吃高蛋白、多维生素、低动物脂肪、易消化的食物，及新鲜水果、蔬菜。为防止化疗引起的白细胞、血小板等下降，宜多食血肉之品，如动物肝、蛋、瘦肉、鱼、鸡肉等；同时可配合药膳提高免疫功能，如党参、黄芪、当归、红枣、花生等。增加食欲，可采取更换食谱，改变烹调方法，增加食物的色、香、味；少量多餐，在饮食中可加入一些生姜，以止呕；也可用药膳健脾开胃，如山楂肉丁、黄芪、山药、萝卜、陈皮等。

(4) 缓解期保持良好的生活方式，起居规律，充分休息，情绪乐观，结合个人的兴趣爱好选择合适的锻炼方式，增强免疫力。

(5) 指导患者出院后按医嘱用药，定期复查。有病情复发征象，如贫血、出血、感染、骨痛等应及时就医。

二、慢性白血病

慢性白血病（CL）的细胞分化停滞在较晚的阶段，多为较成熟幼稚细胞和成熟细胞，病情发展缓慢，自然病程为数年。

CL 临床上可分为两大类，即慢性髓细胞白血病（简称慢粒白血病或慢粒，chronic myeloid leukemia，CML）和慢性淋巴细胞白血病（简称慢淋白血病或慢淋，chronic lymphoblastic leukemia，CLL）。少见类型的白血病，如毛细胞白血病（hairy cell leukemia，HCL）、幼淋巴细胞白血病（prolymphocyte leukemia，PLL）等也归于慢性淋巴细胞白血病。我国以慢性粒细胞白血病为多见。

（一）慢性粒细胞白血病

本病是一种发生在多能造血干细胞上的恶性骨髓增生性疾病（获得性造血干细胞恶性克隆性疾病）。特点为病程发展缓慢，外周血粒细胞显著增多并有不成熟性，脾脏肿大。在受累的细胞系中，可找到 Ph 染色体和 BCR-ABL 融合基因。其自然病程分三期：慢性期（chronic phase，CP）、加速期（accelerated phase，AP）、急变期（blastic phase or blast crisis，BP/BC），多因急性变而死亡。

CML 在各年龄均可发病，以中年最多见，45～50 岁年龄组发病率最高，男性略多于女性。

【临床表现】

起病缓慢，早期常无自觉症状。患者可因健康检查或因其他疾病就医时发现血象异常或脾大而被确诊。

1. 慢性期（CP）

CP 一般持续 1～4 年。患者有乏力、低热、多汗或盗汗、体重减轻等代谢亢进的症状。脾脏肿大为最显著体征，程度不一，与外周血白细胞升高水平有关，质地坚实，平滑，无压痛，患者常自觉左上腹坠胀感。50% 以上患者就医时脾已达脐或脐以下，如果发生脾梗死，则脾区压痛明显，并有摩擦音，自发性脾破裂罕见。肝脏明显肿大较少见。部分患者胸骨中下段压痛。当白细胞显著增高时，可有眼底充血及出血。白细胞极度增高时，可发生“白细胞淤滞症”。

此期就诊的患者辅助检查可出现如下改变：

（1）血象：外周血白细胞升高是主要的特征。早期即明显增高，常超过 20×10^9/L，可达 100×10^9/L 以上，粒细胞显著增多，分类可见各期粒细胞，以中性中幼、晚幼和杆状核粒细胞居多，原始细胞<10%；血小板多在正常水平，部分患者增多；晚期血小板渐减少，并出现贫血。

（2）中性粒细胞碱性磷酸酶（NAP）：活性减低或呈阴性反应。治疗有效时 NAP 活性可以恢复，疾病复发时又下降，合并细菌性感染时可略升高。

（3）骨髓象：骨髓增生明显至极度活跃，以粒细胞为主，粒红比例明显增高，其中中性中幼、晚幼及杆状核粒细胞明显增多，原始细胞<10%。嗜酸、嗜碱性粒细胞增多。红细胞相对减少。巨核细胞正常或增多，晚期减少。

（4）细胞遗传学及分子生物学改变：95%以上的 CML 细胞中出现 Ph 染色体（小的 22 号染色体），显带分析为 t（9；22）（q34；q11）。9 号染色体长臂上 C-ABL 原癌基因易位至 22 号染色体长臂的断裂点簇集区（BCR）形成 BCR-ABL 融合基因。

（5）血液生化：血清及尿中尿酸浓度增高。血清乳酸脱氢酶增高。

2. 加速期（AP）

起病后 1～4 年间 70% 的慢粒病人进入加速期，常有发热、虚弱、进行性体重下降、骨骼疼痛，逐渐出现贫血和出血。脾持续和进行性肿大，对原来治疗有效的药物无效。AP 可维持几个月到数年。外周血或骨髓原始细胞≥10%，外周血嗜碱性粒细胞>20%，不明原因的血小板进行性减少或增加。除 Ph 染色体以外又出现其他染色体异常，粒-单系祖细胞（CFU-GM）培养，集簇增加而集落减少，骨髓活检显示胶原纤维显著增生。也有 20%～25% 的患者无明显加速期阶段，而直接进入急变期。

3. 急变期（BP/BC）

加速期历时几个月到 1～2 年，即进入急变期，为 CML 的终末期，临床与 AL 类似。多数急粒变，少数为急淋变或急单变，偶有巨核细胞及红细胞等类型的急性变。急性变预后极差，往往在数月内死亡。外周血中原粒+早幼粒细胞>30%，骨髓中原始细胞或原淋+幼淋或原单+幼单>20%，原粒+早幼粒细胞>50%，出现髓外原始细胞浸润。

【诊断要点】

凡有不明原因的持续性白细胞数增高，根据典型的血象、骨髓象改变，脾肿大，Ph 染色体阳性，BCR-ABL 融合基因阳性即可做出诊断。

【治疗要点】

CML 治疗应着重于慢性期早期，避免疾病转化，力争细胞遗传学和分子生物学水平的缓解，一旦进入加速期或急变期则预后很差。

1. 对症治疗

脾放射用于脾肿大明显、有胀痛而化疗效果不佳时。使用血细胞分离机，单采清除过高的白细胞，可预防和治疗白细胞淤滞征。预防尿酸性肾病可口服别嘌醇，并补充水分、碱化尿液，保证足够的尿量。

2. 化学治疗

化疗可使大多数CML患者血象及异常体征得到控制，CML化疗后中位生存期39～47个月，5年生存率25%～35%，8年生存率8%～17%，个别可生存10～20年。

（1）羟基脲（hydroxyurea，Hu）：为细胞周期特异性抑制DNA合成的药物。起效快，但持续时间短，用药后两三天白细胞即下降，停药后又很快回升。本药副作用少，耐受性好，与烷化剂无交叉耐药性，对患者以后接受HSCT也无不良影响，为当前CML首选化疗药物。常用剂量为3g/d，分2次口服，待白细胞减至$20×10^9$/L左右时，剂量减半。降至$10×10^9$/L时，改为小剂量（0.5～1g/d）维持治疗。需经常检查血象，以便调节药物剂量。

（2）白消安（busulfan，Bu，马利兰）：是一种烷化剂，作用于早期祖细胞，起效慢且后作用长，剂量不易掌握。白消安长期用药可出现皮肤色素沉着，精液缺乏及停经，肺纤维化等，有诱导急变作用，现已较少使用。

（3）其他药物：Ara-C、高三尖杉酯碱（homoharringtonine，HHT）、靛玉红（indirubin）、异靛甲、二溴卫茅醇、6-巯基嘌呤（6-MP）、美法仑、环磷酰胺，砷剂及其他联合化疗亦有效，但多在上述药物无效时才考虑使用。

3. 干扰素-α（interferon-α，IFN-α）

IFN-α具有抗增殖、免疫调节等作用。IFN-α持续用数月至数年不等，50%～70%的患者能获完全缓解。对白细胞显著增多者，IFN-α与Ara-C联合使用可提高有效率。常见毒副反应为流感样症状：畏寒、发热、疲劳、头痛、厌食、恶心、肌肉及骨骼疼痛。并用扑热息痛、苯海拉明等可减轻副反应。

4. 甲磺酸伊马替尼（imatinib mesylate，IM，格列卫）

IM为2-苯胺嘧啶衍生物，能抑制BCR-ABL阳性细胞的增殖。若经济条件许可，推荐为慢粒的首选治疗药物，有显效。常见的非血液学不良反应包括：水肿、肌痉挛、腹泻、恶心、肌肉骨骼痛、皮疹、腹痛、疲劳、关节痛和头痛等，但一般症状较轻微。联用造血生长因子可预防血象下降副作用。

5. 异基因造血干细胞移植（Allo-SCT）

Allo-SCT是目前认为可以根治CML的标准治疗。骨髓移植应在CML慢性期待血象及体征控制后尽早进行。常规移植患者年龄以45岁以下为宜。

慢粒白血病一旦进入加速期或急变期，应按急性白血病治疗，但疗效差，缓解率低且缓解期很短，多数病人于几周或几个月内死亡。

【护理要点】

1. 疼痛

脾胀痛与脾大、脾梗死有关。

（1）病情观察：每天测量病人脾的大小、触诊其质地并做好记录。注意脾区有无压痛，观察有无脾栓塞或脾破裂的表现。脾栓塞或脾破裂时，病人突感脾区疼痛，发热、多汗以至休克。脾区拒按，有明显触痛。脾可进行性肿大，脾区可闻及摩擦音，甚至出现血性腹水。

（2）缓解疼痛：置病人于安静、舒适的环境中，减少活动，尽量卧床休息，并取左侧卧，以减轻不适感。指导病人进食宜少量多餐，以减轻腹胀，尽量避免弯腰和碰撞腹部，防止外伤致脾破裂。协助医生作脾放射治疗，减轻患者疼痛。

2. 潜在并发症：尿酸性肾病

（1）病情观察：化疗期间观察病人尿量的变化或记录24h出入量；定期进行白细胞计数、血尿酸水平、尿常规和肾功能等检查。一旦出现少尿或无尿时及时报告医生，协助做好急性肾衰竭的救治。

（2）保证足够的尿量：鼓励病人多饮水，化疗期间每天饮水量3000ml以上，遵医嘱24h持续静脉补液，保证每小时尿量>150ml/m^2，以利于尿酸和化疗药物降解产物的稀释和排泄，减少对下尿路的化学刺激。

（3）用药护理：遵医嘱预防性服用别嘌醇和碳酸氢钠，以抑制尿酸的生成和碱化尿液，减少尿酸结晶的析出。在化疗给药前后遵医嘱给予利尿剂，以促进尿酸的稀释与排泄，注射化疗药后，最好每半小时排尿1次，持续5h，就寝前排尿1次。

3. 健康教育

（1）饮食：给予病人高蛋白，高维生素，高热量饮食，以补充体内营养所需。宜多食水果、蔬菜，化疗期间要保证充足的营养，禁食辛辣刺激的食物，宜食清淡易消化的软食，并注意饮食卫生，食物要煮熟，牛奶要消毒，尽量不买熟食，若食用时，需重新蒸20min，以免发生腹泻。每日用4%苏打水和0.05%碘伏溶液交替漱口，保持口腔的清洁。

（2）休息与活动：根据病人情况制定合理的活动量。由于病人白细胞过度增殖，基础代谢率升高，贫血、缺氧等，因此病人要多加休息，每日保证睡眠时间在7h或以上。

（3）用药：慢性期的病人必须主动配合治疗，以延长慢性期，减少急性变的发生。注意观察药物的不良反应。定期检查血象，不良反应严重者需减量或暂时停药。

（4）自我监测与随访：出现贫血加重、发热、腹部剧烈疼痛，尤其是腹部受撞击致脾破裂时，应立即到医院检查。感染与出血的预防见急性白血病。

（二）慢性淋巴细胞白血病

慢性淋巴细胞白血病（chronic lymphocytic leukemia，CLL）是一种单克隆性小淋巴细胞疾病，细胞以正常或高于正常的速率复制增殖，大量积聚在血液、骨髓、脾、淋巴结和其他器官，最终导致正常造血功能衰竭的低度恶性疾病。这类细胞形态上类似成熟淋巴细胞，但是一种免疫学不成熟的、功能不全的细胞。CLL绝大多数起源于B细胞，T细胞者较少。本病在欧美各国是最常见的白血病，而在我国、日本及东南亚国家较少见。患者多系老年人，90%的患者在50岁以上发病，中位年龄65岁，男女比例2∶1。

【临床表现】

患者起病缓慢，多无自觉症状。许多患者因其他疾病就诊时才被发现。早期症状可能有乏力疲倦，而后出现食欲减退、消瘦、发热、盗汗等症状。60%～80%的患者有淋巴结肿大，多见于颈部、锁骨上、腋窝、腹股沟。肿大的淋巴结较硬，无压痛，可移动。CT扫描可发现肺门、腹膜后、肠系膜淋巴结肿大。偶因肿大的淋巴结压迫胆道或输尿管而出现阻塞症状。50%～70%的患者有轻至中度脾大，轻度肝大，但胸骨压痛少见。晚期患者骨髓造血功能受损，可出现贫血、血小板减少和粒细胞减少。由于免疫功能减退，常易并发感染。也常出现自身免疫现象，如Evans综合征、自身免疫性溶血性贫血（AIHA）、免疫性血小板减少性紫癜（ITP）等。终末期可出现幼淋巴细胞白血病（PLL）、Richter综合征（转化为弥漫大B细胞淋巴瘤等）和第二肿瘤。

【诊断要点】

主要依据病人有全身淋巴结肿大而无压痛，伴肝、脾肿大，结合外周血中持续性单克隆性淋巴细胞大于5×10^9/L，骨髓中小淋巴细胞≥40%，以及根据免疫学表面标志，可以作出诊断和分类。

（1）血象：持续淋巴细胞增多为其主要特点。白细胞>10×10^9/L，淋巴细胞占50%以上，绝对值≥5×10^9/L（持续4周以上）。大多数患者白血病细胞形态与成熟小淋巴细胞相同，胞浆少，胞核染色质呈凝块状；随病情发展，血小板减少，贫血逐渐明显。

（2）骨髓象：有核细胞增生明显活跃或极度活跃，淋巴细胞≥40%，以成熟淋巴细胞为主。红系、粒系及巨核系细胞均减少，伴有溶血时，幼红细胞可代偿性增生。

（3）免疫学检查：约半数病人血清蛋白含量减少。淋巴细胞具有单克隆性。绝大多数病例的淋巴细胞为B淋巴细胞，20%病人抗人球蛋白试验阳性，晚期T细胞功能障碍。

（4）细胞遗传学：50%～80%的病人出现染色体异常。部分病人出现基因突变或缺失。

【临床分期】

分期之目的在于帮助选择治疗方案及估计预后。国际上多采用Rai和Binet分期，见表6-4-3。

表6-4-3　**慢性淋巴细胞白血病临床分期**

分期	标准	中数存活期
Rai分期		
0	血和骨髓中淋巴细胞增多	>150月
Ⅰ	0+淋巴结肿大	101月
Ⅱ	Ⅰ+脾脏肿大、肝脏肿大或肝脾均肿大	>71月
Ⅲ	Ⅱ+贫血（Hb<110g/L）	19月
Ⅳ	Ⅲ+血小板减少（<110×10^9/L）	19月
Binet分期		
A期	血和骨髓中淋巴细胞增多，<3个区域的淋巴结肿大	>10年
B期	血和骨髓中淋巴细胞增多，≥3个区域的淋巴结肿大	7年
C期	除与B期相同外，尚有贫血（Hb：男性<120g/L，女性<110g/L）或血小板减少（<100×10^9/L）	2年

注：5个区域包括头颈部、腋下、腹股沟、脾、肝。肝脾大专指体检阳性。

【治疗要点】

根据临床分期、症状和疾病活动情况而定。CLL为一慢性惰性病程，随访结果表明早期治疗并不能延长患者生存期，早期（Rai0-Ⅰ、Ⅱ期或Binet A期）患者无需治疗，定期复查即可。对B期病人如有足够数量的正常外周细胞且无症状，也多不治疗，定期随访。出现下列情况说明疾病高度活动，应开始化疗：①体重减少≥10%、极度疲劳、发热

（38℃）>2 周、盗汗；②进行性脾肿大或脾区疼痛；③淋巴结进行性肿大或直径>10cm；④进行性淋巴细胞增生，2 个月内增加>50%，或倍增时间<6 个月；⑤激素治疗后，自身免疫性贫血或血小板减少反应较差；⑥骨髓进行性衰竭，贫血或血小板减少出现或加重。在疾病进展期（Ⅲ、Ⅳ期或 C 期），而却无疾病进展表现者，有时也可“观察和等待”。

近来研究发现，完全缓解（CR）患者生存期较部分缓解和无效者长，因此应致力于提高 CR 率和尽可能清除微小残留白血病。

1. 化学治疗

常用的药物有苯丁酸氮芥和氟达拉滨。苯丁酸氮芥（chlorambucil，CLB）：为烷化剂，临床首选，有连续和间断两种用法。其间需每周检查血象，调整药物剂量，以防骨髓过度受抑制。氟达拉滨（fludarabine，Flu）：为嘌呤类似物，烷化剂耐药者换用 Flu 仍有效。其他嘌呤类药物还有喷妥司汀（pentostatin，dCF）和克拉曲宾（cladribine，2-CdA），烷化剂还有环磷酰胺。

2. 免疫治疗

常用单克隆抗体，如阿来组单抗、利妥昔单抗。α-干扰素也可选用。

3. HSCT

在缓解期行自体干细胞移植治疗 CLL 效果优于传统化疗，患者体内的微小残留白血病可转阴，但随访至 4 年时，50% 复发。Allo-HSCT（异基因造血干细胞移植）治疗 CLL，可使部分患者长期存活至治愈，但患者多为老年，常规方案的移植相关并发症多。

4. 并发症治疗

因低 γ 球蛋白血症、中性粒细胞缺乏及老龄，CLL 患者极易感染，严重感染常为致死原因，应积极治疗。反复感染者可静脉输注免疫球蛋白。并发 AIHA（自身免疫性溶血性贫血）或 ITP（特发性血小板减少性紫癜）者可用糖皮质激素治疗，无效且脾大明显者，可考虑切脾。

【护理要点】

CLL 是一种异质性疾病，病程长短不一，有的长达 10 余年，有的仅 2～3 年，多死于骨髓衰竭导致严重贫血、出血或感染。本病病人可能出现的护理问题主要有：

（1）有感染的危险与低免疫球蛋白血症、正常粒细胞缺乏、老龄有关。

（2）活动无耐力与贫血、持续化疗等有关。

（3）有损伤的危险：出血与本病晚期血小板减少有关。

（4）营养失调：低于机体需要量与食欲不振、持续发热及代谢亢进有关。

（5）知识缺乏：缺乏预防感染的知识。

这些护理问题的护理措施可参照本章相关章节。因低 γ 球蛋白血症、中性粒细胞缺乏及老龄，CLL 患者极易感染，严重感染常为致死原因，应特别加以预防和护理。

（任海蓉）

［附1］多发性骨髓瘤

多发性骨髓瘤（multiple myeloma，MM）是浆细胞的恶性肿瘤，又称浆细胞骨髓瘤。主要表现为骨髓瘤细胞（异常的浆细胞）在骨髓内克隆性增殖，引起溶骨性骨骼破坏；骨髓瘤细胞分泌单株免疫球蛋白（monoclonal immunoglobulin，M蛋白），正常的多株免疫球蛋白合成受抑，尿中出现单株免疫球蛋白轻链（本周蛋白）；常伴有贫血，肾衰竭和骨髓瘤细胞髓外浸润所致的各种损害。我国MM发病率约为1/10万，低于西方发达国家（约4/10万）。本病好发于中老年人，发病年龄大多在50～60岁，40岁以下者较少见，男女之比为3∶2。未经治疗的多发性骨髓瘤病人的中位生存期为6个月，化疗后的中位生存期为3年，经综合治疗后中位生存期可达到5～10年，甚至更长。生存期与年龄、分型、分期以及治疗措施有关。死亡原因为感染、出血和肾功能不全。

【病因与发病机制】

病因不明。有学者认为人类8型疱疹病毒（human herpesvirus-8，HHV-8）参与了MM的发生。骨髓瘤细胞起源于B记忆细胞或幼浆细胞。细胞因子白介素-6（IL-6）是促进B细胞分化成浆细胞的调节因子。进展性MM患者骨髓中IL-6异常升高，提示以IL-6为中心的细胞因子网络失调导致骨髓瘤细胞增生。此外还可能与电离辐射、接触工业或农业毒物、慢性抗原刺激及遗传因素有关。

【临床表现】

本病起病缓慢，早期症状不明显，大部分病人是因疼痛，尤其是下背痛或骨折就医而被发现。典型病人的临床表现与骨髓瘤细胞增生和M蛋白血症有关。

1. 骨髓瘤细胞对骨骼和其他组织器官的浸润与破坏

（1）骨质破坏：骨髓瘤细胞在骨髓中增生，刺激由基质细胞衍变而来的成骨细胞过度表达IL-6，激活破骨细胞，导致骨质疏松及溶骨性破坏。常发生在瘤巢附近，呈局限性。骨质破坏一般累及脊柱、头颅、骨盆、肋骨和长骨近端。

骨痛为最常见的早期症状，随病情发展而加重。疼痛部位多在骶部，其次为胸廓和肢体。活动或扭伤后剧痛者有自发性骨折的可能，多发生在肋骨、锁骨、下胸椎和上腰椎。多处肋骨或脊柱骨折可引起胸廓或脊柱畸形。骨髓瘤细胞浸润引起胸、肋、锁骨连接处发生串珠样结节者为本病的特征之一。单个骨骼损害称为孤立性骨髓瘤。

（2）髓外浸润：①器官肿大，如淋巴结、肾和肝脾肿大。②神经损害，胸、腰椎破坏压迫脊髓所致截瘫较常见，其次为神经根受累。脑神经瘫痪较少见。多发性神经病变，呈双侧对称性远端感觉和运动障碍。如同时有多发性神经病变、器官肿大、内分泌病、单株免疫球蛋白血症和皮肤改变者，称为POEMS综合征。③髓外骨髓瘤，是孤立性病变位于口腔及呼吸道等软组织中。④浆细胞白血病，系骨髓瘤细胞浸润外周血所致，浆细胞超过2.0×10^9/L时即可诊断，大多属IgA型，其症状和治疗同其他急性白血病。

2. 骨髓瘤细胞分泌单株免疫球蛋白引起的全身紊乱

（1）感染：急性细菌感染可为MM的首发表现，是导致死亡的首位原因。因正常多株免疫球蛋白产生受抑及中性粒细胞减少，免疫力低下，容易发生各种感染。最多见的是肺炎，其次是尿路感染和败血症，顽固且难以控制。病毒感染以带状疱疹多见。

（2）高黏滞综合征：血清中M蛋白增多，尤以IgA易聚合成多聚体，可使血液黏滞性过高，引起血流缓慢、组织淤血和缺氧。在视网膜、中枢神经和心血管系统尤为显著。症状有头昏、眩晕、眼花、耳鸣、手指麻木、冠状动脉供血不足、慢性心力衰竭等。

（3）贫血和出血倾向：骨髓内瘤细胞大量增生，正常造血受抑制。贫血亦常为首发症状，几乎所有患者均有不同程度的贫血，越到疾病后期贫血越严重。出血则以鼻出血、牙龈出血和皮肤紫癜多见。出血的机制：①血小板减少，且M蛋白包在血小板表面，影响血小板的功能；②凝血障碍：M蛋白与纤维蛋白单体结合，影响纤维蛋白多聚化，M蛋白尚可直接影响因子Ⅷ的活性；③血管壁因素：高免疫球蛋白血症和淀粉样变性损伤血管壁。

（4）淀粉样变性和雷诺现象：少数患者，尤其是IgD型，可发生淀粉样变性，常见舌肥大、腮腺肿大、心脏扩大、腹泻便秘、皮肤苔藓样变、外周神经病变以及肝肾功能损害等。如M蛋白为冷球蛋白，则引起雷诺现象。

（5）高尿酸血症和高钙血症：瘤细胞裂解导致高尿酸血症。广泛性的溶骨病变引起血钙和尿钙增高，表现为厌食、恶心、多尿、烦渴、烦躁，心律失常甚至昏迷。

3. 肾损害

肾损害可为首发症状，为仅次于感染的致死原因，见于50%病人，易误诊。临床表现有蛋白尿、管型尿和急、慢性肾衰竭。急性肾衰竭多因脱水、感染、静脉肾盂造影等引起。慢性肾衰竭的发病机制：①游离轻链（本周蛋白）被肾近曲小管吸收后沉积在上皮细胞浆内，使肾小管细胞变性，功能受损。如蛋白管型阻塞，则导致肾小管扩张；②高血钙引起多尿，以至少尿；③尿酸过多，沉积在肾小管。

在多发性骨髓瘤的临床表现中最主要的四个症状称为CRAB：C=Hypercalcium（高血钙），R=Renal failure（肾衰竭），A=Anemia（贫血），B=Bone lesions（骨骼病灶）。

【辅助检查】

1. 血象

患者贫血象，多呈正细胞正色素性贫血。血片中红细胞排列成钱串状（缗钱状折叠），可伴有少数幼粒、幼红细胞。后期常伴有白细胞和血小板减少。血沉显著增快。晚期骨髓瘤细胞在血中大量出现，形成浆细胞白血病。

2. 骨髓

骨髓瘤细胞的出现具有诊断意义。异常浆细胞大于10%，并伴有质的改变。该细胞大小形态不一。细胞浆呈灰蓝色，有时可见多核（2～3个核），核内有核仁1～4个，核旁淡染区消失，胞浆内可有少数嗜苯胺蓝颗粒，偶见嗜酸性球状包涵体（Russel小体）或大小不等的空泡（mott cell）。核染色质疏松，有时凝集成大块，但不呈车轮状排列。自骨压痛处穿刺，可提高阳性率。骨髓瘤细胞免疫表型为$CD38^+$、$CD56^+$，80%的骨髓瘤患者IgH基因重排阳性。

3. 血液生化检查

（1）单株免疫球蛋白血症的检查：蛋白电泳呈现单一的M蛋白带；免疫固定电泳可

确定M蛋白的类别和型别；血清免疫球蛋白定量测定发现M蛋白增多，正常免疫球蛋白减少。

（2）血钙、磷测定：因骨质破坏，出现高钙血症，血磷正常。本病的溶骨不伴成骨过程，通常血清碱性磷酸酶正常。

（3）IL-6和C-反应蛋白（CRP）：CRP和血清IL-6呈正相关，血清IL-6和血清可溶性IL-6抗体反映疾病的严重程度。

（4）尿和肾功能：90%的患者有蛋白尿，血尿素氮和肌酐可增高。约半数患者尿中出现本周蛋白（Bence Jones protein）。本周蛋白的特点：①由游离轻链κ或λ构成，分子量小，可在尿中大量排出。②当尿液逐渐加温至45～60℃时，本周蛋白开始凝固，继续加热至沸点时重新溶解，再冷至60℃以下，又出现沉淀。③尿蛋白电泳时出现浓集区带。

4. X线检查

骨病变X线表现有三种：①骨质疏松，早期表现。多在脊柱、肋骨和盆骨；②溶骨性损害，典型为圆形、边缘清楚如凿孔样，多个，大小不等，常见于颅骨、盆骨、脊柱、股骨、肱骨等处；③病理性骨折，常见于胸腰椎，为压缩性骨折。为避免急性肾衰竭，应禁止对骨髓瘤患者进行X线静脉肾盂造影检查。^{99}m锝-亚甲基二膦酸盐（^{99}mTc-MDP）γ骨显像可较X线提前3～6个月显示骨病变。

【诊断要点】

诊断MM主要指标为：①骨髓中浆细胞>30%；②活组织检查证实为骨髓瘤；③血清中有M蛋白：IgG>35g/L，IgA>20g/L或尿中本—周蛋白>1g/24h。次要指标为：①骨髓中浆细胞为10%～30%；②血清中有M蛋白，但未达上述标准；③出现溶骨性病变；④其他正常的免疫球蛋白低于正常值的50%。诊断MM至少要有一个主要指标和一个次要指标，或者至少包括次要指标①和②的三条次要指标。确定多发性骨髓瘤的诊断后，应进行分型和分期。免疫分型与肾损害关系密切，轻链型肾损害率最高。

【治疗要点】

对于无症状或无进展的骨髓瘤的患者，如冒烟性骨髓瘤（smoldering myeloma）即其骨髓中瘤细胞的数量和M蛋白已达骨髓瘤诊断标准，但无溶骨性损害、贫血、肾衰竭和高钙血症等临床表现者，或惰性骨髓瘤（indolent myeloma）虽然有三个以下的溶骨病变，M蛋白达到中等水平（IgG<70g/L，IgA<50g/L），但并无临床症状和进展者，均可不治疗。但如果疾病进展及有症状的患者（symptomatic patient with progressive disease）则需要治疗。

1. 化疗

初治病例可选用MPT方案（马法兰+泼尼松+沙利度胺），其中沙利度胺（反应停）有抑制新生血管生长的作用。VAD方案（长春新碱+阿霉素+地塞米松）不含烷化剂，适用于MPT无效者。难治性病例，可使用DT-PACE方案（地塞米松+沙利度胺+顺铂+阿霉素+环磷酰胺+VP16），也可选用蛋白酶体抑制药Bortezomib（Velcade，万珂）和三氧化二砷。

2. 骨质破坏的治疗

二膦酸盐有抑制破骨细胞的作用，如唑来膦酸钠，每月4mg静脉滴注，可减少疼痛，部分患者出现骨质修复。放射性核素内照射有控制骨损害、减轻疼痛的疗效。

3. 自身造血干细胞移植

化疗诱导缓解后进行移植，效果较好。疗效与年龄、性别无关。预处理一般多采用大剂量美法仑（马法兰）（140～200mg/m^2）治疗，如有条件可采用大剂量（20Gy）放射性核素^{153}Sm（153 钐）内照射。如能进行纯化的自身 CD34$^+$细胞移植，则可减少骨髓瘤细胞污染，提高疗效。年轻的患者可考虑同种异基因造血干细胞移植。为控制移植物抗宿主病的发生率，可对移植物做去 T 细胞处理。

4. 其他治疗

（1）对症治疗：镇痛、控制感染、控制高钙血症和高尿酸血症。

（2）激素治疗：肾上腺糖皮质激素可缓解骨痛，改善贫血、出血。雄激素可改善贫血，预防肾上腺糖皮质激素的脱钙等作用。

（3）干扰素：大剂量干扰素能抑制骨髓瘤细胞的增殖。干扰素联合化疗能提高化疗的完全缓解率。

【护理要点】

1. 疼痛

骨骼疼痛与骨髓瘤细胞浸润骨骼和病理性骨折有关。

（1）休息：一般病人可适当活动，过度限制身体能促进病人继发感染和骨质疏松，但绝不可剧烈活动，应避免负载过重，防止跌、碰伤，视具体情况使用腰围、夹板，但要防止由此引起血液循环不良。如病人因久病消耗，机体免疫功能降低，易发生合并症时，应卧床休息，减少活动。有骨质破坏时，应绝对卧床休息，以防止引起病理性骨折。

（2）防止病理性骨折：应给病人睡硬板床，忌用弹性床。此类患者使用围腰夹板固定，不要弯腰及做剧烈运动，在卧床期间进行被动肢体活动。保持病人有舒适的卧位，避免受伤，特别是坠床受伤。

（3）骨痛护理：随着病情进展，骨痛症状难以缓解，骨痛程度轻重不一，主要发生于富含红骨髓的骨骼，如肋骨、胸骨等。神经根可因受压而出现神经痛。因此，在护理上应做到：①关心、体贴、安慰、同情病人，尽量减轻病人痛苦。尤其对病人因身体活动时引起的疼痛，应密切观察，细心护理。②向病人解释疼痛的原因，减少其恐惧感。③卧床休息，协助病人满足病人生活需要。④按医嘱给予适量的镇静止痛药，必要时可给予杜冷丁、吗啡等镇痛药。同时密切观察止痛药的效果。⑤选用非药物性措施，使疼痛缓解：如采用放松技术、分散病人注意力技术，从而转移病人对疼痛的注意力，并适当按摩病变部位，以降低肌肉张力，增加舒适，给予病人舒适体位；又如局部放射治疗，它也可以减轻症状。神经性疼痛的病人可给予相应的局部封闭或理疗。各种治疗集中完成，以免影响病人休息，保证病人足够的休息和睡眠，减少噪音和活动。

2. 躯体活动障碍

躯体活动障碍与骨痛、病理性骨折或胸腰椎破坏压缩，压迫脊髓导致瘫痪有关。

（1）卧床期间，协助病人洗漱、进食、大小便及个人卫生等。每日用温水擦洗全身皮肤，保持皮肤清洁、干燥，预防压疮发生。

（2）协助卧床病人每 1～2h 变换体位，鼓励病人保持适度的床上活动，避免长久卧床加重骨骼脱钙。保持病人截瘫肢体功能位，适当使用气圈、气垫等，定时按摩肢体，防止下肢肌肉萎缩。

（3）鼓励病人咳嗽和深呼吸，以预防长期卧床导致坠积性肺炎发生。

3. 健康教育

（1）疾病知识宣教：①骨髓穿刺是诊断本病必不可少的检查之一，骨穿对人体无伤害，高龄老年患者也可进行；②本病发展不如急性白血病凶猛，大部分患者经有效治疗病情可得到控制；③用于治疗本病的化疗方案比较温和，恶心、呕吐等胃肠道反应轻微，大部分患者均能耐受；④该病若不及时诊治，发展至严重骨病甚至截瘫或尿毒症，将会给患者及家属带来极大的痛苦及经济负担。故家属及患者应配合医护人员积极治疗。

（2）饮食：给予高热量、高蛋白、高维生素、易消化的饮食，有肾功能损伤者，应采用低盐、低蛋白饮食。饮食宜清淡，选用能抑制骨髓过多增生的食品，如海带、紫菜、海蛤、裙带菜、杏仁。忌食肥甘厚味以及生冷、辛辣之品，可适当应用牛奶。鼓励患者多饮水，每日饮水量>3 升，以减轻或避免发生高钙血症和高尿血症，注意尿量变化。

（3）活动：一般患者可适量活动，但绝对不可剧烈活动。患者因久病消耗，机体免疫机能降低，易发生合并症，应卧床休息。有骨质破坏者应卧床休息，以防引起病理性骨折。

（4）预防和控制感染：保持居室清洁，温湿度适宜，避免受凉，注意口腔、皮肤、外阴清洁、避免感染。

（5）坚持用药，定期复诊：遵医嘱定期（一般半个月）回院复查，以准备下一次的化疗。避免对肾有损害药物的应用。若出现发热、感冒或感染症状及时回院就诊。

（任海蓉）

[附2]　淋巴瘤

淋巴瘤（lymphoma）起源于淋巴结和淋巴组织，其发生大多与免疫应答过程中淋巴细胞增殖分化产生的某种免疫细胞恶变有关，是免疫系统的恶性肿瘤。

按组织病理学改变，淋巴瘤可分为霍奇金淋巴瘤（Hodgkin lymphoma，HL）和非霍奇金淋巴瘤（non Hodgkin lymphoma，NHL）两大类，85%的淋巴瘤为NHL。此二者均发生于淋巴组织，但它们在流行病学、病理特点和临床表现上有明显不同。

本病男性发病多于女性。发病年龄以20～40岁为多见。城市的发病率高于农村。我国发病率明显低于欧美各国及日本，死亡率为1.5/10万，排在恶性肿瘤死亡的第11～13位。在我国，HL占淋巴瘤的9%～10%，是一组疗效相对较好的恶性肿瘤；NHL占全部淋巴瘤病例的90%左右，并且近十几年来发病率逐年升高，可能与环境恶化、寿命的延长以及组织病理学的进步有关。

【病因与发病机制】

淋巴瘤的病因及发病机制尚不完全清楚，很多证据表明与下述因素有关。

1．病毒感染

目前病毒学说颇受重视，研究结果认为EB病毒与HL的关系极为密切，可能是Burkitt淋巴瘤的病因；一些逆转录病毒如人类T淋巴细胞病毒Ⅰ型（HTLV-I）、HTLV-Ⅱ、Kaposi肉瘤病毒（human herpes virus-8）也与淋巴瘤的发病有关。边缘区淋巴瘤合并HCV感染，经干扰素和利巴韦林治疗HCV RNA转阴时，淋巴瘤可获得部分或完全缓解，也是有力佐证。

2．免疫缺陷

免疫功能低下也与淋巴瘤的发病有关。遗传性或获得性免疫缺陷患者伴发淋巴瘤者较正常人为多，器官移植后长期应用免疫抑制剂而发生恶性肿瘤者，其中1/3为淋巴瘤。干燥综合征患者中淋巴瘤的发病率比一般人高。

3．其他因素

日本成人T细胞白血病/淋巴瘤有明显的家族集中趋势，呈地区性流行，说明遗传因素可能也是淋巴瘤病因之一。幽门螺杆菌抗原的存在与胃黏膜相关性淋巴样组织结外边缘区淋巴瘤（胃MALT淋巴瘤）发病有密切的关系，抗幽门螺杆菌治疗可改善其病情，幽门螺杆菌可能是该类淋巴瘤的病因。

【病理和分型】

淋巴瘤的典型病理学特征为正常滤泡性结构、被膜周围组织、被膜及被膜下窦被大量异常淋巴细胞或组织细胞所破坏。

1．霍奇金淋巴瘤

R-S细胞是HL的特点。R-S细胞来源于被激活的生发中心后期B细胞。目前普遍采用1965年Rye会议的HL分型方法，按病理组织的形态学特点将HL分成四类（表

6-4-4）。国内以混合细胞型为最常见，结节硬化型次之，其他各型均较少见。各型并非固定不变，淋巴细胞为主型的2/3可向其他各型转化，仅结节硬化型较为固定。HL的组织分型与预后有密切关系。HL通常从原发部位向邻近淋巴结依次转移，越过邻近淋巴结向远处淋巴结区的跳跃性播散较少见。

表6-4-4　**霍奇金淋巴瘤的分型（Rye 会议，1965 年）**

类型	病理组织学特点	临床特点
淋巴细胞为主型	结节性浸润，主要为中、小淋巴细胞，R-S细胞少见	病变局限，预后较好
结节硬化型	交织的胶原纤维将浸润细胞分隔成明显的结节，R-S细胞较大呈腔隙型；淋巴细胞、浆细胞、中性粒细胞及嗜酸性粒细胞多见	年轻人多见，诊断时多为Ⅰ、Ⅱ期，预后相对好
混合细胞型	纤维化伴局限性坏死，浸润细胞呈多形性，伴血管增生和纤维化；淋巴细胞、浆细胞、中性粒细胞及嗜酸性粒细胞与较多的R-S细胞混同存在	有播散倾向，预后相对较差
淋巴细胞减少型	主要为组织细胞浸润、弥漫性纤维化及坏死，R-S细胞数量不等，多形性	老年人多见，诊断时多为Ⅲ、Ⅳ期，预后差

2. 非霍奇金淋巴瘤

NHL大部分为B细胞性，病变的淋巴结切面外观呈鱼肉样，镜下正常淋巴结结构破坏，淋巴滤泡和淋巴窦可消失。增生或浸润的淋巴瘤细胞成分单一、排列紧密。NHL易发生早期远处扩散。有的病例在临床确诊时已播散至全身。侵袭性NHL常原发累及结外淋巴组织，发展迅速，往往跳跃性播散，越过邻近淋巴结向远处淋巴结转移。

1982年美国国立癌症研究所制订了NHL国际工作分型（IWF），依据HE染色的形态学特征将NHL分为10个型（表6-4-5）。

表6-4-5　**非霍奇金淋巴瘤的国际工作分型（IWF，1982 年）**

恶性程度	病理组织学特点
低度	A. 小淋巴细胞型（可伴浆细胞样改变） B. 滤泡性小裂细胞型 C. 滤泡性小裂细胞与大细胞混合型
中度	D. 滤泡性大细胞型 E. 弥漫性小裂细胞型 F. 弥漫性小细胞与大细胞混合型 G. 弥漫性大细胞型

续表

恶性程度	病理组织学特点
高度	H. 免疫母细胞型 I. 淋巴母细胞型（曲折核或非曲折核） J. 小无裂细胞型（Burkitt 或非 Burkitt 淋巴瘤）
其他	毛细胞型、皮肤 T 细胞型、组织细胞型、髓外浆细胞瘤、不能分型

2000 年 WHO 提出了淋巴组织肿瘤分型方案。该方案既考虑了形态学特点，也反映了应用单克隆抗体、细胞遗传学和分子生物学等新技术对淋巴瘤的新认识和确定的新病种，该方案包含了各种淋巴瘤和淋巴细胞白血病。

WHO（2001）分型方案中较常见的淋巴瘤亚型包括：边缘区淋巴瘤、滤泡性淋巴瘤、套细胞淋巴瘤、弥漫性大 B 细胞淋巴瘤、Burkitt 淋巴瘤/白血病、管原始免疫细胞性 T 细胞淋巴瘤、间变性大细胞淋巴瘤、周围性 T 细胞淋巴瘤、蕈样肉芽肿/赛塞里综合征。

【临床表现】

无痛性进行性的淋巴结肿大或局部肿块是淋巴瘤共同的临床表现，具有以下两个特点，①全身性：淋巴结和淋巴组织遍布全身且与单核-巨噬细胞系统、血液系统相互沟通，故淋巴瘤可发生在身体的任何部位。其中淋巴结、扁桃体、脾及骨髓是最易受到累及的部位。此外，常伴全身症状：发热、消瘦、盗汗，最后出现恶病质。②多样性：组织器官不同，受压迫或浸润的范围和程度不同，引起的症状也不同。当淋巴瘤浸润血液和骨髓时可形成淋巴细胞白血病，如浸润皮肤时则表现为蕈样肉芽肿或红皮病等。HL 和 NHL 的病理组织学变化不同也形成了各自特殊的临床表现。

1. 霍奇金淋巴瘤

此类患者多见于青年，儿童少见。①淋巴结肿大：首发症状常是无痛性颈部或锁骨上淋巴结进行性肿大（占 60% ~80%），其次为腋下淋巴结肿大。肿大的淋巴结可以活动，也可互相黏连，融合成块，触诊有软骨样感觉。少数 HL 可浸润器官组织或因深部淋巴结肿大压迫，引起各种相应症状（见 NHL）。②带状疱疹：5% ~16% 的 HL 患者发生带状疱疹。③酒精性疼痛：饮酒后引起的淋巴结疼痛是 HL 所特有，但并非每一个 HL 患者都是如此。④全身症状：发热、盗汗、瘙痒及消瘦等全身症状较多见。30% ~40% 的 HL 患者以原因不明的持续发热为起病症状。这类患者一般年龄稍大，男性较多，常有腹膜后淋巴结累及。周期性发热（Pel-Ebstein 热）约见于 1/6 的患者。可有局部及全身皮肤瘙痒，多为年轻女性。瘙痒可为 HL 的唯一全身症状。

2. 非霍奇金淋巴瘤

相对于 HL，NHL 的临床表现有如下二个特点：①随年龄增长而发病增多，男较女为多；除惰性淋巴瘤外，一般发展迅速。②NHL 有远处扩散和结外侵犯倾向，无痛性颈和锁骨上淋巴结进行性肿大为首发表现者较 HL 少。NHL 对各器官的压迫和浸润较 HL 多见，常以高热或各器官、系统症状为主要临床表现。咽淋巴环病变临床有吞咽困难、鼻塞、鼻出血及颌下淋巴结肿大。胸部以肺门及纵隔受累最多，半数有肺部浸润或胸腔积液。可致咳嗽、胸闷、气促、肺不张及上腔静脉压迫综合征等。累及胃肠道的部位以回肠为多，其次为胃，结肠很少受累。临床表现有腹痛、腹泻和腹块，症状可类似消化性溃疡、肠结核或脂肪泻等，常因肠梗阻或大量出血施行手术而确诊。肝大，黄疸仅见于较后期的病例。原发于脾的 NHL 较少见。腹膜后淋巴结肿大可压迫输尿管，引起肾盂积水。肾损害主要为肾肿大、高血压、肾功能不全及肾病综合征。中枢神经系统病变累及脑膜及脊髓为主。硬膜外肿块可导致脊髓压迫症。骨骼损害以胸椎及腰椎最常见，表现为骨痛，腰椎或胸椎破坏，脊髓压迫症等。约 20% 的 NHL 患者在晚期累及骨髓，发展成急性淋巴细胞白血病。皮肤受累表现为肿块、皮下结节、浸润性斑块、溃疡等。

【辅助检查】

1. 血液和骨髓检查

HL 常有轻或中度贫血，部分患者嗜酸性粒细胞升高。骨髓被广泛浸润或发生脾功能亢进时，血细胞减少。骨髓涂片找到 R-S 细胞是 HL 骨髓浸润的依据，活检可提高阳性率。

NHL 白细胞数多正常，伴有淋巴细胞绝对和相对增多。一部分患者的骨髓涂片中可找到淋巴瘤细胞。晚期并发急性淋巴细胞白血病时，可呈现白血病样血象和骨髓象。

2. 生化检查

疾病活动期有血沉增速，血清乳酸脱氢酶升高提示预后不良。如血清碱性磷酸酶活力或血钙增加，提示骨骼累及。B 细胞 NHL 可并发抗人球蛋白试验阳性或阴性的溶血性贫血，少数可出现单株 IgG 或 IgM。中枢神经系统累及时脑脊液中蛋白升高。

3. 影像学检查

胸部 X 线、腹部超声或胸（腹）部 CT 有助于确定病变的部位及其范围。

4. 病理学检查

病理学检查是诊断淋巴瘤的基本方法。淋巴结活检是淋巴瘤确诊和分型的主要依据。

【诊断要点】

进行性、无痛性淋巴结肿大者，应做淋巴结印片及病理切片或淋巴结穿刺物涂片检查即可确诊。根据组织病理学作出淋巴瘤的诊断和分类分型诊断后，还需根据淋巴瘤的分布范围，按照 Ann Arbor（1966 年）提出的 HL 临床分期方案（NHL 也参照使用）分期：

Ⅰ期：病变仅限于 1 个淋巴结区（Ⅰ）或单个结外器官局部受累（ⅠE）。

Ⅱ期：病变累及横膈同侧两个或更多的淋巴结区（Ⅱ），或病变局限侵犯淋巴结以外器官及横膈同侧 1 个以上淋巴结区（ⅡE）。

Ⅲ期：横膈上下均有淋巴结病变（Ⅲ）。可伴脾累及（ⅢS）、结外器官局限受累（ⅢE），或脾与局限性结外器官受累（ⅢSE）。

Ⅳ期：1 个或多个结外器官受到广泛性或播散性侵犯，伴或不伴淋巴结肿大。肝或骨髓只要受到累及均属Ⅳ期。

累及的部位可采用下列记录符号：E，结外；X，直径 10cm 以上的巨块；M，骨髓；S，脾；H，肝；O，骨骼；D，皮肤；P，胸膜；L，肺。

为提高临床分期的准确性，肿大的淋巴结也可穿刺涂片进行细胞形态学、免疫学和分子生物学检查，作为分期的依据。

每一个临床分期按全身症状的有无分为 A、B 二组。无症状者为 A，有症状者为 B。

全身症状包括三个方面：①发热38℃以上，连续3天以上，且无感染原因；②6个月内体重减轻10%以上；③盗汗：即入睡后出汗。

【治疗要点】

以化疗为主的化、放疗结合的综合治疗，是目前治疗淋巴瘤的基本策略。

（1）化学治疗：HLⅢ、HLⅣ和NHL低度恶性Ⅲ、Ⅳ期以及NHL中高度恶性，即使临床分期为Ⅰ、Ⅱ病人均以化疗为主，必要时局部放疗。多采用联合化疗，争取首次治疗获得缓解，有利于病人长期存活。常用联合化疗方案见表6-4-6。

表6-4-6　**淋巴瘤常用联合治疗方案**

	方案	药物
Hl	MOPP	氮芥、长春新碱、甲基苄肼、泼尼松
	ABVD	阿霉素、博来霉素、长春新碱、甲氮咪胺
NHL	COP（基本方案）	环磷酰胺、长春新碱、泼尼松
	CHOP	环磷酰胺、阿霉素、长春新碱、泼尼松
	m-BACOB	博来霉素、阿霉素、环磷酰胺、长春新碱、地塞米松、甲氨蝶呤、亚叶酸钙
	COP-BLAM	环磷酰胺、长春新碱、泼尼松、博来霉素、阿霉素、丙卡巴肼（甲基苄肼）
复发淋巴瘤	ESHAP	依托泊苷、甲泼尼松、阿糖胞苷、顺铂

（2）放射治疗：霍奇金病放疗疗效较好，早期常可达到根治目的。非霍奇金淋巴瘤对放射治疗敏感，但复发率高。放射治疗包括扩大及全身淋巴结照射两种。

（3）生物治疗：单克隆抗体（CD_{20}）、干扰素等。

（4）抗幽门螺杆菌的药物治疗。

（5）骨髓或造血干细胞移植：55岁以下、重要脏器功能正常、如属缓解期短、难治易复发的侵袭性淋巴瘤、4个CHOP方案能使淋巴结缩小超过3/4者，可考虑全淋巴结放疗（即斗篷式合并倒“Y”字式扩大照射）及大剂量联合化疗后进行异基因或自身骨髓（或外周造血干细胞）移植，以期最大限度地杀灭肿瘤细胞，取得较长期缓解和无病存活。

（6）手术治疗：合并脾功能亢进者如有切脾指征，可行脾切除术以提高血象，为以后化疗创造有利条件。

【护理要点】

1．病情观察

观察全身症状如贫血、乏力、消瘦、盗汗、发热、皮肤瘙痒、肝脾肿大等；观察淋巴结肿大所累及范围、大小；严密观察有无深部淋巴结肿大引起的压迫症状，如纵隔淋巴结肿大引起咳嗽、呼吸困难、上腔静脉压迫症，腹膜后淋巴结肿大可压迫输尿管引起肾盂积水；观察有无骨骼浸润，警惕病理性骨折、脊髓压迫症发生。

2. 休息与活动

早期患者可适当活动，有发热、明显浸润症状或化疗、放疗时应卧床休息，以减少消耗，保护机体。

3. 饮食护理

给予高热量、高蛋白、丰富维生素、易消化食物，多饮水，以增强机体对化疗、放疗的承受力，促进毒素排泄。

4. 发热护理

按发热护理常规进行。

5. 放疗护理

保持皮肤清洁，每日用温水擦洗，尤其要保护放疗照射区域皮肤，避免一切刺激因素如日晒、冷热、各种消毒剂、肥皂、胶布等对皮肤的刺激，内衣选用吸水性强柔软棉织品，宜宽大。恶性淋巴瘤溃烂后，伤口不易愈合，所以建议不要用或者少用外贴膏药。以防溃烂。

6. 化疗护理

参见急性白血病护理内容。

7. 淋巴结穿刺的护理

协助医生做好淋巴结穿刺。穿刺过程如下：①选择适于穿刺的部位，一般取肿大较明显的淋巴结。②常规消毒局部皮肤和术者手指。③术者以左手食指和拇指固定淋巴结，右手持 10ml 干燥注射器将针头直接刺入淋巴结内，深度依淋巴结大小而定，然后边拔针边用力抽吸，利用空针内的负压将淋巴结内的液体和细胞成分吸出。④固定注射器内栓拔出针头后将注射器取下，充气后再将针头内的抽出液喷射到玻璃片上制成均匀涂片，染色镜检。⑤术后穿刺部位用无菌纱布覆盖，并以胶布固定。

8. 健康教育

①淋巴瘤的治疗已取得了很大进步，HL 已成为化疗可治愈的肿瘤之一。向患者或家属解释本病的特点，介绍目前治疗有效的方案，提高病人治疗疾病的信心。②告诉病人如何配合化疗或放疗，怎样最大限度地降低放化疗的不良反应。③预防感染，做好保护性隔离是淋巴瘤患者应该知晓的重要知识。④自我病情监测，出现疲乏无力、发热、盗汗、咳嗽、气促，腹痛、腹泻、皮肤瘙痒或口腔溃疡，或发现淋巴结肿大等应及时就诊。

（任海蓉）

第五节　血液系统常用诊疗技术及护理

一、骨髓穿刺术

【适应证】

（1）各种白血病诊断。

（2）有助于缺铁性贫血、溶血贫血、再生障碍性贫血、恶性组织细胞病等血液病的诊断。

（3）诊断部分恶性肿瘤，如多发性骨髓瘤、淋巴瘤、骨髓转移肿瘤等。

（4）寄生虫病检查，如找疟原虫、黑热病病原体等。

（5）骨髓液的细菌培养。

【禁忌证】

血友病者禁作骨髓穿刺。有出血倾向患者，操作时应特别注意。

【准备工作】

器械准备：骨髓穿刺包，手套，治疗盘（碘酒、乙醇、棉签、胶布、局部麻醉药等），需作细菌培养者准备培养基。

【操作方法】

（1）穿刺部位：髂前上棘后1～2cm处。

（2）病人仰卧。

（3）消毒穿刺区皮肤。解开穿刺包。戴无菌手套。检查穿刺包内器械。铺无菌孔巾。

（4）在穿刺点用1%普鲁卡因做皮肤、皮下、骨膜麻醉。

（5）将骨髓穿刺针的固定器固定在离针尖1～1.5cm处。用左手下的拇指和食指将髂嵴两旁的皮肤拉紧并固定。以右手下持针向骨面垂直刺入。当针头接触骨质后，将穿刺针左右转动，缓缓钻入骨质。当感到阻力减少且穿刺针已固定在骨内直立不倒时为止。

（6）拔出针心，接上无菌干燥的10ml或20ml注射器，适当用力抽吸，即有少量红色骨髓液进入注射器。吸取0.2ml左右骨髓液，作涂片用。如做骨髓液细菌培养则可抽吸1.5ml。若抽不出骨髓液，可放回针心，稍加旋转或继续钻入少许，再行抽吸。

（7）取得骨髓液后，将注射器及穿刺针迅速拔出。在穿刺位置盖以消毒纱布，按压1～2分钟后胶布固定，迅速将取出的骨髓液滴于载玻片上作涂片。如作细菌培养，则将骨髓液注入培养基中。

【护理】

（1）术前向病人详细说明骨髓穿刺的目的和方法，解除思想顾虑，取得合作。

（2）术前应做出凝血时间检查，有出血倾向的病人，操作时宜特别注意，血友病患者禁忌穿刺。

（3）备齐用物携至床旁，遮挡屏风。

（4）穿刺部位有髂前上棘、髂后上棘、胸骨柄、脊椎棘及胫骨。根据穿刺部位选择不同体位。根据不同穿刺部位，选择体位暴露局部，铺好像皮巾和治疗巾。待医定生选好穿刺点后，协助常规皮肤消毒，术者戴无菌手套、铺盖洞巾，以普鲁卡因自皮肤至骨膜行局部浸润麻醉。

（5）穿刺过程中时应注意观察病人面色、脉搏、血压，如发现病人精神紧张、大汗淋漓、脉搏快等休克症状时，应立即报告医生，并停穿刺，协助处理。

（6）标本取得后，插入针芯，拔出穿刺针，覆盖无菌纱布，局部按压1～2分钟后，如无出血现象再用胶布加压固定。

（7）嘱病人卧床休息，整理用物，将制成的骨髓片和骨髓培养标本及时送验。

（8）穿刺后注意局部有无出血，病人一般静卧2～4小时，无任何变化可照常活动。

（任海蓉）

二、输血和输血反应

输血是一种用于临床各科的治疗方法，特别是血液系统疾病涉及较多。输血的治疗作用除了用以补给血量，维持血容量，提高血压以抗休克和防止出血性休克的措施外，还可供给具有带氧能力的红细胞以纠正因红细胞减少或其带氧能力降低所导致的急性缺氧症；补充各种凝血因子以纠正某些病人血液凝固障碍。为保证用血安全，应严格执行《中华人民共和国献血法》和卫生部颁布的《医疗机构临床用血管理办法》、《临床输血技术规范》。

【输血种类】

1．按血源分类

分自体、异体输血2种。输入自己预先贮存或失血回收的血液，称为自体输血。自体输血有下列优点：可避免血液传播疾病；避免同种异体输血引起的同种免疫反应及可能的差错；可节约血液，缓解血液供需矛盾。异体输血，即输入与患者血型相同的他人提供的血液或血液成分。也就是通常所说的“输血”。

2．按输血方式分类

可分为加压输血、加氧输血、置换输血。

3．按血液成分分类

（1）全血输注：全血是指血液的全部成分，包括各种血细胞及血浆中各种成分，还有抗凝剂及保存液。全血有库存全血及新鲜全血之分。常用保存于4±2℃的全血。全血中主要是含有载氧能力的红细胞和维持渗透压的白蛋白，可应用于：①各种原因（手术、创伤等）引起的急性大量失血需要补充红细胞及血容量时。②需要进行体外循环的手术时。③换血，特别是新生儿溶血病换血。

全血输注缺点有：①全血中所含血小板与白细胞可引起的抗体，可在再输血时引起反应。②对血容量正常的人，特别是老人或儿童，易引起循环超负荷。③全血并不全，血液离开血循环，发生“保存损害”；保存液是针对红细胞设计的，只对红细胞有保存作用；血小板需要在（22±2）℃振荡条件下保存，（4±2）℃保存有害；白细胞中的粒细胞是短命细胞，很难保存；凝血因子Ⅷ和Ⅴ不稳定，保存1～3d活性丧失。目前，全血输注已逐渐减少，而代之以成分输血。

（2）成分输血：成分输血（transfusion of blood components）是根据血液比重不同，将血液的各种成分加以分离提纯，依据病情需要输注有关的成分。优点为：一血多用，节约血源，针对性强，疗效好，副作用少，便于保存和运输。成分输血是目前临床常用的输血类型。

【常用成分输血】

1．红细胞输注

（1）少浆血：从全血中移出部分血浆，使红细胞压积约为50%。

（2）浓缩红细胞：是一种重要的红细胞制品，已被临床广泛应用，其红细胞压积为70%～90%，红细胞压积在80%以上者输注时应加生理盐水调节。

（3）代浆血或晶体盐红细胞悬液：移去大部血浆用代血浆或晶体盐溶液保存，其优点为既可补充红细胞与血容量，又可因去除血浆而减少不良反应，血浆亦可移做它用。

（4）洗涤红细胞：用生理盐水洗红细胞3～6次，使其血浆蛋白含量极少，可降低输血不良反应。最常用于因输血而发生严重过敏的患者。因多数采用开放式洗涤红细胞，故需在数小时内输注完毕。

（5）少白细胞的红细胞：除去白细胞可减少由白细胞引起的不良反应。主要用于反复输血而屡有发热的非溶血性输血反应时或准备施行器官移植者。输注方法同浓缩红细胞，用开放法制备的少白细胞的红细胞要在24h内输注。

（6）其他：尚有冰冻红细胞、年轻红细胞等。

2．浓缩白细胞输注

临床上输注白细胞主要指粒细胞，浓缩白细胞现在多用血细胞单采机分离而得。

适应证：①当患者白细胞少于0.5×10^9/L，有严重细菌感染而经抗生素治疗24～48小时无效时，治疗时应输注大剂量的白细胞，并至少连续输数天，才可能有效；②用于预防：当治疗白血病或骨髓移植后引起粒细胞缺乏症时，输白细胞可能降低合并严重感染的危险，但引起副作用的弊病可能更大，故除非在严密观察下，不宜采取这种预防措施；③新生儿败血症，特别是早产儿，给予粒细胞输注，可明显降低其死亡率。

输粒细胞时必须用与患者ABO和RH同型的血液，若能HLA血型相配则更为有益。输注粒细胞后，临床疗效的观察主要是看感染是否被控制、体温是否下降，而不是观察粒细胞数量增加与否。因为粒细胞在输入后很快离开血循环而在体内重新分布，且常移至炎症部分，所以不能以外周血粒细胞数作为疗效评价标准。

3．血小板输注

血小板制品有：①富含血小板血浆，约含全血中70%以上血小板；②浓缩血小板，将富血小板血浆再离心浓缩，分出部分血浆后而得；③少白细胞血小板。

适应证：①血小板减少：决定于血小板数与出血程度，一般血小板数$<20\times10^9$/L并合并出血时应给输血小板；②血小板功能异常，如血小板无力症、血小板病、巨大血小板综合征。药物或肝肾功能引起的血小板功能异常等患者。输注时注意用有滤网的标准输血器，因血小板功能随保存时间延长而持续降低，故制备后应尽快输注。多次输注者，最好用HLA相同的单一供者血小板，以避免同种免疫反应而导致输注无效。

4．血浆及血浆蛋白制品

输注血浆及其制品是现代成分输血的重要内容之一，在输血技术发达国家，对血浆和多种血浆蛋白制品的需求量很大。

（1）血浆：各类血浆制品很多，如新鲜冷冻血浆、普通冷冻血浆、冷冻干燥血浆、冷沉淀物等，但现在应用最多的是新鲜冷冻血浆，即于采血后6小时内分离血浆，并迅速于30摄氏度下冰冻保存，保存期可长达一年。融化后等同新鲜血浆，含新鲜血浆所有成分，甚至仍含有不稳定的因子Ⅷ与因子Ⅴ等。适应于患有导致一种或多种凝血因子缺乏的疾病，如DIC等；肝功能衰竭而伴有出血倾向时；应用华法林等抗凝药物过量等。输注时应注意：供、受者ABO血型相合，使用前先在30～37℃水中融化，6小时内输完。

（2）血浆白蛋白，主要用于补充血管内或血管外白蛋白缺乏。扩充血容量是使用白蛋白的重要指征，对血容量损失50%～80%者，除输给红细胞外，应同时输给白蛋白使血浆蛋白维持在50g/L以上；此外还可用于白蛋白丢失（如烧伤等）及体外循环时，失代偿肝硬化。其不良反应较少而轻。

（3）免疫球蛋白：输注免疫球蛋白属于被动免疫疗效法，即相当于将大量抗体输给患者，使其从低免疫状态变为暂时高免疫状态。

【输血反应】

输血反应是输血或某些血液制品引起的不良反应。

1．发热反应

发热属于非溶血性反应，是最常见的输血反应。

原因：①输入致热原所致，如血液、保养液、输血用具被致热原污染。②违反无菌技术操作原则，造成输血过程污染。③免疫作用，多次输血后，受血者血液中产生的白细胞抗体或血小板抗体与供血者的白细胞或血小板发生免疫反应。

临床表现：通常在输血过程中或输血后1～2小时以内发生反应，患者起初寒战，继而发热，体温升高至38～41℃，持续时间不等，轻者持续1～2小时，重者持续数小时。可伴有皮肤潮红、头痛、恶心、呕吐等症状。

护理：①密切观察病情变化：对反应轻者减慢输血速度，症状可自行缓解；严重者应立即停止输血，静脉滴注生理盐水，以维持静脉通路，保留余血，以备查明原因之用。②对症处理：高热者行物理降温，寒战者给予保暖、饮热饮料等。③按医嘱给药：如退烧药、抗过敏药物或激素类药物。

2．过敏反应

原因：①形成全抗原致敏：如患者为过敏体质，输入血液中的异体蛋白质与过敏机体的蛋白质结合形成全抗原而引起过敏。②输入血中含有致敏物质。③多次输血产生抗体：患者多次输血，体内产生过敏性抗体，当再次输血时，抗原和抗体相互作用。

临床表现：过敏反应多发生在输血后期或即将结束时发生，反应程度轻重不一，症状出现越早，反应越严重。轻度反应：输血后出现皮肤瘙痒，局部或全身出现荨麻疹。中度反应：出现血管神经性水肿，多见于颜面部，表现为眼睑，口唇高度水肿；喉头水肿可发生呼吸困难。重度反应：发生过敏性休克。

护理：轻度过敏反应，减慢输血速度，按医嘱给予抗过敏药物；中、重度过敏反应，应立即停止输血，通知医生，遵医嘱皮下注射0.1%盐酸肾上腺素0.5～1ml。呼吸困难者给予氧气吸入；严重喉头水肿者护士应配合医生行气管切开；循环衰竭者立即进行抗休克治疗。输血前对曾有过敏史和需多次输血的患者按医嘱给予抗过敏药物。

3．溶血反应

溶血反应是指供血者的红细胞或受血者的红细胞发生异常破坏或溶解引起的一系列临床症状，为输血最严重的反应。

原因：①输入异型血：供血者和受血者的血型不符而造成血管内溶血，反应发生快，一般输入 10～15ml 即出现症状，后果严重。②输入变质血：输血前红细胞即被破坏溶解，如血液贮存过久、保存温度过高、血液被剧烈震动或被细菌污染、血液内加入高渗或低渗溶液或影响 pH 值的药物等，均可导致红细胞破坏溶解。③输入 RH 因子不同的血：RH 阴性者首次输入 RH 阳性血液时不发生溶血反应，但输血 2～3 周后体内即产生抗 RH 阳性的抗体。如再次接受 RH 阳性血液，即可发生溶血反应。RH 因子不合所致的溶血反应发生较慢，可在输血后几小时至几天后才发生，并且较少见。

临床表现：急性溶血反应常出现寒战、高热、心悸、气促、腰背痛、血红蛋白尿甚至尿闭、急性肾功能衰竭和 DIC 表现。

护理：①停止输血、送检：一旦发生溶血反应立即停止输血（保留静脉通路，以备按医嘱给药），通知医生；保留余血并抽取患者血标本一同送检，重做血型鉴定和交叉配血试验。②给予氧气吸入：改善组织缺氧状况。③肾保护：双侧腰封闭，双侧肾区用热水袋热敷，解除肾血管痉挛。④碱化尿液：按医嘱口服或静脉滴注碳酸氢钠，以增加血红蛋白在尿液中的溶解度，防止肾小管阻塞。⑤密切观察病情变化：及时观察皮肤、尿色及量的变化，定时测量生命体征并做好记录。对少尿、无尿者，按急性肾衰竭护理；出现休克症状时，配合医生进行休克抢救。溶血反应重在预防，严格执行查对制度，严守操作规程，不可使用变质的血液，认真做好血型鉴定和交叉配血试验，杜绝差错事故发生。

4．枸橼酸钠中毒反应

正常情况下，缓慢输血不会引起枸橼酸钠中毒，因为枸橼酸钠能在肝内很快代谢为碳酸氢钠。原因：大量输血随之输入大量枸橼酸钠，如果患者肝功能不良，枸橼酸钠不能完全氧化和排出，而与血中游离钙结合使血钙降低致凝血功能障碍、毛细血管张力减低、血管收缩不良和心肌收缩无力等。

临床表现：手足抽搐，血压下降，脉压小，心电图出现 Q-T 间期延长，出血倾向，心率减慢，甚至发生心搏骤停。

护理：①密切观察：严密观察患者的病情变化及输血后的反应。②预防：每输入库血 1000 毫升以上时，按医嘱静脉注射 10% 葡萄糖酸钙或 10% 氯化钙 10 毫升，补充钙离子，防止血钙过低。

5．其他反应

输血不当还可出现出血倾向、细菌污染输血反应、传播疾病等。此外，大量输入库存血时，因血细胞破坏过多，钾离子含量增多，酸性增大，可引起高钾血症和酸中毒。

【无偿献血】

（一）献血人员要求

（1）我国《献血法》要求无偿献血的年龄是 18～55 周岁，其中男性公民体重要达到 50 公斤，女性公民要达到 45 公斤。

（2）血压 90 ~ 140mmHg/60 ~ 90mmHg。献成分血血常规中血小板计数≥150×10^9/L。

（3）公民献血可献全血或成分血，其中献全血的间隔时间要达到 6 个月，献成分血（指献血小板）的间隔时间要达到 1 个月。一次献血量全血一般 200ml，最多不能超过 400ml。目前最常见的成分献血是机采血小板，献一个单位机采血小板。

（4）公民献血时要经过严格的健康检查，包括体格检查和血液检验，只有经过健康检查合格的公民才能献血。

（5）以下情况暂时不能献血。

①半个月内拔牙或其他小手术；

②月经期前后三天的妇女暂不能献血。妇女分娩及哺乳期未满一年者。妊娠期流产未满 6 个月者。

③感冒、急性肠胃炎病愈未满一周；患急性泌尿道感染病愈未满一个月；患肺炎病愈未满三个月。

④某些传染病如痢疾病愈未满半年者；伤寒病愈未满 1 年者；布氏杆菌病愈未满 2 年者；疟疾病愈未满 3 年者。被狂犬咬伤后经狂犬疫苗最后一次免疫接种未满一年者。

⑤皮肤局限性炎症愈合后未满 1 周者，广泛性炎症愈合后未满 2 周者。

⑥阑尾炎手术、疝修补术及扁桃体手术后未满三个月，较大手术后未满半年。

⑦5 年内因病输过全血或成分血的人。

（6）有下列情况的公民不能献血。

①有吸毒史、同性恋、多个性伴侣者。

②性病、麻风病、各种结核病；艾滋病、乙肝、丙肝患者及病毒携带者。

③过敏性疾病及反复发作过敏者。

④心血管疾病患者、慢性呼吸系统疾病患者；血液病患者；器质性神经系统疾病或精神病患者。

⑤某些消化系统和泌尿系统疾病患者，如较重的胃十二指肠溃疡、慢性胃肠炎、慢性胰腺炎、急慢性肾炎、肾病综合征等；某些内分泌疾病或代谢障碍性疾病患者，如脑垂体或肾上腺疾病、甲状腺功能亢进症、糖尿病等。

⑥寄生虫病及地方病患者；各种恶性肿瘤及影响健康的良性肿瘤；做过胃、肾、脾等重要内脏器官手术者；慢性皮肤病患者，特别是传染性、过敏性及炎症性全身皮肤疾病；有眼科疾患着，如角膜炎、虹膜炎、视神经炎和眼底有变化的高度近视；自身免疫性疾病及结缔组织疾病患者。

⑦体检医生认为不能献血的其他疾病患者。

（二）献血前后注意事项

1. 献血前

公民献血前为了保证自身的健康和血液的质量，应该注意以下问题：

（1）献血前一天应该食用低脂肪的食物，多饮水；当日吃清淡早餐，不得空腹献血。

（2）不要饮酒，尤其是烈性酒。

（3）充足睡眠，不要做太过剧烈的运动。

（4）献血前一周不得服用抗血小板聚集或抑制血小板代谢的药物，如阿司匹林、潘生丁等。

2. 献血后

（1）针眼处保持清洁，不要揉搓此部位，或接触不洁物品。至少 24h 内不要被水浸润。

（2）献血后注意休息，在 2～3 天内不要做剧烈运动，可以正常工作和生活。

（3）可适当补充营养，如蛋、奶、瘦肉、豆制品等食物，但不要暴饮暴食。

（李林）

三、造血干细胞移植的护理

造血干细胞移植（hematopoietic stem cell transplantation，HSCT）是指对患者进行全身照射、化疗和免疫抑制预处理后，将正常供体或自体的造血细胞（hematopoietic cell，HC）经血管输注给患者，使之重建正常的造血和免疫功能。HC 包括造血干细胞（hematopoietic stem cell，HSC）和祖细胞（progenitor）。HSC 具有增殖、分化为各系成熟血细胞的功能和自我更新能力，维持终身持续造血。HC 表达 CD34 抗原。

经过 40 余年的不断发展，HSCT 已成为临床重要的有效治疗方法，每年全世界移植病例数都在增加，移植患者无病生存最长的已超过 30 年。1990 年，美国 E. D. Thomas 医生因在骨髓移植方面的卓越贡献而获诺贝尔医学奖。

【造血干细胞移植的分类】

（1）按照采集造血干细胞的来源不同分为：骨髓移植（bone marrow transplantation，BMT）、外周血干细胞移植（peripheral blood stem cell transplantation，PBSCT）和脐血移植（cord blood transplantation，CBT）。

（2）按照供体与受体的关系分为：自体骨髓移植/脐血移植/外周血造血干细胞移植、异体骨髓移植/脐血移植/外周血造血干细胞移植。异体移植又称异基因移植，当供者是同卵双生供者时，又称同基因移植。

（3）根据供者与受者 HLA 配型相合程度，异体骨髓移植/脐血移植/外周血造血干细胞移植分为：HLA 全相合移植、不全相合移植、单倍体相合移植。

（4）根据供者与受者的血缘关系分为：血缘相关移植、非血缘移植即骨髓库来源供者。

（5）根据移植前的预处理方案强度可分为：清髓性造血干细胞移植和非清髓性造血干细胞移植（减低预处理剂量的造血干细胞移植）。

一般根据患者的疾病种类、疾病状态及预后、HLA 配型结果及供者年龄等因素综合考虑来选择造血干细胞移植方式。目前异基因造血干细胞移植绝大多数为配型相同的同胞间、半相合父母与子女间、不全相合同胞间的移植，而随着全世界及我国骨髓库的增加，非血缘供者的异基因造血干细胞移植数量也在不断增加。不同移植类型各自优劣不同，自体造血干细胞移植的优点在于不受供者的限制，移植后不发生移植物抗宿主病，不需要使用免疫抑制剂，严重并发症较少，费用较低，缺点是复发率高。异基因造血干细胞移植治疗恶性疾病，植入的供者细胞有持久的抗肿瘤作用，复发率低，但严重并发症多，费用相对较高。

【适应证】

(1) 血液系统恶性疾病：急淋、急非淋、慢粒、非霍奇金淋巴瘤、霍奇金淋巴瘤、骨髓增生异常综合征（MDS）、MM 等。

(2) 血液系统非恶性疾病：再障（AA）、地中海贫血、骨髓纤维化、重型阵发性睡眠性血红蛋白尿。

(3) 其他实体瘤：乳腺癌、卵巢癌、睾丸癌、神经母细胞瘤、小细胞肺癌、尤文氏肉瘤、肾胚母细胞瘤、恶性胚细胞瘤等。

(4) 其他：重症联合免疫缺陷病、严重自身免疫性疾病、基因治疗等。

由于移植存在致命性合并症，因而非血液系统疾病的造血干细胞移植治疗还未被广泛接受。

【造血干细胞移植步骤】

1. 供体选择

(1) Auto-HSCT：供体是患者自己，应能承受大剂量化放疗，能动员采集到未被肿瘤细胞污染的足量的造血干细胞。脐血移植除了配型，还应确定新生儿无遗传性疾病。

(2) Allo-HSCT：供体首选 HLA 相合同胞（identical siblings），次选 HLA 相合无血缘供体（matched unrelated donor，MUD）。若有多个 HLA 相合者，则选择年轻、健康、男性、巨细胞病毒（cytomegalovirus，CMV）阴性和红细胞血型相合者。高危白血病如无 HLA 相配的供者，必要时家庭成员可作为 HLA 部分相合或单倍型相合移植的同胞供者。

我国实行独生子女政策，同胞供者日益减少，HLA 相合的无血缘 HSCT 将成为移植的主流。我国于 1996 年 8 月完成第一例无血缘 PBSCT，已无病生存十年，恢复正常生活。其供体随访十年，健康体检无异常改变。至 2006 年 8 月 22 日我国已完成无血缘 PBSCT500 例，中国造血干细胞捐献者资料库有 29 个省级分库，登记在册并配型达 60 多万人。为保障无血缘供体的安全，避免严重不良反应，根据同胞供体的严重不良事件和教训，不应接受年龄偏大有心脑血管疾病可能者以及有风湿病史、脾大或血常规异常者作为供体。同时应避免大剂量长时间的 G-CSF 动员。

2. 造血干细胞的采集、回输

(1) 骨髓血：采集骨髓血前 12h 应禁食、禁水。供者进入手术室，经硬膜外麻醉后采集骨髓血，整个采集骨髓血的过程需 1～2 小时。采集点一般为两侧髂后上棘和髂前上棘，采集方法遵循一个部位多方向、多层面的穿刺原则。骨髓血采集量以其含的有核细胞数和患者的体重决定，异基因骨髓移植所需要的有核细胞数最好达到 3×10^8/kg 以上，自体骨髓移植为 1～1.5×10^8/kg。采集的骨髓需尽快离心，保留其单个核细胞，经不锈钢网过滤后装入贮血袋。

(2) 外周血：通常情况下，外周血液中的 HC 很少。采集前需用粒细胞集落刺激因子（G-CSF）动员，使血中 $CD34^+$HC 升高。造血干细胞的采集在血液细胞分离室进行。采集外周血干细胞的技术人员一般在供者的肘静脉处进针。静脉血进入一次性使用的密闭分离管中，经血细胞分离机，将需要的造血干细胞收集到贮血袋中，其余的血液成分经另一血管回到供者体内。每次采集过程一般需要 4 小时左右，医生将根据每次采集的细胞数来决定采集次数。一般采集 1～2 次。采集量自体干细胞移植 2×10^8/kg，异基因 4×10^8/kg 外周单个核细胞数。将抽取的外周血置于 4℃保存 3 日或降温-液氮保存 3～24 个月。

（3）造血干细胞回输：在无菌层流室进行。上述骨髓血均由外周静脉或中心静脉输入，所用输血器中不应有过滤网。异基因骨髓应尽量在采集后6小时内输完，冻存的自体骨髓应在40℃水浴快速解冻后尽快输注。由于骨髓中的脂肪可能引起肺栓塞，所以每袋的最后10ml应留在输液袋内弃去。用肝素抗凝的骨髓输注时要输以相当量的鱼精蛋白，每100单位肝素需1mg鱼精蛋白。外周血干细胞解冻后不需滤过即可输入。

3. 植活证据

植活标准：回输造血干细胞后，血细胞持续下降然后再回升，如中性粒细胞连续3天超过$0.5\times10^9/L$，为白细胞植活；在不进行血小板输注的情况下，血小板计数连续7天大于$20\times10^9/L$为血小板植活。

植活鉴定：可根据供、受者之间性别、红细胞血型和HLA的不同，分别通过细胞学和分子遗传学（FISH技术）方法、红细胞及白细胞抗原转化的实验方法获得植活的实验室证据。对于上述三项均相合者，则可采用短串联重复序列（STR）、单核苷酸序列多态性（SNP）结合PCR技术分析取证。

4. 造血干细胞移植后的输血

HSCT在造血重建前需输成分血支持。应维持血小板不低于$20\times10^9/L$，对有活动性出血或需要进行有创性操作时，血小板应维持在$50\times10^9/L$以上。血红蛋白应维持在70g/L以上。为避免输血后的GVHD，所有血制品必须先进行放射（15～20Gy）以灭活T淋巴细胞，或用白细胞过滤器以去除淋巴细胞，这种做法同时能避免白细胞相关的输血反应及减少巨细胞病毒传播的危险性。

对于ABO血型不合的患者，血型小不合，移植后可选用供者型或O型红细胞及受者型血小板，直至血型转为供者型。ABO血型大不合，移植后可选用受者型红细胞和供者型血小板，直至血型转化，也可全部输O型红细胞及AB型血小板。对于大小均不合的患者，可输O型红细胞和AB型血小板。

【造血干细胞移植的护理】

1. 心理护理

造血干细胞移植患者需入住层流室近1个月，与外界隔离，治疗反应严重，加之担心治疗是否成功和可能出现的并发症，患者常有失眠，出现紧张、恐惧、孤独和失望等心理反应。应详细给患者和家属做好相关知识的介绍，降低或消除患者和家属的紧张、恐惧感，使患者处于接受治疗的最佳生理、心理状态。

2. 入住层流病室前对患者的处理

（1）消毒入室物品：衣被、药品、食具、便器、书报等均需消毒处理，以防外源性感染。

（2）全面身体检查：特别要注意检查有无感染灶，发现感染或者带菌情况应该积极治疗，彻底清除慢性和潜在的感染病灶。

（3）入室前修剪指（趾）甲、剃毛发（头发、腋毛、阴毛）。入室当天清洁灌肠。沐浴后经1∶2000氯己定液药浴30min，更换无菌衣裤、鞋、帽，戴无菌口罩，然后进入100级空气层流病室，入室后不得擅自走出超净区。

（4）静脉置管：移植前1d行锁骨下静脉置管术，备用。

（5）预处理：预处理的目的为：①清除基础疾病；②抑制受体免疫功能以免排斥移

植物。预处理主要采用全身照射（total-body irradiation，TBI）、细胞毒药物和免疫抑制剂。根据预处理的强度，移植又分为传统的清髓性造血干细胞移植和非清髓性造血干细胞移植（nonmyeloablative hematopoietic stemcell transplantation，NST）。介于两者之间的为降低预处理强度（RIC）的 HSCT。常用的预处理方案有：①TBI 分次照射，总剂量为 12Gy，并用 CTX 60mg/（kg · d）连续 2 天，或 VP16 60mg/kg；②白消安 1mg/（kg · 6h）连用 4 天+CTX 50mg/（kg · d）连用 4 天，或 60mg/（kg · d）连用 2 天；有报告该方案中白消安的血浆浓度>917ng/ml 时，CML 复发率低；③CBV 方案［CTX+卡莫司汀（BCNU）+VPl6］常用于自体移植；④BEAM 方案（BCNU+VP16+Ara-C+美法仑）常用于淋巴瘤。预处理方案还可使用异环磷酰胺、米托蒽醌、阿霉素、顺铂、卡铂、紫杉醇。自体移植和同基因移植治疗恶性病并无移植物抗白血病（GVL）作用，预处理剂量应尽量大一些，且选择药理作用协同而不良反应不重叠的药物。

3. 全环境保护

（1）入住在 100 级无菌层流病房（LAFR），LAFR 墙壁、台面、门窗、地面均用 0.05% 的消毒清洗剂擦拭，1 次/天，室内空气每周用 0.8% 过氧乙酸喷雾消毒一次。

（2）进无菌饮食：做熟的饭菜，饮料经微波炉高火消毒后食用，餐具每次同时消毒。水果经 1：2000 氯已定液浸泡消毒 30min 后去皮食用。口服药片经紫外线正反照射各 30min 后供病人服用。

（3）肠道消毒：每天口服不吸收抗生素如小檗碱等。

（4）皮肤消毒：每天清洁皮肤表面 1 次。1% 氯霉素、0.5% 利福平眼药水交替滴眼，每天 2 次。75% 乙醇棉签擦外耳道每天 3 次。便后清洗或坐浴，75% 酒精喷手清洁。

4. 移植后并发症的预防及护理

1）移植术后早期并发症（<100 天）：

（1）预处理相关毒性及其预防：预处理过程中大剂量的放化疗对包括心脏、肝脏、肾脏等多个器官造成毒性作用。

①出血性膀胱炎（HC）：是预处理后较常见的毒性反应，主要与应用大剂量的环磷酰胺相关，其代谢产物丙烯醛从尿中排出，引起膀胱黏膜的充血、溃疡，进而导致出血、局部坏死。另外，马利兰可能会增加出血性膀胱炎的发生率及严重程度。常用的预防方法包括加强水化的同时强制性的利尿，美司钠的应用，碱化尿液等。对伴有血块堵塞尿道者，应进行经尿道持续膀胱冲洗。

②肝静脉闭塞病（HVOD）：是预处理的 TBI 及大剂量化疗造成的肝脏主要毒性损害，表现为体液储留、痛性肝大、胆红素升高，亦可有转氨酶升高。最重要的致病因素是预处理方案，当 TBI 剂量>1200cGy 或用 Bu/Cy 预处理时发生率增加，其他危险因素包括：移植前转氨酶异常，移植前长期应用无环鸟苷、万古霉素治疗，腹部放射治疗，二次移植，HLA 不合或无关供者移植。预防的措施包括改善患者移植前肝功能状况，选择合适的预处理方案，分次 TBI，加强保肝治疗，应用前列腺素 E 以及减少肝毒性药物的应用等。据报道，应用肝素或小剂量低分子肝素钙预防有效。

（2）感染：贯穿造血干细胞移植整个过程，但多发生于移植早期。感染是造血干细胞移植后尤其是异基因造血干细胞移植后死亡的主要原因，主要是细菌、病毒及真菌感染，多见混合感染。异基因造血干细胞移植预处理后到免疫完全恢复的一段时间内所发生的感染可分为三个时期：初期是预处理开始至中性粒细胞恢复期，易发生感染的原因为中性粒细胞缺乏和预处理所至皮肤黏膜屏障损伤，此期主要是细菌感染和真菌感染（多为曲霉菌感染）和单纯疱疹病毒感染。中期是移植物植入至移植后 3～4 个月，此期病毒感染最常见的是巨细胞病毒，其次有腺病毒、肠道及呼吸道病毒。此期还是真菌感染的第二个高峰。该阶段易发生感染的原因多为 GVHD 发生和相关治疗，不利于免疫恢复。移植晚期即移植 4 个月以后，大部分患者有免疫球蛋白缺陷，此期患者感染有荚膜的细菌是最危险的，如肺炎链球菌和流感嗜血杆菌，临床上发热与肺炎是感染的两大特征。约 50% 的发热患者找不到明确的病原学证据，仅 15%～20% 的患者能找到明确的细菌（真菌）感染，主要靠通过支气管纤维镜及支气管肺泡灌洗液检查，血、痰、大便培养或其他临床及微生物学方法来证明感染的存在。大部分病例均必须使用经验性抗感染治疗。常先经验性使用广谱抗生素，待有病原报告时再选用特定的抗生素。抗生素无效时应考虑真菌和病毒感染，及时对症治疗。除细菌、真菌和病毒感染外，造血干细胞移植后还可有结核杆菌、伊氏肺孢子菌及弓形虫等感染。

（3）急性移植物抗宿主病（aGVHD）：GVHD 是造血干细胞移植的主要并发症和造成死亡的重要原因之一。GVHD 是由于造血干细胞移植后，供、受体之间存在免疫遗传学差异，植入的免疫活性细胞（主要是 T 细胞）被受体抗原致敏而增殖分化，直接或间接地攻击受体细胞，对受体身体产生有害反应的一种全身性疾病。一般认为，在移植后 100 天以内发生的 GVHD 称为 aGVHD，其主要病变是皮肤、肝脏和消化道黏膜上皮细胞炎症和坏死，严重时可引起广泛的肠道黏膜和皮肤脱落，对真菌和细菌感染的易感性增高，从而发生致病性感染。aGVHD 的发生机制可用“细胞因子风暴”学说解释。重度 aGVHD 亦可影响造血系统，发生贫血、血小板减少及白细胞降低等。严重的 GVHD 一旦发生，治疗往往困难，因此强调 aGVHD 预防的重要性。中重度 aGVHD 治疗至关重要，初始治疗甲基泼尼松龙（MP）是首选治疗，常用剂量是 1～2mg/（kg·d），3 天无改善可考虑二线治疗。二线治疗包括调整免疫抑制剂、使用各种单克隆抗体（如抗 OKT3 单抗、抗肿瘤坏死因子 α 单抗、CD25 单克隆抗体）等，ATG 对激素耐药的病例也有一定的疗效。

2）移植术后晚期并发症（>100 天）：

（1）慢性移植物抗宿主病（cGVHD）：cGVHD 通常发生在骨髓移植 3 个月后，甚至 6～12月以后才出现，可以是 aGVHD 直接转为慢性，或从未发生过 aGVHD 而于骨髓移植 3 个月后出现 cGVHD。cGVHD 发生的根本原因仍然是供受者之间的组织相容性抗原的不同，其诱因常是 aGVHD。cGVHD 是一种全身性器官损伤性疾病，主要病变为受累器官的纤维化和萎缩，常与自身免疫性疾病的表现很相似，临床表现为硬皮样皮肤疾病、干燥综合征、胶原血管病、慢性肝病以及感染等。cGVHD 在外周血干细胞移植中发生多于骨髓移植。cGVHD 根据受累部位可分为局限性 cGVHD 和广泛性 cGVHD。局限性 cGVHD 的患者通常不需要治疗而只需密切观察，而广泛性 cGVHD 可以使用强的松、CsA 或硫唑嘌呤等药，多种免疫抑制剂合并应用对 cGVHD 的治疗是有益的，如抗 CD20 单抗与抗 CD25 单抗合并使用对 cGVHD 的治疗效果较好。另外对 cGVHD 的治疗时间较长，在此期间增加营养支持及预防和治疗各种病原体的感染是很重要的。cGVHD 具有明显的抗白血病效应，因而 cGVHD 的存在，白血病的复发几率大为减少，所以维持轻度的 cGVHD 对患者有一定的好处。

（2）其他：如慢性阻塞性肺部疾患、继发性恶性肿瘤、白内障，对生长发育和性发育与生育的不利影响。

5. 饮食护理

饭菜要新鲜，水果、蔬菜要洗净，避免食用富含油脂的食物。预处理前，应进食高蛋白、高维生素的饮食，如猪肉、牛肉、鱼肉、排骨、新鲜蔬菜、水果等。预处理及移植后早期，应进食清淡、少渣、易消化和少刺激性的食物，应避免油腻、粗糙、带刺、辛辣的食物，以免损伤口腔和消化道黏膜。发生口腔溃疡时饮食要以半流食、流食为主，如牛奶、菜粥、豆浆、面条等。移植中后期，逐渐增加进食量，增加高蛋白、高维生素、营养丰富食物的摄入，如鸡蛋、牛肉、羊肉、芹菜等，但不能吃不易消化吸收的食物，如油炸、烧烤的食物，多吃水果、蔬菜，仍需严格注意饮食卫生。

［附］造血干细胞捐献

年龄在 18～45 岁的健康者均可登记成为捐献造血干细胞的志愿者，18～55 岁健康者可采集造血干细胞。如果你适龄、身体健康、志愿捐献造血干细胞，可与当地红十字会的热线电话联系报名、填写志愿捐献书及有关表格，并抽取 5 毫升血液。组织配型实验室将会对你的血液进行 HLA 分型等检验，并把你的所有相关资料录入中国造血干细胞捐献者资料库的计算机数据库中，以供渴望移植治疗的患者寻找配对，这样你就成了一名光荣的捐献造血干细胞志愿者。

当某一位患者需要进行造血干细胞移植时，由移植中心将患者的 HLA 分型数据传送到资料库，如果检索结果得出你的 HLA 正好与患者吻合时，省级管理中心将通知你做捐献的准备。这个过程可能很短，也可能要等若干年。而大部分志愿者可能没有捐献的机会。因为造血干细胞移植成功的关键在于患者与捐献者两者的 HLA 分型必须相合，这种相合率在同卵双生兄弟姐妹之间为 100%，在有血缘关系的兄弟姐妹之间为 25%。非血缘关系中 HLA 相合率为 1/400～1/10000。

志愿者只需献出 50～100ml 含有造血干细胞的血浆，即捐献出人体造血干细胞总量的 1/100，就能挽救一个人的生命。造血干细胞登记及捐献都是建立在自愿的基础上，登记后资料库会对你的自愿性进行再确认。因检测你的 HLA 资料库要花费一定的资金。为了节约经费，如果提出终止捐献，请作慎重考虑。但移植前，尤其签署捐献同意书后就不能撤销捐献决定，因为在这个时候，患者为准备移植必须进行大剂量的放疗和化疗，这时患者已经丧失造血能力，此期间若你终止捐献，再临时寻找配型相合者已来不及，患者将有生命危险。

捐献造血干细胞后，可刺激骨髓加速造血，1～2 周内，血液中的各种血细胞恢复到原来水平。因此，捐献造血干细胞不会影响人体健康。

（李林）

血液系统疾病小结

血液系统常见症状包括贫血，出血或出血倾向，继发感染症状，骨、关节疼痛。血常规和骨髓检查是血液系统常用检查。

贫血是指单位容积外周血液中的血红蛋白（Hb）浓度、红细胞计数和（或）红细胞比容（HCT）低于正常范围下限的一种常见的临床症状。其中以血红蛋白浓度最为可靠，也是临床诊断贫血最常见的实验室指标。贫血常常是一种症状，而不是一个独立的疾病，各系统疾病均可引起贫血。根据贫血的病因与发病机制，贫血分为：红细胞生成减少性贫血、红细胞破坏过多性贫血、失血性贫血；根据血红蛋白浓度将贫血分为轻度、中度、重度和极重度贫血。疲乏、困倦、软弱无力为贫血最常见和最早出现的症状；皮肤黏膜苍白是贫血最突出的体征；长期严重贫血者可致贫血性心脏病。积极寻找和去除病因是治疗贫血的首要原则。

缺铁性贫血是指由于体内贮存铁缺乏，导致血红蛋白合成量减少而引起的小细胞低色素性贫血及相关的缺铁异常。是临床上最常见的一种贫血，多见于生长发育期儿童和育龄期妇女。病因与铁需要量增加而摄入不足、铁吸收障碍、铁丢失过多有关。临床表现除有一般贫血的表现外，还有组织缺铁表现及缺铁原发病表现。组织缺铁表现主要有精神行为异常，如烦躁、易怒、注意力不集中、异食癖；皮肤干燥、毛发干枯易脱落、指（趾）甲缺乏光泽、脆薄易裂、反甲（勺状甲）；舌炎、舌乳头萎缩、口角炎。血象呈小细胞低色素性贫血，红细胞体积较正常小，形态不一，中心淡染区扩大，甚至呈环形。骨髓象增生活跃或明显活跃，以红系增生为主，粒细胞和巨核细胞系多正常。骨髓铁染色阴性为诊断缺铁的金指标。血清铁蛋白（SF）是准确反映体内贮存铁量的常用指标，小于 12 μg/L,是缺铁的重要诊断依据。病因治疗是 IDA 得以根治的关键。铁剂治疗是纠正缺铁性贫血的有效措施，首选口服铁剂。铁剂治疗最早的有效指标是外周血网织红细胞增多。铁剂治疗在血红蛋白恢复正常后，至少持续治疗 4 ~ 6 个月，以补充体内的贮存铁，待铁蛋白正常后停药。护理要点：休息与活动、病情观察、饮食护理、对症护理、用药护理、心理护理、健康教育。重点：饮食护理、用药护理、健康教育。

巨幼细胞性贫血是指由于叶酸和（或）维生素 B_{12} 缺乏或其他原因引起细胞核脱氧核糖核酸（DNA）合成障碍所致的贫血。除贫血的一般表现外，还有消化系统表现、神经系统表现和精神症状。“镜面舌”（舌面光滑）或“牛肉舌”（舌质绛红）是其特征性体征。血象呈大细胞性贫血，骨髓增生活跃或明显活跃，呈典型“巨幼变”。血清维生素 B_{12}、叶酸及红细胞叶酸均减少。病因治疗是有效治疗或根治巨幼细胞性贫血的关键。补充叶酸和（或）维生素 B_{12} 是主要的对症治疗。帮助病人调整饮食结构和饮食习惯，多食富含叶酸和维生素 B_{12} 的食物，纠正偏食、长期素食的习惯，避免食物过度烹调是有效预防巨幼细胞性贫血的措施。

再生障碍性贫血简称再障，是由于多种原因导致骨髓造血干细胞数量减少和（或）功能障碍而引起的一类贫血。主要表现为骨髓造血功能低下、全血细胞减少；进行性贫血、出血和感染；肝、脾、淋巴结多无肿大。药物和化学物质为再障最常见的致病因素。可导致 AA 的高危药物以氯霉素所致最多见，引起再障的化学物质以苯及其衍生物最为常见。在一定遗传背景下，再障可能的主要发病机制是免疫异常，造血微环境与造血干细胞量的改变是免疫异常损伤的结果。重型再生障碍性贫血（SAA）起病急，发展快，病情重，常以感染和出血为首发症状。血象具备以下三项中的两项可进行诊断：①网织红细胞绝对值$<15\times10^9/L$；②中性粒细胞$<0.5\times10^9/L$；③血小板$<20\times10^9/L$。骨髓增生广泛重度减低。非重型再生障碍性贫血（NSAA）起病缓，进展慢，病情较轻，以贫血为主。治疗要点支持治疗、对症治疗、免疫抑制治疗、促造血治疗、造血干细胞移植等。雄激素是目前治疗 NSAA 的常用药物，其作用机制是刺激肾脏产生更多的促红细胞生成素，并直接作用于骨髓，促进红细胞生成。造血干细胞移植主要用于 SAA 病人。护理要点：休息与活动、病情观察、饮食护理、对症护理、用药护理、心理护理、健康教育。重点：休息与活动、病情观察、对症护理、用药护理、健康教育。

溶血性贫血是指红细胞寿命缩短、破坏速度超过骨髓的造血代偿能力时所发生的一组贫血。临床主要表现为贫血、黄疸、脾大、网织红细胞增高及骨髓中红系造血细胞代偿性增生。急性溶血起病急骤，全身症状重，典型表现寒战、高热、腰背痛、酱油样尿，可发生周围循环衰竭、急性肾衰竭。慢性溶血起病缓慢，症状较轻，以贫血、黄疸、脾大为主要表现。溶血发作期应减少活动或卧床休息；多饮水、勤排尿；尽快去除诱因与病因；对症处理。

特发性血小板减少性紫癜（ITP），又称自身免疫性血小板减少性紫癜，是一组免疫介导的血小板过度破坏所致的出血性疾病。其特点是自发性的广泛皮肤、黏膜或内脏出血；血小板数量减少及生存时间缩短；骨髓内巨核细胞数正常或增多，伴发育成熟障碍；患者血清或血小板表面存在血小板膜糖蛋白特异性自身抗体。ITP 是最为常见的血小板减少性紫癜。临床可分为急性型和慢性型。急性型半数以上发生于儿童，病程多为自限性，一般4~6周，痊愈后很少复发。多数患者发病前1~2周有上呼吸道等感染史，突发广泛而严重的皮肤黏膜出血，当血小板低于$20\times10^9/L$时，可出现脏器出血，颅内出血可危及生命。慢性型主要见于青年女性，常反复发作，很少自然缓解。起病隐匿、缓慢，多在常规查血时偶然发现。出血多数较轻而局限，但易反复发生，严重内脏出血较少见，女性月经过多较常见，在部分患者可为唯一的临床症状。糖皮质激素为 ITP 首选治疗。脾切除可减少血小板抗体的产生，是本病的有效治疗方法之一。护理要点：病情观察、休息与活动、饮食护理、预防和避免加重出血、用药护理等，重点：病情观察、预防和避免加重出血。

过敏性紫癜又称亨-舒综合征，为一种常见的毛细血管变态反应性疾病，可能与自身免疫损伤有关。本病多见于儿童和青少年，男性发病略多于女性，春、秋季发病较多。多数患者发病前1~3周有全身不适、低热、乏力及上呼吸道感染等前驱症状，随之出现典型临床表现。根据体征分为单纯型（紫癜型）、腹型（Schonlein 型）、关节型（Henoch 型）、肾型及混合型。单纯型（紫癜型）为最常见的类型。主要表现为皮肤紫癜，局限于四肢，出现对称性分布、分批出现的紫癜，以下肢和臀部为主，躯干及面部极少累及。无特效疗法，急性期应卧床休息，寻找致敏因素并祛除。护理要点：急性期卧床休息，以免活动加剧出血。消除患者及家属紧张恐惧心理。保持皮肤清洁，防止出血和感染。勿食用致敏性食物，暂时给予无动物蛋白的流质或半流质饮食为主，腹型者食物特别注意无渣。肾型紫癜应予低盐饮食，限制水量。严密监测病情，加强健康教育。

血友病是一组因遗传性凝血活酶生成障碍引起的出血性疾病，包括血友病A、血友病B及遗传性FⅪ缺乏症，其中以血友病A最为常见。以阳性家族史、幼年发病、自发或轻度外伤后出血不止、血肿形成及关节出血为特征。替代疗法，即补充缺失的凝血因子，是防治血友病出血最重要的措施。护理重点：病情观察、止血护理、输注凝血因子及输血的护理、做好预防出血的宣教工作。

弥散性血管内凝血（DIC）不是一个独立的疾病，而是继发于严重疾病的病理状态，常可危及生命。以全身出血、栓塞及微循环衰竭为主要临床特征。常见有四大临床表现即出血、休克、栓塞和溶血。肝素抗凝治疗是终止 DIC 病理过程、减轻器官损伤，重建凝血一抗凝平衡的重要措施。护理重点：病情观察、遵医嘱正确配制和应用有关药物。

白血病是一类造血干细胞的恶性克隆性疾病。临床表现为贫血、出血、感染及各器官浸润症状，周围血细胞有质和量的变化。根据白血病细胞的成熟程度和自然病程，将白血病分为急性和慢性两大类。

急性白血病（AL）成人以急性髓细胞白血病最多见，儿童则以急性淋巴细胞白血病最多见。急性白血病有贫血、出血、感染及各器官浸润症状。半数患者以发热为早期表现，感染可发生在各个部位，以口腔炎、牙龈炎、咽峡炎最常见，可发生溃疡或坏死；肺部感染、肛周炎、肛旁脓肿亦常见，严重时可致败血症。最常见的致病菌为革兰阴性杆菌。中枢神经系统白血病（CNSL）、睾丸白血病常发生在治疗后缓解期，为白血病髓外复发的两大根源。急性白血病血象呈白细胞数增多、正常或降低、贫血、血小板减少，血涂片分类可见数量不等的原始和幼稚细胞。骨髓象有核细胞显著增生，以原始细胞为主，而较成熟中间阶段细胞缺如。FAB 协作组提出原始细胞≥骨髓有核细胞（ANC）的 30% 为 AL 的诊断标准，WHO 分类将骨髓原始细胞≥20% 定为 AL 的诊断标准。化疗是急性白血病主要的治疗方法。采取早期、联合、足量用药原则，分为诱导缓解及巩固强化治疗两个阶段。急淋 VP 为基本方案，急非淋 DA 为常用方案。急性早幼粒细胞白血病（APL）是 AML 的特殊类型，可采用 ATRA 诱导分化成熟。CNSL 宜早期强化全身治疗和腰穿鞘内注射 MTX 预防。睾丸白血病患者要进行双侧照射和全身化疗。造血干细胞移植是目前根除急性白血病的重要方法。护理要点：病情观察、预防和控制感染、预防和护理出血、化疗的护理、健康教育。重点：病情观察、预防和控制感染、化疗的护理。

慢性白血病（CL）在我国以慢性粒细胞白血病为多见。自然病程分三期：慢性期、加速期、急变期，多因急性变而死亡。慢性期一般持续 1 ~4 年。患者有乏力、低热、多汗或盗汗、体重减轻等代谢亢进的症状。脾脏肿大为最显著体征。血象以外周血白细胞升高为主要的特征。骨髓增生明显至极度活跃，以粒细胞为主，粒红比例明显增高，其中中性中幼、晚幼及杆状核粒细胞明显增多，原始细胞<10%。Ph 染色体阳性，BCR-ABL 融合基因阳性。慢性期早期化疗可使大多数 CML 患者血象及异常体征得到控制，羟基脲为当前 CML 首选化疗药物。异基因造血干细胞移植（Allo-SCT）是可以根治 CML 的标准治疗。护理重点：脾胀痛的护理、尿酸性肾病护理。

慢性淋巴细胞白血病在欧美各国最常见。病人有全身淋巴结肿大而无压痛，伴肝、脾肿大，外周血中持续性单克隆性淋巴细胞大于 5×10^9/L，骨髓增生明显活跃或极度活跃，中小淋巴细胞≥40%。治疗根据临床分期、症状和疾病活动情况而定。化疗常用的药物有苯丁酸氮芥和氟达拉滨。因低 γ 球蛋白血症、中性粒细胞缺乏及老龄，CLL 患者极易感染，严重感染常为致死原因，应特别加以预防和护理。

多发性骨髓瘤（MM）是浆细胞的恶性肿瘤，又称浆细胞骨髓瘤。好发于中老年人。主要表现为骨髓瘤细胞（异常的浆细胞）在骨髓内克隆性增殖，引起溶骨性骨骼破坏；

骨髓瘤细胞分泌单株免疫球蛋白（M蛋白），正常的多株免疫球蛋白合成受抑，尿中出现单株免疫球蛋白轻链（本周蛋白）；常伴有贫血，肾衰竭和骨髓瘤细胞髓外浸润所致的各种损害。骨痛为最常见的早期症状，随病情发展而加重。疼痛部位多在骶部，其次为胸廓和肢体。骨髓瘤细胞浸润引起胸、肋、锁骨连接处发生串珠样结节者为本病的特征之一。肾损害可为首发症状，为仅次于感染的致死原因。血象多呈正细胞正色素性贫血，血片中红细胞排列成钱串状（缗钱状折叠）。骨髓瘤细胞的出现具有诊断意义。异常浆细胞大于10%，并伴有质的改变。血清中有M蛋白。化疗诱导缓解后进行自身造血干细胞移植，效果较好。护理重点：防止病理性骨折、骨痛护理、观察尿的变化。

淋巴瘤起源于淋巴结和淋巴组织，是免疫系统的恶性肿瘤。按组织病理学改变，淋巴瘤可分为霍奇金淋巴瘤（HL）和非霍奇金淋巴瘤（NHL）两大类，85%的淋巴瘤为NHL。本病以20～40岁男性为多见。R-S细胞是HL的特点，NHL大部分为β细胞性。无痛性进行性的淋巴结肿大或局部肿块是淋巴瘤共同的临床表现。以化疗为主的化疗、放疗结合的综合治疗，是目前治疗淋巴瘤的基本策略。护理重点：观察淋巴结肿大所累及范围、大小，有无深部淋巴结肿大引起的压迫症状、放疗护理、淋巴结穿刺的护理。

（任海蓉）

第七章　内分泌代谢性疾病

第一节　总　　论

内分泌系统（endocrine system）是由内分泌腺及存在于某些脏器中的内分泌组织和细胞所组成的一个体液调节系统。它是机体的重要调节系统，其主要功能是在神经系统支配下和物质代谢反馈基础上释放激素，调节人体的生长、发育、生殖、代谢、运动、病态、衰老等生命现象，维持人体内环境的相对稳定。内分泌疾病的发生，是由于内分泌腺及组织发生病理改变所致。许多疾病通过代谢紊乱也可影响内分泌系统的结构和功能。

一、内分泌系统组成及生理功能

【主要内分泌腺及其生理功能】

不同的内分泌腺分泌不同的激素，各具其特殊的生理功能，详见表7-1-1。

表7-1-1　　主要内分泌腺、激素及生理功能

下丘脑	促甲状腺激素释放激素（TRH） 促性腺激素释放激素（GnRH） 促肾上腺皮质激素释放激素（CRH） 生长激素释放激素（GHRH） 催乳素释放因子（PRF）	促进腺垂体相应促激素的分泌与合成，从而间接调节腺垂体的分泌活动
	生长素释放抑制激素（GHRIH） 催乳素释放抑制因子（PIF）	抑制腺垂体相应激素的合成与释放
腺垂体	促甲状腺素（TSH） 促肾上腺皮质激素（ACTH） 生长激素（GH） 催乳素（PRL）	促进相应靶腺体合成与释放相应激素，维持各靶腺体的功能活动
神经垂体	抗利尿激素（ADH）	促进肾远曲小管和集合管对水的重吸收
	催产素（PRL）	促进泌乳，刺激子宫收缩和轻度抗利尿作用

续表

甲状腺	甲状腺素（T4）	促进物质与能量代谢及生长发育过程
	三碘甲状腺原氨酸（T3）	
	降钙素（CT）	降低血钙
甲状旁腺	甲状旁腺素（PTH）	调节钙磷代谢
肾上腺皮质	糖皮质激素（主要为皮质醇）	参与物质代谢、水盐代谢和应激反应；抑制免疫功能、抗炎、抗过敏、抗毒和抗休克
	盐皮质激素（主要为醛固酮）	促进肾远曲小管和集合管重吸收钠和排钾
	性激素（雄激素为主，少量雌激素）	促进蛋白质合成和骨骼愈合
肾上腺髓质	肾上腺素	作用于α和β肾上腺能受体，兴奋心肌、升高血压、抗支气管痉挛；参与体内物质代谢
	去甲肾上腺素	作用于α肾上腺能受体，收缩血管、升高血压
睾丸	雄激素	促进男性生殖器官发育和男性第二性征出现并维持其正常状态；促进蛋白质合成
卵巢	雌激素	促进女性生殖器官发育和女性第二性征出现并维持其正常状态
	孕激素	促进子宫内膜增生，维持妊娠
胰岛	胰高血糖素	促进糖原分解和糖异生，使血糖升高
	胰岛素	促进葡萄糖利用和转化，使血糖降低；促进蛋白质合成
胃肠道	胃泌素、胰泌素	
	肠抑素	调节胃肠平滑肌运动及黏膜腺体内、外分泌
肾脏	前列腺素	扩张动脉，调节血压
	促红细胞生成素	刺激骨髓红细胞生成

【内分泌系统的功能调节】

1. 神经系统与内分泌系统的相互调节

内分泌系统直接由下丘脑调控，下丘脑的神经分泌细胞可以合成释放激素和抑制激素，通过垂体门静脉系统进入腺垂体，调节腺垂体各种分泌细胞合成与分泌相应激素，这些激素又对周围靶腺如甲状腺、肾上腺、性腺进行调控，亦可直接对靶器官、靶细胞进行调控。当下丘脑各种释放激素分泌受抑制时，相应的垂体前叶功能常减退，而周围腺体可发生继发性功能减退。同时，下丘脑又受中枢神经系统多种神经递质的调控，如去甲肾上腺素、多巴胺、乙酰胆碱、5-羟色胺等，均可影响下丘脑神经分泌细胞的分泌功能。

内分泌系统对神经、精神系统也有重要影响，某些激素如甲状腺素、肾上腺糖皮质激素分泌过多或过少时可引起神经功能障碍，或是兴奋，或是抑制，重者可产生严重精神症状甚至昏迷。

2．内分泌系统的反馈调节

下丘脑、垂体与靶腺之间存在着反馈调节，主要是负反馈调节，即垂体前叶在下丘脑释放激素的调节下分泌相应的促激素，刺激靶腺合成与分泌相应激素，而后者又反作用于下丘脑和垂体，抑制相应激素的分泌；反之，当血中靶腺分泌的激素水平较低时，则下丘脑、垂体分泌的相应激素则增加。在生理状态下，这种反馈控制，使相处较远的腺体之间相互联系，彼此配合，保持机体内环境的稳定性，并克服各种病理状态。反馈调节现象也见于内分泌腺和体液代谢物质之间，如血糖升高可刺激胰岛 β 细胞分泌胰岛素，而血糖过低则可抑制胰岛素分泌。

3．免疫系统和内分泌功能

免疫系统可通过细胞因子对神经内分泌系统的功能产生影响。如在下丘脑神经元上有 IL-1 受体，细胞因子 IL-1 通过受体作用于下丘脑的 CRH 合成神经元，促进 CRH 的分泌。神经内分泌系统对机体免疫也有调节作用，如糖皮质激素、性激素等可抑制免疫应答，而生长激素、甲状腺素和胰岛素能促进免疫应答。

因此，神经、内分泌和免疫三个主要调节系统，相互联系和调节，形成神经内分泌免疫系统的调节网络，以适应复杂多变的体内外环境变化。

【内分泌疾病分类】

1．按内分泌腺的功能

按功能可分为三组：①功能亢进。常伴腺体增生、腺瘤（癌）分泌激素过多而引起的临床症状，如原发性醛固酮增多症、甲状旁腺功能亢进等。②功能减退。由于内分泌腺受多种原因的破坏，如先天发育异常、遗传、酶系缺陷、炎症、肿瘤浸润压迫、供血不足、组织坏死、变性、纤维化或自身免疫、药物影响、手术切除和放射治疗等引起的激素合成和分泌过少而发生的临床症状，如垂体前叶功能减退、慢性肾上腺皮质功能减退等。③功能正常但腺体组织结构异常。如单纯性甲状腺肿和甲状腺癌等，其功能正常，但有组织结构的病理改变。

2．按内分泌组织疾病

按内分泌组织疾病可分为两组：①胃肠胰内分泌病。包括胰升糖素瘤、胰岛素瘤、胃泌素瘤、舒血管肠肽瘤（胰霍乱瘤，又称水泻、低钾、低胃酸综合征）、生长抑素瘤、类癌与类癌综合征等，并有胰岛素相对和绝对缺乏的糖尿病。②肾脏内分泌病。肾素瘤（球旁细胞瘤）和巴特氏综合征。

3．按激素来源

激素来源异常引起的内分泌病可分为三组：①来源于内分泌腺或组织本身。多数内分泌病属于此类，如导致垂体分泌过多生长激素的垂体生长激素瘤、过多催乳素的垂体催乳素瘤、过多 ACTH 的垂体 ACTH 瘤。②异位（源）激素。不少非内分泌肿瘤分泌激素或类激素、内分泌肿瘤分泌某种激素或类激素（不属于此腺体应分泌的异种激素）可刺激相应内分泌腺或组织而分泌激素过多，或由其直接刺激靶细胞引起症候群，称异位激素综合征，这种非正常来源的激素或促激素称为异位（源）激素。如肺癌为非内分泌组织但能生成和释放 ACTH、ADH 或血清素等激素，属异源性。此组内分泌病都与各种恶性肿瘤密切有关，其症候群可先于、后于或与肿瘤同时发生，肿瘤切除，临床症候群可随之获短期缓解。③外源性激素。无论由于某些疾病而服激素类药物或由于病人误服过多和过久均可影响内分泌系统。一般对相应的自身内分泌系统会产生抑制作用，如常用的糖皮质激素泼尼松等药物，对下丘脑-垂体-肾上腺轴会产生抑制作用，久之会使腺体萎缩，病人将出现医源性库兴氏综合征的临床征象，如果骤停可引起撤药症候群，甚至发生危象。

【内分泌疾病诊断】

1. 诊断方法

完整的内分泌病诊断应包括病因诊断、病理诊断（定性和定位诊断）和功能诊断。首先在诊断程序上考虑是否为内分泌紊乱，其次鉴别由内分泌腺或组织自身引起的疾病，或继发性内分泌症候群，如继发于肝、肾疾病或营养不良引起的侏儒症。往往先从临床表现和初步化验资料着手分析，一般容易确定功能诊断，随之确定病变部位、病理性质、有否肿瘤、良性或恶性，应查明原发病变的部位。病因诊断较为困难，因不少内分泌病的病因尚不明或缺少检查手段。应争取及早诊断，以利治疗。

2. 主要依据

诊断的主要根据是：①临床表现；②化验资料；如生化改变、激素水平、免疫学和遗传学的检查；③腺体功能试验，包括兴奋试验、抑制试验、激发试验和拮抗试验等；④影像学检查；有 X 射线检查、放射性核素扫描、电子计算机 X 射线断层成像（CT）、B 型超声波检查、磁共振成像（MRI）等，对病变的定位和确定病因十分有意义；⑤病理检查。

【内分泌疾病治疗】

内分泌疾病的治疗原则，主要是根除病因或纠正病理生理引起的功能紊乱和代谢失常。

1. 对功能亢进者

治疗方法有：①手术切除导致功能亢进的肿瘤或增生组织；②放射治疗抑制分泌功能；③药物治疗抑制激素合成和释放或抑制其作用于受体；④以靶腺激素抑制促激素的合成和分泌；⑤化学治疗，如以邻氯苯对氯苯二氯乙烷（O，P′-DDD）或氨基导眠能治疗肾上腺皮质癌；⑥调节神经递质所引起的下丘脑-垂体-靶腺轴功能失常，如溴隐亭治疗垂体催乳素瘤或闭经溢乳征。

2. 对功能减退症

一般采取补充替代疗法，补充生理需要量激素，如甲状腺功能减退症用甲状腺片治疗，肾上腺皮质功能减退症用皮质醇、泼尼松等治疗，同时应辅以对症支持疗法。

二、内分泌系统疾病常见症状体征的护理

内分泌系统疾病常见的症状体征有：身体外形改变、性功能异常、肥胖、消瘦、进食异常、排泄功能异常、水电解质紊乱、骨质疏松、骨畸形、自发性骨折、结石、痛风等。

（一）身体外形改变

身体外形的改变多与脑垂体、甲状腺、甲状旁腺、肾上腺或部分代谢性疾病有关。

1. 护理评估

（1）病史评估：询问身体外形改变的原因、时间及特征（面貌、体型、身高、毛发

等的异常变化），是否曾到医院就医，诊断、用药及护理情况。询问生活、饮食情况，既往有无内分泌代谢性疾病病史，以及有无结核病、慢性肝炎、恶性肿瘤病史。家族中有无类似患者。了解患者对身体外形变化的接受程度，有无焦虑、自卑、抑郁等心理变化。了解患者对治疗和护理的需求，以及患者家属、社会支持系统对患者的关心程度。

（2）身体评估：评估面容有无异常：如甲状腺功能亢进者有眼裂增宽、眼球凸出、表情惊愕的“甲亢面容”；而甲状腺功能减退症则有黏液性水肿面容，表现为面颊及眼睑虚肿、表情淡漠；库兴综合征患者有“满月脸”面容；肢端肥大症患者可表现为面部增长、下颌增大、颧骨凸出、嘴唇增厚、耳鼻长大等粗陋面容。体型有无变化：如过高、过矮、肥胖、消瘦。有无毛发质地改变、分布异常，有无多毛、毛发脱落或稀疏。皮肤有无色素沉着，尤其是摩擦处、掌纹、乳晕、瘢痕处更明显。

（3）相关检查：检测垂体、甲状腺、甲状旁腺和肾上腺皮质等功能，有助于身体外形改变的病因观察。

2．护理诊断

自我形象紊乱与疾病引起身体外形改变等因素有关。

3．护理目标

（1）患者身体外形改变逐渐恢复正常。

（2）患者能正确认识身体外形改变与疾病的关系，适应形体的变化，情绪稳定，能积极配合治疗和护理。

4．护理措施

（1）环境与休息：为患者安排舒适、安静、私密的就医环境，充分休息。

（2）心理护理：在患者亲属的理解与支持下，护士以尊重和关心的态度与患者多交谈，鼓励患者以各种方式表达形体改变所致的心理感受，使患者在表达感受的同时获得情感上的支持。向患者讲解疾病知识，向患者说明外形改变是疾病发生、发展过程的表现，自觉配合治疗和护理可使外形改变完全或部分恢复正常。指导患者恰当修饰改善自我形象。如可选择合适的立领上装或围巾以掩饰肿大的甲状腺。有突眼者可佩戴深色眼镜，毛发稀疏者可戴假发或帽子等。恰当的自我修饰可增进患者心理舒适和美感，提高适应能力，增强自信心。

（3）用药护理：内分泌疾病用药周期长，根据病情需要及时剂量调整。指导患者遵医嘱按剂量、按疗程服用药物，并加强自我病情监测，及时与医生沟通，以最合适的剂量达到最有效的治疗效果。

5．护理评价

（1）患者能否正确认识并适应身体外形改变，积极配合治疗。

（2）患者身体外形改变是否逐步恢复正常，外观得到改善。

（二）肥胖

肥胖是体内脂肪堆积过多和（或）分布异常，体重增加而导致的一种状态。主要原因与遗传、高热量、高脂饮食、体力活动少有关，且常与2型糖尿病、高血压、高血脂、冠心病等集结出现。WHO已将肥胖定为一种疾病。临床分为单纯性肥胖症和继发性肥胖症。无明显内分泌及代谢性疾病所致的肥胖，称为单纯性肥胖症；若继发于某些疾病，如下丘脑-垂体的炎症、肿瘤、创伤以及库兴综合征、甲减等，称为继发性肥胖症。

1．护理评估

（1）病史评估：询问肥胖的起病原因、时间、体重变化及肥胖特征（如腹型肥胖、肥臀），是否曾到医院就医，诊断、用药及护理情况。询问生活、饮食情况，有无多坐少动、高脂肪、高热量饮食习惯，是否暴饮暴食或嗜好甜食、零食，或晚餐进食过多。有无食欲亢进、多食易饥、便秘等。是否并发其他疾病，如高血压、冠心病等。既往有无导致肥胖的疾病，如甲状腺疾病、肾上腺疾病等。家族中有无类似患者。了解肥胖对患者日常生活的影响，如稍事活动即感疲劳、气急、关节疼痛、活动少而思睡等。有无焦虑、自卑、抑郁等心理变化。了解患者对治疗和护理的需求，以及患者家属、社会支持系统对患者的关心程度。

（2）身体评估：测量身高、体重、腹围、臀围，观察脂肪分布情况，是均匀分布还是中心性肥胖。体重超过标准体重的20%为轻度肥胖；超过21%～30%为中度肥胖；超过31%以上为重度肥胖；超过50%以上为极度肥胖。标准体重的简易计算公式：标准体重（kg）=身高（cm）-105。目前常用的体重指数（body mass index）简称BMI，与身体脂肪的百分含量有明显的相关性，能较好地反映机体的肥胖程度。具体计算方法：BMI=体重/身高^2（kg/m^2）。WHO规定，体重指数在25.0～29.9为超重，≥30为肥胖。中国人的BMI标准：18.5≤BMI<24为正常；24≤BMI<28为超重；BMI>28为肥胖。腰臀比（WHR）是腰围和臀围的比值，是判定中心性肥胖的重要指标。腰围是取被测者髂前上棘和第十二肋下缘连线中点，水平位绕腹一周，皮尺应紧贴软组织，但不压迫，测量值精确到0.1cm。臀围为经臀部最隆起部位测得身体水平周径。腰臀比是早期预测肥胖的指标。男性腰围≥85cm，女性腰围≥80cm为腹部脂肪蓄积的界限。如男性WHR大于0.9，女性WHR大于0.8，可诊断为中心性肥胖。

（3）相关检查：进行血脂、血糖及内分泌功能检查有助于了解肥胖的病因。

2．护理诊断

（1）营养失调：高于机体需要量与遗传、体内激素调节紊乱或不良饮食习惯、活动量少，代谢需要量降低等因素有关。

（2）自我形象紊乱与肥胖引起身体外形改变等因素有关。

3．护理目标

患者建立合理的膳食习惯、坚持适量运动，体重得到有效控制或恢复正常。

4．护理措施

（1）行为护理：治疗肥胖的最佳方案是少食多动，二者必须同时兼顾，长期坚持。护士应与临床医生、心理学家、营养治疗师组成行为治疗小组，了解患者的生活习惯及肥胖史，根据不同年龄、性别、肥胖程度和情绪状态，与患者进行个别交谈，向患者说明肥胖对健康的危害性，使其了解肥胖与心血管疾病、高血压、糖尿病等患病率密切相关，促使患者正确对待存在的问题、积极配合检查和治疗。指导患者制订具体可行的减肥计划，包括建立节食意识和运动计划。

（2）饮食护理：①合理膳食：注意改变膳食结构和食量，以低热量、低脂低胆固醇、适量优质蛋白、多糖类食物为宜。适量减少每日摄入的热量，使热量低于机体能量消耗。②注意食物的能量密度，选择体积较大而能量相对低的食物，如新鲜蔬菜和适量水果，摄入有饱腹感而热量低。避免煎炸食品、方便食品、快餐、零食或巧克力等食物。

（3）运动指导：在饮食治疗的基础上，鼓励患者积极参加体育活动，增加热量的消耗。选择适合患者的有氧运动，循序渐进，长期坚持。

(4) 用药护理：减肥药是饮食、运动治疗的辅助手段，应严格遵医嘱短期应用。目前常用的减肥药有非中枢性减肥药和中枢性减肥药两大类。前者主要是脂肪酶抑制剂，如奥利司他，服药后可使甘油三酯的吸收减少 30%，而以原型经肠道排出。主要不良反应为胃肠胀气、大便次数增多和脂肪便。后者主要通过 5-羟色胺通路、去甲肾上腺通路或两者均有的双通路而起效，如西布曲明，是 5-羟色胺和去甲肾上腺素再摄取抑制剂，用药后降低食欲，增加饱腹感，使摄食减少，体重减轻。但不良反应有头痛、口干、畏食、失眠、便秘、心率加快、血压轻度升高等。对继发性肥胖者，主要针对病因治疗。

5. 护理评价

(1) 患者能否建立合理的饮食习惯和坚持适量运动。

(2) 患者体重是否得到有效控制或恢复至正常范围。

（高小莲）

第二节 糖尿病

糖尿病（diabetes mellitus，DM）是由于胰岛素分泌缺陷和（或）胰岛素作用缺陷导致糖、蛋白质、脂肪代谢异常，表现以慢性高血糖为特征的代谢疾病群。典型病例可出现多尿、多饮、多食、消瘦等表现，即“三多一少”症状，可并发眼、肾、神经、心脏、血管等组织的慢性进行性病变。病情严重或应激时可发生急性代谢紊乱，如酮症酸中毒、高渗性昏迷等。

糖尿病患病率正随着人民生活水平的提高、人口老化、生活方式的改变而迅速增加。根据国际糖尿病联盟统计，2000 年全球有糖尿病患者 1.51 亿，预计到 2030 年将升至 5 亿人。2007 年至 2008 年，中华医学会糖尿病学分会（CDS）在全国 14 个省市进行了糖尿病的流行病学调查，估计我国 20 岁以上的成年人糖尿病患病率为 9.7%，成人糖尿病患者总数达 9240 万。由于人口基数大，我国可能已成为糖尿病患病人数最多的国家。糖尿病对社会和经济带来沉重的负担，使患者的生活质量降低，成为严重威胁人类健康的世界性公共卫生问题。

【分类】

1999 年，WHO 公布了糖尿病新的分类法，即 1 型糖尿病、2 型糖尿病、妊娠糖尿病和其他特殊类型糖尿病。

1. 1 型糖尿病

1 型糖尿病是一种自体免疫疾病，常常在 35 岁以前发病，占糖尿病的 10% 以下。感染（尤其是病毒感染）、毒物等因素诱发机体产生异常自身体液和细胞免疫应答，导致胰岛 β 细胞损伤，胰岛素分泌减少，多数患者体内可检出抗胰岛 β 细胞抗体。因胰岛素分泌缺乏，本型病人依赖外源性胰岛素补充以维持生命。

2. 2 型糖尿病

2 型糖尿病也叫成人发病型糖尿病，多在 35 ~ 40 岁之后发病，占糖尿病患者 90% 以上。2 型糖尿病病人体内产生胰岛素的能力并非完全丧失，有的患者体内胰岛素甚至产生过多，但胰岛素的作用效果却不佳，因此患者体内的胰岛素处于一种相对缺乏的状态。该型可仅用口服降糖药物来控制血糖，或口服药联合外源性胰岛素治疗。

3. 妊娠糖尿病（Gestational diabetes mellitus，GDM）

确定妊娠后，若发现有各种程度的糖耐量减低或明显的糖尿病，不论是否需用胰岛素或仅使用饮食治疗，也不论分娩后这一情况是否持续，均可认为是妊娠糖尿病。妊娠糖尿病的发生率为1%～6.6‰。

4. 特殊类型糖尿病

如线粒体耦联因子（CF）相关性糖尿病、新生儿糖尿病、青少年发病的成年型糖尿病（MODY）、成人迟发性自身免疫性糖尿病（LADA）等。

【病因与发病机制】

糖尿病的病因和发病机制较为复杂，至今尚未完全明了。目前认为糖尿病是由多种原因引起，与遗传因素、环境因素和自身免疫有关。

1. 1型糖尿病

1型糖尿病主要是以遗传性易感人群为背景的、由病毒感染所致的胰岛β细胞自身免疫反应，引起β细胞破坏和功能损害，导致胰岛素分泌绝对不足。

2. 2型糖尿病

2型糖尿病与遗传因素和环境因素的关系更为密切，发病机制与胰岛素抵抗和胰岛素分泌缺陷有关。环境因素包括老龄化、现代社会西方生活方式（体力活动减少、高热量方便食物和可口可乐摄入过多等）、肥胖、精神刺激、多次妊娠和分娩等。2型糖尿病有些病人的基础胰岛素分泌正常，空腹时肝糖输出不增加，故空腹血糖正常或轻度升高，但在进餐后出现高血糖。另一些病人进餐后胰岛素分泌持续增加，分泌高峰延迟，餐后3～5h血浆胰岛素水平呈现不适当的升高，引起反应性低血糖，并可成为这些病人的首发症状。

【病理生理】

糖尿病时胰岛素分泌和（或）胰岛素作用缺陷致胰岛素绝对或相对不足，引起一系列的代谢紊乱。

1. 碳水化合物代谢

糖尿病时，葡萄糖在肝、肌肉和脂肪组织的利用减少以及肝糖输出增多是发生高血糖的主要原因。

2. 脂肪代谢

由于胰岛素不足，脂肪组织摄取葡萄糖及从血浆清除甘油三酯的能力下降，脂肪合成代谢减弱，脂蛋白脂酶活性低下，血浆中游离脂肪酸和甘油三酯浓度增高。这些改变增高了心血管病的危险性。在胰岛素极度缺乏时，储存脂肪的动员和分解加速，血游离脂肪酸浓度进一步增高。肝细胞摄取脂肪酸后，经β氧化生成乙酰辅酶A，合成乙酰乙酸，乙酰乙酸进而转化为丙酮和β羟丁酸，三者统称酮体。当酮体生成超过组织利用和排泄能力时，大量酮体堆积形成酮症，进一步可发展至酮症酸中毒。

3. 蛋白质代谢

肝脏、肌肉等组织摄取氨基酸减少，蛋白质合成代谢减弱、分解代谢加速，导致负氮平衡，病人乏力、消瘦、组织修复和抵抗力降低，儿童生长发育障碍和延迟。

【临床表现】

1 型糖尿病多发生于青少年，起病急，症状明显且重，可以酮症酸中毒为首发。2 型糖尿病多见于 40 岁以上成人或老年人，多为肥胖体型，起病缓慢，症状较轻。

1. 代谢紊乱症候群

典型表现为“三多一少”，即多尿、多饮、多食和体重减轻。

（1）多尿：血糖升高后，不能被充分利用，随肾小球滤出而不能完全被肾小管重吸收，以致形成渗透性利尿，出现多尿。血糖越高，排出的尿糖越多，尿量也越多。

（2）多饮：因多尿失水，刺激口渴中枢，出现烦渴多饮，饮水量和饮水次数都增多，以此补充水分。排尿越多，饮水也越多，形成正比关系。

（3）多食：由于葡萄糖不能被机体充分利用而随尿排出，患者常感饥饿，导致食欲亢进、易饥多食。

（4）消瘦：外周组织对葡萄糖利用障碍，使脂肪和蛋白质分解加速以补充能量，加之失水，病人体重明显减轻、形体消瘦，以致疲乏无力，精神不振。

2. 急性并发症

（1）糖尿病酮症酸中毒（diabetic ketoacidosis，DKA）：是糖尿病最常见的急性并发症之一，因体内胰岛素严重缺乏引起的高血糖、高血酮、代谢性酸中毒的一组临床综合征。最常发生于 1 型糖尿病患者，原因多是由于中断胰岛素治疗或胰岛素用量不足。2 型糖尿病患者在某些诱因下亦可发生。常见诱因有：①感染，以呼吸道、泌尿道、胃肠道感染最常见；②饮食不当，摄入过多的甜食、脂肪或过度限制碳水化合物；③应激、创伤、手术、精神刺激、妊娠和分娩等。④其他：某些药物如糖皮质激素的应用，某些疾病如库欣病、肢端肥大症、胰升糖素瘤等。

产生机制：在糖尿病病情加重时，脂肪分解加速，大量脂肪酸经在肝脏氧化产生大量乙酰乙酸、β-羟丁酸和丙酮，三者统称为酮体。如酮体超过组织的氧化利用则血酮体升高，称酮血症，尿中出现酮体，称酮尿症，临床统称为酮症。当代谢紊乱加剧时，血酮体浓度超过体内酸碱平衡调节能力时，血 pH 值下降，导致酮症酸中毒，发生昏迷。

临床表现：DKA 早期常无明显表现，随着血酮酸的积聚，逐渐出现一系列症状。早期表现为原有糖尿病症状加重或首次出现，如极度烦渴、尿多、乏力、疲劳等。进入酸中毒失代偿期后病情迅速恶化，出现食欲减退、恶心、呕吐或腹痛（易误诊为急腹症），伴有头痛、烦躁、呼吸深大、呼气中有烂苹果味（丙酮味）、面颊潮红、口唇樱红。后期出现严重脱水，表现为尿量减少、皮肤黏膜干燥无弹性、眼球下陷、声音嘶哑，脉搏细数、血压下降、四肢厥冷，最终意识模糊以至昏迷。脱水加之厌食、恶心、呕吐使电解质摄入减少，引起电解质代谢紊乱，如低钾血症。但由于血液浓缩、肾功能减退时钾潴留以及酸中毒钾从细胞内转移到细胞外，因此血钾浓度可正常甚或增高，掩盖体内严重缺钾。

（2）高渗性非酮症糖尿病昏迷（hyperosmolar nonketoti diabetic coma，HNDC）：简称高渗性昏迷，是糖尿病一种较少见的严重急性并发症。多见于老年 2 型糖尿病患者。约 2/3 患者于发病前无糖尿病史或症状轻微，可因：应激和感染；心肾功能衰竭；严重呕吐、大面积烧伤、禁食、腹泻；高糖摄入和输入等引起。其临床特征为严重的高血糖、高血钠、脱水、血浆渗透压升高而无明显的酮症酸中毒表现。脱水可继发性醛固酮分泌增多加重高血钠，使血浆渗透压增高，脑细胞脱水，从而导致本症突出的神经精神症状，表现为嗜睡、幻觉、定向障碍、昏迷等。由于极度高血糖和高血浆渗透压，血液浓缩，黏稠度增高，易并发动静脉血栓形成，尤以脑血栓为严重，导致较高的病死率。

（3）低血糖反应：成年人空腹血糖浓度低于 2.8mmol/L 称为低血糖，由低血糖导致的昏迷称低血糖昏迷。常见于糖尿病患者节食过度或突然加大运动量，注射胰岛素剂量过大，口服降糖药使用不当（盲目加量或未按时进餐）等情况下，及糖尿病肾病病人肾功能恶化时，胰岛素排泄延缓，但未及时减少胰岛素用量等。低血糖反应也是某些2型糖尿病人的最初症状，这类患者多为餐后低血糖，由于进餐后胰岛素的释放慢于血糖水平的升高，因此当血液中的胰岛素浓度达到高峰时，血糖水平已开始下降，从而发生低血糖反应。临床表现为饥饿乏力，头昏头痛，冷汗淋漓，心慌气短，心动过速，恶心呕吐，视物模糊，周身发抖，甚至精神错乱，行为异常，嗜睡昏迷，四肢抽搐乃至死亡。部分老人和糖尿病神经病变者会在没有任何不适的情况下，突然意识消失，这是一种非常危险的低血糖，又称为未察觉低血糖。低血糖可发于白天，也可发于夜间。夜间处于睡眠状态的低血糖发作可使病人从梦中惊醒，伴有冷汗淋漓，烦躁不安，心动过速。

（4）感染：常出现皮肤疖、痈等化脓性感染，重者可引起败血症或脓毒血症；皮肤真菌感染（足癣、体癣、甲癣）很常见，若发生化脓性感染可导致严重后果。泌尿生殖系统感染也较常见，女性患者常见真菌性阴道炎以及肾盂肾炎、膀胱炎等，常反复发作。糖尿病合并肺结核的发病率高，病变多呈渗出干酪样坏死，易形成空洞，扩展播散较快。

（5）乳酸性酸中毒（lactic acidosis，LA）：LA是一种较少见而严重的糖尿病急性并发症，一旦发生，病死率可高达50%以上，尤其血乳酸>25mmol/L，病死率高达80%。乳酸是糖酵解的中间代谢产物，葡萄糖在无氧条件下分解成为乳酸。为维持体内平衡，可由肝脏的糖原异生作用和肾脏的排泄加以清除，但当肝肾功能障碍时则易发生乳酸堆积而致酸中毒。主要见于服用双胍类药物的老年糖尿病合并慢性心、肺疾病或肝肾功能障碍患者，因感染、脱水、血容量减少、饥饿等所诱发。临床起病较急，轻症：可仅有疲乏无力、恶心、食欲降低、头昏、困倦、呼吸稍深快。中至重度：可有恶心、呕吐、头痛、头昏、全身酸软、口唇发绀、深大呼吸（不伴酮味）、血压和体温下降、脉弱、心率快，可有脱水表现，意识障碍、四肢反射减弱、肌张力下降、瞳孔扩大、深度昏迷或出现休克。本病症状与体征可无特异性，轻症临床表现可不明显，常被原发或诱发疾病的症状所掩盖，容易误诊或漏诊。

3. 慢性并发症

慢性并发症是糖尿病防治的重点和难点。

（1）大血管病变：与非糖尿病患病人群比较，糖尿病患者群中动脉粥样硬化的患病率较高，发病年龄较轻，病情进展较快，是2型糖尿病患者主要死亡原因。以累及心、脑、肾等生命器官和危害严重为特点，引起冠心病、高血压、缺血性或出血性脑血管病、肾动脉硬化、肢体动脉硬化。肢体动脉硬化可有下肢疼痛、感觉异常、间歇性跛行，严重时可致肢端坏疽。

（2）微血管病变：主要表现在视网膜、肾、神经、心肌组织，以糖尿病肾病和视网膜病变为重要，二者常并行。

①糖尿病肾病：肾小球硬化症是主要的糖尿病微血管病变之一，常见于糖尿病病史超过10年者，是1型糖尿病患者的主要死因。典型表现为蛋白尿、水肿和高血压，晚期出现氮质血症，最终发生肾功能衰竭。

②糖尿病性视网膜病变：是成年人失明的主要原因之一。在2型糖尿病患者中有20%～40%出现视网膜病变，约8%患者可出现严重视力丧失，常见于病史超过10年的糖尿病患者。病变早期为非增殖性视网膜病变，表现为视网膜出血、渗出等，发展至后期则属增殖性视网膜病变，表现为新生血管形成，机化物增生，以至出现视网膜剥离，导致失明。其他眼部并发症还可见视网膜黄斑病、白内障、青光眼、屈光改变、虹膜睫状体病

变等。

4. 神经病变

神经病变是有糖尿病病史10年内最常见的并发症。在年龄超过40岁及吸烟、血糖控制差者更常见。以多发性周围神经病变最多见，首先表现为对称性肢端感觉异常，呈袜子或手套状分布，伴瘙痒、麻木、针刺、灼热或如踏棉垫感，有时伴痛觉过敏；随后有肢体隐痛、酸痛、刺痛或烧灼样痛，夜间及寒冷季节加重。后期运动神经受累，出现肌张力减弱、肌力减弱，以至肌萎缩和瘫痪。自主神经病变也较常见，表现有瞳孔缩小且不规则、光反射消失、排汗异常、胃肠功能失调、直立性低血压、尿失禁、尿潴留等。

5. 糖尿病足

糖尿病足是指因糖尿病血管病变和（或）神经病变及感染等因素，导致糖尿病患者足或下肢组织破坏的一种病变。是糖尿病患者截肢、致残的主要原因。糖尿病足的症状和体征因病程和病变严重程度而不同。轻者只有脚部微痛、皮肤表面溃疡；中度者可以出现较深的穿透性溃疡合并软组织炎；严重者在溃疡同时合并软组织脓肿、骨组织病变，脚趾、脚跟或前脚背局限性坏疽，甚至可以出现全脚坏疽。常见诱因有趾间或足部皮肤瘙痒而搔抓皮肤；溃破、水泡破裂、烫伤；修脚损伤、碰撞伤及新鞋磨伤；吸烟等。由于神经营养不良及外伤，还可引起营养不良性关节炎（Charcot关节），受累关节有广泛性骨质破坏和畸形。

【辅助检查】

1. 尿糖测定

尿糖阳性为诊断糖尿病的重要线索，但尿糖阴性不能排除糖尿病可能，因尿糖值还与肾糖阈的高低有关。在监测血糖条件不足时，每日4次尿糖定性检查：3餐前、晚上(9~10时)和24小时尿糖定量可作为判断疗效的指标。

2. 血糖测定

血糖测定是诊断糖尿病的主要依据，也是判断糖尿病病情和控制情况的主要指标。常用指标有空腹血糖（FPG）和餐后2h血糖（2hPG）。诊断糖尿病时常用静脉血浆测定，治疗过程中随访血糖控制程度时可用便携式血糖仪进行毛细血管全血测定。

3. 葡萄糖耐量试验

当血糖高于正常范围而又未达到诊断糖尿病标准时，需进行口服葡萄糖耐量试验（OGTT）。测定空腹及开始饮葡萄糖水后1h、2h静脉血浆葡萄糖水平。对于胃切除术后、胃空肠吻合术后或吸收不良综合征者，可行静脉葡萄糖耐量试验。

4. 糖化血红蛋白A1（HbA1c）和糖化血浆白蛋白测定

糖化血红蛋白是由血红蛋白与葡萄糖非酶化结合而成的，与血糖浓度呈正相关。因红细胞寿命约120天，故该指标可反映取血前8~12周内血糖的总水平，作为糖尿病总体控制情况的监测指标之一。目前已将HbA1c检查作为糖尿病疗效判断，调整治疗的金指标，正常值为3.8%~6.5%。血浆白蛋白也可与葡萄糖非酶化结合形成果糖胺，正常值为1.7~2.8mmol/L，可反映糖尿病患者近2~3周内血糖总的水平，亦为糖尿病患者近期病情监测的指标。

5. 其他

未获控制的糖尿病者可有血甘油三酯、胆固醇升高，而高密度脂蛋白常降低；合并糖尿病肾脏病变时，可有肾功能改变；合并酮症酸中毒时，血、尿酮体升高，pH值在7.35以下，CO_2结合力可降至13.5~9.0mmol/L，血糖可达16.7~33.3mmol/L；合并高渗性糖尿病昏迷时，血浆渗透压可达 330 ~ 460mmol/L，血钠达 155mmol/L，血糖可达 33.3mmol/L 以上。为了解糖尿病患者胰岛 β 细胞功能，尚可进行胰岛素释放试验及 C 肽测定。

【诊断要点】

目前我国采用 WHO（1999 年）糖尿病诊断标准，诊断应以静脉血浆葡萄糖值为标准。糖代谢分类见表 7-2-1。

表 7-2-1　**糖代谢分类**

糖代谢分类	WHO（1999 年）/mmol/L	
	FPG	2hPG
正常血糖（NGR）	3.9 ~ 6.0	<7.8
空腹血糖受损（IFG）	6.1 ~ 6.9	<7.8
糖耐量减低（IGT）	<7.0	7.8 ~ 11.1
糖尿病（DM）	≥7.0	≥11.1

注：IFG 和 IGT 统称为糖尿病受损（IGR，即糖尿病前期）

（1）糖尿病诊断标准：①糖尿病症状，加随机血糖（指不考虑上次用餐时间，一天中任意血糖水平）≥11.1mmol/L；或 FPG≥7.0mmol/L，空腹定义为至少 8h 内无热量摄入；或 OGTT 2 小时血浆葡萄糖≥11.1mmol/L。②无糖尿病症状者，需另日重复检查以明确诊断。2010 年 ADA 指南已将 HbA1c≥6.5% 作为糖尿病诊断标准之一。但 HbA1c<6.5% 也不能排除糖尿病，需进一步行糖耐量检查。

（2）WHO 规定的糖尿病性低血糖症的诊断标准：①具有低血糖的症状；②血糖≤2.8 mmol/L；③服糖（即碳水化合物）后可使症状迅速缓解。

【治疗要点】

强调早期治疗、长期治疗、综合治疗、治疗措施个体化的原则，其目标在于纠正代谢紊乱，消除症状，防止或延缓并发症的发生，维持良好健康和劳动能力，保障儿童生长发育，延长寿命，降低病死率，提高生活质量。国际糖尿病联盟提出糖尿病现代治疗的 5 个要点：饮食控制、运动疗法、血糖监测、药物治疗和糖尿病教育。

1. 糖尿病教育

教育已成为本病治疗的重要环节，也是其治疗成败的关键。教育患者认识糖尿病的危害及防治措施，并积极主动配合治疗，使血糖达标。

2. 饮食治疗

饮食治疗是糖尿病基础治疗之一，需严格和长期坚持。

3. 体育锻炼

体育锻炼亦为糖尿病基础治疗之一，尤其对于 2 型肥胖的糖尿病患者更重要。运动有利于减轻体重，提高胰岛素敏感性，改善血糖，减少降糖药物的用量。

4. 自我监测血糖（self-monitoring of blood glucose，SMBG）

这是近 10 年来糖尿病患者管理方法的主要进展之一。经常检查血糖水平，为调整药物剂量提供依据。还需每2～3个月复查HbAlc，了解糖尿病病情程度，以便及时调整治疗方案。每年1～2次全面复查，了解血脂水平，心、肾、神经、眼底情况，以便尽早发现一些并发症，给予相应的治疗。

5. 药物治疗

1）口服降糖药物：糖尿病患者经基础治疗（饮食调整、体育锻炼）2周后血糖未达标者，可予以药物治疗（表7-2-2）。

表7-2-2 四类口服降糖药

种类		常用药物
促胰岛素分泌剂	磺酰脲类	第一代：甲苯磺丁脲（D860）已弃用 第二代：格列本脲（优降糖）、格列吡嗪（美吡达）、格列波脲（克糖利）、格列齐特（达美康）、格列喹酮（糖适平） 第三代：格列美脲（亚莫利）
	非磺脲类	瑞格列奈（诺和龙）、那格列奈（唐力）
双胍类		二甲双胍（格华止）、苯乙双胍（降糖灵）
葡萄糖苷酶抑制剂		阿卡波糖（拜糖苹）、伏格列波糖（倍欣）
胰岛素增敏剂		罗格列酮（文迪雅）、吡格列酮（艾汀）

（1）作用机制：

①磺酰脲类：是临床最为主要的降血糖药。除了都具有刺激胰岛β细胞分泌胰岛素的作用以外，某些药物还可增加周围组织对胰岛素的敏感性，抑制肝糖原的产生和输出，加强外周组织对葡萄糖摄取利用，适用于2型糖尿病有胰岛素分泌，空腹血糖高，体重正常或较轻者。本类药物起效慢，故一般在餐前半小时服用。此类药物主要不良反应为低血糖，在老年人，或治疗初期使用剂量过大或剂量增加太快时，较易发生，以格列本脲发生率最高。格列本脲除强烈与胰岛β细胞膜上的磺酰脲受体结合外还渗入到细胞内与胰岛素分泌颗粒结合，使胰岛素持久分泌，易致严重的低血糖。偶见肝功能损害、白细胞减少、皮疹等，一旦出现应立即停药。长期使用刺激胰岛分泌可引起高胰岛素血症，并有使体重增加的倾向。

②非磺脲类：属于超短效药物，主要是模拟生理胰岛素第一时相分泌，用于控制餐后高血糖，餐时服用，在每次进餐前即刻口服，不进餐不服药。适用于2型糖尿病有胰岛素分泌，空腹血糖正常而餐后血糖增高者。不良反应有头痛、头昏，低血糖反应较磺脲类少。

③双胍类：本类药物主要是抑制肝糖原的分解，并增加胰岛素在外周组织（如肌肉）的敏感性。单独使用本类药物不会引起低血糖，但可引起胃肠系统的不适感而减少食欲，故可降低体重。为肥胖的2型糖尿病患者首选药物。食物不影响药物活性和代谢，可于餐前、餐后或睡前口服。大剂量服用此类药物，可引起消化道反应，如口干、口苦、金属味、恶心、呕吐、腹泻等。因本类药促进无氧糖酵，产生乳酸，如有肝、肾功能不全或缺氧情况时，可诱发乳酸性酸中毒。

④葡萄糖苷酶抑制剂：本类药物可抑制小肠的α-糖苷酶，导致食物中碳水化合物不能在此段肠腔全部分解成单个葡萄糖，从而延缓葡萄糖的肠道吸收、降低餐后高血糖。适

用于空腹血糖正常而餐后血糖明显升高的2型糖尿病。本类药物应餐时服用，与第一口主食嚼碎同服。不良反应有腹胀、产气增多、腹泻等，随用药时间延长，此类症状可好转或消失。单用不引起低血糖，与其他降糖药合用可增加疗效，但亦增加低血糖发生机会。

⑤胰岛素增敏剂：作用机制为提高靶组织对胰岛素作用的敏感性，减轻胰岛素抵抗。用于2型糖尿病有胰岛素抵抗者。本类药物服用每日1次，时间固定，单独使用本类药物不会引起低血糖。主要不良应是水肿，有心力衰竭倾向或肝病者不用或慎用。

（2）用药原则：在详细了解病史基础上，可联合用药，以达到疗效互补，而药量和副作用最小。降糖药中的任何两种均可联合应用，但同类降糖药不可合用，任何一类口服药均可与胰岛素联用。用药个体化，从小剂量开始，非肥胖者首选胰岛素促泌剂，肥胖者宜选用不增加体重、不刺激胰岛素分泌的药物，肥胖且伴有胰岛素抵抗者可用胰岛素增敏剂。

2）胰岛素：适用于1型糖尿病；糖尿病酮症酸中毒；高渗性昏迷；糖尿病合并重症感染、消耗疾病、各种慢性并发症急性发病时以及外科手术前后、妊娠和分娩；2型糖尿病患者经饮食、口服药物治疗控制不佳者。

（1）胰岛素的种类：

①按来源不同分类：动物胰岛素（从猪和牛的胰腺中提取）、半合成人胰岛素、生物合成人胰岛素（现阶段临床最常使用的胰岛素）。

②按药效时间长短分类：分为超短效、短效、速效、中效和长效四种，见表7-2-3。

表7-2-3　**胰岛素药效时间长短分类**

分类	起效时间	常用药
超短效	注射后15分钟起作用，高峰浓度1～2小时	诺和锐（Aspart）、优泌乐（Lispro）
短效	注射后30分钟起作用，高峰浓度2～4小时，持续5～8小时。	普通胰岛素R、诺和灵R、优泌灵R。
中效	注射后2～4小时起效，高峰浓度6～12小时，持续24～28小时。	低鱼精蛋锌胰岛素（NPH）、普通胰岛素N、诺和灵N、优泌灵N。
长效	注射后4～6小时起效，高峰浓度4～20小时，持续24～36小时。	鱼精蛋锌胰岛素（PZI）
预混	将短效与中效预先混合，可一次注射，且起效快（30分钟），持续时间长达16～20小时。	诺和灵30R（30%短效：70%中效）、诺和灵50R（50%短效：50%中效）

注：均为皮下注射给药，仅普通胰岛素R可静脉应用。

③胰岛素治疗方案与模式：临床胰岛素治疗方案多采取模拟生理性胰岛素分泌的模式，包括基础胰岛素和餐时胰岛素两部分的补充。方案的选择应高度个体化，按照血糖达标为驱动的阶梯治疗方案，尽早控制血糖平稳达标。见表7-2-4。

表7-2-4　**胰岛素治疗方案与模式**

治疗方案	模式

强化治疗方案（每天3～4次注射）	速/短效胰岛素三餐前注射+中/长效胰岛素睡前注射，每天注射4次 速/短效胰岛素三餐前注射，每天注射3次 早餐前和晚餐前注射速/短效胰岛素+午餐前口服降糖药+睡前注射中/长效胰岛素，每天注射3次 早餐前注射预混胰岛素+晚餐前注射速/短效胰岛素+睡前注射中/长效胰岛素，每天注射3次
非强化治疗方案（每天1～2次注射）	BIDO治疗方案：睡前注射中/长效胰岛素+白天口服降糖药 早餐前预混胰岛素+晚餐前预混胰岛素 早餐前速/短效胰岛素+晚餐前速/短效胰岛素 早餐前速/短效胰岛素+睡前中/长效胰岛素 早餐前中效胰岛素+睡前中/长效胰岛素

④胰岛素给药剂量：起始剂量：从小剂量开始，0.25IU/（kg·d），全天约12～20IU。1型糖尿病每超过目标血糖2.8mmol/L左右需增加1IU速/短效胰岛素。2型糖尿病：每超过目标血糖1.7mmol/L左右需增加1IU速/短效胰岛素。每隔1～2天调整剂量。全天24小时6次指血血糖平均值>12mmol/L，总剂量应增加10%；血糖平均值<6mmol/L,总剂量宜降低10%。注射胰岛素2小时后的指血血糖<4 mmol/L者，相应的餐前胰岛素注射量也应减少10%。

3）各型糖尿病治疗方案的选择

（1）1型糖尿病：首选胰岛素强化治疗方案。强化治疗方案是模拟胰岛素生理分泌的治疗方案，是最易控制血糖达标的方案，良好的血糖控制有助于减少并发症的发生。

（2）2型糖尿病：非肥胖2型糖尿病患者：经2～4周饮食运动治疗后，若FPG≥7.0mmol/L和（或）餐后2小时血糖≥10mmol/L，则应开始口服药物治疗。肥胖2型糖尿病患者：仅餐后血糖增高，建议饮食及运动，若体重减轻或不变，血糖达标，则无需药物治疗；若体重不变，血糖未达标，则加强饮食及运动治疗并加用二甲双胍或糖苷酶抑制剂。在新诊断的2型糖尿病患者，如有明显的高血糖症状和/或血糖及HbAlc水平明显升高，一开始即考虑胰岛素治疗，加或不加其他药物。

6. 胰腺移植和胰岛细胞移植

主要用于1型糖尿病患者，可解除对胰岛素的依赖，提高生活质量。但两者均因技术等方面的原因未能普及。

【主要护理诊断/问题】

（1）营养失调：低于机体需要量与胰岛素分泌缺陷和（或）作用缺陷所致糖、蛋白质、脂肪代谢紊乱有关。

（2）有感染的危险与糖尿病所致血糖升高、营养不良、微循环障碍等有关。

（3）潜在并发症：糖尿病酮症酸中毒、高渗性非酮症昏迷、感染、低血糖反应等。

（4）知识缺乏：缺乏糖尿病治疗及自我保健知识。

【护理措施】

1. 饮食护理

首先让患者了解饮食治疗的目的和意义，以及具体实施的步骤，使之能够积极配合并长期坚持。

（1）控制总热量：是糖尿病饮食治疗的首要原则。摄入的热量能够维持正常体重或略低于理想体重为宜。每周应定期测量体重，超重/肥胖者减少体重的目标是在3～6个月期间体重减轻5%～10%；消瘦者应通过均衡的膳食营养计划恢复并长期维持理想体重。根据患者年龄、性别、身高、体重查表或计算出理想体重，［理想体重（kg）=身高（cm）−105（若年龄>40岁，则该数字为100）］，参照理想体重和活动强度计算每日所需总热量（表7-2-5）。肥胖者必须减少热能摄入，消瘦者可适当增加热量达到增加体重。儿童、孕妇、乳母、营养不良和患慢性消耗性疾病者可酌情增加热量。

表7-2-5　**糖尿病患者每日每千克体重所需热量**　（单位：kcal）

体重	卧床	轻体力劳动	中体力劳动	重体力劳动
肥胖	15	20～25	30	35
正常	15～20	30	35	40
消瘦	20～25	35	40	40～45

（2）合理分配热量

①碳水化合物：摄入适量。目前主张不要过严地控制碳水化合物，糖类应占总热能的50%～60%，每日进食量可在250～300克，肥胖应在150～200克。谷类是日常生活中热能的主要来源，每50克的米或白面供给碳水化合物约38克。提倡用粗制米、面和一定量杂粮，如燕麦片、莜麦粉、荞麦粉、窝头、绿豆、白芸豆等。忌食葡萄糖、蔗糖、蜜糖及其制品，如糖果、甜点、冰激凌及含糖饮料等。

②蛋白质：摄入充足。蛋白质约占总热量的12%～15%，成人每日每公斤理想体重0.8～1.2g，动物蛋白质应占1/3以上，食用瘦肉、鱼、鸡、鸡蛋、牛奶、豆类等。儿童、孕妇、乳母、营养不良和伴消耗性疾病时，蛋白质宜增至每公斤理想体重1.5～2.0g；若伴糖尿病肾病应限制在每公斤理想体重0.6～0.8g，应限制植物蛋白的食用。

③脂肪：限制摄入量。脂肪约占总热量的<30%或更低。应限制含饱和脂肪酸的脂肪如牛油、羊油、猪油、奶油等动物性脂肪，可用植物油如豆油、花生油、芝麻油、菜籽油等含多不饱和脂肪酸的油脂，但椰子油除外。花生、核桃、榛子、松子仁等脂肪含量也不低，也要适当控制。少食动物内脏、鱼子、蛋黄等含胆固醇高的食物。

④膳食纤维：摄入适量。每日饮食中纤维素含量不少于40g，因纤维素可延缓糖和脂肪吸收，增加饱腹感，减少食量和降糖降脂作用。提倡食用绿叶蔬菜、麦麸、豆类、整谷、含糖分低的水果等。但是含纤维素食物也不能吃多，否则不容易消化。

⑤维生素和无机盐：凡是病情控制不好的患者，易并发感染或酮症酸中毒，要注意补充维生素和无机盐，尤其是维生素B族，以改善神经症状。粗粮、干豆类、蛋、动物内脏和绿叶蔬菜含维生素B族较多。新鲜蔬菜含维生素C较多，应注意补充。每日食盐要在6克以下，防止高血压的发生。

⑥戒烟限酒：饮酒可干扰血糖控制和饮食治疗计划的执行，吸烟可导致血管收缩，不利于糖尿病患者血液循环。

⑦适时补水：糖尿病患者除了避免含糖饮料外，每天要补充适量的水分。无心肾合并症的糖尿病患者每天饮水量至少1500～2000ml。中老年及长期血糖升高的患者，口渴中枢已不敏感，因而口渴症状常不明显，但体内脱水现象仍然存在。喝水有利于体内代谢毒物的排泄，有预防糖尿病酮症酸中毒的作用。另外，喝水可改善血液循环，对老年患者可预防脑血栓的发生。

（3）规律进餐：将热量换算成重量，根据生活习惯、病情和药物治疗的需要制定食谱，规律进餐。三餐热量分配一般为1/5、2/5、2/5或1/3、1/3、1/3，也可按4餐分配为1/7、2/7、2/7、2/7。提倡少食多餐，以减轻餐后胰岛负担，也可避免餐后高血糖及药物高峰时出现低血糖。两餐之间饥饿时，可吃些蔬菜如黄瓜充饥或采用加餐的办法，加餐的量应是从正餐中减去的，而不是额外增加的量。

2．体育锻炼

适于2型糖尿病肥胖者和血糖在11.1～16.7mmol/L以下者，以及1型糖尿病稳定期患者。根据年龄、性别、体力、病情及有无并发症等不同条件，进行有规律的运动，循序渐进，并长期坚持。

（1）运动方式：应选择有氧运动方式，如散步、慢跑、骑自行车、健身操、游泳、太极拳等，根据年龄、性别、身体状况及个人喜好选择。

（2）运动强度：运动时最大（心）脉率应达到=（170-年龄）×（50%～70%），且不感到疲劳为宜，若出现呼吸费力、胸闷、头晕、大汗等应立即停止。每次运动至少150分钟，每周至少3次，无体力锻炼的时间不能连续超过2天。对无禁忌证的2型糖尿病患者鼓励每周进行至少2次耐力运动。

（3）运动注意事项：①运动要避开恶劣天气，随身携带甜食和糖尿病卡以应急需；②以早餐或晚餐后半小时至1小时为运动最佳时间，以免发生低血糖；③若在运动中出现饥饿感、心慌、头晕及四肢无力或颤抖等，表明发生了低血糖，应立即停止运动，并进甜食，一般休息15分钟左右即可缓解，否则即送医院治疗；④血糖>14mmol/L、血酮增高，有应激情况，严重的心脑血管病变、眼底或肾脏病变及1型糖尿病病情不稳定者，应避免运动或减少运动量，以免诱发DKA或心绞痛、心肌梗死、心律失常或眼底出血等。

3．用药护理

1）口服药物：

（1）药物治疗应建立在控制饮食及适量运动的基础上，告知患者遵医嘱按时按剂量服药，不可随意增减，定时定量进餐，并适当运动锻炼。

（2）向患者讲述有关药物的不良反应，嘱其一旦发现，应及时向医护人员报告。同时注意监测肝、肾功能。

（3）监测用药后血糖、糖化血红蛋白的变化，以便及时调整治疗方案。

（4）注意降糖药与其他药物的相互作用，如水杨酸盐、心得安、磺胺、胍乙啶、利血平、可乐定等，能增强磺酰脲类药物的降糖作用，故在服用时应及时调整药物剂量，并严密监测血糖。异博定、硝苯吡啶、噻嗪类利尿药、速尿、利福平、苯巴比妥及口服避孕药，可以减弱磺脲类的降糖作用，故服用降糖药时应尽量避免同时使用。

2）胰岛素：

（1）使用胰岛素注意事项：①注射时间准确：一般中长效胰岛素注射时间与进餐关系可不严格要求，餐前餐后注射均可。但短效制剂在进餐前半小时注射，必须强调与进餐配合，超短效制剂必须在餐前10分钟注射。因为进餐时间正是药物开始发挥作用的时间，不配合可能有发生低血糖危险。②注射剂量准确：胰岛素剂型众多，特别注意每毫升的含量，以免发生剂量过大或不足，应使用胰岛素专用注射器准确抽吸。现有胰岛素笔更方便、剂量更精确。当需混合使用长、短效胰岛素时，应先抽短效，再抽长效，然后轻轻摇匀，不可反向操作，以免长效胰岛素混入短效胰岛素中，影响胰岛素的疗效。③注射部位的选择与轮换：胰岛素注射部位通常选择上臂前外侧、大腿内侧、臀部及腹部进行皮下注射。腹部是优选部位，因为腹部的皮下脂肪较厚，可减少注射至肌肉层的危险，捏起腹部皮肤最容易，同时又是吸收胰岛素最快的部位。一般在肚脐两侧旁开3～4指的距离外注射。推药后应停留5～10秒再拔针，以免药液外溢。为避免皮下组织萎缩或增厚，影响吸收，应有计划、有标记地逐一轮换注射部位，同一部位各注射点间距不小于1指宽(2cm)。多次注射需选择不同部位，二周内同一部位不应注射两次。④正确储存：胰岛素为蛋白质类激素，不可冰冻，未开封的胰岛素可以放置于2～8℃温度的冰箱保鲜层中保存。正在使用的胰岛素可以保存在室温环境下，但应避免受热及日光照射。若短效制剂出现不澄清或中、长呈块状，则不能使用。

（2）胰岛素泵治疗：内生胰岛功能明显缺乏时，“胰岛素替代疗法”可采用持续性皮下胰岛素输注（CSll)，使用短效或速效胰岛素，根据血糖变化规律个体化设定基础输注量（持续或分段）和餐前剂量（冲击量)。但价格昂贵，限制其推广。

（3）观察胰岛素疗效和不良反应：

①胰岛素不良反应：a. 低血糖反应：最常发生，危险性较大。主要与用量过大、进食不规律、运动过多有关。低血糖表现为出汗、颤抖、心悸、软弱无力、面色苍白、四肢冰冷感、头晕、烦躁、甚至昏迷。b. 过敏反应：局部注射部位可发生红肿、瘙痒、皮疹、血管神经性水肿，甚至发生过敏性休克。c. 脂肪营养不良：较为少见，在注射部位出现红肿、发热、皮下有小结、皮下脂肪萎缩或增生等。

②护理：定期监测血糖、糖化血红蛋白的变化，以及时调整胰岛素剂量。告知患者使用胰岛素的常见不良反应，预防低血糖的发生，应注意胰岛素注射时间和进食时间相配合。低血糖反应的处理：急查血糖，并迅速补充15g含糖食物，如糖果1～2粒、面包1～2片、饼干5～6块、甜果汁或糖水半杯、1汤匙蜂蜜，饭、粉、面一小碗，一般15分钟左右好转。10～15分钟后，若症状还未消失可再吃一次。静脉推注50%葡萄糖40～60ml是低血糖抢救最常用和有效的方法，神志不清者症状可迅速缓解。必要时可注射胰高血糖素。

4. 预防感染

1）向患者讲解糖尿病易合并感染的原因以及感染可能带来的不良后果，使其能够注意保持皮肤、呼吸道、口腔、会阴部及足部等的清洁，避免发生感染。一旦发现感染症状，应及时就医，不可自行处理。

2）足部护理：

（1）评估危险因素：①足溃疡史；②缺血并神经性血管病变症状，如运动引起的腓肠肌疼痛；神经病变体征：足发热、皮肤不出汗、肌肉萎缩、鹰爪样趾、压力点的皮肤增厚或胼胝形成，但足背动脉搏动和血液充盈良好；缺血性周围血管病变：足发凉、皮肤苍白或紫绀，足背动脉搏动减弱或消失；③足畸形；④其他危险因素：视力下降、关节炎、鞋袜不合适等；⑤个人因素：老年人、经济条件差、独居、拒绝治疗和护理等。

（2）预防足部外伤：①不要赤足或穿拖鞋行走，以防刺伤或踢伤。②冬天谨防烫伤或冻伤足部。③每日检查鞋内有无异物和里衬平整，不穿新皮鞋，以免磨破足部皮肤。袜子平软、清洁、透气性好，以棉袜为佳，勤换鞋袜，避免足部受压。趾甲不要剪得太短，应与脚趾齐。有鸡眼或胼胝时，要找皮肤科医师治疗，不要自行处理。

（3）保持足部清洁：每日用温水（<40℃）洗脚，每次不宜超过10分钟，脚趾缝间要洗干净，用柔软而吸湿性强的毛巾擦干；如足部皮肤干燥，适当涂抹润肤膏。

（4）促进足部血液循环：①注意足部保暖，避免暴露于寒冷或潮湿境中；②每天进行适度的小腿和足部运动，如甩腿、提脚跟、坐下起立动作等；③经常按摩足部，方法是从趾尖开始向上至膝关节按摩，早、中、晚各1次，每次10分钟。

（5）足部检查：①每天检查：了解足部有无感觉减退、麻木、刺痛、水肿等；观察足部皮肤颜色、温度及足背动脉搏动情况；检查趾甲、趾间、足背、足底，观察是否有水泡、裂口、擦伤及胼胝、鸡眼、足癣等，是否发生红肿、青紫、水疱、溃疡或坏死等。若发现异常及时就医。②定期做足部的感觉测试，主要有痛觉、温度觉、触觉和压力觉等。

（6）控制血糖、戒烟：发生足部溃疡的危险性及其发展均与血糖控制不佳关系密切，应从早期指导患者控制和监测血糖，同时说服患者戒烟，防止吸烟刺激血管，加重供血不足。

（7）糖尿病足的处理：有溃疡者及时局部用药，难以治愈的溃疡可用生物制剂、生长因子等；血管病变者用活血化瘀、扩血管疗法，改善微循环；有水肿、溃疡不易愈合者，可用利尿剂、ACEI等；有坏疽者，必要时行截肢治疗。

5. 并发症护理

1）DKA：密切观察病情变化，一旦发现原有糖尿病症状加重，并伴有酸中毒和脱水症状，应立即通知医生处理并配合抢救。救治原则为迅速扩容，以增加尿量促进酮体排泄，纠正高血糖，防止低钾血症。

（1）补液：静脉补液对重症DKA尤为重要，不但有利于脱水的纠正，且有助于血糖的下降和酮体的消除。①补液总量：一般按病人体重（kg）的10%估算，成人DKA一般补水4～6L。②补液速度：按先快后慢为原则。原则上前4h输入总失水量的1/3～1/2，在前12h内输入量4000ml左右，达输液总量的2/3。其余部分于24～28h内补足。③补液种类：开始以生理盐水为主，若开始输液时血糖不是严重升高或治疗后血糖下降至13.9mmol/L后，应输入5%葡萄糖或糖盐水，以利消除酮症。④对老年、心血管疾患患者，输液注意不宜太多、太快，以免发生肺水肿。

（2）胰岛素降血糖：①小剂量胰岛素疗法，输注胰岛素0.1U/（kg·h），能有效降低血糖，避免脑水肿、低血糖、低血钾等副作用。②当血糖降至13.9mmol/L时，改生理盐水为5%葡萄糖液（按每3～4g葡萄糖加1U胰岛素计算）。③尿酮转阴后，可恢复平时皮下注射胰岛素的治疗。④用药过程中要严密监测血糖，血酮、尿酮。避免血糖下降过快、过低，引发脑水肿。

（3）纠正酸中毒及补钾：①慎补碱：DKA经输液和胰岛素治疗后，酮体水平下降，酸中毒可自行纠正，一般不必补碱。补碱指征为血pH<7.1，HCO_3^-<5mmol/L。应采用等渗碳酸氢钠溶液，补碱不宜过多过快。②补钾：应根据血钾和尿量补钾。治疗前血钾低于正常，立即开始补钾，头2～4h通过静脉输液每小时补钾约13～20mmol/L；血钾正常、尿量>40ml/h，也立即开始补钾；血钾正常，尿量<30ml/h，暂缓补钾，待尿量增加后再

开始补钾；血钾高于正常，暂缓补钾。治疗过程中定时检测血钾和尿量，调整补钾量和速度。

（4）治疗诱因和并发症：积极控制严重感染，防治休克、心力衰竭、心律失常、肾功能、脑水肿等严重并发症。

2）高渗性非酮症糖尿病昏迷：抢救治疗大致与 DKA 相近，应积极补液（必要时考虑输注 0.45%氯化钠低渗溶液）、胰岛素使用、参考每小时尿量补钾，并治疗诱因和并发症。

【健康教育】

1. 患者的糖尿病知识教育

糖尿病为一慢性疾病，需进行终生治疗，其预后取决于血糖控制情况以及各并发症的控制情况（表 7-2-6）。1 型糖尿病患者约 40%死于糖尿病肾病，而 2 型糖尿病患者大多死于心脑血管疾病。患者及其家属应当掌握糖尿病的治疗要求，学会监测血糖、尿糖，并坚持长期在医护人员的指导下接受治疗。对患者的健康教育内容应包括：①掌握饮食治疗原则，严格按要求进食；②身体条件允许情况下，坚持体育锻炼，严格按要求活动；③掌握各类口服药物和胰岛素的作用、使用要点、不良反应及应急措施；④学会自我监测血糖、尿糖水平，并使之达标。每 2～3 个月复 HbAlc，每年进行 1～2 次全面复查，重点了解血脂水平，心、肾、神经功能、眼底情况，以早期发现大血管、微血管并发症，并早期给予相应的治疗；⑤保持生活规律、情绪稳定、戒烟限酒、讲究个人卫生，预防各种感染，避免各种应激事件，以避免糖尿病各种急性发症的发生。

表 7-2-6　　**糖尿病控制标准目标**

		理想	良好	差
	空腹	4.4～6.1	≤7.0	>7.0
血糖	非空腹	4.4～8.0	≤10.0	10.0
HbAlc（%）		<6.5	6.5～7.5	>7.5
血压（mmHg）		<130/80	>130/80～140/90	≥140/90
BMI（kg/m^2）	男性	<25	<27	≥27
	女性	<24	<26	≥26
TC（mmol/L）		<4.5	≥4.5	≥6.0
HDL-C（mmol/L）		>1.1	1.1～0.9	<0.9
TG（mmol/L）		<1.5	1.5～2.2	>2.2
LDL-C（mmol/L）		<2.6	2.6～3.3	>3.3

2. 在无症状患者中进行糖尿病筛查

在无症状的成人，如超重或肥胖（BMI≥25kg/m^2）并有一个以上其他糖尿病危险因素，应该从任何年龄开始筛查糖尿病并评估将来糖尿病的风险。对没有这些危险因素的人群，应从 45 岁开始筛查。如果检查结果正常，至少每 3 年复查一次。为筛查糖尿病或评估未来糖尿病的风险，HbA1c、FPG 或 OGTT 均可使用。对于那些已经明确未来糖尿病风险增加的人群，应该进一步评估并治疗其他心血管疾病（CVD）危险因素。

3. 改变生活方式

在有 2 型糖尿病风险的个体，预防措施重点应强调生活方式的改变，包括适度的减轻体重（体重的 7%）和规律的体力活动（每周 150 分钟），饮食控制如减少热量摄入、低脂饮食，限制含糖饮料，能够减少发生 2 型糖尿病的风险。

（高小莲）

[附] 肥胖症

肥胖症（obesity）是指因遗传和环境因素在内的多种因素相互作用，引起体内脂肪堆积过多和（或）分布异常，体重增加的慢性代谢性疾病。在世界范围内肥胖症发病率逐年增加，WHO 已将其定位为一种重要的疾病，肥胖症及其相关疾病可损害患者身心健康，使生活质量下降，预期寿命缩短。它已成为世界范围内重要的公共卫生问题。

【病因与发病机制】

根据肥胖病因的不同，肥胖可以分为单纯性肥胖和继发性肥胖两大类。

1. 单纯性肥胖

单纯性肥胖占 99% 以上。单纯性肥胖无明确病因，可能与遗传、过量的能量摄入和静止型的生活方式等因素有关。医学上也把它称为原发性肥胖，这种肥胖的确切发病机制还不清楚。

2. 继发性肥胖

继发性肥胖仅为 1%，是指由于其他疾病所导致的肥胖，肥胖是其症状之一。多因下丘脑、垂体、甲状腺、肾上腺和性腺疾病而致。有些患者的肥胖是使用了某些药物引起的，一般把这种肥胖叫做医源性肥胖。能够引起医源性肥胖的药物包括糖皮质激素（可的松、氢化可的松和地塞米松）、酚噻嗪、三环类抗抑郁药、胰岛素等。另外，如果颅脑手术损伤到下丘脑也可以引起肥胖。由于医源性肥胖的病因很明确，所以一般把医源性肥胖也归入继发性肥胖之内。

【疾病分类】

根据脂肪在身体不同部位的分布，肥胖可以分为腹部型肥胖和臀部型肥胖两种。

（1）腹部型肥胖：又称为向心性肥胖（或中心性肥胖）、男性型肥胖、内脏型肥胖、苹果型肥胖。患者脂肪主要沉积在腹部的皮下以及腹腔内，四肢则相对较细。

（2）臀部型肥胖：又称为非向心性肥胖、女性型肥胖或者梨形肥胖。患者的脂肪主要沉积在臀部以及腿部。腹部型肥胖患并发症的危险性要比臀部型肥胖大得多。

按照发病年龄的不同，肥胖分为幼年起病型、青春期起病型及成人起病型肥胖。

按照病理改变，单纯性肥胖分为增生性肥胖和肥大性肥胖。增生性肥胖的脂肪细胞不仅体积变大，而且脂肪细胞的数目也有所增多；肥大性肥胖的脂肪细胞则只有体积变大，而数目变化不大。幼年起病型肥胖都是增生性肥胖，而且患儿的脂肪细胞数目一生都难以减少。幼年起病型肥胖的孩子中，有 80% 到成年后依旧会发胖。青春期起病的肥胖多为增生肥大性肥胖，他们的脂肪细胞数量多，体积又大，也就是说他们的脂肪细胞即长数又长个，减肥的困难程度介于幼儿和成人之间。而成年起病性肥胖多以肥大性肥胖为主，理论上讲，减肥相对比较容易。也有一部分成人是增生性肥胖。

【病理生理】

1. 肥胖对心血管系统的影响

(1) 对血压的影响：①肥胖者的血液总量增多，心脏的输出量增多，每分钟排入血管的血量增多，造成肥胖者血压高；左室肥大与循环血容量增加、前负荷加重，当心脏不堪重负时，就会出现心功能衰竭；②肥胖者多伴有动脉粥样硬化和心肌脂肪堆积，心室肌可发生代偿性肥厚，肥厚心肌弹性下降，心脏本身得不到充足的血液供应，心肌收缩力下降。造成心脏功能的进一步下降；③肥胖者因多食刺激胰岛素高水平分泌，高胰岛素血症能够刺激交感神经，使得血管收缩，从而增大了血管的外周阻力，造成血压升高，增肌心脏负荷；④肥胖者往往同时合并血脂与血糖异常，更容易发生动脉硬化，而变硬的血管难以随着血液的排入而扩张，结果导致血压升高。斑块堵塞血管出现心肌缺血、心梗、脑梗，血管破裂导致脑出血。

(2) 对血脂的影响：肥胖者比普通人更容易表现为高胆固醇血症、高甘油三酯血症、LDL、VLDL 异常增高以及 HDL 的降低。肥胖者容易患有高脂血症的可能原因有如下几点：①进食脂肪过多；②体内脂肪存贮过多；③高胰岛素血症可加重血脂异常症；④血脂的清除能力下降。血脂异常的引起主要危害是动脉粥样硬化，可引起冠心病、脑血管疾病等。

2. 肝脏病变

脂肪肝又称为脂肪肝变性，是过多的脂肪堆积在肝内形成的一种疾病。肥胖者甘油三酯的合成和转运之间的平衡出现了异常，一方面肥胖者脂肪酸的摄入增多，所以肝脏合成的甘油三酯也增多；另一方面，肥胖者血液内极低密度脂蛋白的浓度过高，导致肝脏合成的极低密度脂蛋白难以输出到血液中，所以大量的甘油三酯堆积在肝脏内，结果就形成了脂肪肝。脂肪肝进一步发展为脂肪性肝炎、肝硬化。

3. 糖尿病

肥胖的人群中，糖尿病的患病率明显增加，可以高达普通人群的 5 倍以上。在 2 型糖尿病人中，80% 都是肥胖者，而且发生肥胖的时间越长，患糖尿病的机会就越大。腹型肥胖的患者患糖尿病的风险远远大于臀部型肥胖的人，腰围/臀围的比值与糖尿病的发病率成正比关系。肥胖者存在胰岛素抵抗现象，血液中的葡萄糖很难进入细胞，为了克服胰岛素抵抗，胰腺就会大量的分泌胰岛素，造成肥胖者血液中的胰岛素浓度大大增加，这就是所谓的“高胰岛素血症”。肥胖早期还可以通过高胰岛素来控制血糖的水平，但是随后胰腺合成胰岛素的功能逐渐衰竭，胰岛素的生产渐渐不能维持血糖的正常范围，于是出现糖尿病。

4. 呼吸睡眠暂停

肥胖与阻塞性睡眠呼吸暂停关系非常密切。在肥胖人群中阻塞性睡眠呼吸暂停发生率约为 50% ~70%，远远高于普通人群发病率 2% ~4%。主要是因为：①肥胖可增加颈部、上气道脂肪或软组织的沉积，使得上气道解剖结构狭窄，睡眠时上气道更易塌陷、阻塞。②肥胖患者胸腹部脂肪沉积引起呼吸负荷增加、胸廓顺应性下降、膈肌上抬，可以影响患者睡眠状态下的呼吸功能；③睡眠呼吸暂停与肥胖互相加重，形成恶性循环。

5. 肿瘤

肥胖者比瘦人更容易患许多癌症。根据流行病学调查的结果，肥胖妇女更容易患卵巢癌、子宫内膜癌、膀胱癌和绝经后的乳腺癌。男性肥胖者则更容易患前列腺癌。肥胖者，不论男女都更容易患结直肠癌。

【临床表现】

肥胖者的早期表现仅仅是体重增加、外形改变，不同类型的肥胖，脂肪分布也有所不同。随着肥胖严重程度的加重，可能渐渐出现各种临床异常的表现。一般而言可以分为三类：

（1）心理表现：肥胖者往往对自己的肥胖自惭形秽，甚至产生自我厌弃的感觉，因而可以导致焦虑、抑郁、负疚感等不良心态，甚至产生对他人的敌意。有些肥胖者的心理负担可能表现为默写躯体症状，如头痛、胃痛、失眠等，但实际上他们并没有神经或身体上的疾病。

（2）躯体表现：中重度肥胖症可引起活动不便、气促、肌肉疲乏、关节疼痛以及水肿等表现。

（3）并发症表现：肥胖症可同时发生血脂异常、脂肪肝、高血压、冠心病、糖耐量异常或糖尿病等疾病，并伴有高胰岛素血症，即代谢综合征。不同的并发症有各自相应的临床表现。

（4）继发性肥胖患者，还可能出现引起肥胖的原发疾病的表现。如下丘脑性肥胖往往头痛、视力下降、发育迟缓、性功能减退、尿崩症、嗜睡以及行为改变等。

【辅助检查】

（1）体重指数（Body Mass Index，BMI）：用于测量肥胖程度，是诊断肥胖症最重要的指标。计算公式：BMI=体重（kg）/身高^2（m^2）。

（2）腰围（WC）和腰-臀比：对于BMI大于35的患者，腹部脂肪含量直接影响机体的健康。腹部或者内脏脂肪与心血管疾病具有强相关性。

（3）体脂肪率：是将脂肪含量用其占总体重的百分比的形式表示。一般认为男性体脂>25%，女性>33%是诊断肥胖的标准。体脂% =1.2×BMI+0.23×年龄-5.4-10.8×性别。其中男性性别取值为1，女性为取值0。即使体重仍维持在相同的水平，随着年龄的增长，其体脂肪率也有所增长。具有相等BMI男性和女性，前者体脂含量比后者低10%。

（4）理想体重（ideal body weight，IBW）：用于测量肥胖程度，但主要用于计算饮食中的热量和各种营养素供应量。IBW（kg）=身高（cm）-105，或IBW（kg）=［身高（cm）-100］×0.9（男性）或0.85（女性）。

（5）其他：CT扫描，MRI以及双能X线吸收法（DEXA）是评估体内脂肪分布最准确的方法，一般仅限于研究用。

【诊断要点】

根据病史、临床表现和判断指标可诊断。肥胖症的诊断标准目前尚未统一。欧美国家以体重超过理想体重10%为超重，超过20%为肥胖。近年主张用BMI作为衡量指标。WHO提出BMI≥25为超重，BMI≥30为肥胖。腰围绝对值（男性>102cm，女性>88cm）或者腰-臀比（男性>0.9，女性>0.85）是向心性肥胖的诊断标准。2003年《中国成年人超重和肥胖症预防控制指南（试行）》推荐的标准为：BMI≥24为超重，BMI≥28为肥胖。成年WC男性≥85cm，女性≥80cm为向心性肥胖标准。

【治疗要点】

1. 营养治疗与运动治疗

对于肥胖症患者，首先应进行营养与运动治疗，应该在专科医生指导下进行规范的治疗。

（1）营养治疗：控制饮食。将摄入的能量总量限制在1000～1500kcal/d。减少脂肪摄入，脂肪摄入量应为总能量的25%～35%，饮食中富含水果和蔬菜、膳食纤维；减肥膳食中应有充足的优质蛋白质，以瘦肉和植物蛋白作为蛋白源。除了补充必要的营养物质，还需要补充必要的维生素、矿物质及充足的水分。改变饮食习惯，细嚼慢咽，以减慢营养物质吸收，控制能量摄入。饮食控制目标是每月体重下降控制在0.5～1kg，6个月体重下降7%～8%。肥胖患者最好在专门的营养师指导下制定严格的饮食计划。

（2）运动治疗：运动治疗本身可以减少大约3%的体重，联合控制饮食，减肥效果更好。运动时，肌肉组织对脂肪酸和葡萄糖的利用大大增加，使得多余的糖只能用来供能，而无法转变为脂肪而贮存。同时随着能量消耗的增多，贮存的脂肪组织被“动员”起来燃烧供能，体内的脂肪细胞缩小，因此减少了脂肪的形成和蓄积。由此可达到减肥的目的。减肥运动须强调科学性、合理性和个体化，要根据自身特点掌握适当的运动量与度。

2. 药物治疗

BMI大于30kg/m²且无合并症，或者大于28kg/m²有其他合并症的患者可用药物治疗。

（1）食欲抑制剂：此类药物又称厌食性药物。它是作用于中枢神经系统，通过影响神经递质的活性，减少5羟色胺和去甲肾上腺素再摄取，从而减少食物摄入量，抑制食欲和提高基础代谢率来减重。如氟西汀、西布曲明。

（2）脂肪酶抑制剂：作用于胃肠道脂肪酶，通过阻断饮食中部分脂肪的吸收达到减肥目的。如奥利司他。

3. 外科治疗

控制饮食、运动治疗或药物治疗，不能达到理想的减肥效果时，外科手术治疗是使肥胖症病人获得长期而稳定的减重效果的唯一手段。胃肠外科手术不仅能减重，同时可能改善甚至治愈肥胖症相关的多种代谢性疾病，尤其是2型糖尿病。在欧美等西方国家，BMI≥40kg/m²或者≥35kg/m²有糖尿病等合并症的患者考虑手术治疗。手术方式有吸脂、切脂和减少食物吸收的手术，如空肠回肠分流术、小胃手术等。

【健康教育】

肥胖一旦发生，减肥就比较困难，因此预防肥胖的发生显得尤为重要。一般来说，预防肥胖需要从肥胖的发生原因做起，因此预防肥胖应主要从以下几个方面入手：

（1）提高对肥胖的认识：充分认识肥胖对人体的危害，了解人在婴幼儿期、青春期、妊娠前后、更年期、老年期各年龄阶段容易发胖的知识及预防方法。父母要协助小孩控制体重，慎防日后发生肥胖。

（2）饮食平衡合理：采用合理的饮食方法，做到每日三餐定时定量，科学安排每日饮食，如饮食不过油腻，不过甜和不过多，宜适当增食蔬菜和粗粮，少食肥甘厚味、多素食、少零食。

（3）加强运动锻炼：经常参加慢跑、爬山、打球等户外活动，既能增强体质，使形体健美，又能预防肥胖的发生。减肥的人群要注意减肥速度：轻度肥胖者可每月减重0.5～1.0kg，中度以上肥胖可每周减重0.5～1.0kg。

（4）生活规律：保持良好的生活习惯，根据年龄不同合理安排自己的睡眠时间，既要满足生理需要，又不能睡眠太多。

（5）保持心情舒畅：良好的情绪能使体内各系统的生理功能保持正常运行，对预防肥胖能起一定作用。

（高小莲）

第三节　痛　　风

痛风（gout）是嘌呤代谢障碍引起的代谢性疾病，发病有明显的异质性，除高尿酸血症外可表现为急性关节炎、痛风石、慢性关节炎、关节畸形、慢性间质性肾炎和尿酸性尿路结石等。临床上分为原发性和继发性两大类，其中以原发性痛风占绝大多数。痛风在任何年龄都可以发生，但最常见的是40岁以上的中年男性。脑力劳动者，体胖者发病率较高。

【病因与发病机制】

原发性痛风多由先天性嘌呤代谢异常引起，常与肥胖、糖类脂类代谢紊乱、高血压、动脉硬化和冠心病等聚集发生。继发性痛风则由某些系统性疾病或者药物引起。由于嘌呤生物合成代谢增加，尿酸产生过多或因尿酸排泄不良而致血中尿酸升高，尿酸盐结晶沉积在关节滑膜、滑囊、软骨及其他组织中引起反复发作性炎症反应。

【临床表现】

多见于中老年男性、绝经期后妇女。5%～25%病人有痛风家族史。发病前常有漫长的高尿酸血症病史。

1. 无症状期

此期仅有血尿酸持续性或波动性增高，并未出现痛风的临床症状。高尿酸血症常伴有肥胖、原发性高血压、高脂血症、2型糖尿病、高凝血症、高胰岛素血症为特征的代谢综合征。

2. 急性关节炎期

此期为痛风的首发症状，是尿酸盐结晶、沉积引起的炎症反应。精神紧张、过度疲劳，进食高嘌呤饮食、关节损伤、手术、感染等为常见诱因。多数患者在半夜突感关节剧痛而惊醒，伴以发热，体温可达38～39℃，倦怠、厌食、头痛等全身症状。早期表现为单关节炎，以第一跖趾及拇趾关节为多见，其次为踝、手、腕、膝、肘及足部其他关节。若病情反复发作，则可发展为多关节炎。受累关节红、肿、热、痛及活动受限，大关节受累时常有渗液。一般历时1～2天或数周自然缓解。关节炎消退，活动完全恢复。局部皮肤由红肿转为棕红色而逐渐完全消去。有时可出现脱屑和瘙痒，为本病特有的症状。间歇期可数月或数年，有的患者终身仅发生1次，但多数患者在1年内复发，每年发作1次或发作数次。

3. 痛风石及慢性关节炎期

痛风石是痛风的特征性损害，是尿酸盐结晶的产物。除中枢神经系统外，几乎所有组织中均可形成痛风石。以关节内及关节附近与耳轮常见。呈黄白色大小不一的隆起，小的如芝麻，大的如鸡蛋，可肉眼观察到或手感觉到。初起质软，随着纤维增多逐渐变硬如石。严重时痛风石处皮肤发亮、菲薄，容易经皮破溃排出白色尿酸盐结晶，瘘管不易愈合。由于尿液pH呈酸性，尿酸易形成晶体，并聚集成结石，可导致阻塞性泌尿系疾病，如肾结石，诱发肾绞痛。痛风石在关节附近的骨骼中侵入骨质，可造成骨骼畸形，或使骨质遭受损毁。微小的晶体可以诱发痛风性关节炎的发作，还可造成关节软骨和骨质破坏，周围组织纤维化，导致慢性关节肿痛、僵直和畸形，甚至骨折。

4．肾脏病变

（1）痛风性肾病：起病隐匿，早期仅有间歇性蛋白尿，随着病情的发展而呈持续性，伴有肾浓缩功能受损时夜尿增多，晚期可发生肾功能不全，表现水肿、高血压、血尿素氮和肌酐升高。少数表现为急性肾功能衰竭，出现少尿或无尿，最初24h尿酸排出增加。

（2）尿酸性肾石病：有10%～25%的痛风患者肾有尿酸结石，呈泥沙样，常无症状，结石较大者可发生肾绞痛、血尿。当肾结石引起梗阻时导致肾积水、肾盂肾炎、肾积脓或肾周围炎，感染可加速结石的增长和肾实质损害。

【辅助检查】

（1）实验室检查：急性发作期绝大多数病人血尿酸含量升高。白细胞增高，血沉增快，缓解期间可以正常。在无嘌呤饮食及未服影响尿酸排泄药物的情况下，尿尿酸大于750mg/24h，提示尿酸产生过多。

（2）滑囊液或痛风结节内容物检查：急性关节炎发作时行关节腔穿刺，抽取滑囊液，在旋光显微镜下，可见白细胞内或细胞外可见双折光细针状尿酸钠结晶。痛风石穿刺可见尿酸盐结晶。

（3）X线检查：骨关节为痛风患者常见的受累部位。X线摄片检查可示软骨缘邻近关节的骨质有不整齐的穿凿样圆形缺损。

【诊断要点】

中老年男性，常有家族史及代谢综合征表现，在诱因的基础上，突然出现半夜典型关节炎发作，或尿酸性结石肾绞痛发作，要考虑痛风。检测血液中含有尿酸的浓度可进一步明确诊断。反复发作的急性关节炎，诊断困难者用秋水仙碱诊断性治疗，关节症状迅速缓解，具有特征性诊断价值。

【治疗要点】

目前尚无有效方法根治原发性痛风。治疗原则：迅速终止急性关节炎发作；控制高尿酸血症防止尿酸盐沉积；防止尿酸结石和肾功能损害。

1．一般治疗

包括采用低嘌呤低脂肪饮食、多饮水、戒除烟酒，坚持适当的体育锻炼、控制体重，避免肥胖、定期检查等。

2．药物治疗

（1）降低高尿酸血症：

①尿酸排泄剂：此类药物的作用机制为抑制肾小管对尿酸的再吸收，增加尿酸从尿液中排出，从而减少血中尿酸的浓度。适用于肾功能良好者。常用药物有丙璜舒（probenecid）、苯溴马隆（benzbromarone）。

②抑制尿酸生成药：通过抑制黄嘌呤氧化酶，使尿酸的生成减少。适用于尿酸生成过多或不适合使用尿酸排泄剂者。常用药物为别嘌呤醇（allopurinol）。其与尿酸排泄剂联用效果更好。

③碱性药物：常用药物为碳酸氢钠。该药可碱化尿液，使尿酸不易在尿中积聚形成结

晶。但长期大量服用可致代谢性碱中毒，并因钠负荷过高引起水肿。

（2）急性痛风性关节炎期药物治疗：

①秋水仙碱：是治疗急性痛风性关节炎的特效药。通过抑制中性粒细胞、单核细胞释放炎症因子，同时抑制炎症细胞的变形和趋化，从而缓解炎症。可口服或静脉用药。90%患者口服秋水仙碱后48h内疼痛缓解。

②非甾体类抗炎药：有消炎镇痛作用。常用药物有吲哚美辛、双氯芬酸、布洛芬等。

③糖皮质激素：上述药物治疗无效，或不能使用时，可考虑选用糖皮质激素短程治疗。

【护理要点】

1. 急性痛风性关节炎发作期的护理

（1）休息与体位：病人疼痛剧烈，应让病人卧床休息，抬高患肢，关节制动，并可利用护架预防被褥对疼痛关节造成压迫，减轻疼痛。在急性期未消失前，患部不可负重，以减少病情加重的机会。

（2）局部护理：已发炎的关节处，局部会红、肿、热、痛，应保持局部的休息，并予以冰敷或25%硫酸镁湿敷，以消除关节的肿胀和疼痛。痛风石严重时，可导致局部皮肤破溃，注意保持局部清洁，防止感染发生。

（3）用药护理：遵医嘱立即给予秋水仙碱治疗。用药过程中注意观察有无胃肠反应。若初次口服即出现恶心、呕吐、厌食、腹胀和水样腹泻，可采取静脉给药。在静脉用药时应缓慢推注（5~10分钟），防止药物外渗，造成组织坏死。

（4）心理护理：为患者提供安静的环境，尽可能向患者讲解通风的有关知识，减轻其焦虑、烦躁、紧张等应激情绪。

（5）饮食护理：严格限制含嘌呤高的食物，如动物内脏、鱼虾类、蛤蟹等海味、肉类、豌豆等。可选用以牛奶、鸡蛋为膳食中主要的优质蛋白质来源，以精白面、米为热量的主要来源。选含嘌呤低的蔬菜和水果，限制脂肪量。禁饮酒，鼓励多饮水。

（6）病情观察：观察关节疼痛的部位、性质、间隔时间，有无午夜剧痛而惊醒等。观察受累关节有无红肿热痛和功能障碍。定时测量体温，了解有无发热。观察痛风石的体征，了解结石的部位及有无破溃。监测血、尿尿酸的变化。观察尿路结石的征象，如有血尿或一侧腰部短暂性剧烈疼痛时，应及时向医师报告。

2. 健康教育

（1）疾病知识宣教：向病人讲解通风的相关知识，嘱病人按时服药，定期随访。积极治疗糖尿病、肥胖症高血压等疾病。避免服用诱发高尿酸血症的药物，如利尿剂、阿司匹林、抗结核药物等。

（2）避免诱发因素：痛风间歇性期应避免一些诱发痛风发作的因素，如高嘌呤饮食、饥饿、喝酒、精神压力、寒冷，或受伤、急剧减重等。应告知病人建立良好的生活方式，要劳逸结合，保证睡眠，生活规律，情绪乐观。

（3）饮食指导：限制嘌呤类食物的摄取，以减少外源性的核蛋白，降低血清尿酸水平，对于防止或减轻痛风急性发作，减轻尿酸盐在体内的沉积，预防尿酸结石形成具有重要意义。为患者制定膳食治疗卡，将病人经常食用的食物种类列入卡内，供病人参考。应鼓励病人选食蔬菜和水果等碱性食物，既能促进排出尿酸又能供给丰富的维生素和无机盐，以利于痛风的恢复。如蔬菜、马铃薯、甘薯、奶类、柑橘等。饮食宜清淡、易消化，忌辛辣刺激性食物，禁饮酒。限制总热量的摄入，以维持理想体重，避免体重增加。可根据病人理想体重，按休息状态计算，通常不超过每日 105～126kJ（25～30kcal）/kg 体重。脂肪的限量要长期坚持。

（高小莲）

第四节 甲状腺功能亢进症

甲状腺功能亢进症（hyperthyroidism，简称甲亢）是指由多种病因导致体内甲状腺激素（TH）分泌过多，引起以神经、循环、消化等系统兴奋性增高和代谢亢进为主要表现的一组疾病的总称。因此，甲亢是一种临床综合征。甲亢的病因较复杂（表 7-4-1），但以 Graves 病（GD）最多见，下面予以重点阐述。

表 7-4-1 **甲亢的病因分类**

甲状腺性甲亢	HCG 相关性甲亢（绒毛膜癌、葡萄胎、侵蚀性葡萄胎、多胎妊娠等）
弥漫性毒性甲状腺肿（Graves 病）	卵巢甲状腺肿伴甲亢
多结节性毒性甲状腺肿	医源性甲亢
毒性甲状腺腺瘤（Plummer 病）	暂时性甲亢
自主性高功能甲状腺结节	亚急性甲状腺炎
多发性自身免疫性内分泌综合征伴甲亢	亚急性肉芽肿性甲状腺炎（de Quervian 甲状腺炎）
滤泡状甲状腺癌	亚急性淋巴细胞性甲状腺炎（产后甲状腺炎、α-干扰素、锂盐等）
新生儿甲亢	亚急性损伤性甲状腺炎（手术、活检、药物等）
母亲患甲亢所致	亚急性放射性甲状腺炎
遗传性毒性甲状腺增生症/遗传性毒性甲状腺肿	慢性淋巴细胞性甲状腺炎（桥本甲状腺炎、萎缩性甲状腺炎）
碘甲亢	
垂体型甲亢	
垂体 TSH 瘤	
垂体型 TH 不敏感综合征	
伴瘤综合征性或 HCG 相关性甲亢	
恶性肿瘤（肺、胃、肠、胰、绒毛膜等）伴甲亢	

Graves 病

Graves 病（Graves disease，GD）亦称弥漫性毒性甲状腺肿、Basedow 病、Parry 病，是甲状腺功能亢进症的最常见病因，占全部甲亢的 80%～85%。多见于女性，男女之比 1：4～1：6，高发年龄为 20～50 岁。起病一般较缓慢，少数可在精神创伤和感染等应激后急性起病，或因妊娠而诱发本病。

【病因与发病机制】

目前本病的病因虽尚未完全阐明，但公认GD是一种伴TH分泌增多的自身免疫性甲状腺疾病。

GD的体液免疫研究较为深入。GD患者的血清中存在针对甲状腺细胞TSH受体的特异性自身抗体，称为TSH受体抗体（TSH receptor antibodies，TRAb）。TSH和TRAb均可以与TSH受体结合，并通过腺苷酸环化酶-cAMP和（或）磷脂酰肌醇-Ca^{2+}信号传导途径产生TSH的生物学效应，即甲状腺细胞增生、甲状腺激素合成及分泌增加。

TRAb分为三种类型，即TSH受体刺激性抗体（thyroid-stimulating antibody，TSAb）、TSH刺激阻断性抗体（TSH-stimulating blocking antibody，TSBAb）和甲状腺生长免疫球蛋白（thyroid growth immunoglobulins，TGI），它们与TSH受体结合的具体部位可能不同。TSAb与TSH受体结合产生类似TSH的生物效应是GD的直接致病原因，95%未经治疗的GD患者TSAb阳性，母体的TSAb也可以通过胎盘，导致胎儿或新生儿发生甲状腺功能亢进。TSBAb与TSH受体结合则阻断TSH与受体的结合，抑制甲状腺增生和甲状腺激素产生。GD患者可有刺激性和阻断性两种抗体并存。其甲状腺功能的结果取决于何种抗体占优势，临床上GD患者自发性发生甲状腺功能减退与血清TSBAb的出现有关。TGI与甲状腺TSH受体结合后，仅促进甲状腺细胞肿大，不促进TH的合成和释放。少数GD患者虽有明显的高代谢症候群，但甲状腺肿大甚轻微，可能是体内的TSAb占优势所致。除TRAb外，50%～90%的GD患者也存在其他针对甲状腺的自身抗体，如甲状腺过氧化物酶抗体（thyroperoxidase antibodies，TPOAb）、甲状腺球蛋白抗体（thyroglobulin antibodies，TgAb）等，其病理生理作用尚不清楚。

产生TRAb的机制尚未完全阐明。目前认为有易感基因（特异HLA Ⅱ类抗原基因）人群的甲状腺细胞，在受到一些触发因子（如碘摄入过量、病毒或耶尔辛肠炎菌等感染、糖皮质激素治疗的撤药或应激、分娩、精神压力、锂盐和干扰素-α应用等）的刺激下，甲状腺细胞表面特异的HLA Ⅱ类分子递呈TSH受体片段给T淋巴细胞，促使B淋巴细胞在免疫耐受缺陷时形成TRAb。在不同人种的患者中检出的HLA抗原的频率不尽相同。如白种人与HLA-DR3或HLA-B8、B46相关，日本人与HLA-Bw3、Dw12相关，中国人则与HLA-Bw46、B5相关。

GD的细胞免疫研究近年来进展很快。辅助性T细胞（Th）根据其分泌细胞因子的不同，分类为Ⅰ型辅助性T细胞（Th1）和Ⅱ型辅助性T细胞（Th2），Th1细胞导致细胞免疫反应，Th2细胞导致体液免疫反应。一种观点认为GD是Th2型疾病，即由抗体介导的免疫反应致病；但是来自Graves眼病眶后组织的T细胞却主要产生白介素-2（IL-2）、干扰素-γ（IFN-γ）和肿瘤坏死因子α（TNF-α），属于Th1型疾病，即由细胞免疫损伤致病。

【临床表现】

1. 甲状腺毒症表现

（1）高代谢综合征：由于TH分泌过多和交感神经兴奋性增高，促进物质代谢，加速氧化，使产热、散热明显增多，病人常有疲乏无力、怕热多汗、皮肤潮湿、体重下降、低热（危象时可有高热）等表现；TH促进肠道糖吸收，加速糖的氧化利用和肝糖原的分解，可致糖耐量异常或使糖尿病加重；TH 促进脂肪分解与氧化，胆固醇合成、转化及排出均加速，常致血中总胆固醇降低；蛋白质代谢加速致负氮平衡、体重下降、尿肌酸排出增多；骨骼代谢和骨胶原更新加速，尿钙磷、羟脯氨酸等排出量增高。

（2）精神神经系统：多言好动、焦虑烦躁、紧张不安、失眠、记忆力减退、思想不集中、多疑等，有时出现幻觉，甚至亚躁狂症，但也有寡言、抑郁者。伸舌和双手平举向前伸出时可见细微震颤。腱反射活跃，反射恢复时间缩短。

（3）心血管系统：心悸、气短、稍事活动即可明显加剧，合并甲状腺功能亢进性心脏病（简称甲亢性心脏病）时，可出现心律失常、心脏增大和心力衰竭。以心房颤动等房性心律失常多见，偶见房室传导阻滞。

（4）消化系统：稀便、排便次数增加。甲状腺激素对肝脏也有直接毒性作用，重者可有肝大、肝功能异常，偶有黄疸。

（5）肌肉骨骼系统：主要是甲亢性周期性瘫痪（thyrotoxic periodic paralysis，TPP），多见于青年男性，常在剧烈运动、高碳水化合物饮食、注射胰岛素等情况下诱发，主要累及下肢，伴有低血钾。少数患者发生甲亢性肌病，肌无力多累及近心端的肩胛和骨盆带肌群。

（6）造血系统：周围血液中白细胞总数偏低，淋巴细胞及单核细胞增多。血小板寿命较短，可伴发血小板减少性紫癜。由于消耗增加、营养不良和铁的利用障碍偶可引起贫血。

（7）生殖系统：女性患者常有月经减少，周期延长，甚至闭经，但部分患者仍能妊娠、生育。男性多有阳痿，偶有乳房发育。

2. 甲状腺肿

多数病人以甲状腺肿大为主诉，呈弥漫性对称性肿大，质软，吞咽时上下移动。少数患者的甲状腺肿大不对称或肿大不明显。肿大程度与甲亢病情轻重无明显关系。甲状腺上下极可触及震颤，闻及血管杂音，为本病重要的体征。

3. 眼征

甲亢时引起的眼部改变大致可分为浸润性突眼和非浸润性突眼两种类型。非浸润性突眼又称良性突眼，占大多数。一般为对称性，有时一侧突眼先于另一侧。主要因交感神经兴奋眼外肌群和提上睑肌张力增高所致，主要改变为眼睑及眼外部的表现，球后组织改变不大。常见的眼征有：①眼裂增宽（Darymple 征），少瞬和凝视（Stellwag 征）；②眼球内侧聚合不能或欠佳（Mobius 征）；③眼向下看时，上眼睑挛缩，在眼下视时不能跟随眼球下落（von Graefe 征）；④眼上视时，额部皮肤不能皱起（Joffroy 征）。

浸润性突眼又称恶性突眼，较少见，病情较严重。也可见于甲状腺功能亢进症状不明显或无高代谢症的患者中，主要由于眼外肌和球后组织体积增加、淋巴细胞浸润和水肿所致。患者有明显的自觉症状，常见畏光、流泪、复视、视力减退、眼部肿痛、刺痛、异物感等。检查可发现视野缩小，斜视，眼球活动减少甚至固定。眼球明显突出，突眼度一般在 18mm 以上，两侧多不对称。由于眼球明显突出，眼睛不能闭合，结膜、角膜外露而引起充血、水肿，角膜溃疡等。重者可出现全眼球炎，甚至失明。

【特殊的临床表现和类型】

1. 甲状腺危象

甲状腺危象又称甲亢危象，为甲亢患者可危及生命的严重表现，发病原因可能与循环内 FT_3 水平增高、心脏和神经系统的儿茶酚胺激素受体数目增加、敏感性增强有关。本征的主要诱因包括感染、应激（如精神刺激、过度劳累、高温、饥饿、心力衰竭、脑血管意外、分娩及妊娠毒血症等）、不适当地停用碘剂及甲状腺手术前准备不充分等。早期为患者原有的甲亢症状加重，伴中等发热，体重锐减，恶心，呕吐；典型的甲亢危象临床表现为高热（39℃以上）、心动过速（140～240 次/分）、伴心房颤动或心房扑动、烦躁不安、呼吸急促、大汗淋漓、厌食、恶心、呕吐、腹泻等，严重者出现虚脱、休克、嗜睡、谵妄、昏迷，部分患者有心力衰竭、肺水肿，偶有黄疸。

2. 甲状腺功能亢进性心脏病

甲亢伴明显心律失常、心脏扩大和心力衰竭者称为甲亢性心脏病，以老年甲亢和病史较久未能良好控制者多见。其特点为甲亢完全控制后心脏功能可完全恢复正常。

3. 淡漠型甲状腺功能亢进症

此症多见于老年患者。起病隐匿，无明显高代谢综合征、甲状腺肿及眼征。主要表现为抑郁淡漠、明显消瘦、乏力、嗜睡；有时仅有腹泻、厌食等消化系统症状；或仅表现为心血管症状，如原因不明的心房颤动。临床中患者常因明显消瘦而被误诊为恶性肿瘤，因心房颤动被误诊为冠心病，所以老年人不明原因的突然消瘦、新发生心房颤动时应考虑本病。

4. 妊娠期甲状腺功能亢进症

主要有两种情况：①妊娠合并甲亢：妊娠期甲亢的病人高代谢症群表现较一般孕妇明显，伴有眼征、弥漫性甲状腺肿、甲状腺区震颤或血管杂音。血清 FT_3、FT_4 升高，TSH<0. 5mU/L，血清 TSAb 阳性。本病与妊娠可相互影响，对妊娠的不利影响为早产、流产、妊娠毒血症及死胎等；而妊娠可加重甲亢病人的心血管负担。②HCG 相关性甲亢：由于大量 HCG 或 HCG 类似物刺激 TSH 受体而出现甲亢，血清 FT_3、FT_4 升高，TSH 降低或不可测出，血清 TSAb 和其他甲状腺自身抗体阴性，但血 HCG 显著升高。HCG 相关性甲亢往往随血 HCG 浓度的变化而消长，属一过性，中止妊娠或分娩后消失。

5. 三碘甲状腺原氨酸（T_3）型和甲状腺素（T_4）型甲状腺毒症

仅有血清 T_3 增高的甲状腺毒症称为 T_3 型甲状腺毒症。临床表现与寻常型相同，但一般较轻。可见于弥漫性、结节性或混合性甲状腺肿患者的早期、治疗中或治疗后复发期。实验室检查发现血清 TT_3 与 FT_3 均增高，而 TT_4、FT_4 正常，TSH 水平减低，^{131}I 摄取率增高。

仅有血清 T_4 增高的甲状腺毒症称为 T_4 型甲状腺毒症。其临床表现与典型的甲亢相同，可发生于碘甲亢、Graves 病、毒性结节性甲状腺肿或亚急性甲状腺炎，多见于一般情况较差的中老年，如严重感染、手术、营养不良等患者。T_4 型甲状腺毒症以血清 TT_4、FT_4 增高，TT_3、FT_3 正常或减低为特征。

6. 亚临床甲状腺功能亢进症

本症需在排除其他能够抑制 TSH 水平的疾病的前提下，依赖实验室检查结果才能诊断，其特点是血清 FT_3、FT_4 正常，但 TSH 低于正常。本症可能是 GD 早期、GD 经手术或放射碘治疗后、高功能腺瘤、多结节性甲状腺肿、各种甲状腺炎恢复期的暂时性临床现象；但也可持续存在，并成为甲亢（包括 GD）的一种特殊临床类型，少数可发展为临床型甲亢。

7. 局限性黏液性水肿

此症与浸润性突眼同属于自身免疫病，约5%的GD患者伴发本症。多见于小腿胫前下1/3部位，也见于手足背及头面部，患处常呈对称性，大小不等，稍高出皮面，增厚、变粗，和正常皮肤分界清晰。一般无自觉症状，偶有瘙痒、微痛和色素沉着，时间较长者因摩擦皮损处可有毛发生长。

8. Graves 眼病

25%～50%的GD患者伴有不同程度的眼病。在所有眼病中，约5%的患者仅有浸润性突眼而临床无甲亢表现，称为甲状腺功能正常型Graves眼病（euthyroid Graves ophthalmopathy，EGO）。EGO患者的实验室检查可能存在亚临床型甲亢和甲状腺自身抗体的异常。诊断EGO应注意排除眼部的其他疾病。

【辅助检查】

1. 血清甲状腺激素（TH）测定

（1）血清总甲状腺素（TT_4）测定：代表血中结合T_4及游离T_4的总和。在患者无甲状腺激素结合球蛋白（TBG）异常的情况下，TT_4的增高提示甲亢。

（2）血清总三碘甲状腺原氨酸（TT_3）：代表血中结合T_3及游离T_3的总和。患者TBG正常时，TT_3的增高提示甲亢。如疑及TBG异常，必要时可同时测定游离T_4、T_3。

（3）血清游离T_4（FT_4）和游离T_3（FT_3）：结果不受TBG的影响，较TT_3、TT_4的结果更准确地反映甲状腺的功能状态。甲亢患者结果明显高于正常高限。

2. 血清超敏促甲状腺激素（S-TSH）

TSH是由腺垂体分泌的调节甲状腺的激素，一般放免法不能测出正常值的下限，以超敏的IRMA法可测出Graves病患者的TSH水平低于正常。

3. 抗甲状腺球蛋白抗体（TGAb）和抗甲状腺过氧化物酶抗体（TPOAb）

在本病中，TGAb和TPOAb均可阳性，但其滴度不如桥本甲状腺炎高。

4. 甲状腺摄^{131}I率

本法是诊断甲亢的传统方法，目前已被激素测定技术所取代。甲亢时^{131}I摄取率表现为总摄取量增高，摄取高峰前移。本方法现在主要用于甲状腺毒症病因的鉴别：甲状腺功能亢进类型的甲状腺毒症^{131}I摄取率增高；非甲状腺功能亢进类型的甲状腺毒症^{131}I摄取率减低。

5. 促甲状腺激素释放激素（TRH）兴奋试验

TRH400μg静脉注射，分别于注射前、注射后15、30、60、90、120分钟采血，测定血清TSH。正常人TSH水平较注射前升高3～5倍，高峰出现在30分钟，并且持续2～3小时。甲亢时，血清T_3、T_4增高，反馈抑制垂体TSH释放，故TSH不受TRH兴奋。

6. 三碘甲状腺原氨酸（T_3）抑制试验

此试验主要用于：①单纯性甲状腺肿与甲亢的鉴别诊断，甲亢病人在试验中甲状腺^{131}I摄取率不能被抑制；②有的学者曾经提出本试验可作为抗甲状腺药物治疗甲亢的停药指标。伴有冠心病、甲亢性心脏病或严重甲亢患者禁用此试验，以免诱发心律失常、心绞痛和甲状腺危象。

7. 超声检查

采用彩色多普勒超声检查，可见患者甲状腺腺体呈弥漫性或局灶性回声减低，在回声减低处，血流信号明显增加，彩色多普勒血流显像（CDFI）呈“火海征”。甲状腺上动脉和腺体内动脉流速明显加快、阻力减低。

8. 眼部电子计算机X线体层显像（CT）和磁共振显像（MRI）

眼部CT和MRI可以排除其他原因所致的突眼，测量突眼的程度，评估眼外肌受累的情况。

【诊断要点】

典型病例经详细询问病史，依靠临床表现即可诊断。不典型病例，尤其是小儿、老年人或伴有其他疾病的轻型甲亢或亚临床型甲亢病例易被误诊或漏诊，有赖于甲状腺功能检查和其他必要的特殊检查方可确诊。

【治疗要点】

目前尚无有效的针对病因和发病机制的根治方案，对症治疗主要是控制高代谢症状，促进器官特异性自身免疫的消退。常用的治疗方法有三种：抗甲状腺药物（antithyroid dyugs，ATD）、放射性碘和手术治疗，尤其以前两者更为常用。

1. 抗甲状腺药物治疗

（1）适应证：①病情轻、中度病人；②甲状腺轻、中度肿大；③年龄<20岁；④孕妇、高龄或其他严重疾病不适宜手术者；⑤甲状腺次全切除后复发又不适合放射性碘治疗的病人；⑥手术前准备；⑦放射性碘治疗前后的辅助治疗。

（2）常用药物：常用的ATD分为硫脲类和咪唑类两类，硫脲类包括甲硫氧嘧啶（methylthiouracil，MTU）及丙硫氧嘧啶（propylthiouracil，PTU）等；咪唑类包括甲硫咪唑（methimazole，MMI，他巴唑）和卡比马唑（carbinmazole，CMZ，甲亢平）等，比较常用的是PTU和MMI。其作用机制是抑制甲状腺内过氧化酶系，抑制碘离子转化为新生态碘或活性碘，从而抑制TH的合成。PTU血浆半衰期为60分钟，具有在外周组织抑制T_4转换为T_3的独特作用，所以发挥作用较MMI迅速，控制甲亢症状快，但是必须保证6~8小时给药一次；MMI血浆半衰期为4~6小时，在甲状腺内停留时间长，可以每天单次使用。

（3）不良反应：①粒细胞减少：ATD可以引起白细胞减少，发生率约为10%左右，严重者可发生粒细胞缺乏症。主要发生在治疗开始后的2~3个月内，外周血白细胞低于$3\times10^9/L$或中性粒细胞低于$1.5\times10^9/L$时应当停药。②皮疹：发生率约为2%~3%。一般的皮疹可以加用抗组胺药物，皮疹严重时应及时停药，以免发生剥脱性皮炎。③胆汁淤积性黄疸、中毒性肝炎、急性关节痛、血管神经性水肿等不良反应较为少见，如发生则需立即停药。

2. 放射性碘（radioactive iodine，RAI）治疗

其机制是^{131}I被甲状腺摄取后释放出β射线，破坏甲状腺滤泡上皮而减少TH分泌。β射线在组织内的射程仅有2mm，不会累及毗邻组织。

（1）适应证：①中度甲亢；②年龄25岁以上；③经ATD治疗无效或对ATD过敏；④合并心、肝、肾等疾病不宜手术或不愿手术者。

（2）禁忌证：①妊娠、哺乳期妇女；②年龄25岁以下者不作为首选；③严重心、肝、肾衰竭或活动性肺结核；④甲状腺极度肿大并有压迫症状；⑤重症浸润性突眼；⑥甲

状腺危象；⑦外周血白细胞低于 3×10^9/L 或中性粒细胞低于 1.5×10^9/L。

（3）并发症：①甲状腺功能减退：甲减发生的原因与电离辐射损伤和继发性自身免疫损伤有关。RAI 引起的甲减分为一过性和永久性两类，后者要给予甲状腺激素终身替代治疗；②放射性甲状腺炎：见于治疗后 7～10 天，个别可诱发甲状腺危象；③有时可加重浸润性突眼。

3. 手术治疗

（1）适应证：①中、重度甲亢，长期服药无效，或停药后复发，或不能坚持服药者；②甲状腺肿大显著，有压迫症状；③胸骨后甲状腺肿伴甲亢者；④结节性甲状腺肿伴甲亢。

（2）禁忌证：①较重或发展较快的浸润性突眼；②合并较重心、肝、肾、肺疾病，全身状况差不能耐受手术者；③妊娠前 3 月和第 6 个月以后。

（3）手术方式：通常为甲状腺次全切除术，两侧各留下 2～3g 甲状腺组织。主要并发症是甲状旁腺损伤导致甲状旁腺功能减退和喉返神经损伤，发生率为 1%～2%。术后甲亢复发率在 10% 左右。

4. 甲状腺危象的治疗

去除诱因和防治基础疾病是预防危象发生的关键。尤其要注意积极防治感染和做好充分的术前准备。一旦发生需积极抢救。

（1）抑制 TH 合成：首选 PTU600mg 口服或经胃管注入，以后每 6 小时给予 250mg 口服，待症状缓解后减至一般治疗剂量。

（2）抑制 TH 释放：服 PTU1 小时后再加用复方碘口服溶液 5 滴，每 8 小时一次，或碘化钠 1.0g 加入 10% 葡萄糖盐水溶液中静滴 24 小时，以后视病情逐渐减量，一般使用 3～7日。如果对碘剂过敏，可改用碳酸锂 0.5～1.0g/d，分 3 次口服，连服数日。

（3）降低周围组织对 TH 的反应：普萘洛尔有抑制外周组织 T_4 转换为 T_3 的作用，如无哮喘或心功能不全，应加用普萘洛尔 20～40mg，每 6～8 小时口服一次，或 1mg 稀释后静脉缓慢注射，视需要可间歇给 3～5 次；氢化可的松 50～100mg 加入 5%～10% 葡萄糖溶液静滴，每 6～8 小时一次，氢化可的松除抑制 T_4 转换为 T_3、阻滞 TH 释放、降低周围组织对 TH 的反应外，还可增强机体的应激能力。

（4）降低血 TH 浓度：在上述常规治疗效果不满意时，可选用血液透析、腹膜透析或血浆置换等措施迅速降低血 TH 浓度。

（5）其他：①降温：可采用物理降温，药物降温时不宜用水杨酸类退热剂，因此类药均可使血中游离甲状腺激素浓度升高且与甲状腺激素有协同作用。严重者可用人工冬眠（哌替啶 100mg、氯丙嗪和异丙嗪各 50mg 混合后静脉持续泵入）。②镇静：视个体反应每 2～4 小时交替使用下列镇静药 1 次，如地西泮（安定）、巴比妥及异丙嗪（非那根）等。如使用镇静药后病人由兴奋烦躁转为安静说明镇静药物用量较合适。③支持及对症处理：如给氧、补充能量及大量维生素尤其是 B 族、纠正水和电解质的紊乱及心力衰竭等。

5. 浸润性突眼的治疗

（1）高枕卧位，限制食盐摄入，适量给予利尿剂，以减轻球后水肿。

（2）1% 甲基纤维素或 0.5% 氢化可的松滴眼，睡眠时使用抗生素眼膏，必要时加盖眼罩预防角膜损伤。

（3）免疫抑制剂：泼尼松 60～100mg/d，分 3 次口服，持续 2～4 周，以后的 4～12

周中逐渐减量。严重病例可应用甲基泼尼松龙0.5~1.0g加入生理盐水中静滴，隔日一次，连用2~3次后，继以大剂量泼尼松口服4周左右，待病情缓解后逐渐减至维持量。也可以试用环磷酰胺等其他免疫抑制剂。

（4）严重突眼、暴露性角膜炎或压迫性视神经病变者，可行眼眶减压手术或球后放射治疗，以减轻眶内和球后浸润。

（5）控制甲亢首选ATD治疗，因手术和^{131}I治疗可能加重浸润性突眼。

（6）可合用L-$T_4$50~100mg/d以调整下丘脑-垂体-甲状腺轴的功能，预防甲状腺功能低下加重突眼。

6. 妊娠期甲状腺功能亢进症的治疗

（1）ATD治疗：因PTU不宜通过胎盘，故为首选。用最小有效剂量（如每日100~300mg，分2~3次口服）控制甲亢症状后，尽快减至维持量，维持甲状腺功能（宜用血清FT_3、FT_4作观测指标）在稍高于正常水平，避免治疗过度导致的母体和胎儿甲状腺功能减退或胎儿甲状腺肿。

（2）手术治疗：发生在妊娠初期的甲亢，经PTU治疗控制甲亢症状后，可选择在妊娠中期（即妊娠第4~6个月）做甲状腺次全切除，因妊娠早期或晚期手术易出现流产或早产。

（3）禁用RAI治疗，因10周以后胎儿甲状腺可浓集^{131}I而引起胎儿甲状腺肿和甲减。

（4）普萘洛尔增加子宫活动和延迟子宫颈扩张，故在妊娠时宜慎用。

（5）由于ATD可从乳汁分泌，产后如需继续服药，一般不宜哺乳。如必须哺乳，应选用PTU，且用量不宜过大。

7. 甲状腺功能亢进性心脏病的治疗

（1）首选放射碘治疗，在行放射碘治疗时应先以抗甲状腺药物治疗，耗竭腺体内储存激素，可减少心脏病的恶化。

（2）采用限制钠盐、利尿剂和洋地黄等。

（3）普萘洛尔具有迅速减慢心率、缩小脉压、减少心排血量的作用，对于控制心房颤动的心室率有明显的效果，但对有心力衰竭的患者应在严密监测下使用。

【主要护理诊断/问题】

（1）营养失调：低于机体需要量与代谢率增高导致代谢需求大于摄入有关。

（2）活动无耐力与蛋白分解增快，肌肉萎缩无力；低钾麻痹；甲亢性心脏病致心功能下降有关。

（3）有组织完整性受损的危险与浸润性突眼有关，闭合不全易出现角膜干燥、溃疡，瞬目受限易受外伤。

（4）潜在并发症：甲状腺危象。

（5）焦虑或恐惧与交感神经兴奋有关。

（6）知识缺乏：缺少药物知识及疾病常识。

（7）体液不足：与多汗、呕吐、腹泻有关。

（8）性功能障碍与内分泌紊乱有关。

（9）身体意象紊乱与突眼、甲状腺肿大有关。

【护理措施】

1. 营养失调

（1）饮食护理：应给予高热量、高蛋白、高维生素和矿物质丰富的饮食。主食应足量，可以增加奶类、蛋类、瘦肉类等优质蛋白以纠正体内的负氮平衡，多摄取新鲜蔬菜和水果。给予充足的水分，每天饮水 2000～3000ml 以补充出汗、腹泻、呼吸加快等丢失的水分，但对并发心脏病患者应避免大量饮水，以防因血容量增加而诱发水肿和心力衰竭。减少食物中粗纤维的摄入，以减少排便的次数。禁止摄入刺激性的食物及饮料，如浓茶、咖啡等，以免引起病人精神兴奋。避免进食含碘丰富的食物。

（2）体重监测：定期测量体重，评估病人体重的变化。

2. 活动无耐力

（1）休息：病情重，有心力衰竭或严重感染者应严格卧床休息，给予生活护理，加强巡视。病情轻者，可下床活动，以不感疲劳为宜。

（2）环境：保持环境安静，避免嘈杂。甲亢病人因怕热多汗，应安排通风良好的环境，夏天使用空调，保持室温凉爽而恒定。

（3）生活护理：协助病人完成日常的生活护理，如洗漱、进餐、如厕等，减少患者活动量，增加休息时间，缓解疲劳。

3. 有组织完整性受损的危险

（1）眼部护理：经常以眼药水湿润眼睛，避免过度干燥。睡前涂抗生素眼膏，眼睑不能闭合者用无菌纱布或眼罩覆盖双眼。睡觉或休息时，抬高头部，使眶内液回流减少，减轻球后水肿。外出戴深色眼镜，减少光线、灰尘和异物的侵害。指导病人当眼睛有异物感、刺痛或流泪时，勿用手直接揉眼睛。

（2）用药护理：限制钠盐摄入，必要时遵医嘱适量使用利尿剂，以减轻组织充血、水肿。

（3）病情观察：定期眼科角膜检查以防角膜溃疡造成失明。

4. 潜在并发症：甲状腺危象

（1）避免诱因：指导病人了解加重甲亢的有关因素，尤其是精神愉快与身心疾病的关系，避免一切诱发甲亢危象的因素，如感染、劳累、自行停药、精神创伤，以及未经准备或准备不充分而手术等。

（2）病情监测：注意体温、血压、脉搏、呼吸、心率的改变，观察神志、精神状态、腹泻、呕吐、脱水的改善情况。

（3）紧急处理配合：

①保持环境的安静、舒适，绝对卧床休息，呼吸困难或发绀者给予半卧位，立即吸氧（2～4L/min），迅速建立静脉通路。

②及时准确按医嘱使用 PTU、复方碘溶液、普萘洛尔、氢化可的松等药物。使用丙硫氧嘧啶及碘剂时注意观察病情变化，严格掌握碘剂的剂量，并观察过敏或中毒反应。准备好抢救物品，如镇静剂、血管活性药物、强心剂等。

③密切观察病情变化，定期测量生命体征，准确记录 24h 出入量，观察神志的变化。

④加强精神心理护理，解除病人精神紧张，体贴病人，建立良好的护患关系，给予情绪支持。

（4）对症护理：高热病人应迅速降温（降低室内温度、头敷冰帽、大血管处放置冰袋和人工冬眠等)；对谵妄、躁动者注意安全护理，使用床栏，防止坠床；昏迷者加强皮肤、口腔护理，定时翻身，防止压疮、吸入性肺炎的发生。

5. 焦虑或恐惧

(1) 心理护理：保持病室环境安静和轻松的气氛，限制探视人员和时间，提醒家属避免提供兴奋、刺激的消息，以减少病人的精神症状。尽可能有计划地集中进行治疗与护理，以免过多打扰病人。鼓励病人表达内心感受，说话要平心静气，理解和同情病人，建立互信关系。指导病人学习应对焦虑的技巧，如深呼吸、转移注意力、看电视、听音乐等。耐心细致地解释病情，提高病人对疾病的认知水平，让病人及其家属理解其情绪、性格的改变是暂时的，可因治疗而得到改善。

(2) 病情观察：随时注意病人情绪变化，避免过度激动，必要时遵医嘱使用镇静剂。

6. 健康教育

(1) 疾病知识指导：教导病人有关甲亢的疾病知识和眼睛的保护方法，教会自我护理。鼓励病人保持身心愉快，维持足够的睡眠，避免精神刺激或过度劳累，建立和谐的人际关系和良好的社会支持系统。指导病人注意加强自我保护，上衣领宜宽松，避免压迫甲状腺，严禁用手挤压甲状腺，以免 TH 分泌过多而加重病情。对有生育需要的女性病人，应告知其妊娠可加重甲亢，宜治愈后再妊娠。

(2) 用药指导：指导病人坚持遵医嘱按剂量、按疗程服药，不可随意减量或停药，并密切观察药物的不良反应，及时处理。服用抗甲状腺药物的开始 3 个月，每周查血常规 1 次，每隔 1 ~ 2 个月做甲状腺功能测定，同时定期检查甲状腺大小、基础代谢率和体重。若出现高热、恶心、呕吐、不明原因腹泻、突眼加重等，警惕甲状腺危象可能，及时就诊。对妊娠期甲亢病人，应指导其避免各种对母体和胎儿造成影响的因素，宜选用抗甲状腺药物治疗，禁用 ^{131}I 治疗，慎用普萘洛尔。产后如需继续服药，则不宜哺乳。

(陈俊)

［附1］单纯性甲状腺肿

单纯性甲状腺肿（simple goiter）是指由于甲状腺的非炎症或非肿瘤性原因阻碍 TH 合成而导致的代偿性甲状腺肿大。甲状腺可呈弥漫性肿大或多结节肿大，一般不伴有甲状腺功能异常的临床表现。本病可呈地方性分布，也可呈散发性分布。散发的单纯性甲状腺肿患者约占人群的5%，女性发病率是男性的 3～5 倍，多发生于青春期、妊娠期、哺乳期和绝经期。当人群单纯性甲状腺肿的患病率超过 10%时，称为地方性甲状腺肿。

【病因与发病机制】

1. 缺碘

缺碘系引起地方性甲状腺肿的主要原因之一。人体每天最低碘需要量约为 75μg，每天摄入量应不低于 150μg。碘缺乏时合成甲状腺激素不足，反馈引起垂体分泌过量的 TSH，刺激甲状腺增生肥大。如在青春期、妊娠期、哺乳期、寒冷、感染、创伤和精神刺激时，由于机体对 TH 的需要量增多，可诱发或加重甲状腺肿。

2. 致甲状腺肿物质

卷心菜、黄豆、白菜、萝卜族、坚果、木薯、小米及含钙过多或含氟过多的饮水等，因含有硫脲类致甲状腺肿物质或含有某些阻抑 TH 合成的物质，引起甲状腺肿。药物如硫氰化钾、过氯酸钾、对氨基水杨酸、硫脲嘧啶类、磺胺类、保泰松、秋水仙素等，可妨碍甲状腺激素的合成，大量碘化物可抑制甲状腺激素合成和释放，从而引起甲状腺肿。

3. 高碘

高碘是少见的引起甲状腺肿的原因，可呈地方性或散发性分布，其发病机制为碘摄食过多，甲状腺过氧化物酶（TPO）的功能基因可能过多被占用，从而影响酪氨酸碘化，碘的有机化过程受阻，甲状腺代偿性肿大。

4. 激素合成障碍

家族性甲状腺肿属于常染色体隐性遗传，致病原因在于遗传性酶的缺陷，造成 TH 合成障碍，缺乏 TPO、脱碘酶，TH 的合成受阻；或缺乏水解酶时，TH 从甲状腺球蛋白分离和释放入血发生困难，均可导致甲状腺肿。

5. 基因突变

此类异常包括甲状腺球蛋白基因外显子 10 的点突变，甲状腺过氧化物酶基因、TSH 受体基因突变等。

【临床表现】

甲状腺常呈现轻、中度肿大，弥漫性甲状腺肿质地较软、表面光滑、有韧性感；若质地较硬，说明缺碘较重或时间较长。重度肿大的甲状腺可引起压迫症状，出现咳嗽、气促、吞咽困难或声音嘶哑等。胸骨后甲状腺肿可使头部、颈部和上肢静脉回流受阻。

【辅助检查】

（1）甲状腺功能检查：血清 T_4 正常或偏低，T_3 可略高以维持甲状腺功能正常。血清 TSH 水平一般正常，对这种现象有三种解释：①甲状腺细胞对 TSH 的敏感性增强，碘缺乏时属于这种情况；②血清 TSH 仅轻微增加，只是所使用的放射性免疫荧光测定方法难以检测出来；③由 TSH 增高导致甲状腺肿的阶段已经过去，遗留的仅是甲状腺肿。

（2）甲状腺摄 ^{131}I 率及 T_3 抑制试验：甲状腺 ^{131}I 摄取率常高于正常，但高峰时间很少提前出现，T_3 抑制试验呈可抑制反应。

（3）尿碘：地方性甲状腺肿患者由于碘摄入不足所致者，尿碘排泄减少，尿碘一般低于 100μg/d。

（4）血清甲状腺球蛋白（Tg）：血清 Tg 的测定被认为是衡量碘缺乏的敏感指标，因为缺碘时甲状腺功能及组织发生改变的同时导致细胞的转换率升高而使 Tg 入血。业已证实 Tg 与碘摄入量呈反比。

（5）影像学检查和特殊检查：主要有甲状腺超声、核素扫描、CT 或 MRI 以及甲状腺细针穿刺活检等有助于甲状腺大小、形态、性质及异位甲状腺肿的诊断。

【诊断要点】

诊断的主要依据是病人有甲状腺肿大而甲状腺功能基本正常。地方性甲状腺肿的流行病史有助于本病的诊断。

【治疗要点】

1. 弥漫性甲状腺肿的治疗

对有明确病因者，应针对病因治疗。如对缺碘或使用锂等致甲状腺肿物质者，应补充碘或停用锂等致甲状腺肿物质。一般青春期甲状腺肿大多可自行消退。对无明显原因引起的甲状腺肿，可使用 TH 治疗，以补充内源性 TH 的不足，达到抑制甲状腺增生的目的。给予的 TH 剂量应以不使血清 TSH 减低与不发生甲状腺毒症，而肿大的甲状腺有缩小为宜。一般采用左甲状腺素（L-T_4）或甲状腺粉片口服。

2. 多结节性甲状腺肿的治疗

单纯性甲状腺肿发展到晚期及有结节者，药物的疗效较差，但可达到一定的抑制甲状腺增生作用。对于甲状腺核素扫描证实无自主功能区域、血清 TSH 增高或者处于正常上限者，可考虑给予 L-T_4 治疗，宜从小剂量开始，以后逐渐增加剂量，以达到不出现甲状腺毒症而结节减小为准。

3. 手术治疗

单纯性甲状腺肿一般不宜手术治疗。当腺体引起压迫症状、药物治疗无效者，或疑有发展为癌肿或甲状腺功能亢进症者应手术治疗。

【护理要点】

1. 心理护理

指导病人恰当修饰，消除自卑。

2. 病情观察

观察病人甲状腺肿大的程度、质地，有无结节及压痛，颈部增粗的进展情况。

3. 用药指导

嘱病人按医嘱服药，使用甲状腺制剂应坚持长期服药，以免停药后复发。观察药物疗效及不良反应，如病人出现心动过速、呼吸急促、食欲亢进、怕热多汗、腹泻等甲状腺功能亢进症表现，应及时汇报医师处理。结节性甲状腺肿病人避免大剂量使用碘治疗，以免诱发碘甲状腺功能亢进症。

4. 健康教育

指导病人多进食含碘丰富的食物，如海带、紫菜等海产类食品，并食用碘盐，以预防缺碘所致地方性甲状腺肿。避免摄入大量阻碍 TH 合成的食物，如卷心菜、花生、菠菜、萝卜等。避免服用硫氰酸盐、保泰松、碳酸锂等阻碍 TH 合成的药物。此外，在妊娠期、哺乳期、青春发育期应适当增加碘的摄入，以预防本病的发生。

（陈俊）

[附2] 甲状腺功能减退症

甲状腺功能减退症（hypothyroidism，简称甲减）是由各种原因导致的低甲状腺激素血症或甲状腺激素抵抗而引起的全身性低代谢综合征，其病理特征是黏多糖在组织和皮肤堆积，表现为黏液性水肿（myxedema）。按起病年龄可分为下列三型：①功能减退始于胎儿或新生儿者，称呆小病（又称克汀病）；②起病于青春期发育前儿童者及青春期发病者，称幼年型甲减，严重时称幼年黏液性水肿；③起病于成年者，称成年型甲减，严重者称黏液性水肿。本病女性较男性多见，且随年龄增加，其患病率逐渐上升，普通人群患病率为0.8%～1.0%。本节主要介绍成年型甲减。

【病因与发病机制】

1. 原发性甲状腺功能减退症

由于甲状腺本身病变引起的甲减称为原发性甲减，占成人甲减的90%～95%，主要病因是：①自身免疫损伤：最常见的原因是自身免疫性甲状腺炎，包括桥本甲状腺炎、萎缩性甲状腺炎、亚急性淋巴细胞性甲状腺炎和产后甲状腺炎等；②甲状腺破坏：包括甲状腺的手术切除、放射性碘或放射线治疗后；③碘过量：碘过量可引起具有潜在性甲状腺疾病者发生一过性甲减，也可诱发和加重自身免疫性甲状腺炎；④抗甲状腺药物：如锂盐、硫脲类等可抑制TH合成。

2. 继发性甲状腺功能减退症

由于垂体疾病引起的TSH分泌减少，称为继发性甲减。常因肿瘤、手术、放疗或产后垂体缺血性坏死所致。

3. 三发性甲状腺功能减退症

由于下丘脑疾病引起的TRH的分泌减少，称为三发性甲减。TRH分泌不足可使TSH及TH相继减少而致甲减。可由下丘脑肿瘤、肉芽肿、慢性疾病或放疗等引起。

4. 甲状腺激素抵抗综合征

由于甲状腺激素在外周组织发挥作用缺陷，称为TH抵抗综合征。常呈家族发病倾向，常染色体显性或隐性遗传。大多数是由于TH受体基因突变、TH受体减少或受体后缺陷所致。

【临床表现】

1. 一般表现

易疲劳、怕冷、体重增加、反应迟钝、嗜睡、记忆力明显减退且注意力不集中、精神抑郁等。体检可见表情淡漠，面色苍白，皮肤干燥发凉、粗糙脱屑，颜面、眼睑和手皮肤浮肿，声音嘶哑，毛发稀疏、眉毛外1/3脱落。由于高胡萝卜素血症，手脚皮肤呈姜黄色。

2. 肌肉与关节

主要表现为肌肉软弱乏力，偶见重症肌无力，也可有暂时性肌强直、痉挛、疼痛，咀嚼肌、胸锁乳突肌、股四头肌和手部肌肉可有进行性肌萎缩。腱反射的弛缓期特征性延长，常超过350ms（正常为240~320ms），跟腱反射的半弛缓时间明显延长。

3. 心血管系统

心肌黏液性水肿导致心肌收缩力损伤、心动过缓、心排血量下降。ECG显示低电压。由于心肌间质水肿、非特异性心肌纤维肿胀、左心室扩张和心包积液导致心脏增大。中、老年妇女可有血压增高，循环时间延长。久病者易并发动脉粥样硬化及冠心病。

4. 消化系统

常有厌食、腹胀、便秘，严重者可出现麻痹性肠梗阻或黏液水肿性巨结肠。由于胃酸缺乏或维生素B_{12}吸收不良，可致缺铁性贫血或恶性贫血。

5. 内分泌系统

表现为性欲减退。男性出现阳痿，女性常有月经过多或闭经。部分病人由于血清催乳素（PRL）水平增高，发生溢乳。

6. 黏液性水肿昏迷

见于病情严重的患者，大多在冬季寒冷时发病。诱因为严重的全身性疾病、甲状腺激素替代治疗中断、寒冷、感染、手术和使用麻醉、镇静药物等。临床表现为嗜睡、低体温（<35℃）、呼吸减慢、心动过缓、血压下降、四肢肌肉松弛、反射减弱或消失，甚至昏迷、休克，可因心、肾功能不全而危及生命。

【辅助检查】

（1）血红蛋白：多为轻、中度正常细胞性正常色素性贫血。

（2）生化检查：血清甘油三酯、LDL-C增高，HDL-C降低。

（3）血清甲状腺激素和TSH：血清TSH增高、FT_4降低是诊断本病的必备指标；血清TT_4减低；血清TT_3和FT_3可以在正常范围内，在严重病例中减低。亚临床甲减仅有血清TSH增高，血清TT_4或FT_4正常。

（4）^{131}I摄取率：减低。

（5）甲状腺自身抗体：血清TPOAb和TgAb阳性提示甲减是由于自身免疫性甲状腺炎所致。

（6）X线检查：心影常呈弥漫性双侧增大，可伴心包积液或胸腔积液；部分患者有蝶鞍增大。

（7）TRH兴奋试验：主要用于原发性甲减、垂体性甲减和下丘脑性甲减的鉴别。静脉注射TRH后，血清TSH不增高者提示为垂体性甲减；延迟增高者为下丘脑性甲减；血清TSH在增高的基值上进一步增高，提示原发性甲减。

【诊断要点】

血清TSH增高，FT_4减低，原发性甲减即可成立。如血清TSH正常，FT_4减低，考虑为垂体性甲减或下丘脑性甲减，需做TRH试验来区分。

【治疗要点】

1. 替代治疗

本病一般不能治愈，需要终生替代治疗。首选左甲状腺素（L-T_4）口服。L-T_4替代治疗的起始剂量及随访间期可因患者的年龄、体重、心脏情况以及甲减的病程及程度而不同。治疗的目标是用最小剂量纠正甲减而不产生明显不良反应，使血清 TSH 值恒定在正常范围内。

2. 一般治疗和对症治疗

注意休息，避免过重体力劳动。有贫血者可补充铁剂、维生素 B_{12}、叶酸等；胃酸不足者应补充稀盐酸，但必须与 TH 合用才能取得疗效。

3. 黏液性水肿昏迷的治疗

（1）补充甲状腺激素。首选 L-T_3静脉注射，每 4 小时 10μg，直至患者症状改善，清醒后改为口服；或 L-T_4首次静脉注射 300μg，以后每日 50μg，至患者清醒后改为口服。如无注射剂可予片剂鼻饲，L-$T_3$20～30μg，每 4～6 小时一次，以后每 6 小时 5～15μg；或 L-T_4首次 100～200μg，以后每日 50μg，至患者清醒后改为口服。

（2）保温、给氧、保持呼吸道通畅，必要时行气管切开、机械通气等。

（3）氢化可的松 200～300mg/d 持续静滴，患者清醒后逐渐减量。

（4）根据需要补液，但入水量不宜过多。

（5）控制感染，治疗原发病。

【护理要点】

1. 病情观察

监测生命体征变化，观察精神、神志、语言、体重、动作及胃肠道症状等情况。

2. 用药护理

甲状腺制剂从小剂量开始，逐渐增加，注意用药的准确性。用药前后分别观察脉搏、体重及水肿情况。

3. 饮食护理

给予高蛋白、高维生素、低钠、低脂肪饮食，注意补充富含粗纤维的食物及足够的水分。

4. 黏液性水肿昏迷的护理

（1）保持呼吸道通畅，吸氧，备好气管插管或气管切开设备。

（2）建立静脉通道，遵医嘱给予急救药物。

（3）监测生命体征和动脉血气分析的变化，观察神志情况，记录 24h 出入量。

（4）采用升高室温法保暖，避免局部热敷，以免烫伤和加重循环不良。

5. 健康教育

（1）防治病因，避免诱因：告知病人发病原因和注意事项，如地方性缺碘者可采用碘化盐，药物引起者应调整剂量或停药；注意个人卫生，冬季注意保暖，减少出入公共场所，以预防感染。慎用镇静、麻醉等药物。

（2）配合治疗：对需终生替代治疗者，向其解释终生坚持服药的重要性和必要性，不可随意停药或变更剂量。指导病人自我监测甲状腺激素服用过量的症状，如出现多食、消瘦、脉搏>100 次/分、心律失常、发热、大汗、情绪激动等情况时，及时就医。替代治疗效果最佳的指标为血清 TSH 恒定在正常范围内，长期替代治疗者宜每 6～12 个月检测 1 次。对有心脏病、高血压、肾炎的病人，应特别注意剂量的调整，不可随意减量或加量。同时服用利尿剂时，需记录 24h 出入量。

（3）自我监测：给病人讲解黏液性水肿昏迷发生的原因和临床表现，使病人学会自我观察。若出现低血压、心动过缓、体温<35℃等，应及时就医。

（陈俊）

［附3］甲状腺炎

甲状腺炎（thyroiditis）包括一组由感染因素、免疫因素或其他原因所致的甲状腺的炎性改变，其共同特征是甲状腺滤泡结构被破坏，但其病因、病理变化、临床特征和预后各不相同。

甲状腺炎按起病的缓急可分为急性、亚急性及慢性甲状腺炎；根据病因分为感染性、自身免疫性、放射性甲状腺炎等；病理学常将之分为化脓性、肉芽肿性、淋巴细胞性和纤维性甲状腺炎等数种。本节重点介绍亚急性甲状腺炎和慢性淋巴细胞性甲状腺炎。

一、亚急性甲状腺炎

亚急性甲状腺炎（subacute thyroiditis）又称为肉芽肿性甲状腺炎（granulomatous thyroiditis）、巨细胞性甲状腺炎（giant cell thyroiditis）和 de Quervains 甲状腺炎。本病约占甲状腺疾病的5%，以40～50岁女性最为多见。

【病因与发病机制】

1. 病毒感染

一般认为本病与病毒感染有关，包括柯萨奇病毒、腮腺炎病毒、流感病毒、腺病毒等，也可发生于非病毒感染（如Q热或疟疾等）之后。

2. 遗传易感性

遗传因素可能参与发病，有与HLA-B35相关的报道。

【临床表现】

1. 上呼吸道感染前驱症状：

起病前1～3周常有病毒性咽炎、腮腺炎、麻疹或其他病毒感染的症状，如全身不适、食欲减退、肌肉疼痛、咽痛等，体温不同程度升高，起病3～4天达高峰。可伴有颈部淋巴结肿大。

2. 甲状腺区特征性疼痛

逐渐或突然发生，程度不等。可放射至耳部，吞咽时疼痛加重。

3. 甲状腺肿大

弥漫性或不对称性轻、中度增大，多数伴结节，质地较硬，触痛明显，无震颤及杂音。甲状腺肿痛常先累及一叶后扩展到另一叶。

4. 与甲状腺功能变化相关的临床表现：

①甲状腺毒症阶段：发病初期约50%～75%的患者体重减轻、怕热、心动过速等，历时约3～8周；②甲状腺功能减退阶段：约25%的患者在甲状腺激素合成功能尚未恢复之前进入功能减退阶段，出现水肿、怕冷、便秘等症状；③甲状腺功能恢复阶段：多数病人短时间（数周至数月）恢复正常功能，仅少数成为永久性甲状腺功能减退症。整个病程约6～12个月。有些病例反复加重，持续数月至2年不等。约2%～4%复发，极少数

反复发作。

【辅助检查】

1. 一般检查：血白细胞正常或增高；红细胞沉降率（ESR）明显增快（≥40mm/h，可达100mm/h）；呼吸道病毒抗体滴度增高，一般在6个月后逐渐消失。

2. 甲状腺功能检查：甲状腺毒症期呈现血清T_4、T_3浓度升高，甲状腺^{131}I摄取率降低（常低于2%）的双向分离现象。随着甲状腺滤泡上皮细胞破坏加重，储存激素殆尽，出现一过性甲减，T_4、T_3浓度降低，TSH水平升高。而当炎症消退，甲状腺滤泡上皮细胞恢复，甲状腺激素水平和甲状腺^{131}I摄取率逐渐恢复正常。

【诊断要点】

根据急性起病、发热等全身症状及甲状腺疼痛、肿大且质硬，结合ESR显著增快，血清甲状腺激素浓度升高与甲状腺摄碘率降低的双向分离现象可诊断本病。

【治疗要点】

本病为自限性病程，预后良好。

（1）症状较轻者不需特殊处理，可适当休息，并给予非甾体抗炎药，如阿司匹林、吲哚美辛等。

（2）中、重型患者可给予泼尼松40～60mg/d，分3次口服，能明显缓解症状，8～10天后逐渐减量，维持4周。少数患者有复发，复发后泼尼松治疗仍然有效。

（3）针对甲状腺毒症表现可给予普萘洛尔；针对一过性甲减者，可适当给予左甲状腺激素替代。发生永久性甲减者罕见。

【护理要点】

1. 休息与活动

保证充足的睡眠，避免过劳，休息的环境要安静。

2. 心理护理

由于甲状腺激素水平的变化，患者往往情绪紧张、恐惧、悲观，护士应予心理疏导，促进患者心身休息。

3. 健康教育

向患者讲解本病的病因、分期及临床表现，使患者对自己所患疾病有一个基本了解，更好地配合治疗，同时指导患者用药。

二、慢性淋巴细胞性甲状腺炎

慢性淋巴细胞性甲状腺炎（chronic lymphocytic thyroiditis，CLT）包括两种类型：一类为甲状腺肿型，即桥本甲状腺炎（Hashimoto thyroiditis，HT）；另一类为甲状腺萎缩型，即萎缩性甲状腺炎（atrophic thyroiditis，AT），两者有相同的甲状腺自身抗体和变化的甲状腺功能。本病为最常见的自身免疫性甲状腺病之一，美国报告发病率占人群的3%～4%。女性发病率是男性的3倍，高发年龄在30～50岁。

【病因与发病机制】

（1）遗传因素：具有一定的遗传倾向，HT 与 HLA-B8 相关，AT 与 HLA-DR3 相关。

（2）免疫因素：免疫学因素致甲状腺受损的机制不完全清楚。目前认为是由于先天性免疫监视缺陷，器官特异的抑制性 T 淋巴细胞数量或质量的异常所致。

（3）细胞凋亡：细胞凋亡与 CLT 有关，甲状腺的促凋亡蛋白-Fas 表达增加。体外实验表明，致炎细胞因子可调节 Fas 的表达；甲状腺细胞抗凋亡基因蛋白 Bcl-2 及 Bcl-X 明显受损。

（4）环境因素：感染和膳食中的碘化物是本病发生的两个环境因素。

【临床表现】

HT 起病隐匿，进展缓慢，早期的临床表现常不典型。甲状腺肿大呈弥漫性、分叶状或结节性肿大，质地大多韧硬，与周围组织无黏连。常有咽部不适或轻度咽下困难，有时有颈部压迫感。偶有局部疼痛与触痛。随着病程延长，甲状腺组织破坏出现甲减。患者表现为怕冷、心动过缓、便秘甚至黏液性水肿等典型症状及体征。少数患者可以出现甲状腺相关眼病。AT 则常以甲减为首发症状就诊，患者除甲状腺无肿大以外，其他表现类似 HT。

HT 与 Graves 病可以并存，称为桥本甲状腺毒症（Hashitoxicosis）。血清中存在甲状腺刺激抗体（TSAb）和甲状腺过氧化物酶抗体（TPOAb），组织学兼有 HT 和 Graves 病两种表现。临床上表现为甲亢和甲减交替出现，可能与刺激性抗体或阻断性抗体占主导作用有关。甲亢症状与 Graves 病类似，自觉症状可较单纯 Graves 病时轻，需正规抗甲状腺治疗，但治疗中易发生甲减；也有部分患者的一过性甲状腺毒症源于甲状腺滤泡破坏，甲状腺激素释放入血所致。

【辅助检查】

（1）甲状腺功能检查：根据甲状腺破坏的程度可以分为 3 期。早期仅有甲状腺自身抗体阳性，甲状腺功能正常；以后发展为亚临床甲减（FT_4正常，TSH 升高），最后表现为临床甲减（FT_4减低，TSH 升高）。部分患者可出现甲亢与甲减交替的病程。

（2）甲状腺自身抗体：TgAb 和 TPOAb 滴度明显升高是本病的特征之一。尤其在出现甲减以前，抗体阳性是诊断本病的唯一依据。

（3）甲状腺超声检查：HT 显示甲状腺肿，回声不均，可伴多发性低回声区域或甲状腺结节。AT 则呈现甲状腺萎缩的特征。

（4）甲状腺细针穿刺细胞学（FNAC）检查：诊断本病很少采用，但具有确诊价值，主要用于 HT 与结节性甲状腺肿等疾病相鉴别。

【诊断要点】

HT：凡是弥漫性甲状腺肿大，质地较韧，特别是伴峡部锥体叶肿大，不论甲状腺功能有否改变，都应怀疑 HT。如血清 TPOAb 和 TgAb 阳性，诊断即可成立。FNAC 检查有确诊价值。伴临床甲减或亚临床甲减进一步支持诊断。

AT：临床一般以临床甲减首诊。触诊和超声检查甲状腺无肿大或萎缩，血清 TPOAb 和 TgAb 阳性，即可诊断。

【治疗要点】

（1）随访：如果甲状腺功能正常，随访则是 HT 与 AT 处理的主要措施。一般主张每半年到 1 年随访 1 次，主要检查甲状腺功能，必要时可行甲状腺超声检查。

（2）病因治疗：目前尚无针对病因的治疗方法。提倡低碘饮食。

（3）甲减和亚临床甲减的治疗：L-T_4替代疗法。

（4）甲状腺肿的治疗：对于没有甲减者，L-T_4可能具有减小甲状腺肿的作用，对年轻患者效果明显。甲状腺肿大显著，疼痛，有气管压迫，经内科治疗没有效果者，可以考虑手术切除。术后往往发生甲减，需要甲状腺激素长期替代治疗。

【护理要点】

1. 心理护理

CLT 病程长，易反复，病人常出现情绪低落、焦虑不安的心理，应加强安全措施，严密观察和了解病人的心理动态，采用宽容、理解和同情的态度，让病人树立积极、乐观的情绪。

2. 症状护理

加强保暖，避免寒冷刺激；观察神志、生命体征的变化及全身黏液性水肿情况，每天记录病人体重。

3. 健康教育

告知病人发病原因及随访的重要性。对需终生替代治疗者，向其解释终生坚持服药的重要性和必要性，不可随意停药或变更剂量。

（陈俊）

第五节　内分泌代谢性疾病常用诊疗技术及护理

一、快速血糖仪全血测定

【目的】

监测血糖。

【适应证】

服用口服降糖药的患者；实行胰岛素强化治疗的患者；全部用胰岛素治疗的患者；不稳定糖尿病患者；反复出现低血糖和酮症的患者；妊娠糖尿病的患者；肥胖患者。

【血糖监测的时间】

每天监测4次：三餐前，睡前

每天监测7次：三餐前，三餐后2h，睡前，必要时下半夜还要再测1次。

【不同时间段监测血糖的意义】

（1）空腹血糖：主要反映在基础状态下（最后一次进食后8～10小时）没有饮食负荷时的血糖水平，是糖尿病诊断的重要依据。

（2）餐后2h血糖：反映胰岛β细胞储备功能的重要指标，即进食后食物刺激β细胞分泌胰岛素的能力。测餐后2h的血糖能发现可能存在的餐后高血糖，能较好地反映进食与使用降糖药是否合适。

（3）睡前血糖：反映胰岛β细胞对进食晚餐后高血糖的控制能力。是指导夜间用药或注射胰岛素剂量的依据。

（4）随机血糖：可以了解机体在特殊情况下对血糖的影响，如进餐的多少，饮酒，劳累，生病，情绪变化，月经期等。

【监测血糖的频率】

（1）刚刚被诊断为糖尿病，接受胰岛素治疗或正在使用胰岛素泵的患者，每天监测4～7次。

（2）1型糖尿病患者空腹血糖＞12mmol/L每天监测4～7次。

（3）2型糖尿病患者空腹血糖＞16.2mmol/L每天监测4次。

（4）反复出现低血糖，妊娠或打算妊娠时，调整胰岛素的用量时，要及时监测血糖。

【血糖仪操作步骤】

（1）操作前准备：先用温水清洁双手，准备好血糖仪、试纸、采血笔、采血针、75%酒精、棉签等物品。

（2）打开电源，调校血糖仪编码。血糖仪的编码调节方式分为以下三种：

①手动输入试纸校正码：如利舒坦血糖仪、强生血糖仪；

②用密码芯片插入机器自动记录试纸校正码：如罗氏活力型血糖仪、艾因坦血糖仪。

③免调码，无需手动或插入芯片，仪器自动识别：如拜耳拜安捷2、艾科乐舒型血糖仪。

（3）插入试纸：将试纸取出，迅速将瓶盖盖回，将试纸插入仪器。

（4）消毒手指、晾干手指：测试前手指的皮肤准备推荐用温水和皂液清洗手指，或用酒精棉签消毒，两种方法都可以。

（5）采血、吸血：安装采血针，调节采血笔至合适的深度，将采血笔笔端放在手指侧面，按下中间钮，轻轻压出一滴圆弧形指血。将足量指血血滴靠进试纸吸血区（试纸测试孔）就会直接吸进。

（6）显示结果：试纸吸血之后，就会呈现倒计时，显示测试结果。从5秒到30秒不等。

（7）关机：目前主流的血糖仪拔出试纸自动关机，一部分早期产品还需要关闭电源键。关机可减少电池消耗和机器损耗。

【注意事项】

（1）血糖仪质量控制：定期应用标准试纸条进行测试，以确定仪器是否正常运行及结果是否在标明的范围内。勿在血糖仪附近使用手机或其他产生电磁干扰的设备。

（2）试纸质量控制：血糖仪必须配合使用同一品牌的试纸，不能混用。试纸注意保存，放在干燥、避光的地方。手部潮湿或是脏污时，请勿接触试纸条。要使用的试纸取出后，请立刻盖紧罐盖。试纸应注意在有效期内使用。血糖试纸每批次可能有区别，换用前需要把新试纸的条形码数字输入仪器，以免影响测试结果。

（3）手指一定要在干燥状态下取血，也就是说温水和皂液清洗后要晾干手指，酒精消毒后要等酒精完全挥发后再用采血笔刺破手指，保证测量的准确。不宜采用含碘消毒剂（如碘伏、碘酒）消毒，因为碘会与试纸上的测试剂产生化学反应，影响测试准确性。

（4）采血量必须足以完全覆盖试纸测试区。取血时发现血液量少不能挤手指，否则会混入组织液，干扰血糖浓度。为保证采血量足够，之前手可以在温水中泡一下，再下垂30秒。另外，扎的时候把针按一下再弹出，以免扎得太浅。

（5）一般建议取血点在手指偏侧面，这里的神经分布较手指正中少，痛感较轻。但也不要太接近指甲边缘，这样不易消毒，不好挤血。取血点可在十个手指轮换选取，多数选取除大拇指外的其余八指。取血前可用温水洗手，垂手臂，可使手指血管充盈，容易采血。采血笔刺破手指后，应从指跟向指端（采血点）方向轻用力挤血，不要用大力挤血，否则挤出的血浆，组织液占了较大比例，影响准确性。

（董京华）

二、口服葡萄糖耐量实验

口服葡萄糖耐量试验（OGTT）是指给病人口服75g葡萄糖，然后测其血糖变化，观察病人适应葡萄糖的能力，正常人口服葡萄糖后，迅速由胃肠道吸收入血，30～60分钟时血糖值达高峰，但一般不超过8.9mmol/L（160mg/dL）。这是由于血糖升高迅速刺激胰岛素分泌增加，使血糖迅速下降，2小时血糖接近正常，3小时恢复空腹正常水平。而糖尿病患者则不同，始终为高峰值，持续时间过长。

【临床意义】

用于空腹或餐后血糖高于正常而达不到诊断标准的糖尿病病人，可尽早发现轻型糖尿病病人。

【方法】

试验当日将75克葡萄糖粉（小儿按1.75克/千克体重计算，总量不超过75克）溶于250~300毫升温开水中，早晨7点空腹（服糖前0分钟）抽静脉血查血糖，同时留尿查尿糖后，在3~5分钟内饮完糖水，从饮第一口糖水开始计时，于30分钟、60分钟、120分钟和180分钟分别抽静脉血查血糖和留尿查尿糖（每次留尿前30分钟应排尿一次并弃去），有条件者可在各时点同时抽血查血浆胰岛素或C肽。

【注意事项】

（1）试验前3天保证规律饮食，每天进食碳水化合物的量不少于150 克。

（2）试验前有正常的体力活动至少三天，但应避免剧烈体力活动、精神刺激；试验前应避开脑梗塞、心肌梗死、外伤、手术等各种应激状态至少2周以上。

（3）试验应在空腹状态下进行，空腹时间10~16小时，试验前一天晚上9点以后不应再进食，但可以饮水。因血糖有昼夜节律变化，试验应在早7~9点钟进行。

（4）停用能够影响血糖的各种药物如糖皮质激素、避孕药、噻嗪类利尿剂等至少1周以上。试验过程中禁止吸烟。

（5）若血糖测定不能立即进行，血标本应放在含有氟化钠的试管中，每ml全血可用氟化钠6mg。离心分离血浆，血浆可冰冻待测。

（6）空腹血糖≥7.0mmol/L，临床已诊断糖尿病，则不再作OGTT。

【正常的血糖水平】

空腹不超过6.0mmol/L，服75g葡萄糖0.5、1.5小时都不超过11.1mmol/L，2小时不超过7.8mmol/L。

【葡萄糖耐量减低】

应具备以下三条，即：

①空腹血糖<7.0mmol/L；

②OGTT中服糖2小时血糖>7.8mmol/L，低于11.1mmol/L；

③OGTT中，服糖后0.5、1、1.5小时三点中至少有一点血糖≥11.1mmol/L。

（董京华）

三、动态血糖监测系统（CGMS）

动态血糖监测系统（CGMS）是糖尿病监测领域的新突破，俗称“血糖Holter”，可全面了解患者全天血糖波动情况和趋势，发现未知的高血糖和低血糖，调整和优化治疗方案，也可作为糖尿病各种科研的有力工具。

【组成】

由血糖记录器、电缆、探头、助针器、信息提取器和分析软件等组件构成。

【工作原理】

仪器探头连续监测组织间液葡萄糖浓度，通过电缆将电信号传输到血糖记录器中，每10秒接收1个血糖信号，每5分钟记录一个平均值，每天记录288个血糖值。再利用信息提取器将记录器中的数据下载到电脑中生成各种血糖图谱。

【CGMS监测时间】

1~3天。

【监测范围】

CGMS接收的血糖取值范围为2.2~22mmol/L。

【适应证】

CGMS可用于各种类型的糖尿病患者，特别是以下情况：

（1）难治性或脆性糖尿病患者。

（2）经常出现低血糖的患者，尤其要关注有无症状低血糖和夜间低血糖的患者。

（3）经常发生酮症酸中毒的患者。

（4）有黎明现象的患者。

（5）有隐匿性高血糖的患者。

（6）需要评价或改变糖尿病治疗方案的患者。

【操作流程】

（1）医生下监测医嘱，完成医患沟通（病人在监测期间不需改变生活状态），取得患者同意，签署知情同意书。

（2）护士植入动态血糖探头，并进行初始化。

（3）监测期间护士需进行以下操作：每日至少4次指血输入、大事件的录入、报警的处理、察看局部皮肤状况、检查探头信号。

（4）监测结束后：护士需收回患者日记，下载数据并出血糖报告。医生查看报告，根据掌握的信息，修改治疗方案。

【实施过程】

（1）物品准备：血糖记录器、电缆、皮包、腰带夹；备用电缆、备用AAA电池；探头、醇类制剂（用于插入部位）、无菌透明敷料（用于固定探头，如IV3000）、废物容器、消毒液：9%漂白液或70%异丙醇（用于擦拭设备，进行消毒）、血糖记录器记录表（用于跟踪探头编号、血糖记录器编号、清洗记录、更换电池日期）、患者监测日记、患者血糖仪和备件。

（2）血糖记录器的准备：检查探头温度指示“点”和有效期；将血糖记录器序号和探头批号记录在 CGMS 系统记录表上；清洁血糖记录器及其附件；检查最近一个月是否更换了电池；连接腰带夹；将血糖记录器放在皮包内，并打开血糖记录器；检查血糖记录器上的日期和时间；清除血糖的历史记录；输入患者识别号（选用）；确认电缆与血糖记录器固定连接。

（3）患者的教育：为患者提供监测日记；讨论佩戴 CGMS 系统的目的；确认患者的血糖仪的准确度及测试技术；描述血糖测试的要求；描述血糖记录器上的按钮，并练习滚动显示屏；练习在血糖记录器中输入血糖数据；描述事件代码程序并练习在血糖记录器中输入事件的代码（如果学会有困难，可选用）；讨论详细记录的必要性；对报警和相关信息，以及清除报警的过程进行描述；讨论在日常生活过程中对电缆、血糖记录器和探头进行保护。

（4）使用部位的准备与探头的插入：选择插入部位，准备探头，插入探头，连接电缆，并确认探头的连接（探头电流 10～200），固定探头。

（5）初始化操作：开始进行初始化，必要时，锁定设置显示屏；向患者解释需用 60 分钟才能完成初始化操作，在初始化过程中不得按任何按钮；60 分钟以后输入血糖读数，开始血糖绘图。

（6）取下传感器：监测期结束时，先除去外固定胶布，分开传感器和数据仪；垂直拔出传感器，弃入利器盒；检查传感器电极是否完整和传感器所处位置的皮肤，记录观察结果。

【佩戴 CGMS 期间的注意事项】

（1）监测期间保持日常生活，不必减少食量和加大运动量。如携带过程中出现痛感，视患者感受而定，一般一段时间后会自行消失，如不缓解应重新更换部位安装。

（2）帮助患者掌握仪器的保养方法，出现问题及时与医生或护士沟通。遇到任何形式的报警，均应寻找原因消除报警，保证监测。开始 10 分钟后每 10 秒钟报警是数据记录卡故障，可打开记录仪调整数据卡，必要时更换一个新数据卡。6 小时以后每 3 分钟报警是传感器电流异常故障，需要取下传感器及记录仪，交医生处理。

（3）患者洗澡时可带上专用的淋浴袋进行淋浴，但忌盆浴或把仪器泡水中。避免大量出汗、淋雨、浸水、强电磁场和强烈撞击。

（4）记录每次进食开始的时间，锻炼开始的时间，服药或注射胰岛素的时间和剂量。

（5）24h 内向血糖记录仪内输入至少 4 个指端血糖值，分布在 24h 的不同时间，两次校正血糖值时间不超过 12h，否则将导致监测中断。

（6）测量并记录参比血糖记录采集时间的误差应不大于 2 分钟。否则要重新测试后再输入新的测试值。

（董京华）

四、TRH 兴奋实验

TRH 兴奋试验（TRH stimulating test）是利用促甲状腺激素释放激素（TRH）具有兴奋腺垂体（垂体前叶）合成分泌 TSH 的作用，给受试者外源性 TRH 后，连续取血观察血清中 TSH 浓度的变化，了解垂体对 TRH 的反应能力，用于评价下丘脑-垂体-甲状腺轴的调节功能。

【临床意义】

1. 甲减的鉴别诊断

测定静脉注射 TRH 后血清 TSH 浓度变化，可协助鉴别甲减系原发于甲状腺，或继发于下丘脑或垂体疾患。

（1）原发性甲减：此类患者下丘脑和垂体均正常，病变主要在甲状腺，故 TRH 兴奋试验呈过高反应，基础血清 TSH 水平即增高，静脉注射 TRH 后 TSH 显著增高。

（2）继发于垂体病变的甲减：由于病变在垂体，所以基础 TSH 水平低，注射 TRH 后，TSH 水平无变化。

（3）继发于下丘脑的甲减：由于病变在下丘脑，所以基础 TSH 水平低，注射 TRH 后，垂体合成 TSH 的细胞兴奋，血 TSH 水平有所升高。

2. 甲亢辅助诊断

弥漫性毒性甲状腺肿时血清 T4 和 T3 浓度增高，通过直接负反馈，在垂体前叶阻断 TRH 的作用，因此静注 TRH 后血清 TSH 无增高（无反应），若 TSH 升高（提示有反应）则可排除此种甲亢存在。

3. 垂体 TSH 储备功能的鉴定

垂体瘤、席汉氏综合征、肢端肥大症后期等垂体引起的 TSH 分泌不足，TSH 血清水平低，TRH 兴奋试验反应差，可反映 TSH 分泌物的储备功能差。

【方法】

1. 经典静脉给药法

受试者空腹，休息 30min，取 TRH 制剂 300μg 用 2ml 生理盐水稀释后缓慢静脉注射，并于注射前及注射后 15min、30min、60min 及 90min（或 120min）分别取静脉血 1ml，测定血清 TSH 浓度，以时间为横坐标，TSH 浓度为纵坐标，绘制 TSH 的反应曲线。

2. 静脉给药两次采血法

其方法与经典法相同，只是减少采血次数，于注射 TRH 前和注射后 15 或 30min 两次采血，测定其 TSH 浓度。

3. 喷鼻给药两次采血法

受试者取端坐位，头后仰，用 1ml 生理盐水将 TRH1. 2mg 稀释后，用喷雾器轮流喷入双侧鼻内，2min 内喷完，并避免流入食管内或鼻腔外。于喷鼻前和喷鼻后 30min 分别采血测 TSH 浓度。

【注意事项】

（1）试验前停用雌激素、茶碱、抗甲状腺药物、皮质醇、甲状腺制剂、左旋多巴等药物一个月左右。

（2）在甲状腺功能减退的患者，如果怀疑为继发性，则应采用多次取血法，因两次取血法不能反映峰值的延迟表现。

（3）副作用观察：TRH 兴奋试验副作用较轻微，仅 1/3 左右受试后有轻度恶心、面部潮红、尿急等，多在2分钟内消失，未见严重反应者。

【参考值】

正常人静脉注射TRH，20～30分钟后，血清TSH水平较注射前增加29.5±12.2mu/L，达峰值水平。峰时15～30分钟。注射TRH2～4小时后，血清TSH水平恢复至基础水平。

（董京华）

内分泌系统疾病小结

糖尿病（diabetes mellitus，DM）是由于胰岛素分泌缺陷和（或）胰岛素作用缺陷导致糖、蛋白质、脂肪代谢异常，表现以慢性高血糖为特征的代谢疾病群。典型病例可出现多尿、多饮、多食、消瘦等表现，即“三多一少”症状，可并发眼、肾、神经、心脏、血管等组织的慢性进行性病变。病情严重或应激时可发生急性代谢紊乱，如酮症酸中毒、高渗性昏迷等。1型糖尿病是一种自体免疫疾病，常常在35岁以前发病，占糖尿病的10%以下。因胰岛素分泌缺乏，本型病人依赖外源性胰岛素补充以维持生命。2型糖尿病也叫成人发病型糖尿病，多在35～40岁之后发病，占糖尿病患者90%以上。该型可仅用口服降糖药物来控制血糖，或口服药联合外源性胰岛素治疗。尿糖阳性为诊断糖尿病的重要线索。血糖测定是诊断糖尿病的主要依据，也是判断糖尿病病情和控制情况的主要指标。当血糖高于正常范围而又未达到诊断糖尿病标准时，需进行口服葡萄糖耐量试验（OGTT）。HbA1c检查为糖尿病疗效判断，调整治疗的金指标。国际糖尿病联盟提出糖尿病现代治疗的5个要点：饮食控制、运动疗法、血糖监测、药物治疗和糖尿病教育。目前临床有四类口服降糖药：促胰岛素分泌剂、双胍类、葡萄糖苷酶抑制剂、胰岛素增敏剂。磺酰脲类是临床最为主要的降血糖药，此类药物主要不良反应为低血糖。双胍类为肥胖的2型糖尿病患者首选药物。葡萄糖苷酶抑制剂适用于空腹血糖正常而餐后血糖明显升高的2型糖尿病。胰岛素增敏剂用于2型糖尿病有胰岛素抵抗者。护理重点：饮食护理、运动护理、足部保护、防治低血糖、酮症酸中毒及高渗性昏迷。1型糖尿病患者多死于糖尿病肾病，2型糖尿病患者大多死于心脑血管疾病。教育患者及其家属掌握糖尿病的治疗要求，学会监测血糖、尿糖，并坚持长期在医护人员的指导下接受治疗。

肥胖症是指因遗传和环境因素在内的多种因素相互作用，引起体内脂肪堆积过多和（或）分布异常，体重增加的慢性代谢性疾病。可分为单纯性肥胖和继发性肥胖两大类，前者占绝大多数，医学上也把它称为原发性肥胖，这种肥胖的确切发病机制还不清楚。根据脂肪在身体不同部位的分布，肥胖可以分为腹部型肥胖和臀部型肥胖两种。判断肥胖的指标很多，体重指数（BMI）是诊断肥胖症最重要的指标，用于测量肥胖程度。对于BMI大于35的患者，腹部脂肪含量直接影响机体的健康，则需测量腰围（WC）和腰-臀比。2003年《中国成年人超重和肥胖症预防控制指南（试行）》推荐的标准为：BMI≥24为超重，BMI≥28为肥胖。成年WC男性≥85cm，女性≥80cm为向心性肥胖标准。肥胖症的治疗有：控制饮食、运动治疗、药物治疗、外科治疗。肥胖一旦发生，减肥就比较困难，因此预防肥胖的发生显得尤为重要，应提高对肥胖的认识、做到饮食平衡合理、加强运动锻炼、生活规律、保持心情舒畅。

痛风是嘌呤代谢障碍引起的代谢性疾病，发病有明显的异质性，除高尿酸血症外可表现为急性关节炎、痛风石、慢性关节炎、关节畸形、慢性间质性肾炎和尿酸性尿路结石等。以原发性痛风占绝大多数，最常见于40岁以上的中年男性。急性关节炎为痛风的首发症状，是尿酸盐结晶、沉积引起的炎症反应。精神紧张、过度疲劳，进食高嘌呤饮食、关节损伤、手术、感染等为常见诱因。多数在半夜发病，受累关节红、肿、热、剧痛及活动受限。一般历时1～2天或数周自然缓解。早期表现为单关节炎，以第一跖趾及拇趾关节为多见，其次为踝、手、腕、膝、肘及足部其他关节。若病情反复发作，则可发展为多关节炎。痛风石是痛风的特征性损害，是尿酸盐结晶的产物，以关节内及关节附近与耳轮常见，可肉眼观察到或手感觉到。治疗原则：迅速终止急性关节炎发作；控制高尿酸血症防止尿酸盐沉积；防止尿酸结石和肾功能损害。秋水仙碱是治疗急性痛风性关节炎的特效药，具有特征性诊断价值。降低高尿酸血症一般用尿酸排泄剂、抑制尿酸生成药及碱性药物。护理重点在于急性痛风性关节炎发作期的护理，教育患者避免诱发因素，注意饮食有节制，限制嘌呤类食物的摄取。

甲状腺功能亢进症，简称甲亢，是指由多种病因导致体内甲状腺激素（TH）分泌过多，引起以神经、循环、消化等系统兴奋性增高和代谢亢进为主要表现的一组疾病的总称。病因较复杂，但以Graves病（GD）最多见。Graves病是一种伴TH分泌增多的自身免疫性甲状腺疾病，多见于女性，高发年龄为20～50岁。起病一般较缓慢，少数可在精神创伤和感染等应激后急性起病，或因妊娠而诱发本病。临床表现有三：甲状腺毒症表现、甲状腺肿、眼征。甲状腺毒症表现主要表现为“一高三亢三低下”，即怕热多汗（高代谢综合征）、心慌手抖、烦躁易怒、多食易饥，病人骨骼肌肉系统、造血系统、生殖系统功能障碍。病人因突眼而呈现“甲亢面容”。严重甲亢可继发甲亢性心脏病，其特点为甲亢完全控制后心脏功能可完全恢复正常。某些诱因如感染、应激（如精神刺激、过度劳累、高温、饥饿、心力衰竭、脑血管意外、分娩及妊娠毒血症等）、不适当地停用碘剂及甲状腺手术前准备不充分等，可诱发甲亢危象，危及生命。典型的甲亢危象临床表现为高热（39℃以上）、心动过速（140～240次/分）、伴心房颤动或心房扑动、烦躁不安、呼吸急促、大汗淋漓、厌食、恶心、呕吐、腹泻等，严重者出现虚脱、休克、嗜睡、谵妄、昏迷。淡漠型甲状腺功能亢进症多见于老年患者。起病隐匿，无明显高代谢综合征、甲状腺肿及眼征。主要表现为抑郁淡漠、明显消瘦、或仅表现为心血管症状。甲状腺功能检查血清T_4、T_3可高于正常、TSH水平一般低于正常。常用的治疗方法有三种：抗甲状腺药物（ATD）、放射性碘和手术治疗。ATD分为硫脲类和咪唑类两类。粒细胞减少是ATD的主要不良反应。甲状腺危象首选PTU口服或经胃管注入。护理要点：饮食护理、休息与活动、眼睛保护、防治甲亢危象、心理护理、健康教育。重点：饮食护理、眼睛保护、坚持用药、避免诱发甲亢危象。

单纯性甲状腺肿是指由于甲状腺的非炎症或非肿瘤性原因阻碍TH合成而导致的代偿性甲状腺肿大。甲状腺可呈弥漫性肿大或多结节肿大，一般不伴有甲状腺功能异常的临床表现。本病可呈地方性分布，也可呈散发性分布。当人群单纯性甲状腺肿的患病率超过10%时，称为地方性甲状腺肿。缺碘系引起地方性甲状腺肿的主要原因之一。甲状腺功能检查血清T_4正常或偏低，T_3可略高以维持甲状腺功能正常。血清TSH水平一般正常。单纯性甲状腺肿一般不宜手术治疗，应针对病因治疗。如对缺碘或使用锂等致甲状腺肿物质者，应补充碘或停用锂等致甲状腺肿物质。一般青春期甲状腺肿大多可自行消退。指导病人多进食含碘丰富的食物，如海带、紫菜等海产类食品，并食用碘盐，以预防缺碘所致地方性甲状腺肿。避免摄入大量阻碍 TH 合成的食物，如卷心菜、花生、菠菜、萝卜等。避免服用硫氰酸盐、保泰松、碳酸锂等阻碍 TH 合成的药物。此外，在妊娠期、哺乳期、青春发育期应适当增加碘的摄入，以预防本病的发生。

甲状腺功能减退症，简称甲减，是由各种原因导致的低甲状腺激素血症或甲状腺激素抵抗而引起的全身性低代谢综合征，其病理特征是黏多糖在组织和皮肤堆积，表现为黏液性水肿。一般表现为易疲劳、怕冷、体重增加、反应迟钝、嗜睡、记忆力明显减退且注意力不集中、精神抑郁等；肌肉软弱乏力、心动过缓、低血压、厌食、腹胀、便秘；性欲减退，男性阳痿，女性常有月经过多或闭经。黏液性水肿昏迷见于病情严重的患者，临床表现为嗜睡、低体温（<35℃）、呼吸减慢、心动过缓、血压下降、四肢肌肉松弛、反射减弱或消失，甚至昏迷、休克，可因心、肾功能不全而危及生命。血清 TSH 增高、FT_4降低是诊断本病的必备指标。本病需要终生替代治疗，首选左甲状腺素（L-T_4）口服。护理重点：用药护理（坚持用药、避免药物过量），自我监测黏液性水肿昏迷先兆（低血压、心动过缓、体温<35℃）。

甲状腺炎包括一组由感染因素、免疫因素或其他原因所致的甲状腺的炎性改变，其共同特征是甲状腺滤泡结构被破坏，但其病因、病理变化、临床特征和预后各不相同。按起病的缓急可分为急性、亚急性及慢性甲状腺炎。

亚急性甲状腺炎约占甲状腺疾病的 5%，以 40～50 岁女性最为多见。一般与病毒感染有关，临床多有上呼吸道感染前驱症状。甲状腺区有特征性疼痛，逐渐或突然发生，程度不等，可放射至耳部，吞咽时疼痛加重。甲状腺弥漫性或不对称性肿大，质地较硬，触痛明显，无震颤及杂音。伴有与甲状腺功能变化相关的临床表现。辅助检查可见 ESR 显著增快，血清甲状腺激素浓度升高与甲状腺摄碘率降低的双向分离现象。本病为自限性病程，预后良好。症状较轻者不需特殊处理，可适当休息，并给予非甾体抗炎药，中、重型患者可给予泼尼松。护理要点：保证患者充足的睡眠，避免过劳；做好心理疏导，促进患者心身休息；讲解本病的病因、分期及临床表现，使患者更好地配合治疗。

慢性淋巴细胞性甲状腺炎（CLT）为最常见的自身免疫性甲状腺病之一，高发年龄在 30～50 岁。本病包括两种类型：桥本甲状腺炎（HT，甲状腺肿型）、萎缩性甲状腺炎（AT，甲状腺萎缩型）。两者有相同的甲状腺自身抗体和变化的甲状腺功能。HT 起病隐匿，进展缓慢，早期的临床表现常不典型。甲状腺肿大呈弥漫性、分叶状或结节性肿大，质地大多韧硬，与周围组织无黏连。随着病程延长，甲状腺组织破坏出现甲减。AT 则常以甲减为首发症状就诊，触诊和超声检查甲状腺无肿大或萎缩。TgAb 和 TPOAb 滴度明显升高是本病的特征之一。FNAC 检查有确诊价值。随访是 HT 与 AT 处理的主要措施。一般主张每半年到 1 年随访 1 次，主要检查甲状腺功能，必要时可行甲状腺超声检查。CLT 病程长，易反复，要做好心理护理，让病人树立积极、乐观的情绪。告知病人发病原因及随访的重要性。对需终生替代治疗者，向其解释终生坚持服药的重要性和必要性，不可随意停药或变更剂量。

（高小莲）

第八章 风湿性和结缔组织疾病

第一节 总 论

风湿性疾病（rheumatic diseases）简称风湿病，是指影响骨、关节及其周围软组织，如肌肉、肌腱、滑膜、韧带、神经等的一组肌肉骨骼系统疾病。其主要临床表现是关节疼痛、肿胀、活动功能障碍，病程进展缓慢，发作与缓解交替出现，部分病人可发生脏器功能损害，甚至功能衰竭。风湿病病因复杂，主要与感染、免疫、代谢、内分泌、环境、遗传、肿瘤等因素有关，其分类主要有弥漫性结缔组织病、脊柱关节病、骨与软骨病变、感染性关节炎、伴风湿性疾病表现的代谢和内分泌疾病等（见表 8-1-1）。弥漫性结缔组织病（diffuse connective tissue diseased，CTD），简称结缔组织病，是风湿病中的一大类，其特点是以血管和结缔组织的慢性炎症为病理基础，可引起多器官多系统损害。

表 8-1-1　　风湿性疾病的命名和分类

分 类	命 名
1. 弥漫性结缔组织病	类风湿性关节炎、系统性红斑狼疮、硬皮病、多发性肌炎和皮肌炎、血管炎病、重叠综合征等
2. 脊柱关节病	强直性脊柱炎、Reiter 综合征、银屑病关节炎、未分化脊柱关节病等
3. 退行性变	包括原发性的和继发性的骨关节炎
4. 与感染相关的风湿病	反应性关节炎、风湿热
5. 与代谢和内分泌相关的风湿病	痛风、假性痛风、马方综合征、免疫缺陷病
6. 肿瘤相关的风湿病	软骨瘤、滑膜肉瘤、多发性骨髓瘤、转移瘤
7. 神经血管疾病	神经性关节病、压迫性神经病变、雷诺病
8. 骨与软骨病变	骨质疏松，骨软化、肥大性骨关节病、弥漫性原发性骨肥厚、骨炎
9. 非关节性风湿病	关节周围病变、椎间盘病变、特发性腰痛、其他痛综合征
10. 其他有关节症状的疾病	周期性风湿病、间歇性关节积液、药物相关的风湿综合征、慢性活动性肝炎等

近年来，风湿病的患病率呈逐年上升趋势。据统计，在我国系统性红斑狼疮（SLE）的患病率约为 0.07%，类风湿关节炎（RA）为 0.32% ~ 0.36%，强直性脊柱炎（AS）约为 0.25%，骨性关节炎（OA）在 50 岁以上者的患病率为 50%，痛风性关节炎也日渐增多。有关研究推测，风湿病很有可能成为除心脑血管疾病、肿瘤之外，危害人类健康的第三大类疾病。

一、风湿性疾病的临床特点

常见的风湿性疾病有系统性红斑狼疮、类风湿性关节炎、特发性炎症性疾病等。风湿性疾病的临床特点如下：

（1）自身免疫性疾病：自身免疫性是指淋巴细胞丧了对自身组织的耐受性，以致淋巴细胞对自身组织出现免疫反应并导致组织的损伤。促发自身免疫性的病因不完全清楚，在各个 CTD 的发病中也不完全相同，主要有遗传因素和环境因素（如病原体、药物、理化等）两方面。发病机制可能与淋巴细胞活化有关，活化后的 T 细胞可以分泌大量的致炎症性细胞因子造成组织的损伤破坏，同时又激活 B 淋巴细胞产生大量抗体。

（2）病理表现以血管和结缔组织慢性炎症性改变为基础：炎症性反应大部分由免疫反应引起，表现为局部组织出现大量淋巴细胞、巨噬细胞、浆细胞浸润和聚集。血管病变以血管壁的炎症为主，造成血管壁的增厚、管腔狭窄使局部组织器官缺血，弥漫性结缔组织病的广泛损害和临床表现与此有关。

（3）病变常累及多个系统：可累及皮肤黏膜、肌肉骨骼、心脏、肺、神经系统等。

（4）同一疾病在不同病人临床表现和预后差异很大：以 SLE 为例，有的病人以皮肤黏膜损害为主表现，有的病人则无皮肤损害，以肾功能损害为主，发生狼疮肾炎，甚至肾衰竭。

（5）对糖皮质激素治疗有一定反应：糖皮质激素可以抑制机体的免疫反应，是治疗多种 CTD 的一线药物，但非根治药物。

（6）呈发作与缓解相交替的慢性病程，逐渐累及多个器官和系统，只有早诊断，合理治疗才能使患者得到良好的预后。

二、风湿性疾病患者的症状评估

风湿性疾病的症状多样，常见的症状主要为：关节疼痛与肿胀、关节僵硬与活动受限和皮肤损害。

1. 关节疼痛与肿胀

关节疼痛常是风湿性疾病最常见的首发症状，也是风湿病病人就诊的主要原因。几乎所有的风湿性疾病均可有关节疼痛，疼痛的特点因病而异，疼痛的关节均可有肿胀和压痛，多为关节腔积液或滑膜肥厚所致，是滑膜炎或周围组织炎的表现。

评估关节疼痛的起病形式、部位、性质等特点有助于诊断和鉴别诊断。如 RA 可侵犯任何可动关节，以近端指间、掌指、腕关节等小关节多见，呈对称性多关节受累，持续性疼痛，活动后疼痛减轻；骨性关节炎也累及多关节，但多侵犯远端指间关节、第一腕掌、膝、腰等关节，多于活动后疼痛加剧；强直性脊柱炎主要侵犯脊柱中轴关节，以髋、膝、踝关节受累最为常见，多为不对称性持续性疼痛；风湿热关节痛多为游走性；痛风多累及单侧第一跖趾关节，疼痛剧烈。

评估的具体内容如下：

（1）评估疼痛起病的情况：评估关节疼痛的起始时间、发病年龄，起病的急缓，疼痛是游走性还是固定的等。

（2）评估疼痛的部位：是大关节还是小关节；单个关节还是多个关节；是否对称性分布等。

（3）评估疼痛的形式：发作性还是持续性，是否可逆；是否有晨僵及其持续时间。

（4）评估疼痛的严重程度与活动的关系：活动后疼痛缓解还是加重，疼痛是否影响关节活动。

（5）评估其他伴随的症状：如长期低热、乏力、皮疹、蛋白尿、血尿等。

（6）评估关节肿胀、活动受限的程度以及有否压痛等症状。

2. 关节僵硬与活动受限

关节僵硬又称晨僵，是指病变的关节经过一段时间的静止或休息后，出现较长时间（至少 1 小时）的僵硬，如胶黏着样感觉。晨僵是判断滑膜关节炎症活动性的客观指标，其持续时间与炎症的严重程度呈正相关。早期关节活动受限主要由肿胀、疼痛引起。晚期则主要由于关节骨质破坏、纤维骨质黏连和关节半脱位引起，此时关节活动严重障碍，最终导致功能丧失。

评估的具体内容如下：

（1）评估关节僵硬与活动受限发生的情况：发生的时间、部位、持续时间、缓解方式、是突发的还是渐进的。

（2）评估僵硬关节的分布、活动受限的程度、有无关节畸形。

（3）评估病人的肌力，是否伴有肌萎缩。

（4）评估有无血栓性静脉炎、腓肠肌疼痛、局部肿胀、温度升高等。

（5）评估病人的生活自理能力、安全性。

3. 皮肤损害

风湿性疾病常见的皮肤损害有皮疹、红斑、水肿、溃疡等，多由血管炎性反应引起。SLE 病人最具特征性的皮肤损害为颊部蝶形红斑，口腔、鼻黏膜受损可表现为溃疡或糜烂。RA 病人的皮肤损害表现为皮下结节，多位于肘鹰嘴突附近、枕、跟腱等关节隆突部及受压部位的皮下。结节呈对称分布，质硬无压痛，大小不一。皮肌炎病人的皮损为对称性的眼睑、眼眶周围紫红色斑疹及实质性水肿。部分病人可出现雷诺现象。

评估的具体内容如下：

（1）评估皮肤损害的起始时间、演变特点。

（2）评估皮肤损害的部位、形态、面积、色泽、温度。

（3）评估口腔、鼻、指尖和肢体是否出现溃疡。

（4）评估皮下结节的分布、质地、活动度以及有否压痛等。

（许燕）

第二节　类风湿性关节炎

类风湿性关节炎（rheumatoid arthritis，RA）是一种累及周围关节为主的多系统性、炎症性自身免疫性疾病。以慢性、对称性、周围性多关节炎性病变为主要特征，表现为受累关节晨僵、疼痛、肿胀，当炎症破坏软骨和骨质时，出现关节畸形和功能障碍。可伴有关节外的系统性损害。本病是进行性、侵蚀性疾病，呈慢性进展，如未得到适当治疗，病情将逐渐加重，导致病人劳动力丧失或致残。因此，早诊断、早治疗至关重要。

RA 可发生于任何年龄，80% 发病于 35 ~ 50 岁，女性的发病率约为男性的 3 倍。我国

RA 的患病率为 0.32%～0.36%，略低于世界平均水平（0.5%～1%）。

【病因与发病机制】

1. 病因

RA 的病因尚未完全明确，可能与以下因素有关。

（1）感染：虽然目前尚未证实有导致本病的直接感染因子，但临床及实验研究资料均表明一些感染因素（如细菌、支原体、病毒、原虫等感染）与 RA 的发病和病情进展关系密切。

（2）遗传因素：本病的发病有家族聚集倾向。家系调查发现，RA 现症者的一级亲属发病率为 11%，同卵孪生同时患 RA 的概率为 12%～30%，而异卵孪生的概率仅为 4%。用分子生物检测技术发现 HLA-DR4 单倍型与 RA 的发病相关。因此遗传可能在发病中起重要作用。

（3）激素：RA 发病率存在性别差异（男女之比为 1∶2～1∶4）。妊娠期病情减轻，服避孕药的女性发病减少，这些现象提示雌激素在 RA 发病中的作用，即雌激素可诱发 RA，而孕激素则可能减轻病情或防止 RA 的发生。

另外，寒冷、潮湿、疲劳、营养不良、创伤、精神因素等是本病的诱发因素。

2. 发病机制

目前认为免疫功能紊乱是 RA 的主要发病机制，类风湿关节炎的发生及迁延不愈是病原体和遗传基因相互作用的结果。当抗原进入人体后，首先被巨噬细胞或巨噬样细胞吞噬、消化、浓缩后与其细胞膜的Ⅱ类主要组织相容性复合物（MHC-Ⅱ）结合形成复合物，若此复合物被 T 细胞的受体所识别，并活化该 T 辅助淋巴细胞，滑膜的巨噬细胞也因抗原而活化，使细胞因子如 TNF-α、IL-1、IL-6、IL-8 等增多，促使滑膜处于慢性炎症状态。TNF-α 进一步破坏关节软骨和骨质，造成关节畸形和功能障碍，白介素 1（IL-1）是引起 RA 全身症状（低热、乏力、急性期蛋白合成增多）的主要细胞因子，也是造成 C 反应蛋白和血沉升高的主要因素。

激活的 B 淋巴细胞分化为浆细胞，分泌大量免疫球蛋白，包括类风湿因子（RF）和其他抗体。免疫球蛋白和 RF 形成免疫复合物经补体激活后，导致关节滑膜组织发生炎症。RA 患者体内过量的 Fas 分子或 Fas 分子和 Fas 配体比例失调都会影响滑膜组织细胞的正常凋亡，使 RA 滑膜炎反应得以持续。

【病理】

类风湿关节炎的基本病理改变是滑膜炎。急性期滑膜表现为渗出性和细胞浸润性，滑膜下层血管充血，内皮细胞肿胀，间质有水肿和中性粒细胞浸润。如病变进入慢性期，滑膜变得肥厚，形成许多绒毛样突起，突向关节腔内或侵入到软骨和软骨下的骨质，绒毛具有很强的破坏性，是造成关节破坏、关节畸形及功能障碍的病理基础。

在滑膜下层有大量淋巴细胞浸润，其中大部分为 $CD4^{+}$T 淋巴细胞，其次为 B 淋巴细胞和浆细胞。

血管炎可发生于类风湿关节炎患者关节外的任何组织，可有多种形式。它累及中、小动脉和（或）静脉，管壁有淋巴细胞浸润、纤维素沉着，内膜有增生，导致血管腔的狭窄或堵塞。类风湿结节是血管炎的一种表现，常见于关节伸侧受压部位的皮下组织，也可发生于肺、胸膜、心包、心肌等内脏器官。结节中心部是纤维素样坏死组织，周围有上皮细胞浸润，排列成环状，外被以肉芽组织。

【临床表现】

RA 的临床表现多样，主要有受累关节症状和关节外症状的表现。多数缓慢而隐匿起病，在出现明显的关节症状前可有数周的发热，少数可有高热、乏力、全身不适、体重下降等症状，以后逐渐出现典型的关节症状。少数患者起病急剧，在数天内出现多个关节症状。

1. 关节表现

可分滑膜炎症状和关节结构破坏的表现，前者经治疗后有一定可逆性，但后者一经出现很难逆转。RA 典型表现为对称性多关节炎。主要侵犯小关节，最常受累的部位为手、腕关节，如掌指关节、近端指间及跖趾关节，其次为膝、踝、肘、肩、髋及颞颌关节，很少累及远端指间关节、脊柱及腰骶关节。

（1）晨僵：晨僵是 RA 突出的临床表现，95% 以上的 RA 病人会出现晨僵现象，是由于受累关节出现充血水肿和渗液所致。晨僵是指病变的关节在早晨起床或日间长时间静止不动后出现的较长时间（至少 1 小时）的僵硬，如胶黏着样感觉，关节运动受限，强直明显，活动后方能缓解或消失。晨僵持续时间和关节炎症的程度呈正比，常被作为观察本病活动性的指标之一。

（2）痛与压痛：关节痛往往是最早的症状，初期可以是单一关节或呈游走性多关节肿痛，呈对称性、持续性，时轻时重，疼痛关节往往伴有压痛。最常受累的部位为腕、掌指关节、近端指间关节，其次为足趾、膝、踝、肘、肩等关节。受累关节的皮肤常出现褐色色素沉着。

（3）关节肿胀：多因关节腔内积液或关节周围软组织炎症引起，病程长者可因滑膜慢性炎症后的肥厚而引起。凡受累的关节均可肿胀，常见的部位为腕、掌指关节、近端指间关节、膝等关节，且多呈对称性。关节炎性肿大而附近肌肉萎缩，关节呈棱形如梭状指。

（4）关节畸形：多见于较晚期病人。因滑膜炎的绒毛破坏了软骨和软骨下的骨质造成关节纤维性或骨性强直畸形，又因关节周围的肌腱、韧带受损使关节不能保持在正常位置，出现手指关节的半脱位，关节周围肌肉萎缩、痉挛则使畸形更为加重。最常见的关节畸形是腕和肘关节强直、掌指关节的半脱位、手指向尺侧偏斜和呈“天鹅颈”样及“纽扣花样”表现。重症患者关节呈纤维性或骨性强直失去关节功能，致使生活不能自理。

（5）关节功能障碍：关节肿痛和畸形可造成关节活动障碍。美国风湿病学会按关节功能障碍影响生活的程度分为四级：Ⅰ级：能照常进行日常生活和各项工作；Ⅱ级：可进行一般的日常生活和某种职业工作，但参与其他项目活动受限；Ⅲ级：可进行一般的日常生活，但参与某种职业工作或其他项目活动受限；Ⅳ级：日常生活自理和参与工作的能力均受限。

（6）特殊关节表现：颈椎关节受累出现颈痛、活动受限，甚至因颈椎半脱位而出现脊髓受压。肩、髋关节受累常表现为局部疼痛和活动受限。有约 25% 的病人出现颞颌关节的损伤，表现为讲话或咀嚼时疼痛加重，严重者出现张口受限。

2. 关节外表现

病情严重或关节症状突出时易见。受累的脏器可以是一个器官，也可以是多个器官，受累程度也可不同。

(1) 类风湿结节是本病最常见的关节外表现，出现在20%～30%病人，浅表结节多位于关节隆突部及受压部位的皮下，如前臂伸面、肘鹰嘴突附近、跟腱等处。其大小不一，直径由数毫米到数厘米、质硬、无压痛、对称性分布。深部结节可出现在肺脏、心脏等脏器，肺部结节可发生液化，咳出后形成空洞，结节破溃后可并发感染，否则一般不引起不适症状。它的存在一般提示本病处于活动期。

(2) 类风湿血管炎：是关节外损害的基础，可累及人体任何系统和脏器。皮肤血管炎可有甲床或指端的小血管炎，少数引起局部组织的缺血性坏死。眼部受累可发生巩膜炎，严重者因巩膜软化而影响视力。

(3) 其他表现：

①肺：肺部受累很常见，男性多于女性，有时可为首发症状。常可发生肺间质病变(最常见的肺病变)、胸膜炎（单侧或双侧的少量胸腔积液)、结节样改变（肺内出现单个或多个结节)、Caplan综合征（尘肺患者合并RA时易出现的肺结节）和肺动脉高压（多由肺内动脉病变或肺间质病变引起)。

②心脏：心脏受累最常见的是心包炎，冠状动脉受累可引起心肌梗死。

③神经系统：神经系统受累可有脊髓受压、周围神经炎的表现。

④血液系统：病情活动时，病人常有贫血和血小板增多表现，一般为正细胞正色素性贫血，如出现小细胞低色素性贫血，则多为病变本身或因服用非甾体抗炎药而造成胃肠道出血所致。部分病人出现弗尔他（Felty）综合征，表现为脾大、中性粒细胞减少，甚至贫血和血小板减少。

⑤干燥综合征：30%～40%病人出现干燥综合征，表现为口干、眼干，但部分病人表现不明显。随着病程的延长，干燥综合征的患病率逐渐增多。

【辅助检查】

(1) 血象：有轻至中度贫血。活动期血小板增多，白细胞及分类多正常。

(2) 炎性标志物：血沉和C反应蛋白（CRP）常升高，并提示病情处于活动期。

(3) 自身抗体：检测自身抗体有利于RA与其他炎性关节炎的鉴别。

①类风湿因子（RF)：是一种自身抗体，分为IgM型、IgG型和IgA型RF，在临床工作中主要检测IgM型RF。70%病人血清RF检测阳性，其滴度与本病的活动性和严重程度呈正相关。但RF并非RA的特异性抗体，因此RF阳性者必须结合临床表现，方能诊断本病。

②抗角蛋白抗体测定：常见的有抗核周因子（APF）抗体、抗角蛋白抗体（AKA)、抗聚角蛋白微丝蛋白抗体（AFA）和抗环瓜氨酸（CCP）抗体，这些抗体中CCP抗体诊断的敏感性和特异性最高，阳性率达48%～76%，特异性高达96%，已在临床中普遍使用。

(4) 免疫复合物和补体：70%病人血清中可出现各种不同类型的免疫复合物，尤其是活动期和RF阳性病人。血清补体在RA急性期和活动期均升高，仅在合并血管炎时补体降低。

(5) 关节滑液检查：在关节有炎症时滑液量常增多，超过3.5ml，滑液中的白细胞明显增多，达到2000～75000×10^6/L，且中性粒细胞占优势，葡萄糖含量降低。

（6）关节X线检查：以手指和腕关节的X线片最有价值。早期在片中可见关节周围软组织的肿胀阴影，关节端的骨质疏松（Ⅰ期）；进而关节间隙变窄（Ⅱ期）；关节面出现虫蚀样改变（Ⅲ期）；晚期可见关节半脱位和关节破坏后的纤维性和骨性强直（Ⅳ期）。此项检查对本病的诊断、关节病变的分期、病情的变化均很重要。

（7）类风湿结节活检：典型的病理改变有助于诊断。

【诊断要点】

美国风湿病学院于1987年修订的RA诊断标准：

（1）晨僵持续至少1小时（每天），病程至少6周；

（2）有3个或3个以上的关节肿，至少6周；

（3）腕、掌指、近端指间关节区中，至少1个关节区肿胀，至少6周；

（4）对称性关节肿，至少6周；

（5）有类风湿性结节；

（6）手X线片改变（至少有骨质疏松和关节间隙的狭窄）；

（7）血清类风湿因子阳性（滴度>1：20）。

凡符合上述7项者为典型的类风湿性关节炎；符合上述4项者为肯定的类风湿性关节炎；符合上述3项者为可能的类风湿性关节炎；符合上述标准不足2项而具备下列标准2项以上者（①晨僵；②持续的或反复的关节压痛或活动时疼痛至少6周；③现在或过去曾发生关节肿大；④皮下结节；⑤血沉增快或C反应蛋白阳性；⑥虹膜炎）为可疑的类风湿性关节炎。

【治疗要点】

由于本病的病因和发病机制未完全明确，目前临床上尚缺乏根治及预防本病的有效措施。治疗的主要目的为：①减轻或消除因关节炎引起的关节肿痛、压痛、晨僵或关节外症状；②控制疾病的发展、防止和减少关节骨的破坏，尽可能地保持受累关节的功能；③促进已破坏的关节骨修复，并改善其功能。为达到上述目的，早期诊断和早期治疗是极为重要的。

1. 一般性治疗

急性期、发热、内脏受累的患者应卧床休息，恢复期应逐渐增加活动，进行关节功能锻炼和理疗以防止关节废用；饮食中蛋白质和各种维生素要充足；如有病毒或细菌感染应该积极治疗原发病。

2. 药物治疗

（1）非甾体抗炎药：非甾体类抗炎药是本病不可缺少的、非特异性对症治疗药物，具有镇痛、消肿、降温的作用，可有效改善关节炎症状，但不能控制病情，一般与慢作用抗风湿药同服。常用药物有阿司匹林，4～6g/d，分3～4次服用。塞来昔布，每日200～400mg，分1～2次服用，磺胺过敏者禁用。此外还可选用美洛昔康、吲哚美辛、萘普生、布络芬等。

（2）慢作用抗风湿药：这类药物较非甾体抗炎药发挥作用慢，但有改善和延缓病情进展的作用。一般认为RA确诊病人均应使用该类药物，临床多采用此类药物与非甾体抗炎药联合应用治疗。本类常用药物以甲氨蝶呤（MTX）为首选，并将其作为联合治疗的基本药物，此药能抑制二氢叶酸还原酶且有抗炎作用，每周7.5～25mg，一日内服完，也可静注或肌注，4～6周起效，疗程至少半年。还可选用柳氮磺吡啶、来氟米特、羟氯喹或氯喹、硫唑嘌呤、环磷酰胺、金制剂、青霉胺、环孢素等。

（3）糖皮质激素：本药有强大的抗炎作用，在关节炎急性发作时可给予短效激素，能使关节炎症状得到迅速改善，但它不能根治本病，停药后病情易复发。本药适用于有关节外症状或关节炎明显而不能为非甾体抗炎药所控制或慢作用药尚未起效的病人。长期使用糖皮质激素造成的依赖性易导致停药困难，并有许多不良反应出现，故应根据病情严重程度调整药物剂量。泼尼松的用量一般应不超过10mg/d。出现其他系统症状如有心、肺、眼和神经系统等器官受累的患者，每日给予量为泼尼松30～40mg，症状控制后递减，以每日10mg或低于10mg维持。关节腔注射激素有利于减轻关节炎症状，改善关节功能。但一年内不宜超过3次。过多的关节腔穿刺易并发感染，还可发生类固醇晶体性关节炎。许多不良反应。

（4）植物药：常用的植物药制剂有雷公藤多苷，有抑制淋巴、单核细胞及抗炎作用，每日30～60mg，分3次服用。还有青藤碱、白芍总苷等。

3. 外科手术治疗

除了药物治疗外，对于RA晚期有畸形并失去功能的关节，可采用关节置换。滑膜切除手术能使RA病人病情得到一定的缓解，但当滑膜再次增生时病情又复发，所以必须同时应用慢作用抗风湿药。

【主要护理诊断/问题】

（1）疼痛：关节疼痛与RA所致长期关节炎性病变有关。

（2）自理缺陷与RA所致关节疼痛、僵硬、关节功能障碍有关。

（3）有废用综合征的危险与关节炎反复发作、疼痛和关节骨质破坏有关。

（4）知识缺乏：缺乏RA治疗和自我护理的知识。

【护理措施】

1. 休息与活动

在炎症的急性期，关节肿胀伴体温升高时，应卧床休息，帮助病人采取舒适的体位，尽可能保持关节的功能位置，必要时给予石膏托、小夹板固定。避免疼痛部位受压，可用支架支起床上盖被。关节症状严重者不易睡软床垫，枕头不宜过高。病情恢复期，要尽早进行关节功能锻炼，防止关节废用。对无力起床者鼓励病人在床上进行各种运动，活动强度以病人能承受为宜。

2. 病情观察

观察关节疼痛与肿胀的部位、性质、程度、持续时间及其与活动的关系，观察晨僵持续时间与程度，观察关节有无活动受限、畸形和功能障碍；观察有无如胸闷、咳嗽、呼吸困难、心前区疼痛等脏器受累症状，一旦出现提示病情严重，应及时报告医生给予处理。

3. 饮食护理

应给予高蛋白质、高维生素、营养丰富的饮食，避免辛辣、刺激性食物。有贫血者给予含铁丰富的食物。但又应防止蛋白质和能量摄入过多而引起肥胖，加重关节负担。因此

RA患者应尽量选择富含多不饱和脂肪酸的食物，如核桃，大豆、豌豆、金枪鱼等。新鲜的蔬菜水果含有多种天然抗氧化营养素和非营养素的植物化学物质，有利于防御自由基的损伤。

4. 对症护理

1）晨僵的护理：夜间睡眠戴弹力手套，可减轻晨僵程度；早晨起床后晨僵关节先行热疗（温水浴、热敷或热水浸泡）后活动关节；晨僵持续时间长且疼痛明显者，可服用消炎止痛药物；缓解期从事力所能及的工作和活动，避免关节长时间关节不活动。

2）关节疼痛、肿胀的护理

（1）缓解疼痛：

①为病人创造舒适的环境，避免环境过于吵闹或过于安静，以免病人痛阈降低，疼痛加重。

②关节部位注意保暖，避免关节受压和寒冷刺激，减少关节的炎症反应，减轻疼痛。

③采用热敷、蜡疗、磁疗、超短波、红外线、按摩等物理治疗方法，以促进局部血液循环，松弛肌肉，减轻疼痛。

④必要时药物止痛，遵医嘱给予非甾体抗炎药如布洛芬、萘普生、阿司匹林、吲哚美辛等，注意观察药物疗效和副作用。

（2）维持关节功能：

①急性期限制受累关节活动，使用各种矫形支架和夹板保持关节功能位，如膝下置平枕使膝关节处于伸直位，以免屈曲姿势造成关节痉挛，足下置护足板防止足下垂。

②病情基本稳定后，鼓励病人尽早进行全关节活动锻炼，以维持关节正常功能、防止肌肉萎缩和关节强直。

关节与肢体活动以循序渐进、持之以恒为原则，活动量以病人能承受为限，活动从被动向主动过渡，有计划的增加活动量。可作手部抓捏、转颈、提举、肢体屈伸等活动。病情允许可及早下床活动，如有疼痛或疼痛加重，应指导病人使用辅助工具，并注意劳逸结合以减轻疼痛。可同时配合理疗、按摩，以促进关节功能恢复。

3）关节功能障碍的护理：

（1）协助生活护理：根据病人关节功能障碍的程度，协助病人完成进食、排便、洗漱、翻身等日常生活活动。

（2）鼓励病人生活自理：鼓励病人自强自立，尽可能发挥病人健康肢体的功能，将经常使用的东西放在病人健侧手容易触及的地方，鼓励病人使用健侧手臂从事自我照顾活动；同时与病人一起制订康复计划，积极训练坐、立、行、走、睡、吃、喝等日常活动行为，最大限度地帮助病人恢复生活自理能力。

（3）进行活动指导：评估病人的活动能力及活动时是否需要止痛药物，活动时根据需要向病人提供适当的辅助工具（手杖、扶车、助行器、轮椅等），活动量控制在病人能够忍受的范围之内。活动过程中注意观察病人的行走能力和关节活动范围，注意观察病人的活动量是否合适，如活动后感到短时间疼痛，说明活动量适宜，若活动后出现疼痛或不适持续2h以上，说明活动量过大，应适当减少。

（4）预防并发症：注意观察和预防病人由于长期卧床而引起的并发症，如肌肉萎缩、肺部感染、压疮、便秘等。

5. 用药护理

（1）非甾体抗炎药非甾体抗炎药久服易出现胃肠道反应，有消化不良、上腹痛、恶心、呕吐等表现，并可引起胃黏膜损伤。宜在饭后服用，同时遵医嘱服用胃黏膜保护剂，以减轻胃黏膜损伤。

（2）慢作用抗风湿药：该类药物有骨髓抑制、肝肾功能损害、胃肠道反应等毒副作用，停药后多能逐渐恢复。用药时应向病人讲述所用药物的名称、用法、剂量、用药时间及药物不良反应，指导病人严格遵医嘱用药，鼓励病人多饮水以促使药物代谢产物排出，胃肠道反应明显者饭后服药，用药期间严密观察药物的疗效及不良反应，定期检测血、尿常规及肝肾功能等，一旦发现严重不良反应，如骨髓抑制、肝损害、肾毒性、血尿等立即报告医生并及时处理。

（3）糖皮质激素：长期应用肾上腺糖皮质激素可出现向心性肥胖、血糖升高、高血压、诱发感染、股骨头坏死和骨质疏松等不良反应，如果突然停药或减量过快，病人易出现停药反应或反跳现象。因此，应详细向病人介绍用药的名称、方法、剂量和给药时间，强调按医嘱服药的必要性，告诫病人不可自行减量或停药，以免引起病情“反跳”。用药期间应定期监测病人血压，观察血糖、尿糖变化，以便及早发现药物性糖尿病及医源性高血压，注意病人情绪变化，做好皮肤和口腔黏膜的护理。

（4）植物药：雷公藤多苷的不良反应有性腺毒性，表现月经减少、停经、精子活力及数目降低，肝损害及胃肠道反应等。青藤碱常见不良反应有皮肤瘙痒、皮疹等过敏反应，少数病人出现白细胞减少。白芍总苷常有大便次数增多，轻度腹痛、纳差等。

6. 心理护理

RA 有较高的致残率，极易导致病人的生活质量和自理能力下降，所以对 RA 病患的心理护理尤为重要。首先应关心、理解病人，建立良好的护患关系，鼓励病人说出自身感受，耐心听取病人诉说，对病人提出的问题及时给予有效反馈，并向病人说明消极情绪的不良影响，指导病身心放松。对于功能障碍和残疾病人，帮助病人接受并积极面对现实，鼓励病人发挥健康肢体的作用，允许病人以自己的速度完成工作，尽量做到生活自理或参加力所能及的工作，以增加自信心、体现生存价值。建立社会支持网，嘱咐病人家属、亲友给予物质和精神支持。情绪不稳定、精神障碍或意识不清者，应加强护理，做好安全防护和急救准备，防止发生自伤和外伤等意外。

7. 健康教育

（1）相关知识指导：介绍疾病的相关知识，指导病人在日常生活中避免各种诱发因素，如过劳、潮湿、寒冷和感染等。

（2）锻炼和生活指导：向病人讲述关节功能锻炼的意义，教会病人功能锻炼的方法，鼓励病人坚持锻炼，防止关节功能废用和肌肉萎缩。对于出现关节功能障碍的患者鼓励其生活自理。

（3）用药指导：鼓励病人坚持治疗，遵医嘱服药，切不可随意减量或停药，同时教会病人观察药物不良反应。

（4）定期复查：指导病人定期到医院复查，出现不适随时就诊，每半年拍关节 X 线片一次，以观察骨破坏情况，定期监测血象、肝肾功能、免疫指标以调整用药。

（许燕）

[附1] 强直性脊柱炎

强直性脊柱炎（ankylosing spondylitis，AS）是以中轴关节慢性炎症为主，也可累及内脏及其他组织的慢性进展性风湿性疾病。主要累及骶髂关节和脊柱，引起强直和纤维化。骶髂关节炎是其特征性表现，X线典型表现为骶髂关节明显破坏，后期脊柱呈“竹节样”变化。

我国的患病率为0.25%左右，以青年人多见，发病年龄多在10～40岁，20～30岁为发病高峰，男女患病率的比例为5∶1。女性病情较轻，外周关节表现较多，脊柱改变较男性相对少见。

【病因与发病机制】

目前为止，强直性脊柱炎的病因不清，一般认为，本病是一组多基因遗传病，其发病机制与遗传、细菌感染、免疫等因素有关。

1. 遗传

调查发现，强直性脊柱炎与HLA-B_{27}显著相关，强直性脊柱炎患者HLA-B_{27}阳性率约为90%，而普通人群的阳性率仅为4%～8%。强直性脊柱炎有家族聚集倾向，一级亲属患强直性脊柱炎的危险性比正常人高20～40倍。

2. 细菌感染

研究发现，某些细菌，如泌尿生殖道沙眼衣原体，大便中的肺炎克雷伯杆菌，肠道病原菌如志贺菌、沙门菌、结肠耶尔森菌等感染与强直性脊柱炎的患病有关，确切机制有待进一步明确，推测认为这些病原体激发了机体的炎症应答和免疫应答反应，造成组织损伤而引起疾病。

3. 免疫异常

60%的强直性脊柱炎患者的血清补体增高，免疫球蛋白IgA增高，血清中循环免疫复合物存在，提示本病的发生可能与免疫因素有关。

【临床表现】

本病起病隐袭，进展缓慢，全身症状较轻。早期常有腰骶痛或不适和晨僵，活动后减轻，并可伴有低热、乏力、食欲减退、消瘦等症状。开始时疼痛为间歇性，数月数年后发展为持续性，以后炎性疼痛消失，脊柱由下而上部分或全部强直，出现驼背畸形。女性病人周围关节受侵犯较常见，进展较缓慢，脊柱畸形较轻。

1. 骨、关节病变的表现

病变常累及骶髂关节、脊柱和外周关节。

（1）骶髂关节：多数病人最先累及骶髂关节，表现为双侧对称、持续或间歇的腰骶部或臀部疼痛。可向下肢放射而类似“坐骨神经痛”。临床症状轻重差异较大，有些病人仅感腰部不适，有些病人无骶髂关节炎症状，仅X线检查发现有异常改变。

（2）脊柱：多数病变可停止在骶髂关节，少数则进行性发展累及脊柱。一般从腰椎向上至胸椎和颈椎。

腰椎受累时，表现为下背部疼痛和腰部活动受限。腰部前屈、后仰、侧弯和转动均可受限。体检可发现腰椎脊突压痛，腰椎旁肌肉痉挛；后期可有腰肌萎缩。

胸椎受累时，表现为背痛、前胸和侧胸痛、胸廓扩张度受限，最常见为驼背畸形。

颈椎受累时，表现为颈部疼痛，沿颈部向头部臂部放射。颈部肌肉开始时痉挛，以后萎缩，严重者可发展为颈胸椎后凸畸形。头部活动明显受限，常固定于前屈位，不能上仰、侧弯或转动，严重者仅能看到自己足尖前方的小块地面，不能抬头平视。

（3）外周关节：一般多发生于大关节，下肢多于上肢，多不对称。以髋关节受累最常见，表现为髋部或大腿内侧疼痛，下肢活动受限。严重者可出现关节强直、功能丧失而致残。其他关节，如肩、膝、踝、足和腕等也可受累，出现关节炎症状。

2. 关节外表现

AS 的关节外病变，大多出现在脊柱炎后，可侵犯全身多个系统，并伴发多种疾病。

（1）眼部表现：25% AS 病人有结膜炎、虹膜炎、眼色素膜炎或葡萄膜炎，未经恰当治疗可致青光眼或失明。

（2）心脏表现：以主动脉瓣病变较为常见，还可出现房室或束支传导阻滞、主动脉肌瘤、心包炎和心肌炎等。

（3）肺部表现：少数 AS 病人可并发上肺叶纤维化病变，表现为咳痰、气喘甚至咯血，并可能伴有反复发作的肺炎或胸膜炎。

（4）神经系统表现：由于脊柱强直及骨质疏松，易发生脊柱骨折、颈椎脱位和椎间盘脱出，而引起脊髓压迫症状。如发生马尾综合征，出现下肢或臀部神经根性疼痛，骶神经分布区感染丧失，跟腱反射减弱，膀胱和直肠等运动功能障碍。

另外，少数病人可发生肾淀粉样变、慢性中耳炎等。

【辅助检查】

1. 实验室检查

无特异性指标。RF 阴性，血沉、C 反应蛋白、血清免疫球蛋白（IgG、IgA 和 IgM）可升高。虽然 90% 左右的 AS 病人 LHA-B27 阳性，但一般不依靠 LHA-B27 来诊断，诊断主要依靠临床表现和影像学检查。

2. 影像学检查

X 线检查对 AS 的诊断有极为重要的意义，98% ~100% 病例早期即有骶髂关节的 X 线改变，是本病诊断的重要依据。通常按 X 线片骶髂关节炎的病变程度分为 5 级：0 级为正常，Ⅰ级为可疑，Ⅱ级为轻度异常，可见局限性侵蚀、硬化，但关节间隙正常；Ⅲ级为明显异常，存在侵蚀、硬化、关节间隙增宽或狭窄、部分强直等 1 项或 1 项以上改变；Ⅳ级为明显异常，表现为完全性关节强直。同时还应注意观察脊柱有无韧带钙化、“竹节样”改变、椎体方形变以及椎小关节和脊柱生理曲度改变等。此外，还可进行 CT、MRI 检查，以发现病变关节的轻微变化。

【诊断要点】

AS 的诊断现仍沿用 1966 年纽约标准，或 1984 年修订的纽约标准，具体如下：

（1）纽约标准（1966 年）：根据骶髂关节 X 线表现的分级结合以下临床表现：①腰

椎在前屈、侧屈和后伸的3个方向运动均受限；②腰背痛史或现有症状；③胸廓扩展范围小于2.5cm。

诊断肯定AS：双侧Ⅲ-Ⅳ级骶髂关节炎，伴上述临床表现中的1条（及以上）；或者单侧Ⅲ-Ⅳ级或双侧Ⅱ级骶髂关节炎，伴第①项或②+③项临床表现者。

诊断可能AS：双侧Ⅲ-Ⅳ级骶髂关节炎而不伴有上述临床表现者。

（2）修订的纽约标准（1984年）：修订的纽约标准有利于AS的早期诊断，具体内容包括：①下腰背痛、晨僵至少持续3个月，疼痛随活动改善，但休息不减轻；②腰椎在前后和侧屈方向活动受限；③胸廓扩展范围小于同年龄和性别的正常值；④双侧骶髂关节炎Ⅱ级以上，或单侧骶髂关节炎Ⅲ-Ⅳ级。

如果患者具备④并分别附加①～③中的任何1条可确诊为AS。若仅符合①～③条或仅符合④者，可诊断为可能AS。

【治疗要点】

AS尚缺乏根治的方法，亦无阻止本病进展的有效疗法。AS治疗的目的在于控制炎症，减轻或缓解症状，维持正常姿势和最佳功能位置，防止畸形。要达到上述目的，关键在于早诊断早治疗，采取综合措施进行治疗，包括体育疗法、物理治疗、药物和外科治疗等。

1. 非药物治疗

日常生活中维持正常姿势和活动能力。进行体育疗法以保持胸廓活动度，维持正常的呼吸功能；保持脊柱的生理弯曲，防止畸形。采用物理治疗，一般采用热疗，如热水浴、温泉浴等，以增加局部血液循环，使肌肉放松，减轻疼痛，有利于关节活动，保持正常功能，防止畸形。

2. 药物治疗

治疗AS的药物可分为三类：非甾体抗炎药（NSAID）、改变病情抗风湿药（DMARD）和糖皮质激素。

（1）非甾体抗炎药：是治疗关节疼痛和僵硬的一线药，适用于夜间严重疼痛及僵硬病人，可在睡前服用。已证明阿司匹林对本病疗效不佳。

（2）改变病情抗风湿药：可控制病情活动，影响病程进展。如柳氮磺胺吡啶、甲氨蝶呤，还有最新的疗效显著的“生物制剂”（如肿瘤坏死因子抗体融合蛋白）等。

（3）糖皮质激素：眼急性葡萄膜炎、肌肉骨骼炎症可局部使用。小剂量激素也可用于对NSAID治疗不耐受者。急性顽固性病例可行骶髂关节内长效激素注射，或短期使用较大剂量激素。

3. 手术治疗

髋关节僵直和严重脊柱畸形待病情稳定后可作矫正手术。

【护理要点】

1. 日常姿势训练

（1）站立：头保持中位，下颌微收，肩不耸不垂自然放松，腹略内收，双脚与肩等宽，踝、膝、髋等关节保持自然位，重心居中不要偏移。

（2）坐位：坐直角硬木椅，腰背挺直，劳累时可将臀部后靠，腰背紧贴在椅背上休息。

（3）卧位：睡硬板床，取仰卧位或俯卧位，枕头不宜过高或不用枕。

2．体育疗法

（1）深呼吸：每天早晨、工作休息时间及睡前均应常规做深呼吸运动。深呼吸可以维持胸廓最大的活动度，保持良好呼吸功能。

（2）颈椎运动：头颈部可做向前、向后、向左、向右转动，以及头部旋转运动，以保持颈椎的正常活动度。

（3）腰椎运动：每天做腰部运动、前屈、后仰、侧弯和左右旋转躯体，使腰部脊柱保持正常的活动度。

（4）肢体运动：可做俯卧撑、斜撑，下肢前屈后伸，扩胸运动及游泳等。游泳既有利于四肢运动，又有助于增加肺功能和使脊柱保持生理曲度，是AS最适合的全身运动。

病人可根据个人情况采取适当的运动方式和运动量，开始运动时可能出现肌肉关节酸痛或不适，但运动后经短时间休息即可恢复。如新的疼痛持续2h以上不能恢复，则表明运动过度，应适当减少运动量或调整运动方式。

3．健康教育

教育病人和家属，使其了解疾病的性质、大致病程、可能采用的措施以及预后（本病进展缓慢，病变多局限在骶髂关节，仅少数进行性累及脊柱，导致脊柱强直而致残），以增强抗病的信心和耐心，取得他们的理解和密切配合。保持乐观情绪，消除紧张、焦虑、抑郁和恐惧的心理；戒烟酒；按时作息，适当运动，避免劳累。遵医嘱用药，不可随意减量或停药。长期坚持关节活动和理疗，即使病情反复也要持之以恒，切忌半途而废。定期到专科门诊复查。

（许燕）

［附2］骨性关节炎

骨性关节炎（osteoarthritis，OA），又称骨关节病、退化性关节病，骨质增生，是一种以关节软骨的变性、破坏及关节边缘软骨下骨板病变为特征的慢性关节病。一般认为与衰老、创伤、炎症、肥胖、代谢障碍和遗传等多因素有关。

OA以中老年患者多见，女性多于男性。60岁以上的人群中患病率可达50%，75岁的人群则达80%。该病的致残率可高达53%。OA好发于负重大、活动多的关节，如膝、脊柱（颈椎和腰椎）、髋、踝、手等关节。

OA可分为原发性和继发性两类。原发性OA多发生于中老年，无明确的全身或局部诱因，与遗传和体质因素有一定的关系。继发性OA可发生于青壮年，可继发于创伤、炎症、关节不稳定、慢性反复的积累性劳损或先天性疾病等。

【病因与发病机制】

1. 病因

可能与患者自身易感性，如遗传因素、高龄、肥胖、性激素、骨密度、过度运动、吸烟以及存在其他疾病等有关，还与一些机械因素，如创伤、关节形态异常、长期从事反复使用某些关节的职业或剧烈的文体活动等有关。

2. 发病机制

本病的发病机制是多种因素联合作用的结果，主要有：①软骨基质合成和分解代谢失调；②软骨下骨板损害使软骨失去缓冲作用；③关节内局灶性炎症。

【临床表现】

（1）关节疼痛及压痛：是本病的主要症状，也是导致功能障碍的主要原因。初期为轻度或中度间断性隐痛，休息时好转，活动后加重，疼痛常与天气变化有关。晚期可出现持续性疼痛或夜间痛。关节局部有压痛，在伴有关节肿胀时尤为明显。

（2）晨僵和黏着感：晨僵持续时间较短，常为几分钟至十几分钟，一般不超过30分钟。活动后可缓解。黏着感指关节静止一段时间后，开始活动时感到僵硬，如黏住一般稍活动即可缓解。

（3）关节肿大：手部关节肿大变形明显，可出现Heberden结节和Bouchard结节。部分膝关节因骨赘形成或关节积液也会造成关节肿大。

（4）骨摩擦音（感）：也称关节活动弹响，多见于膝关节。可能是由于关节软骨破坏、关节面不平，导致关节活动时出现骨摩擦音（感）。

（5）关节无力、活动障碍：病人还可出现关节无力，行走时软腿或关节绞锁，不能完全伸直或活动障碍，主要是由于关节疼痛、活动度下降、肌肉萎缩和软组织挛缩等因素引起。

【辅助检查】

（1）一般实验室检查：无特异的实验室指标，血常规、蛋白电泳、免疫复合物及血清补体等指标一般在正常范围。伴有滑膜炎的患者可出现 C 反应蛋白（CRP）和血沉（ESR）轻度升高。关节液黄色或草黄色、黏度正常、凝固试验正常、白细胞数低于 2×10^6/L、葡萄糖含量很少低于血糖水平之半。

（2）影像学检查：X 线检查对本病的诊断十分重要，X 线典型表现为：非对称性关节间隙变窄，软骨下骨硬化和（或）囊性变，关节边缘增生和骨赘形成或伴有不同程度的关节积液，部分关节内可见游离体或关节变形。此外，CT、MRI 检查能发现早期病变，有利于疾病的早期诊断。

【诊断要点】

根据患者的症状、X 线表现一般可作出诊断。美国风湿病学会的手、髋和膝关节的诊断标准见表 8-2-1。

表 8-2-1 **美国风湿病学会的手、髋和膝关节的诊断标准**

	标准	诊断
手	临床标准： ①近 1 个月大多数时间有手痛，发酸，发僵 ②10 个指间关节中，硬性组织肿大≥2 个 ③掌指关节肿胀≤2 个 ④远端指间关节肿胀≥2 个 ⑤10 个指间关节中，畸形关节≥1 个	至少符合①②③④或①②③⑤
髋	临床和 X 线标准： ①近 1 个月大多数时间髋关节痛 ②血沉≤20mm/h ③X 线有股骨头和（或）髋臼骨赘 ④X 线髋关节间隙狭窄	至少符合①②③或①②④或①③④
膝	临床标准： ①近 1 个月大多数时间有膝痛 ②有骨摩擦音 ③晨僵≤30 分钟 ④年龄≥38 岁 ⑤膝关节骨性肿胀伴骨摩擦音 ⑥膝关节骨性肿胀不伴骨摩擦音	至少符合①②③④或①②③⑤或①⑥
	临床和 X 线标准： ①近 1 个月大多数时间有膝痛 ②X 线示关节边缘骨赘形成 ③关节液检查符合骨性关节炎 ④年龄≥40 岁 ⑤晨僵≤30 分钟 ⑥有骨摩擦音	至少符合①②或①③⑤⑥或①④⑤⑥

注：10 个指间关节为双侧第 2、3 指远端与近端指间关节及第 1 腕掌关节。

【治疗要点】

OA 的治疗目的是减轻或消除疼痛，矫正畸形，改善或恢复关节功能，改善生活质量，减少致残。OA 的治疗是非药物与药物治疗相结合，必要时手术治疗，治疗应个体化。结合病人的具体情况选择合适的治疗方案。

1. 非药物治疗

非药物治疗是药物治疗及手术治疗的基础。对于初次就诊且症状不重的 OA 患者非药物治疗是首选的治疗方式。适当的锻炼、减肥、理疗等能有效地减轻关节疼痛、改善功能。

2. 药物治疗

如非药物治疗无效，可根据关节疼痛情况选择药物治疗。

（1）非甾体抗炎药：可采用局部用药和全身用药。

局部用药可有效缓解关节轻中度疼痛，且不良反应轻微。对于手和膝关节 OA，在采用口服药前，首先选择局部药物治疗。局部药物治疗可使用非甾体抗炎药的乳胶剂、膏剂、贴剂和擦剂等。对于中重度疼痛可联合使用局部药物与口服 NSAID。

（2）关节腔注射：①透明质酸钠，如口服药物治疗效果不显著，可联合关节腔注射透明质酸钠类黏弹性补充剂。②糖皮质激素，对急性发作的剧烈头痛、夜间痛、关节积液严重者，可行关节腔内注射糖皮质激素。但不能长期使用，每年最多不超过 3 ~4 次。

（3）改善病情类药物及软骨保护剂：包括双醋瑞因、氨基葡萄糖、鳄梨大豆未皂化物、多西环素等。此类药物在一定程度上可延缓病程、改善患者症状。

3. 外科治疗

经内科治疗无明显疗效，病变严重及关节功能明显障碍的患者可以考虑外科治疗。

【护理要点】

1. 保护关节

（1）应尽量减少关节的负重和大幅度活动，避免过久站立或长距离步行。

（2）下肢关节有病变时，可使用拐杖或手杖，以减轻关节负担。

（3）体重超标者宜减轻体重，减少关节的负荷。

（4）患病关节应使用保护套保护，避免潮湿受冷。

（5）严重时可短期卧床休息，完全制动。

（6）局部理疗：急性期关节发热、肿胀，先进行局部冷敷，退热消肿后可应用热敷；慢性期还可应用红外线、超短波、针灸、蜡疗、按摩等。

2. 功能锻炼

合理的锻炼可恢复肌肉收缩力，关节灵活度和防治骨质疏松，不合理的锻炼则会增加关节负荷，引起软骨的进一步损伤，从而加重临床症状。锻炼时应注意如下问题：

（1）尽量不要做会加重关节负荷的活动，如下蹲等。

（2）尽量在关节不负重的情况下做屈伸活动，健肢立地负重，患肢屈伸关节活动，或坐位进行关节屈伸锻炼。

（3）髋关节、膝关节受累时，可在床上练习仰卧起坐、直腿抬高等，次数越多越好。游泳是一项非常适合膝骨性关节炎患者的运动，以自由泳、仰泳为宜。

3. 健康教育

告知患者本病患者大多数预后良好，仅少数发生严重关节畸形和功能障碍，消除患者的顾虑，增强对疾病治疗的信心。使患者了解本病的治疗原则、锻炼方法，以及药物的用法和不良反应等。出院前进行用药指导、生活饮食指导（如平时多吃含钙高的食物，多晒太阳，以防止骨质疏松的发生）、锻炼指导等。

（许燕）

第三节　系统性红斑狼疮

系统性红斑狼疮（systemic lupus erythematosus，SLE）是一种由多因素参与的，累及多个系统、多个器官并产生多种自身抗体的、特异性自身免疫性疾病。该病起病缓慢，常常隐匿发生，临床表现常因受累器官或系统的不同，而呈现出多种多样的状态。本病病程迁延，以病情缓解和急性发作交替出现为特点，有内脏损害者预后较差。本病在我国的患病率为0.7～1/1000，高于西方国家的1/2000。本病女性多见，约占90%，多为育龄妇女（20～40岁），男女患病比率为1∶7～1∶10。

【病因与发病机制】

1．病因

本病病因不明，可能与遗传、性激素、环境等多种因素有关。

（1）遗传因素：流行病学及家系调查资料表明，SLE有家族聚集现象，据统计SLE病患的近亲发生率为13%；异卵孪生的发生率为1%～3%；同卵孪生的发生率则高达25%～70%。同时，有大量研究证明SLE是多基因相关疾病：多个基因在某种条件下相互作用改变了正常免疫的耐受性而致病；不同的基因类型的临床亚型及自身抗体亦有所不同；另外，动物实验中还发现了保护性基因，如DR4可以减少SLE和狼疮肾炎的易感性。

（2）雌激素：以下因素提示本病的患病率与雌激素有关：①SLE女性病人明显多于男性，育龄期男女患病率比例为9∶1，儿童及老人阶段男女患病率比例仅为3∶1；②SLE病人不论男女均有雌酮羟基化产物增高；③女性的非性腺活动期（小于13岁，大于55岁）SLE发病率较低；④睾丸发育不全的病人常发生SLE；⑤妊娠可诱发本病或加重病情。

（3）环境因素：①日光：40%的SLE病人对日光过敏，紫外线使上皮细胞凋亡，DNA转化为胸腺嘧啶二聚体而成为自身抗原，刺激机体产生大量自身抗体。②微生物病原体：SLE病人的肾小球内皮细胞和皮损中可找到包涵体和类包涵体物质，血清中抗病毒抗体滴度增高，提示SLE与病毒感染有关。③食物：某些含补骨脂素的食物（如芹菜、无花果等）可能增强SLE病人对紫外线的敏感性。含联胺基团的食物（如烟熏食物、蘑菇等）可诱发SLE发病。④药物：普鲁卡因胺、异烟肼、氯丙嗪、甲基多巴、青霉胺、肼苯达嗪、苯妥因钠等都可诱发本病或加重病情。

2．发病机制

SLE的发病机制至今尚未清楚，可能是具有遗传易感个体，在遗传、日光、感染、食物、药物等各种致病因子作用下激发机体出现的异常免疫反应。

SLE的免疫应答异常主要表现为T和B淋巴细胞的高度活化和功能异常。多数学者认为T辅助淋巴细胞的功能亢进促使B淋巴细胞的高度活化而产生大量不同类型的自身抗体，造成大量组织损伤，这是本病的免疫学特点，也是本病发生和延续的主要因素之一。

SLE有多种自身抗体，其中以抗核抗体（ANA）尤为重要，ANA对SLE的发病、诊断和病情都起到了关键作用。许多自身抗体有明确的致病作用，ANA中的抗双链DNA（dsDNA）抗体与肾小球的DNA相结合后形成免疫复合物，引起炎症反应，在其炎症细胞及其所产生的介质参与下，引起狼疮肾炎。免疫复合物也可沉积在小血管壁，引起血管炎，导致各个组织和器官的损伤，故免疫复合物的形成和沉积是 SLE 发病的主要机制。其他的自身抗体在 SLE 的发病中也起一定的作用，如某些自身抗体还可与血小板结合，通过吞噬、杀伤作用使血小板减少。总之，SLE 主要是细胞和体液免疫紊乱而导致的组织炎症性损伤。

【病理】

SLE 的主要病理改变为炎症反应和血管异常。它可以出现在身体任何器官。中小血管因免疫复合物的沉积或抗体直接的侵袭而出现管壁的炎症和坏死，继发的血栓使管腔变窄，导致局部组织缺血和功能障碍。受损器官的特征性改变有：

（1）狼疮小体（苏木紫小体）：是抗核抗体作用于细胞核所形成的嗜酸性团块（蓝染的圆形或椭圆形物质），为诊断 SLE 的特征性依据。

（2）“洋葱皮样”病变：小动脉周围有显著向心性纤维增生，尤以脾脏中央动脉表现明显。此外，心包、心肌、肺、神经系统等也可出现上述基本病理变化。心瓣膜的结缔组织反复发生纤维蛋白样变性，而形成赘生物。

（3）狼疮肾炎（LN）：免疫荧光及电镜检查，几乎所有 SLE 患者均可发生肾病变，WHO 将狼疮肾炎分为以下六型：①系膜轻微病变性 LN（Ⅰ型）：系膜区可见免疫复合物沉积；②系膜增殖性 LN（Ⅱ型）：系膜细胞增生伴系膜区免疫复合物沉积；③局灶性 LN（Ⅲ型）：部分肾小球硬化和（或）坏死；④弥漫性 LN（Ⅳ型）：几乎所有肾小球且每个肾小球大部分受累，表现为炎细胞浸润，细胞在毛细血管内或外增生，形成新月体，基膜增厚，伴肾小球硬化；⑤膜性 LN（Ⅴ型）：基膜均匀增厚，上皮侧有免疫球蛋白沉着，肾小球细胞增生不明显；⑥终末性硬化性 LN（Ⅵ型）：90% 以上的肾小球呈球性硬化样改变，属晚期病变。

【临床表现】

临床表现多种多样，不同病人临床表现差异较大。起病可为爆发性、急性或隐匿性，早期可仅侵犯 1 ~ 2 个器官，也可多个系统同时受累，早期症状不典型。多数病人缓解期与发作期交替出现。

1. 全身症状

活动期大多数病人有全身症状。约 90% 病人有发热，以低、中度热常见，此外，可有疲倦、乏力、体重下降等症状。

2. 皮肤与黏膜

80% 病人会出现皮肤损害，表现多样，常提示 SLE 的活动性，可累及全身各处的黏膜。包括颊部呈蝶形分布的红斑、盘状红斑、指掌部和甲周红斑、指端缺血、面部及躯干皮疹，其中最典型的是颊部蝶形红斑，约 40% 病人可见，表现为双面颊和鼻梁部位呈蝶形分布的红斑。多为不规则的水肿性红斑，常呈不规则圆形，偶为盘状，呈鲜红色或紫红色，边缘清楚或模糊，病情缓解时，红斑可消退，留有棕黑色色素沉着。半数以上病人有广泛或局限性斑丘疹，多见于日晒部位，亦可表现为其他皮损，如红斑、红点、丘疹、紫癜、紫斑、水疱和大疱等，大疱破后可形成糜烂和溃疡。

约 40% 的病人在日光或紫外线照射后出现光过敏现象，有的甚至诱发 SLE 急性发作。活动期病人还可出现脱发、口腔溃疡、雷诺现象等表现。

3. 关节和肌肉

约85%病人有关节受累，多表现为关节痛，呈对称性、游走性、间歇性，一般不引起关节畸形，最易受累的关节为近端指间关节、腕、膝和掌指关节，肩、肘、踝及髋关节较少累及。约40%可有肌痛、肌无力，有时出现肌炎。

4. 肾脏

SLE可累及各个系统和器官，但以肾脏为最常见。几乎所有病人的肾组织均有病理变化，但有临床表现者仅为75%左右，主要表现为慢性肾炎和肾病综合征。早期多无症状，随病情发展，可出现蛋白尿、血尿、管型尿、水肿、高血压、肾功能不全等表现，晚期常发展为肾衰竭，发生尿毒症。尿毒症是SLE常见的死亡原因。

5. 心血管

约30%病人有心血管表现，其中以心包炎最常见，可为纤维素性心包炎或心包积液，表现为心前区疼痛、心包摩擦音或心脏增大。约10%病人有心肌炎，表现为气促、心前区不适、心律失常，严重者可发生心力衰竭而死亡。SLE可以出现疣状心内膜炎，病理表现为瓣膜赘生物，一般不引起临床症状，但可以脱落引起栓塞，或并发感染性心内膜炎。此外，还可有冠状动脉受累，表现为心绞痛和心电图ST-T改变，甚至出现急性心肌梗死。约10%的病人有周围血管病变，如血栓性血管炎等。

6. 肺与胸膜

约35%病人有胸腔积液，多为中小量、双侧。病人亦可发生狼疮性肺炎，其特征为双侧弥漫性肺泡浸润性病灶，表现为发热、干咳、气促。少数病人可出现肺间质性病变，表现为活动后气促、干咳，低氧血症。约2%患者合并弥漫性肺泡出血（DAH)。病情凶险，病死率高达50%以上。临床主要表现为咳嗽、咯血、低氧血症、呼吸困难，胸片显示弥漫肺浸润，血象显示血红蛋白减少及血细胞比容减低。10%～20%的患者存在肺动脉高压，可能是由于肺血管炎、雷诺现象、肺血栓栓塞和广泛肺间质病变等引起。

7. 消化系统

约30%病人有食欲不振、腹痛、腹泻、呕吐、腹水等，部分病人以上述症状首发。少数可发生各种急腹症，如急性腹膜炎、胰腺炎、肠坏死、肠梗阻等，与肠壁和肠系膜的血管炎有关，往往是SLE发作或活动的信号。40%患者血清转氨酶升高，肝不一定肿大，常无黄疸。

8. 神经系统

约25%病人有神经系统损伤，以脑损伤最多见，又称神经精神狼疮（neuropsychiatric lupus，NP-SLE)，轻者仅有偏头痛、性格改变、记忆力减退或轻度认知障碍；重者表现为脑血管意外、昏迷、癫痫持续状态等，其中严重头痛可以是SLE的首发症状。出现中枢神经症状表示病情活动且严重，预后不佳。此外，亦可出现脑神经与外周神经的病变。少数患者出现脊髓损伤，表现为截瘫、大小便失禁等，治疗后常留有后遗症。

9. 血液系统

血液系统受累最常见的症状有贫血、白细胞减少、血小板减少等。活动性SLE约60%病人有慢性贫血表现，其中10%属溶血性贫血（Coombs试验阳性)，多为正细胞正色素性贫血。40%病人白细胞减少或淋巴细胞绝对数减少。约20%病人血小板减少甚至发生各系统出血。约20%病人有轻、中度无痛性淋巴结肿大，以颈和腋下多见，病理表现为淋巴组织反应性增生。约15%病人有脾大。

10. 眼

约 15% 病人有眼底变化，主要是由于视网膜血管炎而引起，如出血、视乳头水肿、视网膜渗出物等，影响视力，严重者可在数日内致盲，经及时抗狼疮治疗，一般可逆转。

11. 其他表现

少数病人可以在 SLE 活动期出现抗磷脂抗体综合征，表现为动脉和（或）静脉的血栓形成、习惯性自发性流产、血小板减少、抗磷脂抗体阳性。约 30% SLE 病人有继发性干燥综合征，有唾液腺和泪腺功能不全。

【辅助检查】

1. 一般检查

血液检查常有贫血，白细胞计数减少，血小板减少，病情活动时血沉多增快；尿常规异常（如血尿、蛋白尿）提示有肾功能损害。

2. 免疫学检查

（1）自身抗体：病人血清中可查到多种自身抗体，有助于 SLE 的诊断、病情活动性的判断及临床亚型的确定。常用的自身抗体有以下几种。

①抗核抗体（ANA）：是筛选结缔组织病的主要试验，见于约 95% 的 SLE 病人，但其特异性低，很难与其他结缔组织病相鉴别，常需做其他自身抗体的检验。

②抗双链 DNA（抗 dsDNA）抗体：是诊断 SLE 的标记抗体之一，对 SLE 特异性高（95%），敏感性约 70%，其量与 SLE 活动性密切相关。

③抗 Sm 抗体：是诊断 SLE 的标记抗体之一，特异性高达 99%，但敏感性仅 25%，该抗体与 SLE 活动性无关。用于早期和不典型病人的诊断或作为回顾性诊断。

④抗 RNP 抗体：常与 SLE 的雷诺现象和肌炎有关。

（2）补体：CH_{50}（总补体）、C_3、C_4降低有助于 SLE 的诊断，并提示病情活动性，特异性比较高。

3. 皮肤狼疮带试验

用免疫荧光方法检测病人皮肤的表皮与真皮交界处是否有免疫球蛋白（Ig）沉积带，如有则为阳性。SLE 阳性率为 50%，提示 SLE 活动。

4. 肾活检

肾穿刺活组织检查对狼疮性肾炎的诊断、治疗和估计预后均有价值。

【诊断要点】

诊断标准采用美国风湿病学会于 1997 年推荐的 SLE 分类标准：①颊部红斑；②盘状红斑；③光过敏；④口腔溃疡；⑤关节炎；⑥浆膜炎（胸膜炎、心包炎）；⑦肾脏病变（尿蛋白>0.5g/24h 或出现管型尿）；⑧神经系统病变（癫痫发作或精神症状）；⑨血液系统异常（贫血，或白细胞减少，或淋巴细胞减少，或血小板减少）；⑩免疫学异常（抗双链 DNA 抗体阳性，或抗 Sm 抗体阳性，或抗磷脂抗体阳性）；⑪抗核抗体阳性。以上 11 项中 4 项或以上阳性者可诊断为 SLE，但应排除感染性疾病、肿瘤或其他风湿性疾病。其敏感性和特异性分别为 95% 和 85%。患者发病初期或许不具备分类标准中的 4 条，随着病情的进展方出现其他项目的表现。11 条分类标准中，免疫学异常和高滴度抗核抗体更具有诊断意义。一旦患者免疫学异常，即使临床诊断不够条件，也应密切随访，以便及早作出诊断，及时进行治疗。

诊断明确后要根据 SLE 的活动性、病情的严重性（根据受累器官的部位和程度判断）及有无并发症等因素综合判定患者的病情以便采取相应的治疗措施。目前判断 SLE 活动性的标准以 SLEDAI 较为常用，具体内容如下：抽搐（8 分）、精神异常（8 分）、脑器质性症状（8 分）、视觉异常（8 分）、脑神经受累（8 分）、狼疮性头痛（8 分）、脑血管意外（8 分）、血管炎（8 分）、关节炎（4 分）、肌炎（4 分）、管型尿（4 分）、血尿（4 分）、蛋白尿（4 分）、脓尿（4 分）、新出现皮疹（2 分）、脱发（2 分）、发热（1 分）、血小板减少（1 分）、白细胞减少（1 分）。根据患者前 10 天内是否出现上述症状而定分，凡总分在≥10 分者考虑疾病活动。

【治疗要点】

SLE 目前不能根治，但合理治疗后可以缓解病情，尤其是早期病人。治疗原则是病情活动且严重者，给予强有力的药物控制，病情缓解后则接受维持性治疗。

1. 一般治疗

①急性期患者卧床休息，病情稳定后可适当活动，避免过劳；②积极治疗感染；③避免暴露于强光和紫外线之下，如夏天对局部皮肤进行遮挡；④避免使用各种诱发 SLE 的药物，如避孕药等；⑤缓解期才能做疫苗注射，但尽量避免使用活疫苗。

2. 药物治疗

（1）非甾体类抗炎药：主要用于缓解发热、关节痛、肌肉痛等症状。

（2）抗疟药（羟氯喹或氯喹）主要对皮肤损害、光过敏、关节痛及轻型患者有效。

（3）肾上腺糖皮质激素（简称激素）：是目前治疗 SLE 的首选药。一般选用泼尼松或甲泼尼龙，鞘内注射时使用地塞米松。

对不甚严重的病例，可用泼尼松每日 0.5～1mg/kg 治疗，病情稳定 2 周后开始缓慢减量，然后小剂量维持治疗，如果病情允许，维持治疗的泼尼松剂量应尽量小于 10mg/d。

对于急性爆发性危重 SLE，如急进性肾衰竭、NP-SLE 的癫痫发作或明显精神症状、严重溶血性贫血等，可采用激素冲击疗法：甲泼尼龙 500～1000mg 溶于 250ml 5% 葡萄糖溶液中缓慢静脉滴注，每日 1 次，连用 3 日，即为 1 个疗程，然后使用上述大剂量泼尼松治疗，如还不能控制病情发展，1 周后可重复使用。

（4）免疫抑制剂：激素治疗基础上加用免疫抑制剂，效果优于单用激素，能更好地控制 SLE 活动，减少爆发，还可以减少激素的用量。对于病情反复、激素无效、发生狼疮肾炎或狼疮危象、急性症状控制后为减少激素维持用量时可择机使用。常用的药物有环磷酰胺（CTX）和硫唑嘌呤，另外，还可应用环孢素、吗替麦考酚酯、来氟米特等，中药雷公藤总苷对狼疮肾炎有一定疗效。

（5）静脉注射大剂量免疫球蛋白：是一种强有力的辅助治疗手段，适用于某些病情严重（如糖皮质激素、免疫抑制剂治疗无效）或（和）并发全身性严重感染者。

3. 血浆置换疗法

清除血浆中的特异性自身抗体、免疫复合物、非特异性炎症介质如补体、纤维蛋白原等。对于危重患者或经多种治疗无效的患者有迅速缓解病情的作用。

4. 造血干细胞移植

造血干细胞移植可以使免疫抑制剂治疗无效的患者病情得以缓解。但移植后易复发，远期疗效尚待确定。

【主要护理诊断/问题】

（1）体温过高与自身免疫反应有关。

（2）皮肤完整性受损与 SLE 导致的血管炎性反应有关。

（3）疼痛：关节疼痛与自身免疫反应有关。

（4）自我形象紊乱与疾病所致容貌改变、药物不良反应有关。

（5）潜在并发症：狼疮性脑病、狼疮肾炎、感染。

【护理措施】

1．休息与活动

急性期症状明显病人应卧床休息，以减少消耗，保护脏器功能，预防并发症发生；缓解期应动静结合，逐步恢复日常活动；病情完全稳定后，可参加轻工作，但应避免劳累。

2．病情观察

（1）监测发热者的体温变化、热型及应用降温措施的效果；

（2）皮肤损害的部位、范围及颜色变化，有无光过敏现象及口腔溃疡的出现；

（3）观察关节疼痛部位、性质、活动度和功能改变；

（4）观察全身其他脏器受损的表现：特别注意有无肾脏功能损害的表现，如观察水肿（部位、程度）、尿量、尿色、尿液检查结果的变化，监测血清电解质、血肌酐、血尿素氮的改变。另外，还应注意心、肺功能的变化，观察是否出现血液系统的症状，以及有无精神和意识状态的改变。

3．饮食护理

根据病情变化调整营养，一般情况下给予高营养、多种维生素、易消化饮食，在日常饮食中应注意以下内容：忌食芹菜、无花果、苜蓿、蘑菇、烟熏等食物，以防诱发或加重病情；避免刺激性食物，减少口腔黏膜损伤和疼痛；忌浓茶、咖啡、吸烟，以防引起小动脉痉挛，加重组织缺血缺氧。注意饮食卫生，不吃腐败变质或生冷食物，消化功能障碍者给予无渣饮食。长期服用激素时注意含钙食物的补充；有心功能损害者给予低盐饮食，同时限制水、钠摄入，记录出入量；有肾功能不全者应低盐、优质低蛋白饮食。

4．对症护理

（1）发热的护理：定期测量体温，每 4 小时 1 次；体温达到 39℃以上的病人，采用物理降温或药物降温；补充足够的营养和水分；做好口腔及皮肤护理增加病人的舒适感。

（2）皮肤黏膜护理

①皮损护理：保持皮肤清洁干燥，每日清洗红斑、皮疹等皮损部位并温水湿敷，以促进血液循环，利于鳞屑脱落，忌用碱性肥皂、化学物品和化妆品，可遵医嘱涂搽皮质类固醇霜或软膏于皮损部位；避免紫外线照射，床位安排在没有阳光直射的地方；嘱病人勿晒太阳、忌日光浴，外出穿长袖衣裤，戴保护性眼镜、太阳帽或打伞，避免阳光直接照射裸露皮肤；寒冷季节注意保暖，避免皮肤冷刺激。局部有感染者，遵医嘱用抗生素治疗，并行局部清创换药处理。

②口腔护理：保持口腔清洁，晨起、睡前及每次进食后漱口液嗽口或擦洗口腔，有口腔感染的病人根据病因选择漱口液，如为细菌性感染可选用 1∶5000 的呋喃西林溶液漱

口，局部涂碘甘油；如为真菌感染可用1% ~4%的碳酸氢钠溶液漱口，亦可用2.5%的制霉菌素甘油涂患处。有口腔溃疡的病人漱口后用中药冰硼散或锡类散涂敷。

③脱发护理：保持头皮清洁，用温水洗头，但次数不宜过多，以每周1~2次为宜，避免染发、烫发、卷发、发胶定型，尽量剪短发，用帽子、假发、头巾等进行修饰，以维护容貌和自尊。

（3）关节和肌肉疼痛的护理：详见“类风湿性关节炎病人护理”。

（4）感染的护理：配合医生进行血常规血培养的检测，以寻找患者的感染灶。根据医嘱使用合理的抗生素，并监测药效。严格无菌技术操作，白细胞极低的患者最好住单间，避免接触感染患者，并减少家属探视。做好患者的口腔护理，每日进行会阴冲洗，注意保持皮肤的清洁、干燥。出院后，尽量避免去嘈杂的公共场所，以防止感染。

（5）狼疮脑病的护理：狼疮脑病是SLE最严重的并发症，应注意评估狼疮脑病的程度，观察病情变化，对于进行脱水降颅压治疗的患者应该加强患者用药后的临床观察。加强患者安全的护理，尤其躁动、抽搐的患者，稳定患者的情绪，避免患者自伤或伤人行为的发生，住院患者应尽量住单人房间并有家属陪伴，协助医生对患者脑脊液压力及相关指标的监测，对于昏迷的病人进行呼吸机辅助呼吸并进行相关的机械通气护理，包括管路的通畅以及并发症的护理；加强患者的皮肤护理。

（6）狼疮性肾炎的护理：评估患者水肿程度、部位、范围，以及皮肤状况。每天测量患者体重、腹围、肢围。严格记录24小时出入量，尿量少时应及时通知医生。对于使用利尿剂的患者，护士应监测患者血清电解质浓度。有腹水，肺水肿，胸水，心包积液的患者应半坐位或半卧位，以保证呼吸通畅。对于有下肢水肿的患者，应抬高下肢，以利于静脉回流。因肾脏损害而致水肿时，应限制水、钠的摄入，尿毒症患者应限制蛋白的摄入。协助卧床水肿患者及时更换体位，防止压疮发生。

5. 用药护理

（1）非甾体类抗炎药：服药后可引起胃肠道反应，需饭后服，反应严重者及时报告医生。

（2）抗疟药：羟氯喹、氯喹对血液、肝肾功能影响很小，但可造成心肌损害，久用后可能对视力有一定影响，用药期间应注意监测心电图，并定期做眼底检查。

（3）肾上腺糖皮质激素：长期应用糖皮质激素可出现向心性肥胖、血糖升高、高血压、消化性溃疡、诱发感染、股骨头坏死和骨质疏松、精神兴奋和烦躁失眠等不良反应，如果突然停药或减量过快，病人易出现停药反应或反跳现象。应采取的护理措施有：①于饭后服药，同时服用保护胃黏膜的药物；②用药期间给予低盐、高蛋白、含钾丰富的食物，补充钙剂及维生素D；③观察血糖，监测血压，及早发现药物性糖尿病及医源性高血压；④观察精神情绪变化，以区分是药物不良反应还是疾病本身的症状；⑤预防感染；⑥强调按医嘱服药的必要性，告诫病人不可自行减量或停药，以免引起病情“反跳”。

（4）免疫抑制剂：环磷酰胺易引起胃肠道反应、脱发、肝损害、白细胞减少等不良反应，硫唑嘌呤的主要不良反应有骨髓抑制、肝损害、胃肠道反应等。因此，应用环磷酰胺和硫唑嘌呤时应定期查血象、肝功能；有脱发者向病人进行解释，并鼓励病人戴假发、帽子、头巾等进行修饰；环孢素主要不良反应为肝、肾损害，用药期间应注意检测。

6. 心理护理

该病常发生于年轻女性患者，疾病可能导致容貌的改变及生育计划的被迫改变，给患者造成严重的心理负担，由此心理护理尤为重要。本病反复发作、迁延不愈、易造成脏器损害，使病人产生焦虑、悲观、失望情绪，护理人员应与病人建立良好的护患关系，向病人介绍治疗成功的病例及治疗与护理的新进展，积极鼓励病人，使病人树立起战胜疾病的信心。同时向病人说明消极情绪对疾病的不良影响，教会病人采用积极的应对方式调节自己的情绪状态。与病人一起制定护理计划，让病人明确目标，积极配合治疗护理工作。引导病人亲属多给予关心、理解，使病人获得良好的社会支持。

【健康教育】

1. 预防指导

避免各种引起 SLE 复发的诱因，如药物、食物、日光、紫外线、化妆品以及引起病人体内性激素水平改变的各种因素（怀孕、服用避孕药等）。病情稳定后病人可以适当工作，但应避免过度劳累。预防感染，尽量少去公共场所。病情活动时避免接受各种预防接种。

2. 用药指导

向病人强调遵医嘱用药的重要性，告诫病人切不可擅自减量、停药，同时教会病人观察药物的不良反应，发现问题，应及时就诊。

3. 生育指导

非缓解期 SLE 病人容易出现流产、早产、死胎，故育龄女性宜指导避孕，不用含孕激素的避孕药。没有中枢神经系统、肾脏和其他脏器严重损害且病情缓解半年以上，一般可以安全妊娠并正常分娩，但应停用环磷酰胺、甲氨蝶呤、巯唑嘌呤等药物 3 个月以上，以防上述药物影响胎儿发育。妊娠期间督促病人定期到医院检查，严密观察胎儿生长情况和病情变化。

4. 预后指导

随诊断和治疗水平的提高，SLE 预后已明显改善，5 年存活率约为 85%，10 年约为 75%，20 年约为 68%。急性期病人死亡的主要原因是多脏器严重损害和感染，尤其是伴有神经精神性狼疮和急进性狼疮性肾炎者；SLE 远期死亡的主要原因是慢性肾功能不全、药物（尤其是长期大剂量糖皮质激素）的不良反应以及冠状动脉粥样硬化性心脏病等。

（许燕）

［附1］雷诺现象与雷诺病

雷诺现象（Raynaud's phenomenon）是指在寒冷刺激、情绪激动以及其他因素影响下，发生肢体末梢动脉阵发性痉挛，使手指（足趾）皮肤突然出现苍白，继而出现皮肤变紫、变红，伴局部发冷、感觉异常和疼痛等短暂的临床现象。雷诺现象是许多疾病所共有的临床表现，并把其他疾病所引起的雷诺现象称为继发性雷诺现象（secondary raynaud's phenomenon），或雷诺综合征（Raynaud's syndrome）。而把没有原发疾病的雷诺现象称为雷诺病，或称为原发性或特发性雷诺病。好发于秋冬季，多见于20～40岁女性。

【病因与发病机制】

病因尚不明确。与寒冷、情绪激动以及其他诱发因素有关，常找不到任何潜在病因。仅仅是局部血管功能异常。Raynaud认为本病是由于交感神经异常兴奋所致。Lewis认为是由动脉血管壁病变，导致末梢血管对寒冷、情绪压力等刺激出现过度的反应，先收缩后淤胀所致。

【临床表现】

本病起病缓慢。疾病初期偶尔在冬季出现轻度、短时间的发作。随着病情的延续，症状的严重性和持续时间均有所增加。主要的临床表现是当寒冷刺激或精神紧张时，手指皮肤出现典型的雷诺现象，即苍白-紫绀-潮红-正常的间歇性皮色变化。

雷诺现象的典型发作可分3期：①缺血期：主要是由于四肢末端细小动脉痉挛，皮肤血管内血流减少而突然发生。一般好发于指、足趾远端皮肤，出现发作性苍白、僵冷，伴出汗、麻木或疼痛，多对称性自指端开始向手掌发展，很少超过手腕。②缺氧期：受累部位继续缺血，毛细血管扩张淤血，皮肤发绀而呈紫色，皮温低，疼痛。③充血期：保暖以后，可自动发生，此时血管痉挛解除，动脉充血，皮肤潮红，皮温回升，可有刺痛，肿胀及轻度搏动性疼痛。当血液灌流正常后，皮肤颜色和自觉症状均恢复正常。以上发作往往从小指与环指尖开始，随着病变进展逐渐扩展至整个手指甚至掌部，但拇指较少发病。

以手指多见而足趾少见。发作时桡动脉或足背动脉搏动正常。初发时，发作时间多为数分钟至半小时左右即自行缓解。病情进展时症状加重，发作频繁，每次发作可持续一小时以上，有时需将患肢浸入温水中才方可缓解。雷诺现象的频繁典型发作可引起末节指趾皮肤指甲营养障碍，严重者指端出现溃疡、坏疽或手指变短。

【辅助检查】

根据雷诺现象的皮色变化，诊断此病比较容易。但临床表现轻微，不出现皮色改变或者缺乏典型表现的病人，其诊断可依据下列的辅助检查。

（1）激发试验：

①冷水试验：将病人的指（趾）浸入4℃左右冷水中1分钟，可诱发雷诺现象。此试验简便易行，皮色变化诱发率为75%。

②握拳试验：两手紧握1.5分钟，然后上肢屈肘平腰松开双手。此试验可诱发皮色变化，并延迟皮色由苍白恢复正常的时间。

(2) 指动脉压力测定：如指动脉压力大于40mmHg，提示动脉存在梗阻。

(3) 指温恢复时间测定：进入冰水20秒后，指温恢复正常的平均时间为5～10分钟。雷诺病与雷诺现象的恢复时间常超过20分钟。

(4) 指动脉造影和低温（浸入冰水后）指动脉造影：可用于鉴别肢端动脉是否存在器质性改变。

【诊断要点】

根据雷诺现象的临床表现（肢体远端皮肤对称性出现苍白-紫绀-潮红-正常的间歇性皮色变化及病人一般无组织坏死表现，少数晚期病例可有指动脉闭塞和/或有手指皮肤硬化、指端浅在性溃疡或坏疽），起病年龄和性别（20～40岁的女性），诱因（寒冷或情绪激动），排除其他疾病，可作出诊断。

【治疗要点】

1. 一般治疗

防寒保暖，避免接触冰冷物体，避免精神紧张，可有效减少或防止末梢动脉痉挛。吸烟的病人应忌烟。

2. 药物治疗

钙拮抗剂（如硝苯吡啶）用于病情反复发作或症状比较严重，但尚无指尖萎缩者。如出现指尖萎缩，可加用影响交感神经活性的药物（如利血平、甲基多巴）；反复发作，出现指（趾）端开放性溃疡或坏死者，给予血管扩张药（如前列腺素、前列环素、妥拉苏林、酚妥拉明等）。

3. 手指局部处理

对仅有干性坏疽的手指，应保持局部清洁，暴露或用无菌纱布包扎以防形成湿性坏疽。待血液循环改善和坏疽界线分离后切除。如果有甲周炎并发甲下感染，应及早拔甲。对缺血性溃疡，宜用吸收性敷料防护，待血循环改善后愈合。

【护理要点】

1. 注意保暖

应随时观察病人皮肤损伤范围和弹性变化，注意避免冷冻，保持全身以及四肢局部暖和；尽量避免暴露于寒气中或避免接触冷水甚为重要。故在冬天病人应有充分的御寒设备，保持身体和肢体暖和，外出时戴上保暖手套，穿着羊毛袜和棉鞋。如条件许可，移居至气候温和，干燥地区。

2. 促进局部血液循环

用红花油按摩骨骼隆起处及关节活动部，促进局部血液循环；可进行物理治疗，如热水沐浴。

3. 避免创伤

须细心保护手指，免受刺伤、切伤或挫伤，皮肤瘙痒时勿搔抓，以免皮肤破溃感染。对于发生溃疡者应保持皮肤清洁干燥。

4．戒烟

对有吸烟嗜好者，劝告戒烟，以避免尼古丁对血管收缩的刺激作用。

5．健康教育

告知病人本病的特点如各种诱因（寒冷、情绪激动等），介绍治疗及预后情况，增强病人战胜疾病的信心，提高病人的依从性。

（许燕）

[附2] 特发性炎症性肌病

特发性炎症性肌病（idiopathic inflamrnatory myositis，IIM）是一组病因未明的以四肢近端肌无力为主的骨骼肌非化脓性炎症性疾病。目前将其分为七类：①多发性肌炎(polymyositis，PM)；②皮肌炎（dermatomyositis，DM)；③儿童皮肌炎（juvenile dermatomyositis)；④恶性肿瘤相关 DM 或 PM；⑤其他结缔组织病伴发 DM 或 PM；⑥包涵体肌炎(inclusion body myositis，IBM)；⑦无肌病性皮肌炎（amyopathic dermatomyositis)。

该病发病率为0.5/10 万~8.4/10 万人口，其发病年龄有两个高峰（10~15 岁和45~60 岁)。除包涵体肌炎外，女性患病率为男性的2 倍，而包涵体肌炎男性的患病率为女性的2 倍。成人多发性肌炎与皮肌炎占特发性炎症性肌病的 70%左右，因此，本节将作重点讨论。

【病因与发病机制】

本病病因与发病机制尚不明确。目前多认为在某些遗传易感个体中，由免疫介导，感染与非感染环境因素所诱发的一组疾病。

（1）遗传因素：对 HLA 的研究发现，具有 HLA-DR3 的人患炎症性肌病的风险高，抗 J_o-1（组氨酸+RNA 合成酶）抗体阳性的患者均有 HLA-DR52，包涵体肌炎可能与 HLA-DR、DR6 和 DQ1 高度相关。

（2）病毒感染：动物模型发现病毒在特发性炎症性肌病的发病中有一定作用。患者在感染了细小核糖核酸病毒后，可逐渐发生慢性肌炎。

（3）免疫异常：该病患者常可检测到高水平的自身抗体，如肌炎特异性抗体，其中抗 Jo-1 抗体最常见，PM/DM 患者常伴发其他自身免疫性疾病。

【临床表现】

特发性炎症性肌病的主要临床表现是对称性四肢近端肌无力。全身症状可有发热、关节痛、乏力、厌食和体重减轻。

1. 多发性肌炎

常隐袭起病，病情于数周至数年发展至高峰。对称性近端肢体肌无力是本病突出的临床特征。常伴关节痛、晨僵、畏食、体重减轻和发热等全身症状，有些患者伴有自发性肌痛与肌肉压痛。骨盆带肌受累时出现髋周及大腿无力，难以蹲下或起立，肩胛带肌群受累时双臂难以上举，半数发生颈部肌肉无力，1/4 患者可见吞咽困难。四肢远端肌群受累者少见，眼部及面部肌肉几乎不受影响。可出现肺脏受累，如间质性肺炎、肺纤维化、吸入性肺炎等；约 30%可见心脏改变，如无症状性心电图改变，心律失常，甚至继发于心肌炎的心力衰竭。

2. 皮肌炎

在多发性肌炎临床表现基础上，出现典型皮疹即可诊断皮肌炎。皮疹与肌炎时间上不同步，严重程度亦不平行。典型皮疹是以上眼睑为中心的眶周水肿性紫红色斑；肘、膝关节伸侧面和内踝附近、掌指关节、指间关节伸面出现紫红色丘疹（称 Gottron 征）；颈前及上胸部呈“V’字形红色皮疹；肩颈后的皮疹呈披肩状（披肩征）；部分患者出现“技工手”（双手外侧掌面皮肤出现角化、裂纹，皮肤粗糙脱屑）。本病皮疹通常无痛痒及疼痛，缓解期皮疹可完全消失或遗留皮肤萎缩、色素沉着或脱毛、毛细血管扩张或皮下钙化，可反复发作。

3. 儿童皮肌炎

儿童皮肌炎与成人皮肌炎相似，但有其特殊性，表现为起病急，肌肉水肿、疼痛明显常伴血管炎、异位钙化、脂肪代谢障碍，皮疹与肌无力常同时发生。伴血管炎者，可引起胃肠出血或穿孔，皮下组织或肌肉异位钙化，尽管积极治疗，仍进展迅速，预后不佳。

4. 恶性肿瘤相关 DM 或 FM

约 8% PM/DM 伴发恶性肿瘤，可先于恶性肿瘤 1 ~ 2 年出现，也可同时或晚于肿瘤发生。发病年龄越高，伴发肿瘤机会越大，对 40 岁以上 PM/DM 患者应检查潜在的恶性肿瘤，如肺、肾、结肠、乳腺、卵巢癌和淋巴癌等。

5. 其他结缔组织病伴发 DM 或 PM

系统性红斑狼疮、系统性硬化病、干燥综合征、类风湿关节炎等结缔组织病常伴发皮肌炎，称“重叠综合征”。

6. 包涵体肌炎

多见于中老年男性，起病隐匿，进展缓慢，四肢远、近端肌肉均可累及，多为无痛性，可表现为局限性、远端、非对称性肌无力，可有心血管受累，以高血压为最常见。部分患者出现吞咽困难，随着肌无力的加重，常伴有肌萎缩，肌电图呈神经或神经肌肉混合改变。

7. 无肌病性皮肌炎

临床及活组织检查证实有 DM 皮肤改变，但临床及实验室检查无肌炎证据，称为无肌病性皮肤炎。

【辅助检查】

（1）一般检查：白细胞正常或增高，血沉增快，血肌酸增高，肌酐下降，血清肌红蛋白增高，尿肌酸排泄增多。

（2）血清肌酶谱：肌酸激酶（CK）、醛缩酶（ALD）、天门冬酸氨基转移酶（AST）、丙氨酸氨基转移酶（ALT）、乳酸脱氢酶（LDH）增高，尤以 CK 升高最显著。CK 可以用来判断病情的进展情况和治疗效果，但与肌无力的严重性并不完全平行。这些酶对本病诊断虽然敏感性高，但特异性不强。

（3）自身抗体：大部分病人抗核抗体阳性，部分病人类风湿因子阳性。近年发现了一组肌炎特异性抗体：抗氨酰 tRNA 合成酶抗体（抗 Jo-1 抗体、EJ 抗体、PL-12 抗体、PL-7 抗体和 OJ 抗体）、抗 SRP 抗体、抗 Miv 抗体等具有较高的特异性。

（4）肌电图：早期发现肌源性病变，对肌源性和神经源性损害的鉴别诊断有参考价值。本病约 90% 病人出现肌电图异常。典型肌电图呈肌源性损害：①低波幅，短程多相波；②插入（电极）性激惹增强，肌肉自发性纤颤，表现为高尖的正锐波，自发性纤颤波；③自发性、杂乱、高频放电。

（5）肌活检：约 2/3 病人肌活检呈典型肌炎病理改变；另 1/3 病人呈非典型变化。

【诊断要点】

诊断 PM/DM 应具备：①四肢对称性近端肌无力；②肌酶谱升高；③肌电图示肌源性改变；④肌活检异常；⑤皮肤特征性表现。上述 5 条者全具备为典型 DM，具备前 4 条者为 PM，具备 3 条者可做出临床诊断，具备 2 条者可做出可能诊断。在诊断前应排除肌营养不良、重症肌无力、药物和毒物等诱导的肌病症状。

【治疗要点】

治疗用药首选肾上腺糖皮质激素，重症者可用甲泼尼龙静脉滴注，一般病例可口服泼尼松 1 ~2mg/（kg·d），治疗 1 ~4 周病情即好转，治疗 3 ~6 个月后，逐渐减量，治疗时间常需 1 年以上。约 90% 病人病情明显改善，50% ~75% 病人可完全缓解，但易复发。重症或对糖皮质激素反应不佳者，应加用甲氨蝶呤或硫唑嘌呤。

【护理要点】

1. 休息与活动

急性期有肌痛、肌肉肿胀和关节疼痛者，应绝对卧床休息，以减轻肌肉负荷和损伤。病情稳定后，有计划地进行锻炼，活动量由小到大，对肌无力的肢体应协助被动活动。

2. 病情观察

正确评估病人的肌力情况。注意观察疼痛肌肉的部位、关节症状，是否伴有发热、呼吸困难、心律失常等变化，若出现异常及时通知医生。

3. 饮食护理

对吞咽困难者给予半流质或流质饮食，少量缓慢进食，以免呛咳，引起吸入性肺炎，必要时给予鼻饲。

4. 局部皮肤护理

急性期病人出现皮疹的皮肤，应注意保持清洁干燥，避免擦伤。有水泡时可涂炉甘石洗剂；有渗出时可用 3% 硼酸溶液湿敷；伴感染者，给予消炎、清创换药处理。

5. 健康教育

向病人及家属介绍本病的相关知识。合理安排生活，劳逸适度。避免一切诱因，育龄女性病人应避孕，避免一切免疫接种，以免病情复发或加重。告知病人本病需长期治疗，强调遵医嘱的重要性，不要因为症状减轻就停止服药。教会病人进行病情的自我检测和自我护理的方法。

（许燕）

风湿性和结缔组织疾病小结

类风湿性关节炎（RA）是一种累及周围关节为主的多系统性、炎症性自身免疫性疾病。以慢性、对称性、周围性多关节炎性病变为主要特征，最常受累的部位为手、腕关节，表现为关节晨僵、疼痛、肿胀，当炎症破坏软骨和骨质时，出现关节畸形和功能障碍。可伴有关节外的系统性损害。RA 可发生于任何年龄，多见于35～50 岁的女性。病因可能与感染、遗传因素、性激素有关。基本病理改变是滑膜炎。类风湿关结节是本病最常见的关节外表现。70%病人血清 RF 检测阳性，其滴度与本病的活动性和严重程度呈正相关。关节 X 线检查对本病的诊断、关节病变的分期、病情的变化均很重要。治疗措施包括：一般治疗、药物治疗、外科手术治疗，其中以药物治疗最为重要。常用的药物包括非甾体抗炎药（NSAID）、慢作用抗风湿药（DMARD）、糖皮质激素和植物药。类非甾体类抗炎药是本病不可缺少的非特异性对症治疗药物。甲氨蝶呤（MTX）为首选慢作用抗风湿药。护理重点：关节肿胀疼痛的护理、用药护理。

强直性脊柱炎（AS）是以中轴关节慢性炎症为主，也可累及内脏及其他组织的慢性进展性风湿性疾病。主要累及骶髂关节和脊柱，引起强直和纤维化。骶髂关节炎是其特征性表现，X 线典型表现为骶髂关节明显破坏，后期脊柱呈“竹节样”变化。以青年人多见，20～30 岁为发病高峰。病因不清，其发病机制与遗传、细菌感染、免疫等因素有关。X 线检查是本病诊断的重要依据。AS 尚缺乏根治的方法，亦无阻止本病进展的有效疗法。关键在于早诊断早治疗，采取综合措施进行治疗，包括体育疗法、物理治疗、药物和外科治疗等。治疗 AS 的药物可分为三类：非甾体抗炎药（NSAID）、抗风湿药（DMARD）和糖皮质激素。护理重点：日常姿势训练、体育疗法。

骨性关节炎（OA），又称骨关节病、退化性关节病、骨质增生，是一种以关节软骨的变性、破坏及关节边缘软骨下骨板病变为特征的慢性关节病。一般认为与衰老、创伤、炎症、肥胖、代谢障碍和遗传等多因素有关。以中老年患者多见，女性多于男性。OA 好发于负重大、活动多的关节，如膝、脊柱（颈椎和腰椎）、髋、踝、手等关节。关节疼痛及压痛是本病的主要症状，疼痛常与天气变化有关，伴晨僵和黏着感、关节肿大变形、骨摩擦音（感）及关节无力、活动障碍。对于初次就诊且症状不重的 OA 患者非药物治疗是首选的治疗方式。适当的锻炼、减肥、理疗等能有效减轻关节疼痛、改善功能。对于手和膝关节 OA，在采用口服药前，首先选择局部药物治疗。局部药物治疗可使用非甾体抗炎药的乳胶剂、膏剂、贴剂和擦剂等。护理重点：保护关节、功能锻炼。

系统性红斑狼疮（SLE）是一种由多因素参与累及多个系统、多个器官并产生多种自身抗体的特异性自身免疫性疾病。该病起病缓慢，常常隐匿发生，临床表现常因受累器官或系统的不同，而呈现出多种多样的状态。病程迁延，以病情缓解和急性发作交替出现为特点。本病以育龄女性多见，病因不明，可能与遗传、性激素、环境等多种因素有关。主要病理改变为炎症反应和血管异常，狼疮小体（苏木紫小体）为诊断 SLE 的特征性依据。皮肤损害表现多样，最典型的是颊部蝶形红斑。SLE 可累及各个系统和器官，但以肾脏受累为最常见。自身抗体有助于 SLE 的诊断、病情活动性的判断及临床亚型的确定，常用抗核抗体（ANA）、抗双链 DNA（抗 dsDNA）抗体、抗 Sm 抗体。SLE 目前不能根治，但合理治疗后可以缓解病情。肾上腺糖皮质激素是目前治疗 SLE 的首选药。护理重点：病情观察、饮食护理、皮肤护理、肾上腺糖皮质激素护理、避免诱发因素、狼疮肾病护理。

雷诺现象是指在寒冷刺激，情绪激动以及其他因素影响下，发生肢体末梢动脉阵发性痉挛，使手指（足趾）皮肤突然出现苍白，继而出现皮肤变紫、变红，伴局部发冷、感觉异常和疼痛等短暂的临床现象。雷诺现象是许多疾病所共有的临床表现，或称雷诺综合征。没有原发疾病的雷诺现象称为雷诺病，或称为原发性或特发性雷诺病。好发于秋冬季，多见于20~40岁女性。药物治疗一般可选用钙拮抗剂（如硝苯吡啶）、交感神经活性的药物（如利血平、甲基多巴）、血管扩张药（如前列腺素、前列环素、妥拉苏林、酚妥拉明等）。护理要点：保暖、促进局部血液循环、避免创伤、戒烟等。

特发性炎症性肌病（IIM）是一组病因未明的以四肢近端肌无力为主的骨骼肌非化脓性炎症性疾病。以成人多发性肌炎与皮肌炎为多数，病因与发病机制尚不明确。对称性近端肢体肌无力是多发性肌炎突出的临床特征。常伴关节痛、晨僵、畏食、体重减轻和发热等全身症状。在多发性肌炎临床表现基础上，出现典型皮疹即可诊断皮肌炎。典型皮疹是以上眼睑为中心的眶周水肿性紫红色斑；肘、膝关节伸侧面和内踝附近、掌指关节、指间关节伸面出现紫红色丘疹（称Gottron征）；颈前及上胸部呈“V’字形红色皮疹；肩颈后的皮疹呈披肩状（披肩征）；部分患者出现“技工手”（双手外侧掌面皮肤出现角化、裂纹，皮肤粗糙脱屑）。皮疹通常无痛痒及疼痛，可反复发作。辅助检查有肌酶谱升高、肌电图示肌源性改变、肌活检异常。治疗用药首选肾上腺糖皮质激素。护理重点：肌痛、肌肉肿胀和关节疼痛的护理、局部皮肤护理。

（许燕）

第九章　神经系统疾病

第一节　总　　论

神经系统疾病是指神经系统的构成部分（包括脑、脊髓、周围神经和肌肉）由于感染、血管性病变、变性、肿瘤、外伤、中毒、免疫障碍、遗传因素、先天发育异常、营养缺陷及代谢障碍等因素引起的疾病。其中慢性病居多，往往迁延不愈，致残率高，对患者的工作与生活造成严重影响。

一、神经系统的结构和功能

按位置功能分，神经系统包括中枢神经系统（central nervous system，CNS）和周围神经系统（peripheral nervous system，PNS）两大部分。前者主要负责分析综合体内外环境传来的信息，后者主要负责传递神经冲动。

按分布对象不同，神经系统又可分为躯体神经系统和内脏神经系统（也称自主神经系统），它们的中枢部都在脑和脊髓，周围部分分别称躯体神经和内脏神经。前者主要管理皮肤的感觉和运动器官的感觉及运动，调整人体适应外界环境变化；后者主要分布于内脏、心血管和腺体，管理它们的感觉和运动。

（一）中枢神经系统

中枢神经系统（CNS）由脑和脊髓组成。人脑可分为端脑、间脑、中脑、脑桥、小脑和延髓六个部分。通常把中脑、脑桥和延髓合称为脑干，延髓向下经枕骨大孔连接脊髓。脑的内腔称为脑室，内含脑脊髓液。

1. 端脑

端脑包括左、右大脑半球。每个半球表层为灰质所覆，叫大脑皮质。人类的大脑皮质在长期的进化过程中高度发展，是神经系统的最高中枢，其不同部位具有不同功能。

2. 间脑

间脑位于大脑半球与中脑之间，是脑干与大脑半球的连接站，结构上可分为丘脑、下丘脑。除嗅觉以外的感觉纤维上升到丘脑后，均由该区投射至大脑半球相应部位。破坏性病灶产生对侧偏身各种感觉障碍，刺激性病灶出现偏身疼痛（称丘脑性疼痛）。

下丘脑（丘脑下部）位于间脑腹侧，丘脑下沟的下方，与垂体相接。它是一个非常重要的神经内分泌和自主神经调节中枢。病变累及下丘脑区域，可出现下丘脑综合征。

3. 脑干

脑干自上而下由中脑、脑桥和延髓三部分组成。中脑上连间脑，延髓下端与脊髓相接，脑桥位于中间。第 3 ~ 12 对脑神经均由脑干发出。脑干内的白质由上、下行的传导束，以及脑干各部所发出的神经纤维所构成。是大脑、小脑与脊髓相互联系的重要通路。

脑干内的灰质也称“神经核”。神经核与接受外围的传入冲动和传出冲动支配器官的活动，以及上行下行传导束的传导有关。此外，在延髓和脑桥里有调节心血管运动。呼吸、吞咽、呕吐等重要生命活动的反射中枢。若这些中枢受损，将引起心搏、血压严重障碍，危及生命。

4. 小脑

小脑位于后颅窝内，由小脑半球和小脑蚓部组成。在维持平衡和调节肌张力以及姿态控制等方面起着重要作用，损伤后可出现共济失调、平衡障碍。

5. 脊髓

脊髓是中枢神经的低级部分，为四肢和躯干的初级反射中枢。自脊髓发出 31 对脊神经，主要分布到四肢和躯干。脊髓和脑的各级中枢之间有着广泛的联系，脊髓的正常活动总是在大脑的控制下进行的。脊髓的症状随脊髓受损部位与程度而异，其主要功能为：

（1）传导通路：一方面把大脑皮质的运动兴奋性经过脊髓、脊神经传达到效应器，另一方面把肌肉、关节和皮肤等的痛、温、触等感觉经脊神经、脊髓、脑干传达到大脑半球。

（2）反射中枢：当脊髓失去大脑控制后，仍能自主完成一定反射功能，如腱反射等。

（二）周围神经系统

周围神经系统（PNS）包括脑神经和脊神经。

1. 脑神经

脑神经共 12 对，第Ⅰ、Ⅱ对在脑内部分是其二级和三级神经元的神经纤维束，其他 10 对与脑干联系。脑神经有感觉和运动纤维，主要支配头面部，其中第Ⅰ、Ⅱ、Ⅷ为纯感觉神经，Ⅲ、Ⅳ、Ⅵ、Ⅺ、Ⅻ为纯运动神经，Ⅴ、Ⅶ、Ⅸ、Ⅹ为混合神经。除Ⅻ以及Ⅶ脑神经核的下部外，其余脑神经运动核的中枢神经元都是双侧支配的。脑神经的连脑部位、进出颅腔部位、分布及损伤时的症状见表 9-1-1。

2. 脊神经

脊神经共 31 对，其中颈段 8 对，胸段 12 对，腰段 5 对，骶段 5 对，尾神经 1 对。每对脊神经由感觉根和运动根所组成。临床上根据不同部位的感觉水平，判断脊髓病变的平面。如乳头线为胸 4，脐孔为胸 10，腹股沟为腰 1。脊神经前根支配相应肌肉，其中颈 4 ~ 胸 1 前根结合成为臂丛，主要支配上臂、前臂及手部肌肉。腰 2 ~ 骶 2 组成腰骶丛，主要支配下肢。

表 9-1-1　**脑神经的连脑部位、进出颅腔部位、分布及损伤时的症状**

脑神经名称	连脑部位	进出颅腔部位	分布	损伤症状
嗅神经（Ⅰ）	端脑	筛孔	鼻腔嗅黏膜	嗅觉障碍
视神经（Ⅱ）	间脑	视神经管	眼球视网膜	视觉障碍
动眼神经（Ⅲ）	中脑	眶上裂	上、下、内直肌	眼外斜视，上睑下垂
			上斜肌，上睑提肌	
			瞳孔括约肌，睫状肌	对光及调节反射消失
滑车神经（Ⅳ）	中脑	眶上裂	上斜肌	眼不能外下斜视

续表

脑神经名称	连脑部位	进出颅腔部位	分布	损伤症状
三叉神经（Ⅴ）	脑桥	第1支眼神经经眶上裂 第2支上颌神经经圆孔 第3支下颌神经经卵圆孔	头面部皮肤，口腔、鼻腔黏膜，牙及牙龈，眼球，硬脑膜 咀嚼机，镫骨肌	感觉障碍 咀嚼肌瘫痪
展神经（Ⅵ）	脑桥	眶上裂	外直肌	眼内斜视
面神经（Ⅶ）	脑桥	内耳门至茎乳孔	耳部皮肤	
			面部表情肌、颈阔肌、茎突舌骨肌、二腹肌后腹	额纹消失、眼不能闭合口角歪向健侧、鼻唇沟变浅
位听神经（Ⅷ）	脑桥	内耳门	泪腺、下颌下腺、舌下腺及鼻腔和腭的腺体平衡器的半规管、腹嵴球囊斑和椭圆囊斑	分泌障碍 眩晕、眼球震颤等
舌咽神经（Ⅸ）	延髓	颈静脉孔	茎突咽肌、腮腺	分泌障碍
			咽、鼓室、咽鼓管、软腭、舌后1/3的黏膜、颈动脉窦	咽后与舌后1/3感觉障碍、咽反射消失
			颈动脉球	舌后1/3味觉丧失
迷走神经（Ⅹ）	延髓	颈静脉孔	胸腹腔内脏平滑肌、心肌、腺体	心动过速、内脏活动障碍
			咽喉肌	发音困难、声音嘶哑
			胸腹腔脏器、咽喉黏膜	发呛、吞咽障碍
			硬脑膜、耳廓及外耳道皮肤	
副神经（Ⅺ）	延髓	颈静脉孔	咽喉肌	
			胸锁乳突肌、斜方肌	一侧胸锁乳突肌瘫痪，头无力转向对侧；斜方肌瘫痪，肩下垂，上提无力
舌下神经（Ⅻ）	延髓	舌下神经管	舌内肌和部分舌外肌	舌肌瘫痪，萎缩、伸舌时舌尖偏向患侧

二、神经系统疾病常见症状及护理

神经系统疾病的症状可分为缺失症状、释放症状、刺激症状及休克症状。

缺失症状：即神经系统遭受损伤时正常功能丧失。如大脑内囊出血时运动及感觉传导束损伤，出现对侧肢体瘫痪，感觉消失。

释放症状：正常情况下，高级中枢能抑制下级中枢的活动，高级中枢损伤后，对下级中枢的抑制解除，下级中枢功能活动增加，此即释放症状。如内囊出血后，大脑皮质对皮质下运动中枢的抑制解除，皮质下中枢活动增加，引起瘫痪肢体的肌张力增高（痉挛性瘫痪）。锥体外系疾病时的不自主运动（舞蹈样动作、手足徐动）也属释放症状。

刺激症状：指神经系统局部病变或全身性病变促使神经细胞活动剧烈增加，如周围神经损伤后产生的灼性神经痛，大脑缺氧时皮质细胞活动过度可致惊厥发作。

休克症状：指中枢神经系统急性病变时的暂时性功能缺失，如内囊出血时突然神志昏迷（脑休克），脊椎骨折后出现弛缓性截瘫（脊髓休克）。休克期过后，逐渐出现缺失症状或释放症状。

具体而言，神经系统疾病的症状体征可表现为头痛、意识障碍、言语障碍、感觉障碍、运动障碍、吞咽障碍等。

（一）头痛

各种原因刺激颅内外对疼痛的敏感结构均能引起头痛。疼痛的敏感结构包括：颅内的血管、神经和脑膜以及颅外的骨膜、血管、头皮、颈肌、韧带等，这些敏感结构受挤压、牵拉、移位、发炎、血管的扩张和痉挛、肌肉的紧张性收缩等即可发生头痛。

根据病因与临床表现的不同，头痛可分为6种类型：

（1）神经性头痛：主要与精神、情绪紧张及各种压力有关，如常见的神经官能症性头痛、癔病性头痛、抑郁症性头痛、紧张性头痛（也称肌收缩性头痛）、焦虑症引起的头痛等。其部位不固定，表现为持续性闷痛，头痛程度为轻、中度痛，常伴有心慌、气急、焦虑不安、失眠健忘等症状。

（2）偏头痛：是一种血管性头痛，为发作性神经血管功能障碍，以反复发生的偏头痛或双侧头痛为特征。多数患者有家族史。女性多于男性。发作无规律，可伴有恶心、呕吐等。情绪紧张、饥饿、缺少睡眠、噪声、强光以及气候变化等，均可诱导发作。

（3）丛集性头痛（cluster headache）：也称组织胺性头痛，因头痛在一段时间内密集发作而得名，表现为眼眶和头部疼痛的神经-血管功能障碍。主要见于30～50岁男性病人，头痛无先兆，突然发作，为一连串密集的头痛，多从一侧眼窝及其周围开始，向同侧颞顶部及耳鼻扩散，也可扩散至枕、顶部；疼痛为钻痛或搏动性痛，程度剧烈，病人烦躁不安，部分病人有同侧眼结膜充血、流泪、鼻塞和流涕、面部潮红、眼睑浮肿，以及恶心、厌食、畏光等。少数人（20%）可出现同侧Horner's征（眼裂变小、眼球内陷、瞳孔缩小及同侧面部无汗）。不少患者的头痛在固定时间内出现，以午睡后和凌晨发作最常见，可使病人从睡眠中痛醒。每次发作持续15～180分钟，可自行缓解，发作持续2周到3个月，称为丛集期。

（4）脑外伤后头痛：多在受伤的一侧，可伴有触痛、头昏、疲乏、失眠、精神紧张、容易激动、注意力不集中和记忆力减退。

（5）颅内出血引起的头痛：中老年人突发性剧烈头痛，伴呕吐、血压升高及意识障碍，要考虑脑出血或蛛网膜下腔出血之可能。

（6）其他类型的器质性头痛：如眼源性头痛、耳源性头痛、鼻源性头痛。

1. 护理评估

（1）病史：询问患者头痛部位、性质、程度、时间、频率、发病的急缓；有无诱发因素（如季节、气候、体位、饮食、情绪、睡眠、疲劳与脑脊液压力暂时性升高等）以及伴随症状，如呕吐、发热等。询问患者有无高血压以及眼、耳和牙病、头部外伤、感染史及家族史等；目前有无采取止痛治疗或缓解措施，效果如何。心理反应：长期反复发作性头痛的患者可能会出现焦虑、紧张的情绪。典型的偏头痛患者，头痛长达数小时至数天，患者甚至可能有恐惧、绝望的心理。

（2）身体评估：检查意识、瞳孔、对光反射、面部表情、精神状态；重点监测血压、体温；注意头部有无外伤、眼睑有无下垂、有无脑膜刺激征等。

（3）相关检查：脑脊液检查、经颅多普勒、头部 CT 或 MRI。

2. 护理诊断

疼痛：头痛（Pain：headache）与颅内外血管舒缩功能障碍或脑部器质性病变等因素有关。

3. 护理措施

（1）评估相关因素：颅内感染、血管病变、头部外伤等，颅骨、颈椎及其他颈部疾病、神经痛及眼、耳和牙病以及情绪、血压变化等。

（2）消除或减少相关因素：

①环境与休息：保持环境安静，充分休息，减少精神刺激。

②观察头痛的表现：部位、性质、强度、时间、频率及伴随症状等。

③药物护理：慢性头痛者按医嘱给患者应用止痛药；护士应充分了解药物作用、用药方法，并告知患者止痛药的依赖性或成瘾性的特点、长期频繁用药的副作用。鼓励患者用松弛、理疗等方法配合药物来缓解疼痛。颅内高压引起的急性头痛应尽快用 20% 甘露醇脱水治疗。

④心理护理：长期反复发作的头痛，可使患者有焦虑、紧张心理，应帮助患者找出诱因或减少诱因，减少发作次数，保持心情平静。

⑤健康教育：帮助分析头痛的原因，并告知患者可引起或加重疼痛的诱因（如情绪紧张、饥饿、缺乏睡眠、噪音、强光和气候的变化，吃奶酪、熏鱼、酒类、巧克力也可诱发头痛，女性患者服避孕药可加重头痛）。

（3）常用减轻头痛的方法：例如精神放松、听轻音乐或者指导式想象。还可用皮肤刺激疗法、冷敷或热敷减轻头痛。另外，理疗、按摩、加压等方法均可减轻头痛。如偏头痛可用手指压迫颈总动脉或单侧头部动脉等，可短暂性的控制血管的扩张而缓解头痛。

4. 护理评价

（1）患者能述说诱发或加重头痛的因素，并能设法避免。

（2）患者能正确选取缓解头痛的方法。

（3）头痛频次减少或程度减轻。

（二）意识障碍

意识是指人对外界环境及对自身状态的识别和觉察能力。意识障碍（disorders of consciousness）是指人对外界环境刺激缺乏反应的一种精神状态。任何病因引起的大脑皮质、皮质下结构、脑干网状上行激活系统等部位的损害或功能抑制，均可出现意识障碍。临床上一般通过患者的言语反应，对疼痛刺激的反应、瞳孔对光反射、吞咽反射、角膜反射等来判断意识障碍的程度。

以觉醒状态改变为主的意识障碍，从轻到重，依次可分为：嗜睡、昏睡、昏迷（浅、中、深度）。此外，特殊类型的意识障碍还可见于以下几种。

（1）谵妄：系在意识模糊的同时，伴有明显的精神运动兴奋，如躁动不安、喃喃自语、抗拒喊叫等。有幻觉和错觉出现。夜间较重，多持续数日。见于感染中毒性脑病、颅脑外伤等。事后可部分回忆而有如梦境，或完全不能回忆。

（2）去大脑皮质状态：是大脑皮质受到严重的广泛损害，功能丧失，而皮质下及脑干功能仍然保存在一种特殊状态。患者有觉醒和睡眠周期。觉醒时睁开眼睛，各种生理反射如瞳孔对光反射、角膜反射、吞咽反射、咳嗽反射存在，喂之能吃，貌似清醒，但对外界刺激无反应，无自发言语及有目的的动作，呈上肢屈曲、下肢伸直的去皮质强直姿势，常有病理征。

（3）无动性缄默症：主要见于脑干上部或丘脑的网状激活系统受损，而大脑半球及其传出通路无病变。病人能注视检查者及周围的人，貌似觉醒，但缄默不语，不能活动，对外界任何刺激无反应，睡眠觉醒周期存在；大、小便失禁，四肢肌张力低下，但无病理征。

（4）闭锁综合征（Locked-in syndrome）：是指患者虽然意识清醒，但却由于全身随意肌（除眼睛外）全部瘫痪，导致患者不能活动、不能自主说话的一种综合征。系脑桥基底部病变所致。患者能用睁闭眼对问话做出回答，与他人沟通。在闭锁综合征发病后的前四个月，患者病死率高达90%。但也有少数人可以生存很长一段时间。

1. 护理评估

（1）病史：详细询问患者的发病方式及过程，有无中毒、外伤、高血压、癫痫、心脏病、内分泌及代谢疾病等可能与意识障碍有关的疾病。评估患者的心理社会资料，如家庭背景、家属的精神状态、心理承受能力、对患者的关心程度及对预后的期望。

（2）身体评估：通过言语、疼痛等刺激检查患者有无睁眼动作、肢体反应，检查瞳孔、对光反射，判断有无意识障碍及其类型，评估的重点是判断意识障碍的程度（表9-1-2）；监测生命体征变化，特别是注意有无呼吸节律与频率的改变。检查有无头颅外伤，耳、鼻、结膜有无出血或渗液；有无肢体运动障碍、脑膜刺激征、病理征。

（3）相关检查：脑电图 EEG，头部 CT 或 MRI。血液生化检查（血糖、血脂、电解质）、血常规、尿常规、肝肾功能、血气分析、心电图等。

表 9-1-2　**Glasgow 昏迷评定量表**

检查项目	临床表现	评分	检查项目	临床表现	评分
A. 睁眼反应	自动睁眼	4	C. 运动反应	能按指令动作	6
	呼之睁眼	3	（非偏瘫侧）	对针刺能定位	5
	疼痛引起睁眼	2		对针刺能躲避	4
	不睁眼	1		针刺后肢体屈曲反应	3
B. 言语反应	定向正常（时间、地点、人物）	5		针刺后肢体过伸反应	2
	应答错误	4		针刺后无反应	1
	言语错乱	3			
	言语难辨	2			
	无语言反应	1			

2. 护理诊断

急性意识障碍与脑部受损、功能障碍有关。

3. 护理措施

（1）评估相关因素：连续评估意识障碍程度，严密观察生命体征及瞳孔的变化、角膜反射等，及时发现脑疝、上消化道出血等并发症。

（2）消除或减少相关因素：

①保持呼吸道通畅并吸氧：平卧头侧位或侧卧位，开放气道，取下活动义齿，及时清除口鼻分泌物，必要时吸痰。防止舌根后坠、气管梗阻、窒息或误吸等意外。根据病情合理用氧。

②安全护理：病床安装床档，防止坠伤；谵妄躁动者，必要时采取保护性约束，防止自伤或伤人；慎用热水袋，防止烫伤。

③生活护理：卧气垫床或按摩床，保持床单清洁干燥，每 2 ~ 4 小时翻身一次，辅以按摩骨突受压处，防止压疮及坠积性肺炎的形成。注意口腔卫生，不能经口进食者每天口腔护理 2 ~ 3 次，防止口腔感染。做好二便护理，保持外阴皮肤清洁，尿失禁患者及时留置导尿管；保持大便通畅，必要时遵医嘱用通便药。

④饮食护理：保证营养的供给，必要时鼻饲流食。

⑤病情观察：严密监测并记录生命体征、意识、瞳孔变化。观察昏迷者有无躁动、呕吐，呕吐物的性状与量，及时发现颅内压升高现象和应激性溃疡。准确记录出入水量。

（3）意识恢复训练：当病人意识开始恢复时，可进行相应的意识恢复训练，如纠正其错误概念或定向错误、辨色错误、计算错误等，提供他所熟悉的物品（如照片等），帮助患者恢复记忆力。

4. 护理评价

（1）患者意识障碍由重变轻或意识恢复清楚。

（2）未发生长期卧床引起的各种并发症。

（三）言语障碍

言语障碍（language disorders）分为失语症和构音障碍。由于大脑皮质与言语功能有关区域的损害，使其说话、听话、阅读和书写能力丧失或残缺称为失语，是大脑优势半球损害的重要症状之一。构音障碍（dysarthria）是指由于神经病变，与言语有关的肌肉麻痹、收缩力减弱或运动不协调所致的言语障碍。表现为用词正确，但发声困难、发音模糊，声音、语速及音调异常。

根据患者自发语言、对话、理解力、复述能力的观察和检查，可将失语分为以下几种类型，见表9-1-3。

表9-1-3　常见失语症的临床特点及病变部位

类　型	临床特点	病变部位
Broca失语（运动性失语、表达性失语、非流利性失语）	口语表达不流利，电报样言语 言语理解力正常，但常用错词、语法错误或缺乏 复述困难	优势半球Broca区（额下回后部）
Wernicke失语（感觉性失语、听觉性失语、流利性失语）	口语表达流利，内容不正确，语法完好 言语理解严重障碍 发音用词方面有错误，严重时别人完全听不懂	优势半球Wernicke区（颞上回后部）
命名性失语	口语流利 对物件、人名的命名能力丧失，但能说出物件的用途	左颞枕顶结合区
失写	书写不能，患者手部肌肉无瘫痪，但不能书写或写出的句子常有遗漏错误，抄写能力仍保存。	优势半球额中回后部
失读	对视觉性符号的认识能力丧失，不识文字、词句、图画	优势半球顶叶角回

1. 护理评估

(1) 病史：评估患者的意识水平、精神状态及行为表现，既往和目前的语言能力；患者的职业、文化水平与语言背景，有无定向力、注意力、记忆力和计算力等智能障碍；心理反应：有无孤独、抑郁、烦躁或悲观失望等情绪，家属的关心和态度。

(2) 身体评估：根据自发语言、对话、阅读理解、复述四大项目，了解患者语言障碍程度和残存能力、障碍类型和可以接受的方法；重点评估有无言语交流方面的困难，有无听觉和视觉缺损，能否书写等。评估口、咽、喉等发音器官有无肌肉瘫痪及共济失调等。

(3) 相关检查：头部CT或MRI、新斯的明试验。

2. 护理诊断

语言沟通障碍与大脑语言中枢病变或发音器官的神经肌肉受损有关。

3. 护理措施

(1) 评估语言障碍程度、残存能力。

（2）消除或减少相关因素：

①病情观察：观察言语障碍的特点及其对日常生活的影响。

②心理护理：多与患者交谈，与患者沟通时说话速度尽量缓慢，应给予患者足够的时间做出反应。给患者列举治疗效果好的病例，树立战胜疾病的信心。

③非语言沟通的技巧：对不能很好地理解语言的患者，配以手势或实物交谈，通过语言与逻辑性的结合，训练患者理解语言的能力。对说话有困难患者可以借助书写方式来表达。

（3）言语康复训练：与语言康复治疗师及其他康复小组成员共同制订患者的语言康复计划，并加以实施。

①训练原则：由少到多、由易到难、由简单到复杂，循序渐进。训练过程中观察患者情绪状态，切忌复杂化、多样化，鼓励患者所取得的每一点进步，持之以恒。

②根据病情选择适当的训练方法，如 Broca 失语者，训练以口语表达为主；Wernicke 失语者，训练以听、理解、会话、复述等为主；构音障碍者，以发音训练为主。

③根据患者情况选择不同的训练方式，如言语训练师指导下的肌群训练、发音训练、复述训练、命名训练、刺激法训练等。还可利用电脑、电话等训练患者实用的交流能力；失去阅读能力的患者，可将日常使用的词、短语、短句写在卡片上，护士或家属由简到繁、由易到难、由短到长教患者朗读等。

4. 护理评价

（1）患者及家属能接受沟通障碍的事实。

（2）患者能最大限度地保持沟通能力，采取有效的沟通方式表达自己的需要。

（3）能配合语言训练，且语言功能逐渐恢复正常。

（四）感觉障碍

感觉是指各种形式的刺激作用于人体各种感觉器后在人脑中的直接反映。解剖学将感觉分为：①内脏感觉（由自主神经支配）；②特殊感觉（包括视觉、听觉和味觉，由脑神经支配）；③一般感觉（由浅感觉、深感觉和复合感觉所组成。浅感觉：痛觉、温觉、触觉；深感觉：运动觉、位置觉和振动觉；复合感觉：实体觉、图形觉、两点辨别觉等）。感觉障碍（sensation disorders）是指机体对各种形式（如痛、温、触、压、位置、震动等）刺激的无感知、感知减退或异常的一组综合征。

感觉障碍的性质：根据病变的性质，临床上将感觉障碍分为抑制性症状和刺激性症状两大类。

抑制性症状：感觉径路被破坏或功能受抑制时，出现感觉缺失或感觉减退；在同一部位各种感觉均缺失，称为完全性感觉缺失。如果在同一部位只有某种感觉障碍而其他感觉保存者，称为分离性感觉障碍。

刺激性症状：感觉径路受到刺激或兴奋性增高时出现刺激性症状。

①感觉过敏：感觉刺激阈降低，轻微刺激引起强烈的感觉。

②感觉过度：感觉刺激阈增高，反应剧烈，时间延长。

③感觉倒错：指对外界刺激产生与正常人不同性质或相反性质的异常感觉。如冷觉刺激判为热觉刺激。

④感觉异常：在无外界任何刺激的情况下出现的麻木感、肿胀感、痒感、沉重感、针刺感、蚁走感、电击感、束带感、冷热感等。

⑤疼痛：可分为局部疼痛、放射性疼痛、扩散性疼痛、牵涉性疼痛、灼性神经痛等

感觉障碍的类型：根据病变部位不同，感觉障碍的临床表现各异：①末梢型，肢体远端对称性完全性感觉缺失，呈手套或袜子形分布。②周围神经型，某一神经支配区出现节段性的感觉缺失或感觉分离。③传导束型，感觉传导束损害引起病损以下部位的感觉障碍，如脊髓横贯性损害、脊髓半切综合征（表现病变平面以下对侧痛、温觉丧失，同侧深感觉丧失及上运动元瘫痪）。④交叉型，病变同侧的面部和对侧偏身的痛、温觉减退或丧失。⑤偏身型，一侧偏身和同侧面部的感觉减退和缺失。⑥单肢型，大脑皮质的感觉区分布较广，一般病变仅损及部分区域，故常产生对侧的一个上肢或一个下肢的感觉缺失，以复合感觉障碍为其特点。各类型感觉障碍分布图见图 9-1-1。

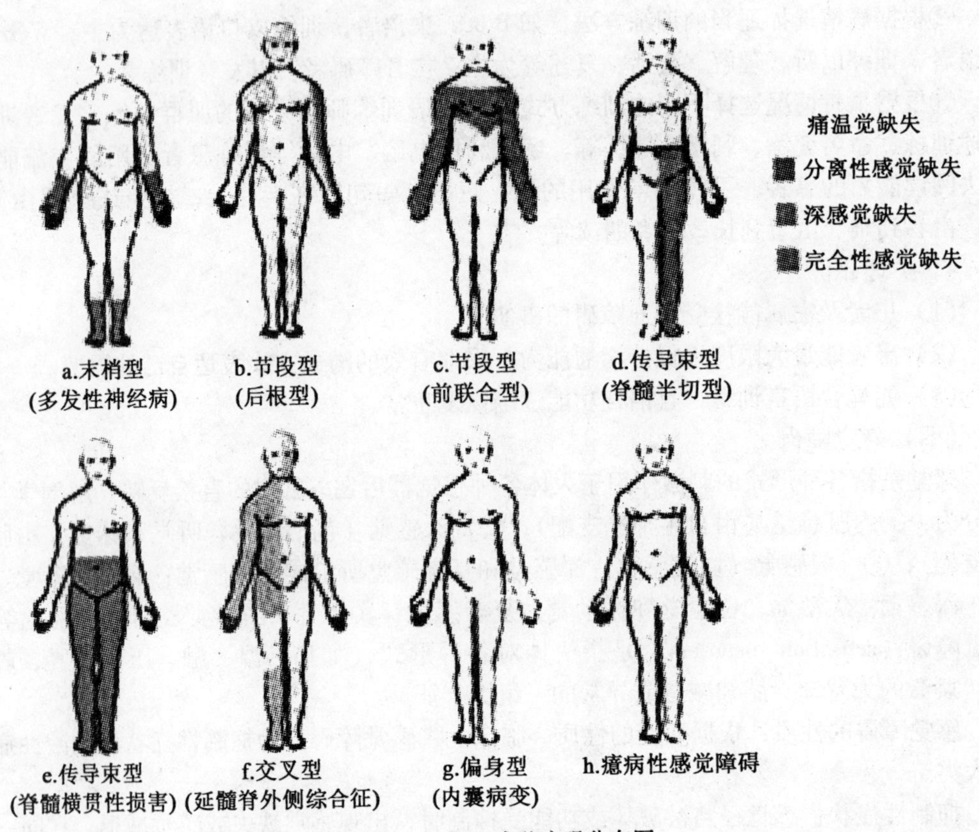

图 9-1-1　各类型感觉障碍分布图

1. 护理评估

（1）病史：评估意识状态与精神状况，注意有无认知、情感或意识行为方面的异常；有无智能障碍，是否疲劳或注意力不集中；询问感觉障碍出现的时间、发展的过程、传播的方式、具体的感受（如麻木、潮湿、针刺、震动或自发疼痛等）、加重或缓解的因素，以及对日常活动、心理状态的影响等。心理反应：有无因感觉异常而烦闷、焦虑或失眠。

（2）身体评估：浅感觉检查、深感觉检查、复合感觉检查，全身评估感觉障碍的类型、部位、程度、频度；有无肢体运动障碍及类型，肌力情况判断。一般情况及伴随

症状。

（3）相关检查：肌电图 EMG、诱发电位及 MRI 检查。

2. 护理诊断

感知紊乱与脑、脊髓病变及周围神经受损有关。

3. 护理措施

（1）评估相关因素：评估感觉障碍的类型、部位、程度、具体的感受、进展情况等。

（2）消除或减少相关因素：

①生活护理：衣服及鞋应宽松舒适，避免挤压皮肤。卧床患者，保持床单整洁、干燥、无渣屑，防止感觉障碍的身体部位受压或机械性刺激。保持充足的睡眠，安排适当的活动。

②安全护理：感觉减退的患者，注意避免接触温度过高（如热水袋）或过低的物体，避免烫伤、冻伤。勿搔抓、重压患处。感觉过敏的患者，尽量减少不必要的刺激。深感觉异常者，走路时易摇晃、倾倒，应给予搀扶以防跌扑。

③饮食护理：能经口进食者，给予温度适宜、营养丰富、易消化的饮食。味觉减退者不吃过冷或过烫食物。

④心理护理：关心、体贴患者，多与之交流，取得信任，帮助其正确面对，积极配合治疗和训练。另外，还应与家属多沟通，耐心讲解，取得配合，主动协助患者日常生活活动。

（3）感觉-运动康复训练：

①进行肢体的拍打、按摩、理疗、针灸，进行被动运动，如在被动活动关节时反复适度地挤压关节、牵拉肌肉、韧带，让患者注视患肢并认真体会其位置、方向及运动感觉。

②各种冷、热、电的刺激训练：如每天用温水擦洗感觉障碍的部位，以促进血液循环和刺激感觉恢复。

③上肢运动感觉机能训练：可采用木钉盘训练法（将砂纸、棉布、毛织物、铁皮等缠绕在木钉外侧，当患者抓木钉时，通过各种不同质地材料对患肢末梢的感觉刺激，提高中枢神经的感知能力）、负重训练法，以改善上肢的感觉和运动功能。

4. 护理评价

（1）患者感觉障碍减轻或逐渐消失。

（2）患者能配合感觉训练，感觉功能逐渐恢复正常。

（3）日常生活活动能力增强，未发生烫伤、冻伤和其他损伤。

（五）运动障碍

当运动系统中任何部位受损，均可引起运动障碍（exercise disorders），包括瘫痪、僵硬、不随意运动和共济失调等。本节重点介绍瘫痪。

瘫痪：指随意运动功能减低或丧失，是神经系统常见的症状之一。

根据受累部位不同，瘫痪可分为：①弛缓性瘫痪，又称下运动神经元性瘫痪或周围型瘫痪。不伴肌张力增高（下运动神经元：脊髓前角细胞和脑干脑神经运动核及其发出的神经轴突，是接受锥体束、锥体外束和小脑系统各种冲动的最后共同通路，是运动冲动到达骨骼肌的唯一途径）。②痉挛性瘫痪，又称上运动神经元性瘫痪，因其瘫痪肢体伴肌张力增高而得名。上运动神经元：是指中央前回运动区的大锥体细胞及其下行轴突形成的锥体束（包括皮质延髓束和皮质脊髓束）。其具体的临床表现见表 9-1-4。

表 9-1-4　　上、下运动神经元性瘫痪的临床表现

临床特点	上运动神经元性瘫痪	下运动神经元性瘫痪
瘫痪的分布	范围较广，如单瘫、偏瘫、截瘫	范围局限，以肌群为主
肌张力	增高	减低
腱反射	增强	减低或消失
病理反射	有	无
肌萎缩	无或轻度失用性萎缩	明显
肌电图	神经传导正常，无失神经电位	神经传导异常，有失神经电位

根据临床表现的不同，瘫痪又可分为：①单瘫，单个肢体的运动不能或运动无力，可表现为一个上肢或一个下肢。病变部位为大脑半球、脊髓前角细胞病变、周围神经病、肌病等。②偏瘫，一侧面部和肢体瘫痪，常伴瘫痪侧肌张力增高、腱反射亢进和锥体束征阳性等体征。常见于一侧大脑半球病变，如内囊出血，脑梗塞、肿瘤等。③交叉性瘫痪，为病变侧脑神经麻痹和对侧肢体的瘫痪。常见于脑干部位肿瘤、炎症和血管性病变（中脑病变时出现病侧动眼神经麻痹，对侧肢体瘫痪；脑桥病变时出现病侧外展、面神经麻痹和对侧肢体瘫痪；延脑病变时出现病侧舌下神经麻痹和对侧肢体瘫痪）。④截瘫，双下肢瘫痪称为截瘫，常见于脊髓胸腰段的炎症、外伤、肿瘤等引起的脊髓横贯性损害。⑤四肢瘫，四肢不能运动或肌力减退。见于高颈段脊髓病变和周围神经病变（如格林巴利综合征）等。⑥局限性瘫痪，指某一神经根支配区或某些肌群的无力。如单神经病变、局限性肌病、肌炎等。

僵硬：指肌张力增高所引起的肌肉僵硬、活动受限或不能活动的一组综合征，由中枢神经、周围神经、肌肉及神经肌肉接头的病变所致，临床表现为痉挛、僵直、强直等。

不随意运动：或称不自主运动，为随意肌的某一部分、一块肌肉或某些肌群出现不自主收缩。由锥体外系统病变引起的。临床上可分为震颤、舞蹈样动作、手足徐动、扭转痉挛、投掷动作等。一般在情绪激动时加重，睡眠时停止。

共济失调：是指肌力正常的情况下运动的协调障碍。肢体随意运动的幅度及协调发生紊乱，以及不能维持躯体姿势和平衡。深感觉、前庭系统、小脑和大脑损害都可发生共济失调，分别称为感觉性、前庭性、小脑性和大脑性共济失调。

1. 护理评估

（1）病史：了解患者起病的缓急，运动障碍的性质、分布、程度及伴发症状；询问有无发热、抽搐或疼痛；饮食和食欲情况；过去有无类似发作病史。心理反应：有无急躁、焦虑悲观、抑郁等情绪发生。

（2）身体评估：评估肌肉容积、肌张力、肌力、共济运动和不自主运动、姿势和步态；全身情况主要评估营养和皮肤情况，有无吞咽、构音和呼吸的异常。肌力评估采用0～5级的分级法（详见表9-1-5）。

表 9-1-5　　肌力的评估（0～5 级分级法）

肌力等级	临床特点
0 级	完全瘫痪
1 级	肌肉可收缩，但不能产生动作
2 级	肢体能在床面上移动，但不能抗地心引力抬起（即水平移动）
3 级	肢体能抗地心引力抬离开床面，但不能抗阻（垂直移动，不抗阻）
4 级	能做抗阻力运动，较正常差
5 级	肌力正常

（3）相关检查：头部 CT 或 MRI、肌电图、肌肉活检以及血液生化（血清铜蓝蛋白、抗"O"、血沉、肌酶谱、血清钾等）。

2．护理诊断

（1）躯体活动障碍与大脑、小脑、脊髓病变及神经肌肉受损、肢体瘫痪或协调能力异常有关。

（2）有失用综合征的危险与患者肢体瘫痪、长期卧床有关。

3．护理措施

（1）评估相关因素：评估瘫痪的类型、肌力状况、有无肌肉萎缩、有无腱反射改变、是否出现病理反射等。

（2）消除或减少相关因素：

①生活护理：衣着宽松舒适。卧床患者，保持床单位整洁、干燥、无渣屑，减少对皮肤的机械性刺激。定时翻身、拍背。注意口腔卫生。协助患者二便护理。做好全身皮肤的清洁护理，每天温水擦拭 1～2 次，促进肢体血液循环。经常巡视患者情况，满足患者的日常生理需求

②安全护理：防止跌倒，床上加护栏；座椅不要过软或过低；保持病室光线适宜，不要过暗或过强；走廊、厕所安装扶手，方便患者起坐、扶行；地面保持干燥，防湿、防滑，不要放置障碍物；患者行动时避免碰撞，可选用三脚手杖等合适的辅助工具，最好穿防滑软橡胶底鞋；不要自行倒开水或使用锐器，防止烫伤、划伤。完全丧失自理能力的患者应有人陪伴照顾。

③饮食护理：能经口进食者，给予低脂、低盐、高蛋白、高维生素、易消化的饮食。

④心理护理：鼓励患者做力所能及的事情，获得自强、自尊的心态，鼓励患者树立与疾病作斗争的勇气。

（3）康复训练：

①早期康复干预：尽早开始。一般认为，缺血性脑卒中患者只要意识清楚，生命体征稳定、病情不发展后 48h 即可开始进行，多数脑出血康复可于病后 10～14 天开始，其他疾病所致运动障碍的康复宜尽早进行。训练内容有：保持良好的肢体位置（特别是瘫痪肢体保持功能位）、体位变换、床上运动训练（早期对患者的患肢进行被动运动为主，病情稳定后鼓励患者做主动运动）。

②恢复期康复训练：包括上肢功能训练和下肢功能训练，具体的方法有转移动训练（如单侧下肢不能行走的，可练习使用拐杖行走。双下肢不能行走的可以用手摇式轮椅）、

坐位训练、站立训练、步行和使用助行器步行训练等。

③综合康复训练：根据患者病情，可合理选用针灸、理疗、按摩等辅助治疗，促进运动功能的恢复。

4．护理评价

（1）患者能适应运动障碍的状态，情绪稳定。

（2）能接受别人的照顾，舒适感增强，生活需要得到满足。

（3）能配合并坚持肢体功能康复训练，日常生活活动能力逐渐增强或恢复正常。

（4）未发生压疮、感染、外伤等并发症，肢体失用萎缩和关节挛缩畸形等情况减缓或改善。

（六）吞咽障碍

吞咽困难（dysphagia）是指食物从口腔至胃、贲门运送过程中受阻而产生咽部、胸骨后或食管部位的梗阻停滞感觉。本节所讲吞咽障碍，特指脑卒中患者出现的常见临床表现之一，主要特点为进食吞咽困难，饮水呛咳，甚至误咽、误吸，轻者导致营养不良、低蛋白血症，重者导致吸入性肺炎甚至死亡。由于吞咽困难是脑卒中的重要并发症之一，可增加脑卒中的死亡率和致残率，因此，早期对脑卒中患者进行康复护理、最大限度地促进吞咽功能的恢复具有极其重要的临床意义。

1．护理评估

（1）病史：了解患者起病的缓急，吞咽障碍的性质、程度及伴随症状；询问有无喝水呛咳、饮食和食欲情况；过去有无类似发作病史。心理反应：有无急躁、焦虑悲观、抑郁等情绪发生。

（2）身体评估：评估全身情况、营养和皮肤情况，有无吞咽的异常，吞咽障碍的程度可采用洼田饮水试验或吞咽障碍 7 级评价法（表 9-1-6）。

洼田饮水试验：临床较常用。具体试验方法：患者坐位，饮 30ml 温开水，观察全部饮水完成的时间及过程，一般分为下述 5 种情况：A. 一饮而尽，无呛咳；B. 2 次以上喝完，无呛咳；C. 一饮而尽，有呛咳；D. 2 次以上喝完，有呛咳；E. 呛咳多次，不能将水喝完。判断标准：①正常：A<5s；②可疑 A>5s，B；③异常 C、D、E。

表 9-1-6　**吞咽障碍的评估（才藤氏 7 级分级法）**

等级	临床特点
1 级	唾液误咽：唾液产生误咽，不能进食、进水
2 级	食物误咽：改变食物的形态没有效果，水和营养基本上由静脉供给
3 级	水的误咽：有水的误咽，使用误咽防止法也不能控制，改变食物形态有一定的效果，吃饭只能咽下食物，但摄取的能量不充分
4 级	用一般的方法摄食吞咽有误咽，但经过调整姿势或一口量的变化和咽下代偿后可以充分地防止误咽
5 级	口腔问题：主要是吞咽口腔期的中度或重度障碍，需要改善咀嚼的形态，吃饭的时间延长，口腔内残留食物增多，吞咽时需要他人的提示或者监视，没有误咽
6 级	轻度问题：摄食咽下有轻度问题，摄食时有必要改变食物的形态，如因咀嚼不充分需要食软食，但是口腔残留的很少，不误咽
7 级	正常范围：摄食咽下没有困难，没有康复医学治疗的必要

（3）相关检查：吞钡试验（即视频荧光造影）、改良吞钡试验、两步法吞咽激发试验、咽下内压测定、声门电图检等。

2. 护理诊断

吞咽障碍与脑卒中、运动神经元疾病、帕金森病等疾病影响吞咽功能有关。

3. 护理措施

（1）饮食护理：对卒中后不能经口进食的患者首选鼻饲饮食。尽快帮助患者恢复经口进食，护士在选择患者食物时一定要充分考虑患者5种基本的感觉系统，即视、听、触、味和嗅觉。因此，应根据具体患者和不同的疾病时期，详细考虑与摄食有关的细节，如进食体位、进食时机、辅助工具的选择和使用、进食方法、食物的调配等。在此列举吞咽无力、吞咽缓慢、不协调时的饮食处理，见表9-1-7。

表9-1-7　**吞咽无力，吞咽缓慢、不协调时的饮食处理**

饮食考量	目的
掺入重口味、强烈香味的食物，将食物放于口中最敏感的区域	增强吞咽的感觉刺激
食物以较冷的温度供应	增强吞咽的感觉刺激，避免过热烫伤口腔黏膜
掺入不同软硬质地的食物，如剁碎的熟蔬菜、果粒	增强吞咽的感觉刺激
维持可结成食团的半固体质地	减少口腔动作，避免食物在咽喉部碎开
避免过黏或体积过大的食物	减少阻塞气道的危险
要小心稀薄流体（水、果汁、牛奶、碳酸饮料）可用脱脂奶粉或商用黏稠剂将稀薄液体变稠	可能在吞咽反射发生前，液体就流入咽喉进入气道
少量多餐	减少用力过度，较利于控制温度及营养摄取

（2）心理护理：脑卒中后吞咽障碍常并存不同程度的其他神经系统症状，患者经常产生紧张、悲观、厌食甚至拒食心理，易激怒或抑郁，失去生存信心，所以有必要调整患者心态，在康复护理时营造轻松、愉快、整洁的进食环境。帮助患者树立信心。

（3）康复训练：参见“脑血管疾病”相关章节。

4. 护理评价

（1）患者饮水、进食时无呛咳，能经口进食。

（2）患者能积极配合吞咽训练。

（王再超）

第二节　急性炎症性脱髓鞘性多发性神经病

急性炎症性脱髓鞘性多发性神经病（acute inflammatory demyelinating polyradiculoneuropathies，AIDP）是一组急性或亚急性发病的周围神经单相性自身免疫性疾病，又称吉兰-巴雷综合征（Guillain-Barre syndrome，GBS），以往曾称格林-巴利综合征。可见于任何年龄的男性或女性，但以青壮年男性多见。四季均有发病，夏、秋季节多见。临床特点是出现对称性弛缓性肢体瘫痪和（或）面瘫、腱反射消失和周围性感觉障碍。脑脊液蛋白升高而细胞正常。重症者因呼吸肌瘫痪危及生命。

【病因与发病机制】

发病原因与微生物感染及自身免疫有关。病前可有非特异性病毒感染或疫苗接种史，60%患者在病前有空肠弯曲菌感染史。一般认为本病属免疫介导的周围神经病，病变范围弥散而广泛，主要累及脊神经和脑神经。微生物的脂多糖与周围神经的神经节甘脂具有类似的分子结构，感染后通过分子模拟机制诱发人体产生抗神经节甘脂 GMI 抗体和 GQ1b 抗体，抗体在对抗微生物的同时破坏轴索和髓鞘上的神经节甘脂。GMI 抗体和轴索损害存在密切的关系，GQ1b 抗体和 Fisher 综合征（眼肌麻痹、共济失调、深反射消失）有关。

【临床表现】

由于本病的病因各种各样，发病形式及病程各不相同，病情及各种功能受损程度各异。但其临床表现多为肢体远端对称性分布的运动、感觉障碍和（或）自主神经障碍，其程度随病情发展而加重，受累区域亦随之由远端向近端扩展；若病情缓解，则自近端向远端恢复，程度亦减轻。

（1）多数患者病前 1～4 周有上呼吸道或消化道感染症状，少数有疫苗接种史。

（2）多为急性或亚急性起病，3～15 天内病情达高峰。

（3）运动障碍：首发症状常为四肢对称性无力，通常自双下肢开始上升至上肢并累及脑神经，称为 Landry 上升性麻痹。瘫痪为弛缓性，腱反射减弱或消失，病理反射阴性。严重病例出现四肢完全性瘫痪、呼吸肌和吞咽肌麻痹，危及生命。早期肌肉萎缩不明显，发生轴索变性可见肌萎缩。脑神经损害以双侧面神经麻痹最多见，尤其在成人，表现为面瘫，也可为首发症状；延髓麻痹以儿童多见。偶见视乳头水肿。

（4）感觉障碍：不如运动症状明显，但较常见，表现为肢体远端感觉异常如烧灼、麻木、刺痛和不适感等，可先于瘫痪或同时出现，约 30% 的患者有肌肉痛。感觉缺失或减退较少见，呈手套袜子形分布，振动觉和关节运动觉不受累。少数病例出现 Kernig 征、Lasegue 征等神经根刺激征。

（5）自主神经功能障碍：可有多汗、皮肤潮红、手足肿胀及营养障碍等自主神经症状。严重者还有心动过速、直立性低血压，括约肌功能一般不受影响。

【辅助检查】

腰椎穿刺取脑脊液检查，典型改变为细胞数正常，而蛋白质明显增高（为神经根的广泛炎症所致），称蛋白-细胞分离现象，为本病的重要特点。蛋白质增高在起病后第 3 周最明显。

【诊断要点】

主要依据为：急性或亚急性起病，病前 1～4 周有感染史，四肢对称弛缓性瘫痪，可有脑神经损害，常有脑脊液蛋白-细胞分离现象。

【治疗要点】

1. 辅助呼吸

本病的主要危险是呼吸麻痹，呼吸麻痹的抢救是增加本病的治愈率、降低病死率的关键。出现严重呼吸困难者及时进行气管切开或人工辅助呼吸，正确使用呼吸机，保证有效的通气，缓解呼吸麻痹造成的危害。

2. 病因治疗

(1) 血浆置换疗法：在发病后2周内接受此疗法，可有效去除血浆中致病因子，如抗体成分。但需要具有一定条件和经验的医疗中心且费用昂贵。

(2) 免疫球蛋白：静脉应用大剂量免疫球蛋白，可获得与血浆置换治疗相近的效果，且安全，应在出现呼吸麻痹前尽早施行。

(3) 糖皮质激素：急性或亚急性GBS现多已不主张应用，但慢性GBS仍对激素有良好的反应。

(4) 免疫抑制剂：环磷酰胺对部分病例有效。

(5) 其他辅助药物：如B族维生素、辅酶A、ATP、加兰他敏、地巴唑等可酌情应用。

【护理要点】

1. 病情观察

动态监测生命体征，观察吞咽情况、运动障碍和感觉障碍的程度及分布。密切观察呼吸情况，注意是否有呼吸困难的表现（胸闷、气短、呼吸费力、烦躁不安等）。如出现呼吸无力、吞咽困难应及时通知医生。

2. 生活与安全护理

重症患者做好生活护理，防止坠伤及摔伤。定时翻身，帮助患者肢体被动运动，防止压疮及肌萎缩。如有吞咽困难，及时给予鼻饲，保证机体足够的营养，维持正氮平衡。

3. 呼吸管理

①保持呼吸道通畅，及时排除呼吸道分泌物，必要时吸痰；②持续吸氧并维持输氧管的通畅和氧气的湿化；③患者发生呼吸肌麻痹，出现缺氧症状，如呼吸困难、烦躁、出汗、发绀，肺活量降至20~25ml/kg体重以下，SaO_2度降低，PaO_2低于9.3kPa，宜及早辅助呼吸，配合医生行气管插管或气管切开，外接呼吸机。呼吸机辅助呼吸期间，护士应根据血气分析值，随时调整呼吸机各项指标。

4. 用药护理

遵医嘱正确用药，告知药物的给药途径、作用、不良反应及注意事项。使用糖皮质激素治疗时应观察有无胃部疼痛不适和柏油样大便，慎用镇静安眠类药物，以免产生呼吸抑制加重病情。

5. 心理护理

本病的进展程度因人而异，在不同治疗阶段患者心理状态不同，极易造成情绪的波动，因此护士应主动关心患者，及时了解患者的心理状况，简明解释病情、细心观察与护理。特别是神志清醒的患者，常因呼吸困难、咳痰能力差和翻身困难而心情烦躁、紧张、周身困乏不适，护士应多予安慰鼓励，帮助翻身咳痰，增强战胜疾病的信心，积极配合治疗。

6. 健康教育

本病为自限性，呈单相病程，多于发病 4 周时症状和体征停止进展，经数周或数月恢复，恢复中可有短暂波动，极少呈复发-缓解。85% 病例完全或接近完全恢复，病死率为 3% ~4%，主要死因为呼吸麻痹、肺部感染及心力衰竭。2% ~10% 的病例可有明显的病残后遗症。因此患者恢复期应做好如下宣教：

（1）运动康复：注意肢体应置于功能位置，有手、足下垂者应用夹板或支架，以防止瘫痪肢体挛缩和畸形。协助患者作主动与被动运动、肌肉按摩，每日 2 ~3 次，每次 15 ~20 分钟。GBS 恢复过程长，需要数周或数月，家属应理解和关心患者，督促患者坚持运动康复。

（2）避免诱因：加强营养，增强体质和机体抵抗力，避免如淋雨、受凉、疲劳和创伤等，防止复发。

（3）坚持服药，定期门诊复查。

（王再超）

[附1] 三叉神经痛

三叉神经痛（trigeminal neuralgia）是面部三叉神经分布区内短暂、反复发作的阵发性剧痛。分为原发性和继发性三叉神经痛。

【病因与发病机制】

原发性三叉神经痛病因尚不清楚，可能为致病因子使三叉神经脱髓鞘而产生异位冲动或伪突触传递所致。继发性三叉神经痛一般认为是三叉神经半月节附近的动脉硬化，小血管团压迫三叉神经根等原因引起。

【临床表现】

多发生于中老年人，40 岁以上起病者占 70% ~80%，女稍多于男。三叉神经分布区内短暂、反复发作的阵发性剧痛是其突出表现。

（1）疼痛部位：可固定累及三叉神经某一分支，尤以第二、三支多见，大多累及单侧，右侧多于左侧。以面颊部、上下颌疼痛最明显；口角、鼻翼、颊部和舌等处最敏感，轻触即可诱发，故有“触发点”或“扳机点”之称。严重者洗面、刷牙、说话、咀嚼都可诱发，以致不敢做这些动作。

（2）疼痛性质：以突发的短暂剧痛为特点，似触电、刀割、火烫样疼痛，患者常常双手紧握或用力按擦痛部，以减轻疼痛，表情痛苦，长期可致焦虑、抑郁情绪。

（3）疼痛规律：三叉神经痛的发作常无预兆，每次疼痛发作时间由仅持续数秒到 1 ~2 分钟骤然停止，间歇期完全正常。疼痛可影响睡眠，但少有睡眠中痛醒。原发性三叉神经痛者起始时发作次数少，间歇期长，随病程进展而使发作逐渐频繁，甚至终日疼痛不止。

本病可缓解，但极少自愈。一般神经系统无阳性体征。

【诊断要点】

根据疼痛发作的典型症状和分布范围，即可明确诊断，但须与牙痛、偏头痛相鉴别，判断是原发性三叉神经痛还是继发性三叉神经痛。

【治疗要点】

原发性三叉神经痛治疗关键在于止痛，首选药物治疗或辅以针刺治疗，无效时可用神经阻滞疗法或手术治疗。

（1）药物治疗：常首选卡马西平，开始 0.1g，每日 2 次，以后每天增加 0.1g，直到疼痛停止后再逐渐减少，以最小有效量维持，一般为 0.6 ~0.8g/日，最大剂量不应超过 1g/日。其次可选用加巴喷丁、苯妥英钠、氯硝西泮等。还可应用氯苯氨丁酸（力奥来素）、大剂量 B 族维生素（维生素 B_1 和 B_{12}）、哌咪清等。

（2）封闭疗法：服药无效者用无水乙醇、甘油封闭神经分支或半月神经节。

（3）射频电凝疗法：经皮半月神经节射频电凝疗法，大多数患者有效，可缓解疼痛数月至数年。

（4）以上治疗均无效时可考虑手术治疗。

【护理要点】

1. 疼痛护理

参见总论中“头痛”护理措施。

2. 用药护理

嘱患者按时服药，不要随意更换或停药。向患者说明药物副作用，使之更好地合作。卡马西平副作用有头晕、嗜睡、口干、恶心、行走不稳，多数在数日后消失；服药期间每1~2月检查肝功能和血常规，出现皮疹、白细胞减少和共济失调时需立即停药。

3. 预防和日常保养

（1）饮食规律：宜选择质软、易嚼食物清淡为宜。因咀嚼诱发疼痛的患者，则要进食流食，切不可吃油炸物，不宜食用刺激性、过酸过甜食物以及寒性食物等；饮食要营养丰富，多食含维生素丰富的食物。

（2）避免发作诱因：吃饭、漱口、说话、刷牙、洗脸动作宜轻柔，不用太冷、太热的水洗面和漱口，以免诱发“触发点”而引起三叉神经痛。注意头、面部保暖，避免局部受冻、受潮。平时应情绪稳定，避免精神刺激，可常听柔和音乐，以保持精神愉快。起居规律，保持充足睡眠，室内环境应安静，整洁，空气新鲜。

［附2］面神经炎

面神经炎（facial neuritis）是因茎乳孔内面神经非特异性炎症所致的周围性面瘫，又称特发面神经麻痹（idiopathic facial palsy）或称贝尔（Bell）麻痹。任何年龄均可发病，男性略多。

【病因与发病机制】

面神经炎在脑神经疾患中较为多见。面神经管是一狭长的骨性管道，仅能容纳面神经通过，面神经一旦发生缺血、水肿，必然导致面神经受压而发病，这可能是面神经炎发病的内在因素。面神经炎发病的外在原因尚未明了，感受风寒、病毒感染（如带状疱疹）、中耳炎、茎乳孔周围水肿及面神经在面神经管出口处受压、缺血、水肿等均可引起本病。

【临床表现】

四季均有发病，通常急性起病，于数小时或1～3天内达高峰。

常于清晨洗漱时突然发现一侧面颊动作不灵、口角歪斜。病前1～3天可有麻痹侧耳后乳突区、耳内或下颌角疼痛。主要症状为一侧面部表情肌瘫痪，额纹消失，眼裂闭合不能或闭合不完全，下眼睑外翻，泪液不易流入鼻泪管而溢出眼外。病侧鼻唇沟变浅，口角歪向健侧；病侧不能做皱额、蹙眉、闭目、鼓腮和噘嘴等动作。鼓腮和吹口哨时，因患侧口唇不能闭合而漏气。由于颊肌瘫痪，食物常滞留于齿颊之间，常有口水或汤水从病侧口角漏出。若病变波及鼓索神经，除上述症状外，尚可有同侧舌前2/3味觉减退或消失。膝状神经节受累时除面瘫、味觉障碍和听觉过敏外，还有同侧唾液、泪腺分泌障碍，耳内及耳后疼痛，外耳道及耳廓部位带状疱疹，称膝状神经节综合征。

通常于起病1～2周后开始恢复，2～3月内痊愈。一般预后良好，约85%病例可完全恢复，不留后遗症。但6个月以上未见恢复者则预后较差，有的可遗有面肌痉挛或面肌抽搐。

【辅助检查】

肌电图检查及面神经传导功能测定对判断面神经受损的程度及其可能恢复的程度，有相当价值，可在起病两周后进行检查。

【治疗要点】

治疗原则是改善局部血液循环，减轻面神经水肿，缓解神经受压，促进功能恢复。

1. 急性期

（1）糖皮质激素：应尽早使用，可用泼尼松20～50mg/d，口服，7～10天为一疗程。或地塞米松静脉滴注10mg/d，疗程7天左右。

（2）B族维生素：大剂量维生素B_1、B_{12}肌内注射，可促使神经髓鞘恢复。

（3）理疗：可用茎乳孔附近红外线照射或超短波透热疗法。

（4）其他：如系带状疱疹引起者，可口服无环鸟苷。眼睑不能闭合者，可根据情况使用眼膏、眼罩、眼药水加以保护。

2. 恢复期

可进行面肌运动锻炼，也可用碘离子透入疗法、针刺或电针治疗。发病后 1 年以上仍未恢复者，可考虑整容手术或面-舌下神经或面-副神经吻合术。

【护理要点】

1. 一般护理

急性期应适当休息，面部防风防寒，注意不能用冷水洗脸，避免直吹冷风，外出时可戴口罩或围围巾。饮食应营养丰富，选择易消化的食物、禁烟戒酒，忌食刺激性食物。有味觉障碍的患者应注意食物的冷热度，防止口腔黏膜烫伤。饭后及时漱口，保持口腔清洁，清除口腔患侧食物残留。

2. 心理护理

因患者口角歪斜，尤其是在谈话时面神经抽搐较厉害，感觉害羞和难为情，造成心理负担。护士应多加开导，告诉患者本病多数预后良好，以解除顾虑，积极配合治疗。在与患者接触时应语言柔和、态度和蔼，避免任何有伤害患者自尊的言行。

3. 康复训练

指导患者尽早开始面肌的被动和主动运动，以促进康复。患侧面部可用湿热毛巾外敷，水温 50～60℃，每日 3～4 次，每次 15～20 分钟，并于早晚自行按摩患侧，按摩用力应轻柔、适度、部位准确。患者可对镜进行自我表情动作训练，如皱眉、闭眼、吹口哨、示齿等，每日 2～3 次，每次 3～10 分钟。

4. 眼部护理

角膜暴露者应减少用眼动作，在睡觉或外出时可佩戴眼罩或有色眼镜，并局部应用眼药膏，以保护角膜及预防眼部感染。

5. 用药护理

遵医嘱口服激素时应注意药物副作用，需观察患者血压，有无感染灶等。

（王再超）

第三节　急性脊髓炎

急性脊髓炎（acute myelitis）是脊髓白质脱髓鞘或坏死所致的急性横贯性损害，也称为急性横贯性脊髓炎。临床特征为病变水平以下肢体瘫痪、感觉障碍和以膀胱、直肠功能障碍为主的自主神经功能损害。若病变迅速上升波及高颈段脊髓或延髓时，称为上升性脊髓炎。

【病因与发病机制】

病因未明，大部分病例是因病毒感染或疫苗接种后引起自身免疫反应。脊髓血管缺血和病毒感染后，抗病毒抗体所形成的免疫复合物在脊髓血管内沉积也可能是本病的发病原因。

【病理】

病变可累及脊髓的任何节段，但以胸髓（$T_3 \sim T_5$）最为常见，其原因为该处的血液供应不如它处丰富，易于受累；其次为颈髓和腰髓，骶髓少见。急性横贯性脊髓炎通常局限于1个脊椎节段，多灶融合或脊髓多个节段散在病灶较少见；脊髓内如有2个以上散在病灶称为播散性脊髓炎。肉眼可见受损节段脊髓肿胀、质地变软、软脊膜充血或有炎性渗出物，血管周围炎性细胞浸润，以淋巴细胞和浆细胞为主，灰质内神经细胞肿胀、破裂和消失，尼氏体溶解，白质髓鞘脱失和轴突变性，病灶中可见胶质细胞增生。

【临床表现】

（1）任何年龄均可发病，以青壮年多见，无性别差异。四季均有散在发病，以春初和秋末居多。神经症状出现前1～2周常有上呼吸道感染、消化道感染症状或预防接种史。外伤、劳累、受凉等为发病诱因。

（2）急性起病，多在数小时至数天内发展为完全性瘫痪。首发症状多为双下肢麻木无力、病变部位神经根痛或病变节段紧束感，进而出现脊髓横贯性损害症状。典型表现为：

①运动障碍：早期常呈脊髓休克表现，截瘫肢体弛缓性瘫痪，肌张力低、腱反射消失、病理反射阴性。脊髓休克期一般持续2～4周则进入恢复期，肌张力逐渐增高，腱反射活跃，出现病理反射，肢体肌力由远端开始逐渐恢复。脊髓休克期长短取决于脊髓损害严重程度和有无发生肺部感染、尿路感染、压疮等并发症。脊髓休克期越长，预示脊髓损害越重，功能恢复差。

②感觉障碍：病变节段以下所有感觉丧失，呈传导束型感觉障碍。感觉障碍的程度取决于病变的严重程度。部分患者在运动功能恢复良好后仍残留感觉异常。

③自主神经功能障碍：膀胱、直肠为括约肌功能异常。排尿障碍早期呈尿潴留，表现为无尿意、无充盈感、逼尿肌无力，膀胱过度充盈，脊髓休克期膀胱尿容量可达1000ml，呈无张力性神经源性膀胱，因膀胱充盈过度，可出现充盈性尿失禁。随着脊髓功能的恢复，膀胱反射性收缩，容量缩小，尿液充盈到300～400ml即自行排尿称为反射性神经源性膀胱。直肠功能障碍表现为便秘或大便失禁。此外，还可出现病变平面以下少汗或无

汗，皮肤脱屑及水肿、趾甲松脆和角化过度等。病变平面以上可有发作性出汗过度、皮肤潮红、反射性心动过缓等。

（3）上升性脊髓炎起病急骤，病变数小时或数天内上升至延髓，可致呼吸肌瘫痪，或伴高热，危及患者生命。

【辅助检查】

（1）急性期周围血和脑脊液白细胞稍增高。

（2）脑脊液检查：压力正常，压颈试验通畅，少数病例脊髓水肿严重可有不完全梗阻。脑脊液外观无色透明，细胞数和蛋白质含量正常或轻度增高，以淋巴细胞为主，糖，氯化物正常。

（3）影像学检查：脊髓造影或 MRI 可见病变部位脊髓增粗等改变。

【诊断要点】

根据病前有感染或疫苗接种史，急性起病出现截瘫、传导束型感觉障碍以及膀胱直肠括约肌功能障碍为主的自主神经受累表现，结合脑脊液检查和脊髓 MRI 的特点，一般即可诊断。

【治疗要点】

急性脊髓炎应早期诊断，早期治疗，减轻脊髓损害，防治脊髓炎的并发症，促进功能康复。

（1）药物治疗：以糖皮质激素为主，可用地塞米松 10～20mg 静脉滴注或大剂量氢化可的松 500～1000mg 静脉滴注，以后改用泼尼松口服，按每公斤体重 1mg 或成人每日剂量 60mg，维持 4～6 周逐渐减量停药。也可应用大剂量免疫球蛋白。B 族维生素、血管扩张剂及神经营养药可选用，有助于神经功能的恢复。为预防感染可选用适当的抗生素。

（2）康复治疗：应尽早积极进行康复医疗，加强肢体的功能锻炼，促进肌力恢复。理疗、针灸、按摩等均为促进康复的治疗措施。

（3）防治各种并发症：积极防治尿路感染、坠积性肺炎和压疮。排尿障碍应行无菌导尿，留置导尿管。

【护理要点】

1. 一般护理

（1）保持皮肤清洁，按时翻身、拍背，易受压部位加用气垫或软垫以防发生压疮。皮肤发红部位可用 70% 酒精轻揉，并涂以 3.5% 安息香酊，有溃疡形成者应及时换药，应用压疮贴膜。

（2）保持口腔清洁，饭后及时漱口，预防口腔感染。饮食应给予高蛋白、高维生素、高纤维素易消化的饮食，以刺激肠蠕动，减轻便秘及肠胀气。

（3）高颈段脊髓炎有呼吸困难者应及时吸氧，保持呼吸道通畅，遵医嘱选用有效抗生素来控制呼吸道感染，必要时气管切开进行人工辅助呼吸。

2. 病情观察

严密观察生命体征，特别是呼吸状况，如有呼吸困难及时通知医生。观察患者肌力和感觉功能的变化，及时评估患者的排尿排便情况，以便掌握护理时机，采取相应的护理措施。

3. 康复护理

急性期患者应卧床休息，将瘫痪肢体保持功能位，防止肢体、关节痉挛和关节挛缩。帮助患者进行被动和局部肢体按摩，以促使肌力恢复。肌力开始恢复时，鼓励患者完成力所能及的日常生活活动。提供必要的辅助康复器械，加强肢体功能的主动锻炼。锻炼时要加以保护，以防跌伤等意外。

4. 排尿障碍的护理

（1）急性期患者处于脊髓休克状态时常出现尿潴留，应保留无菌导尿管，每4～6小时放开引流管1次，以训练膀胱排尿功能。鼓励患者多饮水，每天2000～3000ml。定期进行尿道口的清洁消毒，更换导尿管及无菌接尿袋，保持会阴部清洁。观察并记录尿液的颜色、性状和量。

（2）进入恢复期后膀胱排尿反射逐步恢复，当残余尿量少于100ml时不再导尿，以防止膀胱痉挛，体积缩小。应鼓励患者多喝水，训练自行排尿；关心体贴患者，确保患者排尿时舒适而不受干扰；即使出现尿液污染衣裤，也不要嘲笑患者，及时更换衣裤及床单。活动锻炼时取坐位，以利于膀胱功能恢复。给予针灸及双侧足三里穴位封闭注射，促使膀胱收缩。

5. 用药护理

遵医嘱使用肾上腺皮质激素，护士应熟悉激素的作用、使用方法及副作用，并注意观察其疗效和可能出现的不良反应，因激素应用时间较长，要告诉患者有出现类库欣综合征的可能，停药后会逐渐消失。

6. 心理护理

患者常因突然瘫痪而产生各种心理应激，护士应介绍疾病的治疗、护理及预后等相关知识，争取家属和社会支持系统，增强患者战胜疾病的信心。本病如无严重并发症。多于3～6个月内基本恢复，生活自理。少数病例留有不同程度的后遗症。

（王再超）

第四节　脑血管疾病

一、概述

脑血管疾病（cerebrovascutar disease，CVD）是指由于各种血管源性脑病变引起的脑功能障碍，依据病程分为急性脑血管疾病和慢性脑血管疾病。通常所说的脑血管病，一般指的是急性脑血管病，也称脑卒中（stroke），发病急，常危及人的生命。

CVD是神经系统的常见病及多发病，致死、致残率高。它与恶性肿瘤、心脏病构成目前人类疾病的三大死亡原因，存活者中50%～70%病人遗留瘫痪、失语等严重残疾，给社会和家庭带来沉重的负担。脑卒中发病率、患病率和死亡率随年龄增长而增加，45岁以后明显增加，65岁以上人群增加最为明显，75岁以上者发病率是45～54岁组的5～8倍。男性多于女性。

【脑血管疾病的分类】

脑血管疾病有不同的分类方法：①依据神经功能缺失症状持续的时间，将不足 24 小时者称为短暂性脑缺血发作（TIA），超过 24 小时者称为脑卒中；②依据病情严重程度可分为小卒中（minor stroke）、大卒中（major stroke）和静息性卒中（silent roke）；③依据病理性质可分为缺血性卒中（ischemie stroke）和出血性卒中（hemorrhagic stroke），以前者多见。我国（1986 年）将 CVD 分为 12 类（表 9-4-1）。

表 9-4-1　　我国脑血管病分类草案（1986，简表）

Ⅰ. 颅内出血	1 颈动脉系统
1 蛛网膜下腔出血	2 椎-基底动脉
2 脑出血	Ⅳ脑供血不足
3 硬膜外出血	Ⅴ高血压脑病
4 硬膜下出血	Ⅵ颅内动脉瘤
Ⅱ. 脑梗死	Ⅶ颅内血管畸形
1 脑血栓形成	Ⅷ脑动脉炎
2 脑梗塞	Ⅸ脑动脉盗血综合征
3 腔隙性脑梗死	Ⅹ颅内异常血管网症
4 血管性痴呆	Ⅺ颅内静脉窦及脑静脉血栓形成
Ⅲ. 短暂性脑缺血发作	Ⅻ脑动脉硬化症

【脑的血液供应】

脑部的血液供应由颈内动脉系统（前循环）和椎-基底动脉系统（后循环）组成（图 9-4-1），两者之间由 Willis 环连通。

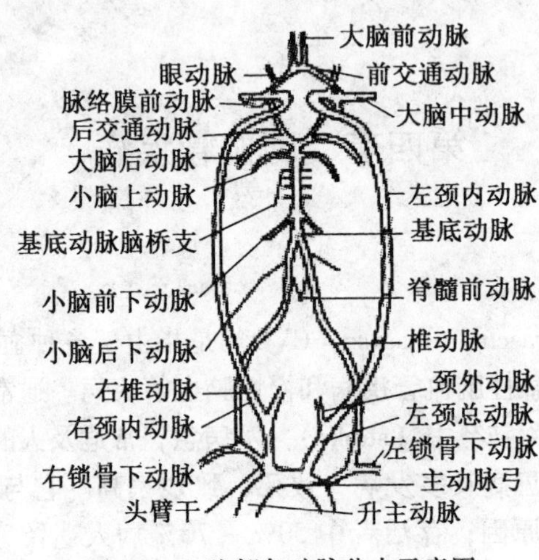

图 9-4-1　脑部各动脉分支示意图

1. 颈内动脉系统

颈内动脉有五个重要分支，包括眼动脉、后交通动脉、脉络膜前动脉、大脑前动脉和大脑中动脉。这些动脉主要供应眼部和大脑半球前 3/5 部分的血液。

2. 椎-基底动脉系统

两侧椎动脉经枕骨大孔入颅后汇合成为基底动脉。基底动脉在脑干头端腹侧面分为两条大脑后动脉，供给大脑半球后部 2/5 的血液。椎基底动脉在颅内依次分出小脑下后动脉、小脑下前动脉、脑桥动脉、内听动脉、小脑上动脉等，供给小脑和脑干的血液。

3. 脑底动脉环

脑底动脉环又称为 Willis 环（图 9-4-2），由前交通动脉、两侧大脑前动脉、颈内动脉、后交通动脉与大脑后动脉组成，使两侧大脑半球，一侧大脑半球的前后部形成丰富的侧支循环。当此环内某一处的血管狭窄或闭塞时，可通过侧支循环调节血液供应。此外，颈内动脉还通过眼动脉与颈外动脉的面动脉及颞浅动脉分支和脑膜中动脉末梢支吻合，以沟通颈内、外动脉血流；椎动脉与颈外动脉的分支之间以及大脑表面的软脑膜动脉间亦有多处吻合。总之，Willis 环和多处动脉间吻合的解剖特点对大脑的血液供应发挥了重要作用。

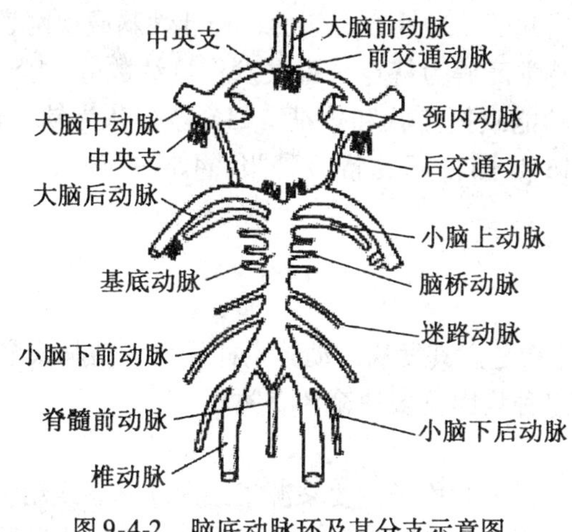

图 9-4-2　脑底动脉环及其分支示意图

【脑血管疾病的病因和危险因素】

1. 病因

（1）血管壁病变：最常见的是动脉硬化，包括动脉粥样硬化和高血压动脉硬化两种。此外还有动脉炎（风湿、结核、梅毒、结缔组织病、钩端螺旋体等）、发育异常（先天性脑动脉瘤，脑动静脉畸形）、外伤（颅脑外伤、手术、插入导管、穿刺等）和肿瘤等引起血管壁变厚、变性。

（2）血流动力学改变：如高血压、低血压及心脏功能障碍等。

（3）血液流变学异常及血液成分改变：①血液黏滞度增高：如高脂血症、高糖血症、高蛋白血症、白血病、红细胞增多症等。②凝血机制异常：如血小板减少性紫癜、血友病、应用抗凝剂、弥散性血管内凝血等。此外，妊娠、产后及术后也可出现高凝状态。

（4）其他：如颈椎病、肿瘤等压迫邻近的大血管，影响供血；颅外形成的各种栓子（如空气、脂肪、肿瘤等）引起脑栓塞。

2. 危险因素

（1）无法干预的因素：如年龄、性别、种族和家族遗传性。随着年龄的增长，脑卒中的危险因素持续增加。男性发病率高于女性，男女之比为1.1：1～1.5：1。

（2）可干预的因素：

①高血压：脑卒中最重要和独立的危险因素。血压与脑出血和脑梗死发病危险性均呈正相关，控制高血压可显著降低脑卒中发病率。

②糖尿病、血脂异常、吸烟、酗酒：是脑卒中的重要危险因素。

③心脏病：无论血压在何种水平，有心脏病的人发生脑卒中的危险性都比无心脏病的病人高2倍以上。

④其他：肥胖、体力活动过少、无症状性颈动脉狭窄、口服避孕药、饮食因素（过量摄入盐、肉类和含饱和脂肪酸的动物油）等。

二、短暂性脑缺血发作

短暂性脑缺血发作（transient ischemick attack，TIA）也称一过性脑缺血发作或小卒中，是由颅内血管病变引起的一过性或短暂性、局灶性脑或视网膜功能障碍。以反复发作的短暂性失语、瘫痪或感觉障碍为特点。每次发作持续数分钟至1h，最长不超过24h即完全恢复，不遗留神经功能缺损症状和体征。TIA被公认为缺血性卒中最重要的危险因素，近期频繁发作的TIA是脑梗死的特级警报。4%～8%完全性卒中患者发生于T1A之后。

【病因与发病机制】

TIA的病因尚不完全清楚。其发病与动脉粥样硬化、动脉狭窄、心脏病、血液成分改变及血流动力学变化等多种病因及多种途径有关。

1. 微栓塞

多数学者支持这一学说。微栓子主要来源于颈内动脉系统动脉硬化性狭窄处的附壁血栓和动脉粥样硬化斑块的脱落、胆固醇结晶等，微栓子阻塞小动脉后出现缺血症状，当栓子破碎或溶解移向远端时，血流恢复，症状消失。

2. 脑血管痉挛

脑动脉硬化后的狭窄可形成血流旋涡，刺激血管壁发生血管痉挛；用钙拮抗剂治疗TIA有效也支持血管痉挛学说。

3. 血液成分、血流动力学改变

某些血液系统疾病如真性红细胞增多症、血小板增多症、白血病、异常蛋白血症和贫血等，各种原因所致的高凝状态及低血压和心律失常等所致的血流动力学改变等都可引起TIA。

4. 其他

如脑实质内的血管炎或小灶出血、脑外盗血综合征和颈椎病所致的椎动脉受压等。

【临床表现】

（1）TIA 发作好发于中老年人，男性多于女性。

（2）临床特征：①发作突然；②历时短暂，一般为 10～15min，多在 1h 内恢复，最长不超过 24h；③局灶性脑或视网膜障碍的症状；④完全恢复，不留神经功能缺损体征；⑤常有反复发作的病史。

（3）TIA 的症状：取决于受累血管的分布。

①颈动脉系统 TIA：常表现为单眼或大脑半球症状。视觉症状表现为一过性黑蒙、雾视，视野中有黑点。一过性单眼盲是同侧颈内动脉分支眼动脉缺血的特征性症状。大脑半球症状多为一侧面部或肢体的无力或麻木，优势半球缺血时可有失语。

②椎-基底动脉系统 TIA：以眩晕最为常见，可同时伴有平衡障碍（跌倒发作，共济失调）、构音障碍、复视、眼球震颤。可有典型或不典型的脑干缺血综合征，如单侧或双侧面部、口周麻木，单独出现或伴有对侧肢体偏瘫、感觉障碍。也可以出现以下几种特殊表现的临床综合征：

跌倒发作：表现为患者转头或仰头时，下肢突然失去张力而跌倒、无意识丧失，常可很快自行站立，系下部脑干网状结构缺血所致。

短暂性全面遗忘症：发作时出现短暂时间记忆丧失，患者对此有自知力，持续数分钟甚至十几个小时不等，发作时对时间、地点定向障碍，但谈话、书写和计算能力正常，是大脑后动脉颞支缺血累及边缘系统的颞叶海马、海马旁回和穹隆所致。

双眼视力障碍发作：双侧大脑后动脉距状支缺血导致枕叶视皮层受累，引起暂时性皮质盲。

【辅助检查】

（1）常规检查：血常规、血糖、血脂、血黏度测定、心电图检查。

（2）神经影像学检查：CT 或 MRI 检查多无阳性发现。彩色经颅多普勒（TCD）可见血管狭窄、动脉粥样硬化斑。TCD 微栓子监测适合发作频繁的 TIA 病人。数字减影血管造影（DSA）可见颈内动脉粥样硬化斑块、狭窄等，但属于创伤性检查。

【诊断要点】

由于 TIA 发作持续时间短，多数病人就诊时既无症状又无体征，诊断主要靠病史，详细的病史询问是 TIA 诊断的主要依据。为了预防 TIA 再发作或发生脑梗死，应仔细寻找病因，以协助治疗。

【治疗要点】

1. 病因治疗

确诊 TIA 后应针对病因进行积极治疗。如控制血压、治疗心律失常、纠正血液成分异常等；防止颈部活动过度等诱发因素。

2. 药物治疗

对于偶发（或仅发）1 次者，不论由何种病因所致，都应看作是永久性卒中的重要危险因素，进行适当的药物治疗，对于频繁发作者，即在短时间内反复多次发作，应视为神经科急诊处理，迅速控制其发作。

(1) 抗血小板聚集药：预防血栓，减少复发。首选阿司匹林，推荐小剂量，75mg/d，以晚间10点左右服用为宜。其他药物如氯吡格雷、噻氯匹定、双嘧达莫也可选用。

(2) 抗凝治疗：不作为TIA的常规治疗。可选用肝素，但应掌握适应证，治疗过程中要监测凝血酶原时间，以防出血；低分子肝素不必监测凝血酶原时间，使用安全；华法令可预防非瓣膜疾患的房颤。

(3) 钙道阻滞剂：钙通道阻滞剂可扩张血管，阻止脑血管痉挛，如尼莫地平20～40mg，3次/天。

(4) 中医治疗：常用川芎，丹参，红花等药物。

3. 外科手术和血管内介入治疗

如药物治疗无效，且颈动脉狭窄>70%，有与狭窄相关的神经系统症状，可考虑颈动脉内膜切除术或血管内介入治疗。

【护理要点】

1. 安全指导

TIA发作时容易跌倒和受伤，应注意合理休息和运动，并采取相应的防护措施，如拐杖、防滑鞋。发作时卧床休息，注意枕头不宜太高（以15°～20°为宜），以免影响头部的血液供应；仰头或头部转动时应缓慢，动作轻柔，转动幅度不要太大，防止因颈部活动过度或过急导致发作而跌伤。频繁发作的病人应避免重体力劳动，必要时如厕、沐浴以及外出活动时应有家人陪伴。

2. 病情观察

出现肢体麻木无力、头晕头痛、复视或突然跌倒时应引起高度重视，及时就医。频繁发作的病人应注意观察和记录每次发作的诱因、持续时间、间隔时间和伴随症状；观察病人肢体无力或麻木是否减轻或加重，有无头痛，头晕或其他脑功能受损的表现，警惕完全缺血性脑卒中的发生。

3. 用药护理

积极治疗相关疾病，如高血压、心脏病、糖尿病等。遵医嘱服药及调整药物剂量，切勿自行停药，减量或换药。注意药物的不良反应，如长期服用阿司匹林时，可出现食欲不振，皮疹或出血倾向等，应及时报告医生处理。

4. 心理护理

帮助患者及家属正确认识本病的危害性，以消除焦虑、紧张和恐惧等不良情绪，从而对治疗效果产生积极影响。

5. 建立健康生活方式

合理饮食，给予低脂、低盐、低胆固醇、丰富维生素的饮食，戒烟限酒，忌辛辣油炸食物和暴饮暴食；生活规律，避免精神紧张及过度劳累，保持情绪稳定；适当运动，如太极拳、慢走等有氧运动。定期体检，了解自己的心脏功能、血糖，血脂水平和血压高低。尤其有高血压病史者应坚持服药、经常测量血压。

三、脑梗死

脑梗死（cerebral infarction，CI）又称缺血性脑卒中（cerebral ischemic stroke）是指供应脑部血液的颅内或颅外动脉发生闭塞性病变而未能得到及时、充分的侧支循环供血，脑部血液循环障碍，缺血缺氧所致的局限性脑组织软化或坏死。脑梗死发生率为110/10万，约占全部脑卒中的60%～80%，包括脑血栓形成，腔隙性梗死和脑栓塞等。

脑血栓形成

脑血栓形成（cerebralthrombosis，CT）是脑梗死最常见的类型。最常见的病因是动脉粥样硬化，造成管壁粗糙、管腔狭窄。当睡眠、失水、心律失常、心力衰竭、休克等使血流缓慢、血液成分改变或血黏度增加、血压下降时，促使血小板、纤维素等血中有形成分黏附、沉积形成血栓。脑部任何血管都可发生血栓形成，但以颈内动脉，大脑中动脉多见，基底动脉和椎动脉分支次之。血栓形成后，血流受阻或完全中断，若侧支循环不能代偿供血，受累血管供应区的脑组织则缺血，水肿，坏死。经数周后，坏死的脑组织被吸收，胶质纤维增生或瘢痕形成，大病灶可形成中风囊。

【临床表现】

（1）本病好发于中老年人，多见于50～60岁以上的动脉硬化者，且多伴有高血压，冠心病或糖尿病。男性稍多于女性。年轻发病者以各种原因的脑动脉炎多见。

（2）先兆症状：部分患者有前驱症状，如头晕、头痛、肢体麻木等或曾有TIA病史。

（3）起病形式：多数患者在安静休息时发病，不少病人在睡眠中发生，次晨被发现不能说话，一侧肢体瘫痪。

（4）发病状态：病人一般意识清楚或有轻度短暂的意识障碍，生命体征稳定，颅内压增高症状较轻。病情多在几小时或几天内发展达到高峰后不再向前发展，由于侧支循环建立逐渐进入恢复期。但当发生基底动脉血栓或大面积梗死时，病情严重，可出现意识障碍，甚至脑疝形成，最终死亡。神经系统体征决定于脑血管闭塞的部位及梗死的范围，常见为局限性神经功能缺损的表现如失语、偏瘫、偏身感觉障碍。

（5）临床分型：根据梗死的部位不同可分为前循环梗死、后循环梗死和腔隙性梗死。根据起病形式可分为以下几种：

①可逆性缺血性神经功能缺失：此型病人的症状和体征持续时间超过24h，但在1～3周内完全恢复，不留任何后遗症。可能是缺血未导致不可逆的神经细胞损害，侧支循环迅速而充分地代偿，发生的血栓不牢固，伴发的血管痉挛及时解除等。

②完全型：起病六小时内病情达到高峰，为完全性瘫痪，病情重，甚至出现昏迷，多见于血栓-栓塞。

③进展型：局灶性脑缺血症状逐渐进展，阶梯式加重，可持续6h至数日，临床症状因血栓形成的部位不同而出现相应动脉支配区的神经功能障碍，可出现对侧偏瘫、偏身感觉障碍、失语等，严重者可引起颅内压增高、昏迷、死亡。

④缓慢进展型：病人症状在起病2周以后仍逐渐发展，多见于颈内动脉颅外段血栓形成，但颅内动脉逆行性血栓形成亦可见。多与全身或局部因素所致的脑灌流减少有关，此型病例应与颅内肿瘤，硬膜下血肿相鉴别。

【辅助检查】

1. 血液检查

血常规、血糖、血脂、血液流变学、凝血功能等。

2. 影像学检查

（1）CT 检查：最常用。发病当天多无改变，但可除外脑出血，24h 以后脑梗死区出现低密度灶。脑干和小脑梗死 CT 多显示不佳。

（2）MRI 检查：更敏感，可以早期显示缺血组织的大小、部位，甚至可以显示皮质下，脑干和小脑的小梗死灶。

（3）TCD：对判断颅内外血管狭窄或闭塞、血管痉挛、侧支循环建立程度有帮助，还可用于溶栓监测。

3. 其他

DSA、放射性核素检查可根据病情选择进行。脑脊液（CSF）已不作为脑梗死的常规检查，通常脑压及 CSF 常规正常。

【诊断要点】

中年以上有高血压、高血脂、糖尿病等病史或发病前曾有 TIA 史，在安静状态下起病、偏瘫、失语等神经系统局灶体征明显，在一至数天内达高峰，考虑急性血栓性脑梗死可能。CT 或 MRI 检查发现梗死灶可以确诊。有明显感染或炎症性疾病史的年轻患者需考虑动脉炎的可能。

【治疗要点】

通常 CT 按病程可分为急性期（1～2 周）、恢复期（2 周～6 个月）和后遗症期（6 个月以后），重点是急性期的分型治疗。

1. 急性期治疗

脑梗死发病后，缺血中心区细胞全部死亡，但缺血周边区（缺血半暗带）细胞尚未死亡，如果较长时间（一般不超过 4～6h）不恢复血流，则该区细胞也无法存活，因此，尽快恢复脑缺血区的血液供应是急性期的主要治疗原则。

（1）一般治疗：包括维持生命功能，防治应激性溃疡、肺炎、尿路感染、压疮、深静脉血栓等并发症，具体见护理措施。

（2）早期溶栓：指发病后 6h 内静脉溶栓治疗。但需首先 CT 明确脑梗死病灶和证实无脑出血；患者无昏迷、无出血倾向；患者本人或家属同意。若能在发病 3h 内用药效果更为理想。常用的溶栓药物有尿激酶、链激酶、重组组织型纤维酶原激活剂（rt-PA）。用法参见“心肌梗死”章节。

（3）脑保护治疗：目前被认为有神经保护作用的药物有胞二磷胆碱、纳洛酮、依达拉奉等，可适度选用。

（4）防治脑水肿：急性脑梗死中颅内压增高并不常见。大脑中动脉主干、颈内动脉梗死者则因大面积脑水肿而产生急性颅内压升高，并以发病后 2～5 天最明显，应尽早防治，以免加剧脑组织缺血、缺氧。常用 20% 甘露醇 125～250ml 快速静滴，6～8h 或 8～12h 1 次，连用 3～5 天。防治脑水肿还可使用呋塞米、10% 复方甘油以及清蛋白等。激素可用于常规脱水剂不能控制的脑水肿，但应注意高血压、高血糖等并发症的发生。

（5）抗血小板聚集：急性脑梗死病人发病 48h 内用阿司匹林 100～300mg/d，可降低死亡率和复发率，推荐应用。中药丹参、川芎嗪、葛根素、银杏叶制剂等也有类似作用，可改善脑血流状况。抗凝治疗在大多数完全性卒中病例未显示有效，使用意见尚不统一。

常用的抗凝制剂有肝素、低分子肝素、华法林。

（6）血压控制：急性期病人血压升高通常不需紧急处理可于数日内自然下降，病后24～48h收缩压>220mmHg或舒张压>120mmHg时可用降压药，降压速度宜慢，降压幅度在15%以内。常用降压药为卡托普利、贝那普利。切忌过度降压使脑灌注压降低，导致脑缺血加剧。血压过低，应补容或给予适当的药物如多巴胺、间羟胺等以升高血压。

（7）血糖控制：血糖控制在<7.8mmol/L水平，发病24h内原则上不用含糖溶液，必须要用时，加用胰岛素中和。

（8）血管扩张剂：急性期不宜使用或慎用，过早应用可导致低血压，加重脑水肿。一般主张在脑血栓形成亚急性期（发病2～4周）脑水肿已基本消退时适当应用。

（9）高压氧舱治疗：在高压氧状态中，正常脑血管收缩，从而出现了"反盗血"现象，增加了病变部位脑血液灌注。脑组织有氧代谢增强，无氧代谢减少，能量产生增多，加速酸性代谢产物的清除，为神经组织的再生和神经功能的恢复，提供良好的物质基础。脑血栓形成病人若呼吸道没有明显的分泌物，呼吸、血压正常、无抽搐者，宜尽早配合高压氧舱治疗。

（10）外科和血管内介入治疗：对大面积梗死出现颅内高压危象，内科治疗困难时，可行开颅切除坏死组织和去颅骨减压，以挽救生命。颈动脉狭窄性疾病可行动脉内膜切除术、颅内外动脉吻合术，颈动脉支架放置术目前还缺乏大宗病例的长期随访结果，应慎重选择。

2. 恢复期治疗

病人的神经系统症状和体征不再加重，并发症得到控制，生命体征稳定，即进入恢复期。恢复期治疗的主要目的是促进神经功能恢复，降低致残率。应遵循个体化原则，早期进行康复治疗。

【护理措施】

（一）急性期护理

1. 休息与体位

急性期绝对卧床休息，适当抬高头位，一般15°～30°，有利于头部静脉回流，预防颅内压升高。偏瘫肢体保持功能位，加床栏。神经系统症状稳定后48h，应定时翻身，与家属一起为患者做肢体被动活动，被动活动的动作应轻柔，以免引起疼痛或加剧疼痛。如患者神志清楚，指导患者利用健肢带动患肢做上举运动和桥式运动。

2. 保持呼吸道通畅

昏迷者头偏向一侧，以利于口腔分泌物或呕吐物排出。若患者舌体后坠，阻塞气道者，可用舌钳拉出舌体固定，或上口咽通气道。若呼吸道分泌物过多，应充分吸痰。

3. 吸氧

有意识障碍、血氧饱和度下降或有低氧血症的患者应给予吸氧，维持血氧饱和度在95%以上。

4. 基础护理

（1）预防压疮：评估患者压疮发生风险，风险高的患者给予压疮预防措施：①建立翻身卡，2～4h翻身一次，使用气垫床、垫圈等防压器具；②患者尾骶部、内外踝、足跟等处定时按摩并以赛夫润等外擦；③保持床单位清洁、平整。④便盆置入或取出动作轻柔，注意勿拖拉和用力猛塞，以免损伤腰骶部皮肤。

（2）保持口眼清洁：根据病情选择合适的清洗液清洁口腔。保持眼部清洁，眼睑不能闭合者，用生理盐水冲洗双眼，并覆盖湿纱布。

（3）保持皮肤及会阴清洁：每天定时擦洗皮肤及会阴。尿失禁者更应及时清洗会阴部皮肤，女病人可给予留置导尿，男病人可采用假性导尿。留置尿管患者做好尿管护理，并定时夹闭尿管，训练膀胱功能。

（4）保持大便通畅：便秘患者，每日按摩腹部，可适当服用缓泻药物或使用开塞露帮助排便，必要时给予灌肠。大便失禁患者，及时清理肛周排泄物，保持肛周清洁，防止肛周皮肤破损。

5. 病情观察

脑血栓形成的患者起病时症状相对较轻，但病情可能在几小时或几天内进行性加重，尤其是病后48h～5d内是脑水肿的高峰期。应定时观察并记录生命体征、意识、瞳孔、24h出入量。观察肢体运动障碍和感觉缺失，视野缺损，吞咽困难，发音不清等神经系统症状有无变化。如发现患者血压升高、精神萎靡、嗜睡、瞳孔不等大、对光反射迟钝等，应及时通知医生。

6. 饮食护理

（1）急性期24～48h内有意识障碍或吞咽困难时宜禁食，可通过静脉营养来满足机体需要，72h无法自主进食者，给予鼻饲饮食。

（2）当病情稳定，饮水无呛咳，给予清淡，易消化的流质或半流质饮食。

（3）饮食原则以进食高蛋白，低盐，低脂，低热量的清淡饮食为主，改变不良饮食习惯，多吃新鲜蔬菜，水果，谷类，鱼类和豆类，使能量的摄入和需要达到平衡。戒烟限酒。

7. 用药护理

参见脑出血章节。

（二）恢复期护理

1. 康复护理

1）躯体活动障碍：

（1）生活护理：根据不同日常生活能力（ADL）采用不同的自护方法，通过耐心地引导、鼓励、帮助和训练患者，使患者重新学会洗漱、进食、如厕、穿脱衣服及个人卫生等，使他们达到部分或全部自理。

（2）安全护理：防止跌倒，确保安全。床边有床栏；走廊厕所装扶手；地面要平整干燥，除去障碍物；行走时应穿平底防滑鞋，避免穿拖鞋；患者行走时应注意力集中，步态不稳者，应有人陪同。

（3）康复训练：根据肢体功能与家属共同制订康复计划，包括坐位训练、床上活动训练、站位训练、步行训练等。

①坐位训练：先取30°～40°位，每2～3天增加10°，每天持续5～10分钟，达到能维持90°，持续30分钟后就可训练坐位耐力，轻病人可免去。训练前后注意观察病人反应，测脉搏，必要时观察血压，防止意外。训练半坐位时宜同时保护，不因上肢肌张力下降、肩关节松弛而发生肩关节半脱位，将患肢前臂以三角巾悬吊。坐位时，双上肢置于平台或床前移动餐桌上，以后再进入坐位平衡训练，即在坐稳后由两侧或前后交替推动患者，训练调整平衡，此即躯干平衡能力训练。

②床上活动训练：可与坐位训练同时进行。翻身：患者平卧屈肘，用健手托住患肘，

将健腿插入患腿下方，在躯干旋转同时，用健腿抬动患腿即可转向健侧，如患侧上肢尚能伸肘时，则由健侧手与患手对掌相握，健侧拇指应在患侧拇指之下，以便能托举两上臂，屈膝（可由他人帮助），先将上举的双手摆向健侧，再反摆向患侧，乘摆动惯性，就可翻向患侧。移动：平卧，先将健足插向患足下方，用健足勾住患足向健足移动，后用健足和肩支住臀部将下半身移向健侧，后再将头顺移至健侧。搭桥运动训练：两下肢屈膝，如不能立住，他人帮助扶持，使两膝屈起并拢，两脚心朝床面，另一手扶定臀部，以后嘱患者抬起臀部，形成桥形，可反复进行；如下肢已有力支持，可以开始训练单腿搭桥运动。躯干活动训练：两下肢屈曲成90°，膝部并拢，足底平立于床面，然后轻柔有节奏地左右摆动，膝向左摆时，患者头、肩朝向右，向右摆时，头、肩朝向左；另一方法为患者取卧位，患侧在上，护士一手扶持患肩，另一手持患侧髋部向相反方向轻柔有节奏地推动，使患者肩部与骨盆部向相反方向运动；髋、肩反向运动有利于减轻躯干的肌肉痉挛。

③起坐训练：由仰卧起坐可分为四步骤，将健侧腿伸置于患腿下方，将患腿带至床侧，病人转至侧卧位并以健侧前臂支撑躯干，将头抬起至直立位，用健侧上肢推动支撑使躯干直立，坐于床边。

④站位训练：发病后3～4周内进行，一般在进行动态坐位平衡训练的同时开始站位训练。首先使用电动起立床，50°～70°起训练，每天增加10°～20°直至90°，每次训练15～45分钟；部分病人使用减重步态支持系统进行站位平衡训练。起立训练要求患者双足分开约一脚宽，双手手指交叉，上肢前伸，双腿均匀持重，慢慢站起。步行训练发病后5～6周内进行，在患者可以独立站位平衡，患腿持重达体重的一半以上，才能开始步行训练。

2）吞咽障碍：

（1）评估吞咽障碍的程度，方法参见总论。

（2）对中度、重度吞咽障碍患者采用间接训练为主，主要包括：增强口面部肌群运动、舌体运动和下颌骨的张合运动；咽部冷刺激；空吞咽训练；呼吸功能训练等。

（3）辅助针刺或封闭治疗：针刺风府、人迎、百劳、廉泉穴位能够充脑益髓、通经活络，从而改善吞咽功能障碍。用维生素 B_1、维生素 B_{12} 和普鲁卡因封闭廉泉穴、风池穴、增音穴、天突穴和合谷穴治疗。

（4）对轻度吞咽障碍以摄食训练为主。

①体位：让患者坐直（坐不稳时可使用靠背架）或稍向健侧倾斜，把颈部向患侧旋转，头稍前倾45°左右，这样使在进食时食物由健侧咽部进入食道，并使健侧咽部扩大便于食物进入。

②食物的选择：根据患者吞咽障碍的程度及阶段，按先易后难的原则来选择。选择密度均一，有适当的黏性，不易松散且容易变形，不在黏膜上残留食物。如果冻、蛋羹等。

③进食量及速度：每口进食量开始时以3～5ml较为适宜，以后酌情增加。进食速度不宜过快，进食时间持续30min为宜。

④进食指导：进食前应注意休息，因为疲劳有可能增加误吸的危险，注意保持进餐环境安静、舒适。告诉病人进餐时不要讲话，减少进餐时环境中分散注意力的干扰因素，如关闭电视、收音机，停止护理活动等，床旁备吸引装置，如果病人呛咳、误吸或呕吐，应立即让病人取头侧位，及时清理口鼻分泌物和呕吐物，保持呼吸道通畅，预防窒息和吸入性肺炎。

⑤有吸入性肺炎风险患者，留置胃管，给予鼻饲饮食。每天总热量在6300kJ

(1500kcal) 左右。

3) 语言沟通障碍：参见总论。

2. 心理护理

脑卒中后因为大脑左前半球受损可以导致抑郁，加之由于沟通障碍，肢体功能恢复的过程很长，速度较慢，日常生活依赖他人照顾等原因，如果缺少家庭和社会支持，病人发生焦虑、抑郁的可能性会加大，而焦虑与抑郁情绪阻碍了病人的有效康复，从而严重影响病人的生活质量，因此应重视对精神情绪变化的监控，提高对抑郁、焦虑状态的认识，及时发现病人的心理问题，进行针对性心理治疗（解释、安慰、鼓励等），以消除病人思想顾虑，稳定情绪，增强战胜疾病的信心。

3. 健康教育

(1) 康复指导和自我护理：帮助病人和家属掌握本病的康复治疗知识与自我护理方法，制定符合个体的功能康复计划，分析和消除不利于疾病康复的因素，鼓励和督促病人坚持锻炼，增强自我照顾的能力。

(2) 日常生活指导：指导病人规律起居，适当运动，合理饮食，戒烟限酒。

(3) 安全指导：自理能力下降者，要有人陪伴照顾，家属要及时满足病人日常所需，劝其对力所不能及的事情不要操之过急或逞强自理，以免出现意外。睡床高度最好不超过50cm，床铺必须平整，避免两边低而中间高，夏天尽量不垫凉席，以免凉席滑移而致坠床；翻身动作应轻柔连贯，防止关节脱位。有吞咽障碍的患者应指导家属改变进食模式，调整食物的性状和进食速度；喂的药片较大或是胶囊，应碾碎或去除胶囊（控释剂除外）。注意瘫痪肢体的保暖，冬天应谨慎使用热水袋，以免引起烫伤；病人周围环境中尽量不要放置热水瓶、易碎品、锐器等，以免病人因行动不便而碰翻，导致意外烫伤或刺伤。

(4) 预防复发：积极治疗原发病，如高血压、糖尿病、高血脂等。定期门诊检查，动态了解血压、血糖、血脂变化和心脏功能情况。当病人出现头晕、头痛、一侧肢体麻木无力、讲话吐词不清或进食呛咳、发热、外伤时，家属应及时协助就诊。

脑栓塞

脑栓塞（cerebral embolism）是由各种栓子（血流中异常的固体、液体、气体）沿血液循环进入脑动脉，引起急性血流中断而出现相应供血区脑组织缺血、坏死及脑功能障碍。该病占脑血管病的15%～20%。只要产生栓子的病原不消除，脑栓塞就有复发的可能。2/3 的复发发生在第一次发病后的一年之内。

【病因】

脑栓塞的栓子来源可分为心源性，非心源性，来源不明性三大类。

1. 心源性

最常见的栓子来源于心脏，14%～48%的风湿性心脏病病人发生脑栓塞；心肌梗塞、心内膜炎、心房纤颤、心脏手术时易诱发本病。

2. 非心源性

颈部动脉粥样硬化斑块脱落，引起血栓栓塞，也是脑栓塞的重要原因，常发生微栓塞引起短暂性脑缺血发作。少见的有外伤长骨骨折的脂肪栓子；气胸、潜水或高空飞行减压不当的气体栓子；孕妇生产时的羊水栓子；肺部感染、败血症引起的感染性脓栓等。

3. 来源不明性

约30%脑栓塞不能确定原因。

【临床表现】

本病既有原发病的症状，又有梗死的症状。

（1）任何年龄均可发病，风湿性心脏病引起者以中青年多，冠心病及大动脉病变引起者以中老年居多。

（2）通常发病无明显诱因，安静与活动时均可发病，以活动中发病多见。起病急骤是本病的主要特征，症状在数秒钟或数分钟内即达高峰，是脑血管病中发病最急者。多属完全性卒中，少数呈阶梯式进行性恶化，为反复栓塞所致。

（3）其症状随阻塞血管而定，大脑中动脉及其深穿支最易受累，表现为偏瘫或单瘫、偏盲、偏身感觉障碍、失语、局限性抽搐等，意识障碍常较轻且很快恢复。严重者常导致大面积脑梗死，并伴发广泛的脑水肿，可突起昏迷、全身抽搐、中枢性高热，最终因脑疝而死亡。

【治疗要点】

包括脑病病变以及引起栓塞的原发病两个方面的治疗。

（1）脑部病变所致脑栓塞的治疗与脑血栓形成相同。严重病变应积极脱水，降颅压处理，必要时可行开颅去骨片减压术。

（2）原发病的治疗主要在于消除栓子的来源，防止栓塞复发。心源性脑栓塞极易再次或多次栓塞，除了积极治疗原发病外，临床可考虑抗凝或抗血小板聚集治疗，参见短暂性脑缺血发作。脂肪栓的处理可用扩容剂、血管扩张剂、5%碳酸氢钠注射液。对于气栓的处理应采取头低左侧卧位。感染性栓子栓塞需选用有较足量的抗感染药物治疗。

【护理要点】

参见本节“脑血栓形成”。

四、脑出血

脑出血（intracerebral hemorrhage，ICH）系指原发性非外伤性脑实质内出血，占急性脑血管病的20%～30%。急性期病死率为30%～40%，是病死率最高的疾病之一。多数脑出血发生在大脑半球，脑干和小脑出血占少数。

【病因与发病机制】

最常见的病因是高血压并发细小动脉硬化。颅内动脉瘤、脑动静脉畸形、脑动脉炎、脑底异常血管网症（Moyamoya 病）、血液病、抗凝及溶栓治疗、淀粉样血管病、脑肿瘤细胞侵袭血管或肿瘤组织内的新生血管破裂出血等均可引起脑出血。目前认为持续的高血压可使脑内小动脉硬化，玻璃样变，形成微动脉瘤和夹层动脉瘤，当血压骤然升高时动脉瘤破裂出血。出血不仅引起病侧脑组织的破坏及周围脑组织严重水肿，脑体积增大，同时血液流入蛛网膜下腔，导致颅内压增高，严重者脑组织移位，形成脑疝。发病部位以基底节区最多见，主要因为供应此区的豆纹动脉从大脑中动脉呈直角发出，在原有病变的基础上，受到压力较高的血流冲击后容易导致血管破裂。

【临床表现】

本病常发生于50～70岁，男性略多。冬春季易发。发病前常无预感，少数有头晕、头痛、肢体麻木和口齿不清等前驱症状。多在白天情绪激动、过度兴奋、劳累、用力排便或脑力紧张活动时发病。起病突然，往往在数分钟至数小时内病情发展至高峰。

1. 全脑症状

因颅内压骤增所致，患者剧烈头痛、呕吐、意识障碍。意识障碍多表现为昏迷且持续时间长，血压明显升高，呼吸深沉带有鼾声，重则呈潮式呼吸或不规则呼吸，二便失禁。

2. 局灶性神经受损表现

由于出血部位和出血量不同，临床表现各异，分述如下：

(1) 壳核出血：最常见，占脑出血的50%～60%。最常累及内囊而出现典型的“三偏征”，即出血灶对侧中枢性偏瘫、偏身感觉障碍及同向偏盲。内囊出血病人常有头和眼转向出血病灶侧，呈凝视“病灶状”。优势半球出血可有失语。此区出血病情轻重不一，出血量小（<30ml）时，临床症状轻，预后较好；出血量大（>30ml）时，临床症状重，可出现意识障碍和占位效应，也可引起脑疝，破坏丘脑下部及脑干，出现相应症状，甚至死亡。

(2) 丘脑出血：占脑出血的20%。病人常出现丘脑性感觉障碍（对侧偏身深浅感觉减退、感觉过敏或自发性疼痛），丘脑性失语（言语缓慢而不清、重复语言、发音困难等），丘脑性痴呆（记忆力和计算力减退、情感障碍等）和眼球运动障碍（眼球向上注视麻痹等），出血侵及内囊可出现对侧肢体瘫痪，多为下肢重于上肢。

(3) 脑干出血：约占10%，绝大多数为脑桥出血，极为凶险。常表现为突然发病，剧烈头痛、眩晕、复视、呕吐，一侧面部麻木等。出血常先从一侧开始，表现为交叉性瘫痪，头和眼转向非出血灶侧，呈“凝视瘫肢”状。大于5ml的出血多迅速波及两侧，出现双侧面部和肢体瘫痪、昏迷、瞳孔缩小呈针尖样但对光反射存在，持续高热，呼吸不规则，急性应激性溃疡。病情常迅速恶化，多数在24～48h内死亡。

(4) 小脑出血：约占脑出血的10%。通常神志清楚，首发症状为后枕部剧烈疼痛伴眩晕、共济失调，可出现频繁呕吐，一般不会出现肢体偏瘫症状。随着病情进展，当血肿增大压迫脑干或破入第四脑室时，可引起对侧偏瘫和枕骨大孔疝，患者很快昏迷、呼吸不规则或停止。小脑位于后颅窝，出血大于10ml即有手术指针。因此，凡疑为小脑出血应尽快头部CT证实，并积极进行手术治疗。

(5) 脑叶出血：脑叶出血又称皮质下白质出血，发生率低，占脑出血的5%～10%。脑叶出血的部位以顶叶多见，以后依次为颞、枕、额叶，40%为跨叶出血。因为出血位置较为表浅、血肿一般较大，根据不同的部位以及出血量，临床表现较为复杂，可有肢体偏瘫、癫痫发作、失语、头痛、尿失禁、视野缺损等。

(6) 脑室出血：占脑出血的3%～5%。原发性脑室出血较为少见，多见周围部位出血破入脑室。原发性脑室出血症状较为明显，如突发头痛、呕吐、颈强直等，似蛛网膜下腔出血；大量出血可很快进入昏迷，迅速死亡。

3. 并发症

脑疝、呼吸道感染、上消化道出血、压疮。

【辅助检查】

首选头颅 CT 扫描，脑出血发病后立即 CT 可显示高密度病灶。CT 还可动态观察脑出血的病理演变过程，指导临床治疗。MRI 可发现 CT 不能确定的脑干或小脑小量出血，能分辨病程 4～5 周后 CT 不能辨认的脑出血。怀疑有脑血管畸形或动脉瘤破裂的病人可做 DSA 检查明确诊断。在无条件做脑 CT 或 MRI 时，患者若无颅内压增高可慎重进行腰穿，脑脊液压力增高，呈均匀血性。有颅内压增高或有脑疝的可能时，应禁忌做腰穿。血尿常规、血糖、血尿素氮应列为常规检查。

【诊断要点】

50 岁以上有高血压病史者，在情绪激动或体力活动是突然发病，迅速出现不同程度的意识障碍及颅内压增高症状，伴偏瘫、失语等体征，应考虑本病。CT 等检查可明确诊断。

【治疗要点】

脑出血急性期治疗的主要原则是：防止再出血、控制脑水肿、维持生命功能和防治并发症。有条件的医院应建立卒中单元（stroke unit，SU），卒中病人均应收入 SU 治疗。

1. 一般治疗

卧床休息，尽量减少不必要的搬动。保持呼吸通畅，吸氧，昏迷患者常需气管插管或气管切开。安置鼻饲管，以抽吸胃内容物，防止呕吐引起窒息。维持营养和水电解质平衡，预防感染等。予以心电监测，进行体温、血压、呼吸等生命体征的监测。

2. 控制脑水肿，降低颅内压

这是脑出血急性期处理的一个重要环节。可选用：①20% 甘露醇 125～250ml，快速静滴，3～4 次/天；②病情比较平稳是可用甘油果糖 250ml 静滴，1～2 次/天。③呋塞米 20～40mg 肌注或缓慢静注，1～2 次/天。

3. 调控血压

脑出血患者急性期血压会反射性升高，是由于脑出血后颅内压增高，为保证脑组织供血的代偿性反应。当颅内压下降时血压也随之下降。因此，脑出血急性期一般不应用降压药物降血压。当收缩压超过 200mmHg 或舒张压超过 110mmHg 时，可适当给予温和的降压药物如硫酸镁等。急性期后，血压仍持续过高时可系统地应用降压药。

4. 止血药和凝血药

仅用于并发消化道出血或有凝血障碍时，常用药物有 6-氨基己酸、对羟基苄胺、胺甲环酸、酚磺乙胺、仙鹤草素等，应激性溃疡导致消化道出血时，西咪替丁、奥美拉唑等静滴，对预防和控制消化道出血有较好效果。

5. 手术治疗

对大脑半球出血量在 30ml 以上和小脑出血量在 10ml 以上，均可考虑手术治疗，开颅清除血肿。但发病后深昏迷患者、双瞳扩大、生命体征趋于衰竭者，或有心、肺、肾功能严重损害或消化道出血者不宜手术。

6. 康复治疗

脑出血病情稳定后宜尽早进行康复治疗，参见脑梗死。

【护理措施】

（一）急性期护理

1. 一般护理

（1）休息与体位：急性期绝对卧床休息 2 ~ 4 周，抬高床头 15° ~ 30°，以减轻脑水肿，头部可放置冰袋；发病 48h 内尽量避免不必要的搬动，尤其是头部，以免加重出血。偏瘫肢体保持功能位，足底放托足板，防止足下垂。谵妄、躁动病人加保护性床栏，必要性给予约束带适当约束；保持环境安静、安全，严格限制探视，避免各种刺激，各项治疗护理操作应集中进行。

（2）保持呼吸道通畅：昏迷者头偏向一侧，遵医嘱氧疗。床旁备吸痰装置，随时吸出口腔分泌物或呕吐物。若患者舌体后坠，阻塞气道者，可用舌钳拉出舌体固定，或上口咽通气道。若呼吸道分泌物过多，应充分吸痰。合并呼吸节律或深度改变时，做好气管插管或气管切开的准备，确保呼吸道通畅。

（3）做好基础护理，参见脑梗死。

2. 饮食护理

病情危重者，发病 24 ~ 48h 内禁食，遵医嘱静脉营养，3 日后仍然神志不清者，无呕吐及上消化道出血，可给予鼻饲流质饮食，并做好口腔护理。

3. 病情观察

（1）密切观察患者的生命体征、意识、头痛、呕吐及瞳孔等的变化，并认真记录。定时回抽胃液，观察有无上消化道出血。当收缩压超过 200mmHg 或舒张压超过 110mmHg 时，应及时通知医生处理。每 4h 测一次体温，若体温超过 38℃，考虑中枢性高热或感染性发热，立即物理降温，以降低脑代谢。

（2）若头痛剧烈、呕吐频繁，意识障碍进行性加重，提示颅内压增高或有进行性脑出血。若单侧瞳孔散大，说明颅内压增高；两侧瞳孔针尖样缩小为脑桥出血征象；两侧瞳孔不等大为脑疝早期表现。观察到上述征象时应立即通知医生抢救处理。

4. 用药护理

（1）甘露醇：主要机理是能够提高血浆渗透压，在血管与脑组织之间形成一个渗透梯度使脑组织内的水分在渗透梯度的作用下，进入血管随血液带走，再由肾脏排出，从而起到脱水降颅压的作用。

①使用时机：高渗的甘露醇会逸漏至血肿内，血肿内渗透压随之增高，加剧血肿扩大，对脑细胞损害加重，因此，一般主张脑出血 6h 后使用更安全。有活动性颅内出血者禁用甘露醇。

②按时准确输注：用药前检查，备无结晶甘露醇。选择粗大静脉穿刺，15 ~ 30min 滴完。防药外渗，观察尿量，电解质情况。如有外渗现象应及时更换穿刺部位，渗液处行硫酸镁热敷。冠心病、心功能和肾功能不全者慎用。

③观察甘露醇“反跳现象”：脑脊液中甘露醇的排出比血清中甘露醇排出慢，当血中甘露醇浓度降低时，脑脊液中甘露醇仍保持较高浓度，形成新的渗透梯度，从而引起脑压反跳。反跳时间多在给药后 1 小时，应注意观察。遵医嘱在甘露醇减量过程中加用甘油果糖、白蛋白等缓冲，以防反跳导致严重后果。

（2）其他：并发消化道出血或有凝血障碍时使用止血药和凝血药，注意观察用药后反应。使用冬眠治疗药物，要严格遵医嘱执行输液滴数，密切观察患者体温、脉搏、呼吸、血压变化。

5. 对症护理

（1）躯体活动障碍、吞咽障碍、语言沟通障碍护理措施同“脑血栓形成”。

（2）脑疝：应严密观察病人有无剧烈头痛、喷射性呕吐、躁动不安、血压升高、脉搏减慢、呼吸不规则、一侧瞳孔散大，意识障碍加重等脑疝的先兆表现。脑疝抢救：①昏迷患者立即取平卧位，头偏向一侧，头部予以冰敷或冷敷。②快速静脉滴注甘露醇是关键，以降低颅内压，改善脑水肿，控制脑疝的进程。③及时清除患者呼吸道分泌物和呕吐物，保持呼吸道通畅。对呼吸骤停者立即进行人工呼吸和给氧，配合医生进行气管插管，辅助呼吸。④积极做好术前各项准备：剃头，交叉配血，留置导尿。备好气管切开包、脑室穿刺引流包、监护仪、呼吸机和抢救药等。

（3）上消化道出血：①注意观察病人有无呃逆、上腹部饱胀不适、胃痛及呕吐咖啡色胃内容物。鼻饲的病人，注意回抽胃液，病观察胃液的颜色是否为咖啡色或血性。观察有无黑便如有异常及时报告医生并留取标本做大便潜血实验。②早期肠内营养米汤、面糊或牛奶有利于中和胃酸，可以预防应激性溃疡的发生。③遵医嘱使用给予胃黏膜保护剂或抑制胃酸分泌的药物。④如果病人出现呕吐或从胃管抽搐咖啡色液体，解柏油样大便，同时伴面色苍白、口唇发绀、呼吸急促、皮肤湿冷、烦躁不安、血压下降、尿少等，应考虑上消化道出血和出血性休克，要立即报告医生，积极止血、抗休克处理。

（4）中枢性高热：降温处理：①物理降温，使用冰枕或冰帽保护脑细胞同时防止冻伤，配合温水或酒精擦浴，②药物降温，根据病情可选用不同的药物。对有明显脑水肿，循环衰竭及对物理降温耐受力较差者，可短时用糖皮质激素，并给予足够有效的抗生素。解热镇痛抗炎药慎用，此类药易加重循环衰竭或导致消化道出血。必要时采用冬眠疗法。密切观察体温、脉搏、呼吸、血压变化。有步骤地降温，防止体温骤降，加重病情。保持降温过程的连续性，不随意间断和不盲目停止，以防体温下降后再度升高。注意个体耐受性，因每个病人对降温措施的敏感性不同，降温过程中应采取以一项为主，多项结合的措施。

（二）恢复期护理

（1）康复护理：参见本节“脑血栓形成”。

（2）心理护理：参见本节“脑血栓形成”。

（3）健康教育：

①避免诱因：指导病人尽量避免使血压骤然升高的各种因素。如保持情绪稳定和心态平衡，避免过分喜悦、愤怒。焦虑、恐惧、悲伤等不良心理和惊吓等刺激；建立健康的生活方式，保证充足睡眠，适当运动，避免体力或脑力的过度劳累和突然用力过猛；养成定时排便的习惯，保持大便通畅，避免用力排便；戒烟酒。

②其他：同本节“脑血栓形成”健康教育。

五、蛛网膜下腔出血

蛛网膜下腔出血（subarachnoid hemorrhage，SAH）是由多种病因引起的一类出血性卒中，分为原发性和继发性两大类。脑表面血管破裂后，血液直接流入蛛网膜下腔者称为原发性蛛网膜下腔出血。脑实质内出血，血液穿破脑室或皮质，间接流入蛛网膜下腔者，称为继发性蛛网膜下腔出血。以下仅介绍原发性蛛网膜下腔出血。SAH 约占急性脑卒中的 10%，占出血性脑卒中的 20%。

【病因与发病机制】

最常见的病因为先天性动脉瘤（50%～85%）破裂，其次是动静脉畸形（arteriovenous malformation，AVM）、高血压性动脉硬化、血液病，还可见于各种感染所致的脑动脉炎、脑底异常血管网（Moyamoya 病）、肿瘤破坏血管、抗凝治疗的并发症等。

一般来说，动脉瘤好发于脑底动脉环的大动脉分支处，以该环的前半部较多见。动静脉畸形多位于大脑半球大脑中动脉分布区。当血管破裂血液流入脑蛛网膜下腔后，可引起颅内压突然升高。出血后数小时至 7 天以内可致脑积水，原因是大量积血或凝血块沉积于颅底，部分凝集的红细胞还可堵塞蛛网膜绒毛间的小沟，使脑脊液的回吸收被阻。通常情况为出血越严重，越易出现脑积水。急性梗阻性脑积水可加剧颅内压升高，甚至导致脑疝形成，是蛛网膜下腔出血后死亡的主要原因之一。血性脑脊液可刺激脑膜引起无菌性脑膜炎。血液直接刺激脑膜及血管，或血细胞破坏后释放多种血管收缩物质，如 5-羟色胺、肾上腺素、去甲肾上腺素等，都可引发脑血管痉挛（cerebral vasospasom，CVS）。这种痉挛多为局限性，也可为广泛性，与出血量和出血部位直接相关。严重的血管痉挛可导致脑梗死及脑干缺血，是加重病情，导致死亡的原因之一。血管痉挛常在发病后第 3～14 天达到高峰，少数患者可在出血 3 周后才出现。以上均可使患者病情稳定好转后，再次出现意识障碍或出现局限性神经症状。

【临床表现】

各个年龄组均可发病，青壮年更常见，女性多于男性；先天性动脉瘤破裂者多见于 20～40 岁的年轻人，50 岁以上发病者以动脉硬化多见。起病急骤，多在情绪激动或过度用力、血压突然升高、饮酒时发病。

1. 头痛与呕吐

突发剧烈头痛，如刀劈样，持续不能缓解或进行性加重。伴呕吐、面色苍白、全身冷汗。数分钟至数小时内发展至最严重程度。头痛局限某处有定位意义，如前头痛提示小脑幕上和大脑半球（单侧痛），后头痛表示后颅凹病变。

2. 意识障碍和精神症状

多数患者无或短暂性意识障碍，但可有烦躁不安。危重者可有谵妄，不同程度的意识不清及至昏迷，少数可出现癫痫发作和精神症状。

3. 脑膜刺激征

青壮年病人多见且明显，发病数小时后查体为颈项强直、Kernig 征、Brudzinski 征阳性。老年患者、出血早期或深昏迷者可无脑膜刺激征。

4. 其他症状

如低热、头晕、眩晕、颈、背及下肢疼痛等。少数病人可有短暂性或持久的局限性神经体征，如偏瘫、偏盲、失语等。眼底检查可见视网膜片状出血和视乳头水肿等。脑神经受累最常见的是一侧动眼神经麻痹，提示可能为该侧后交通动脉的动脉瘤破裂。亦偶见其他脑神经受累。

老年人蛛网膜下腔出血临床表现常不典型，头痛、呕吐、脑膜刺激征等都可不明显，而精神症状及意识障碍较重。个别重症病人可很快进入深昏迷，出现去大脑强直，因脑疝形成而迅速死亡。

【辅助检查】

（1）头颅CT：是诊断SAH的首选方法，CT显示蛛网膜下腔内高密度影可以确诊。根据CT结果可以初步判断或提示颅内动脉瘤的位置。动态CT检查还有助于了解出血的吸收情况，有无再出血、继发脑梗死、脑积水及其程度等。

（2）脑脊液（CSF）检查：通常CT检查已确诊者，腰穿不作为临床常规检查。如果出血量少或者距起病时间较长，CT检查无阳性发现，而临床可疑下腔出血需要行腰穿检查CSF。均匀血性脑脊液是蛛网膜下腔出血的特征性表现，且示新鲜出血，如CSF黄变或者发现吞噬了红细胞、含铁血黄素或胆红质结晶的吞噬细胞等，则提示已存在不同时间的SAH。

（3）其他检查：影像学检查可用于SAH病因诊断。血管造影是最有意义的辅助检查，目前多采用数字减影全脑血管造影（DSA）。螺旋CT血管显像（CTA）和磁共振血管显像（MRA）也可发现动脉瘤或动静脉畸形。经颅超声多普勒（TCD）动态检测颅内主要动脉流速是及时发现脑血管痉挛（CVS）倾向和痉挛程度的最灵敏的方法。

【诊断要点】

在活动中或情绪激动时突然出现剧烈头痛、呕吐、脑膜刺激征阳性，CT检查蛛网膜下腔内高密度影可以确诊。脑脊液检查为均匀一致血性，也可明确诊断。若能行DSA检查，可明确病因。四种脑血管疾病的鉴别见表9-4-2。

表9-4-2　　四种脑血管疾病的鉴别

	缺血性		出血性	
	脑血栓形成	脑栓塞	脑出血	蛛网膜下腔出血
发病年龄	中老年人	青壮年多见	中老年人	青壮年更常见，女性多于男性
常见病因	动脉粥样硬化	风心病	高血压	动脉瘤、血管畸形、高血压动脉硬化
TIA史	常有	可有	多无	无
发病时状况	安静时	不定	活动及情绪激动时	活动及情绪激动时
发病急缓	较缓（时、日）	急骤（秒、分）	急（分、时）	急（分）
昏迷	多无	多无	多有	少
头痛	无	无	有	剧烈
呕吐	无	无	有	多见
血压	正常或增高	正常	明显增高	正常或增高
眼底	动脉硬化	可见动脉栓塞	可有视网膜出血	可见玻璃体膜下出血
偏瘫	多见	多见	多见	无
颈强直	无	无	可有	明显
脑脊液	多正常	多正常	压力高、血性	压力高、血性
CT检查	脑内低密度灶	脑内低密度灶	脑内高密度灶	蛛网膜下腔高密度影

【治疗要点】

内科治疗原则是制止继续出血，防止再出血和继发性脑血管痉挛，缓解头痛，防治各种严重并发症的发生。

1. 一般处理

一般处理与高血压性脑出血相同。如维持生命体征稳定，降低颅内压，维持水电解质平衡，预防感染等。

2. 防治再出血

（1）安静休息：应强调绝对卧床休息4～6周，一切可能增加病人的血压和颅内压的因素均应尽量避免。对头痛和躁动不安者应用足量有效的止痛、镇静药，以保持病人能安静休息。

（2）止血治疗：一般主张在急性期使用大剂量止血剂。蛛网膜下腔出血后形成血凝块，由于酶的作用可分解自溶而引起再出血，可用抗纤维蛋白溶解药抑制纤维蛋白溶解酶原的形成，推迟血块溶解，防治再出血的发生。常用止血剂有6-氨基己酸、氨甲苯酸又称抗血纤溶芳酸（PAMBA）、氨甲环酸又称止血环酸或凝血酸，为（PAMBA）的衍生物。

3. 解除血管痉挛

（1）尼莫地平：静滴或口服。该药可选择性地作用于脑血管，抑制血管平滑肌的收缩，还可减少细胞外钙离子进入神经细胞内而减少神经功能损害程度，能明显降低CVS发生率。

（2）β受体激动剂：常用异丙肾上腺素和盐酸利多卡因，也能使血管平滑肌松弛，解除血管痉挛。

（3）扩容、血液稀释治疗：有助于减轻血管痉挛。

（4）其他：腰椎穿刺放出少量脑脊液（5～10ml）、脑脊液生理盐水置换或脑室引流有一定效果，但有引起脑脊液动力学改变、诱发脑疝的危险，临床应用时须谨慎操作。

4. 手术或介入治疗

对于颅内血管畸形，可采用手术切除、血管内介入治疗以及γ-刀治疗；颅内动脉瘤可行手术切除或血管内介入治疗。

【护理措施】

1. 防止再出血

（1）休息与活动：病人安置在监护室内，环境安静、舒适，室内光线宜暗，应绝对卧床休息4～6周，决不能因无偏瘫症状过早下床活动。卧床期间禁止起坐、洗头、沐浴、如厕及其他下床活动，应加强护理，满足病人的日常所需。减少探视，治疗护理活动应集中进行，使病人充分休息。

（2）避免诱因：避免一切可能引起血压或颅内压增高的原因，如用力排便、咳嗽、喷嚏、情绪激动、劳累等。急性期避免不必要的搬动和检查，翻身时动作应轻柔，保证大小便通畅，血压过高者遵医嘱降压，病人烦躁不安时及时予以镇静处理。

（3）病情观察：蛛网膜下腔出血再发率较高，以首次出血后一个月内再出血的危险性最大，2周内再发率最高。再出血的临床特点为：首次出血后病情稳定或好转情况下，突然再次出现剧烈头痛、呕吐、抽搐发作、昏迷甚至去大脑强直及脑膜刺激征明显加重等，应密切观察，发现异常及时报告医生处理。

2. 饮食护理

清醒的患者可给予清淡易消化含有丰富蛋白质、维生素的食物，以低盐、低脂、低糖半流质饮食为主。多吃蔬菜、水果，避免刺激性食物，戒烟酒。昏迷者可给鼻饲流质饮食。

3. 对症护理

（1）头痛：头痛剧烈的原因是因为出血、脑水肿致颅内压增高，血液刺激脑膜或脑血管痉挛所致，随着出血停止、血肿吸收，头痛会逐渐缓解。患者头痛时护士应及时给予心理支持，告知病人头痛原因，消除病人紧张、恐惧、焦虑心理。减少病室声、光刺激，如窗帘遮光、调暗室内灯光，医护人员动作轻、走路轻、关门轻等均可减少病人烦躁不安，减轻头痛。采用缓解疼痛的方法，指导病人使用放松技术，如听轻音乐、缓慢深呼吸及引导式想象等方法减轻疼痛。必要时给予脱水、止痛、镇静药物。

（2）排便困难：患者卧床期间，肠蠕动减慢，可发生排便困难，故意识清楚者，应鼓励多吃粗纤维饮食，如蔬菜、水果。若出现便秘，嘱咐患者勿用力，以防再出血。可遵医嘱给予缓泻剂或开塞露，必要时肥皂水低压灌肠。

（3）昏迷：遵昏迷护理常规进行护理。

4. 用药护理

按医嘱使用甘露醇等脱水剂快速静脉滴入，记录24h尿量。使用尼莫地平等缓解脑血管痉挛的药物时，可能出现皮肤发红、多汗、心动过缓或过速、胃肠不适等反应，应控制输液速度，密切观察有无不良反应发生。

5. 心理护理

发病早期，病人因头痛、生活方式改变等出现紧张、恐惧、焦虑心理，应尽量满足病人的各种需要，同时告知疾病的相关知识，以缓解病人情绪。向病人及家属介绍情绪的稳定是保证治疗效果的重要因素，不良的情绪会加重病情。疾病稳定时，应告之疾病复发的特点，及相应的治疗手段，以缓解病人担心复发产生的恐惧心理。

6. 健康教育

（1）告知本病治疗与预后的有关知识，必要时尽早手术治疗，解除隐患。

（2）宣教疾病诱因，指导病人避免精神紧张，情绪波动，用力排便、屏气，剧烈咳嗽及血压过高等诱发因素。保持情绪稳定，避免剧烈活动和重体力劳动。改变不良生活习惯，饮食应多吃水果蔬菜，养成良好的排便习惯。

（3）女性病人1~2年内避免妊娠和分娩。

（孔慧）

第五节　帕金森病

帕金森病（Parkinson's disease，PD）又称震颤麻痹，是一种较常见的以损害黑质纹状体通路为主的神经系统变性疾病，主要临床特征为静止性震颤、肌强直、进行性运动迟缓、姿势平衡障碍，晚期会导致患者生活不能自理。本病最早由英国内科医生詹姆·帕金森于1817年描述。具体病因至今不明，故也称原发性帕金森病。一些由于脑炎、脑动脉硬化、脑外伤及中毒等产生类似临床症状者，称为帕金森综合征。在≥65岁人群中，1%患有帕金森病；在>40岁人群中则为0.4%。本病也可在儿童期或青春期发病。

【病因】

病因仍不清楚，目前的研究倾向于以下解释。

1. 年龄老化

帕金森患者主要见于50岁以上的中老年人，并呈现出年龄越大发病率越高的趋势。相关的研究证实：随着年龄的增加，黑质多巴胺能神经元数目逐渐减少，纹状体内多巴胺递质水平逐渐下降，纹状体的D_1及D_2受体逐年减少，酪氨酸羟化酶（tyrosine hydroxylase，TH）和多巴胺脱羧酶（dopa decarboxylase，DDC）活力亦减低。实际上，只有当黑质多巴胺能神经元数目减少达50%以上，纹状体多巴胺含量减少达80%以上时，临床上才会出现帕金森病的运动障碍症状。正常神经系统老化并不会达到这一水平，故年龄老化只是本病的促发因素。

2. 环境因素

已发现环境中与1-甲基-4-苯基-1，2，3，6-四氢吡啶（MPTP）分子结构相类似的工业或农业毒素，如某些除草剂、杀虫剂、鱼藤酮、异喹啉类化合物等，可导致多巴胺能神经元死亡，故环境因素被认为是可能病因之一。

3. 遗传因素

帕金森病患者中绝大多数为散发病例。家族性帕金森病患者多具有常染色体显性遗传或隐性遗传特征，有多代、多个家庭成员发病，临床表现与散发性帕金森病有所不同：如伴有共济失调、锥体系损害体征、痴呆，以及起病早、病程短等。

目前普遍认为，帕金森病并非单一因素引起，而是多因素交叉作用的结果，最终是黑质受损、进行性破坏，导致黑质-纹状体系统的不可逆衰退。

【发病机制】

PD与纹状体内的多巴胺（DA）含量显著减少有关。目前较公认的学说为多巴胺学说和氧化应激学说。

1. 多巴胺学说

多巴胺是纹状体抑制性神经递质，乙酰胆碱（Ach）是纹状体兴奋性神经递质，在正常人，这一对神经递质在纹状体起主导作用并处于动态平衡。PD患者由于DA合成减少使纹状体DA含量降低，黑质-纹状体通路多巴胺能与胆碱能神经功能平衡失调，胆碱能神经元活性相对增高，使锥体外系功能亢进，发生震颤性麻痹。

2. 氧化应激学说

该学说解释了黑质多巴胺能神经元变性的原因，即在氧化应激时，PD患者DA氧化代谢过程中产生大量氧自由基，在黑质部位Fe^{2+}催化下，进一步生成毒性更大的羟自由基，而此时黑质线粒体呼吸链的复合物Ⅰ活性下降，抗氧化物（特别是谷胱甘肽）消失，无法清除自由基，因此，自由基通过氧化神经膜类脂、破坏DA神经元膜功能或直接破坏细胞DNA，最终导致神经元变性。

【病理】

肉眼观早期无明显病变，晚期可见中脑黑质、桥脑的蓝斑及迷走神经运动核等处的神经色素脱失是本病相对具有的特征性的变化；光镜下可见该处的神经黑色素细胞丧失，残留的神经细胞中有Lewy包含小体形成，该小体位于神经细胞胞浆内，呈圆形，中心嗜酸性着色，折光性强，边缘着色浅。

【临床表现】

多数患者为60岁以后发病。男性稍多于女性。少数患者有家族史。隐匿起病，起病缓慢，逐渐加剧。本病病程很长，持续数年或数十年不等。多数首发症状为震颤，其次为步行障碍、肌强直和运动迟缓。症状常从一侧上肢开始，逐渐波及四肢和躯干，呈全身对称性损害。震颤、肌强直、运动徐缓及姿势、步态异常构成本病的主要表现。

1. 震颤

震颤为帕金森病最主要的特征和发病最早期的表现。常从一侧上肢远端（手指）开始，呈现有节律（频率4～7次/秒）的拇指对掌和手指屈曲的不自主震颤，如同“搓丸”样动作，然后发展到同侧下肢，继而累及对侧上下肢，晚期可波及下颌、唇、舌和头部。上肢震颤比下肢严重。早期震颤发生在肢体处于静止状态时，故称为“静止性震颤”。做随意动作时减轻或停止，紧张时加剧，入睡后消失。晚期患者在做随意动作时也有震颤，称为“动作性震颤”。少数患者，尤其是发病年龄在70岁以上者可不出现震颤。

2. 肌强直

肌强直早期多从单侧肢体开始，患者感觉关节僵硬及肌肉发紧。影响到面肌时，面部肌肉运动减少，会出现表情呆板的“面具脸”；影响到躯干、四肢及髋膝关节呈特殊的屈曲姿势。对患者的关节做被动运动时屈肌和伸肌均有肌张力增高，感觉到均匀性的阻力，类似弯曲软铅管的感觉，故称“铅管样强直”；如在均匀阻力上出现断续的停顿，如同转动齿轮感，称为“齿轮样强直”，是由于肌强直与静止性震颤叠加所致。肌强直部位的感觉正常，肌力正常或稍有减弱，反射正常，但由于显著的震颤或僵直可能不易引出。老年患者可引起关节疼痛，是由于肌张力增高使关节血供受阻所致。

肌强直与锥体束受损时的肌张力增高不同，后者视部位不同只累及部分肌群（屈肌或伸肌），被动运动关节时，阻力在开始时较明显，随后迅速减弱，呈所谓折刀现象，称“折刀样强直”，常伴有腱反射亢进和病理征。

3. 运动迟缓

运动迟缓是帕金森病一个最重要的运动症状，患者可表现多种动作的缓慢，随意运动减少，尤以开始动作时为甚。如坐位或卧位时起立困难，起床、翻身、解系纽扣或鞋带、穿鞋袜或衣裤、洗脸及刷牙等日常活动均发生障碍。查体时让患者起立、转身、手掌的往复动作、拇指与食指的对指动作均明显缓慢。面部表情肌肉少动，表现为面无表情、眨眼少、双眼凝视。因口、舌、咽和腭肌运动障碍使讲话缓慢、语调变低，严重时发音单调、吐字不清使别人难以听懂，还可有流涎和吞咽困难。由少动引起的构音不全、重复言语、口吃被称为本病的慌张言语（festination of speech）。

4. 姿势步态异常

中晚期患者因平衡功能减退而出现姿势步态不稳，容易跌倒，甚至发生骨折，严重影响生活质量，也是致残的原因之一。轻症患者行走时患侧上肢自动摆臂动作减少，走路时患侧下肢拖曳。病情逐渐加重时双上肢伴随动作消失，双足擦地行走，步态变小、变慢，遇障碍物不敢跨越，走下坡路更为恐惧。有时行走过程中双脚突然不能抬起好像被黏在地上一样，称为冻结现象。还可出现“慌张步态”（festinating gait），这是帕金森患者的特有体征，表现为迈步时以极小的步伐前冲，越走越快，不能立刻停下脚步。尽管患者全身肌肉均可受累，肌张力增高，但静止时屈肌张力较伸肌高，故病人出现特殊的屈曲姿势：头部前倾，躯干俯屈，上肢肘关节屈曲，髋及膝关节轻度弯曲。

5. 其他非运动障碍症状

由于自主神经受累可出现唾液和皮脂分泌增加，汗分泌增多或减少，直立性低血压，顽固性便秘，少数有排尿不畅。也可有认知功能减退、忧郁等，常在晚期出现。

【辅助检查】

（1）血、脑脊液常规化验均无异常，CT、MRI 检查无特征性改变，但为临床鉴别诊断常用。

（2）生化检测：采用高效液相色谱（HPLC）可检测到脑脊液和尿中高香草酸（HVA）含量降低。

（3）基因诊断：采用 DNA 印记技术（Southern blot）、PCR、DNA 序列分析、全基因组扫描等可能发现基因突变。

（4）功能显像诊断：采用 PET 或 SPECT 进行特定的放射性核素检测，可显示脑内多巴胺转运体（DAT）功能降低、多巴胺递质合成减少等，对早期诊断、鉴别诊断及监测病情有一定价值，但非临床诊断所必需和常用。

【诊断要点】

中年以后发病，有静止性震颤、肌强直、运动迟缓三大主症时应考虑本病。确诊本病必须在上述 3 条中附加至少 3 个或 3 个以上的条件：①偏侧肢体起病；②一侧肢体受累后，较长时间才扩散到另一侧肢体，病情呈明显不对称性；③良好的左旋多巴试验反应；④左旋多巴制剂的良好疗效可持续 5 年以上；⑤病程中体征呈现十分缓慢的进行性加重，但病程至少 9 年以上；⑥PET、SPECT 检查显示黑质纹状体区多巴胺能神经元受累依据。诊断 PD 尚须与帕金森综合征等相鉴别，并对病情进行分级。PD 病情等级如下：

Ⅰ级：一侧症状，轻度功能障碍。

Ⅱ级：两侧肢体和躯干症状，姿势反应正常。

Ⅲ级：轻度姿势反应障碍，生活自理，劳动力丧失。

Ⅳ级：明显姿势反应障碍，生活和劳动能力丧失，可站立，稍可步行。

Ⅴ级：帮助起床，限于轮椅生活。

【治疗要点】

PD 的治疗主要是改善症状，尚无阻止本病自然进展加重的良好办法。治疗包括药物治疗、手术治疗、康复治疗、心理治疗的综合治疗。

1. 药物治疗

帕金森病目前仍以药物治疗为主。恢复和调整多巴胺（DA）能-乙酰胆碱（Ach）能系统的平衡，是目前药物治疗 PD 的基本原理。

若疾病症状影响患者的日常生活和工作时，则需采用药物治疗。药物治疗的原则是：根据患者的具体病情和所处病程阶段进行个体化的治疗；从小剂量开始，缓慢递增，达到最低有效剂量后长期维持用药；以改善症状与防治远期运动并发症相结合。年龄和有无认知障碍是选择 PD 药物首要考虑因素。大于 65 岁或伴有智能减退的患者首选复方左旋多巴。65 岁以下不伴有智能减退的患者首选非麦角类多巴胺受体激动剂。适当的药物治疗可在不同程度上减轻症状，并可减少并发症而延长患者生命。但药物治疗不能抑制疾病的进行，需终身服用。

（1）左旋多巴及复方多巴制剂：至今仍是治疗帕金森病的最基本、最有效的药物，对震颤、尤其是强直、运动迟缓等均有较好疗效。左旋多巴是多巴胺的代谢前体，可以通过血脑屏障，在脑内脱羧变成 DA，起着补充多巴胺神经递质缺乏的作用。单用左旋多巴需较大剂量而使其副作用显著，故目前常用添加了周围氨基酸脱羧酶抑制剂的复方多巴制剂，可避免大部分左旋多巴的脑外脱羧，使更多的左旋多巴能有效地进入脑部，从而缩减了左旋多巴需用的剂量，减少脑外不良反应。常用复方制剂有美多巴、心宁美、息宁控释片等。

（2）多巴胺受体激动剂：能直接激动纹状体，产生和多巴胺相同作用的药物。该类药物能减少或推迟运动并发症的发生，对于早期的年轻患者为首选药物。常用药物有麦角碱（溴隐亭、培高利特、卡麦角林）和非麦角碱（普拉克索、罗匹尼罗、吡贝地尔等）两大类。可单独使用或与复方多巴制剂合用。

（3）抗胆碱能药物：适用于早期轻症无认知障碍者，可以协助维持纹状体的递质平衡，对震颤和强直有部分改善。常用药有苯海索（安坦）等。

（4）金刚烷胺：可促进神经末梢释放多巴胺，并阻止其再吸收，从而使症状减轻。在疾病的后期与左旋多巴合用能加强左旋多巴的作用。

（5）单胺氧化酶 B 抑制剂：阻断 DA 的代谢途径，提高纹状体内 DA 浓度，改善运动迟缓症状并能振奋精神。代表性药物有雷米吉兰。可单用或作为辅助用药。

2. 外科治疗

采用立体定向手术治疗。适应证为 60 岁以下患者、震颤、强直或运动障碍明显地一侧肢体为重，且药物治疗效果不佳或副作用严重者。但术后仍需药物治疗。

3. 康复治疗

包括语音语调的训练，面部肌肉的锻炼，手部、四肢及躯干的锻炼，松弛呼吸肌锻炼，步态及平衡锻炼，以及姿势恢复锻炼等。对改善生活质量有十分重要的作用。

【护理要点】

1. 生活护理

疾病早期，病人运动功能无障碍，应鼓励患者自我护理，做自己力所能及的事情。给患者足够的时间完成日常生活活动，如穿脱衣、吃饭、如厕等。培养兴趣爱好，加强主动运动。保持皮肤清洁，对于汗多、皮脂腺分泌旺盛的患者，要指导其穿柔软、宽松的衣服，经常清洁皮肤，勤换被褥衣服。做好活动中的安全预防，走路时持拐杖助行，行走时启动和终止应给予协助，防止跌倒。移开环境中的障碍物，起居环境中添加一些有利于患者起坐的设施，如高位坐厕、高脚背椅、室内或走道扶手等。患者震颤、动作笨拙，常多失误，餐时谨防烧、烫伤等事故发生，日常生活用品固定放置于患者触手可及处。端碗、持筷有困难者，为其准备金属餐具或多提供适合用手拿取的食物。对于流涎过多的患者，可使用吸管和鼓励患者细嚼慢咽。穿脱衣服，扣纽扣，结腰带、鞋带有困难者，均需给予帮助。生活无法自理的患者，应加强患者日常生活的照顾，防止出现跌伤、压疮、肺部感染、营养不良、肌肉萎缩等并发症。

2．饮食护理

根据患者的年龄、活动量给予足够的总热量，膳食中注意满足糖、蛋白质的充分供应。以植物油为主，少进动物脂肪。食物形式以小块食物或黏稠不易反流的为主，如面片、蒸蛋等，少量多餐。多食水果及蔬菜，以促进肠蠕动，防止大便秘结。出汗多的患者，应注意补充水分。避免刺激性食物，如烟酒、槟榔等。无法进食者，需及早给予鼻饲营养或辅助静脉营养。另外，注意饮食因素对左旋多巴类药物的影响，这类药物会与食物中的蛋白质相结合，影响吸收，所以服药必须与进食肉类、奶制品的时间间隔开。高脂饮食也会影响药物的吸收。至于谷类、蔬菜和瓜果等食物，对左旋多巴的影响较小。

3．用药护理

1）告知患者药物治疗是本病的主要治疗手段，需长期或终身服药，以减轻症状和预防并发症。

2）指导患者正确服药，介绍常用药物的种类、剂型、用法、服药注意事项、疗效和副作用的观察与处理。

3）疗效观察：服药过程中，要仔细观察震颤、肌强直、运动迟缓等症状有无改善，以确定药物疗效。出现症状波动、运动障碍、精神症状等应观察和记录发生的次数与持续时间，以便为调整药物提供依据。

4）药物副作用及其处理：

（1）左旋多巴及复方多巴制剂：副作用有周围性和中枢性两类。周围性反应，如恶心、呕吐、低血压、心律失常等，常在服药初期出现，持续用药后多可适应。在服药时吃一点饼干或果汁可减轻胃肠不适。由于饮食中蛋白质可妨碍左旋多巴的吸收，因此服药时间以饭前 1 小时或饭后 2 小时为宜。单用左旋多巴需禁服维生素 B_6，因其是脱羧过程的辅酶，使用复方左旋多巴制剂时可不禁用。应用多巴胺类药物替代治疗时，常使剂量受到限制的不良反应是中枢性反应，如开关现象、异动症、剂末恶化和精神症状等，多在用药 4～5 年后出现。①开关现象，指症状在突然缓解（开期）和加重（关期）之间交替出现的双相现象，使病人经常在严重的动作缺失与无法控制的多动状态之间来回摆动。在生活中常表现为突然僵硬、无法动弹，比如走路时突然迈不开步子等，持续数秒钟或数分钟，然后突然缓解，伴有明显的异动症。不可预料，一般与服药剂量和时间无关，每日总药量不变但增加服药次数以减少每次左旋多巴用量，或加用多巴胺受体激动剂，可以减少或防止发生。②异动症，是舞蹈样、手足徐动样或简单重复的不自主的动作，最常见于面、唇、舌、颈部，也可累及全身。异动症与纹状体的超敏感有关，减少药量或辅以 DA 受体阻滞剂泰必利治疗有效。③剂末恶化，又称疗效减退，每次服药后药物的作用时间逐渐缩短，表现为症状随血液药物浓度发生规律性地波动。主要是多巴胺细胞随病程进展不断减少，多巴胺合成、储备、释放能力下降。“清晨运动不能”是剂末恶化的一种最常见的表现，是由于夜间时间长，中枢神经系统内药物储存不足所致。增加每日总剂量并分开多次服用，以维持有效血药浓度可以预防剂末恶化。④精神症状，其表现形式多样，如抑郁、焦虑、幻觉、欣快、精神错乱、轻度躁狂等。

（2）多巴胺受体激动剂：较多的不良反应是出现恶心、食欲减退、精神症状（幻觉、妄想）和体位性低血压等。

（3）抗胆碱能药物：副作用有口干、视物模糊、便秘和排尿困难等。青光眼及前列腺肥大患者禁用。因可影响记忆功能，故老年患者慎用。

(4) 金刚烷胺：副作用有不宁、恶心、失眠、头晕、足踝水肿、幻觉、精神错乱等。有肾功能不良、癫痫病史者禁用。

(5) 单胺氧化酶 B 抑制剂：常见不良反应有兴奋、失眠、幻觉、妄想和胃肠不适，胃溃疡或精神病患者禁用。

4. 心理护理

本病在不同的阶段存在不同的心理失衡。疾病早期，病人保持相当的劳动能力，生活能够自理，震颤也不显著，疾病又无何痛苦，病人可以不甚介意，泰然处之，心理变化不大。随着病情的发展，肢体震颤加重，动作迟缓而笨拙，表情淡漠、刻板而呈“面具脸”，语调单一、谈吐断续，使病人有自卑感，不愿到公共场合，回避人际交往，并感到孤独，病人可以产生焦急、忧虑等情绪。有些病人了解到本病的结局，也可产生恐惧或绝望心理。到疾病后期阶段，病人生活不能自理，可产生悲观失望或厌世轻生的心理。晚期病人常有痴呆存在，可以淡化心理活动。护士应深入细致，认真观察病情变化和心理活动，掌握病人心理特征的形成和心理活动的规律，有的放矢地进行心理护理。

5. 康复训练

本病早期应坚持一定的体力活动，主动进行肢体功能锻炼，四肢各关节做最大范围的屈伸、旋转等活动，以预防肢体挛缩、关节僵直的发生。不忽视面部肌肉和颈部的锻炼，可对镜做微笑-大笑-露齿而笑、撅嘴、吹口哨、鼓腮、伸舌等面部动作；做头部的上下、左右运动。步态锻炼时要求患者双眼直视前方，身体直立，起步时足尖要尽量抬高，先足跟着地再足尖着地，跨步要尽量慢而大，两上肢尽量在行走时做前后摆动。其关键是要抬高脚和跨步要大。锻炼时最好有其他人在场，可以随时提醒和改正异常的姿势。加强平衡训练，可双足分开 25 ~30 公分，向左右、前后移动重心，并保持平衡。躯干和骨盆左右旋转，并使上肢随之进行大的摆动，对平衡姿势、缓解肌张力有良好的作用。晚期病人做被动肢体活动和肌肉、关节的按摩，以促进肢体的血液循环。

（王再超　高小莲）

第六节　阿尔茨海默病

阿尔茨海默病（Alzheimer disease，AD），又叫老年性痴呆，是一种中枢神经系统变性病，起病隐袭，病程呈慢性进行性，主要表现为渐进性记忆障碍、认知功能障碍、人格改变及语言障碍等神经精神症状，严重影响社交、职业与生活功能。

本病最早由德国医生 Alois Alzheimer 于 1906 年描述，是老年期痴呆最常见的一种类型。其患病率随年龄增高而增高，65 岁以上的老年人，AD 的年发病率约为 1%，年龄每增加 5 岁，AD 患病率约增加 1 倍。本病常散发，女性多于男性，女性患者的病程常较男性患者长。随着人口的老龄化，AD 的发病率逐年上升，严重危害老年人的身心健康和生活质量，已成为严重的社会问题，引起各国政府和医学界的普遍关注。

【疾病分型】

(1) 本病根据起病年龄和临床表现可分为：①老年前期型：起病<65 岁，病情进展迅速，较早出现失语、失写、失用等症状；②老年型：起病>65 岁，病情进展缓慢，以记忆障碍为主要临床表现；③非典型或混合型：临床表现不能归结于上述两型者；④其他或待分类的阿尔茨海默病。

（2）根据家族史可分为：①散发性阿尔茨海默病（sporadical Alzheimer disease，SAD），较常见。②家族性阿尔茨海默病（familial Alzheimer disease，FAD），约占AD患者的1%。

【病因与发病机制】

AD的病因及发病机制十分复杂，目前尚未阐明。研究认为，其发病可能与遗传因素和环境因素有关。

1. 病因

（1）遗传因素：痴呆阳性家族史是AD公认的危险因素，提示遗传因素在AD的病因中起重要作用。流行病学研究显示，AD患者的一级亲属有极大的患病危险性，是一般人的4.3倍，呈常染色体显性遗传及多基因遗传，具有遗传异质性。目前已发现至少4种基因突变与AD有关，即：淀粉样蛋白前体（APP）基因、早老素1基因（PS-1）、早老素2基因（PS-2）和载脂蛋白（apoE）基因，分别位于21、14、1、19号染色体。前三者已被确认为家族性AD的致病基因，apoE基因与散发性AD相关。

（2）环境因素：文化程度低、吸烟、脑外伤、重金属接触史等可增加患病风险。据报道AD发病前35年内脑外伤史占15%~20%；饮水铝含量与痴呆死亡率显著正相关，且AD患者脑组织中铝水平较高，并发现铝可导致脑组织神经原纤维缠结（NFTs）和老年斑（SP）形成。而长期用雌激素、非甾体抗炎药可能有保护作用。

2. 发病机制

（1）β淀粉样蛋白级联学说：该学说认为AD患者可能是由于淀粉样蛋白前体基因和早老素基因等的突变，导致Aβ异常分泌和产生过多，在脑组织内沉积，对周围的突触和神经元具有毒性作用，可破坏突触膜，最终引起神经细胞死亡。Aβ沉积导致AD的其他病理变化，是AD发病的核心环节。减少Aβ的形成，抑制Aβ的沉积，是预防和治疗AD的根本途径。

（2）神经递质功能缺陷：AD患者具有胆碱能系统缺陷，表现为脑内胆碱乙酰转移酶减少，导致乙酰胆碱（ACh）合成、储存和释放减少，进而引起以记忆和识别功能障碍为主要症状的一系列临床表现。在阿尔茨海默病的发病机制中，此学说是目前较为公认的阿尔茨海默病的发病机制。这也是目前阿尔茨海默病治疗获得有限疗效的重要基础。除胆碱能不足外，AD患者还存在去甲肾上腺素能缺陷，这可能与AD患者的情感症状有关。

（3）兴奋性氨基酸毒性学说：兴奋性氨基酸，尤其是谷氨酸（Glu）的兴奋性神经毒性作用越来越受到关注。谷氨酸及谷氨酸受体参与了神经元的兴奋性突触传递，调节多种形式的学习和记忆过程等。谷氨酸是中枢神经系统的主要兴奋性神经递质，具有重要生理功能，如大量释放可以造成组织损伤。现有研究提示，AD脑内谷氨酸功能亢进，造成神经元损伤，从而产生认知功能缺陷。

（4）Tau蛋白学说：微管系统是神经细胞的骨架成分，参与多种细胞功能。微管是由微管蛋白和微管相关蛋白组成，Tau蛋白是一种含量最高的微管相关蛋白。在AD患者脑内，Tau蛋白异常过度磷酸化，并聚集成双螺旋丝形式，与微管蛋白的结合力降低，失去了促进微管形成和维持微管稳定的作用。异常磷酸化Tau蛋白的病理性沉积，导致了神经原纤维缠结（NFTs）的形成，而NFTs可作为大脑早老化的标志。AD患者较正常老年人脑内NFTs数目更多、分布更广。NFTs随AD发展而增多，并与临床痴呆的程度相关。

（5）其他：也有报道认为其他因素如炎症和免疫功能异常、自由基和氧化应激作用、胰岛素相关糖代谢异常、钙稳态失调、脂质代谢异常等与AD的发生有关，但这些病理生理机制尚待进一步阐明。

【病理】

病理解剖可见大脑半球皮质弥漫性萎缩，重量较正常大脑轻20%以上，或<1000g。脑回变窄，脑沟增宽，以颞、顶和前额叶最明显。枕叶、运动和感觉皮质受累较少。脑室扩大，尤以侧脑室颞角明显，海马萎缩明显。

AD的组织学病理改变包括：①老年斑（senile plaques，SP）；②神经原纤维缠结（neurofibrillary tangles，NFTs）；③神经元丢失伴胶质细胞增生；④神经元颗粒空泡变性；⑤淀粉样蛋白血管病。前三条为是AD特征性的三大病理改变。

【临床表现】

AD一般在老年前期和老年期起病，起病隐袭，早期不易被发现，病情逐渐进展。核心症状为ABC三部分，即：日常生活能力降低（Activities of daily living），精神行为异常（Behavior），认知能力下降（Cognition）。

1. 认知能力下降

（1）记忆障碍（memory impairment）或遗忘：是AD的核心症状或首发症，患者对其记忆障碍缺乏自知力。早期以近记忆力受损为主，远记忆力受损相对较轻，表现为对刚发生的事、刚说过的话不能记忆，忘记熟悉的人名，而对年代久远的事情记忆相对清楚。早期常被忽略，被认为是老年人爱忘事，此时对日常生活虽有影响但不严重。随着病情的加重，近事记忆障碍加重，远事记忆逐渐受损。严重者近事记忆、远事记忆均严重障碍，显著影响患者的社会生活功能。

（2）认知障碍（cognitive impairment）：是AD的特征性表现，与记忆障碍同步，随病情进展逐渐表现明显。

①语言功能障碍：AD患者语言功能逐渐受损，出现找词困难、语义障碍、表现词不达意或赘述。随着病情的进展可出现各种类型的失语。至痴呆晚期患者可以表现为言语不能或缄默状态。

②视空间功能受损：可早期出现，表现为严重定向力障碍，如在熟悉的环境中迷路或不认家门，不会看街路地图，不能区别左、右或泊车；在房间里找不到自己的床等。

③失认及失用：可出现视失认和面容失认，不能认识亲人和熟人的面孔，也可出现自我认识受损，产生镜子征，患者对着镜子里自己的影子说话。可出现意向性失用，每天晨起仍可自行刷牙，但不能按指令做刷牙动作；以及观念性失用，不能正确地完成连续复杂的运用动作，如叼纸烟、划火柴和点烟等。

④计算力障碍：常弄错物品的价格、算错账或付错钱，不能平衡银行账户，最后连最简单的计算也不能完成。

2. 精神症状和行为障碍

精神症状和行为障碍（behavioral and psychological symptoms of dementia，BPSD），

包括抑郁、焦虑不安、幻觉、妄想和失眠等心理症状；踱步、攻击行为、无目的徘徊、坐立不安、行为举止不得体、尖叫等行为症状。多数痴呆患者在疾病发展过程中都会出现，发生为70% ~90%，影响患者与照料者生活质量，容易成为痴呆患者住院的主要原因。

3. 日常生活能力降低

AD患者日常生活能力的逐渐下降，表现为完成日常生活和工作越来越困难，吃饭、穿衣、上厕所也需要帮助，简单的财务问题也不能处理，日常生活需要他人照顾，最后完全不能自理。

【临床分期】

通常患者从轻度至重度进展需要8 ~10年。AD的临床过程大致可分为三个阶段。

(1) 轻度痴呆期：以近事记忆障碍为主，学习能力下降，语言能力受损。不能独立进行购物、经济事务等。基本生活尚能自理。可见抑郁、焦虑、多疑和淡漠等情感症状。

(2) 中度痴呆期：表现为远近记忆严重受损。语言功能明显损害，理解能力下降，可见失语、失用和失认。生活需要帮助，可见大、小便失禁。此期患者精神行为症状较突出，以激惹、幻觉、妄想和攻击行为为主。

(3) 重度痴呆期：严重记忆力丧失，仅存片段的记忆；日常生活不能自理，大小便失禁，呈现缄默、肢体僵直。查体可见锥体束征阳性，有强握、摸索和吸吮等原始反射。最终昏迷，一般死于感染等并发症。

【辅助检查】

1. 神经心理学测验

包括认知功能评估、日常生活能力评估、行为和精神症状（BPSD）的评估。常用量表如简易精神量表（MMSE）、日常生活能力评估（ADL）量表、阿尔茨海默病行为病理评定量表（BEHAVE-AD）、神经精神症状问卷（NPI）和Cohen-Mansfield激越问卷（CMAI）等。

2. 神经影像学检查

头CT和MRI检查，可显示脑皮质萎缩明显，特别是海马及内侧颞叶，支持AD的临床诊断。正电子扫描（PET）和单光子发射计算机断层扫描（SPECT）可提高痴呆诊断可信度。18F-脱氧核糖葡萄糖正电子扫描（18FDG-PET）可显示颞顶和上颞/后颞区、后扣带回皮质和楔前叶葡萄糖代谢降低，揭示AD的特异性异常改变，适用于AD与其他痴呆的鉴别诊断。

3. 脑电图和脑脊液检查

脑电图、脑脊液β淀粉样蛋白、Tau蛋白检测，可用于AD的鉴别诊断。

4. 基因检测

可为诊断提供参考。淀粉样蛋白前体蛋白基因（APP）、早老素1、2基因（PS1、PS2）突变在家族性早发型AD中占50%。载脂蛋白ApoE4基因检测可作为散发性AD的参考依据。

5. 血液学检查

如血常规、血糖、血电解质等，主要用于发现存在的伴随疾病或并发症、发现潜在的危险因素、排除其他病因所致痴呆。

【诊断要点】

阿尔茨海默病的临床诊断是根据患者及家属提供的详细病史、神经科查体和神经心理功能检查而作出，应进行其他检查包括血液学、CT 和 MRI 等检查排除痴呆的其他病因。临床诊断的准确性可达 85% ~90%。最后确诊依赖于病理性检查。美国国立神经病语言障碍卒中研究所和 AD 及相关疾病协会（NINCDS-ADRDA）诊断标准见表 9-6-1。

表 9-6-1　**NINCDS-ADRDA 很可能 AD 的标准**

诊断标准	1. 痴呆：临床检查和认知量表测查确定有痴呆。 2. 两个或两个以上认知功能缺损，且进行性恶化。 3. 无意识障碍。 4. 40 ~90 岁起病，多见于 65 岁以后。 5. 排除其他引起进行性记忆和认知功能损害的系统性疾病和脑部疾病。
支持标准	1. 特殊性认知功能如言语（失语症）、运动技能（失用症）、知觉（失认症）的进行性损害。 2. 日常生活功能损害或行为方式的改变。 3. 家庭中有类似疾病史，特别是有神经病理学或实验室证据者。 4. 实验室检查腰穿压力正常；脑电图正常或无特殊性的改变如慢波增加；CT 或 MRI 证实有脑萎缩，且随诊检查有进行性加重。
排除标准	1. 突然起病或卒中样发作。 2. 早期有局灶性神经系统体征，如偏瘫、感觉丧失、视野缺损、共济失调。 3. 起病或疾病早期有癫痫发作或步态异常。

2011 年美国国家衰老研究所（NIA）和阿尔茨海默病学会（AA）发布了阿尔茨海默病最新诊断标准，简称为 NIA-AA 诊断标准。新标准保留了“NINCDS-ADRDA 标准”很可能 AD 的大体框架，吸收了过去的临床应用经验，其最大亮点是将 AD 视为一个包括轻度认知损害（mild cognitive impairment，MCI）在内的连续的疾病过程，并将生物标志纳入到 AD 痴呆的诊断标准中。本诊断旨在早期识别、诊断和干预，推进了 AD 型痴呆-AD 型 MCI-临床前期 AD 的研究转向。

【治疗要点】

由于 AD 的病因和发病机制尚不明确，目前没有特效方法逆转和阻止病情进展。但早期进行对症治疗，包括药物治疗改善认知功能、改善精神症状、心理社会治疗和良好的护理，对延缓患者生活质量减退十分重要。

1. 促认知药物

(1) 胆碱酯酶抑制剂：胆碱酯酶抑制剂是目前唯一得到验证的能够改善 AD 患者症状的药物。该类药物通过抑制胆碱酯酶而抑制乙酰胆碱降解并提高活性，改善神经递质的传递功能。常用药物有多奈哌齐（donepezil）、利斯的明（rivastigmine）、加兰他敏（galantamine）等。石杉碱甲是中草药中分离得到的石杉碱类生物碱，是一种天然的胆碱酯酶抑制剂，在我国已经在临床使用，但其疗效有待进一步证实。胆碱酯酶抑制剂一般耐受良好，但常见胃肠道不良反应如恶心、腹泻和呕吐，有时可能会导致部分患者停药。

（2）谷氨酸受体拮抗剂：盐酸美金刚（memantine）是N-甲基-天冬氨酸（NMDA）受体激动剂，目前也已批准用于AD。其药物机制尚未完全清楚，可能与其非竞争性地激动NMDA受体，从而保护胆碱能神经元免受兴奋性氨基酸毒性破坏有关。可用于中晚期AD患者。该药的不良反应较少，与胆碱酯酶抑制剂联合用药可能比单独应用胆碱酯酶抑制剂更有效，但还需进一步研究证实。

2. 行为和精神症状（BPSD）的治疗

（1）非药物干预：应优先考虑。如教育、锻炼、芳香治疗、感觉刺激、个性化音乐等，症状可能会在短时间内自然消失。

（2）药物干预：难以控制的精神病性症状和激越，予以抗精神病药物可以减少精神行为症状，如利培酮对激越攻击性精神症状已证实有效。但抗精神病药物都有较严重的不良反应，包括增加脑卒中危险、增加病死率、运动障碍及认知障碍，用药需谨慎。

3. 心理社会治疗

心理治疗是对药物治疗的补充。应鼓励早期患者参加各种社会活动和日常生活活动，尽量维持其生活自理能力，以延缓衰退速度，但应注意对有精神、认知功能、视空间功能障碍、行动困难的患者提供必要的照顾，以防意外。患者如外出活动无人陪同时需要随身携带身份证明或联系方式，以防走失。鼓励家庭和社会对患者多予照顾和帮助，进行康复治疗和训练。

【护理要点】

1. 心理护理

尽量为AD患者提供一个舒适、安宁的疗养环境。要尊重患者、充满宽容并给予爱心，对患者的精神症状和性格变化应理解，用诚恳的态度对待患者。多与患者进行言语交流，引导患者表达自己的想法，疏导情绪。在患者焦虑不安时尽量用语言安慰、疏导，帮助他们消除孤独感、失落感。尽量满足病人的合理要求，若有些要求不能满足时应耐心解释，避免使用伤害其感情或自尊心的语言和行为，如“痴”、“傻”、“呆”等词，造成其情绪低落，甚至发生攻击性行为，伤人毁物。

2. 认知功能康复

患者的智能下降、记忆力减退、反应迟钝，常常犯错。针对这些，应抓住一切与患者接触的机会，不失时机地说一些简单的字、词、句等让患者重复，鼓励老年人勤用脑，多思考，读书看报听新闻，多做手指运动，勤写记录，逐渐提高痴呆老人的记忆能力，恢复其智力水平。

3. 运动疗法

老年性痴呆患者学习新知识困难，同时伴有失用、失认，不能进行复杂的运动，因此早期即以简单的日常习惯或过去习惯的活动项目，明确顺序一项一项地反复进行，并予适当的指导和帮助，以增强运动感，改善脑功能。

4. 患者的照料

中晚期病人对环境、方向的定向力差。要协助患者在熟悉的环境中生活自理，如洗漱、进餐、行走等。不能让病人单独外出，防止走失或跌伤。药物、热水应放好、放稳，防止误服、烫伤。铁器、锐器等物品保管好，防止误伤和伤人。卧床不起的病人应做好基础护理，保证营养摄入，预防压疮、泌尿系感染和肺部感染发生。

5. 健康教育

因为AD的病因尚未阐明，主要应减少危险因素的影响，对易感人群进行监测。①向特定人群普及本病的疾病知识，减少危险因素的影响。AD的危险因素中，有些因素是无法改变的（如年龄、性别和基因型），有些是可以改变的，包括铝中毒、吸烟、文化修养、血管性危险因素（高血压、糖尿病、心房颤动、肥胖）和头部外伤，而保护因素包括使用降压药、非甾体类抗炎药、他汀类药物、激素替代治疗、高等教育、节食、锻炼及参与社会益智活动。②对疑有此病和确定此病的老年人，定期做此方面的检查，并给予积极的治疗。③虽然AD患者的认知功能减退，但仍应尽量鼓励患者参与社会日常活动，包括脑力和体力活动。尤其是早期患者，尽可能多的活动可维持和保留其能力。如演奏乐器、跳舞、打牌、打字和绘画等，都有助于病人的生活更有乐趣，并有可能延缓疾病的进展。④为照料者提供咨询和支持，如提供有关AD疾病的科学知识，治疗策略，以提高其照料患者的能力。

（张丽　高小莲）

第七节　癫　　痫

癫痫（epilepsy）是一组由已知或未知病因所引起，脑部神经元高度同步化，且常具自限性的异常放电所导致的综合征。以反复、发作性、短暂性、刻板性的中枢神经系统功能失常为特征。由于异常放电神经元的位置不同，放电扩展的范围不同，病人的发作可表现为感觉、运动、意识、精神、行为、自主神经功能障碍或兼有之。每次发作称为痫性发作（epileptic seizure）诊断癫痫至少需要一次痫性发作，反复出现的痫性发作方可诊断癫痫。仅有一次痫性发作不诊断为癫痫。癫痫是神经系统疾病中仅次于脑血管病的第二大类疾病，致残率高、病程长，严重威胁患者身心健康。

【病因与发病机制】

1. 病因

（1）原发性癫痫：主要是由遗传因素所致，可为单基因或多基因遗传，药物疗效较好。家系调查结果显示，原发性癫痫近亲中患病率为2%～6%，明显高于一般人群的0.5%～1%。

（2）继发性癫痫：病因比较复杂，主要是由各种原因的脑损伤所致，如脑先天性疾病、颅脑外伤（如新生儿或婴儿期癫痫常见的病因为颅脑产伤）、脑部感染（如各种脑炎、脑膜炎等）、脑血管病、颅内肿瘤、脑部变性病等脑部疾病；脑缺氧（如窒息、休克、急性大出血、一氧化碳中毒等）、儿童期的发热惊厥、药物中毒、内科疾病的神经系统并发症（尿毒症、阿-斯综合征、肝性脑病等）等全身性疾病。

2. 影响发作的因素

（1）年龄：多种原发性癫痫的起病时间与年龄有密切关系。如儿童失神癫痫多在6～7岁时起病。

（2）内分泌：少数患者仅在月经期或妊娠早期发作。

（3）睡眠：如婴儿痉挛症多在醒后和睡前发作。有些癫痫在睡眠中发作。

（4）缺睡、疲劳、饥饿、便秘、饮酒、闪光、感情冲动和一过性代谢紊乱等都能诱发发作。过度换气对失神发作、过度饮水对 GTCS 以及闪光、音乐、阅读、下棋等对肌阵挛发作均有诱发作用。

3. 发病机制

痫性发作的机制尚未完全阐明。而所有各种痫性发作均因脑部神经元过度放电而引起。人体休息时，一个大脑皮质锥体细胞的放电频率一般保持在 1～10 次/秒之间，而在癫痫病灶中，一组病态神经元的放电频率可高达每秒数百次。痫灶细胞群高频重复放电，使其轴突所直接联系的神经元产生较大的突触后电位，从而产生连续传播，直至抑制作用（包括痫性周围抑制性神经细胞的活动，胶质细胞对兴奋性物质的回收，以及病灶外抑制机构的参与）使发作终止。由于传播途径及范围不同而引起各种形式发作。

【癫痫分类】

癫痫具多种发作形式，1981 年国际抗癫痫联盟根据临床和脑电图特点制定了癫痫发作的分类，归纳如表 9-7-1。

表 9-7-1　**国际抗癫痫联盟（1981 年）痫性发作分类**

1.	部分性发作：局部开始
	单纯性：无意识障碍，可分运动、体感或特殊感觉、自主神经和精神症状
	复杂性：有意识障碍
	继发泛化：由部分起始扩展为 GTCS
2.	全面性发作：双侧对称性发作，有意识障碍，包括失神、肌阵挛、强直、强直-阵挛、阵挛、失张力发作
3.	不能分类的癫痫发作

【临床表现】

癫痫的临床表现极为多样，但均具有突发性、短暂性、刻板性、反复发作的特征。可分为痫性发作和癫痫症两个方面，痫性发作是癫痫的特征性临床表现，而癫痫症是指有一种或数种发作类型且反复发作者。

1. 部分性发作

为痫性发作最常见的类型，发作起始症状和脑电图特点均提示起于一侧脑结构。发作不伴有意识障碍，则为单纯部分性发作；如伴有意识障碍，发作后不能回忆，称为复杂部分性发作。

（1）单纯部分性发作：可分为以下四型：

①部分性运动性发作：部分运动性发作的局部肢体抽搐，大多见于一侧口角、眼睑、手指或足趾，也可涉及整个一侧面部或一个肢体的远端。如果发作自一处开始后，按大脑皮质运动区的分布顺序缓慢移动，例如自一侧拇指沿手指、腕部、肘部、肩部扩展，称为 Jackson 癫痫。可发作后遗留暂时性局部肢体无力或轻偏瘫，称 Todd 瘫痪。

②部分感觉（体觉和特殊感觉）性发作：体觉性发作常为肢体的麻木感和针刺感。多数发生在口角、舌部、手指或足趾，病灶在中央后回体感觉区，偶有缓慢扩散为感觉性

Jackson 癫痫。特殊感觉性发作包括：视觉性（如闪光或黑矇等）、听觉性（嗡嗡声等）、嗅觉性（幻嗅等）和眩晕性发作，可为复杂部分性发作或全面强直-阵挛发作的先兆。

③自主神经性发作：出现苍白、面部及全身潮红、多汗、立毛、瞳孔散大、呕吐、腹鸣、烦渴和欲排尿感等。发作年龄以青少年为主，很少单独出现，易扩散出现意识障碍，成为复杂部分性发作一部分。

④精神性发作：表现为记忆扭曲（如似曾相识、旧事如新、快速回顾往事），情感异常（如无名恐惧、抑郁和不适当愉快感），幻觉或错觉（如视物变大、或者变小、听声变强或变弱、感觉本人肢体变化），言语困难和强制性思维等。精神性发作虽可单独出现，但常为复杂部分性发作的先兆，也可继发全面性强直-阵挛发作。

（2）复杂部分性发作：因其多由颞叶病变引起，故又有颞叶癫痫之称。起病年龄在各型癫痫中较晚，多在 20 岁左右首次发病。主要特征有意识障碍，以及在感觉运动障碍的基础上形成较为复杂的症状，如有错觉、幻觉、自动症等，故也称为精神运动性发作。自动症是多种类型的癫痫发作所共有的特征，指在癫痫发作过程中或发作后处于意识蒙胧状态时出现的不自主、无意识的简单或复杂动作，如咂嘴、咀嚼、点头、双手摸索、自言自语、不自主哭笑、游走、奔跑等，清醒后不能回忆。

2. 全面性发作

（1）失神发作：多见于儿童和少年期，无先兆和局部症状，发作和停止均突然。临床特点为患者意识短暂丧失，当时正在进行的活动中断，呼之不应，两眼瞪视不动，手中持物可坠落或正在进食时食物就停放在嘴边，事后立即清醒，继续原先之活动，对发作无记忆。整个过程持续约 3 ~ 15 秒突然消失，一日可发作数次至数百次不等。

（2）肌阵挛发作：也是儿童及青少年期较为多见，常在清晨醒来后不久发作较多。发作时表现为身体某个部位突然，快速，有力地抽动，主要由于这些部位肌肉突然收缩所引起。病人可表现为突然点头，弯腰或后仰，也可表现整个身体突然后倾或倒向一侧，当发作摔倒时，两手不会去扶地。一般发作前没有先兆，有的因突然低头，以致前额或下颌部常常碰伤。抽动前后意识不丧失，跌倒后能很快站起来。有时在一次肌阵挛发作后，数秒钟或数分钟后再有发作，连续数次。有的患者一天可发作多达几十次。

（3）阵挛性发作：仅见于婴幼儿，以发作时意识丧失伴全身肌肉重复阵发抽动而没有强直为特征，持续数秒或数分钟。

（4）强直性发作：多见于弥漫性脑损害儿童，睡眠中发作较多。表现为全身或部分肌肉持续的强直性收缩，不伴阵挛期。患者头、眼和肢体固定某一位置，躯干呈角弓反张，伴短暂意识丧失，以及面部青紫、呼吸暂停和瞳孔散大等，如发作时处于站立位可剧烈摔倒。发作持续数秒至数十秒。

（5）失张力发作：是由于双侧部分或者全身肌肉张力突然丧失，导致不能维持原有的姿势，出现猝倒、肢体下坠等表现，发作时间相对短，持续数秒至 10 余秒多见，发作持续时间短者多不伴有明显的意识障碍。

（6）全面性强直-阵挛发作（GTCS）：也称大发作，是最常见的发作类型之一，意识丧失、全身强直后出现阵挛是此型发作的主要临床特征。其发作过程可分为三期：

①强直期：突发意识丧失，跌倒，全身骨骼肌强直性收缩、头后仰、上睑抬起、眼球上窜、喉肌痉挛，发出叫声。口部先强张，后突闭，可咬破舌尖。颈部和躯干先屈曲后反张，上肢先上举后旋再转为内收前旋，下肢自屈曲转为强烈伸直。常持续 10 ~ 20 秒后转

入阵挛期。

②阵挛期：此期全身肌肉交替性收缩和松弛，呈一张一弛交替性抽动，由肢端延及全身。阵挛频率逐渐减慢，松弛期逐渐延长，持续约1～3分钟，最后一次强烈痉挛后抽搐突然停止，进入惊厥后期。

以上两期，都出现心率增快，血压升高，汗、唾液和支气管分泌物增多，呈泡沫从口流出；瞳孔散大，瞳孔对光反射及深浅反射消失；病理征出现以及呼吸暂停致口唇、皮肤紫绀。

③惊厥后期或昏睡期：阵挛期后，尚有短暂的强直痉挛，患者可仍处于昏迷状态，全身肌肉松弛，括约肌松弛造成大小便失禁。呼吸首先恢复、心率、血压、瞳孔等恢复正常，意识逐渐恢复。自发作开始至意识恢复为5～10分钟。醒后觉头痛、疲乏、全身酸痛，对抽搐过程全无记忆。一些患者意识障碍减轻后进入昏睡，少数在完全清醒前有自动症或有暴怒、惊恐等情感反应。

3. 癫痫持续状态

此状态是指癫痫连续发作之间意识未完全恢复又频繁再发，或发作持续30min以上不自行停止。若不及时治疗，可因高热、循环衰竭或神经元兴奋毒性损伤导致不可逆的脑损伤，致残率和病死率很高，是神经科常见急诊之一。任何类型癫痫均可出现癫痫持续状态，但临床通常指全面性强直-阵挛发作持续状态。突然停用抗癫痫药物或全身严重感染是引起癫痫持续状态的重要原因。

【辅助检查】

（1）脑电图：EEG对本病诊断有重要参考价值。除个别部分性和精神运动性发作者，发作时一般均可见特异性脑电图改变，如棘波、尖波、棘-慢波等。脑电图检查正常而临床表现典型的患者不能否定癫痫之诊断，反之仅有1～2次不正常脑电图记录而无癫痫的临床表现，也不能作为癫痫的依据。

（2）病因检查：有关检查，如头颅磁共振（MRI）、CT、血糖、血钙、脑脊液检查等，以进一步查明病因。

【诊断要点】

癫痫的诊断主要依靠详细询问病史和发作时的情况，脑电图检查供参考。诊断原则应首先确定是否为癫痫，其次是结合各种相关检查判断癫痫的类型及病因。

【治疗要点】

1. 发作时急救治疗

见护理要点。

2. 抗癫痫治疗

目前癫痫的治疗包括药物治疗、手术治疗、神经调控治疗等。

（1）抗癫痫药物：使用指征：癫痫的诊断一旦确立，应及时应用抗癫痫药物控制发作。但是对首次发作、发作有诱发因素或发作稀少者，可酌情考虑。

药物治疗原则：

①从单一药物开始，直到达到有效或最大耐受量。

②单药治疗失败后，可联合用药，一般不超过3种。尽量将作用机制不同、很少或没有药物间相互作用的药物配伍。

③规律服药，不随意换药。确需换药时，应在逐渐减少原用药物的剂量同时，逐渐增加新用药的剂量，防止诱发发作。

④坚持长期治疗，不应轻易停药。经药物治疗，控制发作2～3年，脑电图随访痫性活动消失者可以开始停药。但不能突然停药，应首先从复合治疗转为单一药物治疗，单一药物的剂量逐步减少。千万不能服药后控制发作半年就自行停药。间断、不规则服药不利于癫痫控制，且易发生癫痫持续状态。传统的抗癫痫药物见表9-7-2。

表9-7-2　**传统的抗癫痫药**

药物	适应证	作用机制
苯妥英钠	大发作首选，对精神运动性发作次之，对局限性发作也有较好疗效，但对小发作无效甚至恶化	抑制了 Na^+ 内流，从而使细胞静息电位负值增大，加大与阈电位的距离，提高了脑细胞的兴奋阈，稳定膜电位，从而阻止了病灶放电的扩散。
卡马西平	对精神运动性发作最有效，对大发作、局限性发作也有效。	与苯妥英钠相似
苯巴比妥	控制大发作首选；对小发作和精神运动性发作的疗效差。	抑制大脑皮层运动区，提高惊厥阈，直接抑制病灶放电，又能限制放电扩散，使大发作脑电恢复正常。
扑米酮	对大发作、精神运动性发作及局限性发作都有较好疗效，但不如苯妥英钠。	在体内转化为苯巴比妥和苯乙基丙二酰胺（PEMA），机制同上
丙戊酸钠	广谱药，对所有类型的癫痫都有效。为小发作的首选药。	不抑制癫痫病灶放电，而是阻止异常放电的扩散。
乙琥胺	为失神小发作首选。但能加重大发作，并有大发作者应合用苯巴比妥或苯妥英钠。	提高发作阈值或通过增强中枢抑制性递质（GABA）作用直接或间接地增加脑内氯化物电导，从而增加细胞抑制。
苯琥胺	似乙琥胺，用于失神小发作和精神运动性发作。	与乙琥胺相似

抗癫痫新药，如拉莫三嗪、左乙拉西坦、托吡酯、奥卡西平等，不仅临床疗效肯定，而且副作用小，患者容易耐受。

（2）手术治疗：药物难治性癫痫，且癫痫源区定位明确，病灶单一而局限者可考虑外科手术治疗。

（3）神经调控治疗：是一项新的神经电生理技术，在国外神经调控治疗癫痫已经成为最有发展前景的治疗方法。目前包括：重复经颅磁刺激术（rTMS）；中枢神经系统电刺激（脑深部电刺激术、癫痫灶皮层刺激术等）；周围神经刺激术（迷走神经刺激术）。

3. 癫痫持续状态的治疗

在保持呼吸道通畅、给氧、监护等的同时，从速给予足量、有效制止发作的药物是治疗的关键。

（1）控制抽搐：①安定（地西泮）首选，静脉缓慢注射，成人 10～20mg，每隔 30 分钟可重复应用，24 小时总量不超过 100～200mg。大剂量安定可抑制呼吸或血压下降。②还可选用其他药物，如苯妥英钠、异戊巴比妥钠、水合氯醛等。

（2）防治并发症：脑水肿时采用甘露醇快速静滴；高热时物理降温；纠正酸中毒，维持水电解质平衡。

（3）维持治疗：抽搐停止后，肌注苯巴比妥钠 0.2g，8～12 小时一次，清醒后可用口服抗癫痫药，并进一步检查病因。

4．病因治疗

对查明病因者应积极进行病因治疗，如脑寄生虫病、低血糖、低血钙等代谢紊乱的治疗应针对病因。

【护理要点】

1．发作时紧急护理

（1）癫痫大发作开始，应立即扶病人侧卧防止摔倒、碰伤。

（2）解开其衣领、胸罩、衣扣、腰带，保持呼吸道通畅。

（3）取头低侧卧位，下颌稍向前，头偏向一侧，使唾液和呕吐物尽量流出口外。

（4）防止舌咬伤，若患者嘴处于张口状态则尽快地将压舌板、纱布、手帕等小布卷置于患者口腔的一侧上下臼齿之间。

（5）抽搐时，不要用力按压病人肢体，以免造成骨折或扭伤。

（6）发作过后患者昏睡不醒，尽可能减少搬动，让病人适当休息，可给予吸氧。少数患者抽搐停止，意识恢复的过程中有短时的兴奋躁动，应加强保护，防止自伤或他伤。

（7）已摔倒在地的病人，应检查有无外伤，如有外伤，应根据具体情况进行处理。

（8）为预防再次发作，可遵医嘱选用安定，苯巴比妥钠等药物。

2．癫痫持续状态的护理

（1）患者绝对卧床，床旁要加有保护套的床挡。保持环境安静，避免强光刺激。床旁备用通气设施，如氧气、压舌板、口咽通气道、面罩、吸痰器、气管插管用物及呼吸机。

（2）开放静脉输液通路：尽快建立静脉通路，按医嘱给予强有力的抗惊厥物，终止癫痫持续状态。

（3）维持生命功能，预防和控制并发症：癫痫持续状态的护理应特别注意处理脑水肿、酸中毒、呼吸循环衰竭及高热等。

（4）做好发作护理：扶持患者侧卧，头偏向一侧以防误吸，发作后吸痰，大小便失禁更换衣服床单。

（5）严密观察病情：持续生命体征监护（呼吸、心率、血压、血氧、体温）。记录发作情况，包括意识、生命体征、瞳孔、头眼偏向、四肢姿势、发作起始部位、持续时间、发作间隔等；发作后立即评估定向力、言语、有无 Todd 瘫痪及有无外伤、大小便失禁等。协助医生寻找病人发生癫痫持续状态的可能原因，如突然停药、换药、饮酒、感染、妊娠等。

3．药物护理

（1）对患者讲明药物治疗的原则，讲解药物的副作用。在整个治疗期间，除定期体检外，每月复查血象，每季做生化检查。

（2）各种抗癫痫药物都有副作用。苯妥英钠常有牙龈增厚、毛发增多、性腺增生、皮疹、中性粒细胞减少和眼球震颤、小脑共济失调等毒性反应，轻者可以坚持服药，严重者应停药。卡马西平有中性粒细胞减少，骨髓抑制之副作用。丙戊酸钠、苯巴比妥、扑米酮等均有不同程度的肝损害。

4. 健康教育

预防癫痫发作复发，应主要注意以下几方面：

（1）生活规律：按时休息，保证充足睡眠，避免熬夜、疲劳等。避免长时间看电视、打游戏机等。

（2）饮食有节：饮食规律，避免过饥过饱。多食蔬菜水果。避免咖啡、可乐、辛辣等兴奋性饮料及食物，戒烟、戒酒。

（3）按时、规律服药。避免服用含有咖啡因、麻黄碱的药物。青霉素类或沙星类药物有时也可诱发发作。用药时注意不良反应，如皮疹、皮炎等，定期查血、尿及肝功能。

（4）禁止进行带有危险的活动，如攀高、游泳、驾驶及锅炉或高压电机作业等。

（5）注意调节情绪：消除患者精神上的负担，不要因自卑感而孤独离群。不良情绪会诱发癫痫，当患者身心压力很大时，对病情的稳定非常不利。

（6）婚育指导：①最好不要找癫痫患者，或者是先天性疾病的患者作配偶。否则，子女受遗传因素影响较大，癫痫发病率明显增高。②已婚女性癫痫患者应病情得到较好控制时再考虑生育。在发作频繁、病情较重时，不宜考虑生育问题，以免胎儿发育不全或引起畸胎。③正在服用抗癫痫药物的妇女不宜哺乳。

（7）发作时自救：有先兆发作的患者应及时告知家属或周围人，有条件及时间可将患者扶至床上，来不及者可顺势使其躺倒，防止意识突然丧失而跌伤，迅速移开周围硬物、锐器，减少发作时对身体的伤害。迅速松开患者衣领，使其头转向一侧，以利于分泌物及呕吐物从口腔排出，防止流入气管引起呛咳/窒息。不要向患者口中塞任何东西，不要灌药，防止窒息。不要去掐患者的人中，这样对患者毫无益处。不要在患者抽搐期间强制性按压患者四肢，过分用力可造成骨折和肌肉拉伤，增加患者的痛苦。癫痫发作一般在5分钟之内都可以自行缓解。如果连续发作或频繁发作时应迅速把患者送往医院。

（王再超）

[附] 偏头痛

偏头痛（migraine）为反复发作的一侧或双侧搏动性头痛，为临床常见的特发性头痛，以发作性血管-神经功能障碍，而间歇期完全正常为临床特征。

【病因与发病机制】

偏头痛有许多亚型，各亚型表现不一。其病因和发病机制涉及许多因素，目前认为是在遗传素质的基础上形成的局部颅内外血管对神经体液调节机制的异常反应。

（1）遗传因素：约60%的偏头痛患者有家族史，其亲属出现偏头痛的危险是一般人群的3～6倍，遗传形式不一，成年后发病者阳性家族少。偏头痛的某些特殊类型如基底动脉型和一部分偏瘫型为常染色体显性遗传。

（2）脑血流因素：传统的血管学说认为偏头痛的先兆症状与颅内血管收缩有关，随后的反应性颅内、外血管的扩张导致了偏头痛的出现。但该学说难以解释偏头痛的前驱症状，脑血流（CBF）研究亦未能证实该学说。基于CBF的研究、磁共振波谱和脑磁图研究提出的神经血管学说，认为偏头痛的前驱症状与下丘脑的边缘系统的功能障碍有关，先兆和头痛的发生是继发于血管改变的神经元功能障碍所致。对于典型偏头痛，CBF波在先兆期降低并从枕叶皮质向前扩散，持续到头痛期。头痛开始后CBF增加，并持续到头痛的消退。在无先兆的偏头痛患者则未发现这样的CBF改变。

（3）生化及代谢的改变：多数患者的血小板聚集能力增加，且在发作前进一步加强，于头痛期减退。聚集的血小板释放5-羟色胺、花生四烯酸和去甲肾上腺素。5-羟色胺经过代谢转化为5-羟吲哚乙酸从尿中排除，使血中5-羟色胺含量暂时降低，从而影响正常情况下5-羟色胺维持颅内、外动脉壁张力的作用。花生四烯酸可转化为前列腺素（PG），其中PGE_1可使颅外血管强烈舒张并产生炎性改变。此外发作时血小板内单胺氧化酶活性降低。

（4）内分泌因素：本症多见于女性，且女性患者多于月经期前和月经期发作，妊娠期减少或不发，更年期后发作减少或者停止，而服用避孕药可使发作加频、加重。

（5）饮食与精神因素：如情绪紧张、饥饿、缺睡、气候变化和某些食物均可诱发偏头痛。

【临床表现】

该病多于青年或成年早期首次发病，但也有于儿童期发病者。女性多于男性，大多数患者有阳性家族史。据临床表现可以分为有先兆的偏头痛（典型偏头痛）、无先兆的偏头痛（普通型偏头痛）和特殊类型偏头痛三型，以前两种常见。患者可有两种类型的发作，个别可有3种类型发作。

（1）有先兆的偏头痛：此型占全部偏头痛的15%～18%。

（2）无先兆的偏头痛：为临床常见类型，约占偏头痛的80%。先兆不明显，在头痛发作前数天或数小时可有胃肠道不适和情绪改变，发作时常有头皮触痛。持续时间稍长，一般为 1 ~3 天。

（3）特殊类型偏头痛：偏瘫型偏头痛、基底动脉型偏头痛、偏头痛等位症、眼肌瘫痪型偏头痛。

【诊断要点】

据长期反复发作史及家族史，一般诊断不难，但需注意与丛集性头痛、其他血管性头痛及癫痫鉴别，如果用麦角胺治疗有效，则有助于明确诊断。

【治疗要点】

药物治疗包括控制发作和预防发作两方面。

（1）发作时的治疗：轻症者可用阿司匹林、布洛芬、吲哚美辛等非甾体类消炎镇痛药，头痛较重者首选麦角衍生物类药物。

（2）预防发作：对于发作频繁者可以选用苯噻啶、β-受体阻滞剂、钙通道阻滞剂等预防性治疗，以停止发作或减轻头痛和延长间歇期。

【护理要点】

1. 消除诱因

帮助患者分析和寻找诱发或加重头痛的各种因素，选择缓解或减轻头痛的有效方法，以减轻发作。

2. 建立健康的生活方式

平时适度运动，注意劳逸结合，保持平和心态，避免精神紧张和过度疲劳、保持充分休息和睡眠，防止因缺睡等而诱发头痛，加重焦虑。

3. 配合治疗

出现黑矇、亮点等先兆症状时不要紧张，应卧床休息并保持安静，头痛发作严重应及时就诊或遵医嘱服用止痛药。

（王再超）

第八节　重症肌无力

重症肌无力（myasthenia gravis，MG）是神经-肌肉传递障碍的获得性自身免疫性疾病。临床特征为受累骨骼肌易疲劳，通常在活动后加重，休息后好转。

【病因与发病机制】

（1）在重症肌无力的患者中，几乎都有胸腺异常，推测在一些特定的遗传素质个体中，由于病毒或其他非特异因子感染胸腺后，导致“肌样细胞”上的乙酰胆碱受体 AchR 构型发生某些变化，刺激了机体的免疫系统而产生了 AchR 抗体。

胸腺异常：如胸腺瘤、胸腺肥大、淋巴滤泡增生。在胸腺中还发现有“肌样细胞”的存在，这些细胞具有横纹并载有乙酰胆碱受体（AchR）。

（2）目前认为重症肌无力的发病机制为体内产生了 AchR 抗体，在补体的参与下和 AchR 发生免疫应答反应，破坏了大量的 AchR，引起突触后膜传递障碍而产生肌无力。在绝大多数重症肌无力患者血清中可检测到 AchR 抗体，而在其他肌无力患者中很难测出，因此对诊断本病有重要意义。

【临床表现】

（1）女性多于男性，任何年龄均可患病。有两个发病年龄高峰，其一为 20～40 岁，女性多见，其二为 40～60 岁，以男性多见，常合并有胸腺肿瘤。

（2）本病发病的诱发因素多为感染、精神创伤、过度疲劳、妊娠、分娩等。

（3）本病起病隐袭，绝大多数患者的首发症状为眼外肌麻痹（包括上睑下垂，眼球活动受阻而出现复视，但瞳孔括约肌不受累），其次为构音不清，吞咽困难，四肢无力。通常从一组肌群首先出现无力，逐步累及其他组肌群。

（4）不管何组肌群受累，受累肌群均有“晨轻暮重”的趋势，疲劳后加重和休息后好转等现象，此为本病的主要临床特征。

（5）重症肌无力危象是本病致死的主要原因。

若累及呼吸肌则出现呼吸困难，称为重症肌无力危象。心肌亦可受累，易引起突然死亡。

【辅助检查】

（1）肌疲劳试验：受累肌肉重复活动后肌无力明显加重。如令患者连续睁闭眼，观察睑裂大小，或连续咀嚼动作、讲话或连续两臂平举等。

（2）新斯的明试验：以新斯的明 0.5～1.0mg 肌肉注射，比较注射前、注射后 30 分钟受累骨骼肌的肌力。若注射后肌无力显著改善者可明确诊断。为减少此药的副作用，可同时肌注阿托品 0.5mg，儿童剂量相应减少。

（3）AchR 抗体检测：重症肌无力者 AchR 抗体滴度明显增高。

【诊断要点】

根据病变主要累及肌肉，活动后加剧、休息后减轻，晨轻暮重的特点，不难作出判断。如症状不典型，可作疲劳试验、新斯的明试验、AchR-Ab测定试验，有助确诊。

【治疗要点】

1. 药物治疗

（1）抗胆碱酯酶药物：此类药物是MG的基本药物治疗，常用者有以下几种：溴化新斯的明、吡啶斯的明、美斯的明等。药物的副作用（主要有唾液分泌增加，瞳孔缩小，腹痛腹泻等），可加用阿托品对抗。

（2）肾上腺皮质激素：常用泼尼松、地塞米松。应注意副作用如库欣综合征、高血压、糖尿病、胃溃疡、白内障、骨质疏松等。在使用大剂量激素期间有可能出现呼吸肌麻痹。

（3）免疫抑制剂：硫唑嘌呤或环磷酰胺亦有应用，使用者应定期检查血象，监测白细胞，同时注意肝肾功能的变化。

2. 胸腺摘除及放射治疗

此方法对胸腺增生者摘除胸腺效果好。年轻患者、病程短、进展快的病例为胸腺摘除的适应证。如因年龄较大或其他原因不适于做胸腺摘除者可行深部放射治疗。

3. 血浆置换法

如以上治疗均无效者可选用血浆置换疗法，可使症状迅速缓解，但需连续数周，且价格昂贵。

4. 危象的处理

应尽快改善呼吸功能，对有呼吸困难者，应及时进行气管插管和加压人工呼吸。如自主呼吸骤停，应立即进行气管切开，应用呼吸机辅助呼吸。

（1）肌无力危象：肌无力危象为最常见的危象，通常由于抗胆碱酯酶药物用量不足所致，主要表现为全身肌肉极度无力，吞咽困难，瞳孔较大，肠鸣音正常或降低，消化道分泌正常，无肌束颤动等症状。注射抗胆碱酯酶药物后症状减轻可证实。

（2）胆碱能危象：胆碱能危象是由于服用抗胆碱酯酶药物过量所引起，表现为瞳孔缩小、全身肌束颤动、腹痛、肠鸣音亢进和分泌物增多等症状。应停止抗胆碱酯酶药物，待药物排出后重新调整剂量，或改用皮质激素类药物等其他方法。

（3）反拗危象：长期使用抗胆碱酯酶药物治疗，药物剂量不变，但由于患者对抗胆碱酯酶药物不敏感，而出现对药物的反应时好时坏，波动不定而产生的肌无力危象，称为反拗危象。应停止应用抗胆碱酪酶药物而用输液维持。过一段时间后出现对抗胆碱酯酶药物有效时可再重新调整剂量，或改用其他方法治疗。

在危象的处理过程中应保证气管切开护理的无菌操作，雾化吸入，保持呼吸道通畅，预防肺部感染等，防治并发症是抢救的关键。

【护理要点】

1. 病情观察

密切观察病情变化，注意呼吸情况，备好气管切开包及呼吸机。

2. 心理护理

做好患者的心理护理是保证治疗的重要环节。重症肌无力患者因病程长、病情重、又常有反复；影响面部表情、吞咽等而产生自卑情绪，常为病情变化担忧、焦虑。因此护理工作中必须经常巡视患者病情，耐心仔细地向患者讲解疾病知识及病情加重的诱因，给予生活上的照顾，了解患者的心理状况，开导患者使其保持最佳心理状态。并能主动积极与医护人员配合治疗，树立战胜疾病的信心。

3. 饮食护理

患者常有吞咽困难，轻者咀嚼无力，吞咽费力而缓慢，仅能用软食；中度者进食呛咳，饮食从鼻孔中流出；重度者吞咽动作消失，须予以鼻饲流质。饮食应为高维生素、高蛋白、高热量的营养食品，以增加机体抵抗力，进餐时间要充分，不可催促患者，以防吸入性肺炎。

4. 药物护理

服用抗胆碱酯酶药物必须按时，咀嚼和吞咽无力者应在餐前半小时给药。使用大剂量激素期间，应严密观察病情尤其是呼吸变化。预防出现呼吸肌瘫痪，应做好呼吸机及气管切开的准备。长期应用者，应严密观察有无消化道出血、骨质疏松等并发症。

5. 健康教育

重症肌无力患者应避免过劳、外伤、精神创伤，保持情绪稳定，按时服药，避免受凉感冒及各种感染。在医生指导下合理使用抗胆碱酯酶药物；忌用各种肌肉松弛剂和对神经-肌肉传递阻滞的药物，如各种氨基甙类抗生素、心得安、氯丙嗪等；生育年龄的妇女应做好避孕工作，避免妊娠、人工流产等。

（王再超）

［附］周期性瘫痪

周期性瘫痪（periodic paralysis）是以反复发作的骨骼肌弛缓性瘫痪为特征的一组疾病，其发作多与血钾代谢有关。依照发病时血清钾的水平，将本病分为低钾型、高钾型和正常钾型周期性瘫痪等三型，临床上以低钾型最多见。由甲状腺功能亢进、醛固酮增多症、肾衰竭、代谢性疾病所致低钾而瘫痪者称为继发性周期性瘫痪或低钾性瘫痪。

【病因与发病机制】

低钾型周期性瘫痪为常染色体显性遗传，多呈散发性，现已发现至少有3种不同核苷酸替换，引起CACNL1A3基因上推测为电压敏感的片段发生错位突变，并不是所有病例均与CACNL1A3位点连锁，提示存在遗传异质性。其发作与血清钾离子浓度低密切相关，发作常在大量碳水化合物摄入、饮酒、过度疲劳后，由于葡萄糖进入肝脏和肌细胞合成糖原需要带入钾离子，使血清中钾离子浓度降低。

钾离子浓度在肌细胞膜两侧维持在正常比例时，肌细胞膜才能维持正常的静息电位，为Ach的去极化产生正常的反应。而周期性瘫痪患者的肌细胞内膜常处于轻度去极化状态，且很不稳定，电位稍有改变即产生钠离子在膜的通道受阻而不能传播。发作期间病肌对所有电刺激都不起反应，处于瘫痪状态。

【临床表现】

（1）本病任何年龄均可发病，但以20～40岁的青壮年发病居多，男性多于女性。多在夜间饱餐后睡眠中发病，肌无力症状以肢体为主，一般从下肢开始，逐步累及上肢、躯干和颈部肌肉，极少累积脑神经支配的肌肉与呼吸肌，肢体近端重于远端，下肢重于上肢。患者神志清楚，吞咽、咀嚼、呼吸、发音、眼球活动常不受影响，膀胱直肠括约肌功能正常。查体肌张力降低，腱反射减弱或消失。偶有眼睑下垂、复视，个别患者累积呼吸肌而危及生命。症状于数小时至数天达到高峰，以后逐步恢复，最后累及的肌肉最先恢复，每次发作6～24h，个别患者可达1周以上。部分患者发作时有心率缓慢、室性早搏、血压增高。发作间歇期完全正常。发作频率不等，一般数周或数月发作1次，个别患者每天均有发作，也有数年甚至终身发作1次的。

（2）饱餐、酗酒、过度疲劳、情绪激动、寒冷、月经期前、感染、创伤、焦虑以及注射胰岛素、肾上腺素、皮质类固醇或大量输注葡萄糖等引起应激反应的因素均可诱发本病；发病前可有口渴、尿少、出汗、面色潮红、肢体酸胀、疼痛、麻木感以及嗜睡、恐惧、恶心等前驱症状。

（3）发作时血清钾浓度往往低于3.5mmol/L，最低可达到1～2mmol/L。心电图检查可见典型的低钾性改变：U波出现、P-R间期与Q-T间期延长、QRS波群增宽、T波平坦、ST段降低等。肌电图检查示电位幅度降低，数量减少；完全瘫痪时运动单位消失、电刺激无反应、静息电位低于正常。

【诊断要点】

根据典型的反复发作过程、迟缓性瘫痪和血清钾减低、心电图改变等特征不难诊断。不同类型周期性瘫痪的鉴别主要依靠血钾的测定与 ECG 检查。此外需鉴别是原发性还是继发性的，继发性以甲亢所致最常见。

【治疗要点】

急性发作时，以 10% 氯化钾或枸橼酸钾溶液 20 ~ 50ml 顿服，24h 内总量为 10g，分次口服。也可将 10% 氯化钾加入生理盐水或林格液 1000ml 中静滴，1h 不超过 1g，以免影响心脏功能。严重心律失常者应在心电监护下积极治疗，呼吸肌麻痹者须辅助呼吸，不完全性瘫痪者鼓励其适当活动，或电刺激肌肉阻止病情进展并促进恢复。

发作间歇期应避免各种可能诱使发作因素，口服氯化钾 3 ~ 6g/g 可能有助于减少发作，服用乙酰唑胺或螺内酯亦可预防发病。

【护理要点】

1. 病情观察

评估运动障碍的程度、范围；注意呼吸、脉搏变化，观察有无呼吸肌无力的表现；注意血清钾浓度变化与肢体肌力改善的情况。

2. 生活护理

指导患者进食高钾、低钠的饮食，少食多餐；肢体乏力、限制活动或卧床休息的患者应协助其洗漱、服药和做好个人卫生。

3. 健康教育

（1）心理调适：患者因对疾病的认识不足，担心预后等，容易产生紧张、恐惧心理或焦虑、抑郁情绪，而情绪波动或焦虑均可诱发本病。告诉患者本病随着年龄增长，发作频率会逐渐减少，帮助患者解除心理压力，保持乐观心态，树立治疗信心，减少发作次数。

（2）饮食指导：患者宜进食低钠、高钾食物，少食多餐，多食蔬菜水果，忌高糖和碳水化合物饮食，避免饱餐和酗酒。

（3）避免诱因：帮助患者建立健康的生活方式，坚持适当运动，避免寒冷刺激、过劳、感染和创伤；发作频繁者遵医嘱补钾或口服乙酰唑胺等药物预防发作。出现口渴、出汗、肢体胀痛、疼痛、麻木感以及嗜睡、恐惧、恶心等前驱症状时应及时就医。

（王再超）

第九节　神经系统疾病常用诊疗技术及护理

一、腰椎穿刺术

腰椎穿刺术（lumbar puncture）是神经科临床常用的检查方法之一，对神经系统疾病的诊断和治疗有重要价值、简便易行，亦比较安全；但如适应证掌握不当，轻者可加重原有病情，重者甚至危及病员安全。

【适应证】

1. 诊断性穿刺

（1）脑血管病：观察颅内压高低，脑脊液是否为血性，以鉴别病变为出血性或缺血性，帮助决定治疗方案。

（2）中枢神经系统炎症：各种脑膜炎、脑炎，如乙型脑炎、流行性脑脊髓膜炎、结核性脑膜炎、病毒性脑炎、真菌性脑膜炎等，可通过脑脊液检查加以确诊，并追踪治疗效果。

（3）脑肿瘤：脑脊液压力增高、细胞数增加、蛋白含量增多有助于诊断，且脑和脊髓的转移性癌可能从中找到癌细胞。

（4）脊髓病变：通过脑脊液动力学改变及常规、生化等检查，可了解脊髓病变的性质，鉴别出血、肿瘤或炎症。

（5）脑脊液循环障碍：如吸收障碍、脑脊液鼻漏等，可通过穿刺注入示踪剂，再行核医学检查，以确定循环障碍的部位。

（6）用于某些造影剂检查：如气脑造影和脊髓造影。

2. 治疗性穿刺

（1）对颅内出血性疾病、炎症性病变和颅脑手术后的病人，通过腰椎穿刺引流炎性或血性脑脊液，以利于缓解症状和促进恢复。

（2）鞘内注射药物：如注入抗菌药物可以控制颅内感染，注入地塞米松和α-糜蛋白酶可以减轻蛛网膜黏连等。

【禁忌证】

（1）穿刺部位的皮肤和软组织有局灶性感染或有脊柱结核时，穿刺有可能将细菌带入蛛网膜下腔或脑内。

（2）颅内病变伴有明显颅高压或已有脑疝先兆，特别是疑有后颅窝占位性病变者，腰椎穿刺能促使或加速脑疝形成，引起呼吸骤停或死亡。

（3）病情危重者，处于呼吸循环衰竭状态者。

（4）脊髓压迫症特别是未明确骨质有无破坏或高颈髓病变的病人，腰椎穿刺可能导致病情恶化，甚至呼吸停止。

【方法】

（1）指导患者侧卧于硬板床上，背部与床面垂直，头向前胸部屈曲，两手抱膝紧贴腹部，使躯干呈弓形；或由助手在术者对面用一手抱住患者头部，另一手挽住双下肢腘窝处并用力抱紧，使脊柱尽量后凸以增宽椎间隙，便于进针。见图9-8-1所示。

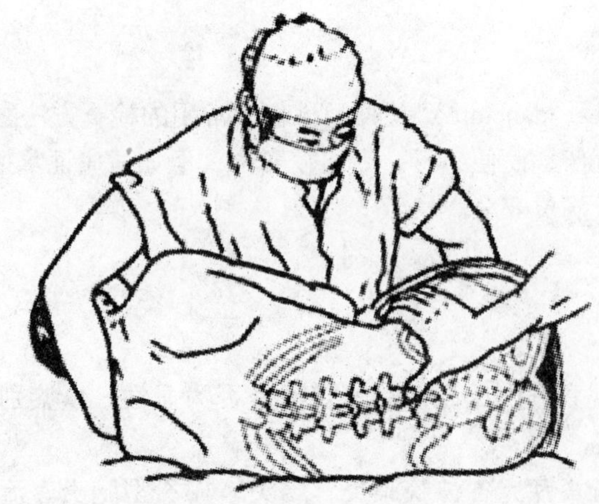

图9-8-1　腰椎穿刺体位

（2）确定穿刺点，以髂后上棘连线与后正中线的交会处为穿刺点，一般取第3～4腰椎棘突间隙，有时也可在上一或下一腰椎间隙进行。

（3）常规消毒皮肤后戴无菌手套，盖洞巾，用2%利多卡因自皮肤到椎间韧带逐层作局部浸润麻醉。

（4）术者用左手固定穿刺点皮肤，右手持穿刺针以垂直背部的方向缓慢刺人，成人进针深度为4～6cm，儿童则为2～4cm。当针头穿过韧带与硬脊膜时，可感到阻力突然消失有落空感。此时可将针芯慢慢抽出（以防脑脊液迅速流出，造成脑疝），即可见脑脊液流出。

（5）在放液前先接上测压管测量压力。正常侧卧位脑脊液压力为0.69～1.764kPa或40～50滴/min。若了解蛛网膜下腔有无阻塞，可做Queckenstedt试验。即在测定初压后，由助手先压迫一侧颈静脉约10秒，然后再压另一侧，最后同时按压双侧颈静脉；正常时压迫颈静脉后，脑脊液压力立即迅速升高一倍左右，解除压迫后10～20秒，迅速降至原来水平，称为梗阻试验阴性，示蛛网膜下腔通畅。若压迫颈静脉后，不能使脑脊液压力升高，则为梗阴试验阳性，示蛛网膜下腔完全阻塞；若施压后压力缓慢上升，放松后又缓慢下降，示有不完全阻塞。凡颅内压增高者，禁做此试验以免发生脑疝。

（6）撤去测压管，收集脑脊液2～5ml送检；如需作培养时，应用无菌操作法留标本。

（7）术毕，将针芯插入后一起拔出穿刺针，覆盖消毒纱布，用胶布固定。

【护理】

1．穿刺前护理

（1）告知患者腰椎穿刺的目的、方法与注意事项，征得患者和家属的签字同意。

（2）备好穿刺包及压力表包等用物，用普鲁卡因局麻时先做好过敏试验。

（3）指导患者排空大小便，放松情绪，配合检查。

2. 穿刺中护理

（1）指导和协助患者保持腰椎穿刺的正确体位。

（2）观察患者呼吸、脉搏及面色变化，询问有无不适感。

（3）协助医生留取所需的脑脊液标本。

3. 穿刺后护理

（1）协助患者去枕平卧4～6h，告知卧床期间不可抬高头部，可适当转动身体。

（2）观察患者有无头痛、腰背痛，有无脑疝及感染等穿刺后并发症。穿刺后头痛最常见，多发生在穿刺后1～7天，可能为脑脊液量放出较多或CSF外漏所致颅内压降低。应给予静滴生理盐水，多饮水，并延长卧床休息时间。

（3）保持穿刺部位的纱布干燥，观察有无渗液、渗血，24h内不宜淋浴。

（林腾风）

二、脑血管造影

脑血管造影是将含碘显影剂注入颈动脉、椎动脉或股动脉内，经连续X线摄片记录造影剂随血液循环进入脑内的不同时间、行径和分布，从而显示脑动脉、静脉、静脉窦的形态和部位，帮助诊断颅内动脉瘤、血管畸形、血管痉挛和颅内占位性病变等。

【适应证】

（1）颅内血管性疾病，如动脉粥样硬化、栓塞、狭窄、闭塞性疾病、动脉病、动静脉畸形、动静脉瘘等。

（2）颅内占位性病变，如颅内肿瘤、脓肿、囊肿、血肿等。

（3）颅脑外伤所致各种脑外血肿。

（4）手术后观察脑血管循环状态。

【禁忌证】

（1）老年性动脉硬化者需慎重。

（2）有严重心、肾、肝功能不全者。

（3）对造影剂和麻醉剂过敏者。

（4）有严重出血倾向者。

（5）穿刺部位皮肤感染。

【方法】

脑血管造影可行常规摄片造影和数字减影血管造影（DSA），根据病变部位常行颈动脉造影、椎动脉造影和全脑血管造影。以下重点叙述颈动脉造影、椎动脉造影和数字减影全脑血管造影。

1. 颈动脉造影

取头过伸仰卧位，常规消毒皮肤及铺巾，1%普鲁卡因或0.5%利多卡因局麻，于胸锁关节上4～5cm，胸锁乳突肌内侧缘，颈动脉搏动明显处进针，穿刺颈动脉。以60%泛影葡胺10ml（在2s内）注入颈总动脉，当注入到最后3ml时立即拍片，6s内连续拍2～3

张，侧位应有动脉、浅静脉和深静脉期，正位应有动脉和深静脉期。可在双球管同时照射下取头部的正侧位连续摄片。造影剂总量不宜超过每公斤体重1ml。造影满意后拔针，压迫止血后才能离开患者。

2. 椎动脉造影

以经皮穿刺法较常用。于颈椎5～6横突孔处直接穿刺椎动脉，造影剂用量及注入速度和摄片方法与颈动脉造影相似。椎动脉造影摄片位置用侧位及额枕位。

3. 数字减影全脑血管造影（DSA）

数字减影血管造影是应用计算机程序将组织图像转变成数字信号输入存储，然后经动脉或静脉将造影剂注入血流，将第2次图像也输入计算机，两次数字相减后转变成一个新的只充满造影剂的血管图像。常用的方法有头颈部静脉（IV）DSA和头颈部（IA）DSA。目前DSA已广泛应用于颈动脉和椎动脉起始部，颈内、颈外及椎-基底动脉系统等脑血管疾病的检查。如隐匿的无杂音、无症状性颈动脉狭窄、短暂性脑缺血发作、颈内动脉闭塞、动脉瘤、动脉畸形和动静脉瘘以及颅内肿瘤等病变的术前确认与术后随访。

【护理】

1. 造影前准备

(1) 告知患者及家属脑血管造影的必要性和方法，以及造影过程中可能发生的反应，消除紧张、恐惧心理，征得家属的签字同意和患者的合作。儿童与烦躁不安者应使用镇静药或在麻醉下进行。

(2) 检查患者出、凝血时间，血小板计数，做普鲁卡因和碘过敏试验。

(3) 皮肤准备：穿刺部位备皮5cm×5cm，经股、肱动脉穿刺插入导管者，按外科术前要求备皮。

(4) 用物准备：备好造影剂、麻醉剂、生理盐水、肝素钠、股动脉穿刺包、无菌手套、沙袋及抢救药物等。

(5) 术前4～6h禁食，术前30min排空大小便。

2. 造影后护理

(1) 密切观察血压、呼吸变化，注意穿刺部位有无渗血、血肿，穿刺部位应用沙袋压迫止血，股动脉穿刺者肢体制动6～12h，同时应观察足背动脉搏动和远端皮肤颜色、温度等。

(2) 指导患者平卧4h后再起床活动或进食。

(3) 术后24h多饮水，以促进造影剂排泄。

（林腾凤）

三、高压氧舱治疗

高压氧舱为各种缺氧症的治疗设备。舱体是一个密闭圆筒，通过管道及控制系统把纯氧或净化压缩空气输入。舱外医生通过观察窗和对讲器可与患者联系。大型氧舱有10～20个座位。

【目的】

让患者在密闭的加压装置中吸入高压力（2～3 个大气压）、高浓度的氧，使氧大量溶解于血液和组织，从而提高血氧张力、增加血氧含量、收缩血管和加速侧支循环形成；降低颅内压，减轻脑水肿，纠正脑广泛缺血后所致的乳酸中毒或代谢产物积聚，改善脑缺氧，促进觉醒反应和神经功能恢复。

【适应证】

（1）一氧化碳中毒。

（2）缺血性脑血管疾病。

（3）脑炎、中毒性脑病。

（4）神经性耳聋。

（5）多发性硬化，脊髓及周围神经外伤，老年期痴呆。

【禁忌证】

（1）恶性肿瘤，尤其是已经发生转移者。

（2）出血性疾病，如颅内血肿、椎管或其他部位有活动性出血可能者。

（3）颅内病变诊断不明者。

（4）严重高血压（>160/95mmHg），心力衰竭。

（5）原因不明的高热，急性上呼吸道感染，急慢性副鼻窦炎、中耳炎、咽鼓管通气不良。

（6）肺部感染、肺气肿、活动性肺结核。

（7）妇女月经期或怀孕期。

（8）有氧中毒和不能耐受高压氧者。

【护理】

（1）凡需高压氧治疗的患者，在治疗前必须经高压氧专科医生检查，确认无禁忌证后方可进舱治疗。

（2）做好入舱前的宣传解释工作，使患者明确治疗目的；介绍高压氧的治疗环境，使其消除紧张与恐惧心理；由于进舱时间较长（约2 h），指导患者及陪护进舱前排空大小便，不宜进食过饱或进食易胀气的食物，如牛奶、豆浆、薯类、萝卜、韭菜等。一般在餐后1～2h 进舱治疗。

（3）告之患者及陪护严禁携带火种、火源、易燃易爆、易挥发物品（打火机、火柴、移动电话、爆竹、清凉油、万花油等）及电动电子玩具入舱，防止发生火灾。讲明手表带入舱内易造成机械损坏或走时不准，钢笔易造成墨水外溢等。进入纯氧舱人员必须脱掉内衣裤，净身更换由本科提供的纯棉衣裤，覆盖本科提供的纯棉被褥，病人自己的衣物一律不得带入舱内，小儿可兜一块纯棉（纸）尿布，携一奶（水）瓶进舱，不得带入其他任何物品。所有进入纯氧舱人员须戴纯棉工作帽罩住全部头发，舱内严禁梳头等可能引起静电的动作。

（4）首次治疗或患慢性鼻咽部炎症的患者可用1%呋麻液滴鼻；发热、血压过高、严重疲劳及妇女月经期应暂停治疗。

（5）加压和减压过程中舱内有一定温度变化，应备好棉制衣服，以防着凉。

（6）教会患者预防气压伤的各种知识，使患者掌握调节中耳气压的方法与要领，如打哈欠、捏鼻鼓气法、咀嚼法、吞咽法等，以防鼓膜被压破。如出现耳痛应及时报告医生，减慢或暂停加压，以免引起中耳气压伤，待调整好调压动作后继续加压。个别调压失败者可通过过渡舱将患者接出进行常压吸氧。若鼓膜已破，应保持局部干燥，避免冲洗及用药，可加用抗生素防止感染，愈合前不要再加压治疗。

（7）加压过程中应观察血压、脉搏、呼吸变化。如出现血压增高、心率、呼吸减慢，系正常加压反应，不必做特殊处理。若患者烦躁不安、颜面或口周肌肉抽搐、出冷汗或突然干咳、气急，或患者自诉四肢麻木、头昏、眼花、恶心无力等症状时，可能为氧中毒，应立即报告医生，并摘除面罩，停止吸氧，改吸舱内空气；出现抽搐时，应防止外伤和咬伤。

（8）减压过程中舱温下降达到露点时舱内会出现雾气，指导患者不必惊慌，这是正常现象，经通风后雾气即可消失。减压时的温度可比稳压时降低 2 ~ 3 ℃，患者须注意保暖。

（9）因调压不当，出舱后有些患者耳部仍有不适感，应向患者解释，一般情况无需治疗，症状可自行缓解。个别感到身体不适的患者，经医生检查后方可离开。

（10）出舱后氧舱设备的处理。督促协助卫生员对氧舱进行清洁、消毒、通风，防止交叉感染，每月细菌培养及监测紫外线灯强度各 1 次。检查氧舱设备，使之处于良好状态。

（林腾凤）

神经系统疾病小结

神经系统疾病的症状体征可表现为头痛、意识障碍、言语障碍、感觉障碍、运动障碍、吞咽障碍等。

头痛护理：①评估头痛的相关因素，如颅内感染、血管病变、头部外伤等，颅骨、颈椎及其他颈部疾病、神经痛及眼、耳和牙病以及情绪、血压变化等。②消除或减少相关因素：消除可引起或加重疼痛的诱因；慢性头痛者应用止痛药；物理疗法（冷敷或热敷、理疗、按摩、加压等）。但颅内高压引起的急性头痛应尽快用20%甘露醇脱水治疗。

以觉醒状态改变为主的意识障碍，从轻到重，依次可分为：嗜睡、昏睡、昏迷（浅、中、深度）。此外，特殊类型的意识障碍还可见于谵妄、去大脑皮质状态、无动性缄默症、闭锁综合征等。意识障碍护理：①连续身体评估，通过言语、疼痛等刺激检查患者有无睁眼动作、肢体反应，检查瞳孔、对光反射，判断有无意识障碍、类型和程度。②消除或减少相关因素：保持呼吸道通畅、安全护理、生活护理、饮食护理、病情观察、意识恢复训练。

言语障碍分为失语症和构音障碍。根据患者自发语言、对话、理解力、复述能力的观察和检查，可将失语分为：Broca 失语（运动性失语、表达性失语、非流利性失语）、Wernicke 失语（感觉性失语、听觉性失语、流利性失语）、命名性失语、失写、失读。护理：①评估语言障碍程度、残存能力。②消除或减少相关因素：病情观察、心理护理、非语言沟通的技巧、言语康复训练。

感觉障碍根据病变的性质分为抑制性症状和刺激性症状两大类。抑制性症状出现感觉缺失或感觉减退，刺激性症状出现感觉过敏、感觉过度、感觉倒错、感觉异常、疼痛等。护理：①进行身体评估：浅感觉检查、深感觉检查、复合感觉检查；全身评估感觉障碍的类型、部位、程度；有无肢体运动障碍及类型，肌力情况判断。②消除或减少相关因素：生活护理、安全护理、饮食护理、心理护理、感觉-运动康复训练。

运动障碍包括瘫痪、僵硬、不随意运动和共济失调等。瘫痪指随意运动功能减低或丧失，是神经系统常见的症状之一。根据受累部位不同，瘫痪可分为弛缓性瘫痪和痉挛性瘫痪。根据临床表现的不同，瘫痪又可分为：单瘫、偏瘫、交叉性瘫痪、截瘫、四肢瘫、局限性瘫痪等。护理：①评估瘫痪的类型、肌力状况、有无肌肉萎缩、有无腱反射改变、是否出现病理反射等；有无感觉障碍及类型，程度。②消除或减少相关因素：生活护理、安全护理、饮食护理、心理护理、运动康复训练。

吞咽障碍为脑卒中患者常见临床表现之一，主要特点为进食吞咽困难，饮水呛咳，甚至误咽、误吸，轻者导致营养不良、低蛋白血症，重者导致吸入性肺炎甚至死亡。护理：①评估有无吞咽的异常，吞咽障碍的程度及全身营养情况，②消除或减少相关因素：饮食护理、心理护理、吞咽康复训练。

急性炎症性脱髓鞘性多发性神经病（AIDP）又称吉兰-巴雷综合征（GBS），是一种免疫介导的周围神经病，病变范围弥散而广泛，主要累及脊神经和脑神经。临床特点是出现对称性弛缓性肢体瘫痪和（或）面瘫、腱反射消失和周围性感觉障碍。脑脊液蛋白升高而细胞正常。重症者因呼吸肌瘫痪危及生命。发病以青壮年男性多见。发病原因与微生物感染及自身免疫有关。多数患者病前 1～4 周有上呼吸道或消化道感染症状，少数有疫苗接种史。本病的主要危险是呼吸麻痹，呼吸麻痹的抢救是增加本病的治愈率、降低病死率的关键。护理重点：病情观察、呼吸管理、运动康复。

三叉神经痛是面部三叉神经分布区内短暂、反复发作的阵发性剧痛。分为原发性和继发性三叉神经痛。多发生于中老年人。三叉神经分布区内短暂、反复发作的阵发性剧痛是其突出表现。一般神经系统无阳性体征。治疗关键在于止痛，首选药物治疗或辅以针刺治疗，无效时可用神经阻滞疗法或手术治疗。护理重点：预防和日常保养，避免发作诱因。

面神经炎是因茎乳孔内面神经非特异性炎症所致的周围性面瘫，又称特发面神经麻痹或贝尔（Bell）麻痹。感受风寒、病毒感染（如带状疱疹）、中耳炎、茎乳孔周围水肿及面神经在面神经管出口处受压、缺血、水肿等均可引起本病。通常急性起病，于数小时或 1～3 天内达高峰。主要症状为一侧面部表情肌瘫痪，额纹消失，眼裂闭合不能或闭合不完全，下眼睑外翻，泪液不易流入鼻泪管而溢出眼外。病侧鼻唇沟变浅，口角歪向健侧；病侧不能做皱额、蹙眉、闭目、鼓腮和噘嘴等动作。一般预后良好，多数可完全恢复，不留后遗症。治疗原则是改善局部血液循环，减轻面神经水肿，缓解神经受压，促进功能恢复。护理重点：急性期一般护理、面肌康复训练。

急性脊髓炎是脊髓白质脱髓鞘或坏死所致的急性横贯性损害，也称为急性横贯性脊髓炎。临床特征为病变水平以下肢体瘫痪、感觉障碍和以膀胱、直肠功能障碍为主的自主神经功能损害。任何年龄均可发病，以青壮年多见。神经症状出现前 1～2 周常有上呼吸道感染、消化道感染症状或预防接种史。外伤、劳累、受凉等为发病诱因。急性起病，多在数小时至数天内发展为完全性瘫痪。首发症状多为双下肢麻木无力、病变部位神经根痛或病变节段紧束感，进而出现脊髓横贯性损害症状。药物治疗以糖皮质激素为主。护理重点：一般护理、病情观察、康复护理、排尿障碍的护理。

通常所说的脑血管病（CVD），一般指的是急性脑血管病，也称脑卒中（stroke）。本病是神经系统的常见病及多发病，致死、致残率高。好发于中老年人，男性稍多于女性。最常见的病因是动脉硬化，包括动脉粥样硬化和高血压动脉硬化两种。高血压是脑卒中最重要和独立的危险因素。

短暂性脑缺血发作（TIA）也称一过性脑缺血发作或小卒中，是由颅内血管病变引起的一过性或短暂性、局灶性脑或视网膜功能障碍。以反复发作的短暂性失语、瘫痪或感觉障碍为特点。每次发作持续数分钟至1h，最长不超过24h即完全恢复，不遗留神经功能缺损症状和体征。TIA被公认为缺血性卒中最重要的危险因素，近期频繁发作的TIA是脑梗死的特级警报。诊断主要靠病史，详细的病史询问是TIA诊断的主要依据。为了预防TIA再发作或发生脑梗死，应仔细寻找病因，以协助治疗。抗血小板聚集药可预防血栓，减少复发。一般首选阿司匹林。护理重点：安全指导、病情观察、用药护理、建立健康生活方式。

脑梗死（CI）又称缺血性脑卒中，是指供应脑部血液的颅内或颅外动脉发生闭塞性病变而未能得到及时、充分的侧支循环供血，脑部血液循环障碍，缺血缺氧所致的局限性脑组织软化或坏死。包括脑血栓形成，腔隙性梗死和脑栓塞等。脑血栓形成（CT）是脑梗死最常见的类型。多见于50～60岁以上的动脉硬化者，且多伴有高血压，冠心病或糖尿病。部分患者有前驱症状，如头晕、头痛、肢体麻木等或曾有TIA病史。一般在安静状态下起病，偏瘫，失语等神经系统局灶体征明显，在一至数天内达高峰。病人一般意识清楚或有轻度短暂的意识障碍，生命体征稳定，颅内压增高症状较轻。CT检查24h以后脑梗死区出现低密度灶。尽快恢复脑缺血区的血液供应是急性期的主要治疗原则。发病后6h内，CT明确脑梗死病灶和证实无脑出血可早期静脉溶栓治疗。但急性期不宜过早应用血管扩张剂，以免导致低血压，加重脑水肿。同时进行脑保护治疗、防治脑水肿、抗血小板聚集及血压管理有助于稳定病情。急性期护理重点：休息与体位、保持呼吸道通畅、吸氧、基础护理、病情观察。恢复期护理重点：神经系统症状稳定后48h尽早进行康复护理。

脑栓塞是由各种栓子（血流中异常的固体、液体、气体）沿血液循环进入脑动脉，引起急性血流中断而出现相应供血区脑组织缺血，坏死及脑功能障碍。最常见的栓子来源于心脏。本病既有原发病的症状，又有梗死的症状。通常发病无明显诱因，安静与活动时均可发病，以活动中发病多见。起病急骤是本病的主要特征，偏瘫、失语等神经系统局灶体征在数秒钟或数分钟内即达高峰，是脑血管病中发病最急者。多属完全性卒中，少数呈阶梯式进行性恶化，为反复栓塞所致。治疗护理参考脑血栓形成。

脑出血（ICH）系指原发性非外伤性脑实质内出血，是病死率最高的疾病之一。最常见的病因是高血压并发细小动脉硬化。出血部位以基底节区最多见。多在白天情绪激动、过度兴奋、劳累、用力排便或脑力紧张活动时发病。起病突然，往往在数分钟至数小时内病情发展至高峰。因颅内压骤增，患者有剧烈头痛、呕吐、意识障碍。局灶性神经受损表现明显。CT可显示高密度病灶。急性期治疗的主要原则是防止再出血、控制脑水肿、维持生命功能和防治并发症。控制脑水肿，降低颅内压是脑出血急性期处理的一个重要环节。急性期护理重点：休息与体位、保持呼吸道通畅、吸氧、基础护理、病情观察、甘露醇用药护理、并发症（脑疝、上消化道出血、中枢性高热）护理。恢复期护理重点：康复护理、避免诱因。

蛛网膜下腔出血（SAH）是由多种病因引起的一类出血性卒中，分为原发性和继发性两大类。脑表面血管破裂后，血液直接流入蛛网膜下腔者称为原发性蛛网膜下腔出血。最常见的病因为先天性动脉瘤破裂。青壮年更常见，女性多于男性。在活动中或情绪激动时突然出现剧烈头痛、呕吐、脑膜刺激征阳性，CT 检查蛛网膜下腔内高密度影可以确诊。脑脊液检查为均匀一致血性。治疗原则是制止继续出血，防止再出血和继发性脑血管痉挛，缓解头痛，防治各种严重并发症的发生。护理重点：防止再出血（应卧床休息 4～6 周、避免诱因、病情观察）、对症护理（头痛、排便困难）。

帕金森病（PD）又称震颤麻痹，是一种较常见的以损害黑质纹状体通路为主的神经系统变性疾病。主要见于 50 岁以上的中老年人，并呈现出年龄越大发病率越高的趋势。发病与纹状体内的多巴胺（DA）含量显著减少有关。震颤、肌强直、运动徐缓及姿势、步态异常构成本病的主要表现，晚期会导致患者生活不能自理。静止性震颤为帕金森病最主要的特征和发病最早期的表现，一般呈：①偏侧肢体起病；②一侧肢体受累后，较长时间才扩散到另一侧肢体，病情呈明显不对称性。恢复和调整多巴胺（DA）能-乙酰胆碱（Ach）能系统的平衡，是目前药物治疗 PD 的基本原理。左旋多巴及复方多巴制剂至今仍是治疗帕金森病的最基本最有效的药物。护理要点：生活护理、饮食护理、用药护理、心理护理、康复训练。

阿尔茨海默病（AD），又叫老年性痴呆，是一种中枢神经系统变性病。起病隐袭，病程呈慢性进行性。核心症状为 ABC 三部分，即：日常生活能力降低（Activities of daily living），精神行为异常（Behavior），认知能力下降（Cognition）。本病是老年期痴呆最常见的一种类型，其发病可能与遗传因素和环境因素有关。目前没有特效方法逆转和阻止病情进展。早期进行对症治疗，包括药物治疗改善认知功能、改善精神症状、心理社会治疗和良好的护理，对延缓患者生活质量减退十分重要。胆碱酯酶抑制剂是目前唯一得到验证的能够改善 AD 患者症状的药物。护理要点：心理护理、认知功能康复、运动疗法、患者的照料、健康教育。

癫痫是一组由已知或未知病因所引起，脑部神经元高度同步化，且常具自限性的异常放电所导致的综合征。由于异常放电神经元的位置不同，放电扩展的范围不同，癫痫的临床表现极为多样，但均具有突发性、短暂性、刻板性、反复发作的特征。可分为痫性发作和癫痫症两个方面，痫性发作是癫痫的特征性临床表现，而癫痫症是指有一种或数种发作类型且反复发作者。全面性强直-阵挛发作（GTCS）也称大发作，是最常见的发作类型之一，意识丧失、全身强直后出现阵挛是此型发作的主要临床特征。癫痫持续状态是指癫痫连续发作之间意识未完全恢复又频繁再发，或发作持续 30min 以上不自行停止。若不及时治疗，可因高热、循环衰竭或神经元兴奋毒性损伤导致不可逆的脑损伤，致残率和病死率很高，是神经科常见急诊之一。癫痫的诊断主要依靠详细询问病史和发作时的情况，脑电图检查供参考。目前癫痫的治疗包括药物治疗、手术治疗、神经调控治疗。坚持长期治疗，规律服药，不应轻易停药，不随意换药是减少癫痫发作的关键。护理重点：发作时的急救护理、癫痫持续状态的护理、健康教育。

偏头痛为反复发作的一侧或双侧搏动性头痛，为临床常见的特发性头痛，以发作性血管-神经功能障碍，而间歇期完全正常为临床特征。女性多于男性，大多数患者有阳性家族史。药物治疗包括控制发作和预防发作两方面。护理要点：消除诱因、建立健康的生活方式、配合治疗。

重症肌无力（MG）是神经-肌肉传递障碍的获得性自身免疫性疾病。临床特征为受累骨骼肌易于疲劳，通常在活动后加重，休息后好转。本病起病隐袭，绝大多数患者的首发症状为眼外肌麻痹（包括上睑下垂，眼球活动受阻而出现复视，但瞳孔括约肌不受累），其次为构音不清，吞咽困难，四肢无力。通常从一组肌群首先出现无力，逐步累及其他组肌群。新斯的明试验有助于确诊。抗胆碱酯酶药物是MG的基本药物治疗。肌无力危象为最常见的危象，通常由于抗胆碱酯酶药物用量不足所致，主要表现为全身肌肉极度无力，吞咽困难，瞳孔较大，肠鸣音正常或降低，消化道分泌正常，无肌束颤动等症状。在危象的处理过程中应保证气管切开护理的无菌操作，雾化吸入，保持呼吸道通畅，预防肺部感染等，防治并发症是抢救的关键。

周期性瘫痪是以反复发作的骨骼肌迟缓性瘫痪为特征的一组疾病，其发作多与血钾代谢有关。依照发病时血清钾的水平，将本病分为低钾型、高钾型和正常钾型周期性瘫痪等三型，临床上以低钾型最多见。本病任何年龄均可发病，但以20～40岁的青壮年发病居多，男性多于女性。多在夜间饱餐后睡眠中发病，肌无力症状以肢体为主，一般从下肢开始，逐步累及上肢、躯干和颈部肌肉，极少累积脑神经支配的肌肉与呼吸肌，肢体近端重于远端，下肢重于上肢。患者神志清楚，吞咽、咀嚼、呼吸、发音、眼球活动常不受影响，膀胱直肠括约肌功能正常。急性发作时补钾是主要治疗。护理重点：病情观察、避免诱因。

（胡慧）

第十章 传染病

第一节 总论

传染病（communicable diseases）是指由病原微生物，如朊病毒、病毒、衣原体、立克次体、支原体、细菌、真菌、螺旋体和寄生虫，如原虫、蠕虫、医学昆虫感染人体后产生的有传染性、在一定条件下可造成流行的疾病。感染性疾病是指由病原体感染所致的疾病，包括传染病和非传染性感染性疾病。

一、感染与免疫

【感染的概念】

感染（infection）是病原体和人体之间相互作用的过程。有些微生物、寄生虫与人体宿主之间达到了互相适应，互不损害对方的共生状态，如肠道中的大肠杆菌和某些真菌。当某些因素导致宿主的免疫功能受损（如患艾滋病）或机械损伤使寄生物离开某固有的寄生部位而到达其他寄生部位，如大肠杆菌进入泌尿道或呼吸道时，平衡就不复存在而引起宿主损伤，这种情况称为机会性感染。

【感染过程的表现】

病原体通过各种途径进入人体后就开始了感染的过程。感染后的表现主要取决于病原体的致病力和机体的免疫功能。

（1）清除病原体：病原体进入人体后，可被处于机体防御第一线的非特异性免疫屏障所清除，如胃液对少量痢疾杆菌、霍乱弧菌等清除作用。亦可由事先存在于体内的特异性体液免疫与细胞免疫物质将相应的病原体清除。

（2）隐性感染：又称亚临床感染，是指病原体侵入人体后，仅诱导机体产生特异性免疫应答。

（3）显性感染：又称临床感染，是指病原体进入人体后，不但诱导机体发生免疫应答，而且，通过病原体本身的作用或机体的变态反应，导致组织损伤，近期病理改变和临床表现。

（4）病原携带状态：无明显临床症状而携带病原体，是重要的传染源。

（5）潜伏性感染：病原体感染人体后寄生于某些部位，由于机体免疫功能足以将病原体局限化而不引起显性感染，但又不足以将病原体清除，待机体免疫功能下降时，则可引起显性感染。

【感染过程中病原体的作用】

病原体侵入人体后能否引起疾病，取决于病原体的致病能力和机体的免疫功能这两个因素。致病能力包括以下几方面：

（1）侵袭力：是指病原体侵入机体并在机体内生长，繁殖的能力。有些病原体可直接侵入人体。有些病原体则需经消化道或呼吸道进入人体。病毒性病原体常通过与细胞表面的受体结合再进入细胞内。有些病原体的侵袭力较弱，需经伤口进入人体。

（2）毒力：毒力包括毒素和其他毒力因子。毒素包括外毒素与内毒素。外毒素通过与靶细胞的受体结合，进入细胞内而起作用。内毒素则通过激活单核-吞噬细胞，释放细胞因子而起作用。许多细菌都能分泌抑制其他细菌生长的细菌素以利于本身生长、繁殖。

（3）数量：在同一种传染病中，入侵病原体的数量一般与致病能力成正比。

（4）变异性：病原体可因环境、药物或遗传等因素而发生变异。一般来说，在人工培养多次传代的环境下，可使病原体的致病力减弱，在宿主之间反复传播可使致病力增强，病原体的抗原变异可逃逸机体的特异性免疫作用而继续引起疾病或使疾病慢性化。

【感染过程中免疫应答的作用】

免疫应答可分为有利于机体抵抗病原体的保护性免疫应答和促进病原改变的变态反应两大类。非特异性免疫（又称天然免疫）和特异性免疫都有可能引起机体保护和病理损伤。变态反应都是特异性免疫应答。

1. 非特异性免疫

非特异性免疫是机体对侵入病原体的一种清除机制。

（1）天然屏障：包括外部屏障，即皮肤、黏膜及其分泌物，以及内部屏障，如血脑屏障和胎盘屏障等。

（2）吞噬功能：单核-吞噬细胞系统具有非特异性吞噬功能，可清除机体内的病原体。

（3）体液因子：包括存在于体液中的补体、溶菌酶、纤连蛋白和各种细胞因子等。这些体液因子能直接或通过免疫作用清除病原体。

2. 特异性免疫

特异性免疫是指由于对抗原特异性识别而产生的免疫，通常只针对一种病原体。通过细胞免疫和体液免疫的相互作用产生免疫应答，分别由T淋巴细胞与B淋巴细胞介导。

（1）细胞免疫：致敏T细胞与相应抗原再次相遇时，通过细胞毒性淋巴因子来杀伤病原体及其所寄生的细胞。

（2）体液免疫：致敏B细胞受抗原刺激后，即转化为浆细胞并产生能与相应抗原结合的抗体，即免疫球蛋白。不同的抗原可诱发不同的免疫应答。

二、传染病的流行过程及影响因素

传染病的流行过程就是传染病在人群中发生、发展和转归的过程。流行过程的发生需要有三个基本条件，包括传染源、传染途径和人群易感性。

【流行过程的基本条件】

（1）传染源：是指病原体已在体内生长，繁殖并能将其排出体外的人和动物。传染源包括患者、隐形感染者、病原携带者、受感染动物。

（2）传播途径：病原体离开传染源到达另一个易感者的途径称为传播途径。传染病的传播途径主要有呼吸道传播、消化道传播、接触传播、虫媒传播和血液、体液传播五种。

（3）人群易感性：对某种传染病缺乏特异性免疫力的人称为易感者。当易感者在某一特定人群中的比例达到一定水平，若又有传染源和合适的传播途径时，则很容易发生该传染病流行。

【影响流行过程的因素】

（1）自然因素：自然环境中的各种因素，包括地理、气象和生态等对传染病流行过程的发生和发展都有重要影响。

（2）社会因素：包括社会制度、经济状况、生活条件和文化水平等，对传染病流行过程有决定性的影响。

三、传染病的特征

【基本特征】

传染病与其他疾病的主要区别在于其具有下列四个基本特征。

（1）病原体：每种传染病都是由特异性病原体引起的。病原体可以是微生物或寄生虫等。

（2）传染性：传染性意味着病原体能通过某种途径感染他人。传染病有传染性的时期称为传染期。它在每一种传染病中都相对固定，可作为隔离病人的依据之一。

（3）流行病学特征：传染病有流行性，可分为散发性发病、流行、大流行和暴发流行。其次某些传染病还具有季节性、地方性的特征。

（4）感染后免疫：免疫功能正常的人经显性或隐形感染某种病原体后，都能产生针对该病原体及其产物（如毒素）的特异性免疫。

【临床特点】

1. 病程发展具有阶段性

按传染病的发生、发展和转归，通常分为四个阶段。

（1）潜伏期：从病原体侵入人体起，至首发症状为止的时期，称为潜伏期。每一个传染病的潜伏期都有一个范围（最短、最长）并呈常态分布。潜伏期相当于病原体在体内定位、繁殖和转移、引起组织损伤和功能改变导致临床症状出现之前的整个过程。潜伏期是确定传染病检疫期的重要依据，对某些传染病的诊断也有一定参考意义。

（2）前驱期：从起病至症状明显开始为止的时期称为前驱期。一般持续 1～3 天。该期症状多无特异性，为许多传染病所共有。起病急骤者，可无前驱期。

（3）症状明显期：急性传染病度过前驱期后，绝大多数转入症状明显期。在此期间该传染病所特有的症状和体征都获得充分的表现。

（4）恢复期：当机体的免疫力增长至一定程度，体内病理生理过程基本终止，患者的症状及体征基本消失，临床上称为恢复期。

有些传染病在病程中可出现再燃或复发。后遗症是指有些传染病患者在恢复期结束后，某些器官功能长期都未能恢复正常的情形。

2. 常见症状与体征

（1）发热：大多数传染病都可引起发热，如流行性感冒、恙虫病、结核病和疟疾等。

发热程度：以口腔温度为标准，发热的程度可分为：①低热：体温为37.5～37.9℃；②中度发热：体温为38～38.9℃；③高热：体温为39～40.9℃；④超高热：体温达41℃以上。

发热过程可分为3个阶段：

①体温上升期：是指病人于病程中体温上升的时期。若体温逐渐升高，患者可出现畏寒，可见于伤寒、细菌性痢疾等；若体温急剧上升至39℃以上，则常伴寒战，可见于疟疾、登革热等。

②极期：是指体温上升至一定高度，然后持续一段较长时间的时期。

③体温下降期：是指升高的体温缓慢或快速下降的时期。有些传染病，如伤寒、结核病等多需经数天后才能降至正常水平；有些传染病，如疟疾、败血症等则可于数十分钟内降至正常水平，同时常伴有大量出汗。

热型及意义：热型是传染病的重要特征之一，具有鉴别诊断意义。较常见的有5种热型：

①稽留热：体温升高达39℃以上而且24小时相差不超过1℃，可见于伤寒、斑疹伤寒等的极期。

②弛张热：24小时体温相差超过1℃，但最低点未达正常水平，常见于败血症。

③间歇热：24小时内体温波动于高热与正常体温之下，可见于疟疾、败血症等。

④回归热：是指高热持续数日后自行消退，但数日后又再出现高热，可见于回归热病、布鲁菌病等。若在病程中多次重复出现并持续数月之久时称为波状热。

⑤不规则热：是指发热病人的体温曲线无一定规律的热型，可见于流行性感冒、败血症等。

（2）发疹：许多传染病在发热的同时伴有发疹，称为发疹性传染病，发疹时可出现皮疹，分为外疹和内疹两大类。不同传染病有不同的疹形，包括斑疹、丘疹、斑丘疹、出血疹、疱疹、荨麻疹等。皮疹出现的日期、部位、出疹顺序、皮疹的数目等，各种传染病不完全相同。常见出疹性传染病有猩红热、麻疹、水痘、斑疹伤寒、伤寒、流行性脑脊髓膜炎、流行性出血热、败血症等。

（3）毒血症状：病原体的各种代谢产物，包括细菌毒素在内，可引起除发热以外的多种症状，如疲乏，全身不适，厌食，肌肉、关节和骨骼疼痛等。

（4）单核-吞噬细胞系统反应：在病原体及其代谢产物的作用下，单核-吞噬细胞系统可出现充血、增生等反应，临床上表现为肝脾和淋巴结肿大。

3. 临床分型

根据传染病临床过程的长短，分为急性、亚急性和慢性；按病情轻重分为：轻型、典型、重型和暴发型。

四、传染病的治疗

【治疗原则】

坚持综合治疗的原则，即治疗与护理、隔离与消毒并重，一般治疗、对症治疗与病原治疗并重的原则。

【治疗方法】

1. 一般治疗及支持治疗

（1）一般治疗：包括隔离、消毒、护理和心理治疗。患者的隔离按其所患传染病的传播途径和病原体的排出方式及时间而异，并应随时做好消毒工作。心理治疗有助于提高患者战胜疾病的信心。

（2）支持疗法：包括根据各种传染病的不同阶段而采取的合理饮食，补充营养，维持患者水、电解质和酸碱平衡，增强患者体质和免疫功能的各项措施。

2. 病原治疗

病原治疗亦称特异性治疗，是针对病原体的治疗措施，具有抑杀病原体的作用，达到根治和控制传染源的目的。常用药物有抗生素、化学治疗制剂和血清免疫制剂等。

3. 对症治疗

通过调整患者各系统的功能，可达到减少机体消耗，保护重要器官，使损伤降至最低的目的。

4. 康复治疗

某些传染病可引起某些后遗症，需要采取针灸治疗、理疗、高压氧等康复治疗措施，以促进机体恢复。

5. 中医治疗

中医的辨证论治对调整患者各系统的机能起着相当重要的作用。

五、传染病的预防

针对构成传染病流行过程的三个基本环节采取综合性措施，并且根据各种传染病的特点，针对传播的主导环节，采取适当的措施，防止传染病继续传播。

【管理传染病】

根据《中华人民共和国传染病防治法》，将法定传染病分为甲类、乙类和丙类。

甲类为强制管理的传染病，城镇要求发现后 2 小时内通过传染病疫情监测信息系统上报，农村不超过 6 小时；乙类为严格管理的传染病，城镇要求发现 6 小时内上报，农村不超过 12 小时；丙类要求发现后 24 小时内上报。

在乙类传染病中，传染性非典型肺炎、炭疽中的肺炭疽、人感染高致病性禽流感和脊髓灰质炎，必须采取甲类传染病的报告，控制措施。

对传染病的接触者，应分别按具体情况采取检疫措施，密切观察，并适当作药物预防或预防接种。

应尽可能地在人群中检出病原携带者，进行治疗，教育，调整工作岗位和随访观察。

对动物传染源，如属有经济价值的家禽、家畜，应尽可能加以治疗，必要时宰杀后加以消毒处理；如无经济价值者则设法扑灭。

【切断传播途径】

对于各种传染病，尤其是消化道传染病、虫媒传染病和寄生虫病，切断传播途径通常是起主导作用的预防措施。其主要措施包括隔离和消毒。

1. 隔离

隔离是指将病人或病原携带者妥善地安排在指定的隔离单位，暂时与人群隔离，积极进行治疗，护理，并对具有传染性的分泌物、排泄物，用具等进行必要的消毒处理，防止病原体向外扩散的医疗措施。隔离的种类有：

（1）严密隔离：对传染性强，病死率高的传染病如霍乱、鼠疫、狂犬病等，病人应住单人间，严格隔离。

（2）呼吸道隔离：对由病人的飞沫和鼻咽分泌物经呼吸道传播的疾病，如传染性非典型肺炎、流感、流脑、麻疹、白喉、百日咳、肺结核等，应作呼吸道隔离。

（3）消化道隔离：对由病人的排泄物直接或间接污染食物、食具而传播的传染病，如伤寒、菌痢、甲型肝炎、戊型肝炎、阿米巴病等，最好能在一个病房中只收治一个病种，否则，应特别注意加强床边隔离。

（4）血液-体液隔离：对于直接或间接接触感染的血及体液而发生的传染病，如乙型肝炎病、丙型肝炎、艾滋病、钩端螺旋体病等，在一个病房中只住由同种病原体感染的病人。

（5）接触隔离：对病原体经体表或感染部位排出，他人直接或间接与破损皮肤黏膜接触感染引起的传染病，如破伤风、炭疽、梅毒、淋病和皮肤的真菌感染等，应作接触隔离。

（6）昆虫隔离：对以昆虫作为媒介传播的传染病，如乙脑、疟疾、斑疹伤寒、回归热、丝虫病等，应作昆虫隔离。病室应有纱窗，纱门，做到防蚊，防蝇，防螨，防虱和防蚤等。

（7）保护性隔离：对抵抗力特别低的易感者，如长期大量应用免疫抑制剂者、严重烧伤的病人、早产婴儿和器官移植术患者等，应作保护性隔离。在诊断，治疗和护理工作中，尤其应注意避免医源性感染。

2. 消毒

消毒是切断传播途径的重要措施。狭义的消毒是指消灭污染环境的病原体。广义的消毒包括消灭传播媒介在内。消毒有疫源地消毒（包括随时消毒与终末消毒）及预防性消毒两大类。消毒方法有物理消毒法和化学消毒法两种，可根据不同的传染病选择采用。

开展爱国卫生运动，搞好环境卫生是预防传染病的重要措施。

【保护易感人群】

保护易感人群的措施包括特异性和非特异性两个方面。非特异性保护易感人群的措施包括改善营养，锻炼身体和提高生活水平等，可提高机体的非特异性免疫力。但其关键作用还是通过预防接种提高人群的主动或被动特异性免疫力。

六、传染病常见症状的护理

（一）发热

1．护理评估

（1）病史：询问患者起病缓急、热程、热型及发热程度等；发热时有哪些不适感觉，如头痛、全身酸痛、食欲不振、呕吐、体重减轻、尿少、出汗等；小儿高热时应询问有无抽搐和惊厥的发生；发热的伴随症状，如有无皮疹、腹泻、黄疸等；发热的原因及诱因；发热后的处理经过，所用药物及效果等；有无引起的心理反应，如恐惧、紧张、不安或由于持续高热诊断不明确所引起的焦虑或因住院经济负担过重造成的心理压力；有无传染病接触史。

（2）身体评估：重点评估生命体征、营养状况、意识状态、颜面色泽、有无皮疹、皮肤弹性有无减退、全身浅表淋巴结有无肿大、扁桃体大小及有无分泌物、颈部软硬度、心率快慢及心音强弱、肺部叩诊音、呼吸音及啰音、腹部压痛及肝脾大小、神经系统检查等。

（3）相关检查：血、尿、粪常规及细菌学、病原血清学、脑脊液、肝功能检查，必要时作胸部X线及超声检查等。

2．护理诊断

（1）体温过高：体温高于正常范围。

（2）体液不足：血管内的、组织间隙的和/或细胞内液体减少，这种状况称为脱水，仅有水分的丢失而没有钠的改变。

3．护理措施

（1）评估相关因素：与病原体感染有关。

（2）消除或减少相关因素：

①休息：卧床休息，保持心情平静，注意勤变换体位，使患者有舒适感。

②饮食：应给以高热量、高蛋白、高维生素、易消化的流质饮食，注意补充足够的液体和电解质，必要时静脉输液以保证入量。

③病情观察：应注意观察生命体征、意识状态、出入量、体重、发热引起的身心反应的变化、治疗及护理效果等。

④环境：病室应保持适宜的温度、湿度，一般室温维持在16～18℃，湿度以60%左右为宜，还应注意通风、避免噪声。

⑤降温措施：可采用物理降温，如温水擦浴、酒精擦浴、冰袋、冰水灌肠等。但应注意有皮疹的患者禁用酒精擦浴，以避免对皮肤的刺激。对持续高热物理降温效果不明显者可遵医嘱采用药物降温，护士应了解退热剂的成分、药理作用、禁忌证等，避免发生不良反应及过敏反应。还应注意用量不宜过大，以免大量出汗引起虚脱。高热惊厥者，可应用人工冬眠疗法治疗。在冰敷前先肌肉或缓慢静脉注射冬眠药物（氯丙嗪和异丙嗪），待患者安静后在头部及大血管处放置冰袋，使患者体温维持在37～38℃，以后酌情每2～4小时肌肉注射半量冬眠药物。亚冬眠疗法维持时间依病情而定。此疗法可使人体新陈代谢处于低水平，耗氧量减少，使中枢神经系统处于保护性抑制状态，减轻脑细胞损伤。

⑥口腔、皮肤护理：协助患者在饭后、睡前漱口，病情危重者给予口腔护理，避免口腔内感染。患者大量出汗后应用温水擦拭，更换内衣、寝具，保持皮肤清洁、干燥，预防

感染。

⑦药物治疗的护理：病原体感染引起的发热需进行病原治疗，护士应了解病原治疗药物的作用、用法、剂量、用药间隔时间和药物的不良反应等。严格按规定用药，以保证药物疗效。

⑧健康教育：向患者解释发热的原因、诱因、治疗及有关的预防知识，鼓励患者提出问题，并给予耐心的解答，以使其解除焦虑等心理负担。同时，还应向患者、家属介绍发热时的休息、饮食、饮水要求及物理降温方法，使其参与护理活动，学会自我护理。

4. 护理评价

（1）体温是否降至正常，发热引起的身心反应是否消失，患者感到舒适。

（2）患者或家属能否说出发热的有关知识，并能正确执行 1 ~2 种物理降温。

（3）水、电解质失衡是否得到及时纠正。

（二）发疹

1. 护理评估

（1）病史：询问患者皮疹出现的时间、初发部位、发展情况、损害性质；有无发热、瘙痒等伴随症状；有无食物或药物过敏史；出皮疹后的处理经过，如药物名称、方法、效果和副作用等；传染病接触史及预防接种史。

（2）身体评估：重点评估生命体征，意识状态，面色，皮疹的性质、部位、形态，全身浅表淋巴结有无肿大，扁桃体大小及有无分泌物，颈部软硬度，肝脾大小，神经系统检查等。

（3）相关检查：血常规、粪常规及病原学、血清学、脑脊液检查等。

2. 护理诊断

皮肤完整性受损：表皮和/或真皮状态的改变。

3. 护理措施

（1）评估相关因素：与病原体和（或）代谢产物造成皮肤血管损伤有关。

（2）消除或减少相关因素：

①休息：皮疹较重、伴有发热等症状者应卧床休息。

②饮食：应避免进食辛辣刺激性食物。

③病情观察：注意观察生命体征，意识状态，皮疹性质的变化，治疗及护理效果等。

④病室应保持整洁，定时通风，定时空气消毒。

⑤皮肤护理：注意保持皮肤清洁，每日用温水轻擦皮肤，禁用肥皂水、酒精擦拭皮肤；皮肤有瘙痒者应避免搔抓，防止抓伤皮肤造成感染。应注意修剪指甲，幼儿自制能力差，可将手包起来。皮肤剧痒者可涂5%碳酸氢钠或炉甘石洗剂等；皮肤结痂后让其自行脱落，不要强行撕脱，翘起的痂皮可用消毒剪刀剪去。疹退后若皮肤干燥可涂以液体石蜡油润滑皮肤；对大面积淤斑的坏死皮肤应注意保护，翻身时应注意避免拖、拉、拽等动作，防止皮肤擦伤，并应防止大、小便浸渍，也可使用保护性措施，如海绵垫、气垫等，尽量不使其发生破溃；若皮疹发生破溃后应及时处理，小面积者可涂以抗生素软膏，大面积者用纱布包扎，防止感染，如有感染者定时换药；衣着应宽松，内衣裤勤换洗，床褥保持清洁、松软、平整、干燥；有些发疹性传染病可伴有口腔黏膜疹，应注意做好口腔清洁、黏膜湿润。

⑥药物治疗的护理：根据皮疹的不同病因，配合医生进行原发病治疗，注意用药方

法、剂量、效果及药物不良反应等。

⑦向患者或家属讲解皮肤护理的重要性及加重皮肤损伤的因素，并教其上述皮肤护理的方法。

4．护理评价

（1）受损皮肤是否保持完好，无继发损伤及感染。

（2）患者或家属能否说出加重皮肤损伤的各种因素，并能正确实施皮肤护理。

（三）腹泻

腹泻是指排便次数较正常增加、排泄量大、粪质稀薄，并含有异常成分，如黏液、脓血、未消化的食物及脱落的肠黏膜等。腹泻是消化道传染病的主要症状。

1．护理评估

（1）病史：询问患者起病缓急、病程、每日大便次数、大便量、性状、颜色、气味及有无异常成分；进食及饮水情况，有无脱水表现，如口渴、尿量减少；有无发热、腹痛、里急后重、恶心、呕吐和体重减轻等伴随症状；有无肠道感染性疾病及饮食不当、进不洁食物、受凉、过劳、精神创伤等诱因；发病后应用过的药物、剂量及效果；有无慢性腹泻史以及既往治疗情况；有无因急性腹泻来势凶猛而引起的恐惧，腹泻是否对生活和工作造成影响，有无因腹泻反复发作、迁延不愈产生心理压力；有无与腹泻患者接触史、环境及个人卫生情况等。

（2）身体评估：生命体征、意识状态、营养状态、口腔黏膜湿润程度、皮肤弹性、心率及节律、腹部压痛、肠鸣音、肛门周围情况和体重等。

（3）相关检查：血常规、尿粪常规及培养、血清钾、血清钠、血清氯、二氧化碳结合力，必要时作X线钡剂灌肠及纤维结肠镜检查。

2．护理诊断

（1）腹泻：排出松散、不成形粪便或水样便。

（2）有体液不足的危险：个体处于可能经受血管的、细胞间的或细胞内的脱水的危险状态。

3．护理措施

（1）评估相关因素：与病原体引起肠道感染有关；与消化道丢失水分有关。

（2）消除或减少相关因素：

①休息：腹泻频繁，全身症状明显者宜卧床休息，并应避免精神紧张、烦躁，必要时按医嘱应用镇静剂，可有利于减轻腹泻伴随症状。腹泻症状不重者可适当下床活动。

②饮食：频繁腹泻并伴有呕吐的患者可暂禁食，给予静脉补液。能进食者应给予少渣、少纤维素、高蛋白、高热量、易消化、低脂肪的流食或半流食，忌食生冷及刺激性食物，少量多餐，腹泻好转后应逐渐增加饮食量。对食欲差的患者应注意变换食物品种，鼓励患者进食，以维持良好的营养状态，避免发生营养障碍。

③病情观察：观察生命体征；出入量变化；每日大便次数、每次大便量及性状；伴随症状有无改善；脱水及电解质紊乱表现，如皮肤弹性是否下降、口腔黏膜是否干燥、神志状态及有无四肢无力、腹胀、心律不齐、腱反射降低等低钾表现，并观察血清电解质；肛门周围皮肤有无破损；营养情况及体重。

④维持水、电解质平衡：根据出入量及脱水情况，及时补充水分及电解质。轻度脱水者可采用口服补液，少量、多次给患者喂服。中度及重度脱水时应及时给予静脉补液。补

液过程中，应根据电解质检查结果及时调整补液的质和量，并注意观察心率及肺部变化，防止发生急性肺水肿。

⑤肛周皮肤护理：对排便频繁者，便后宜用软纸擦拭，注意勿损伤肛门周围皮肤。有脱肛者可用手隔以消毒纱布轻揉局部，以助肠管还纳，每天用温水或1∶5000高锰酸钾水坐浴，局部皮肤发红者可涂消毒凡士林油膏，以保护皮肤。勤换内裤及床单并保持内裤、床单清洁、干燥。

⑥药物治疗的护理：肠道感染的病因治疗常用喹诺酮类药物或其他抗生素。使用时应注意药物剂量、使用方法、服药时间、疗效及不良反应，如喹诺酮类药物常引起恶心、呕吐、食欲不振等胃肠道反应，应告诉患者与食物同服可减轻药物的不良反应。对症治疗常用解痉止痛剂如阿托品，也可酌情用止泻剂，如活性炭、复方樟脑酊、复方地芬诺酯等。应用时应观察药物的不良反应，如硫酸阿托品引起口干、心动过速及视物模糊等。

⑦标本采集：腹泻患者常需留取粪便标本做常规检查及培养，标本应新鲜，并应选取脓血、黏液部分，及时送检，以提高粪便检查阳性率。还应向患者说明留取标本的目的、方法及注意事项。

⑧健康教育：向患者进行有关腹泻的知识教育，说明腹泻的原因，并帮助患者分析其诱因，并对腹泻时的饮食、饮水、用药及预防方法等给予具体指导。

4. 护理评价

(1) 患者腹泻及伴随症状是否消失。

(2) 是否发生明显脱水及营养障碍是否及时纠正。

(3) 肛门周围皮肤有无破损及感染。

(四) 惊厥

惊厥是指四肢、躯干与颜面骨骼肌非自主的强直与阵挛性抽搐，常为全身性、对称性，伴有意识丧失。目前认为惊厥的发作主要是由于脑神经细胞的兴奋性增高，神经元的膜电位不稳定造成异常放电所致。

1. 护理评估

(1) 病史：询问惊厥发作次数、发作持续时间及间隔时间、发作前有无先兆及发作时的表现；有无发热、头痛、呕吐、意识障碍和大小便失禁等伴随症状；惊厥发作的诱因；治疗、护理经过及效果；传染病接触史及预防接种史。

(2) 身体评估：重点评估生命体征、意识状态、面色、有无皮疹、颈部软硬度、肝脾大小，神经系统检查等。

(3) 相关检查：血常规、粪常规及病原学、血清学、脑脊液检查等。必要时做CT或MRI检查。

2. 护理诊断

(1) 有窒息的危险：出现意外窒息的高度危险状态（可供吸入的空气不足）。

(2) 有受伤的危险：有意外的组织受伤（如创伤、骨折）的高度风险。

3. 护理措施

(1) 评估相关因素：与惊厥发作有关。呼吸道分泌物阻塞呼吸道，舌后坠阻塞呼吸道；惊厥发作时用力拉或按压患者，患者发作时坠床。

(2) 消除或减少相关因素：

①病情观察：严密观察生命体征，瞳孔大小、形状、对称性等；观察有无烦躁不安、

双目凝视或上翻或斜视、屏气、头向后仰、肌张力增高等惊厥先兆；观察有无呼吸困难、呼吸节律不整、发绀等窒息的表现；观察惊厥次数、发作持续时间、间隔时间、抽搐部位或方式、意识丧失时间、有无大小便失禁等惊厥表现。

②保持呼吸道通畅：立即放置患者于仰卧位，头偏向一侧，清除呼吸道分泌物；松解衣服和领口；有假牙应取下；用包纱布的压舌板置于上下齿列，并用舌钳夹住舌向外牵拉，以防舌后坠阻塞呼吸道或将舌咬伤。

③持续吸氧。

④将患者放置于光线暗、安静的房间内，防止声音、强光刺激，专人守护，设置床档，必要时用约束带约束患者。各种检查、护理、治疗操作集中进行，尽量减少对患者的刺激，防止惊厥发作。

⑤药物治疗的护理：按医嘱予以速效抗惊厥药物，应用时注意药物作用的时间及不良反应，应特别注意观察有无对呼吸的抑制；按医嘱使用病因治疗及对症治疗药物，如抗菌药物、脱水剂、退热剂等，应用时应注意药物种类、剂量、给药途径及不良反应等。

4. 护理评价

（1）窒息是否被及时发现及处理。

（2）惊厥发作时有无受伤。

（3）惊厥是否得到及时有效地控制。

（五）意识障碍

意识障碍是指患者对自我的感知和客观环境的识别能力发生不同程度的丧失，是高级神经系统紊乱所产生的严重症状之一。

1. 护理评估

（1）病史：向家属了解病史，询问意识障碍发生的时间、过程、起病缓急，有无服用药物、毒物或酗酒等；有无发热、头痛、呕吐、肢体运动障碍和大小便失禁等伴随症状；既往有无肝病史，询问既往意识障碍发生情况；询问发作诱因，如原有肝病者由于上消化道出血、高蛋白饮食、感染、便秘等可诱发意识障碍；处理经过；传染病接触史及预防接种史。

（2）身体评估：生命体征，意识状况，皮肤有无皮疹、黄疸、瞳孔大小、形状、对光反射，心、肺情况，肝脾大小，有无腹水征，肢体运动情况，神经系统检查。

（3）相关检查：血、尿、粪常规、肝肾功能，血清电解质，血培养，血清学、脑脊液检查等。脑电图，B 超，CT 和 MRI 检查。

2. 护理诊断

（1）意识障碍：对自我感知和客观环境的识别能力发生不同程度的丧失。

（2）潜在并发症：肺部感染、肺不张。

（3）皮肤完整性受损的危险：个体的皮肤处于要受到损伤的危险状态。

3. 护理措施

（1）评估相关因素：与各种传染病引起脑实质病变或脑水肿有关；与各种反射减弱或消失有关；与不能自主改变体位有关。

（2）消除或减少相关因素：

①病情观察：密切观察生命体征；瞳孔大小、形状、对光反射，角膜反射，眶上压痛反应；昏迷程度的变化；心、肺体征；神经系统体征；准确记录出入量。

②体位：乙型脑炎昏迷患者应取头高脚低位，呈15～30℃，头偏向一侧，待病情好转后可酌情采取侧卧位。用软枕等用具支撑压疮的高危部位或溃疡处，使受累部位不接触床面，不要使用海绵环或充气圈，因为这些物品会使受压面积减少，从而增加局部的压力。

③保持呼吸道通畅：呕吐物及呼吸道分泌物要及时吸出，定时翻身、拍背，并用雾化吸入等方法助痰排出；有舌后坠者用舌钳将舌拉出，并将下颌托起；有假牙者应取下。

④持续吸氧。

⑤维持水、电解质平衡及营养需要：昏迷早期禁食，按医嘱静脉输液。有明显颅内高压者输液速度不宜超过1500～2000ml/d，小儿50～80ml/（kg·d）。一般以5%～10%葡萄糖为主，其中1/4量可含钠液，并注意补充钾盐，以维持电解质平衡。昏迷时间较长者给予鼻饲，高热期以碳水化合物为主，若发热期长，消耗较多，患者消化功能尚可时可鼻饲高热量流食。

⑥预防并发症的护理：A. 皮肤护理：需给患者2～4h翻身一次，用热湿毛巾擦洗骨突起处，并作局部按摩，至少2～3次/日，如有排泄物污染床褥，应及时清洗、更换，保持床单清洁、干燥、平整无折；搬动患者时应将患者抬离床面，不要拖、拉、拽，以免擦伤皮肤；骨突起处应垫海绵垫或气圈，如有有条件者可睡气垫床；注意观察受压部位皮肤有无发红、苍白。B. 口腔护理：做口腔清洗2次/天；张口呼吸者可用双层湿纱布盖于口鼻部，避免口腔及呼吸道黏膜干燥；口唇涂以甘油以防干裂；若发现口腔或上呼吸道感染时应及时处理。C. 眼睛护理：如眼睑闭合不全者，应清洗眼睛1～2次/天，并用生理盐水湿纱布或眼罩进行保护。D. 泌尿系统护理：昏迷患者一般需留置尿管，应每4h放尿一次；定时更换尿管及尿袋；定时清洗尿道口，女性患者定时冲洗外阴；大便后肛门及其周围皮肤也应冲洗干净。

⑦有肢体瘫痪者，应将肢体放于功能位，并进行肢体按摩及被动运动，以防止肌肉萎缩及功能障碍。

⑧药物治疗护理：乙型脑炎患者常用脱水剂、退热剂和镇静止痉剂，并发感染时还可应用抗菌药物，应用时应注意药物疗效、用药方法和观察药物副作用等。

4. 护理评价

（1）生命体征及重要脏器功是否维持正常。

（2）有无发生并发症。

（3）患者是否神志清醒。

（六）焦虑

焦虑是一种情感，是一种与不明确的危险因素有关的忧虑和不安，不易直接观察到。

1. 护理评估

（1）病史：评估焦虑的原因；评估由于焦虑所致日常活动的变化；评估患者对焦虑的应对能力。

（2）身体评估：有无心率、血压、呼吸频率、面色、出汗、注意力、定向力、语速和语调等改变。

2. 护理诊断

焦虑：伴随模糊的、心神不安的不适感或畏惧感而产生的一种自主反应；是一种因预感到有危险而产生的忧虑感觉。

3．护理措施

（1）评估相关因素：与住院隔离和（或）不了解疾病的预后有关。隔离的寂寞，产生孤独感、束缚感及被遗弃感；对疾病预后的担心；经济的压力；住院环境和生活方式的不适应。

（2）消除或减少相关因素

①观察患者焦虑的表现，如面色变化、出汗、坐立不安、注意力不能集中、失眠、厌食、尿频和定向力变化等，根据其表现评估焦虑程度。

②与患者进行有效沟通，尊重患者，态度和蔼。耐心倾听患者叙述，鼓励其述说，认同患者目前的应对方式。

③提供安全、舒适的环境，减少对患者的不良刺激。

④针对患者焦虑原因进行指导与教育：首先，使患者认识自己的焦虑，帮助其分析产生焦虑的原因，针对焦虑进行指导与疏导。如向患者介绍住院环境，生活制度，消毒隔离的目的、方法、要求、解除隔离的标准及隔离时间。说明隔离的目的是保护患者，保护他人，防止交叉感染，希望患者自觉遵守隔离制度。护理人员对患者要热情，千万不可流露出怕传染的厌恶情绪。对于进行抢救的患者，护士应保持冷静，守候在患者身边，密切观察病情变化，及时采取措施，态度认真，动作迅速，技术熟练，工作有条不紊，并向患者介绍周围环境，这些都会使患者产生信赖感、安全感，从而消除焦虑、紧张不安的心理。对于慢性传染病患者，应向其介绍疾病发展过程、预后、治疗过程中的注意事项、复发因素等。护士应对患者表示理解与同情，并根据每个患者的不同情况教会其应对措施。

⑤指导患者使用松弛术，如进行深而慢的呼吸、练习气功、接受按摩和听轻松而愉快的音乐等，也有助于减轻焦虑。

4．护理评价

（1）焦虑是否减轻，舒适感增加。

（2）患者是否学会应用有效的应对方式来控制焦虑。

（陶军秀）

第二节　病毒性肝炎

病毒性肝炎（viral hepatitis）是由多种肝炎病毒引起的以肝损害为主的一组传染病。临床上以乏力、厌食、肝肿大、肝功能异常为主要表现，部分出现黄疸。按病原学分类，常见的病毒性肝炎包括甲型病毒性肝炎、乙型病毒性肝炎、丙型病毒性肝炎、丁型病毒性肝炎、戊型病毒性肝炎五种，近年来，还发现一种庚型病毒性肝炎，比较少见。乙型、丙型病毒性肝炎可发展为肝硬化和肝细胞癌。

【病原学】

1．甲型肝炎病毒（hepatitis A virus，HAV）

HAV 为一种 RNA 病毒，属微小核糖核酸病毒科，是直径约 27nm 的球形颗粒，内含线形单链 RNA。HAV 在体外抵抗力较强，对酸、乙醚、热有抵抗力，能耐受 60℃30 分钟；对甲醛、氯、紫外线敏感，加热 100℃5 分钟能灭活。

2. 乙型肝炎病毒（hepatitis B virus，HBV）

HBV为一种DNA病毒，属嗜肝DNA病毒科（hepadnaviridae），是直径约42nm的球形颗粒，又名Dane颗粒，有外壳和核心两部分。外壳厚7~8nm，有表面抗原（HBsAg），核心直径27nm，含有部分双链，部分单链的环状DNA、DNA聚合酶、核心抗原及e抗原。HBV能耐60℃高温4小时及对一般浓度的消毒剂抵抗力很强，煮沸10分钟或高压蒸汽灭菌消毒可以灭活。

（1）乙型肝炎表面抗原（HBsAg）和表面抗体（抗HBs）：HBsAg存在于病毒颗粒的外壳以及小球形颗粒和管状颗粒。于感染后2~12周，ALT升高前，即可由血内测到，一般持续4~12周，至恢复期消失，但感染持续者可长期存在。HBsAg无感染性而有抗原性，能刺激机体产生抗HBs。在HBsAg自血中消失后不久或数星期或数月，可自血中测到抗HBs，抗HBs出现后其滴度逐渐上升，并可持续存在多年。抗HBs对同型感染具有保护作用。近期感染者所产生的抗HBs为IgM，而长期存在血中的为抗HBs IgG。

（2）乙型肝炎核心抗原（HBcAg）和核心抗体（抗HBc）：HBcAg主要存在于受染的肝细胞核内，复制后被释至胞浆中，由胞浆中形成的HBsAg包裹，装配成完整的病毒颗粒后释放入血。血液中一般不能查到游离的HBcAg。血中的Dane颗粒经去垢剂处理后可以查到其核心部分的HBcAg和DNA聚合酶。HBV DNA聚合酶存在于Dane颗粒核心内，是一种依赖于DNA的DNA聚合酶，其功能与修补及延伸双链DNA的短链有关。患者血清中HBV DNA聚合酶活性增高常伴有HBV增殖。在急性乙肝的潜伏期内，血清ALT升高之前，血清DNA聚合酶活力即已升高，因此，DNA聚合酶活力测定具有早期诊断意义。急性肝炎患者在发病1个月后若HBVDNA聚合酶活力仍持续升高，是肝炎转为慢性的征兆。

（3）乙型肝炎e抗原（HBeAg）和e抗体（抗HBe）：HBeAg是以隐蔽形式存在于HBV核心中的一种可溶性蛋白，其编码基因相互重叠，是HBcAg的亚成分。在感染HBV后，HBeAg可与HBsAg同时或稍后出现于血中，其消失则稍早于HBsAg。HBsAg仅存在于HBsAg阳性者的血液中，通常伴有肝内HBVDNA的复制，血中存在较多Dane颗粒和HBVDNA聚合酶活性增高，因此，HBeAg阳性是病毒活动性复制的重要指标，传染性高。抗HBe阴转后，病毒复制多处于静止状态，传染性降低。

3. 丙型肝炎病毒（hepatitis C virus，HCV）

HCV为一种具有脂质外壳的RNA病毒，为球形病毒颗粒，直径50~60nm，是5种肝炎病毒中最易发生变异的一种。病毒经加热100℃5分钟或60℃10小时、1∶1000甲醛可灭活。

4. 丁型肝炎病毒（hepatitis D virus，HDV）

HDV为一种缺陷的嗜肝单链RNA病毒，需要HBV的辅助才能进行复制，因此，HDV携HBV同时或重叠感染。HDV是直径35~37nm的小圆球状颗粒，其外壳为HBsAg，内部由HDAg和一个1.7kb的RNA分子组成。HDAg具有较好的抗原特异性。感染HDV后，血液中可出现抗HD。HDV有高度的传染性，及很强的致病力。HDV感染可直接造成肝细胞损害。

5. 戊型肝炎病毒（hepatitis E virus，HEV）

HEV为直径27~38nm的小RNA病毒，无包膜，主要在肝细胞内复制，在4℃或-20℃下易被破坏，对氯仿敏感。

【流行病学】

1. 传染源

（1）甲型与戊型：急性肝炎患者和亚临床感染者，在发病前2周和发病后1周从粪便排出病毒的数量最多，故传染性最强。

（2）乙、丙、丁型：急性、慢性肝炎患者，病毒携带者，其传染性贯穿于整个病程。其中慢性患者和病毒携带者是乙型肝炎最主要的传染源。

2. 传播途径

（1）粪-口传播：为甲型肝炎与戊型肝炎的主要传播途径。包括：食物传播、水源传播（戊型肝炎最主要的传播方式）、日常生活接触（最常见的方式）。若水源或食物严重污染可引起暴发流行。

（2）体液和血液传播：为乙、丙、丁型肝炎的主要传播途径。包括：输注带有肝炎病毒的血或血制品（丙型肝炎最主要的传播方式）、不洁注射或针刺，以及密切生活接触、性接触等。

（3）母婴传播：是HBV感染的重要传播途径之一，母亲可通过胎盘、分娩、哺乳、喂养等方式传给婴儿。

3. 人群易感性及流行特征

人群对各型肝炎普遍易感，感染后可产生免疫力，各型之间无交叉免疫。甲型肝炎以儿童及青少年发病率最高，多发于秋冬季节；乙型肝炎多为散发，有家庭聚集性，无明显的季节性，我国是乙型肝炎高发区。丙型肝炎多见于反复多次受血者，乙、丙型肝炎感染后可获较持久免疫力。丁型肝炎一般为HBV感染的同时或在此基础上重叠感染HDV，患者以南美洲、中东为多，目前未发现保护性抗体；戊型肝炎以青壮年多见，主要流行于亚洲和非洲，夏秋雨季或洪水之后发病率增高，感染后免疫力不持久。甲型和戊型肝炎可引起暴发流行，不转变为慢性。乙型、丙型、丁型肝炎较易转变为慢性肝炎。

【临床表现】

潜伏期：甲型肝炎2～6周，平均4周；乙型肝炎6～26周，平均60天左右；丙型肝炎2～26周，平均50日；丁型肝炎4～20周，与乙型肝炎感染有关；戊型肝炎2～9周，平均6周。按临床过程不同可分为急性和慢性两种临床类型，其中，甲型、戊型肝炎主要表现为急性肝炎，乙型、丙型和丁型以慢性肝炎表现更为常见。

1. 急性肝炎

急性肝炎（acute hepatitis）指肝炎病毒感染病程不超过6个月者。一般患者体内病毒复制活跃，传染性很强。急性肝炎主要包括：急性黄疸型肝炎（acute icteric hepatitis）、急性无黄疸型肝炎（acute without icteric model hepatitis）、急性重型肝炎（acute severe hepatitis fulminant hepatitis）和急性淤胆型肝炎（acute hepatitis silting bravery）。

（1）急性黄疸型肝炎：总病程1～4个月。

①黄疸前期：甲型肝炎起病较急，患者有发热，体温38～39℃，平均热程3天，少数可超过5天。乙型肝炎起病较慢，多无发热或发热不明显。突出症状为：乏力、食欲减退、厌油、恶心、呕吐及全身不适等。少数病例有类似上呼吸道感染或类似急腹症。本期一般持续1～21天，平均5～7天，也有缺乏本期者。此期丙氨酸氨基转移酶（ALT）已有升高。

②黄疸期：黄疸多为肝细胞性，有时亦可短期（1周左右）呈梗阻性。发热消退，症状好转，但尿色继续加深，巩膜和皮肤黄染，1~2周达到高峰。部分患者可有大便颜色变浅、皮肤瘙痒。常见肝大、质软、有压痛及叩击痛。部分患者有轻度脾大。本期可持续2~6周。此期各类血清酶指标增高，尤以ALT明显。

③恢复期：黄疸逐渐消退，症状减轻以至消失，肝、脾回缩至正常，肝功能逐渐恢复正常。本期持续2~16周，平均4周。

急性黄疸型肝炎起病10天以上出现重型肝炎则为亚急性重型肝炎，肝性脑病多出现在疾病后期，腹水较明显，此型病程可长达数月，易导致坏死后肝硬化。

（2）急性无黄疸型肝炎：较黄疸型肝炎多见。除无黄疸外，其他表现与黄疸型类似，但临床症状较轻，多无发热，仅有乏力、肝区隐痛和食欲不振、恶心、腹胀等胃肠道症状，肝常肿大伴压痛及叩击痛，少数有脾肿大；ALT明显升高。一些病例并无明显症状，多于3个月内逐渐恢复，部分乙型、丙型肝炎病例可发展为慢性肝炎，因不易被发现而成为重要的传染源。

（3）急性重型肝炎：亦称为暴发型肝炎。发病初期类似急性黄疸型肝炎，特点是：起病急，病情发展迅猛，短期内（一般不超过10天）出现神经、精神症状（如性格改变、行为反常、意识障碍等）；常有高热，消化道症状严重（厌食、恶心、频繁呕吐，腹胀等）、极度乏力，出血倾向明显（鼻衄、瘀斑、呕血、便血等），可急骤发展为肝性脑病。同时，肝浊音界迅速缩小，黄疸急剧加深，出现肝臭，亦出现浮肿、腹水及肝肾综合征等。

（4）急性淤胆型肝炎：亦称毛细胆管型肝炎，是以肝内胆汁淤积为主要表现的一种特殊临床类型。起病及临床表现类似急性黄胆型肝炎，但患者自觉症状较轻，而黄疸重且持久，肝脏肿大。黄疸具有以下特点：①“三分离”特征：黄疸深，消化道症状轻；ALT多为轻、中度升高；凝血酶原时间无明显延长。②“梗阻性”特征：黄疸加深的同时，伴全身皮肤瘙痒，粪便颜色变浅或灰白色。

2. 慢性肝炎

慢性肝炎（chronic hepatitis）指肝炎病毒感染后病程超过6个月而炎症持续存在者。常见于乙、丙、丁型肝炎。主要包括慢性迁延性肝炎（chronic persistent hepatitis）、慢性活动性肝炎（chronic active hepatitis）、慢性重型肝炎（chronic severe hepatitis）。

（1）慢性迁延性肝炎：反复出现乏力、头晕、消化道症状、肝区不适、肝大，压痛，也可有轻度脾大，肝功能检查反复或持续出现血清转氨酶升高，多数好转以至痊愈，少数转为慢性活动性肝炎。

（2）慢性活动性肝炎：有明显或持续的乏力、食欲减退、腹胀、肝区痛，体检面色灰暗、蜘蛛痣和肝掌、肝脾大，中等以上质度，或伴有进行性脾大。肝功能持续异常，尤其是白蛋白低、球蛋白高，A/G比值异常。

（3）慢性重型肝炎：在慢性肝炎或肝硬化等基础上发生，此型除了慢性肝病的症状、体征和实验室检查的表现外，其他表现同亚急性重型肝炎。本型预后差，死亡率高。

【辅助检查】

1. 肝功能检查

（1）血清酶：ALT是判定肝细胞损害的重要指标，在肝功能检测中最为常用。急性黄疸型肝炎常明显升高，慢性肝炎可持续或反复升高；重型肝炎因大量肝细胞坏死，ALT随黄疸的加深反而下降（胆-酶分离）。随着 ALT 的升高，天门冬氨酸氨基转移酶（AST）也升高，谷酰胺转酞酶（γGT）、碱性磷酸酶（ALP）亦可升高。

（2）血清蛋白测定：肝脏是合成清蛋白的场所，肝功能损害时间较长时，肝脏合成清蛋白减少，而病毒感染抗原性物质刺激机体免疫系统，产生大量免疫球蛋白，出现清蛋白下降，球蛋白升高，A/G 比值下降甚至倒置。

（3）血和尿胆红素：黄疸型肝炎尿胆原和胆红素明显增加，血清直接和间接胆红素皆升高；淤胆型肝炎尿胆红素增加，而尿胆原减少或阴性，血清以直接胆红素升高为主。

（4）凝血酶原时间：与肝损程度成反比，凝血酶原时间越长，预后越差。

（5）血氨浓度：肝性脑病时，可有血氨升高。

2. 血清肝炎病毒标志物（病原学）检查

（1）甲型肝炎：①抗 HAV-IgM：为 HAV 近期感染指标，特异性高，是确诊甲型肝炎最主要的标志物。②抗 HAV-IgG：为保护性抗体，在急性期后期和恢复早期出现，持续数年或以上，主要用于了解过去感染情况及人群中免疫水平，对流行病学调查有意义。

（2）乙型肝炎：①HBsAg 与抗 HBs：HBsAg 是感染了 HBV 的一个特异性指标，血清内 HBsAg 阳性见于急慢性 HBV 感染状态，包括无症状的携带者、与 HBV 有关的肝硬化及原发性肝癌；抗 HBs 是保护性抗体，表示曾经感染过 HBV 或注射过乙肝疫苗，具有对 HBV 的免疫力。②抗 HBc：包括抗 HBc 总抗体、抗 HBc-IgM 和抗 HBc-IgG。急性乙肝患者 HBc-IgM 呈高滴度阳性，是确诊依据，尤其是对于 HBsAg 已转阴性的“窗口期”患者；HBc-IgM 下降速度与患者病情相关，下降快则预后好。抗 HBc 阳性表示过去可能感染过 HBV，需与其他结果综合分析。粪便检测抗 HBc-IgM 和 IgG 更有意义。③HBeAg 与抗 HBe：HBeAg 是核心抗原的成分，其阳性和滴度常反映 HBV 的复制及判断传染性的强弱；如 HBeAg 转阴，抗 HBe 转阳性常提示 HBV 复制降低或停止。另外，乙肝标志物还包括 HBV-DNA 和 DNA 多聚酶。其结果阳性临床意义见表 10-2-1。

（3）丙型肝炎：HCV-RNA 定性需采用聚合酶链反应（PCR）技术检测；抗 HCV 并不等于存在保护性抗体，或已具有免疫力，而是 HCV 感染的标志。

（4）丁型肝炎：检测血清或肝组织中的 HDAg 和 HDV-RNA 阳性有确诊意义；抗 HDV-IgM 及抗 HDV-IgG 阳性。

（5）戊型肝炎：抗 HEV-IgM 和抗 HEV-IgG 阳性为近期感染的标志。

3. 超声波检查

超声波检查对急性肝炎无诊断价值，对慢性肝炎有较高的诊断价值，可见光点增粗，及肝内血管直径和结构改变等，并有助于诊断是否存在肝硬化或肝癌。

表 10-2-1　　乙型肝炎病毒血清标志物检测结果的临床意义

	HBsAg	HBeAg	抗 HBc-IgM	抗 HBc-IgG	抗 HBs	抗 HBe	HBV-DNA
急性乙肝							
潜伏期	+	+	-	-	-	-	-
急性早期	+	+	+	-	-	-	+

续表

	HBsAg	HBeAg	抗 HBc-IgM	抗 HBc-IgG	抗 HBs	抗 HBe	HBV-DNA
急性后期	+	-	+	+	-	-	+/-
恢复期	-	-	-	+	+	+	-
慢性乙肝							
复制期	+	+	+/-	+	-		+
低（无）复制期	+	-	-	+	-	+	-/±
慢肝急性发作	+	+/-	+/-	+	-	+/-	+
曾感染过乙肝							
已恢复	-	-	-	-	+	+/-	-
接种乙肝疫苗	-	-	-	-	+	-	-

【诊断要点】

根据流行病学、症状、体征、实验室生化检查、病原学、血清学检查，结合患者有进食不洁食品或未煮熟的水产品，尤其是贝类食物，食用过受污染的水源及食物等，有助于甲型、戊型肝炎的诊断；有手术史，有输注血液或血制品、不洁注射、献血、与肝炎患者密切接触史，有助于乙型、丙型、丁型肝炎的诊断。

【治疗要点】

1. 急性肝炎

急性肝炎多为自限性疾病，尤其是甲型、戊型肝炎，若能在早期得到及时休息，合理营养及一般支持疗法，大多数病例能在 3 ~ 6 个月内临床治愈。淤胆型肝炎必要时加用强的松、甲基强的松龙治疗。

（1）休息：发病早期必须绝对卧床休息，至症状明显减轻、黄疸消退、肝功能明显好转，可逐渐增加活动量，以不感觉疲劳为度。待症状消失、肝功能正常后，休息观察 1 ~ 3个月，可逐步恢复工作。但需定期复查 1 ~ 2 年。

（2）营养：饮食宜清淡，易消化，适当的热量、蛋白质，丰富维生素，并补充维生素 C 和 B 族维生素等。若患者食欲不振，进食过少，可由静脉补充葡萄糖液及维生素 C。食欲好转后，应能给含有足够蛋白质、碳水化合物及适量脂肪的饮食，不宜摄食过多。

（3）中药治疗：采用中药方剂辨证治疗，治疗原则为清热解毒、疏肝利胆、芳香化浊、行气活血。中药治疗可改善患者症状，但不能缩短病程。

2. 慢性肝炎：

应采用中西医结合治疗。

（1）抗病毒药物治疗：主要针对乙型、丙型、丁型肝炎。

①干扰素（IFN）：常用的有 IFN-α、PegIFN-α。IFN 具有抗病毒和调节免疫的双重作用。PegIFN-α 每周 1 次，IFN-α 每周 3 次，每次 5MU ~ 10MU，皮下注射，疗程 4 ~ 6 个月。早期，大剂量，长疗程干扰素治疗可提高疗效。可使约 1/3 患者血清 HBV DNA 阴转，HBeAg 阳性转为抗-Hbe 阳性，HBV DNA 聚合酶活力下降，HCV RNA 转阴，但停药

后部分病例以上血清指标可能出现逆转。治疗慢性乙型肝炎不出现耐药性，停药3年后仍维持疗效，其疗效持久性优于拉米夫定。副作用有发热、寒战、头痛、乏力、食欲减退、恶心、脱发等，比较严重的是中性粒细胞和血小板减少，自身免疫性溶血性贫血和精神抑郁等，停药后可恢复。

②核苷（酸）类似物：拉米夫定（贺普丁）、阿德福韦酯（贺维力、阿甘定、阿迪仙等）、恩替卡韦（博路定）、替比夫定（素比伏）和替诺福韦（韦瑞德），均为口服药，疗程至少1～2年，使用方便，主要作用为抑制HBV聚合酶，但不能清除肝细胞内的共价闭环DNA（cccDNA）。不良反应较少，长期应用可导致耐药，停药后复发率高。

关于联合用药，目前尚无证据显示IFN和核苷类药物联合治疗可提高疗效，但是当出现耐药性时，加用另一种核苷类药物可起到挽救作用。IFN联合替比夫定可引起多发性神经病变，应禁用这种联合。

③特殊人群的用药：A. HBV合并HCV患者，用PegIFN-α+利巴韦林。B. 孕妇禁用IFN，可试用替比夫定、拉米夫定，不用恩替卡韦或阿德福韦酯。

（2）中医中药治疗：主要促进肝组织修复，改善肝功能，包括清热解毒、疏肝健脾、活血化瘀，调理脏腑及阴阳气血等治疗原则。

（3）护肝药物与支持疗法：

①维生素类：适量补充维生素C、维生素B、维生素E；凝血酶原时间延长者及黄疸患者应予维生素K_1。

②促进能量代谢的药物：如三磷酸腺苷、辅酶A、肌苷等。

③促进肝细胞修复和再生的药物：多烯磷脂酰胆碱（易善复）、肝细胞生长促进因子（肝复肽，威佳）、还原型谷胱苷肽（TAD）、门冬氨酸钾镁（潘南金）等。

④静脉输注白蛋白、血浆等。

（4）对症治疗：针对上消化道出血、肝性脑病、腹水、继发感染、肝肾综合征等的治疗（见相关章节）。

【主要护理诊断/问题】

（1）体温过高　与肝炎病毒释放各种致热源作用于体温调节中枢有关。

（2）活动无耐力　与肝细胞受损、能量代谢障碍有关。

（3）营养失调　低于机体需要量　与厌食、呕吐腹泻及消化功能障碍有关。

（4）有传播感染的危险　与病毒性肝炎的传染性有关。

（5）焦虑　与隔离治疗、病情反复、久治不愈等有关。

（6）有皮肤完整性受损的危险　与黄疸、腹腔积液、长期卧床有关。

（7）知识缺乏　与缺乏防治病毒性肝炎的相关知识有关。

（8）潜在并发症：出血、肝性脑病。

【护理措施】

1. 休息与活动

（1）休息是急性肝炎治疗的主要措施，故对急性期、症状严重患者，应为其创造安静、舒适、整洁的休息环境，保证患者安静卧床休息；在症状明显好转、黄疸减轻、肝功能改善后，可逐渐增加活动量，以患者不感觉疲劳为度。

(2) 向患者解释导致乏力的原因，使患者了解充分的休息与睡眠可增加肝脏血流量，降低机体代谢率，利于炎症病变恢复的道理，自觉配合指导。

(3) 了解患者生活习惯，协助做好生活护理。

2. 病情观察

(1) 观察患者意识、体温、脉搏、呼吸、血压变化，及时发现感染灶，预防肝性脑病的发生。

(2) 观察患者肝区疼痛、乏力、腹胀、食欲不振、恶心、呕吐及有无出血等变化，遵医嘱及时用药止痛、止吐，记录24h出入量。

(3) 观察黄疸增减、肝脾大小及硬度的变化，观察血、尿、粪中黄疸指标及肝功能的变化，观察电解质有无异常等。

3. 饮食护理

(1) 急性期可给予易消化的清淡饮食，如米汤、稀粥、牛奶、米粉、温热果汁等，避免粗纤维、产气多、肥甘厚腻食物，以免加重肝脏负担，加重胃肠道恶心、腹胀等感觉；恢复期可给予高热量、丰富维生素、适量蛋白、易消化饮食。少吃或不吃辛辣或其他刺激性的食品。

(2) 少量多餐，营养摄入平衡，增加新鲜蔬菜、食用菌类、大豆制品和水果，减少脂肪量和高糖食物的摄入，必要时补充维生素类食物添加剂，因维生素在物质代谢、转化、合成过程中可作为辅基、辅酶，每天补充一定量的维生素有利于肝病康复。

(3) 补充水分。无腹水、浮肿患者，每天要补充一定的水分，包括主食、菜汤中的液体，以帮助毒性物质及胆红素排出体外。

(4) 适当进补，因病、因人、因症而异。急性期主要清热化湿、通利肝胆、解毒消炎，不宜进食补膏、补品之类；慢性稳定期或肝纤维化期，则可标本兼顾，可疏肝理气、通调经脉治标，也可益气养血、补肾健脾固本。

(5) 对体重增加较快的患者应适当控制饮食，减少食物中糖分和脂肪的含量，防止诱发脂肪肝及肝源性糖尿病。

4. 对症护理

(1) 发热：见本章第一节"总论"之"常见症状及护理"。

(2) 腹水：见第四章之"肝硬化"一节。

(3) 皮肤瘙痒：①指导患者使用正确的皮肤护理方式，选择棉布或丝绸内衣裤，保证柔软、宽松，勤换洗；保持床单位清洁干燥。②每日用温水擦身，忌用浴液及刺激性物品。③皮肤瘙痒严重时，遵医嘱局部外用炉甘石洗剂止痒，也可口服抗组胺药。④协助患者修剪指甲，必要时戴棉纱手套，以免抓伤皮肤致破损感染；若已有皮肤破损，可外用安尔碘，保持创面干燥无菌，促进溃疡愈合；若发生破溃感染时，可外用抗生素软膏控制感染。

5. 用药护理

(1) 使用干扰素治疗时，应注意观察药物的副作用，如发热、头痛、全身酸痛、乏力等，向患者说明这些症状可随治疗次数的增加而逐渐减轻。监测患者血象，若出现粒细胞减少、血小板减少等情况时应停药。

(2) 应用肾上腺皮质激素及其他免疫调节药物应注意疗程和副作用。

6. 心理护理

（1）急性肝炎患者由于起病急、病情重，慢性肝炎患者因久治不愈，均易产生紧张、焦虑、悲观等不良情绪，不利于肝脏病损恢复，故应多与患者沟通，向患者及家属解释出现各种表现的原因和解决的方法，告诉患者保持豁达心情、乐观情绪，有利于疾病的恢复。

（2）指导慢性肝炎患者正确对待疾病，保持开朗、平和的心情，建立战胜疾病的信心，避免焦虑、愤怒等不良情绪。

7. 健康教育

（1）做好病毒性肝炎防病治病的宣传：①预防甲、戊型肝炎重点在于搞好环境和个人卫生；加强粪便管理、保护饮用水；做好食品卫生和餐具的消毒。预防乙、丙、丁型肝炎重点则在于防止通过血液和体液传播；应杜绝医源性感染，凡接受输血、大手术应用血制品的患者，术前检测肝功能及肝炎病毒标记物，出院后定期检测；生活用具应专用；接触肝炎患者后用肥皂和流动水洗手。②各型急性肝炎患者均应实施早期隔离治疗；乙、丙、丁型肝炎病原携带者应禁止献血，禁止从事托幼、饮食业或其他食品业工作。③做好计划免疫工作。

（2）向患者及家属宣传病毒性肝炎的护理保健知识：慢性患者和无症状携带者应做到：①保持乐观的情绪，正确对待疾病，建立战胜疾病的信心，避免焦虑、愤怒等不良情绪。②生活起居规律，劳逸结合，有症状者，以静养为主，待症状消失、肝功能恢复3个月以上，可逐渐恢复正常工作和学习，但应避免过多应酬和娱乐活动。③加强营养，适当增加蛋白质摄入，但要避免长期高热量、高脂肪饮食，戒烟戒酒；控制体重，避免体重增加过多导致脂肪肝。④实施适当的家庭隔离，如患者的食具用具和漱洗用品应专用，防止唾液、血液及其他排泄物污染环境，家中密切接触者，可行预防接种。⑤定期复查血常规、血小板、肝功能、病原学、AFP和肝脾超声检查项目，一旦发病，应合理治疗，规则用药。⑥遵医嘱用药，避免使用损肝药物。

（蔡俊平）

第三节 流行性乙型脑炎

流行性乙型脑炎（epidemicencephalitis B）简称乙脑，是由乙脑病毒引起的以脑实质炎症为主要病变的急性传染病。本病经蚊传播，患者多为儿童。临床主要表现为急起高热、意识障碍、抽搐、病理反射与脑膜刺激征阳性。重症患者出现呼吸衰竭，并可有神经系统后遗症。

【病原学】

乙脑病毒属虫媒病毒乙组的黄病毒科，呈球形，有包膜，核心为单股正链RNA，为嗜神经病毒，抗原性稳定，极少变异。E蛋白是病毒的主要抗原成分。乙脑病毒易为常用消毒剂所杀灭，不耐热，56℃30min或100℃2min后即可灭活，对低温和干燥抵抗能力较强，用冰冻干燥法在4℃冰箱中可保存数年。

【流行病学】

（1）传染源：人和动物均可成为传染源。未经过流行季节的仔猪为本病的主要传染源。

（2）传播途径：本病主要通过蚊虫叮咬而传播。

（3）易感人群：人对乙脑普遍易感，患者多见于10岁以下儿童，2～6岁最常见。

（4）流行特征：乙脑广泛分布于亚洲东部的热带、亚热带及温带地区。我国为主要流行区，流行高峰在7～9月。

【发病机制】

人被带病毒的蚊虫叮咬后，病毒进入人体，先在单核-吞噬细胞系统内繁殖，随后进入血循环，形成病毒血症。当被感染者免疫力强时，只形成短暂的病毒血症，病毒很快被清除，不侵入中枢神经系统，临床上表现为隐形感染或轻型病例，并可获得终身免疫。如被感染者免疫力弱，而感染的病毒数量大及毒力强，则病毒通过血-脑屏障进入中枢神经系统，引起脑实质病变。

乙脑的病变较广，可累及整个中枢神经系统灰质，但以大脑皮层及基底核、脑干最严重，脊髓的病变最轻，部位越低病变越轻。

【临床表现】

1. 典型的临床表现

潜伏期4～21天，一般10～14天。典型病例的病程可分为4期。

（1）初期：为病初的1～3天，体温在1～2日内升高至39～40℃，伴头痛、恶心、呕吐，可出现精神倦怠或嗜睡。少数患者可出现神志淡漠和颈项强直。

（2）极期：病程的第4～10天。以脑实质损害为主要表现。高热、抽搐和呼吸衰竭是乙脑极期的严重表现，三者互为影响，呼吸衰竭为引起死亡的主要原因。

①高热：体温常高达40℃，高热持续约7～10天，重者可达3周以上。发热越高，热程越长，病情越重。

②意识障碍：可表现为嗜睡、谵妄、昏迷、定向力障碍等。意识障碍通常持续1周左右，重者可长达1个月以上。昏迷的深浅、持续时间的长短与病情的严重程度和预后呈正相关。

③惊厥或抽搐：发生率40%～60%，因高热、脑实质炎症及脑水肿引起。患者先有面部、眼肌、口唇的小抽搐，随后出现肢体抽搐，强直性痉挛，历时数分钟至数十分钟不等。长时间或频繁抽搐，可导致发绀、脑缺氧和脑水肿，甚至呼吸暂停。

④呼吸衰竭：主要为中枢性呼吸衰竭，多见于重型患者。表现为呼吸节律不规则及幅度不均，如呼吸表浅、双吸气、叹息样呼吸、潮式呼吸、抽泣样呼吸等，最后呼吸停止。此外，因脊髓病变导致呼吸肌瘫痪可发生周围性呼吸衰竭。脑疝患者除上述呼吸异常外，尚有其他临床表现。由于位于延髓的呼吸中枢受损严重，病人早期可突发呼吸骤停而死亡。

⑤其他神经系统表现：多在病程10天内出现。常有浅反射减弱或消失，深反射先消失后亢进，病理征阳性。昏迷患者可有大小便失禁或尿潴留。肢体强直性瘫痪，伴有肌张力增高。

⑥循环衰竭：少见，常与呼吸衰竭同时出现，表现为血压下降、脉搏细速、休克和胃肠道出血。

（3）恢复期：上述症状日趋好转，一般患者于2周左右完全恢复，重型患者可能需1~6个月逐渐恢复，此阶段的表现可有持续低热、痴呆、失语、流涎、多汗、面瘫、吞咽困难、肢体强直性瘫痪或不自主运动以及癫痫样发作等。

（4）后遗症期：5%~20%的重型患者存有后遗症，主要为意识障碍、痴呆、失语、肢体瘫痪、癫痫、精神失常等，经治疗可有不同程度恢复，癫痫有时可持续终生。

2. 临床分型

临床分型见表10-3-1。

表10-3-1　**流行性乙型脑炎的分型**

临床分型	发热	意识障碍	抽搐	呼吸衰竭	神经系统其他表现	恢复期后遗症	后遗症	病程
轻型	<39℃	无	无	无	脑膜刺激征不明显	无	无	1周
普通型	39~40℃	昏睡-浅昏迷	偶有	无	脑膜刺激明显、病理征阳性	多无	无	1~2周
重型	>40℃	昏迷	反复或持续	有	脑膜刺激明显、病理征阳性、浅反射消失、深反射先亢进后消失	常有	部分	>2周
极重型	>40℃	深昏迷	反复或持续、剧烈	迅速出现呼吸衰竭	迅速出现脑疝	有	常有严重	多在极期死亡

【辅助检查】

1. 血常规

白细胞数在（10~20）$\times 10^9$/L，少数可更高；中性粒细胞数常>80%。部分患者血象可一直正常。

2. 脑脊液

压力可升高；白细胞数多在（50~500）$\times 10^6$/L水平，少数可>1000×10^6/L；葡萄糖正常或偏高；氯化物正常；蛋白轻度升高。

3. 血清学

（1）特异性IgM抗体测定：脑脊液中最早在病程第2天即可测得，血标本则在病程第3天出现。

（2）补体结合试验：补体结合抗体为IgG抗体，多在发病后2周出现，5~6周达峰值，可维持1年左右。

（3）血凝抑制试验：病后第4天开始出现，2周时达峰值，维持1年左右。

4. 病原学

（1）病毒分离：病毒主要存在于脑组织，在血及脑脊液中不易分离病毒，在病程第一周内死亡的脑组织中可分离到病毒。

(2) 病毒抗原或抗酸的检测：从血液、脑组织或其他体液中可检测到乙型脑炎病毒抗原或特异性核酸。

【诊断要点】

(1) 流行病学资料：夏秋季，10岁以下儿童多见。

(2) 临床特点：起病急，高热、意识障碍、抽搐、头痛、呕吐，脑膜刺激征及病理征阳性。

(3) 实验室检查：血象白细胞及中性粒细胞增高；脑脊液呈无菌性脑膜炎改变；特异性IgM抗体阳性可助确诊。

【治疗要点】

尚无特效的抗病毒治疗药物，早期可试用利巴韦林、干扰素等。应采取积极的对症和支持治疗，重点处理好高热、抽搐、控制脑水肿和呼吸衰竭等危重症状，降低病死率和减少后遗症的发生。

1. 一般治疗

重型患者应静脉输液，但不宜过多，以免加重脑水肿。一般成人每天补液1500～2000ml，儿童每天50～80ml/kg，并酌情补充钾盐，纠正酸中毒。

2. 对症治疗

高热、抽搐及呼吸衰竭是危及病人的三大主要症状，且互为因果，形成恶性循环。因此，及时控制高热、抽搐及呼吸衰竭是抢救乙脑患者的关键。

(1) 高热：以物理降温为主，药物降温为辅，持续高热伴反复抽搐者可使用亚冬眠疗法。

(2) 抽搐：

①高热所致者，以降温为主。

②脑水肿所致者，加强脱水，如使用甘露醇。必要时可加用50%葡萄糖、呋塞米、肾上腺皮质激素。

③脑实质病变所致者，可使用地西泮、水合氯醛鼻饲或灌肠，亦可采用亚冬眠疗法。巴比妥钠可用于预防抽搐。

(3) 呼吸衰竭：

①因脑水肿所致者应加强脱水治疗。

②中枢性呼吸衰竭时可使用呼吸兴奋剂。首选洛贝林，亦可选用尼可刹米。

③使用血管扩张药改善脑微循环，减轻脑水肿、解除脑血管痉挛和兴奋呼吸中枢。可用山莨菪碱（654-2）、东莨菪碱、阿托品等。

(4) 循环衰竭：补充血容量，应用升压药、强心剂、利尿药等，注意维持水电解质的平衡。

(5) 肾上腺皮质激素的使用：有争议，有人认为激素有抗炎、退热、降低毛细血管通透性和渗出、降低颅内压、防治脑水肿等作用。也有人认为它抑制机体的免疫功能，增加继发感染机会，且疗效不显著。临床上可根据具体情况在重型患者中酌情使用。

3. 恢复期及后遗症治疗

应加强护理，防止压疮和继发感染的发生；进行语言、智力、吞咽和肢体的功能锻炼，还可结合理疗、针灸、推拿按摩、高压氧、中药等治疗。

【护理要点】

1. 一般护理

虫媒隔离，绝对卧床休息、抽搐者防坠床。病室保持安静，凉爽通风，室温宜保持在30℃以下。配备抢救药品及氧气、吸痰器等。昏迷者需定时擦洗身体、更换衣服，勤翻身，拍背，皮肤按摩，防止压疮发生。做好眼、鼻、口腔的清洁护理。

2. 病情观察

密切观察神志、瞳孔、体温、呼吸、脉搏、血压、面色变化及头痛、恶心、呕吐、抽搐情况；准确记录24h出入量；观察有无并发症表现，及时处理。

3. 饮食护理

初期及极期宜流质饮食，供给充足水分，如西瓜汁、绿豆汤、菜汤、牛奶等，必要时进行鼻饲。恢复期应注意逐渐增加营养、高热量饮食。

4. 对症护理

（1）高热：乙脑患者体温不易下降，常采用综合措施控制降温，参见总论。

（2）惊厥或抽搐：有计划集中安排各种检查、治疗、护理操作，减少对患者的刺激，避免诱发惊厥或抽搐。对惊厥或抽搐患者应争取早期发现先兆，及时处理。惊厥先兆为烦躁、眼球上翻、口角抽动、肢体紧张等。针对引起抽搐的不同原因分别进行处理。

①如脑水肿所致者进行脱水治疗时，脱水剂应于30min内注入，速度过慢影响脱水效果；准确记录出入量，注意维持水、电解质平衡；因甘露醇等脱水剂是高渗液体，应注意患者心脏功能，防止发生心功能不全。

②因脑实质病变引起的抽搐，按医嘱使用抗惊厥药物。应注意给药途径、作用时间及不良反应，特别应注意观察抗惊厥药物对呼吸的抑制。

③因呼吸道分泌物阻塞引起抽搐者，应给予吸痰、吸氧，并加大氧流量至4～5L/min,以改善脑组织缺氧。

④因高热所致者，在积极降温的同时按医嘱给予镇静剂。

⑤惊厥或抽搐发作时注意防止窒息及外伤（见总论“惊厥”的护理）。

（3）呼吸衰竭：

①保持呼吸道通畅：因呼吸道分泌物梗阻引起者，及时、彻底吸痰是解除呼吸道梗阻的有力措施，并定时翻身、拍背等以助痰排出。若痰液黏稠，可用化痰药物和糖皮质激素雾化吸入，并可适当加入抗生素防治细菌感染，必要时可纤维支气管镜吸痰，如经上述处理无效，病情危重者，应建立人工气道。

②吸氧：在保持呼吸道通畅的基础上保证氧气供给。通过增加吸入氧浓度来纠正患者的缺氧状态。

③如经上述处理无效，需进行气管插管、气管切开或应用人工呼吸器的患者，护士应协助医生进行上述治疗操作，并应向家属说明治疗目的及步骤，以减轻其焦虑或恐惧。

5. 恢复期及后遗症的护理

对恢复期患者应注意增加营养、防止继发感染；早期进行被动性功能锻炼，观察患者神志、各种生理功能、运动功能的恢复情况；对遗留有精神、神经后遗症者，可进行中西医结合治疗，护士给予积极、耐心的护理，从生活上关心、照顾患者，鼓励并指导患者进行功能锻炼，帮助其尽快康复。

6. 心理护理

刚清醒的患者其思维能力及接受外界刺激的能力均较差，感情脆弱，易哭、易激动，应使患者保持安静，避免不良刺激，帮助患者适应环境，直至恢复正常。对躯体活动受限或有语言障碍的患者，护士应以高度责任心、同情心给予关心与照顾，并鼓励患者积极治疗，持之以恒，使残疾减到最低程度。

7. 健康教育

（1）预防：

①控制传染源：在流行季节前对猪进行疫苗接种，能有效地控制乙脑在人群中的流行；及时隔离和治疗病人，隔离患者至体温正常。

②切断传播途径：防蚊灭蚊是预防本病的主要措施。应消灭蚊虫孳生地，也可以用灭蚊药物。流行季节采用各种防蚊措施，如蚊帐、驱蚊剂等。

③保护易感人群：预防接种是保护易感人群的根本措施。我国使用的是地鼠肾细胞灭活或减毒活疫苗，保护率可达 60% ~90%。疫苗接种应在开始流行前 1 个月完成。接种对象为 10 岁以下儿童和从非流行区进入流行区的人员。

（2）宣传相关疾病知识，如致病原因、临床表现、诊疗方法。在流行季节如发现有高热、头痛、意识障碍者，应立即送医院诊治。

（3）患者出院时对遗留有精神神经症状者，应鼓励患者坚持康复训练和治疗，教会患者亲属切实可行的护理措施及康复疗法，如针灸、按摩、语言训练等。坚持用药，定期复查，使患者康复。

（陶军秀）

第四节 艾滋病

艾滋病是获得性免疫缺陷综合征（acquired immunodeficiency syndrome，AIDS）的简称，是由人免疫缺陷病毒（human immunodeficiency virus，HIV）引起的慢性传染病。本病主要经性接触、血液及母婴传播。HIV 主要侵犯、破坏 $CD4^+$T 淋巴细胞，导致机体细胞免疫功能受损乃至缺陷，最终并发各种严重机会性感染和肿瘤。具有传播迅速、发病缓慢、病死率高的特点。

【病原学】

HIV 为单链 RNA 病毒，属于反转录病毒科。由核心和包膜组成，最外层为类脂包膜，HIV 主要感染 $CD4^+$T 淋巴细胞、单核-吞噬细胞、小神经胶质细胞和骨髓干细胞等。

目前可分为 HIV-1 型和 HIV-2 型，全球流行的主要是 HIV-1 型。

HIV 是一种变异性很强的病毒，对外界抵抗力低，对热敏感，56℃30min 能使 HIV 在体外对人的 T 细胞失去感染性，但不能完全灭活血清中的 HIV；100℃20min 可将 HIV 完全灭活。能被 75% 乙醇、0.2% 次氯酸钠及漂白粉灭活。

【流行病学】

1. 传染源

HIV 感染者和艾滋病病人是本病唯一的传染源。

2. 传播途径

目前公认的传播途径主要是性接触、血液接触和母婴传播。

(1) 性接触传播：HIV 存在于血液、精液和阴道分泌物中，唾液、泪液和乳汁等体液也含 HIV。性接触传播是主要的传播途径（包括同性、异性和双性性接触）。性接触摩擦所致细微破损即可侵入机体致病。

(2) 经血液和血制品传播：共用针具静脉吸毒，输入被 HIV 污染的血液或血制品以及介入性医疗操作等均可感染。

(3) 母婴传播：感染 HIV 的孕妇可经胎盘将病毒传给胎儿，也可经产道及产后血性分泌物、哺乳等传给婴儿。

(4) 接受 HIV 感染者的器官移植、人工授精或污染的器械等，医务人员被 HIV 污染的针头刺伤或受损皮肤受污染也可传染。

3. 易感人群

人群普遍易感。15 ~ 49 岁发病者占 80%。

4. 流行状况

根据联合国艾滋病规划署公布的统计数字，截至 2005 年底，全球估计共有 3860 万名艾滋病病毒感染者，截至 2006 年 10 月 31 日，我国历年累计报告艾滋病 183733 例，吸毒和性传播是主要途径。

【发病机制】

主要是 $CD4^{+}T$ 淋巴细胞在 HIV 直接或间接作用下，细胞功能受损和大量破坏，导致细胞免疫功能缺陷。由于其他免疫细胞均不同程度受损，因而促使并发各种严重机会性感染和肿瘤的发生。

【临床表现】

潜伏期平均 9 年，可短至数月，长达 15 年。根据我国有关艾滋病的诊断标准和指南，将艾滋病分为急性期、无症状期和艾滋病期。

1. 急性期

通常发生在初次感染 HIV 的 2 ~ 4 周，部分感染者出现 HIV 病毒血症和免疫系统急性损伤所产生的临床症状。持续 1 ~ 3 周后缓解。临床表现以发热最为常见，可伴有全身不适、头痛、盗汗、恶心、呕吐、腹泻、咽痛、肌痛、关节痛、淋巴结肿大以及神经系统症状。此期血清可检出 HIV RNA 及 P24 抗原。$CD4^{+}T$ 淋巴细胞计数一过性减少，同时 CD4/CD8 比例倒置，部分病人可有轻度白细胞和（或）血小板或肝功能异常。

2. 无症状期

此期持续时间一般为 6 ~ 8 年，此期由于 HIV 在感染者体内不断复制，$CD4^{+}T$ 淋巴细胞计数逐渐下降，此期具有传染性。

3. 艾滋病期

病人 $CD4^{+}T$ 淋巴细胞计数明显下降，多少于 $200/mm^3$，此期主要的临床表现为 HIV 相关症状、各种机会性感染及肿瘤。

(1) HIV 相关症状：主要表现为持续一月以上的发热、盗汗、腹泻，体重减轻 10%

以上。部分病人表现为神经精神症状，如记忆力减退、精神淡漠、性格改变、头痛、癫痫、痴呆等。另外还可出现持续性全身淋巴结肿大，其特点为：除腹股沟以外有两个或两个以上部位的淋巴结肿大；淋巴结直径≥1cm，无压痛，无黏连；持续时间 3 个月以上。

（2）各种机会性感染及肿瘤：

①呼吸系统：人肺孢子虫引起的肺孢子菌肺炎，是患者死亡的主要原因之一。表现为慢性咳嗽、发热、发绀，血氧分压降低，但很少有肺部啰音。

②中枢神经系统：隐球菌脑膜炎、结核性脑膜炎、弓形虫脑病、各种病毒性脑膜脑炎。

③消化系统：白色念珠菌食道炎、巨细胞病毒性食道炎、肠炎，沙门氏菌、痢疾杆菌、空肠弯曲菌及隐孢子虫性肠炎；表现为食管炎或溃疡，吞咽疼痛、胸骨后烧灼感、腹泻、体重减轻，感染性肛周炎、直肠炎，

④口腔：鹅口疮、舌毛状白斑、复发性口腔溃疡、牙龈炎等。

⑤皮肤：带状疱疹、传染性软疣、尖锐湿疣、真菌性皮炎和甲癣。

⑥眼部：巨细胞病毒性和弓形虫性视网膜炎，表现为眼底絮状白斑。眼睑、睑板腺、泪腺、结膜及虹膜等常受卡波西肉瘤侵犯。

⑦肿瘤：恶性淋巴瘤、卡波西肉瘤等。卡波西肉瘤侵犯下肢皮肤和口腔黏膜，可出现紫红色或深蓝色浸润斑或结节，融合成片，表面溃疡并向四周扩散。

【辅助检查】

1．一般检查

白细胞、血红蛋白、红细胞及血小板均可有不同程度减少。尿蛋白常呈阳性。

2．免疫学检查

T 细胞总数降低，$CD4^{+}T$ 细胞减少。CD4/CD8≤1.0。链激酶、植物血凝素等皮试常阴性。免疫球蛋白、β_2微球蛋白可升高。

3．血生化检查

可有血清转氨酶升高及肾功能异常。

4．病毒及特异性抗原和（或）抗体检测

（1）分离病毒：患者血浆、单核细胞和脑脊液可分离出 HIV。

（2）抗体检测：血清、尿液、唾液或脑脊液抗 HIV 可获阳性结果。

（3）抗原检测：检测血或体液中 HIV 特异性抗原，对诊断有一定帮助。

（4）核酸检测：以体外淋巴细胞培养，测淋巴细胞 HIV RNA，测血清 HIV RNA 与 HIV DNA。

（5）蛋白质芯片：能同时检测 HIV、HBV、HCV 联合感染者血中的 HIV、HBV、HCV 核酸和相应的抗体。

5．其他检查

X 线检查有助于了解肺部并发肺孢子菌、真菌、结核杆菌感染及卡波西肉瘤等情况。痰、支气管分泌物或肺活检可找到肺孢子菌包囊、滋养体或真菌孢子。粪涂片可查见隐孢子虫。隐球菌脑膜炎者脑脊液可查见隐球菌。弓形虫、肝炎病毒及 CMV 感染可测相应的抗原或抗体。

【诊断要点】

1. 诊断原则

需结合流行病学史、临床表现和实验室检查等进行综合分析，慎重做出诊断。诊断HIV/AIDS必须是经确认试验证实HIV抗体阳性。

2. 诊断标准

（1）急性期：病人近期内有流行病学史和临床表现，结合实验室检查HIV抗体由阴性转为阳性即可诊断，或仅实验室检查HIV抗体由阴性转为阳性即可诊断。

（2）无症状期：有流行病学史，结合HIV抗体阳性即可诊断，或仅实验室检查HIV抗体阳性即可诊断。

（3）艾滋病期：有流行病学史，实验室检查HIV抗体阳性，加临床表现中任何一项，即可诊断为艾滋病。

HIV抗体阳性，虽无上述表现或症状，但$CD4^{+}T$淋巴细胞数<$200mm^{3}$，也可诊断为艾滋病。

【治疗要点】

1. 抗反转录病毒治疗

仅用一种抗病毒药物易诱发HIV变异，产生耐药性，因而主张联合用药，目前国内抗HIV的药物可分为三大类。

（1）核苷类反转录酶抑制剂：此类药物能选择性抑制HIV反转录酶，掺入正在延长的DNA链中，抑制HIV复制。常用齐多夫定、去羟肌苷、拉米夫定、司他夫定、阿巴卡韦、双汰芝（拉米夫定和齐多夫定的复合制剂）。

（2）非核苷类反转录酶抑制剂：主要作用于HIV反转录酶某位点使其失去活性。常用的药物有奈韦拉平、依非韦伦。

（3）蛋白酶抑制剂：抑制蛋白酶，阻断HIV复制和成熟过程中必需的蛋白质合成。主要药物有利托那韦、茚地那韦、沙奎那韦、奈非那韦、克力芝（含有洛匹那伟和利托那韦复合制剂）、阿扎那韦等。

2. 免疫治疗

采用IL-2与抗病毒药物同时应用有助于改善患者免疫功能。

3. 治疗并发症

如肺孢子菌肺炎可用喷他脒每日3～4mg/kg，肌内注射或静脉滴注，或加氨苯砜100mg，1次/天，或复方磺胺甲噁唑3片，每日3～4次，疗程2～3周。卡波西肉瘤可在抗病毒治疗同时使用α-干扰素治疗，或用博来霉素、长春新碱和阿霉素联合化疗。

4. 对症支持

加强营养支持治疗，部分病人可辅以心理治疗。

5. 预防性治疗

CD4细胞<$0.2\times10^{9}/L$者服用复方磺胺甲噁唑，预防肺孢子菌肺炎。针刺或实验室意外者，根据职业暴露后预防程序进行评估和用药预防。

【护理要点】

1. 一般护理

(1) 消毒隔离：在执行血液、体液隔离的基础上实施保护性隔离。房间终末消毒用15%过氧乙酸熏蒸后再用0.2%过氧乙酸擦墙、桌、床及地面等物。被褥送高压消毒。无保留价值的物品就地焚烧，不准移动。房间冲刷后再进行一次熏蒸方可使用。

(2) 休息：在急性感染期和艾滋病期应卧床休息，为保证患者休息，病室应安静、舒适、空气新鲜。协助做好生活护理，症状减轻后可逐渐起床活动。无症状期可坚持工作，但要避免劳累，保证充足的休息和睡眠；

(3) 皮肤、口腔护理：注意保持皮肤清洁干燥，每天清洁口腔3~4次，预防继发感染。

(4) 自我保护：护理患者时为防止血液感染，应戴口罩及护目镜，接触血液、体液时应穿隔离衣、戴手套，处理污物、利器时防止皮肤刺伤。

2. 病情观察

严密观察生命体征及病情变化，当有不明原因的发热或明显的肺部、胃肠道或中枢神经系统症状时，及时告知医生。密切观察抗病毒药物副作用，定期检查血常规。

3. 饮食护理

应给予高热量、高蛋白、高维生素的食物，如牛奶、鸡蛋、鱼肉等。注意食物色、香、味，设法促进患者食欲。不能进食者给予静脉输液，注意维持水、电解质平衡。

4. 心理护理

艾滋病预后不良，加之疾病的折磨、被他人歧视，患者易有焦虑、抑郁、孤独无助或恐惧等心理障碍，部分患者可出现报复、自杀等行为。护士应与患者进行有效沟通，了解患者的需要、困难，满足患者的合理要求，给予关怀、温暖和同情，鼓励其恢复正常人的生活，设法摆脱与世隔绝的忧虑和痛苦处境，树立起战胜疾病的信心。

5. 健康教育

(1) 一般知识指导：向患者认真讲解本病的基本知识、传播途径、预防措施及保护他人和自我保护的方式等。

(2) 隔离知识指导：严密隔离。患者的排泄物、呕吐物、分泌物等须经消毒处理后，才能排入下水道。患者所接触过的可能受感染的物品和环境要用含氯消毒液进行严格消毒。患者用过的床单、被褥、衣物等装入防水口袋中，外加另一布袋，做好污染标志，经高压蒸汽消毒后再洗净。停止高危性行为，已婚者使用安全套，但最安全可靠的方法是停止性生活。

(3) 预防指导：使用一次性注射器、输液器，患者使用过的医疗器械应做到一人一用一消毒。如被患者用过的针头或器械刺伤，应在2小时内服用叠氮脱氧胸苷，时间不少于4周；HIV阳性者禁止以任何理由捐献器官或献血；女性HIV感染者特别是HIV1型感染者应尽量避免妊娠，以防止母婴传播，HIV感染的哺乳期妇女应人工喂养婴儿；禁止吸毒；洁身自好，遵守性道德；在进行手术及有创伤性检查（如胃镜、肠镜、血液透析等）前，应检查HIV抗体。对吸毒、卖淫、嫖娼等人群要定期监测，加强对高危人群的HIV感染监测。

（陶军秀）

第五节 狂犬病

狂犬病（rabies）又名恐水症（hydrophobia），是由狂犬病毒引起的一种侵犯中枢神经系统为主的急性人兽共患传染病。人狂犬病通常由病兽以咬伤方式传给人。临床表现为特有的恐水、怕风、恐惧不安、咽肌痉挛、进行性瘫痪等。迄今为止，病死率达100%。

【病原学】

狂犬病毒属于弹状病毒科，拉沙病毒属，病毒中心为单股负链RNA，病毒易为紫外线、苯扎溴铵（新洁尔灭）、碘酒、高锰酸钾、乙醇、甲醛等灭活，加热100℃，2分钟可灭活。从患者或患病动物直接分离得到的病毒称为野毒株或街毒株，致病力强，能在唾液腺中繁殖，可供制备疫苗，称为固定毒株。

【流行病学】

1. 传染源

带狂犬病毒的动物是本病的传染源，我国狂犬病的主要传染源是病犬，其次为猫、猪、牛、马等家畜。蝙蝠、浣熊、臭鼬、狼、狐狸等野生动物是发达国家和基本控制了犬的狂犬病地区的主要传染源。

一般来说，狂犬病人不是传染源，不形成人与人之间的传染，因其唾液中所含病毒量较少。一般貌似健康的犬或其他动物的唾液中也可带病毒，也能传播狂犬病。

2. 传播途径

病毒主要通过咬伤传播，也可由带病毒犬在唾液，经各种伤口和抓伤、舔伤的黏膜和皮肤入侵，少数可在宰杀病犬、剥皮、切割等过程中被感染。蝙蝠群居洞穴中的含病毒气溶胶也可经呼吸道传播。有报告角膜移植可传播狂犬病。

3. 易感人群

人群普遍易感，兽医与动物饲养员尤其易感。人被犬咬伤后狂犬病的发生率15%～20%。被病兽咬伤后是否发病与下列因素有关。

（1）咬伤部位：头、面、颈、手指处被咬伤后发病机会多。

（2）咬伤的严重性：创口深而大者发病率高。

（3）局部处理情况：咬伤后迅速彻底清洗者发病机会较少。

（4）及时、全程、足量注射狂犬疫苗和免疫球蛋白者发病率低。

（5）被咬伤者免疫功能低下或免疫缺陷者发病机会多。

【发病机制】

狂犬病毒自皮肤或黏膜破损处入侵人体后，对神经组织有强大的亲和力，致病过程可分三阶段：

（1）组织内病毒小量增殖期：病毒先在伤口附近的肌细胞小量增殖，在局部可停留3天或更久，然后入侵人体近处的末梢神经。

（2）侵入中枢神经区：病毒沿神经在轴突向中枢神经作向心性扩展，至脊髓的背根神经节大量繁殖，入侵脊髓并很快到达脑部。主要侵犯脑干、小脑等处的神经细胞。

（3）向各器官扩散期：病毒从中枢神经向周围神经扩展，侵入各器官组织，尤以唾液腺、舌部味蕾、嗅神经上皮等处病毒量较多。由于迷走、舌咽及舌下脑神经核受损，致吞咽肌及呼吸肌痉挛，出现恐水、吞咽和呼吸困难等症状。交感神经受累时出现唾液分泌和出汗增多。迷走神经节、交感神经节和心脏神经节受损时，可引起病人心血管功能紊乱或猝死。

【临床表现】

潜伏期长短不一，大多在3个月内发病，潜伏期最长可达十年以上，潜伏期长短与年龄、伤口部位、伤口深浅、入侵病毒数量和毒力等因素相关。典型临床经过分为3期。

1．前驱期

常有低热、倦怠、头痛、恶心、全身不适，继而恐惧不安，烦躁失眠，对声、光、风等刺激敏感而有喉头紧缩感。具有诊断意义的早期症状是在愈合的伤口及其神经支配区有痒、痛、麻及蚁走等异样感觉，约发生于80%的病例。本期持续2～4天。

2．兴奋期

表现为高度兴奋、极度恐怖、恐水、怕风。体温常升高（38～40℃）。恐水为本病的特征，但不一定每例都有。典型患者虽渴极而不敢饮，见水、闻流水声、饮水，或仅提及饮水时均可引起咽喉肌严重痉挛。外界多种刺激如风、光、声也可引起咽肌痉挛。常因声带痉挛、说话吐词不清，严重发作时可见全身肌肉阵发性抽搐，因呼吸肌痉挛致呼吸困难和发绀。患者常出现精神失常、幻视、幻听等。本期为1～3天。

3．麻痹期

患者肌肉痉挛停止，进入全身弛缓性瘫痪，患者由安静进入昏迷状态。最后因呼吸、循环衰竭死亡。该期持续时间较短，一般6～18小时。

本病全程一般不超过6天。除上述狂躁型表现外，尚有以脊髓或延髓受损为主的麻痹型（静型）。该型无兴奋期和典型的恐水表现，常见高热、头痛、呕吐、腱反射消失、肢体软弱无力，共济失调和大小便失禁，呈横断性脊髓炎或上行性麻痹等症状，最终因瘫痪死亡。

【辅助检查】

1．血、尿常规及脑脊液

外周血白细胞总数轻至中度增多，中性粒细胞一般占80%以上。尿常规可发现轻度蛋白尿，偶有透明管型。脑脊液压力增高，细胞数轻度增高，一般不超过200×10^6/L，以淋巴细胞为主，蛋白轻度增高，糖及氯化物正常。

2．病原学检查

（1）抗原检查：可取病人的脑脊液或唾液直接涂片、角膜印片或咬伤部位皮肤组织或脑组织抗原检测阳性率可达98%。

（2）病毒分离：取病人的唾液、脑脊液、皮肤或脑组织进行细胞培养或乳小白鼠接种法分离病毒。

（3）内基小体检查：动物或死者的脑组织作切片染色，镜检找内基小体，阳性率70%～80%。

（4）核酸测定：采用反转录-聚合酶链反应（RT-PCR）法测定狂犬病毒RNA。

3. 抗体检查

存活一周以上者做血清中和试验或补体结合试验检测抗体、效价上升者有诊断意义。

【诊断要点】

依据有狂犬或病兽咬伤或抓伤史。出现典型症状如恐水、怕风、咽喉痉挛，或怕光、怕声、多汗、流涎或咬伤处出现麻木、感觉异常等即可做出临床诊断。确诊有赖于检查病毒抗原，病毒核酸或尸检脑组织中得内基小体。

【治疗要点】

狂犬病发病后以对症综合治疗为主。

1. 隔离患者

单室严格隔离患者，防止唾液污染，尽量保持病人安静，减少光、风、声等刺激。

2. 对症治疗

包括加强监护，镇静，解除痉挛，给氧，必要时气管切开，纠正酸中毒，补液，维持水、电解质平衡，纠正心律失常，稳定血压，出现脑水肿时给予脱水剂等。

3. 抗病毒治疗

临床曾用α-干扰素、阿糖腺苷、大剂量人抗狂犬病免疫球蛋白治疗，均未获成功。还需进一步研究有效的抗病毒治疗药物。

【护理要点】

1. 一般护理

按接触隔离。应卧床休息，狂躁患者应注意安全，必要时给予约束。

2. 病情观察

观察生命体征；恐水、恐风表现及变化；抽搐部位及发作次数；麻痹期应密切观察呼吸与循环衰竭的进展情况；记录出入量。

3. 饮食护理

应给予鼻饲高热量流质饮食，如上鼻胃管有困难，插管前可在患者咽部涂可卡因溶液。必要时静脉输液，维持水、电解质平衡。

4. 对症护理

（1）减少肌肉痉挛的措施：

①保持病室安静，光线暗淡，避免风、光、声的刺激，尽量减少不必要的外界刺激。

②避免水的刺激：不在病室内放水容器；不使患者闻水声；不在患者面前提及“水”字；输液时注意将液体部分遮挡；操作过程中勿使液体触及患者。

③各种检查、治疗与护理尽量集中进行。操作时动作轻巧，以减少对患者的刺激。

（2）保持呼吸道通畅：及时清除口腔及呼吸道分泌物，必要做好气管切开的准备工作。

5. 心理护理

对狂犬病患者应加倍爱护与同情，因大多数患者（除后期昏迷患者外）神志清楚，内心恐惧不安，恐水使患者更加痛苦。故对患者应关心体贴、语言谨慎，做好治疗与专人护理，使患者有安全感。

6. 健康教育

(1) 宣传狂犬病对人的严重危害，加强对犬的管理，预防狂犬病。

(2) 伤口处理：被犬咬伤后应用20%肥皂水或0.1%苯扎溴铵（新洁尔灭）彻底冲洗伤口至少半小时，力求去除狗涎，挤出污血。彻底冲洗后用2%碘酒或75%酒精涂擦伤口，伤口一般不包扎，以便排血引流。如有抗狂犬病免疫球蛋白或免疫血清，则应在伤口底部或周围局部浸润注射。

(3) 预防接种：被猫、犬抓、咬后除及时进行伤口处理，还要进行全程疫苗接种；免疫球蛋白注射。

（陶军秀）

第六节　肾综合征出血热

肾综合征出血热（hemorrhagic fever with renal syndrome，HFRS）又称流行性出血热（epidemic hemorrhagic fever)，是由汉坦病毒（Hantan virus，HV）引起的，以鼠类为主要传染源的一种自然免疫源性疾病。本病的主要病理变化是全身小血管广泛性损害，临床上以发热、休克、充血出血和肾损害为主要表现。典型病例病程呈五期经过。

【病原学】

汉坦病毒属于布尼亚病毒科，是一种有双层包膜分节段的负性单链 RNA 病毒。由于抗原结构不同，汉坦病毒至少有 20 个以上血清型。其中Ⅰ型汉滩病毒、Ⅱ型汉城病毒、Ⅲ型普马拉病毒和多布拉伐-贝尔格莱德病毒能引起人类肾综合征出血热。

汉坦病毒对乙醚、氯仿、去氧胆酸盐敏感，不耐热和不耐酸，高于37℃及pH5.0以下易被灭活，56℃30min或100℃1min可被灭活。对紫外线、乙醇和碘酒等消毒剂敏感。

【流行病学】

1. 传染源

据我国不完全统计，有170多种脊椎动物能自然感染汉坦病毒，主要宿主动物是啮齿类，其他动物包括猫、猪、犬和兔等。在我国以黑线姬鼠和褐家鼠为主要宿主动物和传染源。林区以大林姬鼠为主。

2. 传播途径

(1) 呼吸道传播：鼠类携带病毒的排泄物如唾液、尿和粪便等污染尘埃后形成气溶胶能通过呼吸道而感染人体。

(2) 消化道传播：摄入被鼠类携带病毒的排泄物污染的食物或水可通过破损的口腔黏膜或胃肠道黏膜感染。

(3) 接触传播：被鼠咬伤或破损伤口接触带病毒的鼠类排泄物或血液后亦可导致感染。

(4) 垂直传播：孕妇感染本病后病毒可以经胎盘感染胎儿，曾从感染肾综合征出血热孕妇流产胎儿中分离到汉坦病毒。

(5) 虫媒传播：尽管我国从恙螨和柏次禽刺螨中分离到汉坦病毒，但其传播作用尚有待进一步证实。

3．易感性

人群普遍易感，在流行地区隐形感染率达3.5%～4.3%。以男性青壮年农民和工人发病较高。不同人群发病的多少与接触传染源的机会多少有关。

4．流行特征

（1）地区性：主要分布于亚洲，我国疫情最重。

（2）季节性和周期性：本病明显的高峰季节，其中姬鼠以11～1月份为高峰，5～7月为小高峰。家鼠传播者以3～5月为高峰。林区姬鼠以夏季为流行高峰。

【发病机制】

肾综合征出血热的发病机制至今仍未完全阐明，汉坦病毒进入人体后随血液到达全身，通过位于血小板、内皮细胞和巨噬细胞表面的β_3整合素介导进入血管内皮细胞内以及骨髓、肝、脾、肺、肾和淋巴结等组织，进一步增殖后再释放入血引起病毒血症。一方面病毒能直接破坏感染细胞功能和结构，另一方面病毒感染诱发人体的免疫应答和各种细胞因子的释放，导致机体组织损伤。由于汉坦病毒对人体呈泛嗜性感染，因而能引起多脏器损害。

【病理生理】

1．休克

病程第3～7天常出现低血压休克称为原发性休克。少尿期以后发生的休克称为继发性休克。原发性休克的原因主要由于血管通透性增加，血浆外渗使血容量下降，血浆外渗使血液黏稠度升高，促进弥散性血管内凝血（DIC）的发生，使血液循环淤滞，因而进一步降低有效血容量。继发性休克的原因主要是大出血、继发感染和多尿期水与电解质补充不足，导致有效血容量不足。

2．出血

血管壁的损伤、血小板减少和功能异常，肝素类物质增加和DIC导致凝血机制异常是主要原因。

3．急性肾衰竭

肾血流障碍；肾小球和肾小管基底膜免疫损伤；间质水肿和出血；肾小球微血栓形成和缺血性坏死；肾素、血管紧张素Ⅱ的激活；肾小管管腔被蛋白、管型等阻塞。

【临床表现】

潜伏期为4～46天，一般为1～2周。典型病例有五期经过。

1．发热期

主要表现为发热、全身中毒症状、毛细血管损害和肾损害。患者多起病急，畏寒、发热常在39～40℃之间，以稽留热和弛张热多见。热程多数为3～7天。一般温度越高，热程越长，病情越重。轻型者热退后症状缓解，重型者热退后反而加重。

全身中毒症状表现为全身酸痛，头痛、腰痛和眼眶痛。头痛、腰痛和眼眶痛称为“三痛”。多数病人可以出现胃肠中毒症状。部分患者可出现嗜睡、烦躁、谵语或抽搐等神经精神症状，此类患者多发展为重型。

毛细血管损害征主要表现为充血、出血和渗出水肿征。

肾损害主要表现在蛋白尿和镜检可发现管型等。

2. 低血压休克期

一般发生于发热第4~6病日，迟者8~9日出现，多数患者发热末期或退热同时出现血压下降，重者发生休克。本期持续时间短者数小时，长者达6天以上，一般为1~3天。

3. 少尿期

一般认为24小时尿量少于400ml为少尿，少于50ml为无尿。本期一般发生于5~8病日，持续时间短者1天，长者10余天，一般为2~5天。少尿期的主要表现为尿毒症、酸中毒和水、电解质紊乱，严重者可出现高血容量综合征和肺水肿。临床表现为厌食、恶心、呕吐、肿胀和腹泻，常有顽固性呃逆并出现头晕、头痛、烦躁、嗜睡、谵语，甚至昏迷和抽搐等症状。一些患者出血症状加重，表现为皮肤瘀斑增加、鼻出血、便血、呕吐、咯血、血尿或阴道出血，少数患者可出现颅内出血或其他内脏出血。本期轻重与少尿持续时间和氮质血症的高低相平行。

4. 多尿期

新生的肾小管回吸收功能尚未完善，加上尿素氮等潴留物质引起高渗性利尿作用时尿量明显增加。多尿期一般出现在病程第9~14天，持续时间短者1天，长者可达数月之久。根据尿量和氮质血症情况可分为三期：

(1) 移行期：每日尿量由400ml增至2000ml，血BUN和肌酐等浓度反而升高，症状加重，不少患者因并发症死于此期。

(2) 多尿早期：每日尿量超过2000ml，氮质血症未见改善，症状仍重。

(3) 多尿后期：每日尿量超过3000ml，并逐日增加，此期每日尿量可达4000~8000ml，少数可达15000ml以上。

5. 恢复期

尿量减至2000ml以下，精神及食欲逐渐好转，体力逐渐恢复。一般需经1~3月恢复正常。少数患者可遗留高血压、肾功能障碍、心肌劳损和垂体功能减退等症状。

临床分型：根据发热高低、中毒症状轻重和出血、休克、肾功能损害严重程度的不同可分为五型（见表10-6-1）。

表10-6-1　**流行性出血热的分型**

临床分型	发热	中毒症状	出血	休克	尿量
轻型	<39℃	轻	有出血点	无	正常
中型	39~40℃	较重	明显出血	无	少尿
重型	>40℃	严重	皮肤瘀斑及腔道出血	有	少尿<5天或无尿<2天
危重型	>40℃	严重	重要脏器出血	有	少尿>5天或无尿>2天
非典型	<38℃	无	皮肤黏膜散在出血点	无	正常

【辅助检查】

1. 血常规

病程第三日白细胞计数逐渐升高，可达（15~30）$\times 10^9/L$，少数重型患者可达

(50～100)×10^9/L，重型患者可见幼稚细胞呈类白血病反应。第4～5病日后，淋巴细胞增多，血小板从第2病日起开始减少，并可见异型血小板。

2. 尿常规

病程第2天可出现尿蛋白，第4～6病日尿蛋白常达+++～++++，部分病例尿中出现膜状物，镜检可见红细胞、白细胞和管型，此外尿沉渣中可发现巨大的融合细胞，这些融合细胞中能检出汉坦病毒抗原。

3. 血液生化检查

BUN及肌酐在低血压休克期、少数患者在发热后期开始升高，移行期末达高峰，多尿后期开始下降，发热期血气分析以呼吸性碱中毒多见，休克期和少尿期以代谢性酸中毒为主。血钠、氯、钙在本病各期中多数降低，而磷、镁等则增高，血钾少尿期升高但亦有少数患者少尿期仍出现低血钾。

4. 凝血功能检查

发热期开始血小板减少，其黏附、凝聚和释放功能降低。若出现DIC则血小板常减少至50×10^9/L以下。DIC的高凝期出现凝血时间缩短。消耗性低凝血期则纤维蛋白原降低，凝血酶原时间延长和凝血酶时间延长。进入纤溶亢进期则出现纤维蛋白降解物（FDP）升高。

5. 免疫学检查

（1）异性抗体检测：发病第2天即能检出特异性IgM抗体1∶20为阳性，IgG 1∶40为阳性，1周后滴度上升4倍或以上有诊断价值。

（2）异性抗原检测：早期病人的血清及周围血中性粒细胞、单核细胞、淋巴细胞和尿沉渣细胞均可检出汉坦病毒抗原。

6. 分子生物学方法

应用巢式RT-PCR方法可以检出汉坦病毒的RNA，敏感性较高。

7. 病毒分离

将发热期病人的血清、血细胞和尿液等接种Vero-E6细胞或A549细胞中可分离汉坦病毒。

8. 其他检查

血清丙氨酸氨基转移酶（ALT）约50%患者升高，少数患者血清胆红素升高。心电图可出现窦性心动过缓、传导阻滞等心律失常和心肌受损表现。胸部X线约30%的患者有肺水肿，约20%的患者出现胸腔积液和胸膜反应。

【诊断要点】

（1）流行病学资料：包括发病季节，病前两个月进入疫区并有与鼠类或其他宿主动物接触史。

（2）临床特征：包括早期三种主要表现和病程的五期经过，前者为发热中毒症状，充血、出血、外渗征和肾损害。患者热退后症状反而加重。典型病例有发热期、低血压休克期、少尿期、多尿期和恢复期。不典型者可越期或三期之间重叠。

（3）实验室检查：包括血液浓缩、血红蛋白和红细胞增高、白细胞计数增高、血小板减少。尿蛋白大量出现和尿中带膜状物。

【治疗要点】

本病治疗以综合疗法为主，“三早一就”是本病的治疗原则，即早发现、早期休息、早期治疗和就近治疗。早期可应用抗病毒治疗，中晚期主要是对症治疗，防止休克、肾衰竭和出血。

（1）发热期治疗原则：抗病毒、减轻外渗、改善中毒症状和预防 DIC。

（2）低血压休克期治疗原则：积极补充血容量、纠正酸中毒和改善微循环。

（3）少尿期治疗原则：“稳、促、导、透”，即稳定机体内环境、促进利尿、导泻和透析治疗。

（4）多尿期治疗原则：移形期和多尿期早期治疗同少尿期，多尿后期主要是维持水和电解质平衡，防止继发感染。

（5）恢复期治疗原则：加强营养，注意休息，定期复查肾功能，血压和垂体功能。

【护理要点】

1. 一般护理

（1）休息：发病后绝对卧床休息，避免搬动，加强病房管理，严格探视制度，以减少各种交叉感染的机会，特别是呼吸道感染。恢复期仍应注意休息，逐渐增加活动量。

（2）生活护理：减少对皮肤的不良刺激，保持床铺清洁、干燥、平整，衣服应宽松、柔软，出汗较多时应及时更换；帮助患者保持舒适体位，用软垫当衬垫，及时更换体位；避免推、拉、拽等动作，以免造成皮肤的破损；做好口腔护理，保持口腔清洁，及时清理口腔分泌物及痰液；保持会阴部清洁，留置导尿管者应做好无菌操作，定时更换尿管。

2. 病情观察

及时而准确的病情观察是本病护理的重点，病情观察包括：

（1）密切监测生命体征及意识状态的变化。注意体温及血压变化；有无呼吸频率、节律及幅度的改变；有无脉搏细速、节律不整等；有无嗜睡、昏迷等。

（2）充血、渗出及出血的表现：皮肤瘀斑的分布、大小及有无破溃等，有无呕血、便血、腹水及肺水肿等表现。

（3）严格记录 24h 出入量，注意尿量、颜色、性状及尿蛋白的变化。

（4）氮质血症的表现：注意有无厌食、恶心、呕吐和顽固性呃逆等症状，监测血尿素氮、肌酐的变化。

（5）电解质及酸碱平衡的监测及凝血功能的检查等。

3. 饮食护理

给予清淡可口、易消化、高热量、高维生素的流质或半流质饮食。有出血倾向者，膳食应无渣，以免诱发消化道出血。

（1）发热期应适当补充液体量。

（2）少尿期应限制液体量、钠盐及蛋白质的摄入，以免加重钠水潴留、氮质血症。液体必须严格遵守“量少而入，宁少勿多”的原则。患者口渴时，可以采用漱口或湿棉签擦拭口唇的方法加以缓解。输入液体以高渗葡萄糖液为主，以补充能量，减少蛋白质的分解。

（3）多尿期应注意液体量及钾盐的补充，指导患者多食用含钾高的食物，如橘子、香蕉等。

（4）消化道出血的患者应予禁食。

4. 对症护理

（1）高热：以物理降温为主，如用冰袋、冰帽等，但注意不能用酒精及温水擦浴，以免刺激皮肤加重皮肤的充血、出血。禁用强效退热药，以免大量出汗促使提前进入休克期。

（2）少尿：按“量少而入，宁少勿多”的原则，严格控制液体入量；利尿、导泻治疗时，密切观察患者用药后的反应，协助排尿、排便，观察其颜色、性状及量，并及时做好记录；出现高血容量综合征者应立即减慢输液速度或停止输液，使患者取半坐位或坐位，双下肢下垂；进行血液透析或腹膜透析时做好相应护理，参见泌尿系统疾病相关章节护理内容。

（3）出血：迅速建立静脉通路，按医嘱准确、迅速给予输入液体扩充血容量，并应用碱性液及血管活性药，以迅速纠正休克。快速扩容时，应注意观察心功能，避免发生急性肺水肿；给予吸氧；患者可因出血而循环衰竭，应做好交叉配血、备血，为输血做好准备；密切观察治疗效果；做好各种抢救的准备工作，备好抢救药品及设备。

5. 心理护理

由于病情重或缺乏疾病的有关知识，往往使家属及清醒者产生紧张、焦虑、恐惧等心理反应。护理过程中应注意：

（1）态度热情、动作沉着、熟练。

（2）进行有关的知识教育，增加患者及家属的康复信心，如介绍疾病的进展情况、病程中可能出现的表现和变化、所采取的各种有效措施等。

（3）密切观察病情变化及时给予处理，增强其对医护人员的信任感、安全感及对康复的信心。

（4）指导家属不要将焦虑、紧张的情绪传染给患者。

6. 健康教育

（1）讲述疾病的发生、康复的知识教育，如人与人之间一般不会造成传播。近年来由于早期诊断及有效治疗，病死率由过去的10%降至3% ~5%。若顺利渡过各个病期，较少留有后遗症。由于肾功能的完全恢复需要较长时间，出院后虽然各种症状已经消失，但仍需继续休息，加强营养，并定期复查肾功能，以了解恢复情况。

（2）宣传预防流行性出血热的有关知识：防鼠、灭鼠是预防本病的关键；做好食品卫生和个人卫生；疫苗注射，有88% ~94%能产生中和抗体，但持续3 ~6月后明显下降，1年后需加强注射。

（陶军秀）

第七节 伤　　寒

伤寒（typhoid fever）是由伤寒杆菌引起的一种急性肠道传染病。临床特征为持续发热、表情淡漠、相对缓脉、玫瑰疹、肝脾大和白细胞减少等。有时可出现肠出血、肠穿孔等严重并发症。

【病原学】

伤寒杆菌为革兰阴性杆菌，属于沙门菌属，有菌体（O）抗原、鞭毛（H）抗原和表面（V i）抗原，可诱生相应抗体（肥达反应），通过检测抗体有助于临床诊断。伤寒杆菌不产生外毒素，菌体裂解时释放的内毒素是主要致病因素。存活力较强，但对热及一般消毒剂敏感，消毒容易。

【流行病学】

（1）传染源：带菌者或伤寒患者为伤寒的唯一传染源。

（2）传播途径：伤寒杆菌通过粪-口途径感染人体。水源被污染是本病最重要的传播途径。食物被污染是传播伤寒的主要途径，有时可引起食物型的暴发流行。日常生活密切接触是伤寒散发流行的传播途径，苍蝇和蟑螂等媒介可机械性携带伤寒杆菌引起散发流行。

（3）人群易感性：未患过伤寒和未接种过伤寒菌苗的个体，均易感。发病以学龄期儿童和青年多见。

（4）流行特征：伤寒可发生于任何季节，但以夏秋季多见。

【发病机制】

伤寒杆菌摄入量达 10^5 以上才能引起发病，超过 10^7 或更多时将引起伤寒的典型疾病经过。而非特异性防御机制异常，如胃酸减少（胃酸的 pH 值小于 2 时伤寒杆菌很快被杀灭）和原先有幽门螺旋杆菌感染等有利于伤寒杆菌的定位和繁殖，此时引起发病的伤寒杆菌数量也相应降低。未被胃酸杀灭的部分伤寒杆菌将到达回肠下段，穿过黏膜上皮屏障，侵犯肠系膜淋巴结经胸导管进入血液循环，形成第一次菌血症。此时，临床上处于潜伏期。伤寒杆菌被单核-巨噬细胞系统吞噬、繁殖后再次进入血液循环，形成第二次菌血症。伤寒杆菌向肝、脾、胆、骨髓和肾等器官组织播散，肠壁淋巴结出现髓样肿胀、增生、坏死，临床上处于初期和极期（相当于病程第 1 ~ 3 周）。在胆道系统内大量繁殖的伤寒杆菌随胆汁排到肠道，一部分随粪便排出，一部分经肠道黏膜再次侵入肠壁淋巴结，使原先致敏的淋巴组织发生更严重的炎症反应，可引起溃疡形成，临床上处于缓解期（相当于病程第 3 ~ 4 周）。在极期和缓解期，当坏死或溃疡的病变累及血管时，可引起肠出血；当溃疡侵犯小肠的肌层和浆膜层时，可引起肠穿孔。随着机体免疫力增强，伤寒杆菌在血液和各个脏器中被清除，肠壁溃疡愈合，临床上处于恢复期。

伤寒杆菌释放脂多糖内毒素可激活单核吞噬细胞释放白细胞介素-1 和肿瘤坏死因子等细胞因子，引起持续发热、表情淡漠、相对缓脉、休克和白细胞减少等表现。

【临床表现】

潜伏期的长短与伤寒杆菌的感染量以及集体的免疫状态有关，波动范围为 3 ~ 60 天，通常为 7 ~ 14 天。

1. 典型伤寒的临床表现

（1）初期：病程第一周。起病缓慢，最早出现发热，可伴有畏寒；热度呈阶梯形上升，在 3 ~ 7 天后逐渐达到高峰，可达 39 ~ 40℃。还可伴有全身疲倦、乏力、头痛、干咳、食欲减退、恶心、呕吐胃内容物、腹痛、轻度腹泻或便秘等表现。右下腹可有轻压痛。部分患者此时已能扪及增大的肝脏、脾脏。

（2）极期：病程第2～3周。出现伤寒特征性的临床表现。

①持续发热：体温上升达到高热后，多呈稽留热型。如果没有进行有效的抗菌治疗，热程可持续2周以上。

②神经系统中毒症状：由于内毒素的致热和毒性作用，患者表现为表情淡漠、呆滞、反应迟钝、耳鸣、重听或听力下降，严重者可出现谵妄、颈项强直、甚至昏迷。儿童可出现抽搐。

③相对缓脉：即体温每升高1℃，脉搏每分钟加快少于15～20次/分。成年人常见，并发心肌炎时，相对缓脉不明显。

④玫瑰疹：大约一半以上的患者，在病程7～14天可出现淡红色的小斑丘疹，称为玫瑰疹。主要分布在胸、腹及肩背部，四肢罕见，一半在2～4天内变暗淡、消失，可分批出现。有时可变成压之不褪色的小出血点。

⑤消化系统症状：大约半数患者可出现腹部隐痛，位于右下腹或呈弥漫性。便秘多见。仅有10%左右的患者出现腹泻，多为水样便。右下腹可有深压痛。

⑥肝脾大：大多数患者有轻度的肝脾大。

（3）缓解期：病程第4周。体温逐渐下降，神经、消化系统症状减轻。本期小肠病理改变仍处于溃疡期，还有可能出现肠出血、肠穿孔等并发症。

（4）恢复期：病程第5周。体温正常，神经、消化系统症状消失，肝脾恢复正常。

2. 其他类型

（1）轻型：全身毒血症状轻，病程短，1～2周可恢复健康。

（2）暴发型：急性起病，毒血症状严重，高热或体温不升，常并发中毒性脑病、心肌炎、肠麻痹、中毒性肝炎或休克等。

（3）迁延型：起病初期的表现与典型伤寒相似，但发热可持续5周以上至数月之久，呈弛张热或间歇热，肝脾大明显。

（4）逍遥型：起病初期症状不明显，患者照常生活，甚至工作，部分患者直接发生肠出血或肠穿孔才被诊断。

3. 特殊临床背景下以及病程发展阶段中伤寒的特点

（1）小儿伤寒：一般起病急。呕吐和腹泻等胃肠症状明显，热型不规则，便秘极少。肝脾大明显，容易并发支气管炎或肺炎。

（2）老年伤寒：发热通常不高，病程迁延。并发支气管肺炎和心力衰竭多见，病死率高。

（3）再燃：部分患者于缓解期，体温还没有下降到正常时，又重新升高，持续5～7天后退热，称为再燃。此时血培养可再次出现阳性。

（4）复发：10%～20%用氯霉素治疗的患者在退热后1～3周临床症状再度出现，称为复发。此时血培养可再获阳性结果，与病灶内的细菌未被完全清除，重新侵入血液有关。少数患者可有2次以上的复发。

【辅助检查】

1. 常规检查

（1）外周血象：白细胞计数一般在（3～5）$\times 10^9$/L之间，中性粒细胞减少，可能与骨髓的粒细胞系统受到细菌毒素的抑制、粒细胞的破坏增加和分布异常有关。嗜酸性粒细胞减少或消失。血小板计数突然下降，应警惕出现溶血尿毒综合征或散发性血管内凝血等严重并发症。

（2）尿常规：从病程第2周开始可有轻度蛋白尿或少量管型。

（3）粪常规：腹泻患者大便可见少许白细胞。并发肠出血可出现潜血试验阳性或肉眼血便。

2. 细菌学检查

（1）血培养：是确诊依据，病程第1~2周阳性率最高，应在抗生素使用前采血。

（2）骨髓培养：骨髓培养的阳性率比血培养稍高，适合已使用抗生素治疗而血培养阴性的病人。

（3）粪便培养：病程第2周起阳性率逐渐增加，第3~4周阳性最高，粪便排菌呈间歇性，故应采集多分标本。

（4）尿培养：初期多为阳性，病程第3~4周的阳性率仅为25%左右。采集标本时避免粪便污染。

（5）其他：玫瑰疹刮取液培养在必要时亦可进行。

3. 血清学检查

肥达试验多数患者在病程第2周起出现阳性，第3周阳性率大约50%，第4~5周可上升至80%，痊愈后阳性可持续几个月。

【诊断要点】

（1）流行病学特点：当地的伤寒疫情，既往是否进行过伤寒杆菌苗预防接种，是否有过伤寒史，最近是否与伤寒病人有接触史，以及夏秋季发病等流行病学资料均有重要的诊断参考价值。

（2）临床症状及体征：持续发热1周以上，伴全身中毒症状，表情淡漠、食欲下降、腹胀、腹痛、腹泻或便秘，相对脉缓，玫瑰疹和肝脾大等体征。如并发肠出血或肠穿孔对诊断更有帮助。

（3）实验室依据：血和骨髓培养阳性有确诊意义。外周血白细胞数减少、淋巴细胞比例相对增多，嗜酸性粒细胞减少或消失。肥达实验阳性有辅助诊断意义。

【治疗要点】

目前对氯霉素敏感的伤寒菌株或耐氯霉素的菌株都有特效抗菌药物。

1. 一般治疗

按肠道传染病进行消化道隔离，发热期卧床休息，给予流质或无渣半流质饮食，少量多餐。退热后2周才能恢复正常饮食。

2. 对症治疗

高热患者可适当应用物理降温，不宜用强烈发汗退热药，以免虚脱。便秘者用开塞露或用生理盐水低压灌肠，禁用泻剂。腹泻患者可用收敛药，一般不使用鸦片制剂，以免引起肠蠕动减弱，产生腹中胀气。有严重毒血症者，可在足量有效抗生素治疗配合下使用激素。

3. 病原治疗

在没有伤寒药物敏感性试验的结果之前，伤寒经验治疗的首选药物推荐使用第三代喹诺酮类药物，儿童和孕妇伤寒患者宜首选应用第三代头孢菌素。对新生儿、孕妇和肝功能明显异常的患者禁用氯霉素，外周白细胞少于 $0.25\times10^9/L$ 时停用氯霉素，另外，氨苄西林、复方甲噁唑用于敏感菌株的治疗。

4. 带菌者的治疗

氯霉素在胆汁的浓度较低，一般仅是血浓度的 25% ~50%，大部分经肝脏与葡萄糖醛酸结合为无抗菌活性的代谢产物，不适宜用于伤寒杆菌慢性带菌者的治疗，可选下列药物：氧氟沙星或环丙沙星；氨苄西林或阿莫西林。

合并胆石或胆囊炎的慢性带菌者，病原治疗无效时，需作胆囊切除，以根治带菌状态。

5. 复发治疗

病原治疗的抗菌药物与伤寒初治相同。

【护理要点】

1. 一般护理

（1）按消化道隔离至患者体温正常后 15 天、连续粪便培养 2 次阴性。注意皮肤及口腔的护理，防止压疮及肺部感染。

（2）应绝对卧床休息至热退后 1 周才能逐渐增加活动量，以减少患者能量消耗、减少肠蠕动，预防肠道并发症。

2. 病情观察

观察面色、神志、生命体征、尿量变化；大便颜色、性状、有无血便，并注意检查大便隐血；有无腹膜刺激征、休克等肠出血、肠穿孔的先兆；有无玫瑰疹及出诊时间、程度；有无药物不良反应。

3. 饮食护理

肠出血期间禁食；发热期间进食富含营养、清淡可口的流质，如米汤、蛋汤，各类肉汤，新鲜果汁等；慎饮牛奶、豆浆，少食蔗糖，以免引起肠胀气；鼓励患者少量、多次饮水，入量不足者给予静脉输液，以保证每天足够的液体摄入量（2500 ~ 3000ml）以维持机体水、电解质、酸碱平衡及促进毒素排泄。退热期间可给高热量、无渣、少纤维素、不易产生肠胀气的半流质饮食，如面条、米粥等，另加瘦肉末、菜末、豆腐、土豆等，并观察进食情况。进入恢复期患者食欲好转，可进食软饭，然后逐渐恢复正常饮食，要保证有足够的蛋白质、碳水化合物和维生素，热量每天 14.45kJ（2500kcal）。注意饮食量一定要逐渐增加，切忌暴饮暴食及食生冷、粗糙、坚硬等刺激性较强的食物，一般热退后 2 周才能进食正常饮食，以免引起肠出血、肠穿孔等并发症。

4. 心理护理

了解患者焦虑、恐惧的原因，讲解心理因素对疾病的影响，关心、体贴、照顾患者，耐心解释、安慰、鼓励患者，解答患者提出的疑问，满足患者的合理要求，创造适宜的环境，加强护患之间和患者间的相互沟通，以增强患者对治疗的信心，主动配合治疗，使疾病早日康复。

5. 对症护理

（1）腹胀：停止食牛奶、豆浆及糖类食物，适当补充钾盐；可用松节油热敷腹部，必要时肛管排气；禁用新斯的明，以免引起剧烈肠蠕动，诱发肠穿孔或肠出血。

（2）便秘：伤寒患者应保证至少每天大便一次，如有便秘则可用开塞露或温生理盐水低压灌肠。忌高压灌肠和泻药，并避免大便时用力，防止因剧烈肠蠕动或腹腔内压力过大造成不良后果。

（3）发热：见总论“发热”的护理。

6. 进行有关并发症的知识教育

向患者和家属讲解有关伤寒并发症的发生时间、临床表现。鼓励患者有症状时及时向医护人员报告，以便及早发现、及时处理。有并发症发生时与医生密切配合及时进行治疗。肠穿孔需要手术者，应以最快的速度做好术前准备；有中毒性脑病者，要做好安全防护。

7. 健康教育

（1）及早隔离、治疗患者。体温正常后15天或体温正常后每隔5天做粪便培养一次，连续2次阴性可解除隔离。密切接触者医学观察23天。

（2）普及卫生知识，注意饮食、饮水及个人卫生，消灭苍蝇，养成良好的个人卫生习惯，把住病从口入关，以减少伤寒发病率。

（3）患者及家属进行有关伤寒的疾病知识教育，如疾病过程、治疗药物、疗程、药物不良反应、预后等。应重点讲述休息及饮食管理对疾病治疗的重要性；告知伤寒的消毒、隔离知识、预防措施及并发症的发生时间、临床表现、饮食与并发症的关系、预防方法等；说明伤寒如不发生并发症则预后良好。

（陶军秀）

第八节　细菌性痢疾

细菌性痢疾（bacillary dysentery）简称菌痢，是由志贺菌属引起的肠道传染病，故亦称为志贺菌病。菌痢主要通过消化道散发，主要表现为腹痛、腹泻、排黏液脓血便以及里急后重等。可伴有发热及全身毒血症状，严重者可出现感染性休克和（或）中毒性脑病。

【病原学】

痢疾杆菌属于肠杆菌科志贺菌属，革兰阴性杆菌，可分为4个菌群及47个血清型，各菌群及各血清型之间无交叉免疫。痢疾杆菌可产生内、外毒素，内毒素是引起全身反应如发热、毒血症及休克的重要因素。外毒素具有神经毒性、肠毒性和选择性细胞毒性，分别导致相应的临床症状。痢疾杆菌存在于病人与带菌者的粪便中，抵抗力弱，加热60℃ 10分钟可被杀死，对酸和一般消毒剂敏感。在粪便中数小时内死亡，但在污染物品及瓜果、蔬菜上可存活10～20天。D群宋内志贺菌抵抗力最强。

【流行病学】

（1）传染源：包括急、慢性菌痢病人和带菌者。

（2）传播途径：主要经粪-口途径传播。志贺菌随病人粪便排除后，通过手、苍蝇、食物和水，经口感染。另外，还可通过生活接触传播，即接触病人或带菌者的生活用具而感染。

（3）易感人群：人群普遍易感。病后可获得一定免疫力，但持续时间短，不同菌群及血清型间无交叉保护性免疫，易反复感染。

（4）流行特征：终年散发，有明显的季节性，一般从5月开始上升，8～9月达高峰，10月以后逐渐减少。

【发病机制】

志贺菌进入人体后是否发病。取决于三个因素：细菌数量、致病力和人体抵抗力。免疫力低下或细菌数量多或致病力强的志贺菌，穿过胃酸屏障后，侵袭和生长在结肠黏膜上皮细胞，经基底膜进入固有层，并在其中繁殖、释放毒素，引起炎症反应和小血管循环障碍，结果导致肠黏膜炎症、坏死及溃疡。由黏液、细胞碎屑、中性粒细胞，渗出液和血形成黏液脓血便。

志贺菌释放的内毒素入血后，还可直接作用于肾上腺髓质、交感神经系统和单核-吞噬细胞系统并释放各种血管活性物质，引起急性循环衰竭，进而引起感染性休克、DIC及重要脏器功能衰竭，临床表现为中毒性菌痢（休克型、脑型和混合型）。出现感染性休克、脑水肿或脑疝，引起昏迷、抽搐与呼吸衰竭。外毒素不可逆性地抑制蛋白质合成，从而导致上皮细胞损伤，引起出血性结肠炎和溶血性尿毒综合征。

【临床表现】

潜伏期一般为1～4天，短者可为数小时，长者达7天。

1. 急行菌痢

根据毒血症及肠道症状轻重，可分为4型：

（1）普通型（典型）：起病急，畏寒、发热，体温可达39℃，伴头痛、乏力、食欲减退，并可出现腹痛、腹泻，多先为稀水样便，1～2天后转为脓血便，每日10余次至数十次，便量少，有时为脓血便，此时里急后重明显。常伴有肠鸣音亢进，左下腹压痛。自然病程1～2周，多数可自行恢复，少数转为慢性。

（2）轻型（非典型）：全身毒血症状轻微，可无发热或仅低热。表现为急性腹泻，每日便10次以内，稀便有黏液但无脓血。有轻微腹痛及左下腹压痛。里急后重较轻或缺如，几天至一周后可自愈，少数转为慢性。

（3）重型：多见于老年、体弱、营养不良患者，急起发热，腹泻每天30次以上，为稀水脓血便，偶尔排出片状荚膜，甚至大便失禁，腹痛、里急后重明显。后期可出现严重腹胀及中毒性肠麻痹，常伴有呕吐，严重失水可引起外周循环衰竭。部分病例表现为中毒性休克，体温不升，常有酸中毒和水、电解质平衡失调，少数患者可出现心、肾功能不全。

（4）中毒性菌痢：以2～7岁儿童多见，成人偶有发生。起病急骤，突起畏寒、高热，全身中毒症状严重，可有嗜睡、昏迷及抽搐，迅速发生循环和呼吸衰竭。临床以严重毒血症状、休克和（或）中毒性脑病为主，而局部肠道症状很轻或缺如。开始时可无腹痛及腹泻症状，但在发病24小时内可出现痢疾样大便。按临床表现可分为以下三型：

①休克型（周围循环衰竭型）：以感染性休克为主要表现。表现为面色苍白、四肢厥冷、皮肤出现花斑、发绀、心率加快、脉细速甚至不能触及，血压逐渐下降甚至测不出，并可出现心、肾功能不全及意识障碍等症状。可致多脏器功能损伤与衰竭，危及生命。

②脑型（呼吸衰竭型）：由于脑血管痉挛，引起脑缺血、缺氧，导致脑水肿、颅内压增高，甚至脑疝。病人可出现剧烈头痛、频繁呕吐、烦躁、昏迷、惊厥、瞳孔不等大、对光反射消失等，严重者可出现中枢性呼吸衰竭等临床表现，病死率高。

③混合型：此型兼有上两型的表现，病死率达 90% 以上。该型实质上包括循环系统、呼吸系统及中枢神经系统等多脏器功能损害与衰竭。

2. 慢性菌痢

菌痢病程反复发作或迁延不愈达 2 个月以上者，即为慢性菌痢。根据临床表现可以分为 3 型。

(1) 慢性迁延型：急性菌痢发作后，迁延不愈，时轻时重。长期腹泻可导致营养不良、贫血、乏力等。大便常间歇排便。

(2) 急性发作型：有慢性菌痢史，间隔一段时间又出现急性菌痢的表现，但发热等全身毒血症状不明显。

(3) 慢性隐匿型：有急性菌痢史，无明显临床症状，但大便培养可检出志贺菌，结肠镜检可发现黏膜炎症或溃疡等病变。

【辅助检查】

1. 一般检查

(1) 血常规：急性菌痢白细胞总数可轻至中度增多，以中性粒细胞为主，可达 (10～20) $\times 10^9$/L。慢性病人可有贫血。

(2) 大便常规：镜检可见白细胞（≥15 个/高倍视野）、脓细胞和少数红细胞。

2. 病原学诊断

(1) 细菌培养：粪便培养出痢疾杆菌就可确诊。

(2) 特异性核酸检测：采用核酸杂交或聚合酶链反应（PCR）可直接检查粪便中的痢疾杆菌核酸。

【诊断要点】

在流行季节发病，有不洁食物史或与菌痢患者接触史。有腹痛、腹泻及黏液脓血便和里急后重等症状。粪便涂片镜检和细菌培养阳性。若在菌痢流行季节，突然发热、惊厥而无其他症状的病儿，必须疑为中毒性菌痢，要早用肛拭子取粪便标本或盐水灌肠取粪便标本做涂片镜检和细菌培养。

【治疗要点】

1. 急性菌痢

(1) 抗菌治疗：对抗生素的选择，应根据当地流行菌株药敏试验或大便培养的结果进行选择。常用的药物有：

①喹诺酮类：可作为首选药物。不能口服者可静脉滴注。儿童、孕妇及哺乳期妇女如非必要不宜使用。

②其他：匹美西林和头孢曲松，阿奇霉素用于成人患者治疗。

③小檗碱（黄连素）：使用抗生素时可同时使用。

(2) 对症治疗：轻度脱水者口服补液（ORS），补液量为丢失量加上生理需要量。对严重脱水者，先静脉补液，然后尽快改为口服补液。高热以物理降温为主，必要时适当使用退热药；毒血症严重者，可以给予小剂量肾上腺皮质激素。腹痛剧烈者可用颠茄片或阿托品。

2. 中毒性菌痢

采用综合急救措施，力争早期治疗。

（1）对症治疗：

①降温止惊：高热可引起惊厥而加重脑缺氧及脑水肿，应积极给予物理降温，必要时给予退热药，将体温降至38.5℃以下；高热伴烦躁、惊厥，可采用亚冬眠疗法；反复惊厥者可用地西泮、苯巴比妥钠肌注或水合氯醛灌肠。

②休克型：迅速扩充血容量纠正酸中毒；予抗胆碱类药物改善微循环；保护心、脑、肾等重要脏器的功能；还可使用肾上腺皮质激素，有早期DIC表现者给予肝素抗凝等治疗。

③脑型：予甘露醇脱水减轻脑水肿。应用血管活性药物以改善脑部微循环，出现呼吸衰竭可使用洛贝林。

（2）抗菌治疗：药物选择与急性菌痢相同，但应先静脉给药。病情好转改为口服。

3. 慢性菌痢

由于慢性菌痢病因复杂，可采用全身与局部相结合的原则。

（1）一般治疗：积极治疗可能并存的慢性消化道疾病或肠道寄生虫病。

（2）病原治疗：根据病原菌药敏结果选用有效抗菌药物，通常联用2种不同类型药物，疗程适当延长。也可药物保留灌肠。

（3）对症治疗：有肠道功能紊乱者可采用镇静或解痉药物。

【护理要点】

1. 一般护理

执行消化道隔离至临床症状消失，大便培养连续2次阴性。卧床休息以减少体力消耗；创造安静、安全、舒适的休息治疗环境；加强安全防护；抽搐、躁动、小儿加床栏；做好口腔、皮肤等基础护理。

2. 病情观察

监测生命体征；神志、瞳孔大小、形状、两侧是否对称、对光反射、面色、表情；有趣惊厥、抽搐先兆、抽搐发作次数、抽搐部位及间隔时间；准确记录出入量，每小时记录尿量。

3. 饮食护理

进食高营养、易消化、无油、无渣、无污染的饮食（少食或不食牛奶、蔗糖、豆制品以免产气加重腹胀）；

4. 对症护理

（1）高热：见本章第一节总论“发热”的护理。

（2）腹泻：见本章第一节总论“腹泻”的护理。

（3）惊厥、意识障碍：见本章第一节总论“惊厥”、“意识障碍”的护理。

（4）循环衰竭：

①体位：休克患者应采用头部与下肢均抬高30°的体位。因抬高头部有利于膈肌活

动，增加肺活量，使呼吸运动更接近于生理状态。抬高下肢有利于下肢静脉回流。

②氧气吸入：鼻导管给氧，氧流量2～4L/min，必要时4～6L/min。

③扩容纠酸：按医嘱快速输入扩容液体，以尽快补充血容量、恢复有效循环、保证组织器官供氧；补充碱性液体，纠正酸中毒。密切观察血压、脉搏、尿量、神志、末梢循环等情况，在快速扩容阶段，还应注意观察呼吸次数、肺底啰音等，以便早期发现急性肺水肿。

④应用血管活性药的护理：在扩容及纠正酸中毒基础上应用血管活性药。循环衰竭早期常用扩张血管药，如升压效果不满意则改用收缩血管的药物。应用时注意药物的量、浓度、滴速及不良反应。如扩张血管药可引起口干、心动过速、尿潴留、视物模糊等。

⑤循环衰竭患者的末梢循环不良，应注意保暖，尽量减少暴露部分，但要防止烫伤。

（5）呼吸衰竭：见“流行性乙型脑炎”呼吸衰竭的护理。

5. 心理护理

由于腹泻时间长可导致营养障碍，出现体重下降、维生素缺乏。另外，还可对患者生活及心理造成影响，产生焦虑、忧郁等心理障碍。护士应耐心、细致为病人护理，介绍疾病的进展，使患者树立战胜疾病的信心。

6. 健康教育

（1）广泛宣讲细菌性痢疾病原及传播方式，使群众了解切断传播途径是预防细菌性痢疾的主要措施，养成良好的卫生习惯，特别注意饮食和饮水卫生。

（2）进行急性细菌性痢疾有关的知识教育，大力宣传有关细菌性痢疾的病因、传播途径、临床特征、疾病过程、治疗药物、疗程、药物副作用、预后等知识；告知菌痢的消毒、隔离知识、预防措施及并发症的发生时间。讲解患病时对休息、饮食、饮水的要求；教给患者作肛周皮肤护理的方法；留取粪便标本的方法；还应告知患者遵医嘱及时、按时、按量、按疗程坚持服药。一定要在急性期彻底治愈，以防转变成慢性痢疾。影响今后的生活及工作。

（3）向慢性痢疾患者介绍急性发作的诱因，如进食生冷食物、暴饮暴食、过度紧张、劳累、受凉和情绪波动等均可诱发慢性菌痢急性发作。帮助患者寻找诱因，注意加以避免，并嘱患者应加强体育锻炼，尽量保持生活规律。增强体质，复发时应及时治疗。

（陶军秀）

第九节　流行性脑脊髓膜炎

流行性脑脊髓膜炎（meningococcal meningitis）简称为流脑，是由脑膜炎奈瑟菌引起的急性化脓性脑膜炎。其主要临床表现为突发高热、剧烈头痛、频繁呕吐、皮肤黏膜瘀点、瘀斑及脑膜刺激征。严重者可有败血症休克和脑实质损害，常可危及生命。

【病原学】

脑膜炎球菌，革兰染色阴性，常成对排列。人是该细菌的唯一天然宿主，存在于病人的鼻咽部、血液、脑脊液、皮肤瘀斑中，也可从带菌者的鼻咽部分离出来。对干燥、湿热、寒冷、阳光、紫外线及一般消毒剂均及敏感，在体外本菌可产生自溶酶极易自溶而死亡。

【流行病学】

1. 传染源

带菌者和流脑病人是本病的传染源。感染后细菌寄生于正常人鼻咽部，不引起症状，不易被发现，而病人经治疗后细菌很快消失，因此，带菌者作为传染源的意义更重要。

2. 传播途径

病原菌主要经咳嗽、打喷嚏借飞沫由呼吸道直接传播。

3. 人群易感性

人群普遍易感，感染后仅约1%出现典型临床表现。新生儿自母体获得杀菌抗体而很少发病，在6个月至2岁时抗体降到最低水平，以后因隐性感染而逐渐获得免疫。因此，以5岁以下儿童尤其是6个月至2岁的婴幼儿的发生率最高。人感染后产生持久免疫力。

4. 流行特征

本病遍布全球，全年均可发病，但在冬春季节会出现季节性发病高峰。

【发病机制】

病原菌自鼻咽部侵入人体，脑膜炎球菌的不同菌株的侵袭力不同。细菌释放的内毒素是本病致病的重要因素。内毒素引起全身的施瓦茨曼反应，激活补体，血清炎症介质明显增加，产生循环障碍和休克。脑膜炎球菌内毒素较其他内毒素更易激活凝血系统，因此在休克早期便出现弥散性血管内凝血，及继发性纤溶亢进，进一步加重微循环障碍、出血和休克，最终造成多器官功能衰竭。

细菌侵犯脑膜，进入脑脊液，释放内毒素等引起脑膜和脊髓膜化脓性炎症及颅内压升高，出现惊厥、昏迷等症状。严重脑水肿时形成脑疝，可迅速致死。

【临床表现】

潜伏期一般2~3天，最短1天，最长7天。按病情可分为以下各型：

1. 普通型

此型占发病者的90%。

（1）前驱期（上呼吸道感染期）：主要表现为上呼吸道感染症状，如低热、鼻塞、咽痛等，持续1~2天。

（2）败血症期：多数起病后迅速出现高热、寒战、体温迅速高达40℃以上，伴明显的全身中毒症状，头痛及全身痛，精神极度萎靡。幼儿常表现哭闹、拒食、烦躁不安、皮肤感觉过敏和惊厥。70%以上皮肤黏膜出现瘀点，初呈鲜红色，迅速增多，扩大，常见于四肢、软腭、眼结膜及臀部。本期持续1~2天进入脑膜炎期。

（3）脑膜炎期：除败血症期高热及中毒症状以外，同时伴有剧烈头痛、喷射性呕吐、烦躁不安，以及颈项强直、凯尔尼格征和布鲁津斯基征阳性等脑膜刺激征，重者谵妄、抽搐及意思障碍。有些婴儿脑膜刺激征缺如，前囟未闭者可隆起，对诊断有很大意义，应注意因呕吐失水可造成前囟下陷。本期经治疗通常2~5天进入恢复期。

（4）恢复期：经治疗体温逐渐下降至正常，意识及精神状态改善，皮肤瘀点、瘀斑吸或结痂愈合。神经系统检查均恢复正常。病程中约有10%的患者可出现口周疱疹。患者一般在1~3周内痊愈。

2. 爆发型

少数患者起病急剧，病情变化迅速，病势严重，如不及时治疗可于24h内危及生命，病死率高，儿童多见。可分为三种类型：

(1) 休克型：严重中毒症状，急起寒战、高热、严重者体温不升，伴头痛、呕吐，短时间内出现瘀点、瘀斑，可迅速增多融合成片。随后出现面色苍白、唇周与肢端发绀，皮肤呈花斑状、四肢厥冷、脉搏细速、呼吸急促。若抢救不及时，病情可急速恶化，周围循环衰竭症状加重，血压显著下降，尿量减少，昏迷。但脑膜刺激征大部分缺如，脑脊液大多澄清，细胞数正常或轻度升高。

(2) 脑膜脑炎型：主要表现为脑膜及脑实质损伤，常于1~2天内出现严重的神经系统症状，患者高热、头痛、呕吐，意识障碍加深，迅速出现昏迷。颅内压增高，脑膜刺激征阳性，可有惊厥，锥体束征阳性，严重者可发生脑疝。

(3) 混合型：可先后或同时出现休克型和脑膜脑炎型的症状。

3. 轻型

此型多见于流脑流行后期，病变轻微，临床表现为低热，轻微头痛及咽痛等上呼吸道症状，可见少数出血点。脑脊液多无明显变化，咽拭子培养可有脑膜炎奈瑟菌生长。

4. 慢性型

此型不多见，病程可迁延数周甚至数月。常表现为间歇性发冷、发热，每次发热历时12h后缓解，相隔1~4天再次发作。每次发作后常成批出现皮疹，亦可出现瘀点。常伴有关节痛、脾大、血液白细胞增多，血液培养可为阳性。

【辅助检查】

1. 血象

白细胞总数明显增多，一般在（10~20）$\times 10^9$/L以上，中性粒细胞升高在80%~90%以上。并发DIC者血小板减少。

2. 脑脊液检查

此检查是确诊的重要方法。典型的脑膜炎期，压力增高，外观呈浑浊米汤样甚或脓样；白细胞数明显增高至1000×10^6/L以上，以多核细胞为主；糖及氯化物明显减少，蛋白含量升高。

3. 细菌学检查

本检查是确诊的重要手段。应注意标本及时送检、保暖、及时检查。

(1) 涂片：皮肤瘀点处的组织液或离心沉淀后的脑脊液涂片染色。阳性率60%~80%。

(2) 细菌培养：在使用抗菌药物前取瘀斑组织液、血或脑脊液，进行细菌培养。

4. 血清免疫学检查

进行脑膜炎奈瑟菌抗原检测。

5. 其他

脑膜炎奈瑟菌的DNA特异性片段检测、鲎试验等。

【诊断要点】

1. 疑似病例

(1) 有流脑流行病学史：冬春季发病（2~4 月为流行高峰），1 周内有流脑病人密切接触史，或当地有本病发生或流行；既往未接种过流脑菌苗。

(2) 临床表现及脑脊液检查符合化脓性脑膜炎表现。

2. 临床诊断病例

(1) 有流脑流行病学史。

(2) 临床表现及脑脊液检查符合化脓性脑膜炎表现，伴有皮肤黏膜瘀点、瘀斑。或虽无化脓性脑膜炎表现，但在感染中毒性休克表现的同时伴有迅速增多的皮肤黏膜瘀点、瘀斑。

3. 确诊病例

在临床诊断病例的基础上，加上细菌学或流脑特异性血清免疫学检查阳性。

【治疗要点】

治疗原则：早期选用易透过血脑屏障的抗菌药物，联合用药；大剂量静脉给药、间断或持续静脉点滴，保持脑脊液中有效的药物浓度是治疗成功的关键。

1. 普通型

(1) 病原治疗：一旦高度怀疑流脑，应在 30 分钟内给予抗菌治疗。常用以下抗菌药物：青霉素、头孢菌素和氯霉素。

(2) 一般对症治疗：就地住院隔离治疗，密切监护，是本病治疗的基础。高热时可用物理降温和药物降温，颅内压增高时给予 20% 甘露醇 1~2g/kg，快速静脉滴注，根据病情 4~6 小时一次，可重复使用，应用过程中应注意对肾脏的损害。

2. 爆发型流脑的治疗

(1) 休克型治疗：在积极抗生素治疗的同时，迅速纠正休克，预防 DIC，保护脑、心、肾等重要脏器功能，毒血症明显者可加用激素。

(2) 脑膜脑炎型的治疗：在积极抗生素治疗的同时，防止脑水肿、脑疝，防治呼吸衰竭。

(3) 混合型的治疗：病人病情复杂，积极治疗休克，又要顾及脑水肿的治疗。因此应在积极抗感染治疗的同时，针对具体病情，有所侧重，二者兼顾。

【护理要点】

1. 一般护理

按呼吸道隔离至症状消失后 3 天，一般不少于病后 7 天。创造舒适、安静的环境，集中治疗和护理操作，确保患者安静充分休息，以减少机体能量消耗，保证脑组织及重要脏器供氧。病室内应保持空气流通、舒适、安静，尽量减少人员流动。

2. 病情观察

流脑发病急聚，在住院 24h 内有从普通型转为暴发型，病情急剧恶化的可能，应观察：生命体征，以早期发现循环衰竭及呼吸衰竭；神志、瞳孔大小及形状变化；皮疹是否继续增加、融合；面色、表情、末梢循环变化；休克、惊厥、抽搐和脑疝的先兆表现；记录出入量。

3．饮食护理

应给以高热量、高蛋白、高维生素、易消化的流食或半流食，鼓励患者尽可能多进食。意思障碍 48 小时以上者鼻饲流质。鼓励患者少量、多次饮水，保证入量 2000 ~ 3000ml/d。频繁呕吐不能进食及意思障碍者应按医嘱静脉输液，注意维持水、电解质平衡、酸碱平衡。

4．对症护理

（1）高热：参见本章第一节的护理。

（2）头痛：头痛不重者无须处理，头痛较重者可按医嘱给予止痛或进行脱水治疗，并向患者说明原因。

（3）呕吐：呕吐时患者应取侧卧位，头偏向一侧，以免引起误吸，呕吐后及时清洗口腔，并更换脏污的衣裤、被褥，创造清洁的环境。呕吐频繁者可给予镇静剂或脱水剂，并应观察有无水、电解质平衡紊乱表现。

（4）皮疹：流脑患者可出现大片瘀斑，甚至坏死，应注意皮肤护理。①随时保持床褥、皮肤的清洁，内衣、被褥应干燥、清洁、松软、并勤换洗。并应防止汗液、尿液、粪便、碎屑等刺激。②翻身时避免拖、拉、拽等动作，防止皮肤擦伤。也可用海绵垫、气垫等保护，尽量不使其发生破溃。③皮疹发生破溃后应及时处理，小面积者涂以抗菌软膏，大面积者用消毒纱布外敷，防止继发感染。如有继发感染者应定时换药。④病室内应保持整洁、定时通风，定时空气消毒。

（5）循环衰竭：见第八节“中毒性痢疾”的护理。

（6）呼吸衰竭：见第三节“呼吸衰竭”的护理。

5. 用药护理

（1）青霉素：为治疗本病的常用药物，应注意给药剂量、间隔时间、疗程及青霉素过敏反应。如用磺胺类药物应注意其对肾脏的损害（尿中可出现结晶，严重者可出现血尿)，需观察尿量、颜色、性状及每天检查尿常规并鼓励患者多饮水，以保证足够入量，或给予口服（静脉）碱性药物。应用氯霉素者应注意观察皮疹、胃肠道反应及定期检查血常规。

（2）脱水剂：应注意按规定时间输入脱水剂，严防药液渗漏至皮下引起组织坏死。准确记录尿量，明确脱水效果，注意观察有无水、电解质平衡紊乱表现及注意患者心功能状态。

（3）肝素：暴发型流脑并发 DIC 时常用肝素进行抗凝治疗。应注意用法、剂量、间隔时间，并注意观察有无过敏反应及有无自发性出血，如发现皮肤黏膜出血、注射部位渗血、血尿及便血等情况时，应立即报告医生。

6．心理护理

患者起病急、疾病进展快，加之暴发型、混合型流脑病情危重，病死率高，患者、家属均难免产生紧张、焦虑及恐惧心理。此时，护理人员要冷静、沉着，以严谨的工作作风、认真负责的工作态度向患者及家属讲解心理因素对疾病的影响，守候患者，尊重患者，主动关心、体贴、照顾患者，耐心解释、安慰、鼓励患者。以丰富的专业知识和熟练的操作技术，解答患者提出的疑问，创造安静、安全、舒适的环境，满足患者安全和自尊的需要。加强护患之间的沟通，使患者增强治疗信心，与医护人员合作，提高抢救成功率。

7. 健康教育

（1）个人养成良好的卫生习惯，如讲究个人卫生，冬春季节居室定时开窗通风，有条件者可经常用樟脑、艾叶等熏蒸消毒空气，不随地吐痰。

（2）在冬春季节，如有高热、抽搐、意识障碍及皮肤瘀点者，应及早送至医院诊治。

（3）讲述流脑的病因、传播途径、临床特征、疾病过程、治疗用药、注意事项、皮肤自我护理方法及预后等；告知流脑的消毒、隔离知识、预防措施及并发症的发生时间、临床表现；说明早诊早治的重要性，普通型流脑如果治疗及时则预后良好；暴发型流脑预后较差，病死率10%左右，及时治疗仍有可能痊愈。

（陶军秀）

传染病疾病小结

病毒性肝炎是由多种肝炎病毒引起的以肝损害为主的一组传染病。临床上以乏力、厌食、肝肿大、肝功能异常为主要表现，部分出现黄疸。按病原学分类，常见的病毒性肝炎包括甲型病毒性肝炎、乙型病毒性肝炎、丙型病毒性肝炎、丁型病毒性肝炎、戊型病毒性肝炎五种。

粪-口传播为甲型肝炎与戊型肝炎的主要传播途径，在发病前2周和发病后1周从粪便排出病毒的数量最多，故传染性最强。体液和血液传播为乙、丙、丁型肝炎的主要传播途径。人群对各型肝炎普遍易感，感染后可产生免疫力，各型之间无交叉免疫。甲型、戊型肝炎主要表现为急性肝炎，乙型、丙型和丁型以慢性肝炎表现更为常见。急性肝炎主要包括急性黄疸型肝炎、急性无黄疸型肝炎、急性重型肝炎和急性淤胆型肝炎。慢性肝炎指肝炎病毒感染后病程超过6个月而炎症持续存在者，常见于乙、丙、丁型肝炎。主要包括慢性迁延性肝炎、慢性活动性肝炎、慢性重型肝炎。肝功能检测和血清肝炎病毒标志物检查有助于了解病情及区分肝炎类型。急性肝炎多为自限性疾病，尤其是甲型、戊型肝炎，若能在早期得到及时休息、合理营养及一般支持疗法，大多数病例能在3～6个月内临床治愈。慢性肝炎应采用中西医结合治疗，抗病毒药物治疗主要针对乙型、丙型、丁型肝炎。护理重点：休息、饮食护理、用药护理、健康教育。

流行性乙型脑炎简称乙脑，是由乙脑病毒引起的以脑实质炎症为主要病变的急性传染病。猪为本病的主要传染源。本病经蚊传播，患者多为儿童。临床主要表现为急起高热、意思障碍、抽搐、病理反射与脑膜刺激征阳性。重症患者出现呼吸衰竭，并可有神经系统后遗症。尚无特效的抗病毒治疗药物，早期可试用利巴韦林、干扰素等。应采取积极的对症和支持治疗，重点处理好高热、抽搐、控制脑水肿和呼吸衰竭等危重症状，降低病死率和减少后遗症的发生。护理重点：病情观察、对症护理。防蚊灭蚊是预防本病的主要措施。

艾滋病是获得性免疫缺陷综合征（AIDS）的简称，是由人免疫缺陷病毒（HIV）引起的慢性传染病。本病主要经性接触、血液及母婴传播。HIV 主要侵犯、破坏 $CD4^{+}T$ 淋巴细胞，导致机体细胞免疫功能受损乃至缺陷，最终并发各种严重机会性感染和肿瘤。具有传播迅速、发病缓慢、病死率高的特点。根据我国有关艾滋病的诊断标准和指南，艾滋病分为急性期、无症状期和艾滋病期。艾滋病期主要的临床表现为 HIV 相关症状、各种机会性感染及肿瘤。诊断 HIV/AIDS 必须是经确认试验证实 HIV 抗体阳性。抗反转录病毒治疗是本病的主要治疗手段。护理重点：一般护理、病情观察、健康教育。

狂犬病又名恐水症，是由狂犬病毒引起的一种侵犯中枢神经系统为主的急性人兽共患传染病。人狂犬病通常由病兽以咬伤方式传给人。根据有狂犬或病兽咬伤或抓伤史，出现典型症状如恐水、怕风、咽喉痉挛，或怕光、怕声、多汗、流涎或咬伤处出现麻木、感觉异常等即可做出临床诊断。狂犬病发病后以对症综合治疗为主。隔离患者、对症治疗、抗病毒治疗。护理重点：对症护理、伤口处理。应宣传狂犬病对人的严重危害，加强对犬的管理，预防狂犬病。

肾综合征出血热（HFRS）又称流行性出血热，是由汉坦病毒引起的，以鼠类为主要传染源的一种自然免疫源性疾病。本病的主要病理变化是全身小血管广泛性损害，临床上以发热、休克、充血出血和肾损害为主要表现。典型病例病程呈五期经过：发热期、低血压休克期、少尿期、多尿期、恢复期。本病治疗以综合疗法为主，"三早一就"是本病的治疗原则，即早发现、早期休息、早期治疗和就近治疗。早期可应用抗病毒治疗，中晚期主要是对症治疗，防止休克、肾衰竭和出血。护理重点：病情观察、饮食护理、对症护理。宣传预防流行性出血热的有关知识：防鼠、灭鼠是预防本病的关键。

伤寒是由伤寒杆菌引起的一种急性肠道传染病。临床特征为持续发热、表情淡漠、相对缓脉、玫瑰疹、肝脾大和白细胞减少等。有时可出现肠出血、肠穿孔等严重并发症。带菌者或伤寒患者为伤寒的唯一传染源。水源被污染是本病最重要的传播途径。肥达实验阳性有辅助诊断意义。伤寒经验治疗的首选药物推荐使用第三代喹诺酮类药物。护理重点：一般护理、病情观察、饮食护理、对症护理。

细菌性痢疾简称菌痢，是由志贺菌属引起的肠道传染病，故亦称为志贺菌病。菌痢主要通过消化道散发，主要表现为腹痛、腹泻、排黏液脓血便以及里急后重等。可伴有发热及全身毒血症状，严重者可出现感染性休克和（或）中毒性脑病。传染源包括急、慢性菌痢病人和带菌者。急行菌痢根据毒血症及肠道症状轻重，可分为 4 型。中毒性菌痢以 2 ~7岁儿童多见。抗菌治疗是主要治疗。中毒性菌痢采用综合急救措施，力争早期治疗。护理重点：一般护理、病情观察、饮食护理、对症护理、健康教育。

流行性脑脊髓膜炎简称为流脑，是由脑膜炎奈瑟菌引起的急性化脓性脑膜炎。其主要临床表现为突发高热、剧烈头痛、频繁呕吐、皮肤黏膜瘀点、瘀斑就脑膜刺激征。严重者可有败血症休克和脑实质损害，常可危及生命。病原菌主要经咳嗽、打喷嚏借飞沫由呼吸道直接传播。脑脊液检查是确诊的重要方法。早期选用易透过血脑屏障的抗菌药物，联合用药；大剂量静脉给药、间断或持续静脉点滴，保持脑脊液中有效的药物浓度是治疗成功的关键。护理重点：一般护理、病情观察、对症护理、用药护理。

（陶军秀）

第十一章　理化因素所致疾病

第一节　中毒及护理概述

凡是能引起机体出现功能性或器质性病理状态的物质称为毒物。进入人体的化学物质达到中毒量产生组织和器官损害引起的全身性疾病称为中毒（poisoning）。根据毒物来源和用途分为：工业性毒物、药物、农药、有毒动植物等。

中毒根据接触毒物的剂量和时间可分为急性中毒和慢性中毒两大类。大量毒物在短时间内进入机体，迅速引起一系列病理生理变化，甚至威胁生命称为急性中毒。长时间反复接触小剂量毒物，经过一个时期的蓄积，产生中毒症状，称为慢性中毒。慢性中毒多见于职业中毒。

中毒是威胁人类的一类特殊疾病。由于科学技术的迅猛发展，生存环境的日益恶化，人类接触的有毒物质必然日益增多，发生中毒的几率与日俱增。

【病因与发病机制】

1. 病因

（1）职业性中毒：一些有毒的原料、成品在生产、储存、运输、使用过程中，由于不注意防护，与毒物长时间密切接触可发生中毒。

（2）环境污染：生活环境中，空气、水源、土壤被毒物污染可以发生中毒。

（3）医源性中毒：在给病人检查治疗时，因用药过错或剂量过大引起的中毒。

（4）食品被毒物污染：食用被农药污染又未洗净的食物如水果、蔬菜，或食用因中毒死亡的动物造成的二次中毒。

（5）意外中毒：误服、自杀或谋杀。

（6）化学武器：使用军用化学武器。

2. 毒物的体内过程

（1）毒物的吸收：毒物可通过呼吸道、消化道、皮肤黏膜吸收进入人体。粉尘、烟雾、气体主要由呼吸道吸收。少数脂溶性毒物可通过完整的皮肤黏膜吸收。某些特殊情况下，毒物也可直接进入血液。

（2）毒物的分布：毒物被吸收进入体内，随血流分布于全身体液和器官组织中，当毒物达到一定浓度后出现毒性反应。

（3）毒物的代谢：进入体内的毒物主要在肝脏通过氧化、还原、水解、结合等作用进行代谢。大多数毒物经代谢后毒性降低，易于排出，这是解毒过程，但也有少数在代谢后毒性反而增加。影响毒物代谢的因素有年龄、性别、毒物的进入途径、剂量、肝及其他组织的疾病等。

（4）毒物的排泄：肾脏是毒物从体内排出最有效的器官，是最重要的排泄途径。肾功能不良可影响毒物的排泄。其次可经胆道、大肠的黏膜排泄。大多数气体和易挥发的毒物吸收后，以原形从呼吸道排出，少数毒物经皮肤排出，有时可引发皮炎。排泄缓慢的毒物，可以在体内蓄积，造成慢性中毒。

3. 中毒机制

毒物的种类繁多，对机体造成的损害机制不一。

（1）局部刺激和腐蚀作用：如强碱吸收组织中水分，与蛋白质或脂肪结合，使细胞变性和坏死。

（2）抑制酶活力：人体代谢过程主要依靠酶的参与催化，毒物作用于酶系统的各个环节使酶的活性降低或失活，以破坏机体正常的生理功能。如有机磷农药抑制胆碱酯酶酯，氰化物抑制细胞色素氧化酶。

（3）干扰细胞膜和细胞器的生理功能：四氯化碳在体内经酶催化而产生三氯甲烷自由基，自由基能使肝细胞膜中脂肪酸发生过氧化作用导致线粒体、内质网变性、肝细胞坏死。

（4）缺氧：毒物通过不同的途径阻碍氧的吸收、转运和利用，如有毒刺激性气体吸入后引起喉头水肿、支气管痉挛或肺水肿而影响肺通气和换气功能；镇静安眠药、乙醚等可抑制或麻痹呼吸中枢，均造成机体缺氧。

（5）受体竞争：如箭毒与N_2-乙酰胆碱受体结合，导致骨骼肌神经肌肉接头传导功能阻断，产生骨骼肌麻痹。阿托品阻断胆碱能受体，产生毒性作用。

（6）对机体的麻醉作用：亲脂性强的毒物（如过量的有机溶剂和吸入性麻醉药）易通过血脑屏障进入含脂量高的脑组织，抑制其功能。

【临床表现】

1. 急性中毒

急性中毒来势凶猛，进展迅速，可产生严重症状，包括昏迷、惊厥、呼吸困难、紫绀、休克等。

（1）神经系统：神经毒物直接作用于中枢神经系统，使脑实质受损，引起急性中毒性脑病。主要表现为不同程度的意识障碍，出现颅内高压时表现为频繁呕吐、瞳孔缩小，呼吸脉率变慢，血压上升；如脑疝形成，可出现双侧瞳孔不等大，呼吸衰竭等。①兴奋、躁动：见于抗胆碱药、醇类（早期）中毒。②嗜睡、昏迷：见于镇静安眠药、醇类（后期）、阿片类等。③瘫痪：见于箭毒类、可溶性钡盐等。④精神失常：见于一氧化碳、酒精、阿托品、二硫化碳、有机溶剂、抗组胺药等中毒，成瘾药物戒断综合征等。

（2）呼吸系统：刺激性或腐蚀性气体吸入呼吸道后，可出现咳嗽、声嘶、胸痛、呼吸困难，严重者出现中毒性肺水肿。①呼吸气味：蒜臭味见于有机磷杀虫剂、砷等中毒。酒味见于酒精及其他醇类化合物中毒。苦杏仁味见于氰化物及含氰甙果核仁（如苦杏仁）中毒。②呼吸加快：见于呼吸兴奋剂、抗胆碱药中毒。刺激性气体中毒引起脑水肿时，呼吸加快。③呼吸减慢：见于阿片类、镇静安眠药中毒，因过度抑制呼吸中枢导致呼吸麻痹，使呼吸减慢。④哮喘：见于刺激性气体、有机磷杀虫剂中毒。⑤肺水肿：见于有机磷杀虫剂、毒蘑、刺激性气体及百草枯等中毒。

（3）循环系统：可出现休克、心律失常、心搏骤停等。①心律失常：见于洋地黄、乌头、拟肾上腺素药、三环类抗抑郁药、锑剂、蛇毒等均可引起心律失常。②休克：急性中毒时，很多因素可导致休克，这与剧烈吐泻、严重化学灼伤、血管舒缩中枢受抑制、心肌损害有关。③心脏骤停：见于河豚、奎尼丁、锑剂、麻醉剂、有机磷农药等中毒。

（4）消化系统：消化道是毒物侵入人体的主要途径，也是毒物吸收和排泄的主要场所。许多毒物都可以引起恶心呕吐、腹痛腹泻、流涎、腹部胀气等消化道症状，如重金属盐类、砷、磷、洋地黄、白果等中毒可引起呕吐；毒蕈、斑蝥、乌头碱、巴豆、砷、汞、磷化合物等中毒可出现剧烈腹部绞痛；砷、汞化合物、巴豆、蓖麻子中毒可出现剧烈腹泻。

（5）血液系统：可表现为溶血性贫血、白细胞减少和再生障碍性贫血、出血等。①溶血性贫血：砷化氢、苯胺、硝基苯等中毒可引起溶血，出现贫血和黄疸，严重者发生血红蛋白尿和急性肾衰竭。②白细胞减少和再生障碍性贫血：见于阿司匹林、氯霉素、抗癌药等中毒引起血小板质和量的异常。

（6）泌尿系统：可表现为急性肾衰竭，常见于中毒性肾小管坏死、肾缺血、肾小管阻塞。四氯化碳、氨基糖苷类抗生素、毒蕈、蛇毒、鱼胆、斑蝥等中毒可发生急性肾衰竭，出现少尿甚至无尿。砷化氢、磺胺等中毒可引起肾小管阻塞。

（7）皮肤黏膜症状：可表现为紫绀、樱桃红、黄疸、灼伤等。①紫绀：凡是造成氧合血红蛋白不足的毒物均可因低氧血症而产生紫绀。如亚硝酸盐中毒产生高铁血红蛋白血症等。②樱桃红：一氧化碳、氰化物中毒均可出现。③黄疸：中毒性肝损害可致黄疸，如四氯化碳、对乙酰氨基酚等；溶血也可致黄疸，如苯胺、蚕豆黄等。④灼伤：见于强酸、强碱、甲醛、苯酚、甲酚皂溶液（来苏儿）等腐蚀性毒物灼伤。

（8）眼部表现：①瞳孔扩大：见于阿托品、乙醇、麻黄素等中毒；②瞳孔缩小：见于有机磷杀虫药、吗啡类等中毒；③复视：见于乌头碱中毒；④视神经炎：见于甲醇中毒。

2．慢性中毒

长期接触较小剂量的毒物，可引起慢性中毒。慢性中毒多见于职业性中毒和地方病。

【辅助检查】

1．毒物样品检测

供毒物分析的样品种类有呕吐物、排泄物、血液、脏器和中毒者吃剩的食品、药品以及其他一些与中毒有关的物品。采样后对所采样品必须注意妥善封装，最好使用洁净的玻璃瓶或瓷罐盛装。从毒物采样到进行分析，时间愈短愈好，防止腐败变质。

2．特异性检查

某些毒物中毒有特异性检查指标，如：有机磷农药中毒时，测定血液胆碱酯酶活性可以协助诊断及指导用药。一氧化碳中毒测定血中碳氧血红蛋白的含量可作为一氧化碳中毒的诊断和治疗指标。

3．非特异性检查

根据中毒患者的病情变化，进行有关的化验检查和辅助检查，如血常规、尿常规、血清电解质、血糖、肌酐、尿素氮、肝功能、心肌酶、心电图、脑电图、肌电图、X 线、CT、MRI 等，以了解各脏器的功能，早期发现并发症，及时给予有效的治疗。

【诊断要点】

急性中毒的诊断主要依据毒物接触史和临床表现，结合采集剩余毒物、药物、食物或各种标本，如呕吐物、唾液、血、尿、粪等进行毒物检验，以进一步明确诊断。急性中毒的昏迷还应与低血糖反应、糖尿病酮症酸中毒、脑血管意外、癫痫发作后、肝性脑病、尿毒症昏迷、脑外伤等相鉴别。

【治疗要点】

1．立即终止接触毒物

（1）吸入性中毒：由呼吸道吸入有毒气体、蒸汽如一氧化碳、硫化氢等，应立即将病人撤离有毒环境，移至空气流通新鲜处，并松解衣服，保持呼吸道通畅，注意保暖。救护人员进入有毒气体现场，应戴防毒面具，并注意尽量避免处于下风向。设法断绝毒气来源和排除环境中的毒气，应与有关救险部门联系进行。

（2）接触性中毒：经皮肤黏膜沾染引起的中毒，立即脱去污染的衣物，用大量清水彻底清洗接触部位的皮肤和毛发，特别注意毛发、指甲的清洗，冲洗时间应达到15～30分钟。对于遇水加重损害的毒物如Na_2CO_3、$NaHCO_3$等，应先擦净毒物，再用清水反复冲洗。

（3）食入性中毒：由胃肠进入的毒物应立即停止服用。

2．清除体内尚未吸收的毒物

（1）清除皮肤黏膜的毒物：立即脱去污染的衣物，用大量清水彻底清洗接触部位的皮肤和毛发，特别注意毛发、指甲的清洗。若毒物溅入眼内，立即用清水或生理盐水反复多次冲洗，至少5分钟。

（2）清除胃肠道尚未吸收的毒物：清除胃内毒物常用催吐法和洗胃法。早期清除毒物可明显改善病情，越早越彻底越好。

①催吐：病人神志清楚且能合作时使用。以下病人不宜催吐：昏迷、惊厥状态；吞服腐蚀性毒物、原有食道胃底静脉曲张、主动脉瘤者、消化性溃疡者；年老体弱、妊娠、高血压、休克者。手法催吐：让患者饮温开水300～500ml，然后用手或压舌板等压迫患者舌根部，或刺激咽喉壁引起呕吐，如此反复进行，直到胃内容物完全吐净为止。药物催吐：吐根糖浆15～20ml加水200ml口服或阿朴吗啡0.5mg皮下注射催吐。

②洗胃：洗胃宜尽早进行，一般在服毒后6小时内洗胃效果最好，病人的体位采取头低左侧卧位，以防洗胃液误吸进入气管，每次注入量300～500ml，一般洗胃液总量2～5L。但下列情况超过6小时仍应洗胃：服毒毒物量大；胃排空变慢；毒物颗粒细小，易嵌入黏膜皱襞内；酚类或有肠衣的药片；服药后服用大量牛乳或蛋清者；有机磷毒物吸收后，部分仍由胃排出。以下病人不宜洗胃：吞服腐蚀性毒物者、食道胃底静脉曲张患者、近期有上消化道出血、胃穿孔者，插胃管有可能引起穿孔或出血；惊厥未控制者不宜强行插胃管，否则可诱发惊厥。昏迷患者插胃管可能导致吸入性肺炎，操作时宜谨慎，必要时先做气管插管，然后再插洗胃管。

关于洗胃液的选择，一般情况下，若毒物种类不明，可选用25～38℃温开水，若已知毒物种类，可选用适当的解毒物质。

保护剂：一般在服用腐蚀性毒物后选用。起保护胃黏膜作用，可选用牛奶、蛋清、植物油、米汤等，可减少毒物对黏膜的刺激；与酸、碱、酚和重金属盐相遇产生沉淀，消除毒物的腐蚀作用，减少吸收。

溶剂：饮用脂溶性毒物如煤油、汽油等有机溶剂时，先用液体石蜡 150～200ml，使其溶解而不被吸收，然后再洗胃。

吸附剂：活性炭是强有力的吸附剂，它具有强大的吸附性能，对有机物和无机化合物，大分子和小分子均有吸着作用。毒物一经吸着，即失去毒性，是一种广谱解毒剂，无任何毒性作用，可用 20～30 克加水 200ml，由胃管注入。

解毒剂：可与体内存留的毒物起中和、氧化、沉淀等化学反应，改变毒物的理化性质，使其失去毒性。根据毒物种类不同，可选用 1：5000 高锰酸钾溶液或 2% 碳酸氢钠溶液。

中和剂：吞服强酸可用弱碱中和，如氢氧化铝凝胶，但不能用碳酸氢钠，因其遇酸可生成二氧化碳，使胃肠膨胀，有穿孔的危险；吞服强碱可选用弱酸中和，如稀醋、果汁等。

沉淀剂：可与毒物发生作用生成溶解度低、毒性小的物质，如硫酸钠与可溶性钡盐作用，生成不溶性硫酸钡；生理盐水与硝酸银作用，生成氯化银。

常用的洗胃液见表 11-1-1。

表 11-1-1　**常用的洗胃液**

药物名称	应　　用
3% ～5% 鞣酸	可沉淀生物碱（藜芦碱、辛可芬生物碱）、士的宁、阿扑吗啡、重金属（铅、铝、银盐等）
1：5000 高锰酸钾	是强氧化剂，可与各种有机物相作用，中和毒扁豆碱、士的宁、奎宁、烟碱、吗啡等
牛奶与水	可缓和硫酸铜、氯酸盐等化学物的刺激作用
蛋清	可吸附砷，沉淀汞
2% ～5% 碳酸氢钠	可沉淀生物碱，也可结合某些重金属
10% 葡萄糖酸钙或 5% 氯化钙	用于氟化物或草酸盐中毒，使之沉淀为氟化钙或草酸钙
氧化镁（氢氧化镁）	可中和酸性物质如阿司匹林、硫酸、草酸及其他矿物质
淀粉溶液（米汤、面糊和 1% ～10% 淀粉）	对中和碘有效，用其彻底洗胃，直至洗出液不显现蓝色为止
氯化钠	1% ～2% 常用于毒物不明的急性中毒，0.9% 溶液用于砷化物及硝酸银中毒，形成腐蚀性较小的氯化银
0.2% ～0.5% 活性炭混悬液	为强力吸附剂，可阻滞毒物的吸收，适用于有机及无机毒物。在洗胃结束后可将活性炭稀释搅拌后从胃管内灌入（1～2g/kg）。对氰化物无效

③导泻：洗胃后口服或由胃管内注入泻药，清除已进入肠道内的毒物，减少毒物在肠道内的停留时间，减少毒物的吸收。为避免促进脂溶性毒物的吸收，一般不用油类泻剂，常用盐类泻药，如硫酸镁或硫酸钠 15 克溶于 150ml 清水内口服或由胃管灌入。肾功能不全和昏迷患者不宜使用硫酸镁，避免镁离子对中枢神经系统的抑制作用。导泻过程中应注意水、电解质平衡。

④全肠道灌洗：是一种快速有效的肠道毒物清除方法，可在4～6小时内清空肠道。用高分子聚乙二醇等渗电解质液灌洗，以2L/h灌注速度能加速肠道毒物的排出，减少吸收。适用于严重、吸收缓慢、药用炭不易吸附或含金属（钾、锂）元素毒物中毒患者。

3. 促进已吸收毒物的排出

（1）利尿排毒：绝大多数毒物经肾脏排泄，积极利尿是促进毒物排泄的重要措施，但如有心肾功能不全时谨慎采用此法。常用以下几种方法：

①静脉补液：给予5%～10%葡萄糖或葡萄糖氯化钠注射液交替持续静脉滴注，每小时500～1000ml，通过大量补液增加尿量促进毒物的排出。

②利尿剂：静脉注射速尿20～80mg或使用20%甘露醇等高渗性脱水剂增加尿量，促进毒物排出。

③碱化尿液或酸化尿液：根据毒物溶解后酸碱度不同，选用相应能增强毒物排除的液体改变尿液酸碱度促使毒物从尿液排出。碱化尿液：弱酸性毒物（如苯巴比妥或水杨酸类）中毒，静脉应用碳酸氢钠碱化尿液（$pH \geq 8.0$），促使毒物由尿排出。酸化尿液：碱性毒物（苯丙胺、士的宁和苯环己哌啶）中毒时，静脉输注维生素C（4～8g/d）或氯化铵（2.75mmol/kg，每6小时一次）使尿液$pH<5.0$。使用利尿排毒须注意水、电解质平衡。

（2）吸氧：一氧化碳中毒时，吸氧可使碳氧血红蛋白解离，加速一氧化碳排出。

（3）血液净化疗法：常用的方法包括透析疗法、血液灌流法、血浆置换术。中毒后8～16小时内采用效果较好，若时间过长毒物已经与血浆蛋白结合则不易被透出。可根据患者中毒种类和抢救条件选择使用，但对于心功能不全、高血压及严重贫血或出血者禁忌选择血液净化疗法。

4. 应用解毒剂

大多数毒物无特效解毒剂，仅少数毒物能利用相应药物达到解毒作用

（1）金属中毒解毒剂：多为螯合剂，常用氨酸螯合剂和硫基螯合剂。①依地酸钙钠是最常用的氨酸螯合剂，可与多种金属形成稳定而可容的金属螯合物排出体外。适用于铅、锰、铜、镉中毒，特别是铅中毒。肾脏病患者禁用。②二巯丙醇为硫基螯合剂，进入体内可与某些金属形成无毒的、难解离但可溶的螯合物由尿排出；还可以夺取已与酶结合的重金属，使酶恢复活力而起到解毒作用。用于治疗砷、汞中毒。③二巯丙醇磺酸钠作用与二巯基丙醇相似，但疗效较高，副作用少。适用于砷、汞、铅、铜、锑等中毒。④二巯丁二钠用于锑、铅、汞、砷、中毒的中毒治疗。

（2）高铁血红蛋白血症解毒剂：小剂量亚甲蓝（美蓝）可使高铁血红蛋白还原为正常的血红蛋白，用于治疗亚硝酸盐、苯胺、硝基苯等中毒引起的高铁血红蛋白血症。大剂量使用效果则相反，可产生高铁血红蛋白血症。

（3）氰化物中毒解毒剂：氰化物中毒一般使用亚硝酸盐-硫代硫酸钠法。先给予适量的亚硝酸盐使血红蛋白氧化，产生一定量的高铁血红蛋白；后者与血液中氰化物形成氰化高铁血红蛋白，高铁血红蛋白还能夺取已与氧化型细胞色素氧化酶结合的氰离子；氰离子与硫代硫酸钠作用，转变为毒性低的硫氰酸盐排出体外。

（4）有机磷杀虫剂中毒解毒剂：阿托品、解磷定等，详见“有机磷杀虫剂中毒”一节。

（5）中枢神经系统抑制药解毒剂：①纳洛酮：为吗啡受体拮抗剂，是阿片类麻醉药

的解毒药，对麻醉镇痛药引起的呼吸抑制有特异的拮抗作用。②氟马西尼：氟马西尼是苯二氮卓类中毒的拮抗药。用于安定、硝西泮、利眠宁等中毒的治疗。

（6）其他解毒药：异烟肼中毒可大剂量使用维生素 B_6，通过其竞争受体达到解毒作用。有机氟杀虫农药氟乙酰胺中毒可使用解氟灵（乙酰胺）解毒。

常用的解毒药见表 11-1-2。

表 11-1-2　　常用解毒药

毒物	解毒剂	毒物	解毒剂
有机磷杀虫剂	阿托品、解磷定	三环类抗抑郁药	碳酸氢钠
乌头碱	阿托品	亚硝酸盐	亚甲蓝
一氧化碳	氧气	重金属	螯合剂
异烟肼	维生素 B_6	甲醇	叶酸、4-甲基吡唑
吗啡、海洛因	纳洛酮	抗凝血灭鼠剂	维生素 K_1
苯二氮卓类	氟马西尼	地高辛	地高辛抗体
氰化物	亚硝酸钠、亚硝酸异戊酯、硫代硫酸钠	砷、汞	二巯丙醇
		锑、汞、砷	二巯基丙磺酸钠
		蛇毒	抗毒血清

【护理要点】

1. 一般护理

（1）体位护理：中毒患者取平卧位，呕吐剧烈或意识障碍者头应侧向一边，避免因误吸导致窒息；休克者采用休克卧位。

（2）口腔护理：吞食腐蚀性毒物的患者、意识障碍患者、呕吐频繁的患者尤其应加强口腔护理，并密切观察口腔黏膜的变化。

（3）皮肤护理：保持皮肤清洁、干燥，污染衣物随时更换，注意预防压疮。

（4）饮食护理：病情允许的情况下尽量鼓励患者进食，应进高热量、高蛋白高维生素的无渣饮食，可由流质、半流质、软食、普食循序渐进。

（5）预防感染：进行吸痰等侵入性操作时严格遵守无菌技术，皮肤溃疡及破损应及时处理，预防感染。

2. 保持呼吸道通畅

及时清理呼吸道分泌物，必要时给予气管插管或气管切开，人工辅助通气。

3. 吸氧

根据病情给予持续鼻导管氧气吸入或面罩给氧，必要时给予高压氧舱治疗。

4. 用药护理

根据中毒毒物性质的不同，遵医嘱及时准确应用特效解毒剂，并密切观察用药后的效果及有无不良反应发生，发现异常及时通知医生处理。

5. 病情观察

（1）注意观察生命体征、神志、瞳孔的变化，必要时做好心电监护，发现异常及时处理。

(2) 注意观察患者呕吐物、排泄物的形状等的观察，必要时按医嘱留取标本做毒物鉴定。

(3) 注意观察中毒的临床症状、判断病程，做好护理记录，发现异常及时向医生报告。

6. 对症护理

(1) 心搏骤停：立即心肺复苏。

(2) 循环衰竭：输液、输血、纠正酸中毒、强心利尿、应用血管活性药物等维持循环功能的稳定。

(3) 心律失常：纠正心律失常，加强监测。

(4) 急性呼吸衰竭：保持呼吸道通畅，氧疗，必要时人工辅助呼吸；应用呼吸兴奋剂、皮质激素等。

(5) 中毒性脑病：伴有脑水肿可使用甘露醇、地塞米松脱水治疗；头部降温；高压氧治疗等。

(6) 急性肾功能衰竭：使用透析疗法。

7. 心理护理

对于服毒自杀经救治后转危为安的患者，应积极开展心理疏导，同时做好家属的工作为其提供情感上的支持，病室内锐利器械应严格保管，做好防护措施，以防再次自杀。

8. 健康教育

(1) 加强预防中毒的宣传教育：利用多种途径宣传预防中毒和有关的急救知识，如普及防毒知识，不吃有毒或变质食品；野生蕈不易辨认，不可贸然使用；农村喷洒农药时做好个人防护；初冬季节宣传一氧化碳中毒的预防知识等。

(2) 加强毒物的管理：生产、使用、储存有毒物品的单位、个人应严格遵守操作及保管制度，防止有毒物质跑、冒、滴、漏。生产有毒物质的工厂应加强工作制度的宣传，做好通风处理。对农药及灭鼠药加强管理，严禁生产、销售、使用国家明令禁止的农药及灭鼠药。

(3) 防止误食毒物或用药过量：食用特殊的食品前，要了解有无毒性。不要吃有毒或变质的动植物性食物。盛放药物或化学药品的容器要加明显的标签。医院、药店应加强对处方用药的管理，以免误服或用药过量造成中毒。家庭中存有的药物或有毒物质，务必远离小儿及精神病人。外用药不可内服，以防误食。

(梁海莉)

第二节　有机磷农药中毒

有机磷杀虫药中毒（organophosphorus pesticide poisoning，OPP）是指有机磷杀虫药进入人体，达到一定程度时，抑制胆碱酯酶，使乙酰胆碱蓄积，对人体产生损害的一种全身性疾病。主要表现为呼气和呕吐物有大蒜味，流涎多汗、瞳孔缩小、肌束震颤、肺水肿等。少数患者可并发迟发性神经病、中间综合征。

有机磷杀虫药属有机磷酯类或硫化磷酸酯类化合物，对人畜都有毒性，多呈油状或晶体状，淡黄色或棕色，稍有挥发性，有大蒜味。除敌百虫、乐果、甲胺磷、磷胺溶于水外，一般难溶于水，易溶于有机溶剂；遇碱易分解失效，但敌百虫遇碱可生成毒性更大的敌敌畏。

根据其毒性可分为4类：剧毒类如甲拌磷、内吸磷和对硫磷；高毒类如甲基对硫磷、甲胺磷、氧乐果和敌敌畏；中毒类如乐果、乙硫磷和敌百虫等；低毒类如马拉硫磷等。

【发病机制】

1. 侵入途径、分布与代谢

有机磷杀虫药可经呼吸道、胃肠道、皮肤黏膜吸收。吸收后迅速分布全身各脏器，尤其以肝脏浓度最高，其次为肾、肺、脾等，肌肉和脑最少。有机磷杀虫药主要在肝脏代谢，经历分解和氧化两个过程。有机磷杀虫药吸收后6～12h血液中的浓度达到高峰，24h内大部分通过肾脏由尿排泄，小部分由粪便排出，48h后完全排出体外，故体内并无蓄积。

2. 发病机制

有机磷杀虫药的中毒机制主要是抑制体内胆碱酯酶的活性，造成组织中乙酰胆碱的蓄积，引起胆碱能神经功能紊乱。

【临床表现】

急性中毒发病时间与杀虫药毒性大小、接触剂量、侵入途径及个体健康状况有关。一般经呼吸道吸入中毒和口服中毒者发病迅速，10分钟至2h内出现症状；经皮肤吸收的中毒，大多数4～6h内出现症状。

1. 主要症状

（1）毒蕈碱样症状：主要是副交感神经过度兴奋所致，并出现最早，表现为平滑肌痉挛和腺体分泌增加。消化道、呼吸道症状比较突出，胃肠道症状常见恶心、呕吐、腹痛、腹泻、流涎；呼吸系统多见支气管痉挛及分泌物增多、胸闷、咳嗽、呼吸困难、发绀等。严重时发生肺水肿。还可引起大小便失禁、心跳减慢、瞳孔缩小、多汗等。

（2）烟碱样症状：主要是由于乙酰胆碱在横纹肌神经肌肉接头处蓄积，横纹肌运动神经过度兴奋，表现为肌纤维颤动，常先自小肌群如眼睑、面部、舌肌开始，逐渐发展至四肢、全身肌肉抽搐，患者常有全身紧束及压迫感，后期出现肌力减退和瘫痪，如发生呼吸肌麻痹可诱发呼吸衰竭。交感神经节受乙酰胆碱刺激，其节后交感神经纤维末梢释放儿茶酚胺使血管收缩，引起血压增高、心跳加快和心律失常。

（3）中枢神经系统症状：有机磷杀虫药极易穿透血脑屏障，使大脑先兴奋后抑制。中枢神经系统受乙酰胆碱刺激后早期可有头晕、头痛、倦怠无力、共济失调、逐渐出现烦躁不安、谵妄、抽搐和昏迷。严重时可发生呼吸中枢衰竭或脑水肿而死亡。

（4）局部损害：敌敌畏、敌百虫对硫磷、内吸磷、接触皮肤后可引起过敏性皮炎，并可出现水疱和剥脱性皮炎。有机磷杀虫药溅入眼内可引起结膜充血和瞳孔缩小。

（5）其他表现：急性中毒患者有时在经急救治疗明显缓解后2～5d，突然出现病情急剧恶化，重新出现有机磷杀虫药急性中毒症状，再度陷入昏迷，或出现肺水肿而死亡，通常称为“反跳”，反复的原因可能与洗胃及皮肤清除毒物不彻底导致毒物滞留人体胃肠道或皮肤而继续吸收，或解毒药减量过快、停药过早有关。

2. 晚发症

（1）迟发性神经病：指个别急性重度有机磷杀虫药中毒的患者在症状消失后2～3周出现感觉、运动型周围神经病的表现，重者出现脊髓侧索神经障碍。临床上常先表现为手脚发麻、疼痛、小腿酸痛，继而下肢肌力减退，出现对称性弛缓性瘫痪，两上肢也可累及。

有机磷杀虫药中毒迟发性神经病半数由甲胺磷引起，敌敌畏、敌百虫及乐果次之，少数由马拉硫磷、丙氟磷、对硫磷、水胺硫磷或甲拌磷中毒引起。

（2）中间综合征：是指急性有机磷杀虫药中毒经积极救治急性胆碱能危象消失后1～4d内，迟发性神经病变出现之前的一组以四肢近端肌肉、颈肌、Ⅲ～Ⅶ、Ⅹ对颅神经支配的肌肉和呼吸肌的麻痹为突出表现的临床综合征。主要表现为意识清楚，屈颈抬头无力，外展上臂及屈髋困难，可有眼睑下垂，眼球活动受限，嚼肌无力，声音嘶哑和吞咽困难等。经治疗一般4～18d后恢复，个别患者晚期可出现呼吸肌麻痹而死亡。

3. 并发症

有机磷杀虫药对机体的直接、间接毒性作用可导致肺水肿、脑水肿、呼吸衰竭、肝肾功能损害、各种心律失常、多脏器功能衰竭等。

【辅助检查】

1. 全血胆碱酯酶活力测定

全血胆碱酯酶活力测定是诊断有机磷杀虫药中毒的特异性实验室指标，对于中毒严重程度的判断、疗效的判断及预后的估计都极为重要。正常人全血胆碱酯酶活力为100%，小于70%为中毒。

2. 尿中有机磷杀虫药分解产物测定

通过测定有机磷杀虫药中毒患者的尿液中是否有有机磷杀虫药分解产物，来判断患者是否接触或吸收毒物，如对硫磷和甲基对硫磷在人体内氧化分解生成的分解产物是硝基酚，敌百虫在体内的分解产物是三氯乙醇，均可从尿液中检测出来，有助于有机磷杀虫药中毒的诊断。

3. 毒物分析

通过对有机磷杀虫药中毒患者的呕吐物、胃内容物等可能含毒的标本进行检测分析，确定中毒的种类，便于诊断与确定性治疗。

4. 其他

可检测血常规、血糖、出凝血时间、心肌酶、肝功能、肾功能等。也可根据患者情况检测脑电图、肌电图等。

【诊断要点】

1. 确立诊断

根据患者有机磷杀虫药接触史，临床表现呼气或呕吐物有大蒜味、瞳孔针尖样缩小、大汗淋漓、流涎、肌纤维颤动、意识障碍等，全血胆碱酯酶活力降低和毒物鉴定可确定诊断。

2. 确定中毒程度

（1）急性轻度中毒：有接触较大量有机磷杀虫药病史，出现头痛、头晕、恶心、呕吐、多汗、流涎、胸闷、视力模糊等，瞳孔可缩小。全血胆碱酯酶活力一般在

50% ~70%。

（2）急性中度中毒：除上述症状外，还出现肌纤维颤动、瞳孔明显缩小、轻度呼吸困难、流涎，大汗、腹痛、腹泻、意识清楚或轻度障碍等。全血胆碱酯酶活力降至30% ~50%。

（3）急性重度中毒：除上述症状外发生肺水肿、惊厥、昏迷及呼吸衰竭。全血胆碱酯酶活力降至30%以下。

【治疗要点】

1. 迅速清除毒物

喷洒农药吸入中毒者应立即脱离现场，转移至空气新鲜的地方，脱去污染衣服，用大量的清水或肥皂水（敌百虫中毒忌用）彻底冲洗皮肤黏膜，尤其是毛发、指甲等不容易清洗的地方，最好用淋浴式；溅入眼内者，可用2%碳酸氢钠溶液（敌百虫中毒忌用）或生理盐水冲洗。

口服中毒者即使服毒超过24h也立即用清水、生理盐水（可避免低渗血症）、2%碳酸氢钠溶液（敌百虫忌用）或1 ∶ 5000高锰酸钾溶液（对硫磷中毒忌用）充分洗胃，直至洗出液澄清无味为止。服毒量大时应留置胃管，反复洗胃。洗胃后尽早导泻，清除滞留在肠道内的毒物及从胆汁排出的毒物，以免其继续吸收或重吸收而加重病情。常用硫酸钠20 ~40g溶于20ml水中一次注入胃管，30min无导泻作用则再追加水500ml口服。或用20%甘露醇250ml注入胃管，继而给生理盐水500ml，未泻者4 ~6h后重复一次至便泻出现。因硫酸镁副作用较大，重症患者不宜运用。在迅速清除未被吸收毒物的同时用有机磷杀虫药中毒的解毒药。

2. 特效解毒药的使用

（1）抗胆碱能药：

①阿托品：是最常用的抗胆碱能药，能阻断乙酰胆碱对副交感神经和中枢神经毒草碱样受体的作用，对减轻、清除毒蕈碱症状和对抗呼吸中枢抑制有效，但对烟碱样症状和恢复胆碱酯酶活力无效。阿托品的使用原则是早期、足量、反复给药，直到毒蕈碱样症状明显好转，或有阿托品化表现（见“用药护理”）为止。当出现阿托品化时，可逐渐减少阿托品用量，并延长注射间隔时间，待主要症状消失，病情基本恢复时停药。停药后仍需继续观察，如有复发征象，立即恢复用药。

②东莨菪碱：药理作用与阿托品基本相同，其散瞳及抑制腺体分泌作用比阿托品强，对呼吸中枢具有兴奋作用，但对大脑皮质有明显的抑制作用，因此，不仅能对抗有机磷杀虫药引起的毒蕈碱样症状，而且能较好地减轻或消除有机磷杀虫药中毒出现的躁动不安、惊厥和呼吸中枢抑制。安全范围大、用量小，应与阿托品联用，但应注意各自减量和延长间隔时间。

③盐酸戊乙奎醚（长效托宁）：是一种新型选择性抗胆碱药，它能阻断乙酰胆碱对脑内毒蕈碱受体和烟碱受体的激动作用，因此能较好地拮抗有机磷毒物中毒引起的中枢中毒症状和毒蕈碱样中毒症状。盐酸戊乙奎醚比阿托品作用强，重复用药少，持续作用时间长，毒副作用小，尤其适用于毒性作用时间较长或使胆碱酯酶易老化的有机磷杀虫药。阿托品化的指标在心率的增加方面比阿托品低，一般为80 ~90次/分钟，出现躁动应提示为阿托品化与过量的分界线。

（2）胆碱酯酶复能剂：此类药物能夺取磷酰化胆碱酯酶中的磷酸基，使胆碱酯酶恢复活性，且能解除烟碱样症状如肌束震颤，但对解除毒蕈样症状和呼吸中枢的抑制效果差，需要与抗胆碱能药物合用。目前常用的复活剂有氯解磷定、碘解磷定、双复磷等，一般首选氯解磷定，其活化作用较强，毒性作用较小。胆碱酯酶复能剂的复活程度依据复活剂的种类和有机磷杀虫药的种类不同而不同。如对内吸磷、对硫磷、马拉硫磷等中毒重活化作用显著，对敌百虫、乐果、敌敌畏中毒碘解磷定的重活化作用较差，双复磷对敌百虫、敌敌畏中毒重活化效果较碘解磷定的效果好。

（3）解毒药复合制剂：是含抗胆碱能剂和复能剂的复方制剂。最常用的是解磷注射液，每支2ml含阿托品3mg、苯那辛3mg、氯解磷定400mg，重症患者可加用氯解磷定。具有标本兼治、起效迅速、控制症状全面、使用安全方便的优点。

3. 对症支持治疗

（1）维持呼吸功能：有机磷中毒的死因主要是呼吸衰竭，其原因是肺水肿、呼吸肌瘫痪或呼吸中枢抑制所致，故及时吸氧、吸痰、保持呼吸道通畅，维持正常呼吸功能极为重要。

（2）血液净化：危重病人可用血液灌流疗法清除血液内有机磷毒物。

（3）并发症治疗：对于有机磷杀虫药中毒迟发性神经病患者，可以按一般周围神经病处理。并发中间综合征的患者需及时建立人工气道，及时纠正水、电解质、酸碱平衡紊乱。

【护理要点】

1. 一般护理

（1）迅速建立静脉通道，遵医嘱准确及时给药，准确记录出入量。

（2）神志清醒后24～48小时内暂禁食，病情好转后遵医嘱逐渐给予流质饮食、半流质饮食、软食、普通饮食。消除患者的紧张恐惧情绪，做好心理护理。并向家属说明相关救治处理的必要性，以得到家属配合。

（3）预防感染，昏迷病人要做好口腔、皮肤的护理；吸痰时要注意吸痰管一次性操作，并定期消毒，避免交叉感染。

2. 保持呼吸道通畅

患者的体位应有利于呼吸运动，松解紧身内衣、裤带，减少呼吸运动的障碍。清醒者取半卧位；昏迷者肩部垫高，保持颈部伸展，头偏向一侧，定时吸痰。充分给氧，一旦出现呼吸肌麻痹，应及时报告医生并准备机械通气。

3. 病情观察

（1）严密观察病情和生命体征，特别要注意病人的神志、瞳孔、心率、呼吸的变化，皮肤的干燥度，颜面是否潮红、出汗，听诊肺部是否出现湿啰音及是否出现阿托品化或阿托品中毒、用量不足等症状，以及全血胆碱酯酶活力测定结果。如有异常及时向医生汇报，及时做好护理记录。

（2）如果患者出现咳嗽、胸闷、咳粉红色泡沫痰时需警惕急性肺水肿的发生。

（3）如果患者出现意识障碍伴有头痛、呕吐、惊厥、抽搐应警惕急性脑水肿的发生。

（4）如果患者出现呼吸频率、节律及深度的改变应警惕呼吸衰竭的发生。

（5）如经紧急救治患者病情好转后再次出现急性有机磷杀虫药中毒的临床表现，则考虑出现“反跳”，应及时报告医生紧急处理。

4. 洗胃护理

口服催吐洗胃法适用于轻度清醒者；插管洗胃法适用于中、重度中毒者；剖腹胃造瘘洗胃法适用于深度昏迷者。

（1）洗胃时机：凡误服有机磷农药患者，不论时间长短，病情轻重，有无并发症或疑似服毒但无中毒症状者均应尽快洗胃，不应以服毒时间较长而放弃洗胃。

（2）体位选择：一般取左侧卧位，头低于腰部，使口腔位置低于喉头，以减少胃内容物进入肠腔，防止胃液误入气管，引起窒息。此外，洗胃时宜变换体位数次，按摩胃区，利于清除胃腔皱襞中毒物，否则“盲区”不易洗净。

（3）洗胃方式：胃管一般选用粗大者，对较重患者，胃管应保留，必要时重新冲洗。一旦出现呼吸、心跳骤停，应立即停止洗胃，进行心肺复苏。

（4）洗胃液的选用：洗胃液的选用应以方便及时取用为原则，如温清水、生理盐水。服毒种类不详者，一般用温清水。因为1605、1059、敌敌畏、乐果等中毒者禁用1/5000高锰酸钾液，敌百虫禁用2%碳酸氢钠溶液。

（5）洗胃液温度：通常以25～38℃为宜，水温如果偏高，容易促进毒物在胃内的吸收；水温如果偏低，容易刺激胃壁，促进肠蠕动，使毒物快速进入小肠，增加毒物吸收机会。

（6）洗胃液注入量：每次灌入量以300～500ml为宜，洗胃液过多易引起胃扩张，胃内压上升，幽门括约肌开放，使毒物进入小肠，增加毒物吸收；胃液注入过少不易与胃内容物混合而排出。每次灌液后尽量排出，应注意灌入量与抽出量平衡，以免引起水中毒，如此反复灌洗直至抽出液与灌入液颜色相同，无农药味，洗胃液的总量无具体规定，一般约需5000～1万毫升，根据病情可酌情增加洗胃次数与洗胃液的量。

（7）洗胃并发症：由于有机磷杀虫药需要反复多次彻底洗胃，可能引起吸入性肺炎、胃出血、胃穿孔、窒息、水电解质紊乱及心搏骤停等并发症，因此应积极有效地综合处理及预防，减少并发症，降低死亡率。

5. 应用特殊解毒剂的观察护理

（1）遵医嘱准确及时给予抗胆碱能及胆碱酯酶复能药，病情好转后药物不能减量过快或骤然停药，应逐渐减量并继续观察使用3～5天，防止病情反复恶化。

（2）用药过程中注意观察阿托品化、阿托品中毒的表现，怀疑阿托品中毒时应提醒医生，做好给药、输液及药物反应的记录。

阿托品化标准：颜面潮红、皮肤干燥、口干、肺部啰音减少或消失；瞳孔较前扩大，不再缩小；心律加快，90～100次/分钟；体温轻度升高。

阿托品中毒表现：应用阿托品后出现瞳孔散大、心率>120次/分、意识模糊、狂躁不安、抽搐甚至昏迷、尿潴留、肺水肿等，提示阿托品中毒，应及时停用阿托品，进行观察。对有心动过速、高热的患者应慎用阿托品。

（3）注意观察应用复能剂时的不良反应，防止过量中毒。常见不良反应有短暂的眩晕、视力模糊、复视、血压升高等，用量过大可引起癫痫样发作。碘解磷定剂量较大时有口苦、咽干、恶心，注射过快可致暂时性呼吸抑制。双复磷注射过快可出现口周、四肢或全身发麻、发热甚至心律不齐，少数患者可发生中毒性肝炎。

6. 健康教育

（1）普及预防有机磷农药中毒的有关知识：向生产者、使用者特别是农民要广泛宣传各类有机磷农药都可通过皮肤、呼吸道、胃肠道吸收进入体内而中毒。喷洒农药时应遵守操作规程，加强个人防护。农药盛具要专用，严禁装食品、牲口饲料等。有机磷肥厂，生产设备应经常进行检修，防止外溢有机磷化合物。工人应定期体检，测定全血胆碱酯酶活力。

（2）患者出院时应向家属交代，患者需要在家休息 2～3 周，按时服药不可单独外出，以防发生迟发性神经症。一般无后遗症。

（3）因自杀致中毒患者，应有专人守护，取得患者家属的配合，更多的关心体贴患者，良言善语，为其提供情感上的支持。

（梁海莉）

第三节　急性一氧化碳中毒

急性一氧化碳中毒是吸入高浓度一氧化碳后引起以中枢神经系统损害为主的全身性疾病。一氧化碳（carbon monoxide，CO）是无色、无味、无刺激性气体，分子量 28.01，比重 0.967。由含碳物质燃烧不完全产生，人体吸入气体中一氧化碳含量超过 0.01% 时，即有发生急性中毒的危险。

【病因与发病机制】

急性一氧化碳中毒分为职业性中毒和生活性中毒。在生产和生活中，凡含碳物质燃烧不完全时，均可产生一氧化碳（CO）气体，如炼钢、炼铁、化学工业、煤气、矿下爆破、交通等生产部门，在工作中可以接触到一氧化碳，若防护不当，容易发生急性一氧化碳中毒；在密闭的房间中使用煤炉、燃烧炭火、煤气，当通风不良或燃气具无烟囱的情况下，也可造成急性一氧化碳中毒。进入血中的一氧化碳与红细胞内的血红蛋白结合，形成稳定的碳氧血红蛋白（HbCO），使红细胞失去摄氧能力，造成机体组织缺氧。此外，CO 还可与肌红蛋白结合，抑制细胞色素氧化酶，影响细胞呼吸，更加加重组织与细胞缺氧。

一氧化碳中毒时，脑和心最易遭受损害。脑内小血管迅速麻痹、扩张，脑内三磷酸腺苷（ATP）在无氧情况下迅速耗尽，钠泵运转失灵，钠离子蓄积于细胞内而诱发脑细胞内水肿，缺氧使血管内皮细胞发生肿胀而造成脑血管循环障碍。缺氧时，脑内酸性代谢产物蓄积，使血管通透性增加而产生脑细胞间质水肿。脑血循环障碍可造成血栓形成、缺血性坏死以及广泛的脱髓鞘病变。心肌对缺氧也很敏感，可以导致心肌损害和各种心律失常。当人体血液中的碳氧血红蛋白浓度超过 60%～70% 时可迅速发生呼吸心跳停止、脑电活动消失。

【临床表现】

1. 急性中毒

急性一氧化碳中毒严重程度与血液中 HbCO 含量密切相关，临床上按病情轻重分为轻、中、重三级。

（1）轻度中毒：主要表现为剧烈头痛，头晕，乏力，恶心呕吐，甚至出现短暂性晕厥。如能迅速将患者移离中毒现场至通风处，症状可较快消失。血液中 HbCO 的浓度可达到 10% ~20%。

（2）中度中毒：除上述症状外，可出现多汗、脉搏加快，呼吸困难、意识丧失、浅至中度昏迷，皮肤黏膜呈樱桃红色。经脱离现场进行抢救，可较快苏醒、一般无明显并发症。血 HbCO 浓度在 30% ~40%。部分患者显示脑电图异常。

（3）重度中毒：意识障碍程度严重出现深昏迷、抽搐、瞳孔对光反应迟钝或消失，牙关紧闭，呼吸困难，大小便失禁，血压下降。常有脑水肿、呼吸衰竭、肺水肿、上消化道出血、休克、严重的心肌损害、心律失常、脑局灶性损害等，部分患者可有高热。血液 HbCO 浓度高于 50%。多数患者脑电图异常。

2. 迟发性脑病（神经精神后发症）

部分重度急性中毒患者意识障碍恢复后，经过 2 ~60 天"假愈期"，又出现神经精神症状。常见临床表现有以下几种：

（1）精神障碍：定向力丧失、计算力显著下降、记忆力减退、反应迟钝、生活不能自理，部分患者可发展为痴呆综合征；或有幻觉、错觉、语无伦次、行为失常、兴奋冲动、打人毁物等表现。

（2）锥体外系神经障碍：表现为呆板面容，肌张力增高、动作缓慢、步态碎小、双上肢失去伴随运动，震颤，出现帕金森综合征。

（3）锥体系神经损害：表现轻偏瘫、假性球麻痹、病理反射阳性或小便失禁。

（4）大脑皮层局灶性功能障碍：如失语、失明、失写、失算等，或出现继发性癫痫。头颅 CT 检查可发现脑部有病理性密度减低区。脑电图检查可发现中度或高度异常。

【辅助检查】

1. 血中碳氧血红蛋白测定：

血中碳氧血红蛋白测定是诊断一氧化碳中毒的特异性指标，但必须在脱离接触后 8h 内取血送检才有诊断价值，也是判断病情轻重的重要指标。正常人血液中的含量为5% ~10%。

2. 其他检查

（1）脑电图检查：可出现缺氧性脑病波形，呈弥漫性低波幅慢波。

（2）头部 CT 检查：常见脑部有病理性密度减低区，提示脑水肿，同时 CT 检查可以排除其他能引起或加重昏迷的原因。

（3）血气分析检查：急性一氧化碳中毒患者的动脉血气 PaO_2 和 SaO_2 降低，$PaCO_2$ 正常或轻度降低。

【诊断要点】

（1）根据吸入较高浓度一氧化碳的接触史和急性发生的中枢神经损害的症状和体征，结合及时测定血中碳氧血红蛋白的浓度，现场卫生学调查及空气中一氧化碳浓度的测定资料，排除其他病因后，可诊断为急性一氧化碳中毒。

（2）轻度急性 CO 中毒需与感冒、高血压、食物中毒等鉴别，中度及重度中毒者应注意与其他病因如糖尿病、脑血管意外、安眠药中毒等引起的昏迷鉴别，对迟发脑病需与其他有类似症状的疾患进行鉴别诊断。

【治疗要点】

1. 立即脱离中毒环境

迅速将患者转移到空气新鲜的地方，卧床休息，保暖，保持呼吸道通畅。

2. 纠正缺氧

氧疗是治疗一氧化碳中毒最有效的治疗措施。吸入氧气可以加速碳氧血红蛋白的解离，促进一氧化碳的排出。当吸入新鲜空气时，由碳氧血红蛋白释放出一氧化碳半量约需4h；吸入纯氧时缩短至30～40min；若用高压氧治疗吸入2.5大气压的纯氧可以缩短至20分钟。因此一氧化碳中毒患者的治疗常规给予氧疗。

3. 防治脑水肿

一氧化碳中毒的严重患者脑水肿在24～48h内达到高峰，应及时脱水治疗，常用的脱水治疗药物有20%甘露醇，也可用利尿剂或糖皮质激素如地塞米松静脉注射。如有频繁抽搐，可使用镇静剂，首选地西泮10～20毫克静脉注射，以免耗氧过多加重脑水肿。

4. 促进脑细胞代谢

适当补充脑细胞代谢需要的药物如葡萄糖、B族维生素、三磷酸腺苷、细胞色素C、辅酶A等。

5. 对症治疗

（1）对出现高热和频繁抽搐患者，可采用物理降温方法，头部使用冰帽，体表使用冰袋，使体温降至32℃左右，低温可降低脑代谢，增加脑对缺氧的耐受性，必要时可配合冬眠疗法。

（2）昏迷患者应保持呼吸道通畅，必要时行气管插管进行人工呼吸。

（3）防治肺部感染，定时翻身，使用广谱抗生素。

（4）纠正水、电解质和酸碱平衡紊乱。

【护理要点】

1. 一般护理

（1）将患者迅速撤离中毒现场至通风处，平卧，松解衣服、腰带，注意保暖，保持呼吸道通畅。

（2）做好基础护理，保持口腔、皮肤清洁；昏迷者注意定时翻身拍背，防止压疮和肺部感染发生。消除患者的紧张恐惧情绪，鼓励患者积极配合治疗护理。

（3）加强饮食护理，给予高热量、高维生素饮食。

2. 纠正缺氧

（1）及时有效给予氧气吸入：轻度中毒患者可给予鼻导管或密闭式面罩吸入纯氧，中重度中毒患者高压氧治疗应为首选。高压氧治疗不仅能加速碳氧血红蛋白的解离和一氧化碳的排出，而且能增加血液中的溶解氧，提高动脉的氧分压，可以快速纠正组织缺氧，减少后遗症。呼吸停止者及时气管插管或气管切开，行人工加压给氧。

（2）氧疗时保持呼吸道通畅，及时清除呼吸道分泌物。

（3）密切观察氧疗效果。

（4）高压氧治疗：

①使用指征：对重度中毒患者，昏迷时间长，HbCO>40%，明显代谢性酸中毒，年老体弱者，应给予充分高压氧治疗，防止迟发脑病的发生；对于脱离中毒现场较久，未能

行高压氧治疗者，为改善病情，预防后遗症及迟发脑病的出现，应积极采用高压氧治疗。

②高压氧舱护理注意事项可参见第九章第八节相关内容。

3. 对症护理

（1）昏迷患者应注意使颈部伸展，防止舌后坠，必要时使用舌钳，保持呼吸道通畅。

（2）烦躁不安、惊厥、频繁抽搐的患者应做好安全防护，如加床栏保护防止坠床，使用牙垫防止舌咬伤，四肢使用约束带等措施，防止患者自伤。

（3）皮肤局部出现水疱，应及时按无菌技术进行抽吸、消毒处理。

4. 病情观察

（1）对于重度中毒患者，密切观察体温、脉搏、呼吸、血压、神志、瞳孔的变化，有条件者给予心电监护，病情发生变化随时给予抢救。

（2）高热使用人工冬眠疗法的患者注意观察体温、脉搏、呼吸、血压等生命体征，肛温保持在32℃。

（3）迟发性脑病的观察：注意神经系统的表现，如有无意识恢复后再度昏迷、痴呆木僵、偏瘫、失语等，尤其是昏迷患者清醒后两周内应卧床休息，避免精神刺激，不宜过多运动，发现异常及时通知医生处理。

5. 用药护理

一氧化碳中毒的严重患者因为需要及时脱水治疗使用脱水治疗药物20%甘露醇、速尿等，应严密观察并记录患者的出入水量，注意水电解质平衡。

6. 心理护理

轻度一氧化碳中毒患者可不留后遗症，预后良好。重度中毒或延迟治疗的患者可能会留有神经系统后遗症，因此要对患者加强心理疏导，鼓励树立战胜疾病的信心，积极配合各项治疗及康复训练。

7. 健康教育

（1）加强预防一氧化碳中毒相关知识的宣传，普及救护知识。一旦发生急性CO中毒出现头痛、头晕、呕吐等不适症状时应迅速脱离中毒现场至通风处呼吸新鲜空气或及时到医院就诊，转送医院途中注意保持呼吸道通畅，有条件的及时给予高流量氧气吸入。

（2）职业性中毒的防护：厂矿企业应认真执行安全操作规程，有一氧化碳的车间和场所加强通风。加强矿井下空气中一氧化碳浓度的监测和报警。

（3）日常生活中毒的防护：经常保持室内良好的通风状况，尤其是在冬天、雨天，居室内火炉要安装烟囱，烟囱结构要严密和通风良好；吃火锅用木炭时，一定要注意室内通风以防一氧化碳中毒；煤气管道及器具要注意检查连接煤气具的橡皮管是否松脱、老化、破裂、虫咬等，定期检修。煤气热水器切勿安装于密闭浴室或通风不良处。

（梁海莉）

第四节　中　　暑

中暑（heat illness）是指人体处于温度高、湿度大的环境中，体温调节中枢功能发生障碍，汗腺功能衰竭和水电解质平衡失调为特征的急性疾病。

【病因与发病机制】

1. 病因

中暑的原因有很多，主要包括环境因素和个体身体因素两方面。在大气温度高于32℃、湿度大于60%的环境中，长时间从事重体力工作或炎夏烈日下露天作业直接暴晒等，如果防暑降温措施不足，极易发生中暑；年老、体弱、营养不良、疲劳、肥胖、饮酒、饥饿、失水失盐、穿紧身不透风衣裤、水土不服及有甲亢、糖尿病、心血管病等易发生中暑。

2. 发病机制

机体由于种种原因产热大于散热或散热受阻，使体内有过量热蓄积，引起器官功能紊乱和组织损害。热蓄积导致体温升高，体温过高时（>42℃），对细胞产生直接损伤，引起酶变性、线粒体功能障碍、细胞膜稳定性丧失和有氧代谢途径中断，导致多器官功能障碍或衰竭。高温环境下，繁重体力劳动可致过量汗液分泌，导致失水，失盐，血液浓缩，血黏稠度增加，如不及时补充水盐，导致中暑痉挛和中暑衰竭。

【临床表现】

1. 先兆中暑

高温环境下出现大汗、口渴、无力、头晕、眼花、耳鸣、恶心、心悸、注意力不集中、四肢发麻等，体温正常或略有升高。如能及时使患者脱离高温环境到阴凉通风处休息，补充水、盐，短时间内症状可很快消除。

2. 轻症中暑

除上述症状外，同时兼有以下情况之一者：面色潮红，胸闷，心率加快，皮肤灼热，体温在38℃以上；有早期周围循环衰竭的表现：恶心，呕吐，面色苍白，大汗，皮肤湿冷，脉搏细速，血压下降等。如及时救治，3～4 小时可恢复正常。

3. 重症中暑

可分为热衰竭（heat exhaustion）、热痉挛（heat cramp）和热（日）射病（heat-stroke，sun stroke）。上述三种情况可顺序发展，也可交叉重叠。热射病是一种致命性疾病，病死率较高。

（1）热衰竭（又称中暑衰竭）：此型最为常见。多由于大量出汗导致失水、失钠，血容量不足而引起周围循环衰竭。主要表现为头痛、头晕、口渴、皮肤苍白、出冷汗、脉搏细数、血压下降甚至昏迷，体温基本正常。多见于老年人和未能适应高温者。热衰竭可以是热痉挛和热射病的中介过程，治疗不及时，可发展为热射病。

（2）热痉挛（又称中暑痉挛）：多由于在高温环境下进行剧烈运动或体力活动，大量出汗后只饮入大量的水，而未及时补充食盐，导致血钠及血氯降低。主要表现为四肢乏力，肌肉痉挛及疼痛，体温正常、口渴，尿少。肌肉痉挛及疼痛多见于腓肠肌，常呈对称性、阵发性发作。严重的肌痉挛可引起横纹肌溶解症。热痉挛也可为热射病的早期表现。

（3）热射病（又称中暑高热）：多由于在高温环境下通过大量出汗仍不足以散热或体温调节功能障碍出汗减少导致汗闭，造成体内热蓄积。主要表现为高热、无汗和昏迷三大特征。严重者可出现休克、脑水肿、肺水肿、弥散性血管内凝血及肝、肾功能损害等严重并发症。多见于老年人。因头部直接受到太阳光辐射，引起颅内温度升高（可达40～42℃），出现脑及脑膜水肿、充血发生的热射病又称为日射病。

【诊断要点】

（1）有在高温环境下劳动和生活的病史或有引起中暑的诱发因素。

（2）有中暑的临床表现，如体温升高、肌肉痉挛或高热、无汗和昏迷等。

（3）实验室检查有白细胞总数和中性粒细胞比例增多，有血液浓缩现象；血生化检查可有低钠、低氯等电解质代谢紊乱；血清谷丙转氨酶、谷草转氨酶、乳酸脱氢酶、肌酸磷酸激酶增高；心电图提示各种心律失常等。

【治疗要点】

1. 先兆中暑与轻症中暑

迅速转移患者到阴凉通风处安静休息，解开衣领裤带，有条件时可使用电风扇，并补充清凉含盐饮料。有周围循环衰竭者可静脉补充5%葡萄糖生理盐水1000～2000ml、氯化钾等，一般30分钟到数小时内即可恢复。

2. 重症中暑

1）降温：降温治疗是抢救中暑的关键。通常应在1h内使直肠温度降至38.5℃以内。常用方法为物理降温和药物降温。

（1）物理降温：

①环境降温：应将患者转移到通风阴凉处休息，有条件时将患者安置于空调房中，热痉挛患者口服凉盐水和含盐饮料或静脉注射生理盐水，可迅速好转。

②体表降温：冰敷：如将冰帽或冰袋置于头部和双侧颈动脉处降低头部温度，注意切忌将冰袋置于后颈处，避免不良反应发生。冰袋可放置于患者腋窝、腹股沟、腘窝等大血管处以促进散热。

冰水浴：为了迅速降低患者体温，可将患者浸浴在4℃水中，并按摩四肢皮肤，使皮肤血管扩张和加速血液循环，促进散热。

酒精擦浴：将冰袋置于患者头部（以助降温，预防擦浴时全身血管收缩，脑部充血引起头痛），热水袋放足底使病人舒适。使用32～34℃、25%～30%酒精100～200ml以离心方向擦拭四肢及背部。

③体内降温：可用冰盐水动静脉滴注、洗胃、灌肠等降低体内温度。

（2）药物降温：

①氯丙嗪：是协助物理降温的常用药物，具有调节体温中枢功能、扩张血管、松弛肌肉和降低氧消耗的作用。常用氯丙嗪25～50mg加入5%葡萄糖生理盐水500ml中静脉滴注1～2h。用药过程中要观察血压，血压下降时应减慢滴速或停药，低血压患者禁用，必要时给予肌内注射重酒石酸间羟胺（阿拉明）、盐酸去氧肾上腺素（新福林）或其他α受体兴奋剂。

②地塞米松：是肾上腺皮质激素类药，既能改善机体反应性，又有助于降温，预防脑水肿，常用10～20mg静脉注射。

2）对症支持治疗：

①保持呼吸道通畅，持续吸氧、必要时吸痰。

②热衰竭者积极纠正血容量不足，静脉补充5%葡萄糖、生理盐水、氯化钾等，一般数小时可恢复；热痉挛者给予含盐饮料，若痉挛反复发作，可静脉滴注生理盐水或葡萄糖生理盐水；日射病患者迅速降低头部温度是抢救的关键，及时给予头部冰袋或

冷水湿敷。

③疑有脑水肿和早期急性肾功能衰竭者，试用甘露醇和利尿药，急性肾衰者可进行血液透析。

④低血压可用升压药，心力衰竭用西地兰。烦躁不安或抽搐者，可用地西泮 10mg 或苯巴比妥钠 0.1 ~0.2g/次肌注。

⑤及时纠正酸中毒和电解质紊乱。

【护理要点】

1. 保持有效降温

（1）室温：为了尽快使患者体温恢复正常，迅速转移患者到阴凉通风的环境中，有条件者调节室温 20 ~25℃以增加辐射散热。

（2）迅速降温：准确执行各种降温措施，如冰敷疗法注意切忌将冰袋置于后颈处，避免不良反应发生；酒精擦浴禁忌擦拭心前区、腹部、后颈部、足心部位以免引起不良反应；老年、体弱和有心血管疾病、昏迷不醒患者不能使用冰水浴，应使用其他物理降温方法。

2. 保持呼吸道通畅

及时清理气道分泌物保持呼吸道通畅。神志不清、休克的患者应使头偏向一侧，避免因误吸气道分泌物或呕吐物引起窒息，必要时使用舌钳防止舌后坠阻塞气道。

3. 密切观察病情变化

（1）观察降温效果：执行各种降温措施时，应密切观察肛温的变化，每 15 ~30 分钟测量一次，根据测量结果调整降温措施。体温骤然下降伴有大量出汗可能出现虚脱或休克，年老体弱的患者尤须警惕。降温时如出现意识障碍加重、呼吸抑制、血压下降等情况应及时停用药物降温。

（2）密切监测患者的体温、脉搏、呼吸、血压、神志、末梢循环的变化和出汗情况，随时监测病情及治疗的反应，防治虚脱衰竭的发生。同时观察患者有无寒战、大汗、咳嗽、呕吐、腹泻、出疹出血等症状，发现情况及时与医生联系并做好护理记录。

4. 对症护理

（1）高热惊厥时应注意安全防护如加床栏防止坠床、使用开口器以防舌咬伤等。

（2）双下肢腓肠肌发作痉挛时，协助病人按摩局部以减轻疼痛。

（3）补液滴注速度不宜过快，用量适宜，以避免加重心脏负担，促发心力衰竭。

5. 加强基础护理

加强中暑患者的口腔，皮肤、饮食等基础护理。

6. 健康教育

（1）进行预防中暑的卫生宣传，宣传中暑的防治知识，特别是中暑的早期症状，如何处理。

（2）改善高温季节的劳动环境，隔离热源，降低车间温度，调整作息时间，供给含盐 0.3% 清凉饮料。对有心血管器质性疾病、高血压、中枢神经器质性疾病，明显的呼吸、消化或内分泌系统疾病和肝、肾疾病患者应列为高温车间就业禁忌证。

（3）炎热天气应穿宽松透气的浅色服装，积极进行热适应锻炼，在高温环境中停留时间较长时，应及时补充含盐清凉饮料或含钾、镁和钙盐的防暑饮料。

（4）重视老、弱、病、孕的夏季保健，改善居住条件，外出戴防晒帽，出现中暑症状应及时治疗。

（梁海莉）

理化因素所致疾病小结

有机磷杀虫药中毒（OPP）是指有机磷杀虫药进入人体，达到一定程度时，抑制胆碱酯酶，使乙酰胆碱蓄积，对人体产生损害的一种全身性疾病。主要表现为呼气和呕吐物有大蒜味，流涎多汗、瞳孔缩小、肌束震颤、肺水肿等。少数患者可并发迟发性神经病，中间综合征。全血胆碱酯酶活力测定是诊断有机磷杀虫药中毒的特异性实验室指标。治疗要点：迅速清除毒物、特效解毒药的使用、对症支持治疗。护理重点：一般护理、保持呼吸道通畅、病情观察、洗胃护理、应用特殊解毒剂的观察护理。

急性一氧化碳中毒是吸入高浓度一氧化碳后引起以中枢神经系统损害为主的全身性疾病。治疗重点：立即脱离中毒环境、纠正缺氧、防治脑水肿、促进脑细胞代谢。护理重点：一般护理、纠正缺氧、病情观察。

中暑是指人体处于温度高、湿度大的环境中，体温调节中枢功能发生障碍，汗腺功能衰竭和水电解质平衡失调为特征的急性疾病。临床表现有：先兆中暑、轻症中暑和重症中暑（热衰竭、热痉挛和热（日）射病）。降温治疗是抢救中暑的关键。护理重点：保持有效降温、保持呼吸道通畅、病情观察。

（梁海莉）

主要参考文献

[1] 尤黎明，吴瑛. 内科护理学［M］. 第4版. 北京：人民卫生出版社，2008.

[2] 姚景鹏. 内科护理学［M］. 第2版. 北京：人民卫生出版社，2000.

[3] 叶任高，陆再英. 内科学［M］. 第7版. 北京：人民卫生出版社，2007.

[4] 陈灏珠，林果为. 实用内科学［M］. 第13版. 北京：人民卫生出版社，2009.

[5] 倪居，云琳. 内科护理学［M］. 第1版. 武汉：同济大学出版社，2008.

[6] 杨绍基. 传染病学［M］. 第7版. 北京：人民卫生出版社，2008.

[7] 石宏，石雪松，江智霞. 传染病护理学［M］. 第2版. 上海：第二军医大学出版社，2008.

[8] 罗森亮，贾长宽. 传染病护理学［M］. 第1版. 长沙：中南大学出版社，2006.

[9] 姚光弼. 临床肝脏病学［M］. 第2版. 上海：上海科学技术出版社，2011.

[10] 郭奉银. 内科护理学［M］. 北京：高等教育出版社，2003.

[11] 何国平，喻坚. 实用护理学［M］. 北京：人民卫生出版社，2002.

[12] 王吉耀. 内科学［M］. 北京：人民卫生出版社，2002.

[13] 陆再英，钟南山. 内科学［M］. 北京：人民卫生出版社，2008.

[14] 高健群，涂映. 内科护理学［M］. 南昌：江西科学技术出版社，2006.

[15] 钱元诚. 呼吸与临床［M］. 北京：人民卫生出版社，2003.

[16] 阜外心血管医院护理部. 心血管病护理手册［M］. 北京：中国协和医科大学出版社，2006.

[17] 张建欣. 内科护理学［M］. 第1版. 南京：江苏科学技术出版社，2011.

[18] 梁涛. 临床护理学：氧合［M］. 第1版. 北京：中国协和医科大学出版社，2002.

[19] 汪小华，惠杰. 心血管护理学［M］. 北京：北京科学出版社，2012.

[20] 李杨. 临床护理学：活动/休息［M］. 第1版. 北京：中国协和医科大学出版社，2002.

[21] 中华医学会骨科学分会. 骨关节炎诊治指南（2007年版）. 中华关节外科杂志（电子版），2007，1（4）：281-284.

[22] 李春盛，季先飞. 2010年美国心脏学会心肺复苏与心血管急救指南解读［J］. 心脑血管病防治，2008，11（4）：253-256.

[23] 贾建平，陆璐，张逸等. 美国国立老化研究所与阿尔茨海默病协会诊断指南写作组：阿尔茨海默病痴呆诊断标准的推荐. 中华神经科杂志，2012，45：352-355.

[24] 张梅，焦祖伟，聂渝琼. 我国结核病诊断方法现状与进展［J］. 中国卫生检验杂志，2011，21（12）：3018-3020.

[25] 中华医学会结核病学会. 肺结核诊断和治疗指南（2001年修订）［J］. 内科急危重症杂志，2002，8（4）：225-229.

[26] http：//www.baidu.com 百度百科.